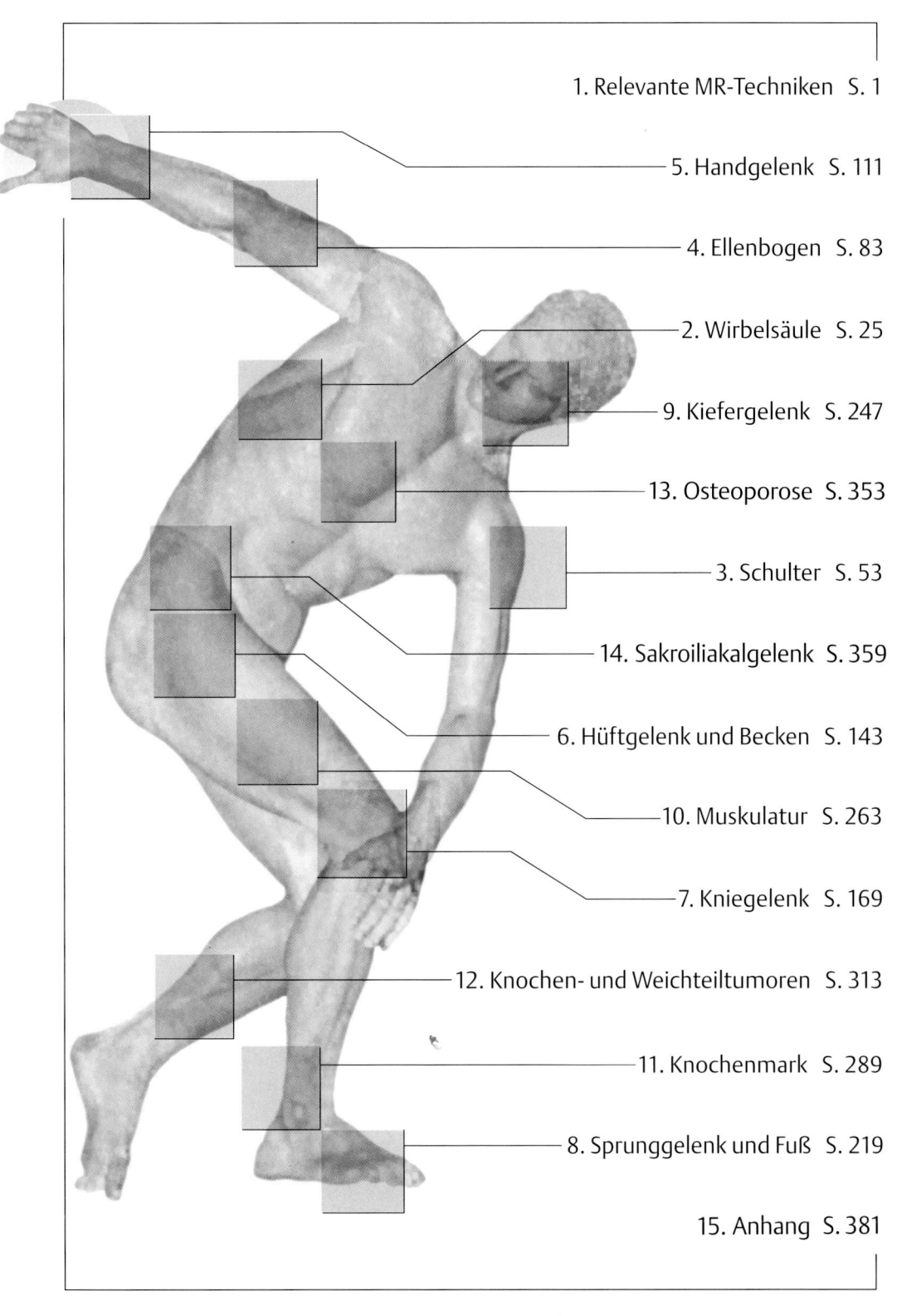

1. Relevante MR-Techniken   S. 1
5. Handgelenk   S. 111
4. Ellenbogen   S. 83
2. Wirbelsäule   S. 25
9. Kiefergelenk   S. 247
13. Osteoporose   S. 353
3. Schulter   S. 53
14. Sakroiliakalgelenk   S. 359
6. Hüftgelenk und Becken   S. 143
10. Muskulatur   S. 263
7. Kniegelenk   S. 169
12. Knochen- und Weichteiltumoren   S. 313
11. Knochenmark   S. 289
8. Sprunggelenk und Fuß   S. 219
15. Anhang   S. 381

MRT des Bewegungsapparats

Herausgegeben von

Martin Vahlensieck
Maximilian Reiser

Mit Beiträgen von

M. Bollow
J. Braun
B. M. Eitel
R. Fischbach
H. K. Genant
J. Gieseke
S. Grampp
A. Heuck
J. O. Johnston

P. Lang
G. Layer
G. Lutterbey
M. Reiser
P. Schnarkowski
A. Stäbler
M. Steinborn
F. Träber
M. Vahlensieck

447 Abbildungen in 898 Einzeldarstellungen
48 Tabellen

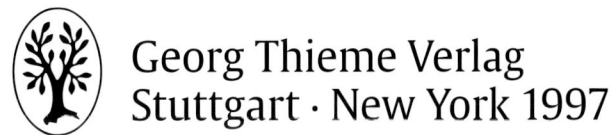

Georg Thieme Verlag
Stuttgart · New York 1997

Die Deutsche Bibliothek – CIP-Einheitsaufnahme

MRT des Bewegungsapparats : Tabellen / hrsg. von Martin Vahlensieck ; Maximilian Reiser. Mit Beitr. von M. Bollow ... – Stuttgart ; New York : Thieme, 1997
NE: Vahlensieck, Martin [Hrsg.]; Bollow, Matthias

Einbandgestaltung von Martina Berge, Erbach/Ernsbach

Geschützte Warennamen (Warenzeichen) werden **nicht** besonders kenntlich gemacht. Aus dem Fehlen eines solchen Hinweises kann also nicht geschlossen werden, daß es sich um einen freien Warennamen handele.

Das Werk, einschließlich aller seiner Teile, ist urheberrechtlich geschützt. Jede Verwertung außerhalb der engen Grenzen des Urheberrechtsgesetzes ist ohne Zustimmung des Verlages unzulässig und strafbar. Das gilt insbesondere für Vervielfältigungen, Übersetzungen, Mikroverfilmungen und die Einspeicherung und Verarbeitung in elektronischen Systemen.

© 1997 Georg Thieme Verlag,
Rüdigerstraße 14, D-70469 Stuttgart
Printed in Germany
Satz: Druckhaus Götz GmbH, 71636 Ludwigsburg
Gesetzt auf CCS Textline (Linotronic 630)
Druck: Karl Grammlich, 72124 Pliezhausen

ISBN 3-13-103681-8   2 3 4 5 6

> **Wichtiger Hinweis:**
> Wie jede Wissenschaft ist die Medizin ständigen Entwicklungen unterworfen. Forschung und klinische Erfahrung erweitern unsere Erkenntnisse, insbesondere was Behandlung und medikamentöse Therapie anbelangt. Soweit in diesem Werk eine Dosierung oder eine Applikation erwähnt wird, darf der Leser zwar darauf vertrauen, daß Autoren, Herausgeber und Verlag große Sorgfalt darauf verwandt haben, daß diese Angabe **dem Wissensstand bei Fertigstellung des Werkes** entspricht.
>
> Für Angaben über Dosierungsanweisungen und Applikationsformen kann vom Verlag jedoch keine Gewähr übernommen werden. **Jeder Benutzer ist angehalten,** durch sorgfältige Prüfung der Beipackzettel der verwendeten Präparate und gegebenenfalls nach Konsultation eines Spezialisten festzustellen, ob die dort gegebene Empfehlung für Dosierungen oder die Beachtung von Kontraindikationen gegenüber der Angabe in diesem Buch abweicht. Eine solche Prüfung ist besonders wichtig bei selten verwendeten Präparaten oder solchen, die neu auf den Markt gebracht worden sind. **Jede Dosierung oder Applikation erfolgt auf eigene Gefahr des Benutzers.** Autoren und Verlag appellieren an jeden Benutzer, ihm etwa auffallende Ungenauigkeiten dem Verlag mitzuteilen.

Vorwort

Die MRT des Haltungs- und Bewegungsapparats hat heute einen festen Platz in der Diagnostik von Erkrankungen des Haltungs- und Bewegungsapparats. Gerade unter dem Aspekt der notwendigen Begrenzung der Gesundheitskosten ist sie häufig als zweiter und letzter Schritt in der bildgebenden Diagnostik angezeigt, während konventionelle Tomographie, CT und nuklearmedizinische Verfahren deutlich an Bedeutung verloren haben.

Mit den modernen Techniken der MRT können außerordentlich detailgenaue Schnittbilder erzeugt werden. Die Untersuchungszeit hat sich laufend verkürzt, und es werden Einblicke in das Krankheitsgeschehen vermittelt, die bisher der bildgebenden Diagnostik in keiner Weise zugänglich waren. Gleichzeitig haben die Erfahrungen und das Wissen über die normale Anatomie und pathologische Veränderungen enorm zugenommen.

Mit diesem Werk wird versucht, einen Überblick über das aktuelle Wissen der MRT aller Gelenkregionen inklusive des Kiefergelenks, der Wirbelsäule, des Knochenmarks und der Muskulatur zu geben. Die Herausgeber sind sich bewußt, daß immer nur eine zeitlich begrenzte Aktualität erreicht werden kann. Die interessanten Ergebnisse, die mit der MRT bei der Untersuchung der Sakroiliakalgelenke und der Osteoporose erzielt wurden, werden in eigenen Kapiteln dargestellt. Auch technische Entwicklungen, wie die Opposed-phase-Gradienten-Echo-Technik, die Fast-STIR-Sequenzen und die Muskelspektroskopie, werden erläutert.

Wir danken allen beteiligten Autoren für ihre Kooperation und ihren Einsatz und den Mitarbeitern des Thieme Verlags für die hervorragende Umsetzung der Manuskripte.

Wir hoffen, daß dieses Buch allen Kollegen, die an der MRT des Haltungs- und Bewegungsapparats interessiert sind, hilfreich sein möge und daß es dazu beiträgt, daß die MRT zum Vorteil unserer Patienten eingesetzt wird.

Bonn/München, im Frühjahr 1997 *Martin Vahlensieck*
Maximilian Reiser

Anschriften

Dr. med. Matthias Bollow
Institut für Röntgendiagnostik
Universitätsklinikum Charité
Humboldt-Universität Berlin
Schumannstr. 20–21
10117 Berlin

PD Dr. med. Jürgen Braun
Universitätsklinikum
Benjamin Franklin
Bereich Rheumatologie, Abt. für
Allgemeine Innere Medizin und
Nephrologie
Freie Universität Berlin
Hindenburgdamm 30
12200 Berlin

Dr. med. Beate M. Eitel
Institut für Radiologische
Diagnostik
Klinikum Innenstadt der LMU
München
Ziemssenstr. 1
80336 München

Dr. med. Roman Fischbach
Institut und Poliklinik für
Radiologische Diagnostik
der Universität zu Köln
50924 Köln (Lindenthal)

Harry K. Genant, M. D.
Professor of Radiology,
Medicine and Orthopedic Surgery
Chief of Skeletal Section
Department of Radiology
University of California
505 Parnassus Ave.
San Francisco, CA 94143, USA

Dipl.-Phys. J. Gieseke
Philips Medizin Systeme
Röntgenstr. 24
22335 Hamburg

Dr. med. Stephan Grampp
Universitätskliniken Wien
Abt. für Radiodiagnostik
Währinger Gürtel 18–20
1090 Wien

PD Dr. med. Andreas Heuck
Klinikum Großhadern
Institut für Radiologische
Diagnostik
Marchioninistr. 15
81377 München

James O. Johnston
Clinical Professor of
Orthopaedic Surgery
Chief of Orthopedic Surgery
University of California
505 Parnassus Ave.
San Francisco, CA 94143, USA

Dr. med. Philipp Lang
Department of Radiology
University of California
Skeletal Section
505 Parnassus Ave.
San Francisco, CA 94143, USA

PD Dr. med. Günter Layer
Radiologische Universitätsklinik
Sigmund-Freud-Str. 25
53105 Bonn

Dr. med. Götz Lutterbey
Radiologische Universitätsklinik
Sigmund-Freud-Str. 25
53105 Bonn

Prof. Dr. med. Maximilian Reiser
Direktor des Instituts für
Radiologische Diagnostik
Klinikum Großhadern
Marchioninistr. 15
81377 München

Dr. med. P. Schnarkowski
Medizinische Hochschule
Hannover
Abt. Strahlentherapie und
Radio-Onkologie
30623 Hannover

Dr. med. Axel Stäbler
Klinikum Großhadern
Institut für Radiologische
Diagnostik
Marchioninistr. 15
81377 München

Dr. med. M. Steinborn
Klinikum Großhadern
Institut für Radiologische
Diagnostik
Marchioninistr. 15
81377 München

Dr. rer. nat. F. Träber
Radiologische Universitätsklinik
Sigmund-Freud-Str. 25
53105 Bonn

PD Dr. med. Martin Vahlensieck
Radiologische Universitätsklinik
Sigmund-Freud-Str. 25
53105 Bonn

Abkürzungen

alpha (α),			FSE	= Fast-Spin-Echo
theta (θ)	= übliche Bezeichnung für den Flip-Winkel		FT	= Fourier-transform
			G	= Gauß
AC	= Anzahl der Akquisitionen (=Bildmittelungen) (engl. NSA=number of signal averages)		Gd	= Gadolinium
			GRASE	= Gradient spin-echo
			GRASS	= Gradient-recalled acquisition in a steady state
ADP	= Adenosindiphosphat		GRE	= Gradienten-Echo
ATP	= Adenosintriphosphat		G_x, G_y, G_z	= Ortskodiergradienten
B_0	= statisches Hauptmagnetfeld		Gy	= Gray
B_1	= Hochfrequenzmagnetfeld		HF	= Hochfrequenz
CE-FFE	= Contrast-enhanced-Fast field Echo		HKN	= aseptische (ischämische) Hüftkopfnekrose
CE-GRE	= Contrast-enhanced-Gradienten-Echo		HR-CT	= hochauflösende/High-resolution-Computertomographie
CHESS	= Chemical-shift selective saturation			
CINE-Loop	= Filmschleife		IR	= Inversion recovery
CINE-MRT	= kinematische MRT		ISIS	= Image guided in vivo spectroscopy
CNR	= Contrast to noise ratio (dt. KRV)		IVIM	= Intra voxel incoherent motion
CPMG	= Carr-Purcell-Meiboom-Gill (ursprüngliche MR-Sequenz)		K	= Boltzmann-Konstante
			kHz	= Kilohertz
CSI	= Chemical shift imaging		KRV	= Kontrast-Rausch-Verhältnis
cw	= Continuous wave		MA	= Matrix
1-D-SI/			MEMS	= Multi-Echo-Multi-Slice
2-D-SI	= 1dimensionales/2dimensionales Spectroscopic imaging		MIP	= Maximum intensity projection
			MPGR	= Multiplanar gradient recalled
DESS	= Dual echo single slice		MRA	= Magnetresonanzangiographie
DRESS	= Depth resolved surface coil spectroscopy		MRS	= Magnetresonanzspektroskopie
			MRT	= Magnetresonanztomographie
DISI	= Dorsal intercalated segment instability (dorsale Handgelenksinstabilität)		MTC	= Magnetization-transfer-contrast
			M_{xy}	= Quermagnetisierung
DTPA	= Diäthylentriaminpentaessigsäure (engl. dimeglumine)		M_z	= Längsmagnetisierung
			NEX	= Anzahl der Akquisitionen
DW	= Density weighted (dt. protonendichtegewichtet)		NMR	= Nuclear magnetic resonance
			NOE	= Nuclear-(Kern-)Overhauser-Effekt
ED	= Echodistanz (=Echospacing)		NP	= No phase wrap
EPI	= Echo-planar-imaging		OSIRIS	= Noise pulse ISIS
ES	= Echospacing (=Echodistanz)		-Pcr	= Phosphokratin
EZ	= Echozahl		PISI	= Palmar intercalated segment instability (palmare Handgelenksinstabilität)
FAST	= Fourier-acquired steady state			
Fast-STIR/			PDE	= Phosphodiester
FSTIR	= Fast-Short-tau-inversion-recovery		$-P_i$	= anorganische Phosphate
Fat Sat	= Fettunterdrückung (engl. fat saturation)		PME	= Phosphomonoester
FBSS	= Failed back surgery syndrome		ppm	= Parts per million
FE	= Field-echo		PRESS	= Point-resolved spectroscopy
FFE	= Fast-field-echo		PS	= Partial saturation
FFT	= Fast-Fourier-transform		PSIF	= invertierte FISP
FID	= Free Induction Decay (dt. freier Induktionsabfall)		PSR	= Partial saturation gradient recalled
			PVNS	= pigmentierte villonoduläre Synovitis
FISP	= Fast imaging with steady state free precision		**RARE-**	
			Technik	= Rapid-acquisition-relaxation-enhanced-Technik
FLASH	= Fast low angle shot			
FMPIR	= Fast multiplan inversion recovery			
FOV	= Field of view (dt. Meßfeld)			

RF	= Radiofrequency (dt. Hochfrequenz)	**T2***	= effektive T2-Relaxationszeit (sprich: T2-Stern)
Rho	= Protonendichte		
ROI	= Region of interest	**TE**	= Echozeit
RSS	= Rotationssubluxation des Skaphoids	**TE$_{eff}$**	= effektive Echozeit
SE	= Spin-Echo	**TF**	= Turbofaktor
SI	= Spectroscopic imaging/Signalintensitäten/Societe Internationale	**TFCC**	= Triangular fibro-cartilago-complex
		TFE	= Turbo field echo
SL	= Schichtdicke (engl. slice = Schicht)	**TFKK**	= triangulärer Faserknorpelkomplex
SNR	= Signal to noise ratio (dt. SRV)	**TI**	= Inversionszeit
SPGR	= Spoiled GRASS	**TM**	= Mittenintervall
SPIR	= Spectral presaturation by inversion recovery	**TR**	= Repetitionszeit
		TSE	= Turbo-Spin-Echo
SR	= Saturation recovery	**VOI**	= Volume of interest
SRV	= Signal-Rausch-Verhältnis	**VISI = PISI**	= Volar (palmar) intercalated segmental instability. Volar soll nicht mehr verwendet werden.
SSFP	= Steady state free precission		
STEAM	= Stimulated echo acquisition mode		
STIR	= Short-tau-inversion-recovery		
S$_0$	= initiale Signalintensität		
T	= Tesla		
t	= Tau		
T1/T2	= T1-/T2-Relaxationszeit		

Hinweis:
koronar = koronal = Frontalebene
(abgeleitet von der in der Frontalebene verlaufenden Sutura coronalis der Schädelkalotte)

Inhaltsverzeichnis

1 Relevante MR-Techniken   1
M. Vahlensieck, F. Träber und J. Gieseke

Einleitung 1	Magnetization-transfer-contrast (MTC) 9
Spin-Echo-(SE-)Sequenzen 1	MR-Angiographie 12
T_1-Kontrast 1	Relaxometrie, Relaxationszeitkarten (Maps) 13
Protonendichtekontrast 1	3-D-Rekonstruktion 13
T_2-Kontrast 1	Multiplanare Reformatierung, radiale Akquisition . 14
Turbo-(Fast-) Spin-Echo-(TSE-)Sequenz RARE 2	Magnetresonanzspektroskopie (MRS) und
Gradienten-Echo-(GRE-)Sequenzen 2	Spectroscopic imaging (SI) 15
Sehr schnelle MR-Techniken 7	Wasserstoffspektroskopie (^{1}H) 15
Fettunterdrückung STIR 7	Phosphorspektroskopie (^{31}P) 18
Kontrastmittel, Kontrastdynamik 8	Kohlenstoffspektroskopie (^{13}C) 19
Direkte MR-Arthrographie 8	Kinematische Untersuchungen 20
Indirekte MR-Arthrographie 9	Literatur 22

2 Wirbelsäule   25
G. Lutterbey und G. Layer

Anatomische Grundlagen 25	Posttraumatische Wirbelsäulenveränderungen 42
MRT-Untersuchungsprotokoll 27	Wirbelkörperverletzungen 43
Degenerative Wirbelsäulenerkrankungen 30	Ligamentäre Instabilität 44
Spondylosis deformans 30	Myelonverletzungen 45
Degenerative Knochenmarkreaktion 30	Postoperative Wirbelsäulenveränderungen 46
Bandscheibendegeneration 33	Laminektomie 46
Spinale Enge und zervikale Myelopathie 37	Diskektomie 47
Spondylitis und Spondylodiszitis 40	Fusionsoperationen 47
	Literatur 50

3 Schulter   53
M. Vahlensieck

Einleitung 53	Partielle Ruptur 64
Untersuchungstechnik 53	Vollständige Ruptur 64
Patientenlagerung 53	Enthesiopathie 66
Spulenwahl 53	Erkrankungen des Musculus biceps 68
Sequenzfolge und -parameter 53	Erkrankungen der übrigen Muskulatur 69
Besondere Untersuchungstechniken 54	Erkrankungen der Bursa
Anatomie 54	subacromialis-subdeltoidea 71
Allgemeine Anatomie 54	Erkrankungen des Labrum glenoidale und der
Spezielle MR-Anatomie und Varianten 55	Gelenkkapsel 72
Erkrankungen der Rotatorenmanschette 63	Omarthritis und andere Erkrankungen der
Impingement 63	Synovialis 74
Degeneration, Tendinitis 64	Erkrankungen der Knochen 74

Tumoren 75
Posttherapeutische Befunde 76
Fehlermöglichkeiten in der Bildinterpretation 77
Klinische Wertigkeit und Vergleich mit anderen
bildgebenden Verfahren 80
Literatur 81

4 Ellenbogen 83

B.M. Eitel und P. Schnarkowski

Einleitung 83
Untersuchungstechnik 83
    Positionierung 83
    Spulenwahl 83
    Sequenzfolge und -parameter 84
    Besondere Untersuchungstechniken 84
Anatomie 84
    Allgemeine Anatomie 84
    Spezielle MR-Anatomie 85
Synovialitiden, Plicae, Pannusbildungen 95
Bursitiden 97
Osteomyelitis 97
Insertionstendopathien 98
Bandverletzungen 100
Sehnenrupturen 100
Nervenkompessionssyndrome 100
Osteochondrosis dissecans 103
Osteonekrose 103
Knöcherne Verletzungen 105
Tumoren 105
Weichteil-Muskel-Verletzungen 105
Posttherapeutische Befunde 107
Fehlermöglichkeiten bei der Bildinterpretation ... 107
Klinische Wertigkeit und Vergleich mit anderen
bildgebenden Verfahren 107
Literatur 109

5 Handgelenk 111

A. Stäbler und M. Vahlensieck

Einleitung 111
Untersuchungstechnik 111
    Patientenlagerung 111
    Spulenwahl 111
    Sequenzfolge und -parameter 111
    Besondere Untersuchungstechniken 111
Anatomie 112
    Allgemeine Anatomie 112
    Spezielle MR-Anatomie 116
Spontane Osteonekrosen 120
    Lunatummalazie (Morbus Kienböck) 120
    Spontane Osteonekrose des Os scaphoideum
    (Morbus Preiser, Morbus Köhler-Mouchet) 123
Ulnakompressionssyndrom des Os lunatum 125
Traumatische Läsionen der Karpalia 125
    Kontusion, okkulte Fraktur 125
    Traumatische Läsionen und postoperative
    Befunde des Os scaphoideum 127
        Skaphoidfrakturen 127
Pseudarthrose, fibröse Überbauung und
partielle Durchbauung 127
Posttraumatische Osteonekrose 128
Postoperative Befunde des Os scaphoideum 129
Erkrankungen der interossären (intrinsischen)
Bänder 130
Erkrankungen der Kapselbänder (extrinsische
Ligamente) 130
Ulnarer Faserkomplex 133
Nervenkompressionssyndrome 134
    Karpaltunnel 134
    Guyon-Loge 136
Tumoren 136
Ganglien, Zysten 136
Erkrankungen der Synovialis 139
Erkrankungen der Sehnen 139
Mögliche Fehlerquellen in der Bildinterpretation . 140
Literatur 142

6 Hüftgelenk und Becken 143

M. Reiser und A. Heuck

Einleitung 143
Untersuchungstechnik 143
Anatomie 144
Aseptische Hüftkopfnekrose 146
Indikationen zur MRT bei aseptischer
Hüftkopfnekrose 148
Transiente Osteoporose 148
Morbus Perthes 153

Trauma, Streß- und Ermüdungsfrakturen	155	Synoviale Osteochondromatose	163
Hüftdysplasie	158	Osteomyelitis und unspezifische Arthritis	163
Degenerative und rheumatische Gelenkveränderungen, von der Synovialmembran ausgehende Erkrankungen	159	Fehlermöglichkeiten in der Bildinterpretation	164
		Transkortikale Synoviaherniation	164
		Bursitiden	164
Entzündlich rheumatische Erkrankungen	162	Literatur	166
Pigmentierte villonoduläre Synovitis	162		

7 Kniegelenk 169

M. Reiser und M. Vahlensieck

Einleitung	169	Läsionen der Patellarsehne	191
Untersuchungstechnik	169	Knorpelläsionen	192
Patientenlagerung und Spulenwahl	169	Knochenmarködem	196
Sequenzfolge und -parameter	169	Osteochondrosis dissecans und aseptische Nekrosen	200
Anatomie	170	Veränderungen der Synovialmembran und der Gelenkkapsel	203
Allgemeine Anatomie	170		
Spezielle MR-Anatomie	171		
Läsionen der Menisken	173	Plicae synoviales	208
Degenerative Veränderungen und Risse	173	Synoviale popliteale Zysten und Bursitiden	209
Postoperative Veränderungen	178	Ganglien (außer sog. Meniskusganglien)	211
Scheiben- und Ringmeniskus	179	Fehlermöglichkeiten bei der Bildinterpretation	213
Meniskusganglien und parameniskale Zysten	179	Klinische Wertigkeit und Vergleich mit anderen bildgebenden Verfahren	213
Verletzungen der Kreuzbänder	180		
Postoperative Veränderungen der Kreuzbänder	188	Literatur	214
Verletzungen der Seitenbänder	188		
Dyskinesien des Femoropatellargelenks und Patellaluxation	191		

8 Sprunggelenk und Fuß 219

M. Steinborn und M. Vahlensieck

Einleitung	219	Tiefe Flexorsehnen	235
Untersuchungstechnik	219	Musculus posterior	235
Patientenlagerung	219	Musculus flexor digitorum longus	236
Spulenwahl	219	Musculus flexor hallucis longus	236
Sequenzfolge und -parameter	219	Extensorengruppe	236
Besondere Untersuchungstechniken	219	Bandverletzungen	237
Anatomie	219	Oberes Sprunggelenk	237
Allgemeine Anatomie	219	Sinus-tarsi-Syndrom	237
Spezielle MR-Anatomie	221	Erkrankungen der Aponeurosis plantaris	239
Erkrankungen der Knochen	227	Fascitis plantaris	239
Osteochondrale Verletzungen und Osteochondrosis dissecans	227	Plantarfibromatose	240
		Erkrankungen der Nerven	241
Weitere Osteonekrosen	230	Tarsaltunnelsyndrom	241
Streßfrakturen und okkulte Frakturen	230	Morton-Neuralgie	241
Synostosen der Fußwurzelknochen (Coalitiones tarsi)	231	Diabetischer Fuß	242
		Bursitis	242
Erkrankungen der Sehnen	233	Fehlermöglichkeiten in der Bildinterpretation	243
Achillessehne	233	Akzessorische Muskeln	243
Ruptur	233	Literatur	244
Teilruptur	234		
Tendinitis	234		
Peronäussehnen	234		

9 Kiefergelenk   247
R. Fischbach

Einleitung 247
Untersuchungstechnik 247
    Patientenlagerung 247
    Spulenwahl 247
    Sequenzfolge und -parameter 247
        Besondere Untersuchungstechniken 248
    Dynamische Studien 249
Anatomie 249
    Allgemeine Anatomie 249
    Spezielle MR-Anatomie und Varianten 250
Erkrankungen des Discus articularis 252
    Struktur- und Formveränderungen des Diskus .. 252
    Diskusverlagerungen 253
        Anteriore Diskusverlagerungen 253
        Transversale Diskusverlangerungen 255
        Posteriore Diskusverlagerungen 255
        Nomenklatur der Diskusverlagerungen 255
    Diskusadhäsion 256
    Diskusperforation 256
    Fehlstellung des Kondylus 256
Arthritis und andere Erkrankungen der Synovialis 256
    Arthritis 256
    Synoviale Chondromatose 258
Erkrankungen der Knochen 258
    Arthrosis deformans 258
Tumoren 258
    Benigne Tumoren 258
    Maligne Tumoren 259
Posttherapeutische Befunde 259
Klinische Wertigkeit und Vergleich mit anderen bildgebenden Verfahren 259
    Literatur 260

10 Muskulatur   263
M. Vahlensieck und G. Layer

Einleitung 263
Untersuchungstechnik 263
Spezielle MR-Spektroskopie des Muskels 263
    Grundlagen des Muskelenergiestoffwechsels 263
    MR-Spektroskopie bei Störungen des muskulären Energiestoffwechsels 265
        McArdle-Syndrom 265
        Phosphofruktokinasemangel 265
        Atmungskettendefekte 265
        Mitochondriale Myopathien 265
        Muskeldystrophien 265
        Myositiden 265
Anatomie 266
    Allgemeine Anatomie 266
    Spezielle MR- und funktionelle Anatomie 272
MRT-Muster bei Muskelläsionen 273
    Hypertrophie 274
    Hypotrophie 274
    Atrophie 274
    Pseudohypertrophie 274
    Ödem 274
    Nekrose 274
    Fibrose 275
Neuropathien 275
Myotonien 276
Myopathien 276
    Dystrophische Myopathien 276
    Entzündliche Myopathien 277
    Muskelveränderungen nach Bestrahlung und lokaler Chemotherapie 280
    Traumatische Myopathien 280
    Muskelfibrose 284
    Kompartmentsyndrom 284
    Rhabdomyolyse 284
    Symptomatische Myopathien 285
Muskeltumoren 287
Fehlermöglichkeiten in der Bildinterpretation 287
Klinische Wertigkeit und Vergleich mit anderen bildgebenden Verfahren 287
    Literatur 287

11 Knochenmark   289
M. Vahlensieck und G. Layer

Untersuchungstechnik 289
Anatomie 290
    Allgemeine Anatomie 290
    Spezielle MR-Anatomie 291
Generalisierte Erkrankungen 295
    Rekonvertierung, Hyperplasie 295
    Zellinfiltration, Verdrängung 295
        Polyzythämie 295
        Maligne diffuse Infiltrate 297
    Hypoplasie, Verfettung 298

Panmyelopathie (aplastische Anämie)	298
Chemotherapiefolgen	300
Knochenmarkfibrose	300
Substanzablagerungen	300
Morbus Gaucher	300
Hämosiderose	300
Amyloidose	300
Transpantationsfolgen	301
Fokale Erkrankungen	302
Ödem	302
Ischämie	302
Knochennekrose	302
Knocheninfarkt	302
Transiente Osteoporose	302
Bestrahlungsfolgen	303
Entzündung	304
Akute Osteomyelitis	305
Chronische Osteomyelitis	306
Nichtinfektiöse Entzündungen	307
Trauma	308
Knochenkontusion	308
Okkulte Fraktur	308
Fraktur	309
Überlastung	309
Klinische Wertigkeit und Vergleich mit anderen bildgebenden Verfahren	311
Literatur	311

12 Knochen- und Weichteiltumoren 313
P. Lang, M. Vahlensieck, J. O. Johnston und H. K. Genant

Allgemeiner Teil	313
Spulen, Sequenzprotokoll	313
Vergleich gutartiger und bösartiger Tumoren	314
Charakteristische Signalintensitätsbefunde	315
Stadieneinteilung	318
Intramedulläre Ausdehnung	318
Epiphysäre Ausdehnung	320
Intraartikuläre Ausdehnung	320
Kortikale Destruktion, Periostreaktion	320
Weichteilausdehnung	321
Befall von Gefäß-Nerven-Strängen	321
Differenzierung zwischen perineoplastischem Ödem und extraossärem Tumor	322
Differenzierung zwischen vitalem und nekrotischem Tumor	322
Therapiekontrolle	324
Tumorrezidiv oder postoperative Fibrose/Ödem	326
Spezieller Teil	326
Maligne Knochentumoren	326
Osteosarkom	326
Ewing-Sarkom	329
Chondrosarkom	329
Fibrosarkom und malignes fibröses Histiozytom	329
Angiosarkom	329
Primäres Knochenlymphom	330
Benigne Knochentumoren	330
Riesenzelltumor	330
Bindegewebige Knochentumoren	332
Fibröse Dysplasie	332
Nichtossifizierendes Fibrom (fibröser Kortikalisdefekt, Fibroxanthom)	332
Desmoplastisches Fibrom (Desmoid)	333
Intraossäres Lipom	333
Eosinophiles Granulom	333
Knorpelbildende Knochentumoren	333
Chondrom (Enchondrom)	333
Chondroblastom	334
Chondromyxoidfibrom	334
Osteochondrom	334
Aneurysmatische Knochenzyste	337
Juvenile (einkammerige) Knochenzyste	338
Hämangiom	338
Knochenbildende Knochentumoren	339
Osteoidosteom	339
Osteoblastom	339
Osteom	339
Maligne Weichteiltumoren	341
Malignes fibröses Histiozytom	341
Liposarkom	341
Synovialsarkom	342
Angiosarkom	342
Benigne Weichteiltumoren	343
Lipom	343
Intramuskuläres Myxom	343
Desmoidtumor (extraabdominales Desmoid, aggressive Fibromatose)	343
Vaskuläre Tumoren: Hämangiom, Angiomatose, Hämangioendotheliom, Lymphangiom, Angiolipom	344
Schwannom (Neurinom, Neurilemom) und Neurofibrom	345
Riesenzelltumor der Sehnenscheide	348
Pigmentierte villonoduläre Synovitis	348
Myogene Tumoren	348
Metastasen	348
Literatur	349

13 Osteoporse — 353
S. Grampp, M. Vahlensieck, P. Lang und H. K. Genant

Einleitung 353
MR-Bildgebung bei Osteoporose 353
    Osteoporotische Frakturen 353
    Hochauflösende Darstellung der Morphologie des Trabekelgeflechts 354

Relaxationszeitmessungen 355
Wertigkeit der Methode 357
    Literatur 357

14 Sakroiliakalgelenk — 359
M. Bollow und J. Braun

Einleitung 359
Untersuchungstechnik 359
Anatomie 360
    Allgemeine Anatomie 360
    Spezielle MR-Anatomie 360
Entzündlich-rheumatische Erkrankungen 364
    Einteilung und Klinik 364
    MRT-Befunde 365
    Chronizitäts- und Aktivitätsindex 370

Degenerative Erkrankungen 371
Hyperostosis triangularis ilii/ Osteitis condensans ilii 371
Septische Sakroiliitis 372
Traumatische Veränderungen 374
Gelenkaffektionen durch Tumoren/ tumorähnliche Läsionen 374
Fehlermöglichkeiten in der Bildinterpretation 374
    Literatur 377

15 Anhang — 381
M. Vahlensieck

15.1 Differentialdiagnose der geschwollenen Extremität mittels MRT 381
15.2 Magic-angle-Phänomen 382
15.3 Einsatz von Teilkörpersystemen (dedizierte Systeme) 383
15.4 Untersuchungsprotokolle (tabellarisch) 383
    Literatur 387

Sachverzeichnis — 389

1 Relevante MR-Techniken

M. Vahlensieck, F. Träber und J. Gieseke

Einleitung

In diesem Kapitel sollen die wichtigsten Grundlagen der für den Stütz- und Bewegungsapparat relevanten MR-Techniken besprochen werden. Dabei stehen praxisorientierte Erörterungen über den Bildkontrast, das Signal-Rausch-Verhältnis, das Anwendungsgebiet und die Praktikabilität der unterschiedlichen Techniken im Vordergrund. Für detaillierte physikalisch-technische Grundlagen wird auf weiterführende Literatur verwiesen.

Zur Erzeugung eines Magnetresonanzsignals wird der Patient in einem starken äußeren Magnetfeld (B_0) plaziert. Durch das äußere Magnetfeld werden die Wasserstoffkerne der Gewebe, die modellhaft als kleine Magneten mit willkürlicher Ausrichtung ihres eigenen Magnetfelds angesehen werden können, parallel zur Längsachse des äußeren starken Magnetfelds ausgerichtet (Längsmagnetisierung M_z). Strahlt man in dieser Situation einen geeigneten Hochfrequenzpuls in das Gewebe ein (90-Grad-Puls), so bewirkt man für die Dauer des Pulses eine Veränderung der Ausrichtung der eigenen Magnetfelder der Wasserstoffkerne. Diese veränderte Magnetfeldausrichtung ist als sog. Quermagnetisierung (M_{xy}) meßbar. Nach Abschalten des Hochfrequenzpulses richten sich die Magnetfelder der Wasserstoffkerne wieder parallel zum äußeren Magnetfeld aus. Die Quermagnetisierung bleibt nur für eine bestimmte Zeit meßbar (free induction delay, FID). Der Zeitraum, in dem die Quermagnetisierung meßbar ist, hängt von der Homogenität des äußeren Magnetfelds und von der Gewebeart ab und wird effektive T_2-Zeit oder T_2^* (sprich: Stern) genannt. Wird in dieser Situation ein geeigneter weiterer Puls in das Gewebe eingestrahlt (180-Grad-Puls), so lassen sich weitere Signale erzeugen (Spinecho [SE]). Der für die Intensitätsabnahme dieser SE-Signale charakteristische Zeitraum wird Spin-Spin- oder T_2-Relaxationszeit genannt. Der Zeitraum, nachdem die volle Längsmagnetisierung wieder erreicht ist, ist ebenfalls für verschiedene Gewebstypen unterschiedlich und wird Spin-Gitter- oder T_1-Relaxationszeit genannt. Die ausgerichteten Wasserstoffkerne induzieren in einer geeigneten Meßvorrichtung ein registrierbares Hochfrequenzsignal (Magnetresonanz). Die Stärke dieses Signals hängt bei unterschiedlichen Geweben außer von den Relaxationszeiten auch von der Konzentration der Kerne (Protonendichte) ab.

Die räumliche Zuordnung der registrierten Signale aus einer Probe erfolgt über eine Frequenz- und Phasenkodierung des Magnetresonanzsignals. Durch diese räumliche Zuordnung kann schließlich ein grauwertkodiertes Matrizenbild erzeugt werden.

In der MRT-Bildgebung kommen unterschiedliche Sequenzen zum Einsatz, die je nach Fragestellung die Relaxationszeiten bzw. Protonendichte unterschiedlich stark betonen. Ist z. B. eine MR-Sequenz sensitiv für den Nachweis unterschiedlicher T_1-Relaxationszeiten, so spricht man von einer T_1-gewichteten Sequenz oder einem T_1-Kontrast im resultierenden Bild.

Spin-Echo-(SE-)-Sequenzen

■ T_1-Kontrast

Die SE-Technik stellt in Form des T_1-Kontrastes mit einer Repetitionszeit, die kürzer als die T_1-Relaxationszeit der zu untersuchenden Gewebe ist (TR ≈ < 700 ms) und kurzer Echozeit (TE ≈ < 20 ms) die Grundlage der MR-Diagnostik und des Stütz- und Bewegungsapparats dar. Fett und paramagnetische Substanzen kommen signalreich zur Darstellung. Muskel, kortikaler Knochen, Verkalkungen und die meisten pathologischen Veränderungen sind signalarm. Diese Sequenz ist wenig anfällig gegenüber Artefakten und weist ein hohes Signal-Rausch-Verhältnis auf. Sie dient daher zur anatomischen Orientierung und zur Identifizierung von Blut. Eine T_1-gewichtete SE-Sequenz, zumindest in einer Ebene, sollte in jedem Untersuchungsprotokoll enthalten sein.

■ Protonendichtekontrast

SE-Sequenzen mit einer Repetitionszeit, die sehr viel länger als die T_1-Relaxationszeit ist (TR ≈ 1800–3000 ms) und kurzer Echozeit (TE ≈ 10–20 ms) erzeugen einen protonendichtegewichteten Bildkontrast (Rho, DW, engl. density weighted). Dieser Bildkontrast spielt in der MRT des Stütz- und Bewegungsapparats keine relevante Rolle.

■ T_2-Kontrast

T_2-gewichtete SE-Sequenzen werden durch lange Repetitions- (TR ≈ 1800–3000 ms) und lange Echozeiten (TE ≈ 80–120 ms) erzeugt. Fett und Muskel sind dadurch etwas signalärmer als im T_1-betonten Bild. Flüssigkeiten und die meisten pathologischen Veränderungen erscheinen dagegen signalreich. Bis vor kurzem war diese Sequenz die wichtigste Bildsequenz zur Erfassung pathologischer Befunde. Sie zeigt eine recht starke Anfälligkeit gegenüber Artefakten durch Bewegung oder Pulsation und ist zeitaufwendig. Seit kurzem läßt sich der wichtige T_2-Bildkontrast aber auch mit anderen, weniger zeitintensiven Techniken erzeugen, die die konventionelle

Technik zunehmend verdrängen. Von diesen neueren Sequenzen werden die schnelle SE-Technik (Fast-, Turbo-SE) und die GRE-Techniken im folgenden näher beschrieben.

Turbo-(Fast-) Spin-Echo- (TSE-)Sequenz, RARE

Die Turbo-(Fast-)SE-Sequenz ist eine Weiterentwicklung der RARE-(rapid acquisition relaxation enhanced) (16) und MEMS- (Multi-Echo-Multi-Slice) (22) Technik. Sie ähnelt einer SE-Sequenz mit mehreren Echos (Multi-Echo) innerhalb eines Repetitionszeit-(TR-)Intervalls. Die Echos werden durch einen Zug von 180-Grad-Pulsen generiert (engl. echotrain) (Abb. 1.1). Der wesentliche Unterschied zur Multi-Echo-SE-Technik ist, daß jedes Echo zugleich unterschiedlich phasenkodiert ist. Dies ermöglicht die Messung mehrerer Profile für die räumliche Zuordnung nach einer einzigen Anregung. Dies wird so oft wiederholt, bis alle für die gewünschte Auflösung notwendigen Phasenwerte akquiriert sind. Im Vergleich zur konventionellen SE-Sequenz ist damit die Meßzeit um einen Faktor reduziert, der der Anzahl der 180-Grad-Pulse pro Anregung entspricht (Echozahl, Turbofaktor [TF]). Der Abstand zwischen den 180-Grad-Pulsen wird Echospacing (engl. echo-spacing [ES]) oder Echodistanz genannt. Die Echozahl kann zwischen 3 und 128 beliebig variiert werden und liegt für Untersuchungen des Stütz- und Bewegungsapparats typischerweise zwischen 3 und 16. Der Bildkontrast auf den erzeugten Bildern wird durch die Echos bestimmt, die bei den Phasenkodierschritten niedriger Ordnung erzeugt wurden, und man spricht von der effektiven Echozeit. Die Beziehung zwischen effektiver Echozeit TE_{eff}, Echodistanz und Echozahl läßt sich wie folgt ausdrücken:

■ TE_{eff} = Echodistanz * (Echozahl+1)/2

Die Echozahl wird üblicherweise so gewählt, daß die Echodistanz zwischen 9 und 15 ms liegt. Allerdings muß hier erwähnt werden, daß nicht bei allen Untersuchungen wie z. B. der des Knochenmarks die maximal mögliche Echozahl (und damit auch die minimale Meßzeit) gewählt wird, da dann das Fett verglichen mit den konventionellen SE-Sequenzen aufgrund von Spin-Kopplung, effektiver Rephasierung sowie von MTC-Effekten ungewohnt signalintensiv erscheint. Dieser Effekt ist bei kürzeren Echodistanzen und niedrigeren Feldstärken stärker ausgeprägt.

Die Zeitersparnis bei Verwendung der TSE-Sequenz wird teilweise auch zur Steigerung der Auflösung oder/und des Signal-Rausch-Verhältnisses bei zugleich akzeptabler Meßzeit genutzt, was mit konventioneller Technik nur mit erheblich längerer Meßzeit (25 Minuten und mehr) möglich ist.

TSE-Bilder weisen einige Besonderheiten auf, die besonders für die MRT des Stütz- und Bewegungsapparats von Bedeutung sind. So weist, wie bereits erwähnt, Fett in TSE-Bildern eine deutlich höhere Signalintensität auf, was die Identifizierung pathologischer Prozesse in unmittelbarer Nachbarschaft zu Fett erschweren kann. Die Extremitäten sind hiervon besonders betroffen. Dieser je

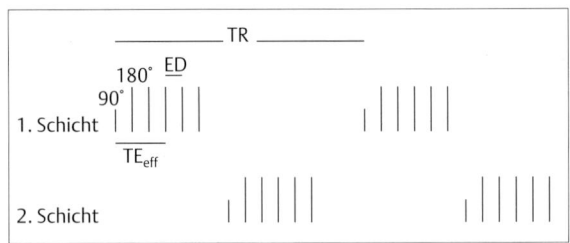

Abb. 1.1 Vereinfachtes Schema der TSE-Sequenz. Während eines Repetitionszeitintervalles werden nach dem 90-Grad-Puls mehrere Echos mit konstanter Distanz durch 180-Grad-Pulse erzeugt. Die den Kontrast bestimmende Echozeit liegt hier in der Mitte des Echozugs und wird effektive Echozeit genannt. Bei Verwendung der Multi-Slice-Technik können mehrere Schichten zeitversetzt ausgelesen werden (hier beispielhaft 2 Schichten).
ED = Echodistanz
TR = Repetitionszeitintervall
TE_{eff} = effektive Echozeit

nach Fragestellung teilweise unerwünschte Nebeneffekt läßt sich aber bei festgelegter effektiver Echozeit mit einer geringeren Echozahl und damit größerer Echodistanz, dann allerdings mit geringerem Zeitgewinn, oder durch frequenzselektive Fettunterdrückung reduzieren (47) (Abb. 1.2). Eine weitere Besonderheit der TSE-Sequenz ist die geringere Sensitivität gegenüber Suszeptibilitätseffekten und ggf. besonders bei hohen Echozahlen eine gewisse Bildunschärfe (engl.: blurring, rippling) (43).

Die TSE-Sequenz erbrachte in einer Studie bei Erkrankungen des Stütz- und Bewegungsapparats verglichen mit der konventionellen SE-Sequenz gute Resultate (50). Ein Ersatz der konventionellen SE-Technik für T_2-gewichtete Bilder durch die TSE-Sequenz bei der Untersuchung des Stütz- und Bewegungsapparats kann heute schon teilweise empfohlen werden.

Gradienten-Echo-(GRE-)Sequenzen

In der GRE-Technik wird das bildgebende Signal nicht durch einen Umkehrpuls (180-Grad-Puls) wie bei der SE-Technik induziert, sondern durch *Gradientenumkehr*. Darüber hinaus werden kleinere Anregungswinkel verwendet, wodurch der resultierende Bildkontrast verändert wird. Es müssen also 3 Parameter – Repetitionszeit, Echozeit und Flip-Winkel – beim Einsatz einer GRE-Sequenz berücksichtigt werden. Mit GRE-Sequenzen sind deutlich kürzere Meßzeiten als mit der SE-Technik möglich geworden.

Grundsätzlich werden *4 GRE-Techniken* unterschieden (7) (Abb. 1.3):

Einfachste Form (Abb. 1.3a) einer GRE-Sequenz. Diese entspricht weitgehend einer SE-Sequenz bis auf den Unterschied, daß sie keinen 180-Grad-Puls enthält. Diese Technik ist einer der ältesten GRE-Sequenzen und zeigt häufig Artefakte. Sie wird heute kaum mehr verwendet.

Steady-state-GRE-Technik (Abb. 1.3b). Hier bildet sich ein Gleichgewicht (Equilibrium) der Längs- und

Gradienten-Echo-(GRE-)Sequenzen

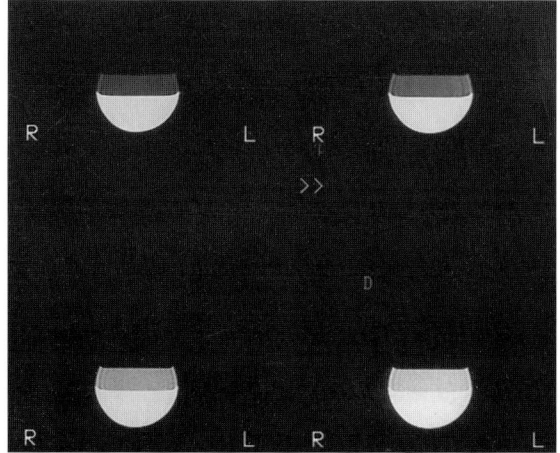
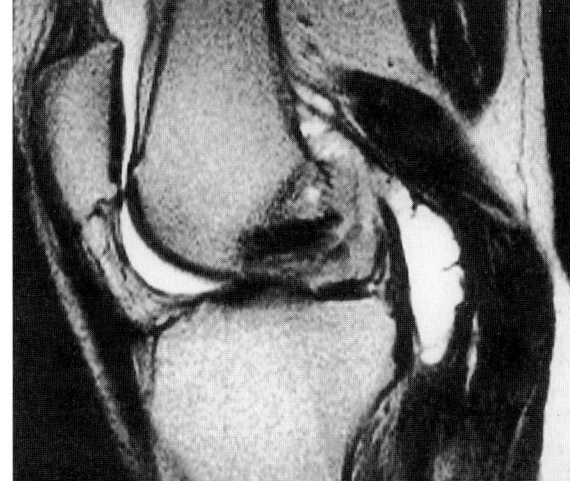
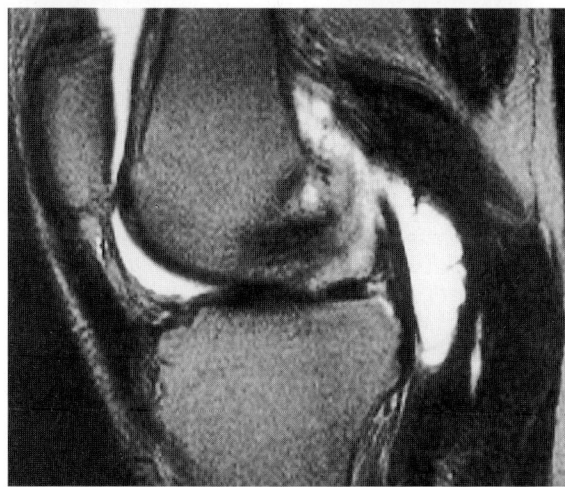
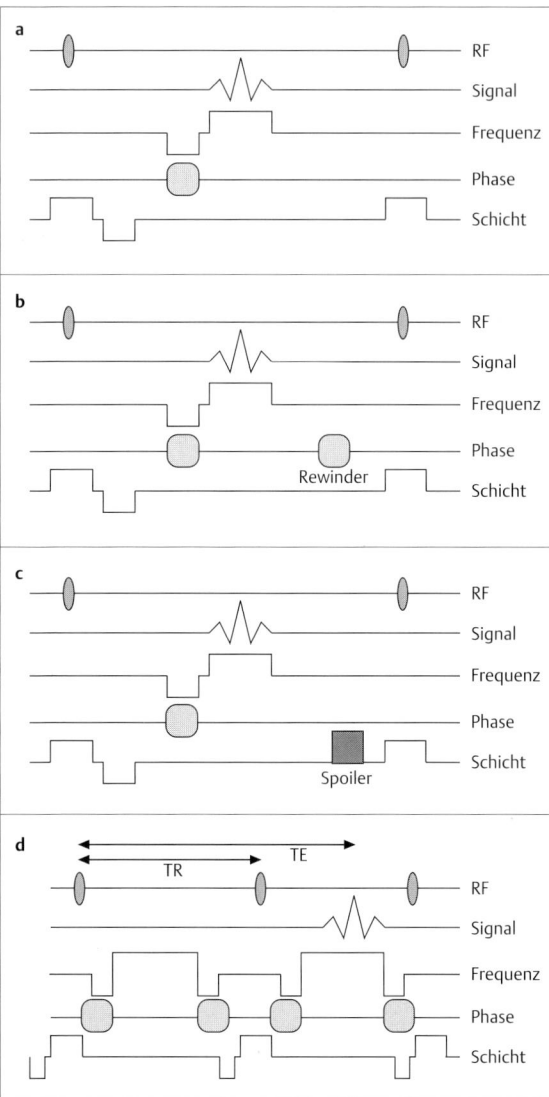

Abb. 1.3a–d Schaltschemata der 4 grundlegenden GRE-Sequenzen. **a** Einfache GRE-Sequenz. **b** Steady-state-GRE. **c** Spoiled-GRE. **d** Contrast-enhanced-GRE. Die oberste Linie repräsentiert den anregenden Hochfrequenzpuls, die zweite Linie das zu empfangende Signal, die dritte Linie den Frequenzkodiergradienten, die vierte Linie die Phasenkodiergradienten und die fünfte Linie den Schichtgradienten.
RF = Hochfrequenzpuls
TE = Echozeit
TR = Repetitionszeitintervall

Abb. 1.2a–c **a** TSE-Sequenzen eines Fett-Wasser-Phantoms bei TR = 3000, TE$_{eff}$ = 100 ms. Fett oben, NaCl-Lösung unten. Gleiche Fenstereinstellung. Links oben EZ = 3, rechts oben EZ = 6, links unten EZ = 9, rechts unten EZ = 12. Die Signalintensität von Fett nimmt mit steigender EZ deutlich zu. **b** TSE-Sequenz eines Kniegelenks mit TR = 3000 ms, TE$_{eff}$ = 100, EZ = 12. **c** EZ = 3, gleiche Fenstereinstellung. Große Baker-Zyste, Gelenkerguß. Der Kontrast von Flüssigkeit zu Fett ist bei einer EZ von 3 größer.
EZ = Echozahl

Quermagnetisierung des Gewebes aus. Zur Aufrechterhaltung der Quermagnetisierung existiert ein sog. Rewinder-Gradient. Dadurch entstehen Bildkontraste, die vom Verhältnis T_2-/T_1-Relaxationszeit bestimmt werden (engl. *mixed-weighted*). Das gilt jedoch nur bei Verwendung intermediärer Flip-Winkel (10–40 Grad), kurzer Repetitionszeiten (< 250 ms) und kurzer Echozeiten (< 18 ms). Nimmt man dagegen sehr kleine Flip-Winkel (< 5 Grad) erzielt man unabhängig von der zugrundeliegenden GRE-Technik eine Protonendichtewichtung. Große Flip-Winkel (> 40 Grad) führen zu einem T_1-Kontrast, lange Echozeiten zu einem T_2^*-Kontrast (effektives T_2), also einem Kontrast, der vom Zerfall des frühen MRT-Signals (engl. *free induction decay* [FID]) abhängt.

Spoiled-GRE. Diese Technik basiert auf der Zerstörung der residualen Quermagnetisierung durch einen sog. Spoiler-Gradienten oder Hochfrequenzimpuls. Diese Technik wird daher auch Spoiled-GRE genannt (Abb. 1.3 c).

Da die Quermagnetisierung bei dieser Technik keinen Gleichgewichtszustand (Equilibrium) erreicht, ist sie vom Gewebeparameter T_1-Relaxationszeit abhängig, und die Sequenz ist *T_1-gewichtet*. Das gilt mit den oben erwähnten Einschränkungen extremer Flip-Winkel und langer Echozeiten. Werden bei Steady-state-GRE-Sequenzen Repetitionszeiten > 250 ms verwandt, gleicht sich der Bildkontrast dem der Spoiled-GRE-Technik zunehmend an, weil sich dann kein Gleichgewicht der Quermagnetisierung mehr ausbilden kann.

Contrast-enhanced-GRE. Bei dieser Technik wird das Echo ausgelesen, das durch den zweiten 90-Grad-Anregepuls innerhalb einer Meßsequenz induziert wurde. Es handelt sich dabei also prinzipiell um ein Spin-Echo (SE). Der Unterschied ist aber, daß kein separater 180-Grad-Hochfrequenzpuls appliziert wird, sondern dafür eine Gradientenumkehr. Bei dieser Technik ist die nominelle Echozeit länger als die Repetitionszeit. Die Sequenz führt zu einem starken T_2-Kontrast und wird Contrast-enhanced-GRE genannt (Abb. 1.3 d). Da bei der Contrast-enhanced-GRE-Technik ein spätes SE ausgelesen wird, ist das Signal-Rausch-Verhältnis (SNR) sehr niedrig. Für Routineanwendungen hat sich diese Technik daher nicht bewährt.

Eine Zusammenfassung der Bildkontraste mit GRE-Techniken gibt Tab. 1.1. Die Namensgebung der GRE-Techniken ist von Hersteller zu Hersteller unterschiedlich. Die wichtigsten Akronyme von einigen Geräteherstellern sind in Tab. 1.2 angeführt.

Für alle GRE-Sequenzen gilt im Gegensatz zu SE-Sequenzen, daß *Phasenverschiebungen,* die nicht durch die Gradienten induziert sind, nicht rephasiert werden und so den Bildkontrast mitbestimmen. Dazu zählt mit länger werdenden Echozeiten die zunehmende Ausprägung von Grenzflächenartefakten (Suszeptibilitätsartefakte), aber auch die Sensitivität für unterschiedliche Dephasierungen von Fett und Wasserprotonen. Die unterschiedliche Phasenlage von Fett und Wasserprotonen basiert auf der unterschiedlichen Resonanzfrequenz dieser Komponenten (Abb. 1.4). Die Phasenlage der jeweiligen Komponente hängt von der Echozeit ab und man unterscheidet gleichsinnige (engl. *in-phase*), differente (engl. *out-of-phase*) und gegensinnige Phasenlagen (engl. *opposed-phase*) (Abb. 1.5). Im ersten Fall addieren sich die Signalintensitäten beider Komponenten und im letzten Fall subtrahieren sich die Stärken der Signale der Komponenten. Pixel, in denen Fett und Wasserprotonen in einem bestimmten Mischungsverhältnis vorkommen, zeigen daher in Abhängigkeit von der Echozeit oszillierende Signalintensitäten und können sich bei einem Mischungsverhältnis von 1:1 und gegenphasierter Echozeit sogar auslöschen (engl. *etching-artifact, chemical-shift of the second kind*). Die Oszillationsperiode von In-Phase und gegenphasierten Echozeiten hängt von der Differenz der Resonanzfrequenzen Δ_f von Fett und Wasser (3,2–3,5 ppm), und damit auch von der Feldstärke ab (Periode in ms = 1000/Δ_f). Sie beträgt ungefähr:

Tabelle 1.1 Vereinfachte Richtlinien zur Erzeugung bestimmter Kontraste mit GRE-Sequenzen

Rho	kleiner Flip-Winkel
T_1	großer Flip-Winkel
T_2	CE-GRE
Mixed (T_2/T_1)	Steady state mit kurzem TE
T_2^*	langes TE

Rho = Protonendichte
T_1 = T_1-Relaxationszeit
T_2 = T_2-Relaxationszeit
Mixed = Kontrast, der vom Quotienten T_2/T_1 abhängt
T_2^* = effektive T_2-Relaxationszeit
TE = Echozeit
CE-GRE = Contrast-enhanced-GRE

Tabelle 1.2 Akronyme für die 4 grundlegenden GRE-Techniken von verschiedenen Herstellern

Hersteller	Einfache GRE-Formen	Spoiled-GRE	Steady-state-GRE	Contrast-enhanced-GRE
Siemens	–	FLASH	FISP	PSIF
Picker	FE	PSR	FAST	CE-FAST
Philips	–	CE-FFE T_1	FFE	CE-FFE T_2
GE	MPGR	SPGR	GRASS	SSFP
Toshiba	PFI	–	FE	–
Elscint	–	SHORT	F-SHORT	E-SHORT

- 19,7 ms für 0,35 T ($\Delta_f \approx 51$ Hz),
- 13,8 ms für 0,5 T ($\Delta_f \approx 72$ Hz),
- 6,9 ms für 1 T ($\Delta_f \approx 144$ Hz),
- 4,6 ms für 1,5 T ($\Delta_f \approx 217$ Hz).

Die Oszillationsperiode für Fett und andere Mischgewebe weicht mit längeren Echozeiten zunehmend von diesen theoretischen Werten für ein Wasser-Methylen-Zweikomponentensystem ab, da diese Gewebe noch weitere kleinere Resonanzpeaks aufweisen (z.B. Protonen in der Umgebung von Doppelbindungen, Methyl- und Karbonylgruppen), die Ungenauigkeiten verursachen (Abb. 1.6). Um optimale gegenphasierte Echozeiten für unterschiedliche MR-Systeme zu ermitteln, sind daher individuelle Tests erforderlich.

Gegenphasierte GRE-Bilder zeigen eine hohe Sensitivität im Nachweis von hämatopoetischem Knochenmark (20) und von pathologischen Knochenmarkläsionen (Abb. 1.7).

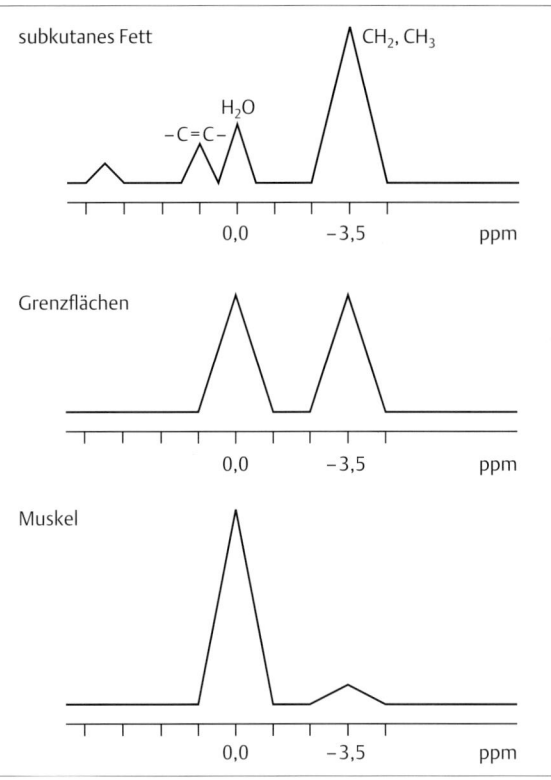

Abb. 1.4 Schemazeichnung der Protonenspektren von subkutanem Fett und Muskulatur. Pixel an der Grenzfläche zwischen Fett und Wasser zeigen etwa gleiche Mengen beider Bestandteile.
C = C- = Doppelbindungen überwiegend in ungesättigten Fettsäuren
H_2O = Wasser
CH_2, CH_3 = Methylen- und Methylgruppen
ppm = Parts per milion

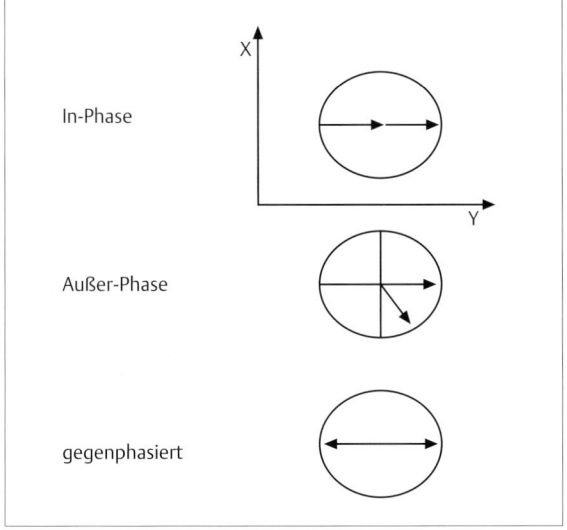

Abb. 1.5 Signalvektoren von Fett und Wasser in der XY-Ebene bei GRE-Sequenzen. Unterschiedliche Phasenlagen der Fett- und Wasservektoren bei verschiedenen Echozeiten. Für Pixel mit Anteilen von Fett und Wasser gilt: bei In-Phase-Addition der Signalintensitäten, bei gegenphasierter Phasenlage Subtraktion der Signalintensitäten.

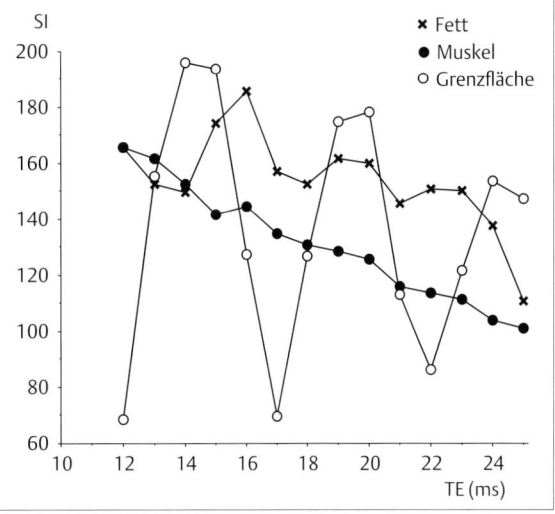

Abb. 1.6 Signalintensitäten von Fett, Muskulatur und Fett-Muskelgrenzfläche in Abhängigkeit von der Echozeit bei 1,5 T mit GRE-Technik. Muskulatur zeigt fast keine Signaloszillation. Fett zeigt eine geringe Signaloszillation. Die Grenzfläche zeigt eine sehr starke Signaloszillation mit einer etwas anderen Oszillationsfrequenz. Dieser Unterschied läßt sich durch die Spektren (s. Abb. 1.4) erklären, da das Spektrum von subkutanem Fett mehrere Peaks unterschiedlicher Gruppen aufweist (Mehrkomponentensystem) und nicht nur 2 Hauptpeaks (Zweikomponentensystem) wie beispielsweise Grenzflächenpixel. Beim Signalmaximum spricht man von In-Phase und bei einem Signalminimum von gegenphasierter Echozeit.
SI = Signalintensität
TE = Echozeit

6 1 Relevante MR-Techniken

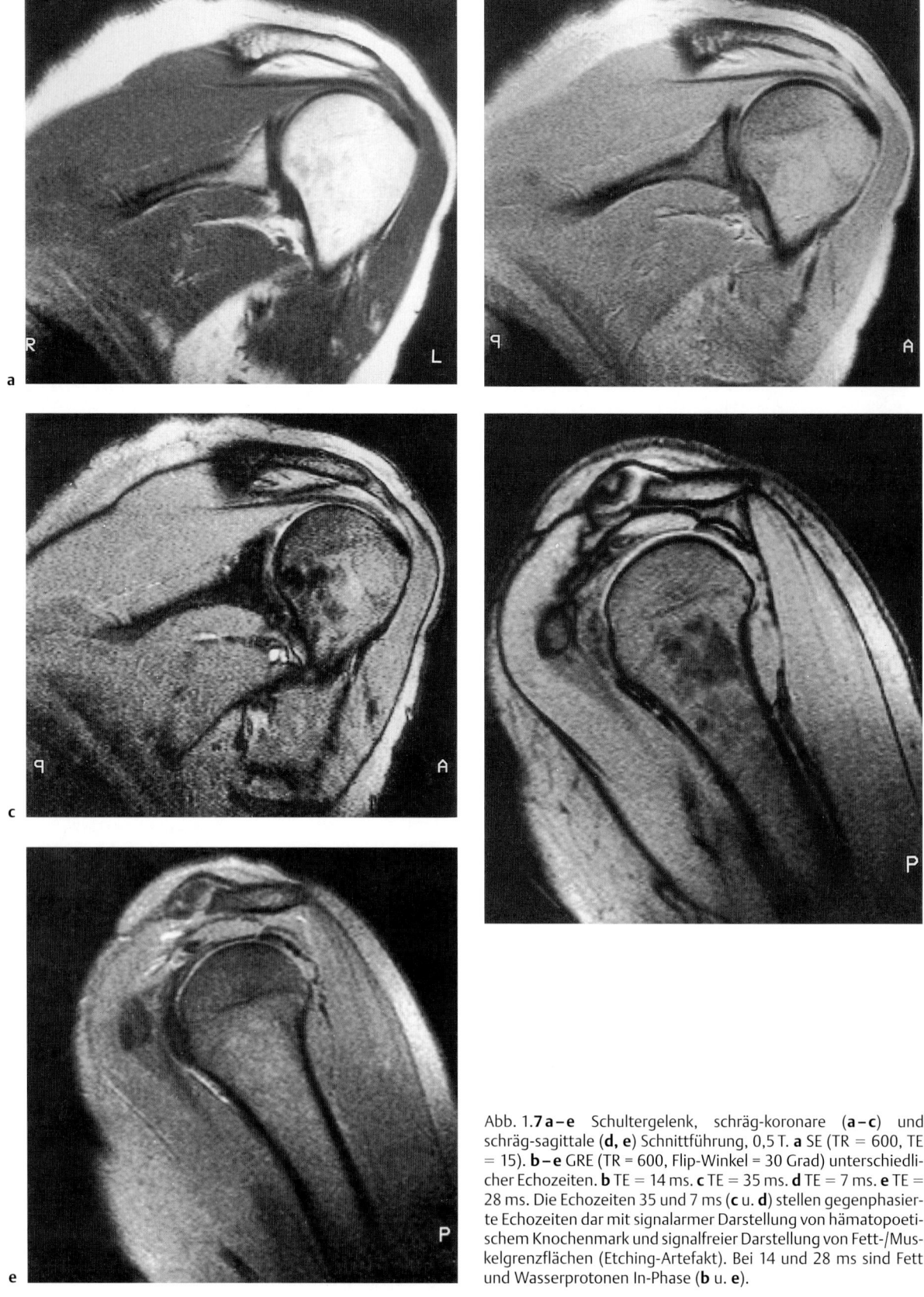

Abb. 1.7 a–e Schultergelenk, schräg-koronare (**a–c**) und schräg-sagittale (**d, e**) Schnittführung, 0,5 T. **a** SE (TR = 600, TE = 15). **b–e** GRE (TR = 600, Flip-Winkel = 30 Grad) unterschiedlicher Echozeiten. **b** TE = 14 ms. **c** TE = 35 ms. **d** TE = 7 ms. **e** TE = 28 ms. Die Echozeiten 35 und 7 ms (**c** u. **d**) stellen gegenphasierte Echozeiten dar mit signalarmer Darstellung von hämatopoetischem Knochenmark und signalfreier Darstellung von Fett-/Muskelgrenzflächen (Etching-Artefakt). Bei 14 und 28 ms sind Fett und Wasserprotonen In-Phase (**b** u. **e**).

Aufgrund des hohen Signals haben sich Steady-state-GRE-Sequenzen zur Gewinnung von 3dimensionalen Datensätzen mit anschließender *multiplanarer Reformatierung* speziell in der Gelenkdiagnostik bewährt. Spoiled-GRE mit kurzer Repetitionszeit (TR = 40–50 ms), kurzer Echozeit (TE = 5–10 ms) und intermediärem Flip-Winkel (θ = 30–60 Grad) in Kombination mit Fettunterdrückung sind günstig zur *Knorpeldarstellung*. Spoiled- oder Steady-state-GRE-Sequenzen mit langen Repetitionszeiten (TR = 450–600 ms), 2 Echozeiten (kurzes In-Phase-Echo, langes Außer-Phase-Echo) und mittlerem Flip-Winkel (θ = 25–30 Grad) haben sich generell für die Gelenk-, Weichteil- und Knochendiagnostik bewährt *(Doppel-Echo-GRE)* (Abb. 1.7) (39). Das erste kurze Echo liefert ein hohes Signal für die anatomische Information, das zweite Echo einen starken T_2^*-Kontrast mit sensitivem Nachweis pathologischer Veränderungen. Diese Sequenz hat sich bewährt und stellt nach unserer Erfahrung eine gute Routinesequenz für die Untersuchung des Stütz- und Bewegungsapparats dar. Bei der Bildinterpretation müssen allerdings die Besonderheiten der GRE-Technik, wie verstärkte Suszeptibilitätsempfindlichkeit besonders des zweiten Echos und Phasierungseffekte, berücksichtigt werden, wodurch beispielsweise Verkalkungen oder Bandscheibenvorfälle vergrößert erscheinen können.

Sehr schnelle MR-Techniken

In den letzten Jahren sind zahlreiche neue Sequenzen entwickelt worden, die nur sehr kurze Akquisitionszeiten aufweisen (Tab. 1.3). Teilweise sind diese Techniken noch experimentell und somit noch nicht überall verfügbar. Die Bedeutung sog. ultraschneller MR-Sequenzen für den Stütz- und Bewegungsapparat liegt in der kinematischen Bewegungsanalyse von Gelenken (s. unten) und ggf. in kontrastmitteldynamischen Untersuchungen mit hoher zeitlicher Auflösung.

Fettunterdrückung STIR

Es gibt 3 grundlegende Methoden in der MRT, das Signal von Fettgewebe zu unterdrücken:

Chemisch selektive Sättigung (CHESS). Man kann die Fettprotonen selektiv durch einen Puls unmittelbar vor der eigentlichen Meßsequenz sättigen, so daß sie zur Signalgebung nicht mehr beitragen können. Diese Methode wird chemisch selektive Sättigung (engl. chemical-shift selective saturation *[CHESS]*) genannt. Anstelle des Sättigungspulses kann auch ein 180-Grad-Inversionspuls im Zeitabstand des Nulldurchgangs der Längsmagnetisierung von Fettprotonen vorgeschaltet werden (engl. spectral presaturation by inversion recovery *[SPIR]*). Der chemisch selektive Puls kann mit jeder Sequenz kombiniert werden. Diese Methode wird bei einigen speziellen Fragestellungen, wie bei der Differenzierung fetthaltiger Tumoren oder Tumoranteile gegenüber Blut, eingesetzt. Außerdem läßt sich mit dieser Technik ein sehr guter Knorpelkontrast erzeugen (Abb. 1.8). Durch die Kombination von CHESS mit der direkten MR-Arthrographie konnte die Sensitivität im Nachweis von Rotatorenmanschettenrupturen am Schultergelenk gesteigert werden. Für die Darstellung pathologischer Veränderungen gelenknaher Weichteile hat sich ein routinemäßiger Einsatz von selektiver Fettunterdrückung aber nicht bewährt (46).

Chopper-Dixon-Methode. Diese Methode macht sich die chemische Verschiebung von Fett und Wasserprotonen zunutze, wodurch bei unterschiedlichen Echozeiten Fett- und Wasserbilder erzeugt werden können. Diese Technik ist recht zeitaufwendig und hat sich für die Routine nicht durchgesetzt. Bei speziellen Fragestellungen zu Knochenmarkerkrankungen läßt sich damit eine Quantifizierung des Fett- und Wassergehalts vornehmen.

Tabelle 1.3 Schnelle MR-Techniken

Technik	Kürzel	Meßzeit pro Schicht
Schnelle GRE	TFE, Snapshot-GRE, Turbo-FLASH	1–4 s
GRE und SE	GRASE	300–100 ms
Echo-Planar-Technik	EPI	50–100 ms

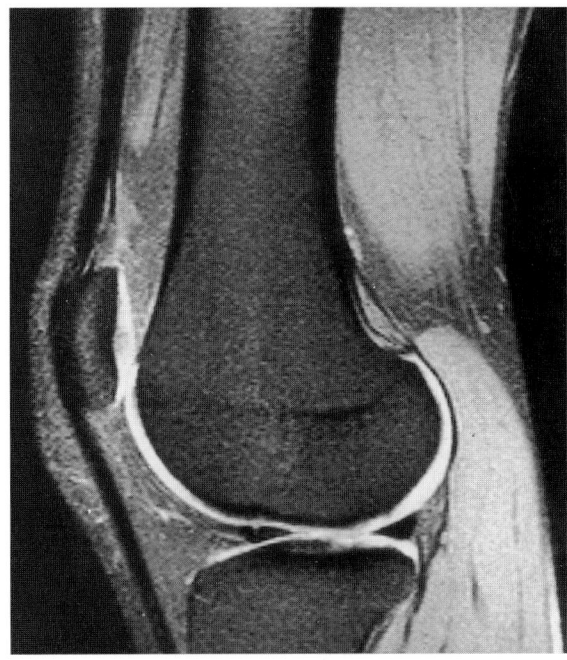

Abb. 1.8 Kniegelenk, sagittale Schnittführung. SE-Sequenz (TR = 600, TE = 15) mit selektiver Fettunterdrückung, 1,5 T. Besonders signalreiche Knorpeldarstellung.

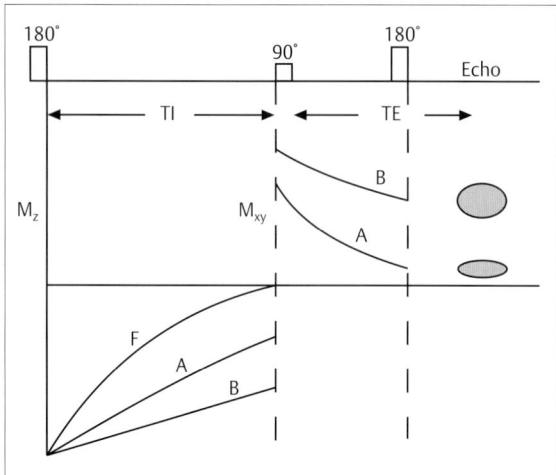

Abb. 1.9 STIR-Sequenz. Schematische Darstellung der Längsmagnetisierung nach dem 180-Grad-Inversionspuls sowie der Quermagnetisierung nach dem 90-Grad-Puls von Fett (F), bei einem Gewebe mit kurzer T_1- und T_2-Relaxationszeit (A) und einem Gewebe mit langer T_1- und T_2-Relaxationszeit (B). Zum Zeitpunkt des 90-Grad-Pulses weist Fett keine Längsmagnetisierung auf, es liefert daher kein Signal im weiteren Verlauf der Sequenz. Gewebe A weist zum Zeitpunkt des 90-Grad-Pulses eine niedrige Längsmagnetisierung als B auf und zeigt einen schnelleren Rückgang der Quermagnetisierung, wodurch für Gewebe B eine höhere Signalintensität als für A resultiert. Diesen Kontrast nennt man additiven T_1-/T_2-Kontrast. Die hohe Sensitivität der STIR-Sequenz im Nachweis von Ödemen und anderen pathologischen Veränderungen wird dadurch erklärt.
A = Gewebe mit kurzer T_1- und T_2-Relaxationszeit
B = Gewebe mit langen Relaxationszeiten
F = Fett
TE = Echozeit
TI = Inversionszeit
M_z = Längsmagnetisierung
M_{XY} = Quermagnetisierung

Inversion-recovery-Sequenz mit kurzer Inversionszeit, STIR. Bei der Inversion-recovery-Sequenz geht der signalerzeugenden Pulsfolge aus einem 90-Grad- und 180-Grad-Puls ein invertierender 180-Grad-Puls voraus. Das Zeitintervall zwischen invertierendem 180-Grad-Puls und signalerzeugender Pulsfolge wird Tau (t) oder Inversionszeit (TI) genannt. Durch Veränderung von t kann der Bildkontrast beeinflußt werden. Wählt man ein kurzes t (engl. short-tau-inversion-recovery *[STIR]*), so erzeugt man einen Bildkontrast, der durch eine hohe Empfindlichkeit gegenüber langen T_1- und T_2-Relaxationszeiten geprägt ist (additiver T_1-, T_2-Bildkontrast) und bei der die Fettprotonen nicht zum Signal beitragen, da ihre Längsmagnetisierung zerfallen ist (sog. Nulldurchgang) (Abb. 1.9). Im Gegensatz zur SPIR-Technik wirkt der Inversionspuls hier nicht frequenzselektiv auf die Fettkomponente, so daß der Bildkontrast durch die Wahl der TI festgelegt ist.

Eine MRT-Sequenz, die sensitiv für lange T_1- *und* T_2-Zeiten ist und Fettgewebe signalfrei bzw. signalarm abbildet, stellt pathologische Veränderungen, wie beispielsweise Ödem oder Tumor, mit einem höheren Kontrast dar als andere Sequenzen (48). In zahlreichen Studien ist der Wert dieser Sequenz besonders für Erkrankungen des Stütz- und Bewegungsapparats nachgewiesen worden. Knochenmarködem oder Weichteilentzündungen lassen sich mit der höchsten Sensitivität abbilden. Bei unklaren Fragestellungen sollte daher bei jeder Untersuchung eine STIR-Sequenz mindestens in einer Ebene angefertigt werden. Durch Modifikationen von STIR, wie die Reduktion der Repetitions- und der Inversionszeit (Fast-STIR) (48) (Abb. 1.**10**) oder der Kombination mit der Turbo-Technik (TSE-STIR), läßt sich die Akquisitionszeit der Sequenz reduzieren.

Kontrastmittel, Kontrastdynamik

Die i.v. Applikation von gadoliniumhaltigen Kontrastmitteln in der Diagnostik des Stütz- und Bewegungsapparats ist nicht routinemäßig erforderlich. Einige wenige Anwendungen haben sich weitgehend etabliert, wie die Untersuchung chronisch entzündlicher Erkrankungen und die Differenzierung liquider/solider und ödematöser/infiltrativer Bestandteile primärer und sekundärer Knochen- und Weichteiltumoren (33, 36).

Dynamische Kontrastmitteluntersuchungen mit schnellen GRE-Sequenzen können in der Differenzierung zwischen malignen und benignen Tumoren hilfreich sein (8). Die Spezifität ist insgesamt jedoch nicht besonders hoch (25). Für die Routinediagnostik von Knochen- und Weichteiltumoren hat sich diese Technik nicht etabliert.

Direkte MR-Arthrographie

Die direkte Injektion von verdünnter Gadoliniumlösung in das Gelenk (etwa 1:250) hat bei einigen Indikationen wie Rotatorenmanschettenläsionen, Verletzungen des Labrum glenoidale oder Knorpelläsionen am Knie die Sensitivität der MRT steigern können (17, 31). Da es sich

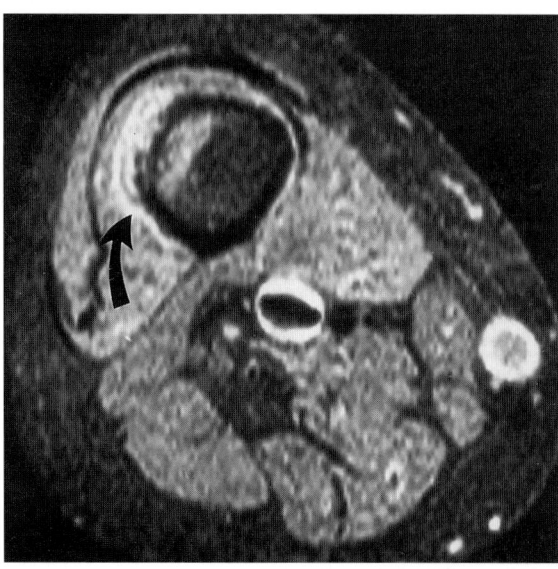

Abb. 1.**10** Femurmetastase eines bronchoalveolären Karzinoms. Fast-STIR-Sequenz bei 0,5 T (TR = 1000 ms, TI = 100 ms, TE = 15). Neben dem signalreichen intraossären Anteil der Metastase stellt sich ein extraossärer Anteil sowie die Kortikalisarrosion dar. Signalreiche peritumoröse Reaktionszone (Pfeil).

um ein invasives Verfahren handelt, ist die Indikation insgesamt zurückhaltend zu stellen. Einige Fragestellungen können zukünftig wahrscheinlich auch durch die indirekte MR-Arthrographie geklärt werden.

Indirekte MR-Arthrographie

Erst seit kurzer Zeit ist bekannt, daß gadoliniumhaltige MR-Kontrastmittel nach i.v. Verabreichung in einer Konzentration in die Gelenkspalten gelangen, die auf T_1-gewichteten Aufnahmen eine deutliche Signalintensitätszunahme bewirken. Dadurch wird ein arthrographischer Effekt erzeugt, ohne daß der Gelenkspalt punktiert wird. Diese Methode wurde von uns auch indirekte MR-Arthrographie genannt. Der Übertritt in das Gelenk nimmt zeitlich langsam zu und erreicht nach 1 Stunde in Ruhe ein Maximum. Der Übertritt kann durch Gelenkbelastung (5–10 Minuten) erheblich gesteigert werden (51) (Abb. 1.11). Die Kontrastierung wird mit fettunterdrückten kontrastmittelsensitiven T_1-Sequenzen besonders deutlich (Abb. 1.12). Es wird eine Kontrastmittelmenge von 0,1 mmol/kg Körpergewicht injiziert.

Bisherige Erfahrungen liegen am Knie- (6), Sprung- und Schultergelenk vor (41, 51–54). Die Methode zeigt Vorteile gegenüber der konventionellen MRT in der Beurteilung von Menisken, operierten Menisken, Disken evtl. auch im Staging der Osteochondrosis dissecans (51). Ob die indirekte MR-Arthrographie die direkte Methode vollständig ablösen kann, läßt sich noch nicht abschließend beurteilen. Die bei der direkten MR-Arthrographie erzeugte Gelenkdistension fehlt nämlich bei der indirekten Technik. Und gerade dieser Faktor stellt in der Beurteilung zahlreicher Erkrankungen, wie beispielsweise Verletzungen des Labrum glenoidale der Schulter, einen Vorteil der direkten MR-Arthrographie dar. Auf indirekten MR-Arthrogrammen dürfen extraartikuläre kontrastmittelaufnehmende Strukturen wie Bursen und Sehnenscheiden nicht mit einem Kontrastmittelaustritt aus der Kapsel verwechselt werden. Durch ein entsprechendes Training läßt sich dies aber vermeiden und eine Kontrastierung von Bursen kann sogar vorteilhaft sein (z. B. Beurteilung der oberen Rotatorenmanschette der Schulter). Die Kontrastanhebung der vaskulären Strukturen ist besonders auf Spätaufnahmen deutlich geringer als die intraartikuläre Signalintensität.

Magnetization-transfer-contrast (MTC)

Das Wasserstoffspektrum biologischer Gewebe weist neben dem Resonanzpeak der Protonen von freiem Wasser eine breitbasige flache Resonanz der an Makromoleküle gebundenen Protonen auf. Für die normale MR-Bildgebung wird der Peak der freien Protonen genutzt. Sättigt man dagegen die breite Basis der gebundenen Protonen, ohne die freien Protonen direkt zu beeinflussen, so sieht man trotzdem eine Veränderung des Resonanzpeaks der freien Protonen (Abb. 1.13). Diese Veränderungen sind eine Verkürzung der Längsmagnetisierung (engl. *magnetization transfer*) und in geringerem Maße eine Reduktion

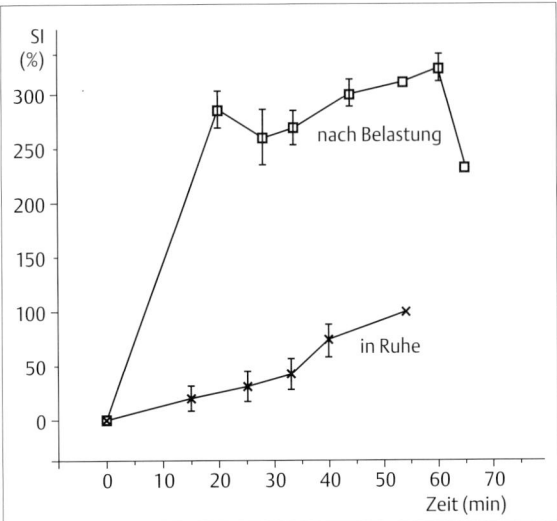

Abb. 1.11 Indirekte MR-Arthrographie. Signalintensität im Gelenkkavum des oberen Sprunggelenks nach i.v. Injektion von 0,1 mmol/kg gadoliniumhaltigem MR-Kontrastmittel. Langsamer Signalanstieg in Ruhe. Rascher, intensiver Signalanstieg nach Gelenkbelastung (10 Minuten Gehen).

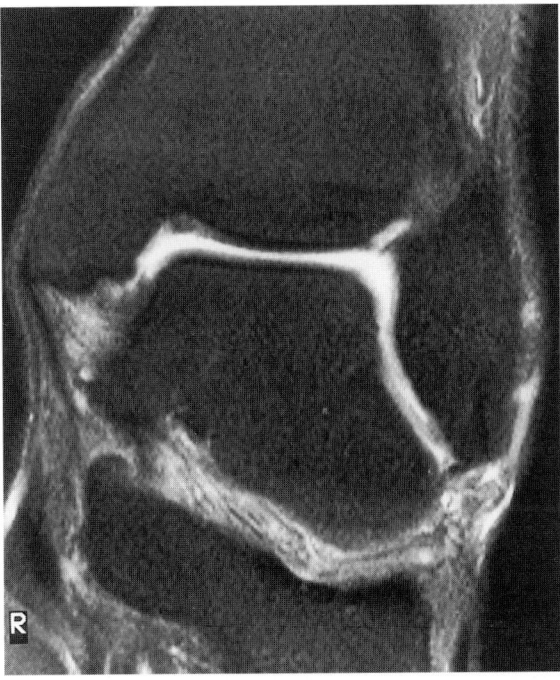

Abb. 1.12 Indirekte MR-Arthrographie (0,1 mmol/kg Gadolinium-DTPA, 10 Minuten Gelenkbewegung, chemisch-selektive Fettunterdrückung, TR = 600, TE = 20, SE-Sequenz) des oberen Sprunggelenks. Signalreiche Darstellung des Gelenkspalts. Mittlere Signalintensität des Knorpels. Diskrete Knorpelunregelmäßigkeiten im Fibulotalargelenk.

der T_1-Relaxationszeit (engl. *cross relaxation*) des Wasserpeaks. Aufgrund der Verringerung der Längsmagnetisierung wurde diese Technik Magnetization-transfer-contrast (MTC) genannt. Die zu beobachtenden Veränderrungen des Wasserpeaks lassen sich durch einen chemischen Austausch zwischen freien und gebundenen Protonen an den Grenzflächen dieser Kompartimente erklären (Abb. 1.14).

Es gibt 2 Methoden um den MTC-Effekt zu erzielen: resonanzfrequenzzentrierte und -ferne MTC-Methode. Bei der *resonanzfrequenzzentrierten* Methode verwendet man zur Sättigung der gebundenen Protonen (H_b) spezielle Pulse, die aus mehreren Elementen bestehen. Die einzelnen Elemente sind gleich lang, haben aber unterschiedliche Vorzeichen, d. h. unterschiedliche Phasenlagen. Die Pulselemente werden mit der Resonanzfrequenz des freien Wassers (H_f) eingestrahlt (Abb. 1.15). Sind diese Elemente kurz genug, so hebt sich aufgrund der HF-Phasenumkehr der Sättigungseffekt auf die freien Protonen aufgrund deren langer T_2-Relaxationszeit wieder auf und die ursprüngliche Längsmagnetisierung ist durch den Puls direkt nicht verändert. Die Magnetisierung der gebundenen Protonen dagegen relaxiert während der Pulseinstrahlung wegen einer kurzen T_2-Zeit. Daher wird durch die Phasenumkehr der Pulselemente keine vollständige Wiederherstellung der Ausgangslage der Magnetisierung der gebundenen Protonen erreicht und es kommt zum Magnetisierungstransfer. Soche Pulse nennt man Komposit- oder transparente Pulse (engl.: *binominal pulses*). Die Pulselemente müssen kurz sein, damit die freien Protonen nicht direkt gesättigt werden (z. B. 0,9 ms bei einem Anregewinkel von je 180–360 Grad). Kompositpulse bestehen typischerweise aus 2, 4 oder 8 gleichlangen Elementen mit alternierender Phasenlage. Die Phasenlage wird mit +1 und –1 (auch 1 und $\bar{1}$) entsprechend cos 0 Grad = 1 und cos 180 Grad = –1 angegeben.

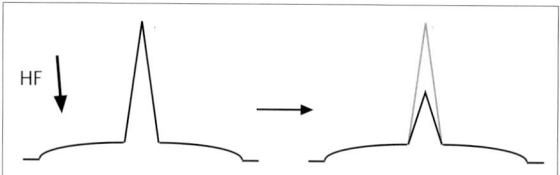

Abb. 1.13 Sättigung des breiten Resonanzsignals der an Makromoleküle gebundenen Protonen mit resultierender Signalreduktion des Resonanzsignals der freien Protonen durch Magnetization transfer.
HF = Hochfrequenzpuls

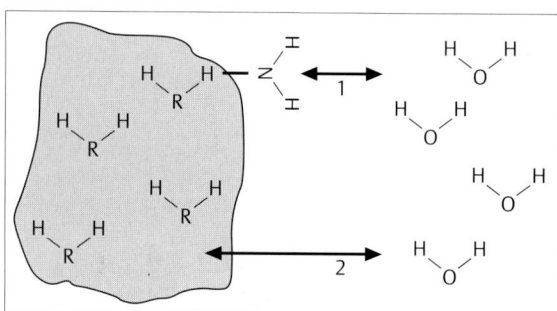

Abb. 1.14 Chemischer Austausch (1) und Dipol-Dipol-Interaktionen (2) zwischen an Makromoleküle gebundenen (links) und freien Protonen (rechts).

Bei der *resonanzfrequenzfernen* Methode wird der Anteil gebundener Protonen durch einen HF-Impuls gesättigt. Dieser Puls weist eine Frequenz auf, die 1 bis 20 kHz unter- oder oberhalb der Resonanzfrequenz der freien Wasserprotonen liegt (z. B. –1,5 kHz Frequenzverschiebung bei einer Pulsdauer von 50 ms und einem Anregewinkel von 1770 Grad). Dadurch kommt es zu den gewünschten Austauschvorgängen zwischen den beiden Kompartimenten mit beweglichen und gebundenen Protonengruppen. Bei Verwendung eines sehr langen (20–4000 ms) und niedrigenergetischen ($B_1 \approx 9\ \mu T$) Pulses, spricht man von der resonanzfrequenzfernen MTC-Methode mit kontinuierlicher Pulseinstrahlung (engl. *continuous wave* [*cw*]). Bei Verwendung mehrerer kurzer (1–9 ms), hochenergetischer ($B_1 \approx 20\ \mu T$) Pulse spricht man von *gepulster resonanzfrequenzferner MTC-Technik* (Abb. 1.15).

Mit beiden MTC-Techniken lassen sich weitgehend unabhängig von der verwendeten Feldstärke deutliche MT-Kontraste erzeugen (56). Zur Generierung MTC-gewichteter Bilder lassen sich die oben beschriebenen Pulse prinzipiell mit jeder herkömmlichen MR-Sequenz kombinieren. Am stärksten lassen sich MT-Kontraste allerdings mit GRE-Sequenzen sichtbar machen.

Die Bildkontraste, die auf diese Art und Weise erzeugt werden, unterscheiden sich von den bekannten auf den Relaxationszeit- und Protonendichteunterschieden basierenden Bildkontrasten. Gewebe, die einen starken MTC-Effekt zeigen sind Muskel, Knorpel, Sehnen und Hirnsubstanz. Der MTC-Effekt läßt sich quantifizieren und wird dann MT-Ratio (MT-Quotient) genannt. Fett und Wasser zeigen keinen MTC-Effekt (Tab. 1.4). Klinische Erfahrungen mit diesem neuen Bildkontrast sind noch gering. Frühe Knorpeldegenerationen lassen sich mit der Methode sichtbar machen (49). Durch Subtraktion des MTC-Bilds vom Bild ohne MTC erhält man einen Film, bei dem die Signalintensitäten proportional der

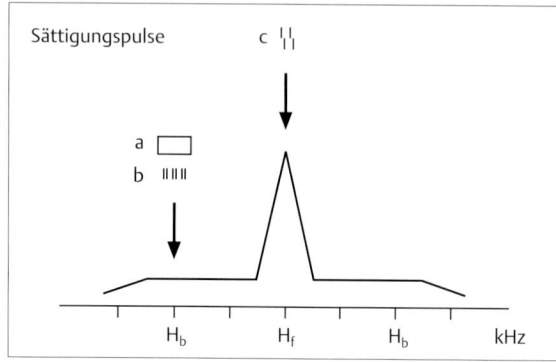

Abb. 1.15 Techniken zur Erzeugung von MTC.
a: Kontinuierlicher resonanzfrequenzferner Puls (continuous wave off-resonance). **b** gepulster resonanzfrequenzferner Puls (pulsed-off-resonance). **c** resonanzfrequenzzentrierter Binominalpuls (composite pulse on resonance).
H_b = poolgebundene Protonen
H_f = freie Protonen

Tabelle 1.4 Mittelwert des MT-Quotienten verschiedener Gewebe des Stütz- und Bewegungsapparats von gesunden Probanden (n = 9) in % ± Standardabweichung. 1,5 T, GRE-Sequenz TR = 400 ms, TE = 10 ms, Flip-Winkel = 30 Grad, resonanzfrequenzferner Puls (Frequenzverschiebung −1,5 kHz, Pulslänge 50 ms, Anregewinkel 1770 Grad). Fibröses Bindegewebe = Menisken, Lig. patellae, Labrum glenoidale, Bizepssehne, Rotatorenmanschette, Discus ulnaris, Handbeugesehnen. Subkutanes Fett = subkutanes Fettgewebe, Fettmark = fetthaltiges Knochenmark

Gewebe	Fibröses Bindegewebe	Knorpel	Muskel	Subkutanes Fett	Fettmark	Wasser
MT-Quotient	54 ± 6	50 ± 6	54 ± 8	0,3 ± 6	3 ± 5	−1,5 ± 4

Ausprägung des MTC-Effekts sind *(MTC-Subtraktion)*. Mit dieser Technik lassen sich oberflächliche Knorpelläsionen gut abbilden (Abb. 1.**16**) (42). Durch MTC läßt sich die artefizielle Signalerhöhung von Sehnen mit gekrümmtem Verlauf (engl. Magic-angle-Phänomen) unterdrücken (Abb. 1.**17**). Knorpelbildende Tumoren weisen eine MTC-Sensitivität auf, die sich nicht wesentlich von der anderer Tumoren unterscheidet (Abb. 1.**18**). Narbengewebe weist einen hohen MTC-Effekt auf, wodurch die Tumorrezidivdiagnostik potentiell verbessert werden kann. Gutartige und bösartige Tumoren zeigen keine signifikanten Unterschiede im MTC-Effekt (48) (Tab. 1.**5**). Eine weitere Anwendung von MTC stellt die Unterdrückung des Hintergrundsignals zur Verbesserung der MR-Angiographie dar.

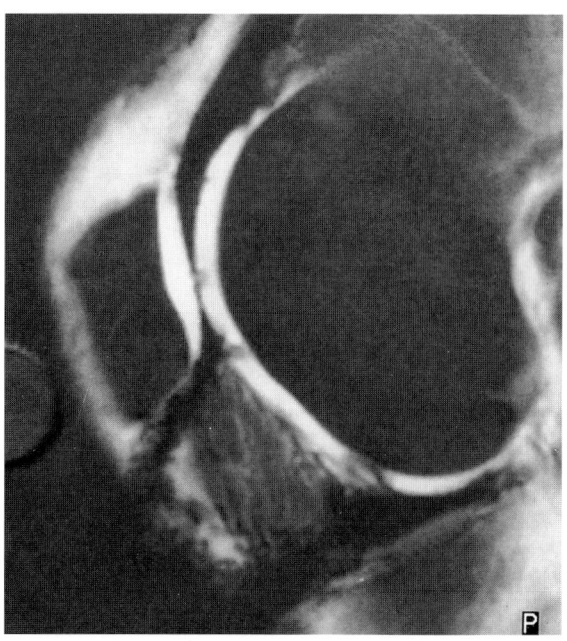

Abb. 1.**16** MTC-Subtraktionsbild des Kniegelenks. Gute Darstellung oberflächlicher Knorpelläsionen. Gewebe ohne MTC-Effekt werden schwarz abgebildet.

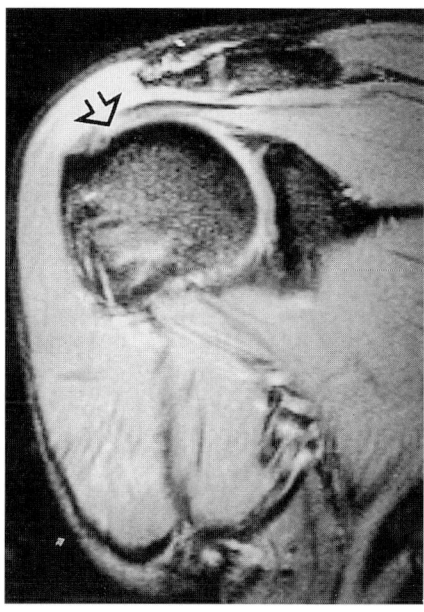 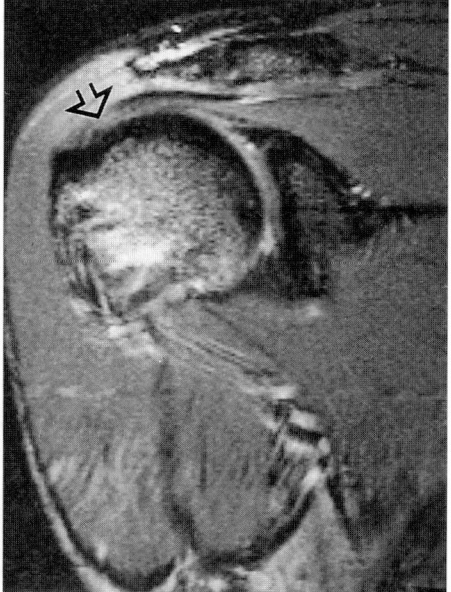

Abb. 1.**17 a** u. **b** Schultergelenk, schräg-koronare Schnittführung. **a** GRE-Sequenz (TR = 600 ms, TE = 18 ms, Flip-Winkel = 30 Grad). **b** MTC-Sequenz mit ansonsten gleichen Parametern und gleicher Fenstereinstellung. Deutliche Signalreduktion der artefiziellen Signalerhöhung der Rotatorenmanschette (Magic-angle-Phänomen) durch MTC (Pfeile).

a b

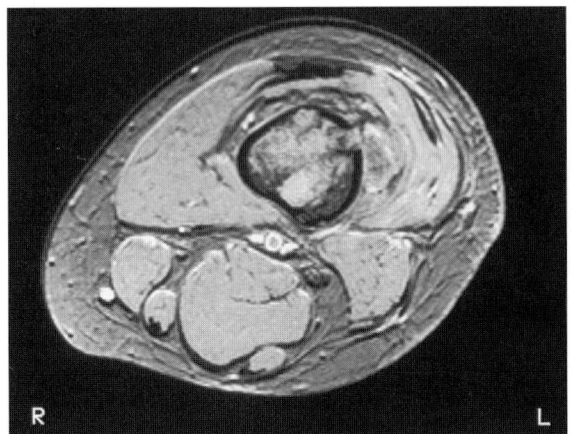
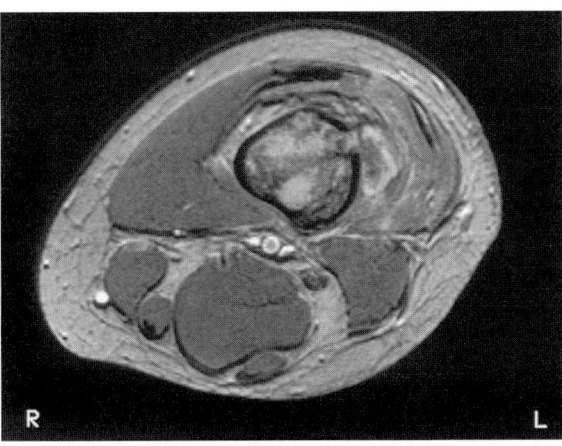

Abb. 1.**18a** u. **b** Chondrom des Femurs. **a** GRE-Sequenz (TR = 600 ms, TE = 9 ms, Flip-Winkel = 30 Grad), axiale Schnittführung. **b** MTC-Sequenz mit gleichen Parametern und gleicher Fenstereinstellung. Deutliche Signalreduktion von Muskulatur mit Kontrastumkehr relativ zum Fettgewebe, mäßige Signalreduktion des Tumors. Kortikalisdefekt und Muskelveränderungen nach PE.

Tabelle 1.**5** Mittelwert des MT-Quotienten verschiedener Erkrankungen des Stütz- und Bewegungsapparats in % ± Standardabweichung. 1,5 T, GRE-Sequenz TR = 400 ms, TE = 10 ms, Flip-Winkel = 30 Grad, resonanzfrequenzferner Puls (Frequenzverschiebung –1,5 kHz, Pulslänge 50 ms, Anregewinkel 1770 Grad)

Entität	Benigne Tumoren (n = 31)	Maligne Tumoren (n = 9)	Narben (n = 3), 1,5 – 3 Jahre postoperativ	Chondroidproduzierende Tumoren (n = 7)	Ganglien (n = 3)	Knochenzysten (n = 3)
MT-Quotient	26 ± 15	22 ± 6	39 ± 16*	29 ± 5	25 ± 1,5	13 ± 1*

* Signifikanter Unterschied

MR-Angiographie

In eine Schicht einfließendes nicht gesättigtes Blut bringt mehr Signal als stationäres Gewebe. Dieser Effekt wird beim Inflow-Verfahren (engl. auch *Time-of-flight-Methode*) zur angiographischen Darstellung genutzt. Turbulenter Fluß wie auch Suszeptibilität und Spin-Sättigung können das Signal innerhalb der Gefäße ebenso beeinflussen. An manchen Stellen (z.B. Aufzweigungen) kann eine Flußseparation auftreten, die einen länger lokal verweilenden zirkulären Blutfluß bewirkt. Dieses Phänomen führt zu einer unerwünschten partiellen Sättigung der Spins in dieser Region, was wiederum eine Signalreduktion zur Folge hat (10).

Die Darstellung von Gefäßmalformationen und tumorversorgenden Gefäßen sind relativ seltene Indikationen zur MR-Angiographie. Gefäße der Extremitäten lassen sich in der MR-Angiographie mit einigen Einschränkungen relativ gut darstellen. Der Blutfluß ist pulsatil und umfaßt einen extremen Geschwindigkeitsbereich bis hin zur Flußumkehr, was in kleinen umschriebenen Regionen zu Signaleinbrüchen führen kann. Ebenso ist der Gesamtquerschnitt aller Einzelgefäße groß, so daß insbesondere Gefäße kleineren Kalibers geringeren Fluß aufweisen und im Bild durch Sättigungseffekte verlorengehen können. Für die Umgehung dieses Problems sind höhere Auflösungen allerdings mit einer Signalreduktion und einer erheblichen Meßzeitverlängerung einhergehend notwendig. Oberflächenspulen können zwar eine Reduzierung dieses Signalproblems bringen, aber nicht vermeiden. Aufgrund der Pulsatilität treten häufig auch Dislokalisationen der Gefäße und lokale Turbulenzen auf, die wiederum Signalverluste bewirken. Damit wird deutlich, daß solche Artefakte als Stenosen oder Thrombosen fehlinterpretiert werden können.

Eine elegante Möglichkeit, die durch die Pulsatilität bedingte Bildqualitätsminderung zu umgehen, stellt das sog. *Gated-inflow-Verfahren* (engl.) dar (5, 12). Hier wird die Datenakquisation mit dem Herzzyklus synchronisiert. Dies geschieht derart, daß unter Zuhilfenahme des EKG ein geeignetes Zeitfenster (Gate) innerhalb eines RR-Intervalls gewählt wird, das einem Bereich geringerer Pulsatilität entspricht und somit auch weniger artefaktsensitiv ist. Die Daten werden dabei in einer speziellen Reihenfolge akquiriert (aber nur während des gewählten Gates), bis die komplette Datenmatrix erfaßt ist. Abhän-

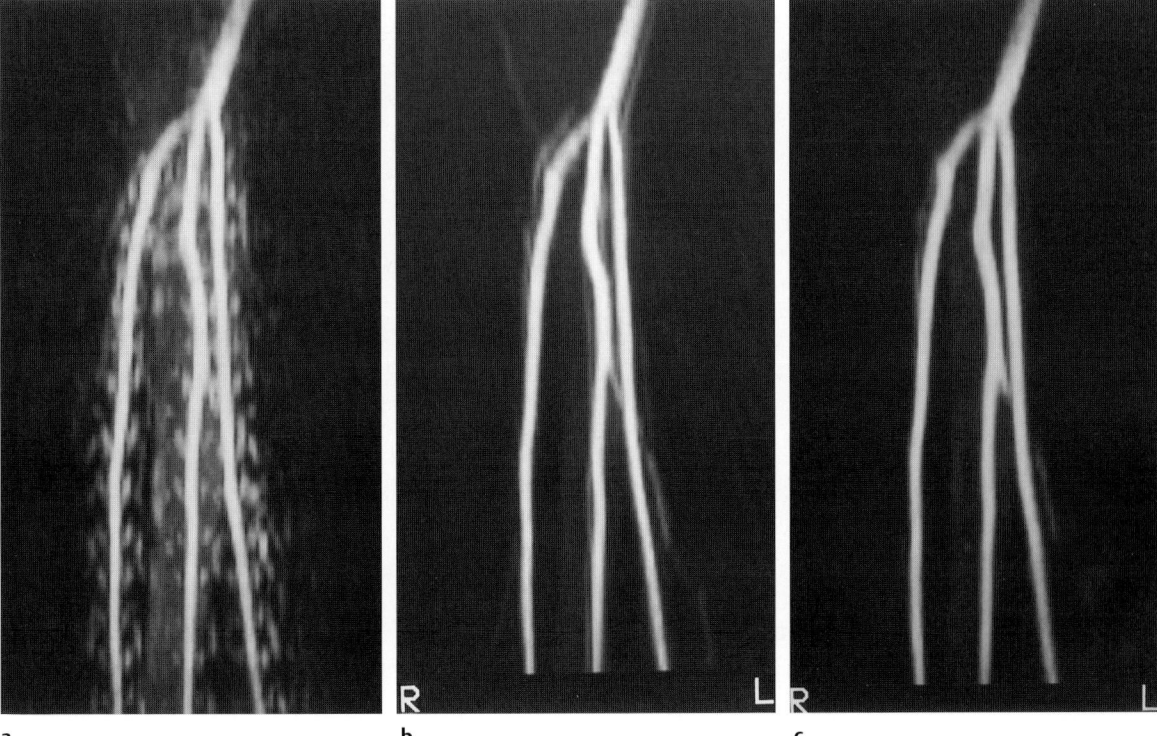

Abb. 1.**19a–c** Arterielle MR-Angiographie des Unterschenkels mit EKG-Gated-Inflow, maximum intensity projection. TR = 23 ms, TE = 6,9 ms, Flip-Winkel = 60 Grad, Signalmittelungen = 1, Matrix = 128 × 256, FOV = 161 × 230 mm², 61 um 0,5 mm überlappende jeweils 4 mm dicke Schichten, kaudale Sättigung, Herzfrequenz zwischen 55 und 60/Minute. **a** Ohne EKG-Gating, Meßzeit 2:18 Minuten. **b** Mit EKG-Gating; Datenakquisition 500 ms bei einer Verzögerung von 150 ms nach der R-Zake, Meßzeit 5:07 Minuten. **c** wie **b** aber mit kleinerem Gate von 250 ms, Meßzeit 8:07 Minuten. Deutliche Artefaktreduktion durch Gating. Mit kleinerem Gate (**c**) geringere Ausprägung der Pulsationsartefakte, aber längere Meßzeit.

gig vom Gefäßbereich ergibt sich eine unterschiedliche optimale Verzögerung des Gates relativ zur R-Zacke. Die Länge des Gates spielt hinsichtlich der Bildqualität ebenfalls eine wichtige Rolle (Abb. 1.**19**). Für eine artefaktarme Darstellung darf für die Karotiden das Gate beispielsweise 70–80% des RR-Intervalls betragen, während für die Arterien des Unterschenkelbereichs 25–50% des RR-Intervalls gewählt werden sollte (37). Mit der Gated-inflow-Technik werden Artefakte aufgrund von retrogradem oder pulsatilem Fluß unterdrückt und darüber hinaus auch die Randbezirke der Gefäße schärfer abgebildet.

Bei der zweiten Technik zur Erzeugung von MR-Angiogrammen wird die Phasenverschiebung zwischen bewegtem Blut und stationärem Gewebe ausgenutzt *(Phasenkontrastangiographie)*. Diese Technik kann für die Darstellung der Extremitätengefäße noch nicht abschließend beurteilt werden.

Relaxometrie, Relaxationszeitkarten (Maps)

Die Bestimmung der Relaxationszeiten (Relaxometrie) kann die Spezifität der MRT meist nicht steigern. Für die Routinediagnostik des Stütz- und Bewegungsapparats hat diese Technik daher keine Bedeutung. Bei Therapiekontrollen diffuser infiltrierender Erkrankungen kann es hilfreich sein, die T_1-Zeit zu bestimmen, um frühe Veränderungen zu erfassen. Die meßbaren Veränderungen der Relaxationszeiten führen nämlich oft noch nicht zu sichtbaren Signalveränderungen. Die Relaxationszeiten können auch in ein Bild umgesetzt werden, bei dem die Helligkeit der Relaxationszeit proportional ist. Bei solchen Darstellungen spricht man von Relaxationszeitkarten oder engl. T_1- bzw. T_2-Maps.

3-D-Rekonstruktion

Die 3dimensionale Darstellung 2dimensionaler Schnittbilder des Stütz- und Bewegungsapparats kann bei bestimmten Erkrankungen von Vorteil sein (44). Dazu gehören komplexe Frakturen und Frakturen in Regionen mit komplexer Anatomie, wie die Schädelbasis oder der Gesichtsschädel. Die Planung rekonstruktiver Eingriffe kann dadurch erleichtert werden. Andere Anwendungen umfassen die volumetrische Erfassung von Tumoren im Verlauf von Radio- und Chemotherapie. Man unterscheidet 2 Techniken in der 3dimensionalen Darstellung:

- *Oberflächendarstellung,* bei der eine virtuelle Lichtquelle die Oberfläche des Objekts beleuchtet,

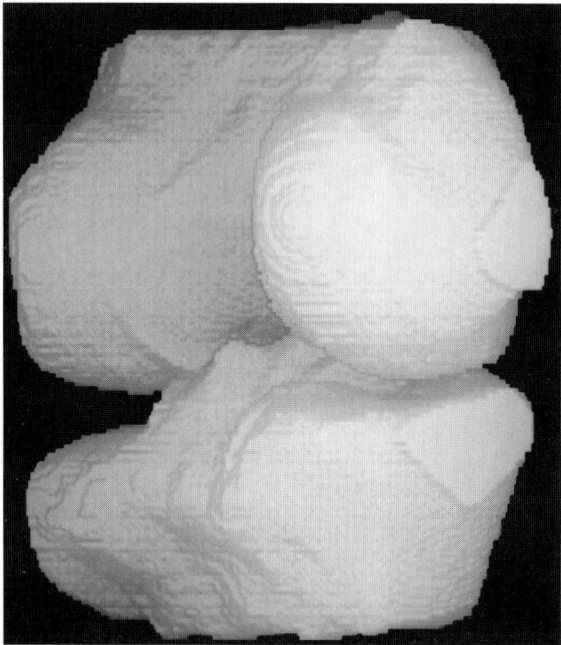 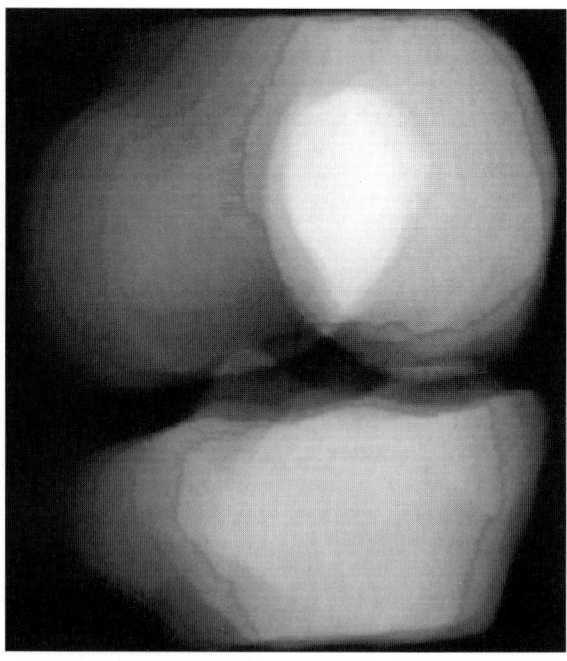

Abb. 1.20a u. b 3dimensionale Darstellung von MR-Daten eines Kniegelenks. **a** Oberflächentechnik (surface rendering). **b** Volumentechnik (volume rendering).

- *Volumendarstellung,* bei der virtuelles Licht das Objekt durchleuchtet (Abb. 1.20). Eine Kombination beider Techniken *(Hybridtechnik)* erzeugt den besten 3dimensionalen Eindruck (45).

Die 3-D-Darstellung von CT-Daten erfolgt mittels Schwellwerttechnik, bei der Pixel mit Dichtewerten über einem frei wählbaren Wert (z. B. Knochen) 3dimensional dargestellt werden. Die Extraktion der Pixel zur 3-D-Darstellung *(Segmentation)* von MRT-Daten ist sehr viel schwieriger, da die Signalintensitäten sehr inhomogen sein können und Gewebe, die nicht mit dargestellt werden sollen, ähnliche Signalintensitäten aufweisen können wie das Objekt, das 3dimensional abgebildet werden soll. Beispielsweise weist subkutanes Fett eine ähnliche Signalintensität wie fetthaltiges Knochenmark auf. Die Verwendung einer reinen Schwellwerttechnik zur Segmentation von MRT-Daten ist daher nicht möglich. Man verwendet üblicherweise eine Kombination von Schwellwertsegmentation und manueller Segmentation (44). Dazu muß manuell auf jedem Bild des MRT-Datensatzes das Objekt, das 3dimensional abgebildet werden soll, extrahiert werden. Dieser Vorgang ist sehr zeitaufwendig und fehleranfällig. Für die Routineanwendung hat sich die 3-D-Darstellung von MRT-Daten des Stütz- und Bewegungsapparats bis heute daher nicht bewährt.

Multiplanare Reformatierung, radiale Akquisition

Multiplanare Reformatierung. Die Datensätze einer MR-Bildsequenz können ähnlich wie bei CT-Daten nachverarbeitet werden, um andere Schnittebenen errechnen zu lassen. Die berechneten Bilder zeigen den gleichen Kontrast. Die räumliche Auflösung hängt von den Parametern des Orginaldatensatzes ab. Weisen die Kantenlängen der Voxel des Originaldatensatzes unterschiedliche Längen auf *(anisotroper Datensatz),* so ist die räumliche Auflösung der errechneten Bilder verschieden zum Original. Sind die Kantenlängen der Voxel gleichgroß *(isotroper Datensatz),* so ist auch die räumliche Auflösung des berechneten Bilds gleich der des Originalbilds. Die Erzeugung isotroper Datensätze mit hoher Auflösung von einer großen Untersuchungsregion wie beispielsweise dem Kniegelenk kostet auch bei Verwendung von 3-D-transformierten GRE-Sequenzen relativ viel Zeit. Außerdem sollten für die meisten Fragestellungen T_1- und T_2-gewichtete Bilder vorliegen. Eine routinemäßige Erzeugung eines isotropen Datensatzes mit anschließender Reformatierung ist daher für die MRT des Stütz- und Bewegungsapparats nicht empfehlenswert. Die Reformatierung von anisotropen Datensätzen von herkömmlichen Sequenzen mit geringerer Auflösung der berechneten Bilder kommt zur Veranschaulichung großer Tumoren oder zur Therapiekontrolle in Frage.

Radiale Schnittführung. Es handelt sich hierbei um angulierte Schnittebenen um einen zentralen Schnittpunkt mit Schichtrotationen um jeweils mehrere Grad (27) (Abb. 1.21). In Studien am Knie- und Schultergelenk zeigte die radiale Schnittführung keine Vorteile gegenüber den etablierten Schnittebenen dieser Regionen. Die Technik hat sich für Routineuntersuchungen des Stütz- und Bewegungsapparats nicht durchgesetzt.

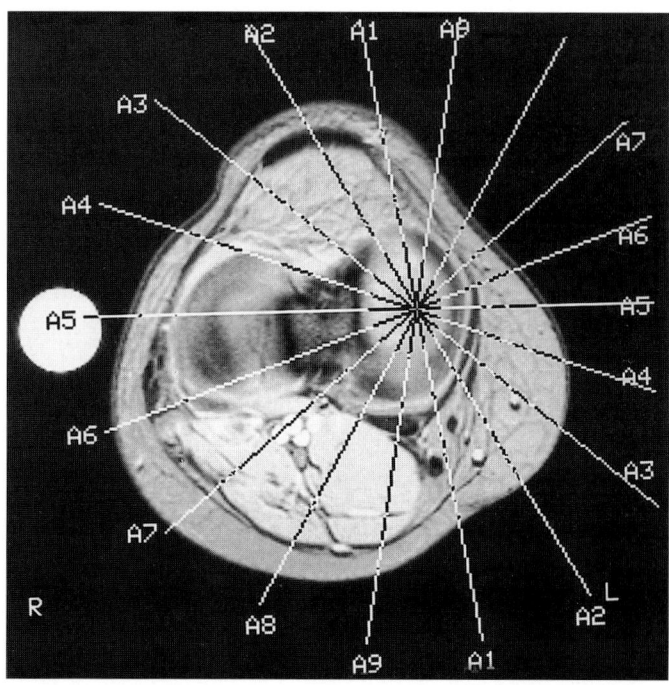

Abb. 1.21 Kniegelenk, axiale Schnittführung: Darstellung der Schnitte bei radialer Akquisition.

Magnetresonanzspektroskopie (MRS) und Spectroscopic imaging (SI)

Die MRS am Menschen stellt ein relativ zeitaufwendiges, kompliziertes Verfahren dar, das bisher kaum Eingang in die Routinediagnostik gefunden hat. Da mit diesem Verfahren allerdings Stoffwechselvorgänge spezifisch dargestellt werden können, sind für die Diagnostik des Stütz- und Bewegungsapparats zukünftige Entdeckungen zu erwarten. Die Forschung auf diesem Gebiet ist sehr intensiv und es zeichnen sich vielversprechende Resultate ab. Daher soll das Verfahren an dieser Stelle relativ ausführlich besprochen werden. Dabei wird insbesondere über die Spektroskopie mit Wasserstoff (^{1}H), Phosphor (^{31}P) und Kohlenstoff (^{13}C) berichtet.

■ Wasserstoffspektroskopie (^{1}H)

Die Abschirmung des statischen Magnetfelds durch die Elektronen der Atomhülle führt zu einer von der Molekülstruktur abhängigen *chemischen Verschiebung* der Protonenresonanzfrequenz. Dieser Effekt wird in den bereits beschriebenen Methoden zur selektiven Fettunterdrückung bzw. zur Erstellung von Wasser- und Fettbildern ausgenutzt, kann aber darüber hinaus auch für eine direkte Darstellung der Gewebekonzentration verschiedener wasserstoffhaltiger Verbindungen verwendet werden (MR-Spektrum). In den ^{1}H-Spektren von Muskulatur, Fettgewebe und Knochenmark dominieren der H_2O-Peak und die Signale der gesättigten und ungesättigten Fettsäuren (-CH_3-, -CH_2-, CH_2CO- und -CH = Molekülgruppen). Die Fläche unter der jeweiligen MR-Spektrallinie ist proportional zur Häufigkeit der betreffenden Substanz. Damit wird eine nichtinvasive quantitative Bestimmung des relativen Fett-Wassergehalts ermöglicht, was insbesondere bei Knochenmarkerkrankungen (35) und bei der Stadienbeurteilung degenerativer Myopathien (3) hilfreich ist. Abb. 1.22 zeigt als Beispiel für das verstärkte Auftreten von Lipidkomponenten und massiv reduziertem Wasseranteil das T_1-gewichtete SE-Bild (mit und ohne SPIR-Fettunterdrückung) und das Protonenspektrum eines Lipoms.

Durch zusätzliche Homogenisierung des statischen Magnetfelds über dem interessierenden Gewebebereich („Shimmen") während der MR-Untersuchung kann je nach Region und Größe des ausgewählten Volumens eine Linienbreite von ca. 0,2–0,5 ppm erzielt werden, was für eine spektrale Separation der Peaks der erwähnten Molekülgruppen meist ausreicht. Aufgrund der mit 30–40 ms sehr kurzen T_2-Zeiten der H_2O-Komponente in Muskulatur und Knochenmark ist dabei auch schon annähernd die theoretische Auflösungsgrenze von etwa 10 Hz (entsprechend 0,15 ppm bei 1,5 T) erreicht. Die Beobachtung weiterer biologischer interessanter Moleküle im Protonenspektrum wird durch die geringe Spannweite der chemischen Verschiebung der in vivo auftretenden Wasserstoffverbindungen (nur ca. 8 ppm) erschwert, wobei vor allem im Bereich 1–4 ppm (bezogen auf die chemische Verschiebung von Tetramethylsilan, die = 0 ppm gesetzt wird) zahlreiche Überlagerungen auftreten.

Während also eine weitere Steigerung der spektralen Auflösung bei der ^{1}H-MRS des Stütz- und Bewegungsapparats nur bei noch höheren Magnetfeldstärken möglich ist, kann die Nachweisempfindlichkeit für Metaboliten im Konzentrationsbereich < 10 mmol/l durch

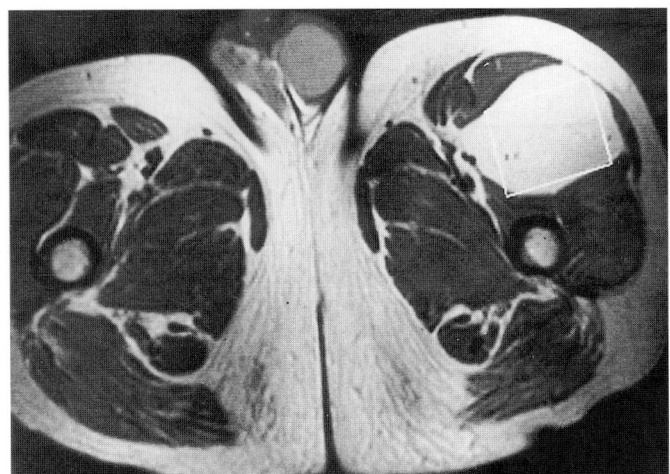
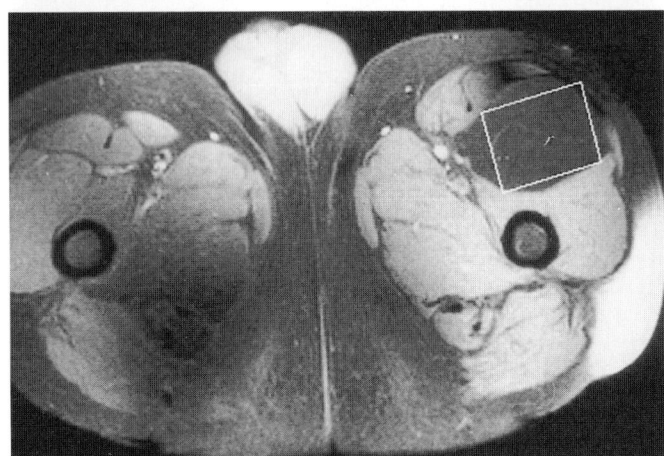
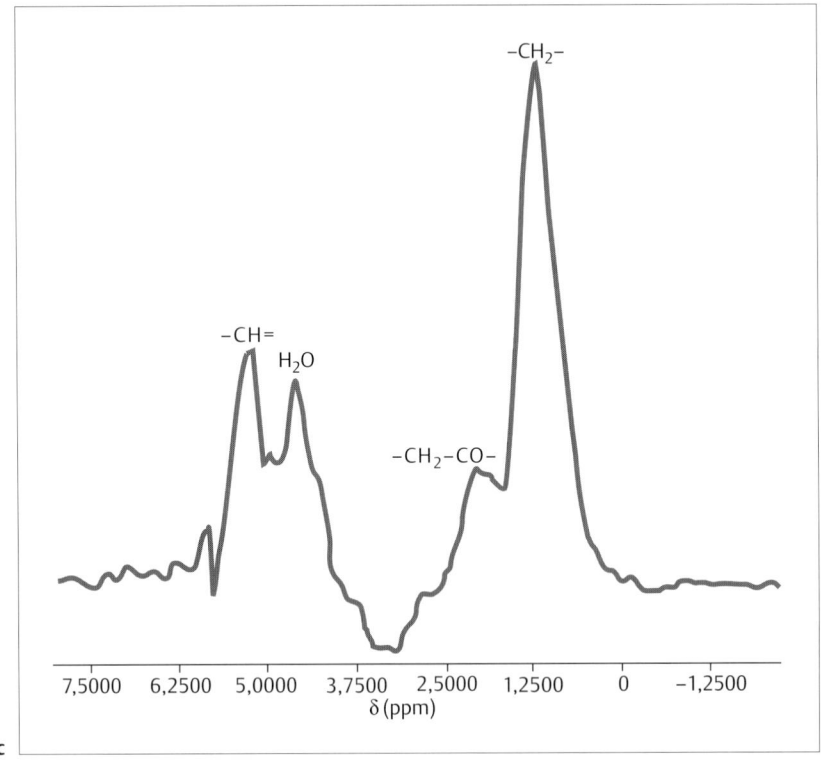

Abb. 1.22 a–c Lipom in der linken Hüftregion eines 50jährigen Patienten. **a** T_1-gewichtetes SE-Bild (TR = 500 ms, TE = 20 ms) mit Einzeichnung des für die Spektroskopie selektierten Volumens. **b** SE = 1000/20 mit Fettunterdrückung durch SPIR-Technik. **c** ^{1}H-Spektrum (ohne Wasserunterdrückung) (TR = 2500 ms, 32 Signalmittelungen).

Suppression der Wasserresonanz deutlich erhöht werden. Damit sind prinzipiell auch Stoffwechselveränderungen oder Enzymdefekte mit der Protonenspektroskopie erfaßbar.

Als Suppressionstechniken kommen in Frage:

- selektive Inversion der H_2O-Komponente durch einen 180-Grad-Vorpuls und 90-Grad-Anregung zum Zeitpunkt des Nulldurchgangs der Longitudinalmagnetisierung des Gewebewassers (32),
- schmalbandige Vorsättigung durch adiabatische bzw. Gauß-HF-Pulse (CHESS-Technik) (13) oder durch ein binominales Composite-pulse-Schema.

Zum Nachweis des CH_3-Dupletts von Laktat (die beiden möglichen Spin-Stellungen des benachbarten C-H-Protons bewirken die Feinstrukturaufspaltung in 2 kleinere Subpeaks = Duplett; bei Aufspaltung in mehrere Subpeaks spricht man von Triplett usw. und allgemein von Multiplett) ist außerdem eine zusätzliche Fettunterdrückung erforderlich, da diese Spektrallinie ansonsten von der Methylenresonanz der Fettsäuren überlagert wird. Nachteil einiger dieser Techniken und auch von verschiedenen Filterprozeduren in der Nachverarbeitung der Spektren ist, daß sie eine Modulation der Linienamplituden bewirken und damit nicht nur die störenden Komponenten beseitigen, sondern auch das Signal von interessierenden Metaboliten beeinträchtigen. Im Gegensatz zur ^1H-Spektroskopie im ZNS-Bereich, die fast ausschließlich mit Suppression des Wassersignals durchgeführt wird, haben sich die verschiedenen Unterdrückungsmethoden bei der MRS des muskuloskelettalen Systems bisher noch nicht bewährt und werden nur vereinzelt angewendet. Für die meisten der metabolischen Fragestellungen liefert außerdem der Einsatz der weiter unten beschriebenen MRS mit anderen Atomkernen, wie z. B. Phosphor (^{31}P) und Kohlenstoff (^{13}C), aussagekräftigere Ergebnisse.

Spulentechnisch bietet die ^1H-MRS des Stütz- und Bewegungsapparats meist keine Probleme, da die klinischen Fragestellungen häufig oberflächennahe Regionen betreffen und die auch zur MR-Bildgebung benutzten Oberflächenspulen eingesetzt werden können. Bei relativ großen Meßvolumina (volumes of interest [VOI]) bzw. bei seitenvergleichenden Untersuchungen im Bereich der Extremitäten kann auch die normale Körperspule in der Spektroskopie verwendet werden.

Zur *Volumenselektion* bei der Protonenspektroskopie haben sich die Doppel-SE-Technik (PRESS) und das STEAM-Verfahren (9) am besten bewährt:

Press-Methode. Hier verwendet man ein schichtselektives 90°-180°-180°-Pulsschema, in dem bei jedem der 3 HF-Pulse einer der Ortskodiergradienten G_x, G_y oder G_z geschaltet wird. Nur die Spins im quaderförmigen Schnittbereich der 3 durch die Gradienten selektierten Ebenen sind bei allen HF-Pulsen in Resonanz und erzeugen ein zweites SE.

STEAM-Technik. Hier werden 3 schichtselektive 90-Grad-Pulse eingestrahlt, die in Abständen von TE/2 und dem Mittenintervall TM aufeinanderfolgen und nach einem weiteren Zeitabstand TE/2 die xy-Magnetisierung zu einem stimulierten Echo rephasieren (Abb. 1.**23**). Allerdings tragen nur 50 % der Spins im Schnittvolumen der Gradienten zum Signal bei, die andere Hälfte wird während des Mittenintervalls dephasiert. Daher liefert das STEAM-Verfahren ein relativ geringes Signal-Rausch-Verhältnis. Vorteile hat die STEAM-Technik vor allem bei kurzen TE, da alle Dephasierungsgradienten im Intervall TM geschaltet werden können, das zur Echozeit nicht beiträgt. Die Datenaufnahme erfolgt über die zweite Hälfte des Echosignals.

Bei beiden Methoden ist die Präzision der Gradientenschaltung von entscheidender Bedeutung für die Qualität der Lokalisation und muß einerseits die Rephasierung des zweiten SE bzw. des stimulierten Echos und andererseits die völlige Dephasierung aller freien Induktionszerfälle und Primärechos insbesondere bei kurzen Echozeiten garantieren. Die Nachverarbeitung der Spektren beinhaltet Filterprozeduren für das Zeitsignal zur Verbesserung des Signal-Rausch-Verhältnisses, Dateninterpolation durch „Zero-Filling" und eine Phasenkorrektur des fouriertransformierten Signals.

Eine der MR-Bildgebung verwandte Technik zur simultanen Aufnahme von Spektren aus mehreren Volumenelementen (Voxel) stellt das *Spectroscopic imaging (SI)* (auch als *Chemical shift imaging* bezeichnet) dar (21). Hierbei werden vor dem Einstrahlen des schichtselektiven Anregungspulses Phasenkodiergradienten in 1 (1dimensionales SI = 1-D-SI) oder in 2 (2dimensionales SI = 2-D-SI) Raumrichtungen angelegt. Beim 2-D-SI mit z. B. 16 Phasenkodierschritten werden dafür 256 X Nex Signalanregungen (Nex = Anzahl der Mittelungen) benötigt, was in der Regel zu relativ langen Meßzeiten führt, aber

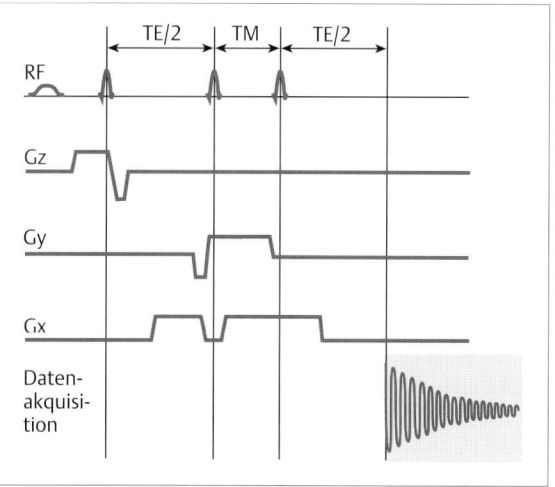

Abb. 1.**23** HF-Pulsfolge und Gradientenschaltung in der ^1H-MRS bei Volumenselektion mit der STEAM-Technik.
G_x, G_y, G_z = Ortskodiergradienten
HF = Hochfrequenzpuls
RF = Hochfrequenzpuls
TE = Echozeit
TM = Mittenintervall

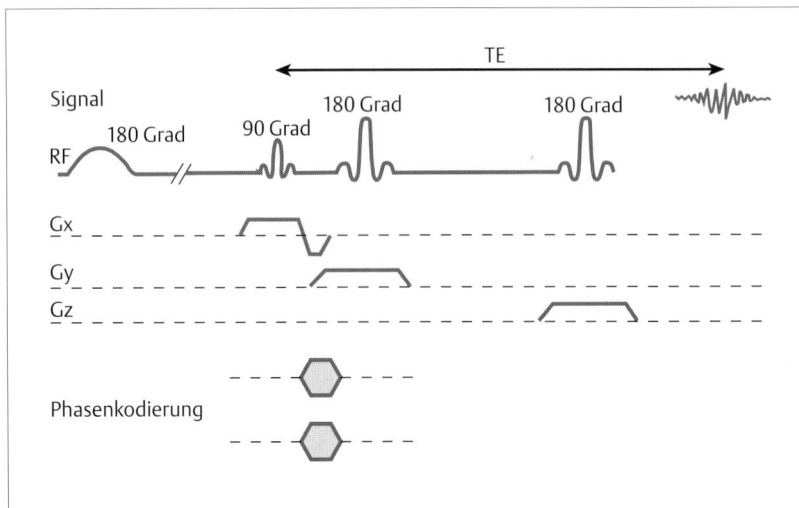

Abb. 1.24 HF-Pulsfolge und Gradientenschaltung beim ^{1}H-2-D-SI mit Wasserunterdrückung durch frequenzselektiven Inversionspuls und mit zusätzlicher 3-D-Volumenselektion durch PRESS-Technik. G_x, G_y, G_z = Ortskodierungsgradienten
RF = Hochfrequenzpuls
TE = Echozeit

detaillierte Aussagen über die regionale Verteilung von Metaboliten erlaubt. In der Protonenspektroskopie wird das Verfahren häufig mit H_2O-Suppressionspulsen und den oben beschriebenen Methoden der Volumenselektion kombiniert, um eine noch bessere Unterdrückung unerwünschter Signalbeiträge zu erreichen (Abb. 1.24). Im Bereich des Stütz- und Bewegungsapparats sind bisher aber nur wenig Anwendungen des SI absehbar.

Die aufgeführten Methoden zur Spektrenakquisition lassen sich auch als dynamische Sequenzfolge mit Parametervariation anwenden. So ergibt z.B. eine Folge von Spektren mit variierter Echozeit TE und Anpassung der Linienintegrale an eine Relaxationskurve eine Möglichkeit zur Bestimmung von T_2-Zeiten im Gewebe. In ähnlicher Weise können durch Vorschalten eines 180-Grad-Inversionspulses und Variation des Delays TI zum 90-Grad-Anregungspuls die Relaxationszeiten T_1 gemessen werden. Vor allem in der ^{1}H-Spektroskopie der Wirbelsäule wird diese Methode der chemisch selektiven Relaxometrie mit einigem Erfolg angewendet (34, 43).

■ **Phosphorspektroskopie (^{31}P)**

Die ^{31}P-Spektroskopie bietet aufgrund der großen Bedeutung von Phosphorverbindungen im Energiestoffwechsel und in Membranbestandteilen ein diagnostisches Potential vor allem bei metabolischen Erkrankungen der Skelettmuskulatur und bei Weichteiltumoren. Aufgrund der geringen Konzentration von Phosphorverbindungen (ca. 10 mmol/l) und der niedrigeren MR-Sensitivität als ^{1}H müssen relativ große Volumina oder eine hohe Anzahl von Signalmittelungen gewählt werden. Die chemische Verschiebung der Phosphormetaboliten erstreckt sich über einen Bereich von etwa 25 ppm, so daß die meisten Spektrallinien gut voneinander separierbar sind. Allerdings sind die beiden Linien des ADP von den entsprechenden Resonanzen der randständigen Phosphoratome des ATP überdeckt, so daß die wichtige Bestimmung des ADP-ATP-Verhältnisses und damit des Phosphorylierungspotentials nur indirekt erfolgen kann. Dominieren-

de Komponente vor allem im Spektrum der Skelettmuskulatur ist das Phosphokreatin (PCr), ferner tritt die Linie der anorganischen Phosphate (P_i) auf (Abb. 1.25 b).

Aus dem Unterschied in der chemischen Verschiebung von PCr und P_i läßt sich direkt der *pH-Wert* im Gewebe berechnen. In anderen Weichteilgeweben sind auch Phosphomono- und -diesterverbindungen als Produkte des Phospholipidstoffwechsels der Zellmembranen zu beobachten, wobei erhöhte Konzentrationen als Hinweis auf verstärkte Proliferation bei tumorösen Veränderungen gedeutet werden können.

Um das Signal-Rausch-Verhältnis bei ^{31}P-Spektren zu verbessern, kann unter Verwendung eines zweiten HF-Systems durch ^{31}P-^{1}H-Doppelresonanzanregung der sog. *Kern-Overhauser-Effekt (NOE)* ausgenutzt werden (2, 29). Dabei erfolgt eine Übertragung der Magnetisierung vom ^{1}H-Spin-System auf die ^{31}P-Kern-Spins mittels Dipolrelaxation, was theoretisch eine maximale Signalverstärkung um einen Faktor 2,24 ergibt. In vivo werden Werte im Bereich 1,3 – 1,6 erreicht.

Während bei der ^{1}H-MRS bereits geringe Anteile von subkutanem Fettgewebe im selektierten Volumen die Signale niedrig konzentrierter Metabolite stören, werden die Phosphorspektren davon weniger beeinflußt. Deshalb können bei ^{31}P auch *Lokalisationsverfahren* mit weniger scharf definierten VOI-Grenzen verwendet werden, vor allem, wenn wie bei der ^{31}P-MRS unter Muskelbelastung eine hohe zeitliche Auflösung gefordert wird. Die PRESS- und die STEAM-Technik eignen sich nicht, weil dafür die Akquisition von Echosignalen notwendig ist, aber etliche Phosphormetabolite sehr kurze T_2-Relaxationszeiten besitzen. Im einfachsten Fall ist eine grobe Volumenselektion durch die meist halbkugelförmige Nachweischarakteristik einer Oberflächenspule gegeben. Diese Methode kann durch Variation der Sendeleistung verfeinert werden, so daß nur Spins in einem bestimmten Entfernungsbereich vom Spulenzentrum einen 90-Grad-Anregungspuls erfahren und Spektren aus unterschiedlicher Gewebetiefe erhalten werden können (B_1- bzw. engl. *Rotating-frame-Technik*). Durch definierte

Inhomogenität des Hauptmagnetfelds außerhalb des VOI in Kombination mit mathematischer Wegfilterung der verbreiterten Spektrallinien aus den Nachbarregionen läßt sich ebenfalls eine Lokalisation erreichen (B_0- bzw. engl. *topical magnetic resonance*-Technik) (11).

DRESS-Technik. Von den Selektionsverfahren mit Gradientenschaltung lokalisiert diese Technik ein zylinderförmiges Volumen mit scharf definiertem Ober- und Unterrand und durch die Spulensensitivität begrenzter Seitenausdehnung (18). Dabei wird eine Signalsubtraktion aus einer Messung mit und einer ohne Ortskodiergradienten gebildet, wobei der Gradient senkrecht zur Spulenebene orientiert sein sollte. Diese Methode eliminiert das intensive Signal des zwischen Spule und VOI befindlichen subkutanen Fettgewebes und erlaubt die Aufnahme von lokalisierten ^{31}P-Spektren guter Qualität mit einer Zeitauflösung von ca. 10 s, eignet sich also besonders für die dynamische MRS unter Muskelbelastung.

Adiabatische HF-Pulse. Bei Verwendung von frequenzmodulierten („*adiabatischen*") HF-Pulsen läßt sich eine annähernd abstandsunabhängige, gleichmäßige Anregung des selektierten VOI erreichen (4).

ISIS-Verfahren. Dieses Verfahren ist zeitaufwendiger (26), gestattet aber wie bei der STEAM- und PRESS-Technik die 3-D-Lokalisation eines quaderförmigen Volumens (Abb. 1.25 a). Das Signal der Spins aus dem VOI ergibt sich erst aus einem komplexen Additions-Subtraktionsschema von 8 Einzelmessungen mit unterschiedlicher Kombination von je 3 frequenzselektiven Inversionspulsen und Schaltung der 3 Ortskodiergradienten. Bei gleicher Anzahl von Signalmittelungen resultiert daher ein deutlich schlechteres Signal-Rausch-Verhältnis als z. B. mit der DRESS-Technik. Für umschriebene fokale Läsionen ist ISIS das geeignetste Lokalisationsverfahren.

Die bereits beschriebene Technik des **2-D-Spectroscopic-Imaging (SI)** stellt einen neuen Ansatz zur Aufnahme volumenselektierter Phosphorspektren dar. Die durch den frequenzselektiven HF-Puls angeregte Schicht wird durch die beiden Phasenkodiergradienten weiter aufgeteilt in z. B. 8 × 8 Voxel. Eine zusätzliche Suppression störender Signalbeiträge wie bei der ^{1}H-MRS ist hier nicht notwendig. Das Verfahren kann auch ohne Schichtselektion als 3-D-SI-Technik mit Phasenkodierung aller 3 Raumrichtungen durchgeführt werden, erfordert aber dann sehr lange Meßzeiten. Das SI bietet sich dann an, wenn Komposition und Ausdehnung komplex zusammengesetzter Läsionen und die Infiltration des umgebenden Gewebes beurteilt werden sollen.

Dynamische Phosphorspektroskopie unter Muskelbelastung. Sie erlaubt ein direktes Monitoring der zum Energiestoffwechsel beitragenden biochemischen Prozesse. Typisches Erscheinungsbild bei der gesunden Muskulatur ist das schnelle Absinken der PCr-Konzentration und ein Anstieg des P_i-Peaks unter Belastung, häufig verbunden mit dem Auftreten einer Zuckerphosphatkomponente, während in der Erholungsphase eine relativ schnelle Rückkehr zu den Ruhewerten erfolgt (Abb. 1.25 c) (42). Verlängerte Erholungszeiten und Anomalien in den Maximal- und Minimalkonzentrationen der Metabolite deuten auf Enzymdefekte oder ein reduziertes mitochondriales Oxidationspotential hin (18). Die MR-Bildgebung zeigt dabei meist noch kein morphologisch erfaßbares Korrelat. Bereits im Ruhespektrum veränderte Metabolitenhäufigkeiten weisen dagegen eher auf entzündliche oder degenerative Muskelerkrankungen mit Begleitödem bzw. Umbau in Fettgewebe hin.

■ Kohlenstoffspektroskopie (^{13}C)

Bei der In-vivo-^{13}C-MRS besteht das Hauptproblem in der geringen natürlichen Häufigkeit dieses Isotops (1,1 %), verbunden mit einer relativen MR-Sensitivität von nur 0,016, so daß trotz der hohen Konzentration von Kohlenstoffverbindungen im Körpergewebe lange Meßzeiten zum Erhalt akzeptabler Spektren erforderlich sind.

Mit angereichertem ^{13}C lassen sich *Tracer-Experimente* durchführen, z. B. mit ^{13}C-markierter Glukose, so daß die Umsatzgeschwindigkeiten der Metaboliten bestimmt werden können. Da die meisten Stoffwechselvorgänge mit dem Aufbrechen von C-C-Bindungen verknüpft sind, gestattet die ^{13}C-MRS detaillierte Einblicke in den Kohlenhydrat-, Fett- und Eiweißmetabolismus. Die Akquisition von Kohlenstoffspektren aus subkutanem Fett und spulennahem Weichteilgewebe ist aber auch mit natürlichem ^{13}C möglich, insbesondere, wenn bei ^{13}C-^{1}H-Doppelresonanzanregung die NOE-Verstärkung ausgenutzt wird (1). Durch die Entkopplung der Protonen-Spins reduziert sich auch die Linienbreite, da die Multiplettaufspaltung der Komponenten aufgehoben wird (15). Aufgrund der vielfältigen Bindungsmöglichkeiten von ^{13}C-Atomen in biologisch wichtigen Kohlenwasserstoffen ist trotz der enormen Spannweite der chemischen Verschiebung (ca. 200 ppm) eine Interpretation von nichtentkoppelten ^{13}C-MR-Spektren sehr schwierig. Es treten ähnlich wie in den ^{1}H-Spektren vor allem Linien der Fettazylkette in mobilen Phospholipiden und Triglyzeriden auf. Bei Untersuchungen des subkutanen Fettgewebes kann daher das Verhältnis von gesättigten zu ungesättigten Fettsäuren ermittelt werden. Die Lokalisation der Spektren erfolgt meist nur über die Spulencharakteristik, evtl. kombiniert mit der DRESS-Selektion.

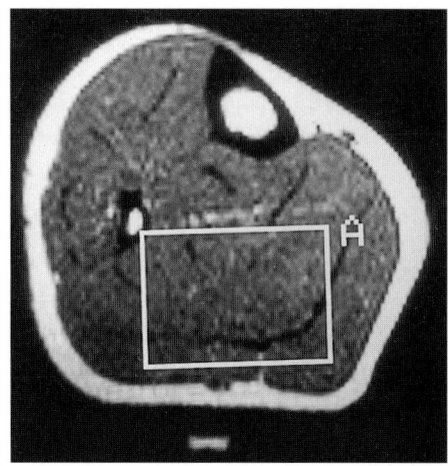

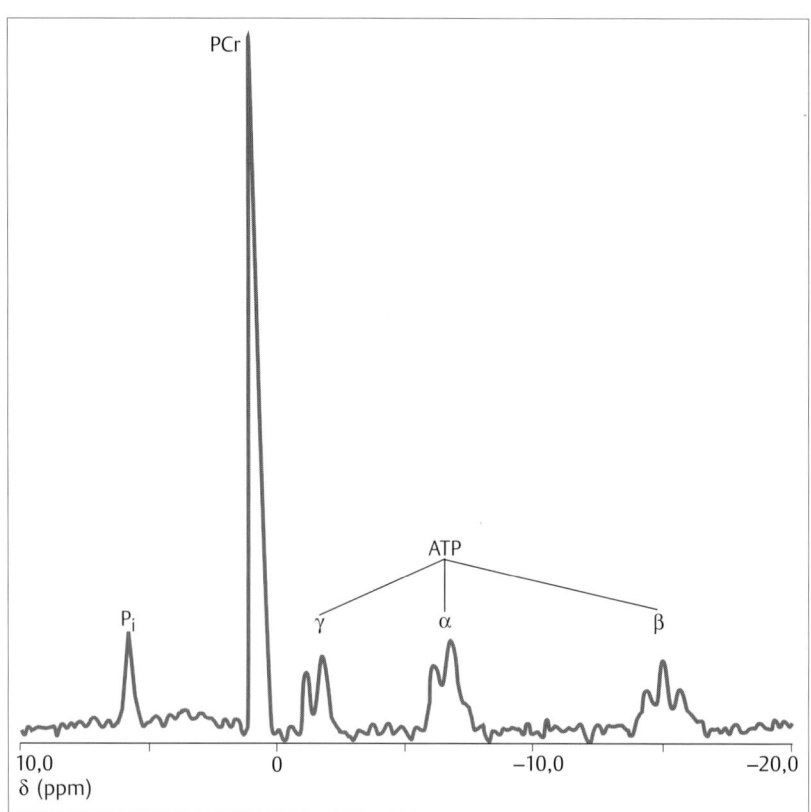

Abb. 1.**25a–c** ^{31}P-Spektroskopie (mit 14-cm-Oberflächenringspule) der Wadenmuskulatur eines gesunden Probanden. **a** Transaxiale T_1-gewichtete SE-Sequenz 500/15 mit Einzeichnung des ISIS-selektierten Volumens von $3,6 \times 5 \times 8$ cm (ap/lr/cc). **b** ^{31}P-Spektrum in Ruhe, TR = 3000 ms, 64 Signalmittelungen, Aufnahmedauer 3 Minuten, Volumenselektion mit ISIS-Technik.

Kinematische Untersuchungen

Zahlreiche schmerzhafte Gelenkerkrankungen sind bewegungsabhängig und treten nur in bestimmten Gelenkstellungen auf. Mit konventioneller Röntgendiagnostik werden solche Erkrankungen mittels Funktionsuntersuchungen abgeklärt. Die Funktionsuntersuchung der Gelenke mittels MRT kombiniert die Vorteile eines Schnittbildverfahrens mit der Information über die Gelenkfunktion. Insbesondere die gleichzeitige Beurteilbarkeit der Weichteile, die dem Gelenk Stabilität geben sollen, ist ein großer Vorteil. 3 unterschiedliche Techniken kommen bei der kinematischen Funktionsuntersuchung mit MR zur Anwendung:

- Es werden statische Bilder in verschiedenen Gelenkstellungen erzeugt, und die Betrachtung der resultierenden Bilder erfolgt durch eine Bildschleife (engl. „Cine mode"). Bei dieser Technik kommen Halteapparate zum Einsatz, die eine Beweglichkeit in möglichst nur einer definierten Richtung zulassen. Dann werden definierte Gelenkstellungen mit dem Halteapparat eingestellt und die MRT-Bilder in dieser Stellung generiert. Dafür kommen meist konventionelle SE- oder GRE-Sequenzen zum Einsatz. Die Untersuchungszei-

Abb. 1.25 c Dynamische ^{31}P-Spektroskopie unter Muskelbelastung (Spektrum 2–5) und in der Erholungsphase (Spektrum 6–8). TR = 3000 ms, je 4 Signalmittelungen, Aufnahmedauer 12 s pro Spektrum, Volumenselektion mit DRESS-Technik.
PCr = Phosphokreatin
P_i = anorganisches Phosphat
α, β, γ = Phosphatgruppen des ATP
ATP = Adenosintriphosphat
ppm = Parts per million

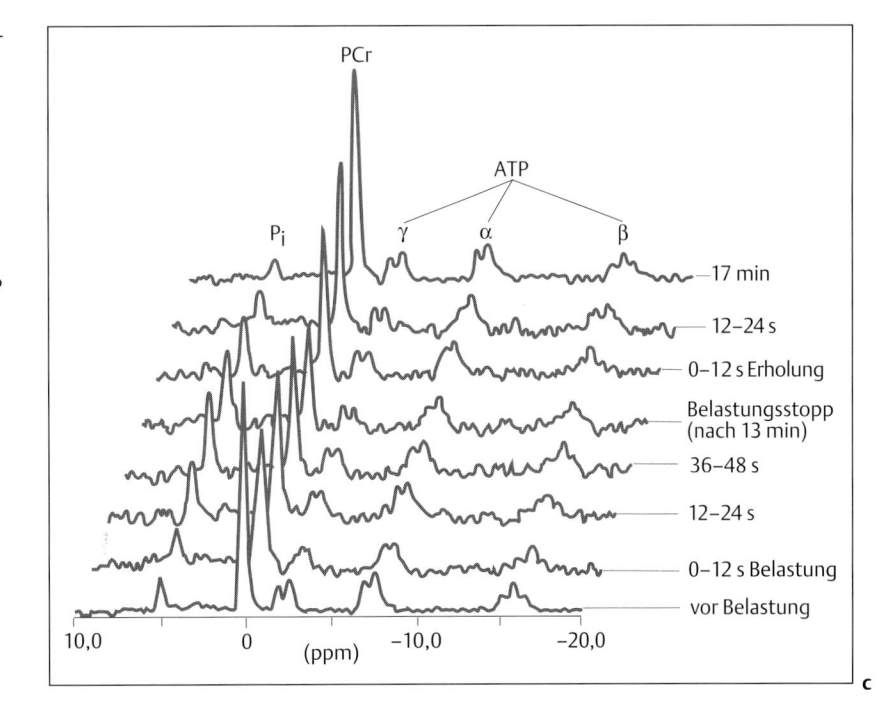

ten sind entsprechend recht lang. Erfahrungen liegen praktisch über alle großen Gelenke und die HWS vor. Nichtferromagnetische Halteapparate für die verschiedenen Gelenke wie das Kiefer-, Knie-, Hand- oder Sprunggelenk sind allerdings nicht überall kommerziell erhältlich und in den meisten Arbeiten kamen bisher eigenkonstruierte Apparate zum Einsatz (38). Die Beweglichkeit der Gelenke ist in geschlossenen MRT-Systemen eingeschränkt, so daß nur ein kleiner Bewegungsumfang des Gelenks untersucht werden kann. Bei Verwendung halboffener Systeme ist ein sehr viel größerer Bewegungsumfang zu erreichen und auch Schulter-, Ellenbogen- und Hüftgelenke lassen sich gut untersuchen (24).

- Bildakquisition bei kontinuierlicher Bewegung mit *Bewegungstriggerung*. Bei dieser Methode wird das Gelenk gleichmäßig bewegt, und über einen pneumatischen Sensor wird eine bewegungsabhängige Druckkurve erzeugt, die wie bei Triggerung durch Atmung oder EKG die Ortskodierung so beeinflußt, daß keine Bewegungsartefakte entstehen (23). Diese Technik kann mit GRE oder schnellen GRE-Sequenzen kombiniert werden.
- Unter Verwendung sehr schneller Sequenzen, wie schnelle GRE, TSE, GRASE oder EPI, können Funktionsuntersuchungen quasi in Echtzeit durchgeführt werden. Diese Techniken sind noch in der Entwicklung begriffen und dürften die kinematischen Gelenkuntersuchungen im Sinne einer *MR-„Durchleuchtung"* weiter verbessern und den Indikationsbereich erweitern.

Aufgrund physiologischer Überlegungen und der wichtigen Rolle von Muskelbewegungen und Aktivität bei den Luxations- und Kompressionssyndromen, ist die aktive MR-kinematographie Technik mit Belastung während der Untersuchung (Triggerung, Echtzeit Untersuchung) vorteilhaft (39, 40)

Kinematographische MR-Untersuchungen wurden bereits an mehreren Regionen angewendet. Durch Funktionsuntersuchungen an der *HWS* können relevante Informationen bzgl. der Beeinträchtigung des Myelons gewonnen werden (28). Spezielle Halteapparate gestatten die Untersuchung in verschiedenen Beugepositionen (26).

Auch für die *Schulter* wurden Halteapparate konstruiert und die Veränderungen der periartikulären Weichteile bei Rotation untersucht (24). Eine mögliche Anwendung der Kinematographie am Schultergelenk stellt die Bewegungsuntersuchung des Labrum glenoidale bei Verdacht auf Teilruptur dar, um insbesondere schwer zu diagnostizierende kraniale oder dorsale Teilrupturen besser darzustellen. Bei CT-Untersuchungen konnte gezeigt werden, daß die Abbildung des Labrum glenoidale von der Gelenkstellung beeinflußt wird (14). So lassen sich ventrale Verletzungen in der Arthro-CT besser in Innenrotation und dorsale Verletzungen besser in Außenrotation abgrenzen. Dies dürfte mit der Spannung bzw. Distanz der Gelenkkapsel vom Labrum bei unterschiedlichen Stellungen zusammenhängen. Mit halboffenen MR-Geräten können Funktionsuntersuchungen in Abduktion und Adduktion der Schulter durchgeführt werden. Dies ist insbesondere für die Beurteilung des Impingementsyndroms interessant, um die bewegungsabhängige Einengung des subakromialen Raums zu erfassen.

Zur kinematographischen Untersuchung der *Kiefergelenke* setzt man Halteapparate ein, mit denen definierte Stellungen der Mundöffnung erreicht werden. Dadurch lassen sich statische Bilder bei identischen Stellungen generieren, die im Cinemode betrachtet werden können. Diese Technik kann zur Beurteilung bewegungsabhängiger Erkrankungen, wie laterale Deviation, asymmetrische Bewegung oder partielle Subluxation der Kondylen, eingesetzt werden (38).

Bezüglich des *Handgelenks* und *oberen Sprunggelenks* liegen Erfahrungen mit Bewegungsstudien bei Ulnar- und Radialduktion bzw. Dorsal- und Palmarflexion vor. Karpalinstabilitäten und bewegungsabhängige Kompressionssyndrome können dadurch kinematographisch untersucht werden (38).

Die meisten Erfahrungen mit der kinematographischen Gelenkuntersuchung liegen am *Kniegelenk* vor (s. Kap. 7 für eine detailliertere Beschreibung).

Literatur

1. Bachert, P., M. E. Bellemann, G. Layer, T. Koch, W. Semmler, W. J. Lorenz: In vivo 1 H, 31 P-(1 H) and 13 C-(1 H) magnetic resonance spectroscopy of malignant histiocytoma and skeletal muscle tissue in man. NMR Biomed. 5 (1992) 161–170
2. Bachert-Baumann, P., F. Ermark, H. J. Zabel, R. Sauter, W. Semmler, W. J. Lorenz: In vivo nuclear Overhauser effect in 31 P-(1 H) double-resonance experiments in a 1,5 T wholebody MR system. Magn. Reson. Med. 15 (1990) 165–172
3. Bárány, M., P. N. Venkatasubramanian, E. Mok, I. M. Siegel, E. Abraham, N. D. Wycliffe, M. F. Mafee: Quantitative and qualitative fat analysis in human leg muscle of neuromuscular diseases by 1H MR-spectroscopy in vivo. Magn. Reson. Med. 10 (1989) 210–226
4. Bendall, M. R., D. T. Pegg: Uniform sample excitation with surface coils for in vivo spectroscopy by adiabatic rapid half passage. J. Magn. Reson. 67 (1986) 376–381
5. DeGraaf, R. G., J. P. Groen: MR angiography with pulsatile flow. Magn. Reson. Imag. 10 (1992) 25–34
6. Drapé, J. L., P. Thelen, P. Gay-Depassier, O. Silbermann, R. Benacerraf: Intraarticular diffusion of Gd-DOTA after intravenous injection in the knee: MR imaging evaluation. Radiology 188 (1993) 277–234
7. Elster, A. D.: Gradient-echo MR imaging: techniques and acronyms. Radiology 186 (1993) 1–8
8. Erlemann, R., M. Reiser, P. E. Peters, P. Vasallo, P. Nommensen, R. Kusnierz-Glaz, R. Ritter, A. Roessner: Musculoskeletal neoplasms: static and dynamic Gd-DTPA-enhanced MR imaging. Radiology 171 (1989) 767–773
9. Frahm, J., H. Bruhn, M. L. Gyngell, K. D. Merbold, W. Hänicke, R. Sauter: Localized high resolution proton NMR spectroscopy using stimulated echos: initial applications to human brain in vivo. Magn. Reson. Med. 9 (1989) 79
10. Gieseke, J., B. Ostertun, L. Solymosi, F. Träber, P. van Dijk, M. Reiser: MR-Arterio und Venographie: Strategien zum Einsatz von 2D- und 3D-Inflow Verfahren. Biomed. Techn. 35 (1990) 247–248
11. Gordon, R. E., P. E. Hansley, D. Shaw, D. G. Gadian, G. K. Radda, P. Styles, P. J. Bore, L. Chen: Localization of metabolites using 31 P topical magnetic resonance. Nature 287 (1980) 736
12. Groen, J. P., R. G. DeGraaf, P. van Dijk: MR angiography based on inflow. Proc. SMR M 7 (1988) 906
13. Haase, A., J. Frahm, W. Hänicke, D. Mattei: 1H NMR chemical shift selective (CHESS) imaging. Phys. Med. Biol. 30 (1989) 341
14. Häberle, H. J., H. Zeitler, H. Kiefer, N. Rilinger, R. Tomczak, C. Bader, J. M. Friedrich: Dynamisches Arthro-CT in der Diagnostik rezidivierender Schulterluxationen. Fortschr. Röntgenstr. 161 (1994) 432–437
15. Heerschap, A., P. R. Luyten, J. I. van der Heiden, P. Oosterwald, J. A. denHollander: Broatband proton decoupled natural abundance 13C NMR spectroscopy of humans at 1,5 T. NMR Biomed. 2 (1989) 124–132
16. Hennig, J., A. Nauerth, H. Friedburg: RARE imaging: a fast imaging method for clinical MR. Magn. Reson. Med. 3 (1986) 823–833
17. Hodler, J., S. Kursunoglu-Brahme, S. J. Snyder, V. Cervilla, R. P. Karzel, M. E. Schweitzer, B. D. Flannigan, D. Resnick: Rotator cuff disease: assessment with MR arthrography versus standard MR imaging in 36 patients with arthroscopic confirmation. Radiology 182 (1992) 431–436
18. Kimmich, R., G. Schnur, D. Hoepfel, D. Ratzel: Volume selective multi-pulse spinecho spectroscopy and selective supression of spectral lines. Phys. Med. Biol. 32 (1987) 1335–1343
19. Kuhl, C. K., G. Layer, F. Träber, S. Ziers, W. Block, M. Reiser: 31P exercise MR spectroscopy in mitochondrial encephalomyopathy: correlation with clinical findings. Radiology 192 (1994) 223–230
20. Lang, P., R. Fritz, M. Vahlensieck, S. Majumdar, Y. Berthezene, S. Grampp, H. K. Genant: Residuales und rekonvertiertes hämatopoetisches Knochenmark im distalen Femur – Spinecho und gegenphasierte Gradientenecho-MRT. Fortschr. Röntgenstr. 156 (1992) 89–95
21. Luyten, P. R., A. J. H. Marien, W. Heindel, P. H. J. van Gerwen, K. Herholz, J. A. denHollander, G. Friedmann, W. D. Heiss: Metabolic imaging of patients with intracranial tumors: H-1 MR spectroscopic imaging and PET. Radiology 176 (1990) 791–799
22. Mehlkopf, A. F., P. van der Meulen, J. Smidt: A multiple-echo and multiple-shot sequence for fast NMR Fourier imaging. Magn. Reson. Med. 1 (1984) 295–297
23. Melchert, U. H., C. Schröder, J. Brossmann, C. Muhle: Motion triggered cine MR imaging of active joint movement. Magn. Reson. Imag. 10 (1992) 457–460
24. Minami, M., K. Yoshikawa, Y. Matsuoka, Y. Itai, T. Kokubo, M. Iio: MR study of normal joint function using a low field strength system. J. Comput Assist Tomogr 15 (1991) 1017–1023
25. Mirowitz, S. A., W. G. Totty, J. K. T. Lee: Characterization of muskuloskeletal masses using dynamic Gd-DTPA enhanced spin-echo MRI. J. Comput. assist. Tomogr. 16 (1992) 120–125
26. Muhle, C., U. H. Melchert, J. Brossmann, C. Schröder, J. Wiskirchen, M. Heller: Positionsgestell zur kinematographischen MRT der Halswirbelsäule. Fortschr. Röntgenstr. 162 (1995) 252–254
27. Munk, P. L., R. G. Holt, C. A. Helms, H. K. Genant: Glenoid labrum: preliminary work with use of radial-sequence MR imaging. Radiology 173 (1989) 751–753
28. Nägele, M., W. Koch, B. Kaden, B. Wöll, M. Reiser: Dynamische Funktions-MRT der Halswirbelsäule. Fortschr. Röntgenstr. 157 (1992) 222–228
29. Noggle, J. H., R. E. Schirmer: The Nuclear Overhauser Effect. Academic, San Diego 1971
30. Ordidge, R. J., A. Connelly, J. Lohman: Image-selective in-vivo spectroscopy (ISIS). J. Magn. Reson. 66 (1986) 283–294
31. Palmer, W. E., J. H. Brown, D. I. Rosenthal: Rotator cuff: evaluation with fat-suppressed MR arthrography. Radiology 188 (1993) 683–687
32. Patt, B. D., D. Sykes, T1 water eliminated Fourier transform NMR spectroscopy. J. chem. Phys. 56 (1972) 3182–3184
33. Reiser, M., W. Wiesmann, R. Erlemann, A. Härle, K. Bohndorf, P. Wuismann, V. Kunze, P. E. Peters: Computertomographie und magnetische Resonanztomographie bei Weichteiltumoren. Orthopäde 17 (1988) 134–142
34. Schick, F., H. Bongers, W. I. Jung, B. Eismann, M. Skalej, H. Einsele, O. Lutz, C. Claussen: Proton relaxation times in human red bone marrow by volume selective magnetic resonance spectroscopy. Appl. Magn. Reson. 3 (1992) 947–963
35. Schick, F., H. Bongers, W. I. Jung, M. Skalej, O. Lutz, C. Claussen: Volume-selective proton MRS in vertebral bodies. Magn. Reson. Med. 15 (1992) 207–217
36. Seeger, L. L., B. E. Widoff, L. W. Bassett, G. Rosen, J. Eckardt: Preoperative evaluation of osteosarcome: value of Gadopen-

tetate Dimeglumine-enhanced MR imaging. Amer. J. Roentgenol. 157 (1991) 347–351
37 Seelos, K., A. von Smekal: MR angiography in congenital heart disease. Amer. J. Roentgenol. 172 (1992) 118 (abstr.)
38 Shellock, F. G., J. H. Mink, A. Deutsch, B. D. Pressman: Kinematic magnetic resonance imaging of the joints: techniques and clinical applications. Magn. Reson. Quart. 7 (1991) 104–135
39 Shellock, F. G., J. H. Mink, A. Deutsch, T. K. F. Foo: Kinematic magnetic resonance imaging of the patellofemoral joint: comparison of passive positioning and active movement techniques. Radiology 184 (1992) 574–577
40 Shellock, F. G., A. L. Deutsch, J. Fox, T. Molnar, R. Ferkel: Effect of a patellar realignment brace on patellofemoral relationships: evaluation with klinematic MR imaging. JMR 4 (1994) 590–594
41 Sommer, T., M. Vahlensieck, T. Wallny, E. Keller, G. Lutterbey, C. Kuhl, H. Schild: Indirekte MR Arthrographie in der Diagnostik von Verletzungen des Labrum glenoidale. Fortschr. Röntgenstr. 164 (1996) 9
42 Träber, F., W. A. Kaiser, G. Layer, C. Kuhl, M. Reiser: Magnetic resonance spectroscopy of skeletal muscle. Front. Europ. Radiol. 9 (1993) 23–43
43 Träber, F., W. Block, G. Layer, J. Gieseke, H. Schild: Chemical shift selective determination of 1H relaxation times in human bone marrow by fat-suppressed Turbo Spin Echo (TSE) in comparison to MR spectroscopic methods. Proc. SMR 2 (1994) 1246
44 Vahlensieck, M., P. Lang, W. P. Chan, S. Grampp, H. K. Genant: Three-dimensional reconstruction part I: applications and techniques. Europ. Radiol. 2 (1992) 503–507
45 Vahlensieck, M., P. Lang, W. P. Chan, S. Grampp, H. K. Genant: Three-dimensional reconstruction part II: optimisation of segmentation and rendering of MRI. Europ. Radiol. 2 (1992) 508–510
46 Vahlensieck, M., S. Majumdar, P. Lang, H. K. Genant: Shoulder MRI: routine examinations using gradient recalled and fat-saturated sequences. Europ. Radiol. 2 (1992) 142–147
47 Vahlensieck, M., K. Seelos, J. Gieseke, M. Reiser: Turbo (Fast) Spin-Echo bei 0,5 T: Einfluß der Echodistanz und Echozahl auf den Bildkontrast. Fortschr. Röntgenstr. 158 (1993) 260–264
48 Vahlensieck, M., K. Seelos, F. Träber, J. Gieseke, M. Reiser: Magnetresonanztomographie mit schneller STIR-Technik: Optimierung und Vergleich mit anderen Sequenzen an einem 0,5-Tesla-System. Fortschr. Röntgenstr. 159 (1993) 288–294
49 Vahlensieck, M., F. Dombrowski, C. Leutner, U. Wagner, M. Reiser: Magnetization Transfer Contrast (MTC) and MTC-subtraction enhances cartilage lesions and intrasubstance degeneration in vitro. Skelet. Radiol. 23 (1994) 535–539
50 Vahlensieck, M., P. Lang, K. Seelos, D. Yang-Ho Sze, S. Grampp, M. Reiser: Musculoskeletal MR imaging: Turbo (Fast) Spin-Echo versus Conventional Spin-Echo and Gradient-Echo imaging at 0,5 Tesla. Skelet. Radiol. 23 (1994) 607–610
51 Vahlensieck, M., T. Wischer, A. Schmidt, K. Steuer, T. Sommer, E. Keller, J. Gieseke, M. Hansis, H. Schild: Indirekte MR-Arthrographie: Optimierung der Methode und erste klinische Erfahrung bei frühen degenerativen Gelenkschäden am oberen Sprunggelenk. Fortschr. Röntgenstr. 162 (1995) 338–341
52 Vahlensieck, M., T. Sommer, H. H. Schild: Rotator cuff tears: value of indirect MR-Arthrography. Radiology 201 (1996) 156 (abst.)
53 Vahlensieck, M., C. G. Peterfy, T. Wischer, T. Sommer, P. Lang, U. Schlippert, H. K. Genant, H. H. Schild: Indirect MR-Arthrography: Optimization and Clinical applications. Radiology 200 (1996) 249–254
54 Vahlensieck, M., T. Sommer: Indirekte MR-Arthrographie der Schulter: Alternative zur direkten MR-Arthrographie? Radiologe 36 (1996) 960–965
55 Vahlensieck, M., F. Träber, R. DeBoer, U. Schlippert, H. Schild: Magnetization-Transfer-Contrast (MTC): Vergleich maligner und benigner Erkrankungen des Stütz- und Bewegungsapparates. Radiologe 35 (1995) 100 (abst.)
56 Vahlensieck, M., F. Träber, B. Kreft, G. Layer, R. DeBoer, H. Schild: Magnetization-Transfer-Contrast (MTC): Comparison of on- and off-resonance techniques at 0,5 and 1,5 Tesla. Europ. Radiol. 5 (1995) 74 (abst.)

2 Wirbelsäule

G. Lutterbey und G. Layer

Anatomische Grundlagen

Die Wirbelsäule wird durch 7 Halswirbel, 12 Brustwirbel, 5 Lendenwirbel und 5 weitere Wirbel, die miteinander mit Rippenresten zum Kreuzbein verschmolzen sind, gebildet. Daran schließen sich noch rudimentäre Steißwirbel an, die als Steißbein bezeichnet werden (Abb. 2.1–2.3).

Alle Wirbel besitzen eine gemeinsame Grundform, die jedoch in den unterschiedlichen Regionen entsprechend ihren Belastungen abgewandelt ist. Die Hauptmasse eines jeden Wirbels bildet der Wirbelkörper, der sich über die obere und untere Deckplatte mit den Zwischenwirbelscheiben verbindet. Lateral, kranial und kaudal davon befindet sich die Gelenkgrube im Rahmen des Wirbelbogens. Von diesem geht nach oben und unten je ein Gelenkfortsatz (Processus articularis superior et inferior) aus. Somit besteht eine Gelenkverbindung der einzelnen Wirbel. Seitlich vom Bogen gehen Querfortsätze (Processus transversi) ab, die in der LWS Processus costales genannt werden. Nach dorsal schließt sich der Dornfortsatz (Processus spinosus) an, der den Wirbelkanal nach dorsal deckt. Die Wirbelbögen umschließen den Spinalkanal, der jeweils zwischen 2 Wirbeln eine Öffnung zum Durchtritt der Nerven besitzt, die sog. Foramina intervertebralia (Abb. 2.4).

Die Wirbelkörper nehmen von kranial nach kaudal an Größe zu. Entsprechend den Bewegungsanforderungen sind die Gelenkflächen in den einzelnen Wirbelsäulenabschnitten unterschiedlich gestaltet. So sind die Ge-

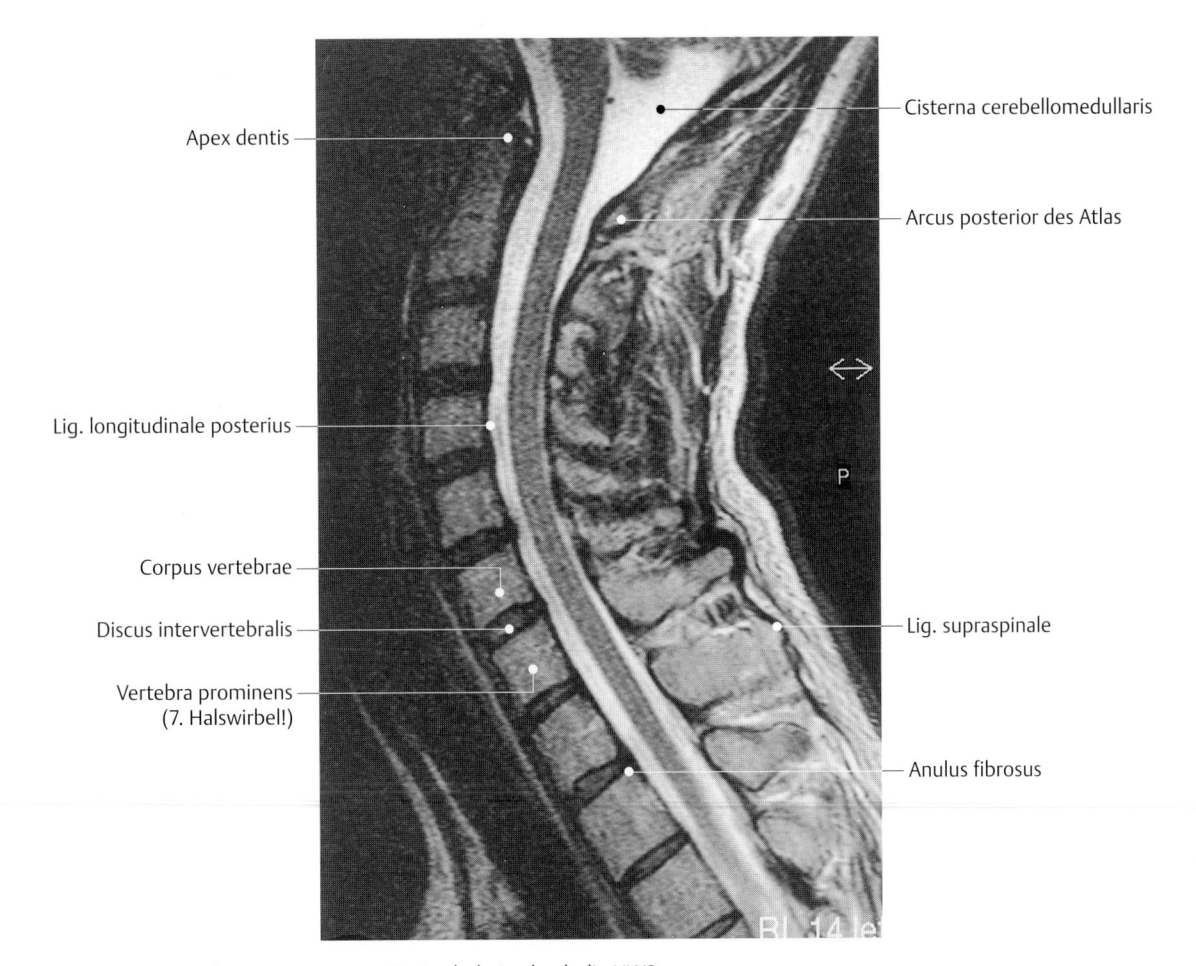

Abb. 2.1 T_2-gewichtete TSE-Sequenz. Sagittalschnitt durch die HWS.

26 2 Wirbelsäule

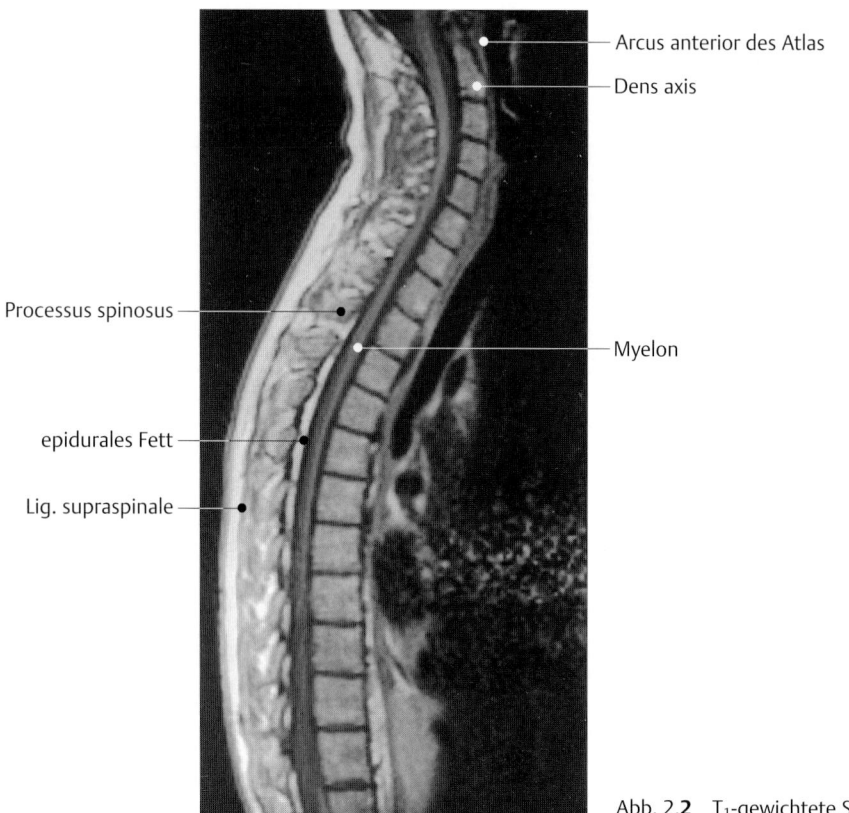

Abb. 2.2 T₁-gewichtete SE-Sequenz. Sagittalschnitt durch HWS und BWS mit einer „Synergy-Spule".

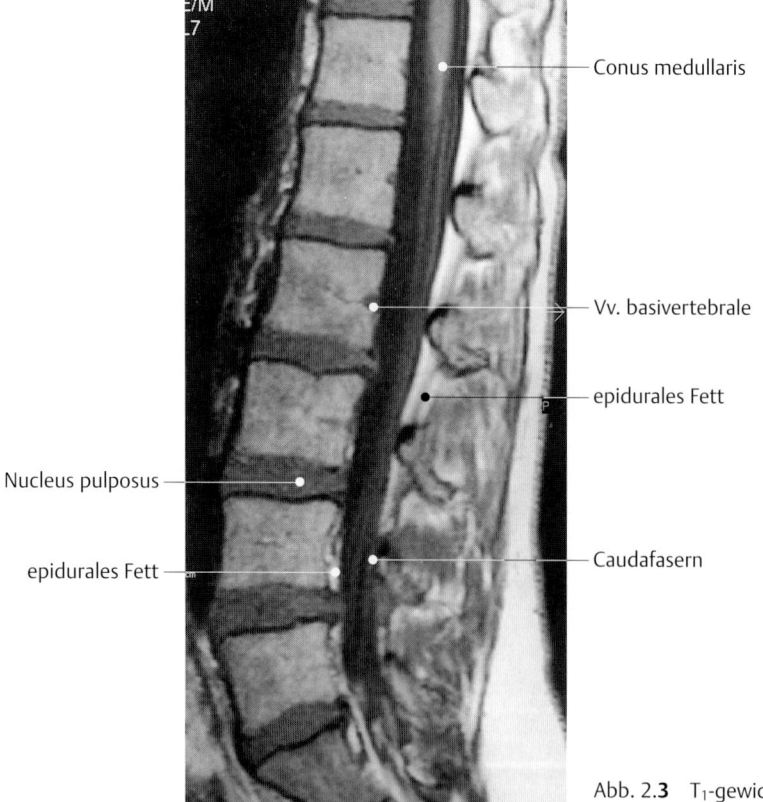

Abb. 2.3 T₁-gewichtete SE-Sequenz. Sagittalschnitt durch eine LWS.

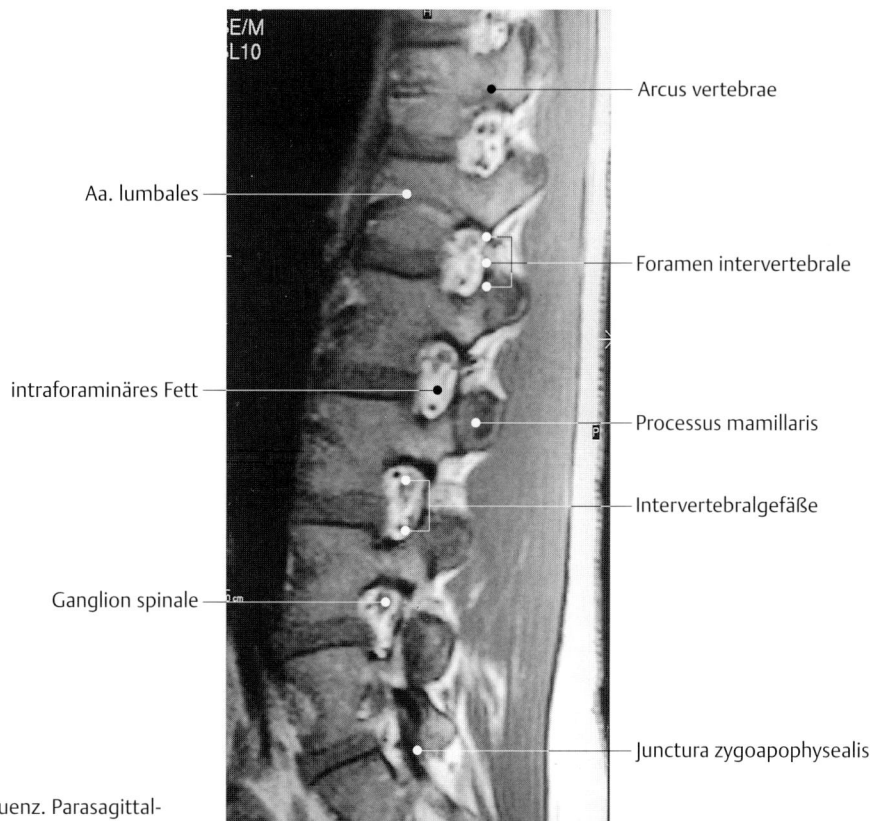

Abb. 2.4 T$_1$-gewichtete SE-Sequenz. Parasagittalschnitt durch eine LWS.

Beschriftungen: Aa. lumbales, intraforaminäres Fett, Ganglion spinale, Arcus vertebrae, Foramen intervertebrale, Processus mamillaris, Intervertebralgefäße, Junctura zygoapophysealis

lenkflächen im Bereich der HWS plan und um 45% gegen die Horizontale von vorne oben nach hinten unten geneigt, während im Bereich der BWS die Gelenkflächen fast frontal gestellt sind. Im LWS-Abschnitt sind fast ausschließlich Beugung und Streckung möglich, da eine Drehung durch die sagittal stehenden Gelenkflächen fast unmöglich wird.

Eine Sonderstellung im Rahmen der Betrachtung der Wirbelkörper nehmen die beiden ersten Halswirbel ein, die die Last des Kopfes aufnehmen und durch ihren besonderen Bau die Bewegung des Kopfes wie in einem Kugelgelenk gestatten (Abb. 2.5). Der erste Halswirbel (Atlas) weicht von der Wirbelkörpergrundform dadurch ab, daß ihm der Körper fehlt. Diesen Raum nimmt ein Teil des zweiten Wirbelkörpers (Axis) ein. Dessen sog. Zahn (Dens) liegt dort, wo ansonsten der Atlaskörper seinen Platz hätte. Der Dens axis wird dabei nach dorsal mit dem Querband (Lig. transversum atlantis) gegen den Wirbelkanal abgeschlossen. Auf diese Weise wird die Medulla oblongata vor Verletzung durch Bewegungen des Dens geschützt. Atlas, Axis und Hinterhauptbein bilden ein eigenes Bewegungssystem mit 6 kleinen Gelenken, die synergistisch die Bewegung des Kopfes steuern.

Neben den beschriebenen knöchernen Elementen wird die Länge und Form der Wirbelsäule, aber auch ihre Funktion, maßgeblich durch den Bandapparat und die Bandscheiben oder Zwischenwirbelscheiben (Disci intervertebrales) mitgestaltet. Die Bandscheiben machen in etwa ¼ der Gesamtlänge der Wirbelsäule aus. Die Höhe nimmt innerhalb der LWS und BWS von unten nach oben ab. Durch ihre schwach keilförmige Grundgestalt tragen die Bandscheiben zur Krümmung der Wirbelsäule entscheidend bei. Jede Zwischenwirbelscheibe besteht aus einem gallertigen Kern, dem sog. Nucleus pulposus, der von Fasermassen (Anulus fibrosus) umgeben ist. Der Anulus fibrosus ist fest mit der hyalinknorpeligen Interzellularsubstanz der Wirbeldeck- und Grundplatten verankert (Synchondrose). Der Nucleus pulposus steht ständig unter Druck und ist bestrebt, die Wirbelkörper auseinanderzutreiben. Verhindert wird dies durch den Anulus fibrosus und durch vorn und hinten der Wirbelsäule anliegende Ligamente, die hinteren und vorderen Längsbänder. Zwischen den Bögen der Wirbel spannen sich die Ligg. flava aus, die vorwiegend aus elastischen Fasern bestehen und ihren Namen ihrem gelblichen Aussehen verdanken. Die Dornfortsätze werden durch das Lig. supraspinale und die Ligg. interspinalia miteinander verbunden (Abb. 2.1).

MRT-Untersuchungsprotokoll

Die Untersuchung der Wirbelsäule erfolgt in der Regel abschnittsweise und symptom- bzw. problemorientiert. Nur selten besteht die Indikation, die gesamte Wirbelsäule screeningmäßig zu untersuchen. Eine solche Fragestellung liegt ggf. bei der Suche nach malignen Infiltrationen vor. In diesem Fall erfolgt die Untersuchung mit

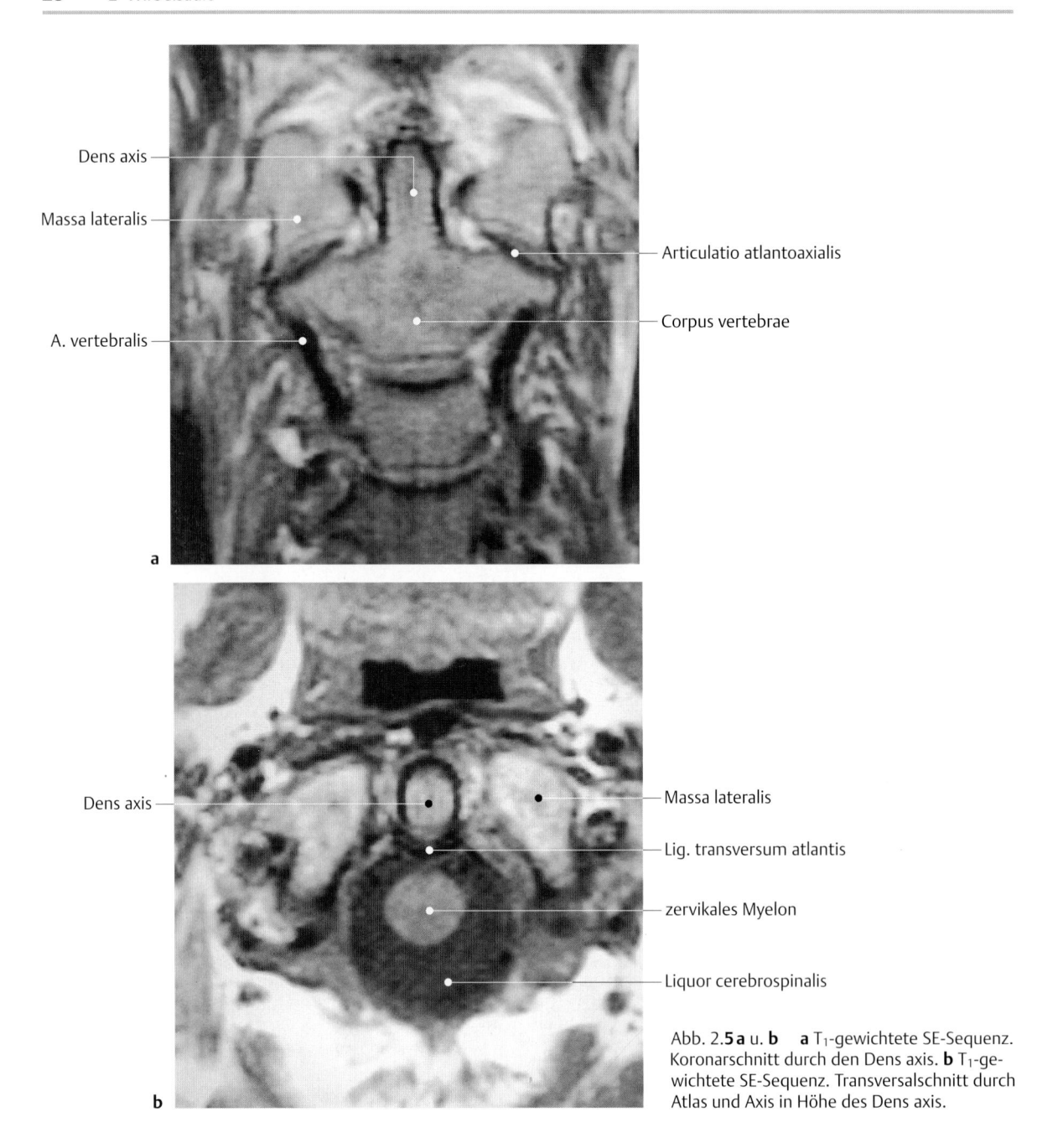

Abb. 2.5 a u. b a T₁-gewichtete SE-Sequenz. Koronarschnitt durch den Dens axis. **b** T₁-gewichtete SE-Sequenz. Transversalschnitt durch Atlas und Axis in Höhe des Dens axis.

größtmöglichem FOV, das die Knochenmarkräume der zervikalen, thorakalen und lumbalen Wirbelsäulenabschnitte bei sagittaler Schichtorientierung einschließt. Solche Untersuchungen erfolgen mit der Körperspule oder speziellen Rechteck- oder Phased-array-Spulen (Abb. 2.**2**).

Alternativ können einzelne Abschnitte der Wirbelsäule mit Oberflächenring- bzw. Rechteckspulen flexiblen Typs untersucht werden. Das Untersuchungsfeld ist variabel und beträgt bei der Untersuchung der zervikalen und lumbalen Wirbelsäule ca. 180 mm, bei der Untersuchung der thorakalen Wirbelsäule ca. 360 mm.

Obligat in der MRT-Untersuchung der Wirbelsäule sind Aufnahmen in sagittaler Schichtorientierung. Transversale Aufnahmen ergänzen die sagittalen Übersichten im interessierenden Bereich. Koronare Aufnahmen sind nur in Ausnahmefällen sinnvoll (Abb. 2.**6** u. 2.**7**).

Als Schichtdicke haben sich 3–4 mm bewährt. Bei dieser Schichtdicke ist ein ausreichender Kompromiß zwischen räumlicher Auflösung und Signal-Rausch-Verhältnis bei modernen MR-Tomographen und hochwertiger Spulentechnik gegeben.

Die Matrix und die Anzahl der Mittelung der Signaldurchläufe sollte in einem vernünftigen Verhältnis zur Gesamtuntersuchungszeit stehen. Bei Einzelsequenzuntersuchungszeiten von mehr als 5 Minuten können zusätzliche Bewegungsartefakte die vermeintlichen Vorteile einer höher auflösenden Matrix bzw. des Signalgewinns in das Gegenteil verkehren.

MRT-Untersuchungsprotokoll **29**

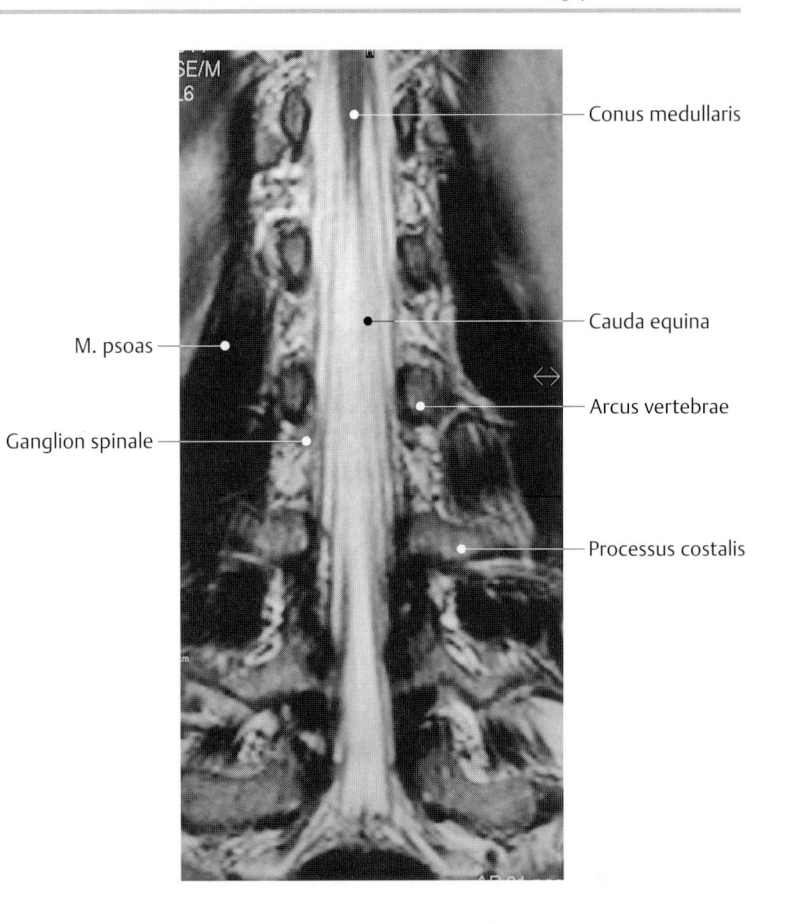

Abb. 2.6 T₂-gewichtete TSE-Sequenz. Koronarschnitt durch die LWS in Spinalkanalebene.

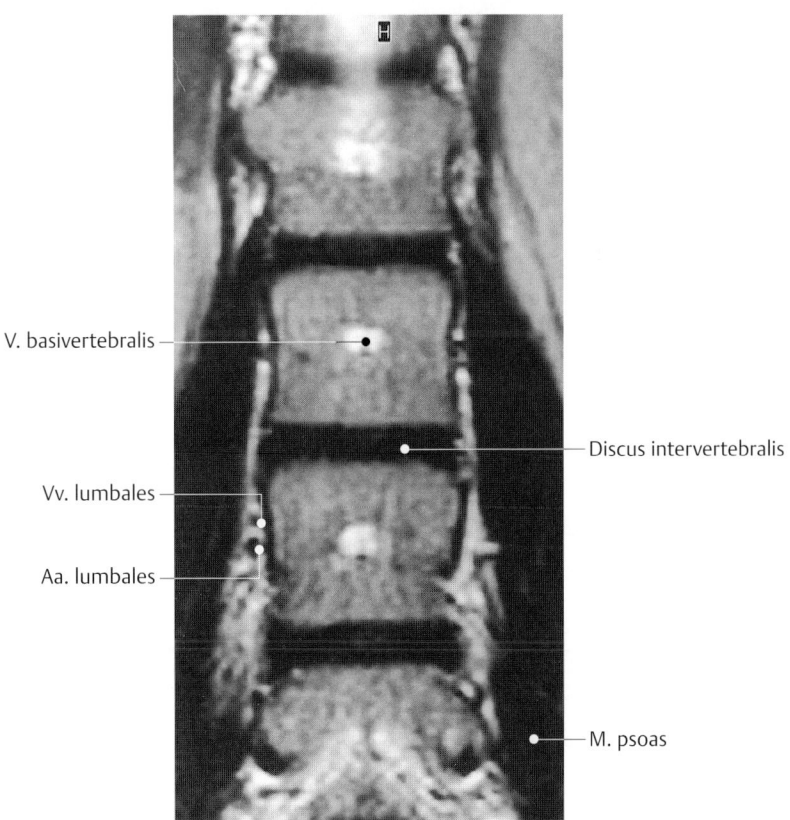

Abb. 2.7 T₂-gewichtete TSE-Sequenz. Koronarschnitt durch die LWS in der Wirbelkörperebene.

Die verwendeten Untersuchungssequenzen müssen sich an der Fragestellung orientieren. T_1-gewichtete SE-Aufnahmen geben eine gute anatomische Übersicht und werden in der Regel bei keiner Untersuchung fehlen. Dagegen haben Doppelechountersuchungen in SE-Technik (protonendichte- und T_2-gewichtetes Bild) durch die Einführung der sog. TSE-Sequenzen (s. Kap. 1) stark an Bedeutung verloren. Die protonendichtegewichtete Aufnahme bietet im Bereich der Wirbelsäule kaum eine zusätzliche Information. Auf sie kann in der Regel verzichtet werden.

Die T_2-gewichteten TSE-Aufnahmen zeichnen sich durch einen brillanten Kontrast bei kürzerer Untersuchungszeit und besserem Signal-Rausch-Verhältnis aus. T_2-gewichtete TSE-Aufnahmen haben daher die konventionelle SE-Technik praktisch vollständig abgelöst. Bei ihrem Einsatz muß jedoch weiterhin beachtet werden, daß die Kontraste, z. B. durch stärkeres Hervortreten von Fett und ausgeprägterer Betonung von Nekrosen oder Ödemen, die Differenzierung von liquiden Arealen, z. B. des spinalen Liquors, erschweren können (Abb. 2.**6** u. 2.**7**).

T_2-gewichtete GRE-Aufnahmen haben bei der Beurteilung posttraumatischer Veränderungen Bedeutung, wo Hämosiderinresiduen wegen der Suszeptibilitäts-Effekte ausgeprägt dargestellt werden können. Andererseits werden durch dieselbe Suszeptibilitätsartefaktanfälligkeit dieser Sequenz z. B. degenerative Veränderungen und spinale Stenosen überbewertet. Schnelle GRE-Sequenzen werden auch bei Bewegungsstudien in „realtime" eingesetzt.

Fettunterdrückende Sequenzen sind derzeit in klinischer Erprobung, gehören jedoch noch nicht zum Routinesequenzprogramm. Zu nennen sind in dieser Beziehung die sog. STIR- und SPIR-Sequenz (s. Kap. 1).

Beide Sequenzen lassen geringe Traumen mit Knochenmarködem besonders gut nachweisen, dürften im Bereich der Wirbelsäule jedoch nur geringe Bedeutung gewinnen.

Gegenphasierte GRE-Sequenzen mit oder ohne i. v. Kontrastverstärkung sind für den Nachweis maligner Infiltrationen des Knochenmarks zu empfehlen. Sie besitzen das beste Kontrast-Rausch-Verhältnis bei der Abgrenzung zwischen malignen Knochenmarkinfiltraten und gesundem rotem oder gelbem Mark.

Eine i. v. Kontrastverstärkung erfolgt in der Regel bei Tumorinfiltrationen, bei der Frage nach entzündlichen Veränderungen sowie bei postoperativen Zuständen, wo die Unterscheidung zwischen Rezidiv und Narbe zumindest im Spätstadium begünstigt werden kann.

Degenerative Wirbelsäulenerkrankungen

■ Spondylosis deformans

Die Spondylosis deformans ist durch Bildung von Osteophyten an den Rändern der Wirbelkörper charakterisiert. Sie liegen ventral und/oder lateral und können Knochenmark enthalten. Dann verhält sich ihr Signal wie das der Wirbelkörper, während rein knöcherne Osteophyten durch die extrem kurze T_2-Zeit von kortikaler Knochenmatrix als Festkörper in allen Wichtungen signalarm sind (Abb. 2.**8**) und in GRE-Sequenzen am sensitivsten dargestellt werden. Hierbei kommt es jedoch zu Suszeptibilitätsartefakten, die zur Überschätzung des Ausmaßes der knöchernen Veränderungen führen.

■ Degenerative Knochenmarkreaktion

Im Zusammenhang mit der Diagnostik degenerativer Veränderungen der Wirbelsäule ist die Kenntnis von Veränderungen im Knochenmark der angrenzenden Wirbelkörper besonders wichtig, da diese Veränderungen im Gegensatz zu den Phänomenen der Spondylosis deformans, der Osteochondrose oder des Bandscheibenprolapses der konventionellen Röntgenübersichtsaufnahme oder der CT nicht zugänglich sind. Bei bis zu 50% der Patienten mit degenerativen Bandscheibenveränderungen wurden MRT-Auffälligkeiten im Bereich der angrenzenden Deck- und Grundplatten im Knochenmark beschrieben. Modic (26) unterteilt die meist bandförmigen Veränderungen in 3 Typen (Abb. 2.**9**):

- Typ 1: Einsprossung von vaskularisiertem (Gadolinium-aufnehmenden) Gewebe in das angrenzende Knochenmark mit SI-Anstieg im T_2-gewichteten Bild und SI-Abnahme im T_1-gewichteten Bild (Abb. 2.**10**).
- Typ 2: Fettige Degeneration des Knochenmarks mit SI-Anstieg im T_1-gewichteten Bild und mäßig hyperinten-

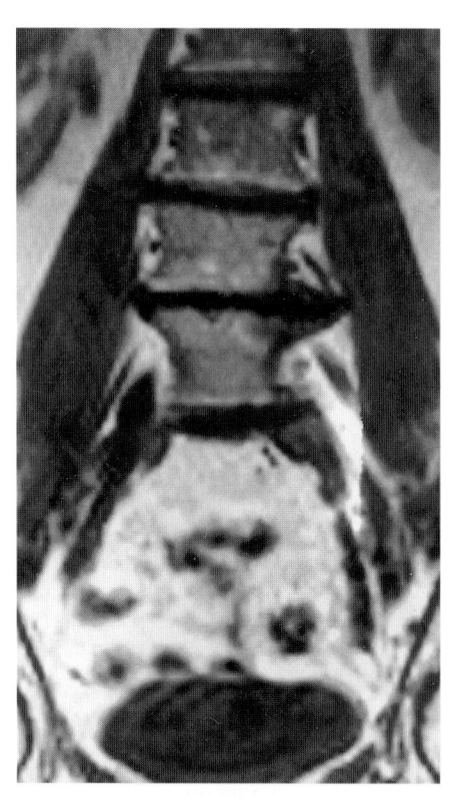

Abb. 2.**8** Osteochondrose mit ausgeprägtem Spondylophyt LWK 4/LWK 5 links. T_1-gewichtete SE-Sequenz (500/15) koronar. Die knöchernen Anbauten kommen signalarm zur Darstellung.

Abb. 2.9 Differentialdiagnose der degenerativen und entzündlichen Veränderungen von Wirbelkörpern und eingeschlossener Zwischenwirbelscheibe. Die Einteilung orientiert sich an der Klassifikation nach Modic (26).

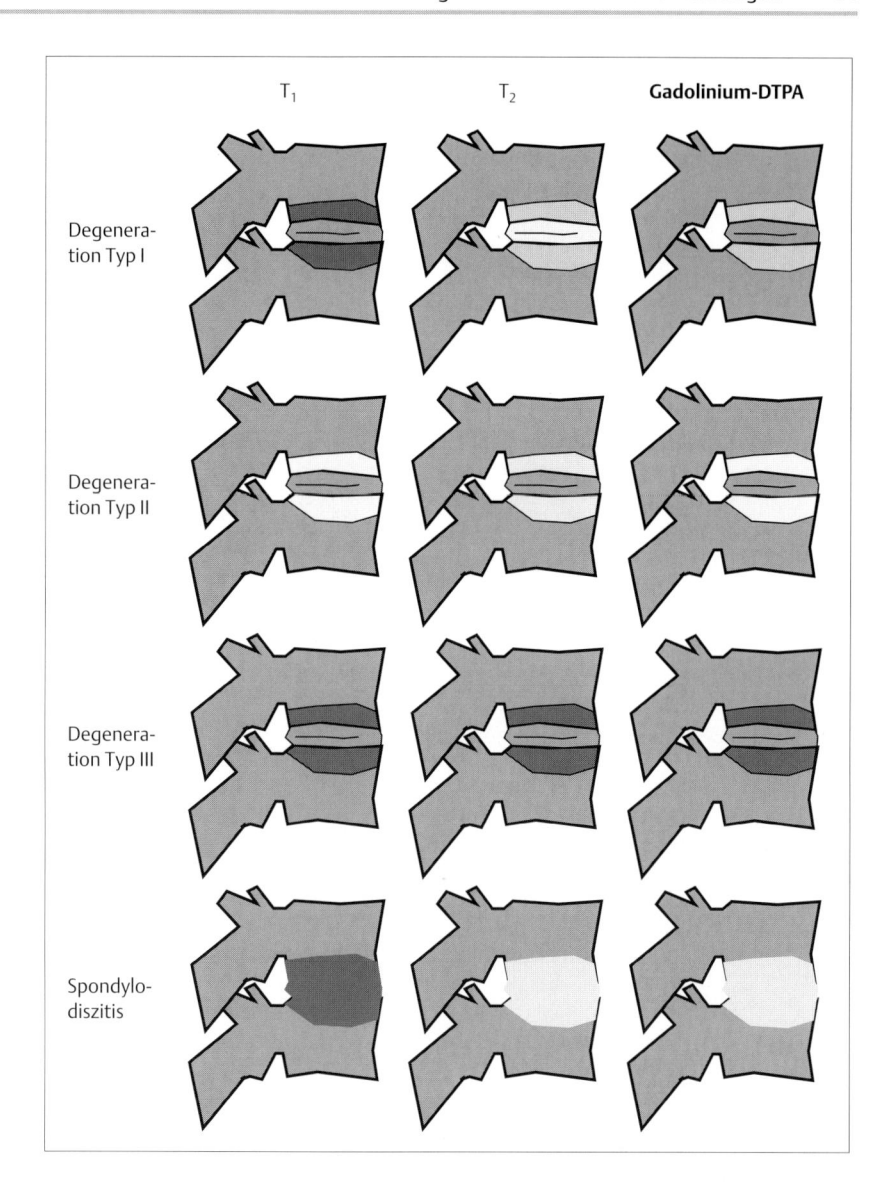

sem bis isointensem Signal im T_2-gewichteten Bild (abhängig vom Sequenztyp) (Abb. 2.11).
- Typ 3: Zunehmende Sklerose und Vernarbung des Markraums mit SI-Abfall in allen Wichtungen.

Die Stadien sind nicht immer scharf voneinander abgrenzbar, sie gehen häufig ineinander über. Systematische Untersuchungen weisen Typ-2-Auffälligkeiten bei 16% aller zufälligen Wirbelsäulenuntersuchungen nach. Histologisch fand sich benachbart zu den Endplatten gelbes Knochenmark, das einen höheren Fettanteil als das normale Knochenmark aufweist. Das Geschehen wird als Reaktion auf chronisch repetitive Mikrotraumata bei Bandscheibendegeneration gedeutet. Die Veränderungen sind über Jahre stabil und zeigen keine Tendenz zum Fortschreiten auf den gesamten Wirbelkörper. Frakturen oder Wirbelkörpereinbrüche allein aufgrund der Knochenmarkveränderungen wurden nicht beobachtet. Die selteneren Typ-1-Auffälligkeiten (4%) sind differentialdiagnostisch schwerer zu deuten, da sie z. B. bei einem Patienten mit gleichzeitig vorbestehendem Malignom den Verdacht auf eine Knochenmarkmetastasierung lenken können. In solchen Fällen mit grund- oder deckplattennahen Veränderungen sollte kontrollierend zugewartet werden, da diese Veränderungen in der Regel in die vorbeschriebenen Signalanhebungen im T_1-gewichteten Bild übergehen. Die temporären Signalabsenkungen des Knochenmarks im T_1-gewichteten Bild bei degenerativen Bandscheibenleiden sind histologisch als vermehrt vaskularisiertes Granulationsgewebe mit zahlreichen kleinen Blutgefäßen identifiziert worden. Bei fortschreitender Chronifizierung ist mit einem Übergang zum Ersatz durch Fettzellen zu rechnen. Der Zeitintervall betrug bei den vorliegenden Studien bis zu 18 Monate. Aufgrund der geringen longitudinal verfolgten Patientenzahl kann zum zeitlichen Verlauf der Knochenmarkdegeneration im Rahmen der Bandscheibendegeneration noch nicht abschließend Stellung genommen werden.

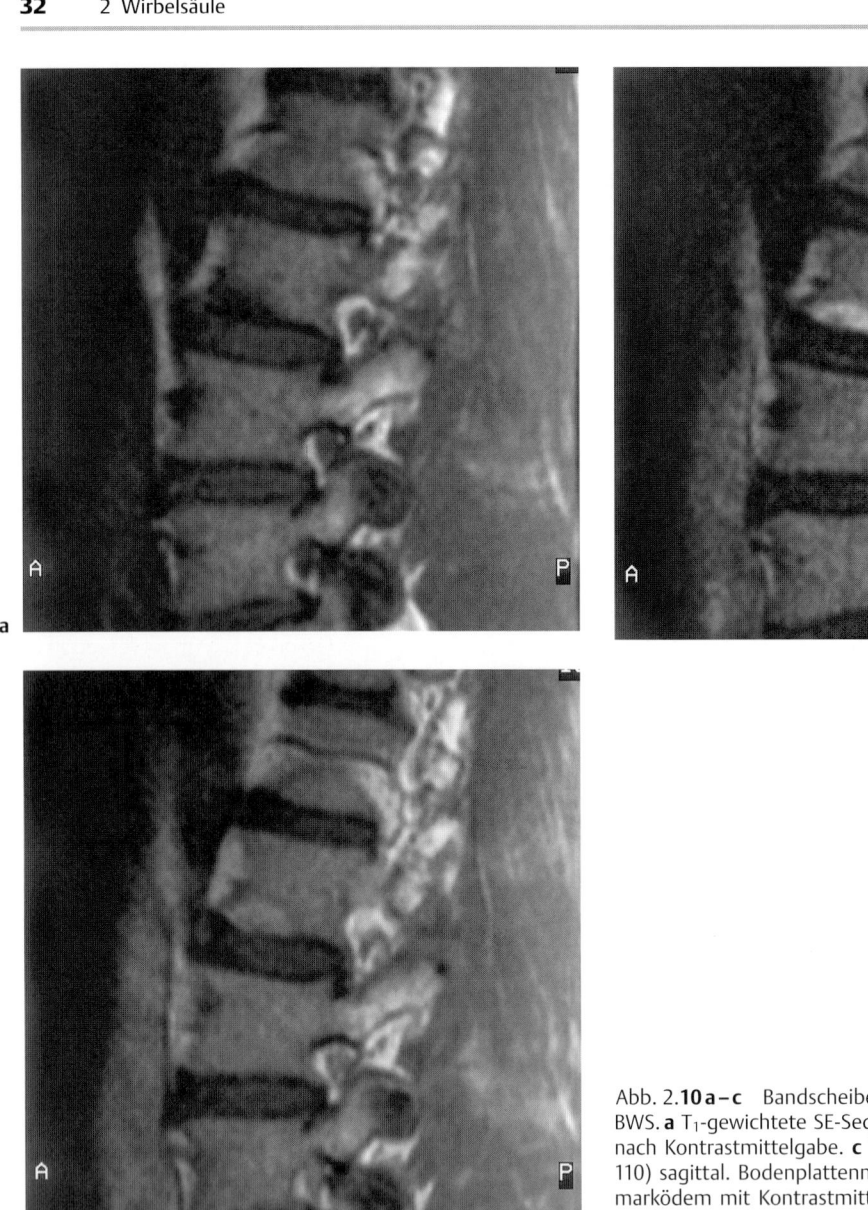

Abb. 2.**10 a–c** Bandscheibendegeneration Typ I in der unteren BWS. **a** T₁-gewichtete SE-Sequenz (473/15) sagittal nativ und **b** nach Kontrastmittelgabe. **c** T₂-gewichtete TSE-Sequenz (2931/110) sagittal. Bodenplattennahes halbmondförmiges Knochenmarködem mit Kontrastmittelanreicherung bei mäßiggradiger Bandscheibendegeneration.

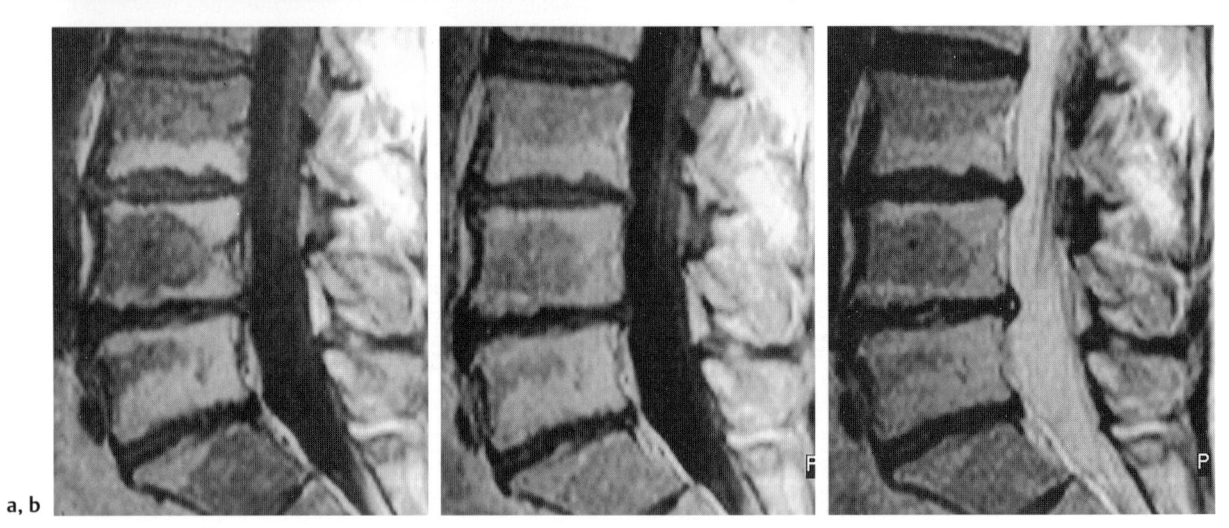

Abb. 2.**11 a–c** Bandscheibendegeneration Typ II auf Höhe LWK 3–S 1. **a** T₁-gewichtete SE-Sequenz (473/15) sagittal nativ und **b** nach Kontrastmittelgabe sowie **c** T₂-gewichtete TSE-Sequenz (2931/110) sagittal. Streifenförmige Signalanhebungen deck- bzw. grundplattennah in allen Signalwichtungen ohne erkennbares Kontrastmittelenhancement.

Differentialdiagnosen. Die degenerativen Wirbelkörperveränderungen vom Typ 1 können einer Spondyl(odisz)itis ähneln (Abb. 2.**10**). Allerdings ist die entzündete Bandscheibe in der T_2-gewichteten Untersuchung signalreich und nimmt mehr Kontrastmittel auf als ein Riß im Anulus fibrosus. Weiterhin sind bei einer Spondylodiszitis die Grenzen zwischen Diskus und angrenzendem Wirbelkörper unscharf. Pathologische Veränderungen in umgebenden Weichteilen sind bei degenerativen Veränderungen im Vergleich zur Infektion eher selten.

Abzugrenzen von degenerativen Knochenmarkveränderungen des Typ 2 sind vertebrale *Hämangiome* (Abb. 2.**12**). Es handelt sich dabei um benigne vaskuläre Tumoren, die in ca. 11% der Fälle bei Autopsien nachgewiesen werden können. Wegen ihres typischen Vorkommens im Bereich der Wirbelsäule und möglicher differentialdiagnostischer Probleme sollen sie gesondert Erwähnung finden: Histopathologisch handelt es sich um dünnwandige blutgefüllte Gefäße und Sinosoide, die von Endothel umgeben sind und zwischen die longitudinal orientierten Knochentrabekel eingestreut vorgefunden werden. Ihr Erscheinungsbild ist sowohl in Röntgenübersichtsaufnahmen als auch in der CT typisch und gut bekannt (Abb. 2.**13**). Auch das MRT-Erscheinungsbild kann als sehr typisch bezeichnet werden. Es handelt sich um sehr gut abgrenzbare Formationen, die den gesamten Wirbelkörper im sagittalen Schnitt oder eine rundliche ausgestanzte Formation in ihm einnehmen können. Typischerweise erscheinen Hämangiome sowohl im T_1- als auch im T_2-gewichteten Bild sehr signalintensiv. Durch Studien mit Chemical-shift-selektiver Bildgebung und Vergleich mit histopathologischen Schnitten konnte nachgewiesen werden, daß das typische Signalverhalten durch extraossäre Fettkomponenten hervorgerufen wird. Die Differentialdiagnose ist bei Beachtung der vorbeschriebenen Charakteristika einfach. Ein maligner Tumor ist aufgrund des hohen Signals im T_1-gewichteten Bild weitgehend ausgeschlossen. Degenerative Knochenmarkveränderungen sind bandförmiger, unschärfer abgegrenzt und geringer signalintensiv.

■ Bandscheibendegeneration

Die gesunde Bandscheibe unterliegt einem physiologischen Alterungsprozeß. Der Nucleus pulposus enthält ähnlich dem hyalinen Knorpel Kollagenfasern Typ II und größere Mengen verschiedener Proteoglykane, die in der Lage sind, Wasser zu binden. Daraus resultiert die hohe Signalintensität in T_2-gewichteten MRT-Bildern. Umgeben wird der Nucleus pulposus von konzentrischen Lamellen des faserknorpeligen Anulus fibrosus, die untereinander durch ein System kollagener Fasern verbunden sind. Der Gehalt an Kollagen Typ I nimmt zur Peripherie hin zu, so daß die äußersten Anteile in allen Wichtungen signalarm sind. In der Peripherie ist die Bandscheibe an den Ringepiphysen mit den Wirbelkörpern über Sharpey-Fasern verbunden. Der Anulus fibrosus ist dorsal häufig schmaler als ventral und fest mit dem Lig. longitudinale posterius verwachsen.

Die Ernährung der Gewebe erfolgt bis zum 2. Lebensjahr über einsprossende Gefäße, später jedoch vollständig avaskulär ausschließlich über Diffusionsprozesse. Nur unter pathologischen Umständen sprießen sekundär Blutgefäße in das Bandscheibenmaterial des Erwachsenen ein. Weiterhin werden fortlaufende Mikrotraumen und biochemische Vorgänge im Nucleus pulposus für den Alterungsprozeß verantwortlich gemacht.

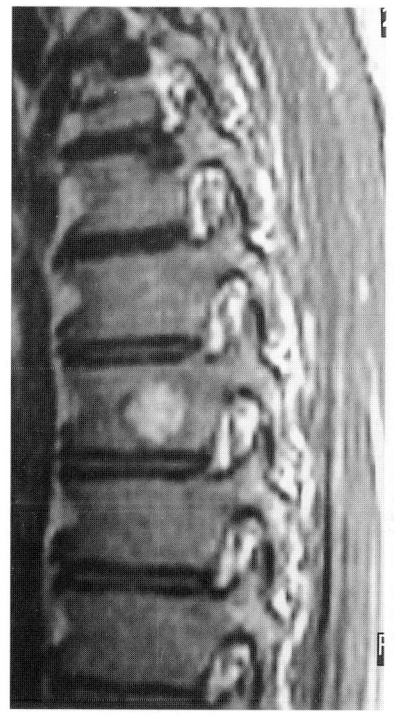

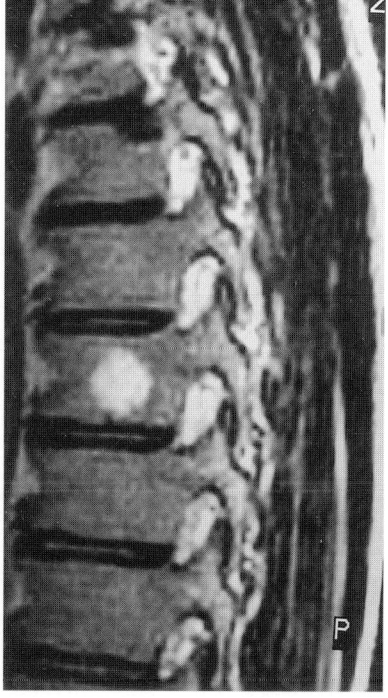

Abb. 2.**12 a** u. **b** Hämangiom BWK 8.
a T_1-gewichtete SE-Sequenz (500/15) und **b** T_2-gewichtete TSE-Sequenz (3000/90) sagittal. In beiden Signalwichtungen scharf begrenzte signalintensive fokale Knochenmarkläsion inmitten des Wirbelkörpers.

Bereits in der Adoleszenz entwickelt sich ein in allen Wichtungen signalarmes Band im Nucleus pulposus, das wahrscheinlich einer Invagination von inneren Lamellen des Anulus fibrosus entspricht.

Die fortschreitende Alterung der Disken zeigt magnetresonanztomographisch verschiedene Befunde. Zunächst ist eine Dehydratation des Nucleus pulposus an der protrahierten SI-Abnahme in T_2-gewichteten Bildern sichtbar. Im hohen Alter besteht die gesamte Bandscheibe nur noch aus Faserknorpel und stellt sich sehr signalarm dar. Weiterhin treten Risse im Anulus fibrosus auf, die konzentrisch, radial und transversal ausgerichtet sein können. In diese Risse kann vaskularisiertes Gewebe einsprießen, welches sich nach Gadoliniumgabe im T_1-gewichteten Bild signalreich darstellt. Risse prädisponieren zu Bandscheibenprotrusionen und -prolapsen. Im fortgeschrittenen Degenerationsprozeß ist, wie in der CT und im konventionellen Röntgen, manchmal ein *Vakuumphänomen* in den betroffenen Disken nachweisbar. Grundlage dieser Veränderung ist eine stickstoffreiche Gasansammlung, die aufgrund eines Unterdrucks in den Disken entsteht und mangels Vaskularisierung schwer resorbierbar ist.

Die Gaseinschlüsse sind in allen Wichtungen signalarm bis -frei und müssen von Verkalkungen und Chemical-chift-Artefakten differenziert werden. Zu diesem Zeitpunkt der Degeneration ist die Höhe der Bandscheibe immer gemindert.

Bandscheibenprolaps

Ein sehr wichtiger Aspekt der degenerativen Bandscheibenveränderungen ist die Verlagerung von Anteilen des Nucleus pulposus durch den Anulus fibrosus hindurch. Hier gibt es eine Vielzahl von Begriffen und Definitionen, die sich häufig überlappen oder synonym sind. Wir schlagen folgende Definition vor (Abb. 2.**14**):

Protrusion. Bei intaktem Anulus fibrosus kommt es zu einer breitflächigen, häufig etwas exzentrischen Vorwölbung der degenerierten Bandscheibe über die Konturen der benachbarten Wirbelkörper hinaus. Dieses wird als Bandscheibenprotrusion bezeichnet, die anterior, posterior und lateral liegen kann.

Subligamentärer Prolaps. Durchdringt ein Teil des Nucleus pulposus, z.B. durch einen Riß, die inneren und mittleren Anteile des Anulus fibrosus kommt es zu einer umschriebenen konvexbogigen Vorwölbung der Bandscheibe über die Wirbelkörperkontur. Dabei können die äußersten Fasern des Anulus fibrosus und das Lig. longitudinale intakt sein, was meistens an einem signalarmen Band zwischen Diskus und umgebenen Gewebe (z.B. epidurales Fett) zu erkennen ist. Dieses in allen Wichtungen signalarme Band ist in T_1- und T_2-gewichteten Bildern unterschiedlich gut abgrenzbar, und zwar in Abhängigkeit vom restlichen Wassergehalt des Diskus (noch signalreich in T_2-gewichteten Bildern) und von den angrenzenden Strukturen (epidurales Fett in T_1-gewichteten Bildern signalreich, myelographischer Effekt der T_2-gewichteten Bilder). In diesem Fall sprechen wir von ei-

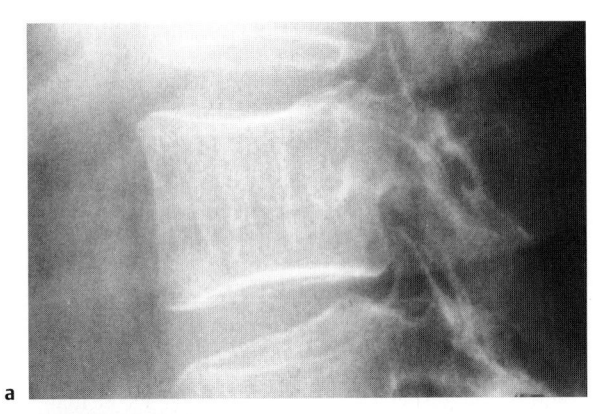

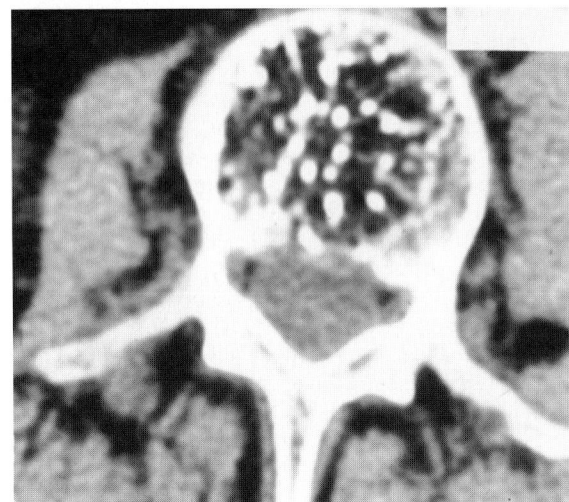

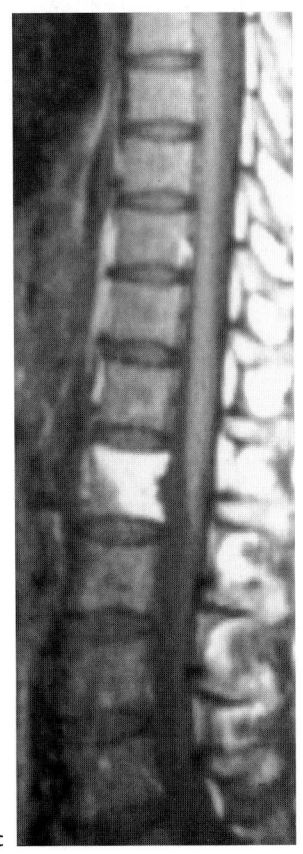

Abb. 2.**13a–c** Hämangiomwirbel. **a** Seitliche Röntgenaufnahme. Vermehrte streifige Zeichnung durch akzentuierte Längstrabekulierung. **b** CT. Vermehrter Fettgehalt sowie quergetroffene verdickte Längstrabekulierung. **c** MRT. T_1-gewichtetes SE-Bild. Aufgrund des erhöhten Fettgehalts zeigt sich eine erhöhte Signalintensität des Hämangiomwirbels.

nem subligamentären Prolaps, der median, mediolateral und lateral gelegen sein kann. Entsprechend der Lokalisation stehen radikuläre oder myelopathische Symptome im Vordergrund.

Transligamentärer Prolaps. Durchbricht der Prolaps die äußersten Fasern des Anulus fibrosus und das Lig. longitudinale, kommt es zu einem transligamentären Prolaps, der noch Verbindung zur Bandscheibe hat (Abb. 2.**15**). In transversalen Schichten erscheint dieser Prolaps schmaler als der subligamentäre Prolaps und besitzt manchmal eine Einschnürung am Durchtritt durch die ligamentären Strukturen. Eine Penetration der Dura ist eine Rarität.

Sequestrierung. Verliert ein Prolaps den Kontakt zur Bandscheibe liegt eine Sequestrierung vor (Abb. 2.**16**). Dabei kann der Sequester vor oder hinter dem Lig. longitudinale liegen und wandern, in der Regel nach kaudal. In

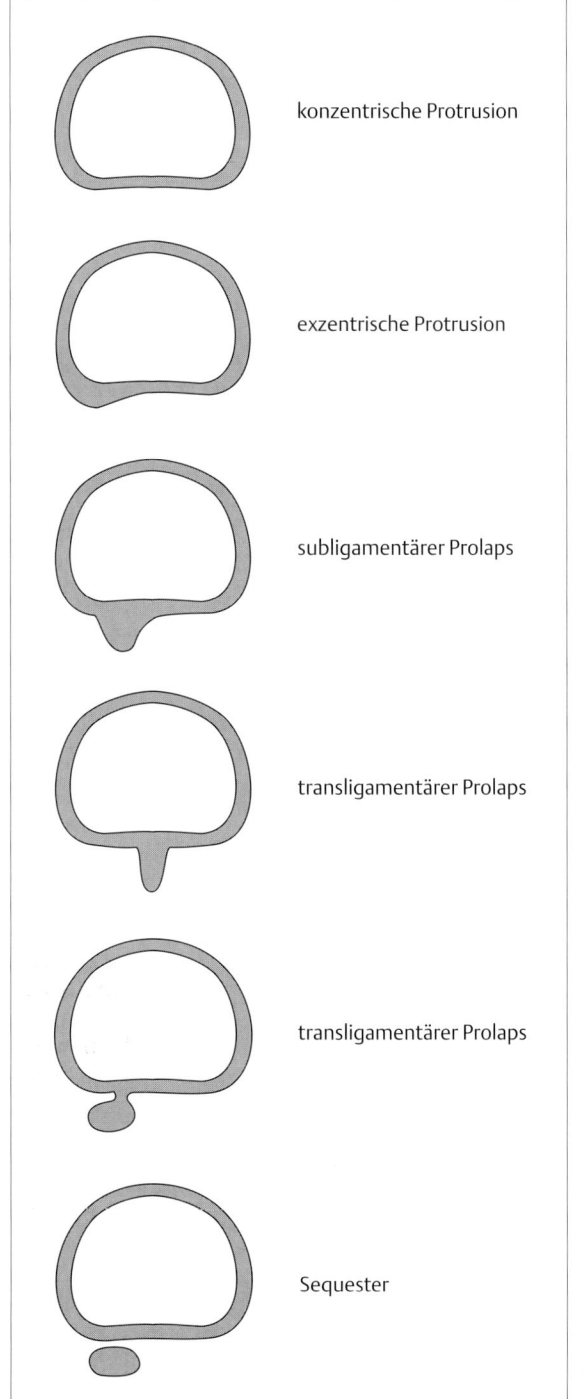

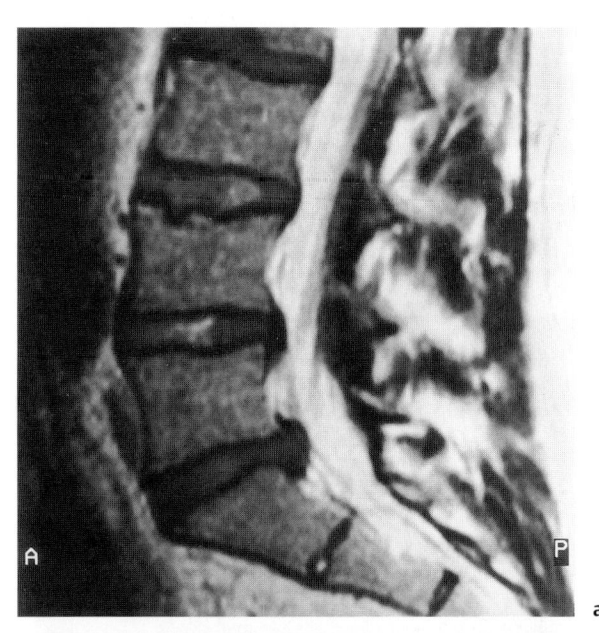

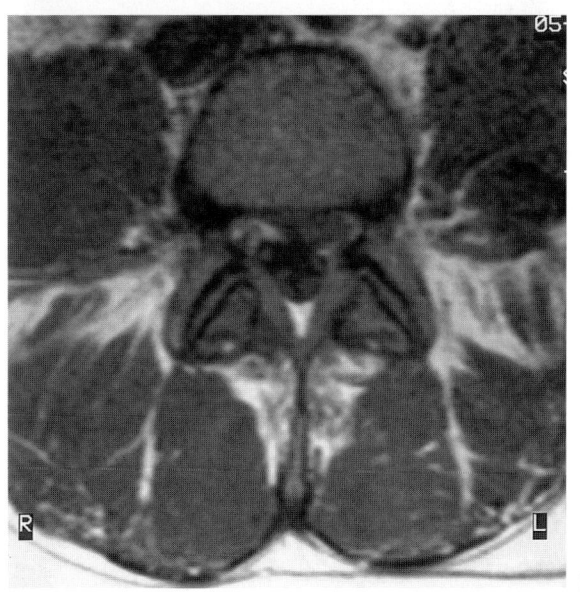

Abb. 2.**15a** u. **b** Links mediolateraler Bandscheibenprolaps mit Kompression der linken Wurzel S1 und Verengung des linken Recessus lateralis. **a** T_1-gewichtete SE-Sequenz (545/15) sagittal und **b** transversal.

◀ Abb. 2.**14** Schema der Einteilung der Zwischenwirbelscheibendegeneration mit Protrusion oder Prolaps.

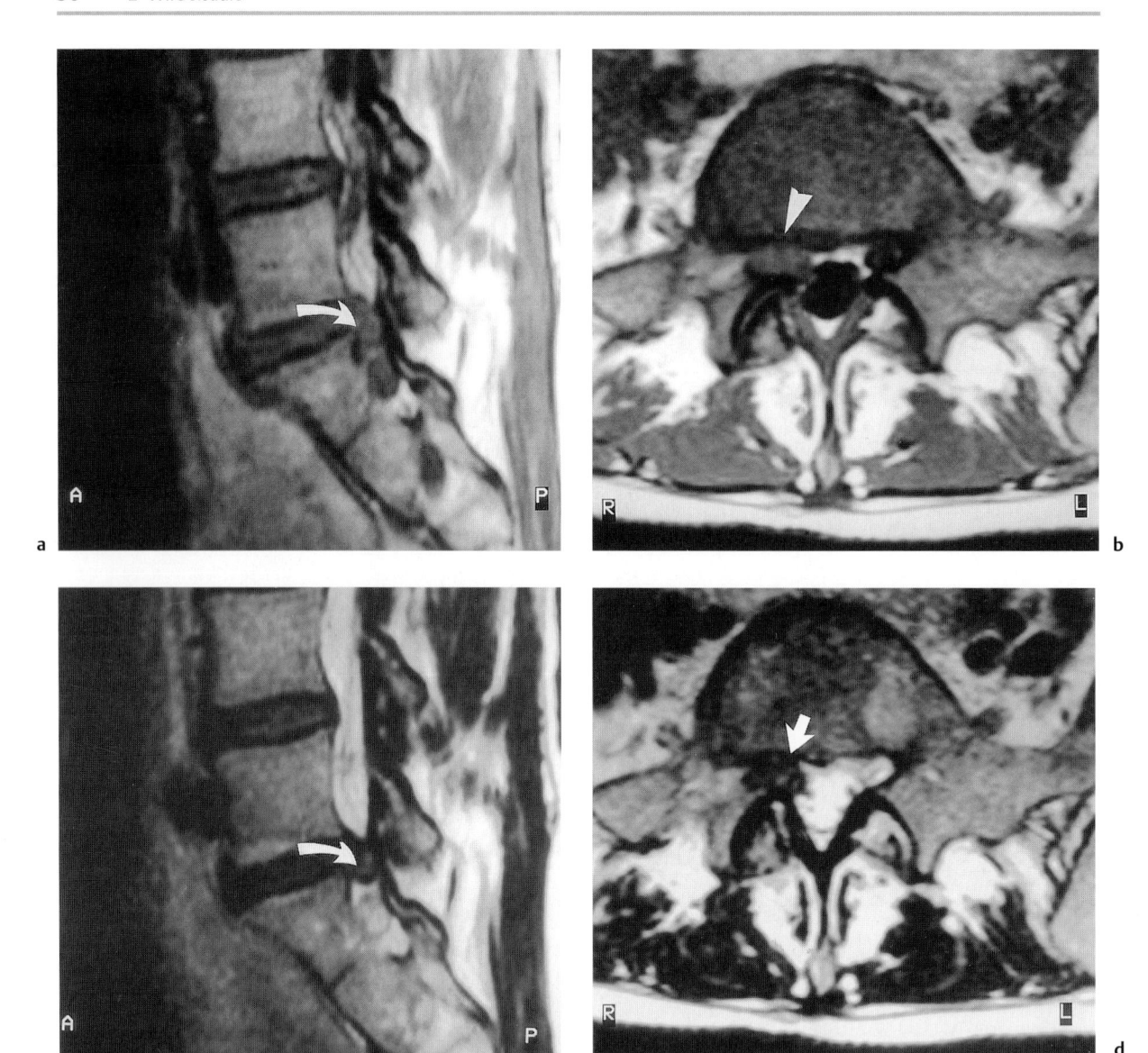

Abb. 2.16a–d Rechts mediolateraler sequestrierter Bandscheibenvorfall LWK 5/S1. **a** T_1-gewichtete TSE-Sequenz (500/15) sagittal und **b** transversal. **c** T_2-gewichtete SE-Sequenz (3000/110) sagittal und **d** transversal. Der Prolaps sequestriert nach kaudal und engt das rechtsseitige Neuroforamen ein (Pfeile).

T_2-gewichteten Bildern ist der Sequester oft signalreicher als die Mutterbandscheibe, was auf eine Neovaskularisation mit erhöhtem Flüssigkeitsgehalt zurückgeführt wird. Damit ist auch die oft beobachtete randständige Gadoliniumaufnahme von Sequestern zu erklären.

Schmorl-Knoten (Abb. 2.17). Sie entsprechen kleinen intramedullären Vorfällen von Bandscheibenmaterial durch die Wirbelkörperendplatten. Sie haben ein Signalverhalten wie die angrenzende Bandscheibe und zeigen manchmal eine Kontrastmittelaufnahme.

Bei der Beurteilung von Bandscheibenvorfällen müssen auch indirekte Zeichen und Folgen, wie Maskierung von epiduralem Fett, Kompression des Duralsacks und des Myelons, Verlagerung und Schwellung von Nervenwurzeln, eingeengte Neuroforamina und gestaute Plexusvenen, beachtet werden.

Meistens treten degenerative Bandscheibenvorfälle bei Menschen mittleren Lebensalters auf. Im höheren Alter sind sie selten, da die Disken dann vollständig fibrosiert sind. Ungefähr 90% aller lumbalen Bandscheibenvorfälle treten in den Segmenten L4/L5 und L5/S1 auf, ca. 10% liegen im Segment L3/L4, die kranialen LWS-Abschnitte sind seltener betroffen.

Thorakale und zervikale Bandscheibenvorfälle sind seltener als lumbale. Da die anatomischen Strukturen kleiner sind, ist eine Untersuchung mit geringerer Schichtdicke erforderlich. Vorteilhaft ist hierfür der Einsatz von 3-D-Sequenzen.

Abb. 2.17 a u. b Schmorl-Knötchen bei Zustand nach Morbus Scheuermann der Deckplatte LWK1. **a** T_1-gewichtete SE-Sequenz (500/20) nach Kontrastmittelgabe. **b** T_2-gewichtete TSE-Sequenz (2880/90) sagittal. Relativ zentrale signalarme intramedulläre Eindellung der Wirbelkörperdeckplatte mit vergleichbarer Signalintensität wie das umgebende Bandscheibengewebe auch nach Kontrastmittelapplikation.

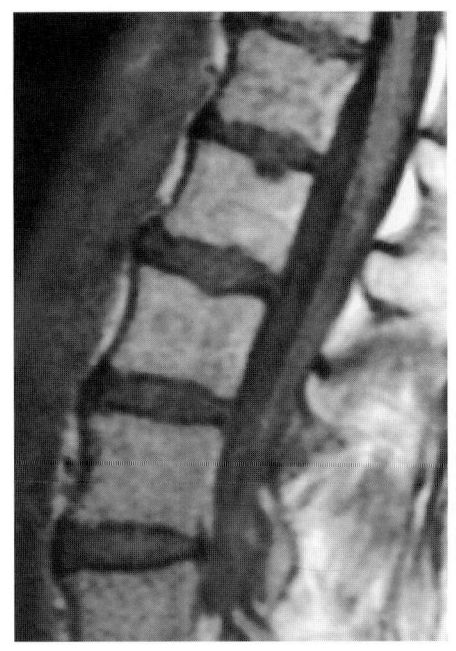

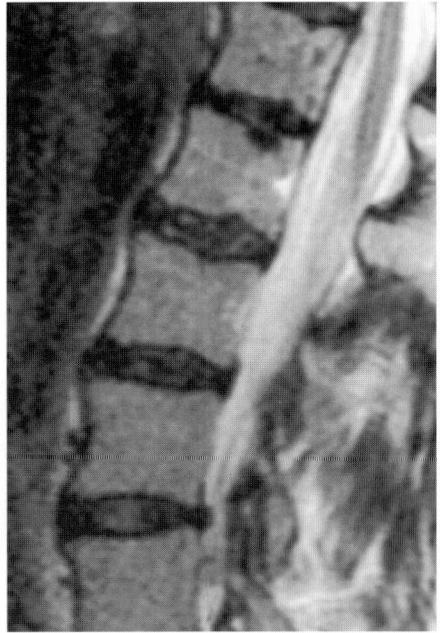

Aufgrund der Brustkyphose liegt das thorakale Myelon weit ventral, der anteriore Epiduralraum ist relativ schmal. Dadurch können bereits kleine Prolapse zu myelopathischen Veränderungen führen (Abb. 2.18). Ungefähr 90 % der zervikalen Bandscheibenvorfälle sind in den Segmenten C5/C6 und C6/C7 lokalisiert. Mediane Prolapse treten in der HWS häufiger auf als in der LWS und BWS. Da einerseits der fetthaltige Epiduralraum zervikal sehr schmal und andererseits das epidurale Gefäßnetz sehr ausgeprägt ist, kann bei T_1-gewichteten Bildern eine Gadoliniumgabe für die Abgrenzung eines Prolaps präoperativ sinnvoll sein.

In der MRT sichtbare Veränderungen sind nur bei entsprechendem klinischem Bild und Anamnese relevant. In einer Studie hat Teresi (47) degenerative HWS-Veränderungen bei 100 neurologisch asymptomatischen Patienten untersucht. Eine Reduktion der Diskushöhe wiesen 24 % der 45- bis 54jährigen Patienten auf, bei den älter als 64jährigen lag die Häufigkeit bei 67 %. Eine Bandscheibenprotusion fand sich in der jüngeren Altersgruppe in 20 %, in der älteren Gruppe in 57 % der Fälle. Eine Kompression des Duralsacks mit Verlagerung des Myelons trat bei 16 bzw. 24 % der Patienten auf, eine Kompression des Myelons selbst nur in 7 % der Fälle. Wichtig ist, daß eine Einengung der Neuroforamina bei keinem der asymptomatischen Patienten nachweisbar war.

Für die Erklärung der klinischen Symptomatik bei Bandscheibenvorfällen ist die genaue Lagebeziehung des Vorfalls zu den Nervenwurzeln, Spinalganglien und Spinalnerven der betroffenen Segmente wichtig. Deshalb ist in Abb. 2.19 und der analogen Skizze die klinisch relevante Anatomie am Beispiel der LWS herausgearbeitet. Je nach medianer, intra- oder extraforaminärer Lage des Prolaps resultiert eine Myelopathie oder Radikulopathie einer bzw. mehrerer Segmentwurzeln.

Differentialdiagnosen. Kleine *extradurale Tumoren* können Bandscheibenvorfällen ähneln. Sie nehmen jedoch häufig Kontrastmittel auf und sind meistens signalreicher in der T_2-gewichteten Sequenz. Diese Unterscheidungsmerkmale gelten auch für *epidurale Abszesse* und *Hämatome*. Nichtsequestrierte Prolapse sind immer in Höhe der Mutterbandscheibe zu finden und mit ihr verbunden. *Synovialzysten* der kleinen Wirbelgelenke sind ebenfalls im T_2-gewichteten Bild signalreicher als Bandscheibenvorfälle, eine Gadoliniumanreicherung fehlt jedoch. Wenn sie einbluten und/oder verkalken kann das Signalverhalten einem Prolaps ähneln, dann kann mittels CT häufig Blut oder Kalk nachgewiesen werden.

Spinale Enge und zervikale Myelopathie

Angeborene spinale Stenosen, wie bei Achondroplasie, sind seltener als erworbene Formen. Die Stenose kann den Spinalkanal, die Neuroforamina und die Recessus laterales betreffen. Entsprechend dominieren klinisch radikulo- und/oder myelopathische Beschwerden. Einleuchtend ist, daß bei Menschen mit grenzwertig weitem Spinalkanal bereits gering ausgeprägte zusätzliche Veränderungen, z.B. eine Diskusprotrusion, zu einer kritischen Stenose mit deutlicher Symptomatik führen können. Der bandscheibenparallel gemessene a.-p. Durchmesser des knöchernen Spinalkanals sollte in der LWS 15 mm nicht unterschreiten, der Interpedunkularabstand sollte in Höhe der Recessus mindestens 18 mm betragen und diese wiederum sollten in a.-p. Richtung 4–5 mm messen (Abb. 2.20).

Die häufigste Ursache (Abb. 2.21) für die erworbene spinale Stenose sind degenerative Veränderungen. Zusätzlich zu den bereits besprochenen Spondylophyten und Bandscheibenveränderungen finden sich arthroti-

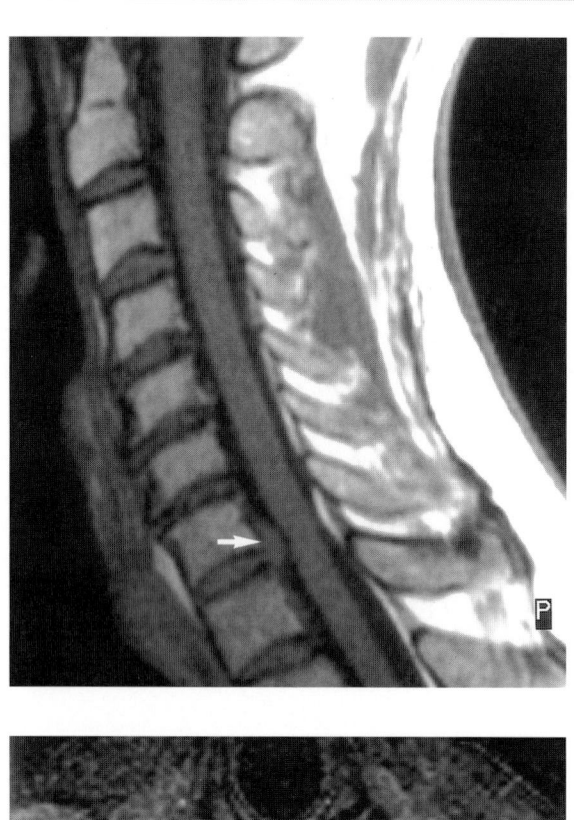

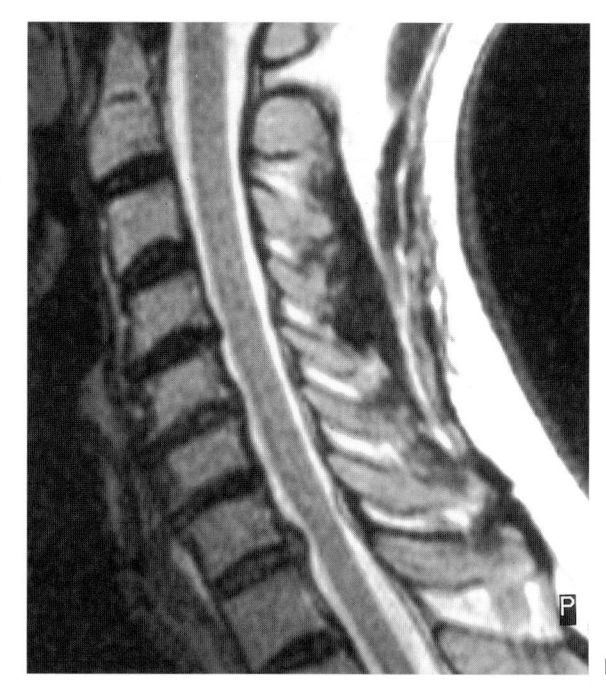

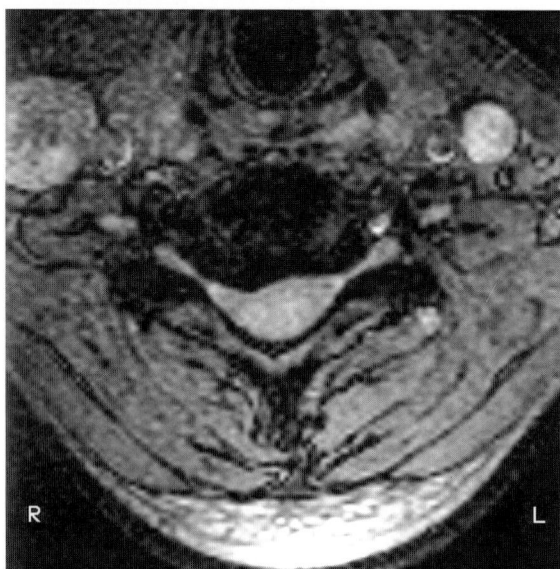

Abb. 2.**18 a–c** Rechts mediolateraler Bandscheibenvorfall im Segment HWK 7/BWK 1. **a** T$_1$-gewichtete SE-Sequenz (401/15). **b** T$_2$-gewichtete TSE-Sequenz (2500/120) sagittal. **c** GRE-Sequenz (TR = 593 ms, TE = 35 ms, Flip-Winkel = 60 Grad) transversal. Insbesondere in der GRE-Sequenz ist die Pelottierung des Duralsacks und die Einengung des rechten Neuroforamens gut erkennbar. Das Myelon wird erreicht.

sche Veränderungen an den Facettengelenken und Hypertrophien der Ligg. flava. Die Arthrosezeichen der kleinen Wirbelgelenke sind analog denen der großen Gelenke: Verschmälerung des Gelenkspalts, kortikale Erosionen und hypertrophe Knochenbildung an den Gelenkrändern. Auch entzündliche Veränderungen wie ein Gelenkerguß sowie Synovialproliferation und Synovialzysten finden sich im Bereich der Facettengelenke.

Auf einzelne Erkrankungen, die den Spinalkanal einengen können, wie der Pannus im Densbereich bei rheumatoider Arthritis, Verknöcherungen des Lig. longitudinale, Spondylosis ankylosans und intraspinale Tumoren, wird in den entsprechenden Kapiteln eingegangen.

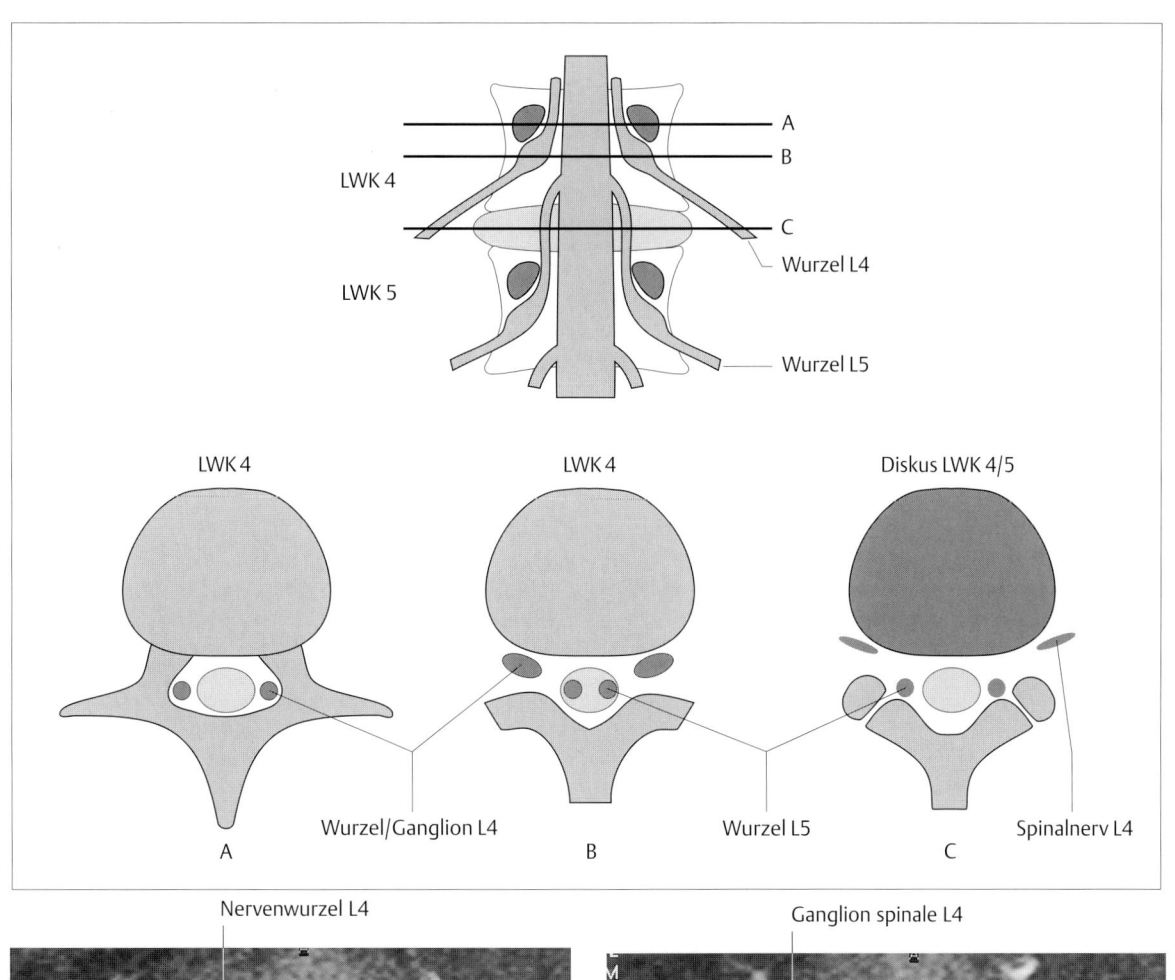

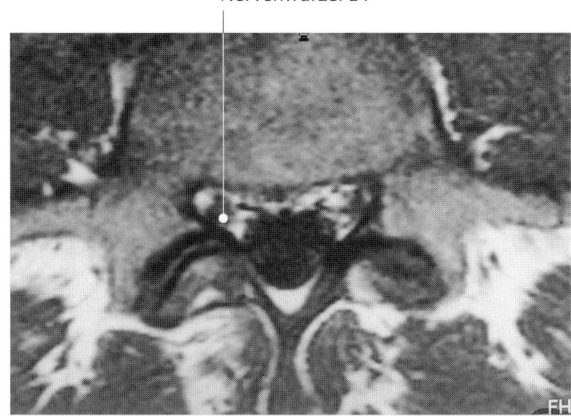

Degenerative Wirbelsäulenerkrankungen

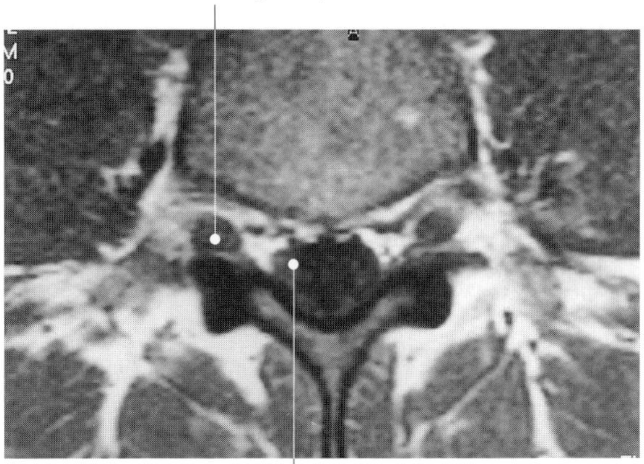

Abb. 2.**19a–d** **a** Schnittbildanatomie. Schemazeichnung der Wirbelsäulenanatomie (oben) in den Segmenten des 4. (LWK 4) und 5. (LWK 5) Wirbels. Im unteren Teil Schnittbildanatomie (A) in Höhe der Wirbelbögen mit Darstellung der Nervenwurzel im Recessus, (B) in Höhe des oberen Abschnitts des Neuroforamens mit Darstellung des Ganglions und (C) in Höhe der Zwischenwirbelscheibe mit Darstellung des jeweils höheren Spinalnervs lateral und der austretenden Nervenwurzel lateral des Duralsacks. **b–d** T$_1$-gewichtete SE-Sequenzen in vergleichbaren Höhen (**b** entspricht A, **c** entspricht B, **d** entspricht C).

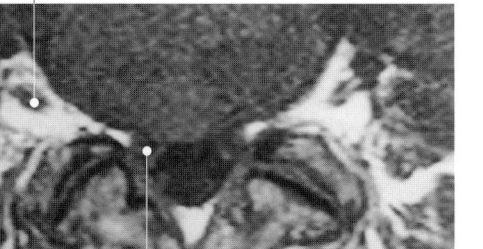

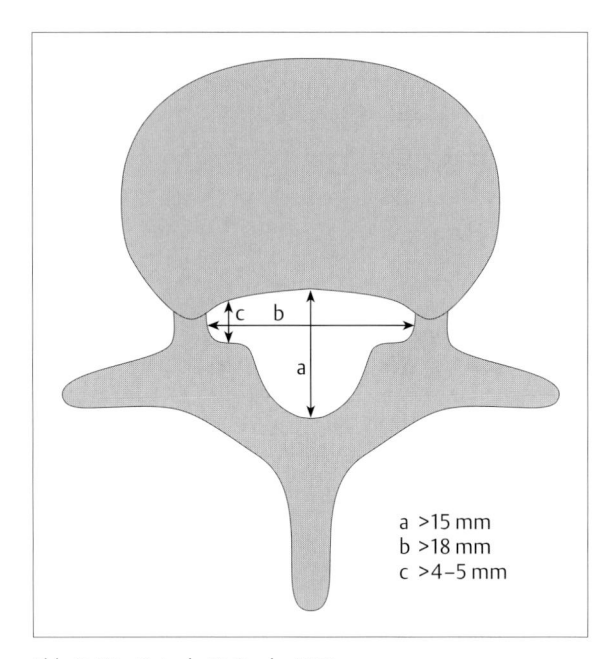

Abb. 2.20 Spinale Maße der LWS.

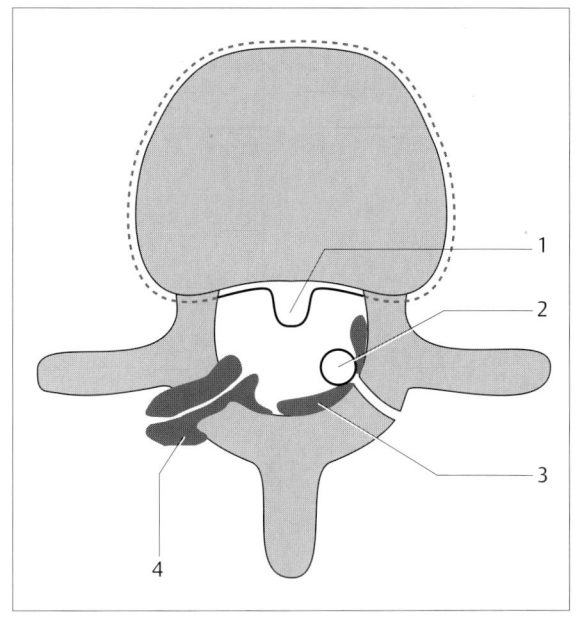

a >15 mm
b >18 mm
c >4–5 mm

Abb. 2.21 Synopsis der degenerativen Spinalkanalstenose.
1 = Prolaps
2 = Synovialzyste
3 = Hypertrophie der Ligg. flava
4 = Arthrose der kleinen Wirbelgelenke

Spondylitis und Spondylodiszitis

Typischerweise sind bei Infektionen der Wirbelsäule sowohl Bandscheiben als auch Wirbelkörper betroffen. Daher sprechen wir im folgenden nur von einer Spondylodiszitis und differenzieren nicht mehr oder weniger synonym gebrauchte Begriffe wie Spondylitis, Diszitis und vertebrale Osteomyelitis.

Infektionswege der Spondylodiszitis:
- *hämatogene Keimverschleppung,*
- Keimwanderung aus der unmittelbaren Umgebung (z. B. retroperitonealer Abszeß),
- *perkutane Keimverschleppung* (z. B. Trauma, Operation).

Die hämatogene Infektion ist die häufigste Ursache einer Spondylodiszitis. Typische Keime sind Staphylococcus aureus, Streptokokken, Enterobakterien, Klebsiellae, Pseudomonaden und säurefeste Stäbchen. Beim Erwachsenen wird primär der Wirbelkörper infiziert und die Infektion breitet sich über die benachbarte Bandscheibe in andere Wirbelkörper aus. Beim Kind kann aufgrund der noch bestehenden Blutversorgung der Disken auch die primäre Infektion einer Bandscheibe vorliegen.

MRT-Diagnostik. Die MRT spielt vor allem in der Frühdiagnose einer Spondylodiszitis eine große Rolle, da konventionelles Röntgen und CT in diesem Stadium unauffällig sein können. Klinische Zeichen und Laboruntersuchungen sind ebenfalls häufig unspezifisch. Für die MRT-Diagnose einer Spondylodiszitis sind sowohl das Signalverhalten der Wirbelkörper und der Disken, als auch das Befallsmuster wegweisend. Beim typischen Bild (Abb. 2.22) verursachen Knochenmarködem und Hyperämie eine deutliche Signalabsenkung des Knochenmarks der betroffenen Wirbelkörper im T_1-gewichteten Bild. Im T_2-gewichteten Bild sind die Wirbelkörper signalreich, nach Gadoliniumgabe kommt es zu einem Enhancement. Entscheidend ist der Mitbefall der benachbarten Bandscheibe, die im T_2-gewichteten Bild signalangehoben ist und im fortgeschrittenen Stadium Kontrastmittel aufnimmt. Weitere Zeichen für eine Bandscheibenbeteiligung sind Höhenminderung, Deformierung, Maskierung des intranukleären Spalts und eine unscharfe Abgrenzung zu den Wirbelkörperabschlußplatten (Abb. 2.9). Klassisch ist der Befall benachbarter Wirbelkörper unter Aussparung der posterioren Wirbelanteile. Ist jedoch eine Operation oder ein penetrierendes Trauma Ursache für eine Spondylodiszitis, können bereits früh die posterioren Wirbelelemente und paraspinale Weichteile betroffen sein. Nur in 30 % der Fälle findet sich im Akutstadium eine Wirbelkörperdeformation und ein Befall des Epiduralraums. Das in 20 % der Fälle vorhandene paravertebrale Granulationsgewebe ist nur mäßiggradig ausgeprägt.

Tuberkulöse Spondylodiszitis. Sie nimmt eine Sonderstellung ein. Während der Prädilektionsort für die pyogene Spondylodiszitis die untere LWS ist, betrifft die tuberkulöse Infektion am häufigsten den thorakolumbalen Übergang. Weitere Besonderheiten der tuberkulösen Spondylodiszitis sind die häufigeren und ausgeprägteren Wirbelkörperdestruktionen, die in ca. 25 % der Fälle zu ei-

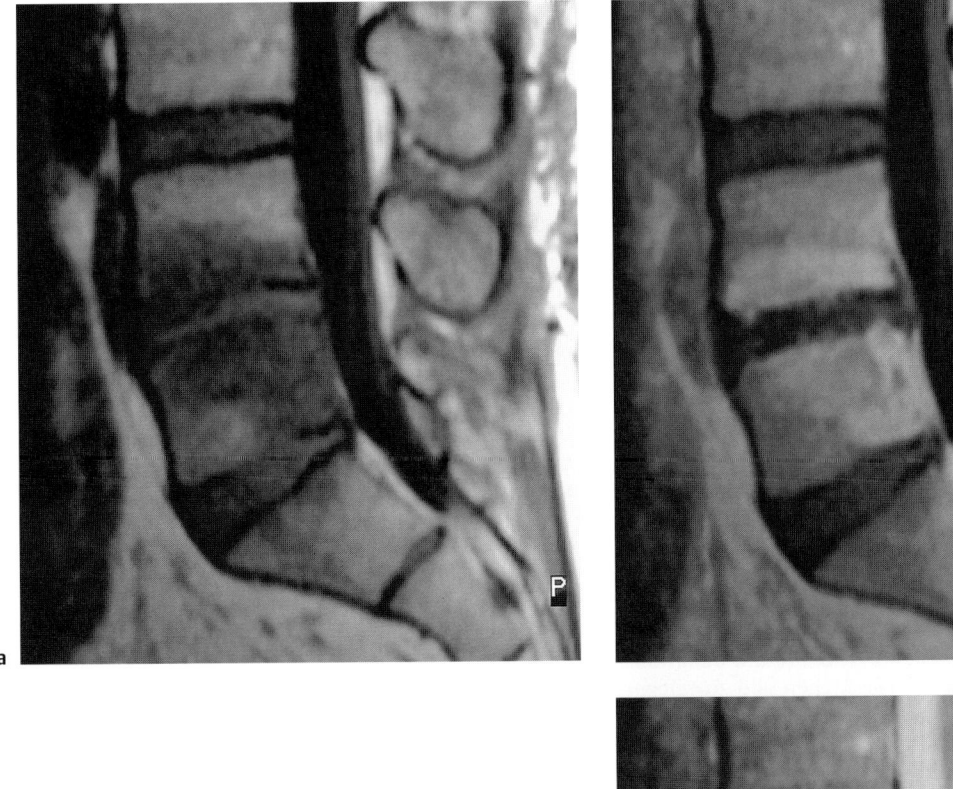

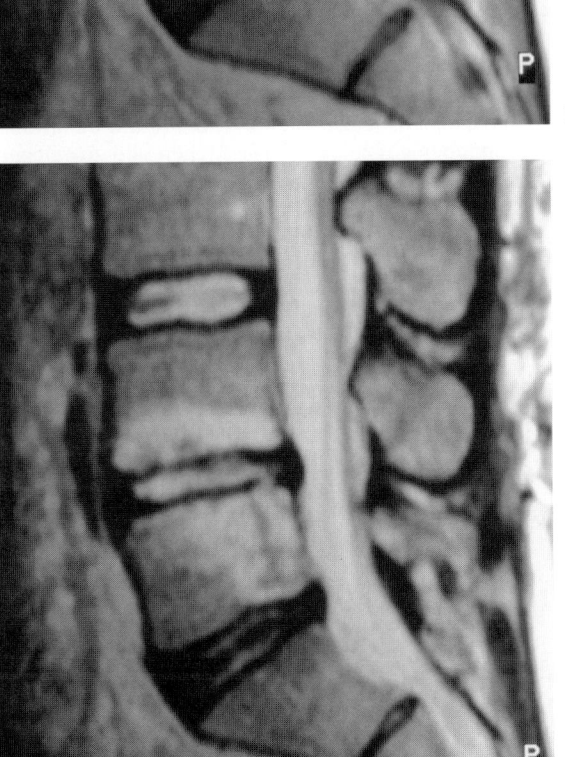

Abb. 2.**22 a–c** Spondylodiszitis nach Nukleotomie LWK 4/LWK 5. **a** T$_1$-gewichtete SE-Sequenz (474/15) nativ und **b** nach Kontrastmittelgabe. **c** T$_2$-gewichtete TSE-Sequenz (2931/110) sagittal. Die an die Bandscheibe grenzenden Wirbelkörper sind subtotal betroffen. Kontrastmittelanreicherung in der Bandscheibe und dem befallenen Knochenmarkraum.

ner Wirbelsäulendeformität führen. Außerdem finden sich fast immer paraspinale Abszeßformationen und bei 68 % der Patienten ist der Epiduralraum mitbetroffen. Ein multipler Befall in der Wirbelsäule (*skip-lesions*) kommt nur bei der tuberkulösen Infektion (in 16 % der Fälle) vor.

Brucella melitensis. Die fokale Wirbelkörperinfektion mit Brucella melitensis ist wegen einiger typischer Veränderungen ebenfalls eine gesonderte Erwähnung wert. Typisch ist die Infektion der Deckplattenvorderkanten der unteren LWK, insbesondere LWK 4. Die Disken hernieren durch die noch scharf abgrenzbaren Abschlußplatten und ähneln Schmorl-Knötchen. In den Disken ist häufig ein Vakuumphänomen nachweisbar, was ansonsten im Rahmen einer Spondylodiszitis selten ist.

Differentialdiagnose. In atypischen Fällen können differentialdiagnostische Probleme auftreten:

Eine *frische osteoporotische Fraktur* kann aufgrund des Knochenmarködems ein ähnliches Signalverhalten wie eine Infektion besitzen. Das Signal einer gealterten Bandscheibe im T_2-gewichteten Bild ist im Gegensatz zur Infektion jedoch abgesenkt. Sollten aber Gefäße in eine degenerierte Bandscheibe eingesprossen sein, sind das T_2-gewichtete Bild und die Gadoliniumgabe als differentialdiagnostisches Kriterium wenig hilfreich.

Eine *neoplastische Knochenmarkinfiltration* zeigt das gleiche Signal- und Gadolinium-Verhalten wie eine Infektion. Eine Mitbeteiligung der Bandscheiben ist bei Tumorbefall jedoch eine Rarität. Weiterhin sind eine Einbeziehung der posterioren Wirbelelemente und ein disseminierter Wirbelsäulenbefall bei einem Malignom viel häufiger. Die neoplastische Knochenmarkinfiltration erfaßt den gesamten Wirbelkörper und wölbt, im Fall einer Fraktur, die Hinterkante regelmäßig konvexbogig gegen den Spinalkanal vor, während bei der osteoporotischen Fraktur oft nur einzelne Knochenfragmente nach dorsal verlagert werden. Nach Gadoliniumgabe soll der osteoporotische Wirbelkörper isointens zu den gesunden werden, während der neoplastisch infiltrierte Wirbelkörper häufig eine inhomogenere und ausgeprägtere Kontrastmittelaufnahme aufweist.

Selbstverständlich kann das Erscheinungsbild einer Spondylodiszitis je nach Keim, Stadium und Infektionsart vom oben geschilderten klassischen Bild abweichen. Insbesondere Mischinfektionen und Infektionen in neoplastisch veränderten Wirbeln sind differentialdiagnostisch schwer einzuordnen.

Posttraumatische Wirbelsäulenveränderungen

Die MRT ist kein Bildgebungsverfahren der Notfalldiagnostik. Die Aufrechterhaltung von Vitalfunktionen mit den dafür notwendigen apparativen Maßnahmen ohne Rücksicht auf „Magnetkompatibilität" besitzt absoluten Vorrang vor spinaler Detaildiagnostik. Für traumatologische Fragestellungen ist nach wie vor nach der nativen Röntgenübersichtsdiagnostik die CT aufgrund der besseren Praktikabilität und Verfügbarkeit in Akutkliniken das Verfahren der Wahl.

Dennoch darf der MRT insbesondere mit Blick auf die Zukunft bei ihrer Überlegenheit in der Darstellung von Rückenmarkverletzungen Raum auch für traumatologische Fragestellungen zugestanden werden. Immerhin werden bei rund 20 % aller Wirbelsäulenverletzungen aufgrund von Verkehrsunfällen, Stürzen aus großer Höhe oder Sportverletzungen Rückenmarkverletzungen beobachtet.

Erste Frage bei Verletzungen der Wirbelsäule ist die nach *Frakturen* und ihrer *Stabilität*. Orientiert man sich in der Definition der Stabilität an der Vorgabe von 3 Säulen nach Holdsworth u. Denis, so ist offensichtlich, daß diese Frage nicht magnetresonanztomographisch entschieden wird. Es ist davon auszugehen, daß eine Fraktur dann instabil ist, wenn alle 3 Pfeiler der Wirbelsäule oder ihr mittlerer und ein benachbarter Abschnitt verletzt sind. Als vordere Säule wird dabei das vordere Längsband, der vordere Teil der Wirbelkörper (2/3) einschließlich Zwischenwirbelscheibe, als mittlere Säule der hintere Teil des Wirbelkörpers einschließlich des Anulus fibrosus und des hinteren Längsbands und als hintere Säule die dorsale Spinalkanalummantelung einschließlich Facettengelenken und den hinteren Bändern definiert. Nur letztere und der Spinalkanal werden besonders gut magnetresonanztomographisch abgebildet. Neben nativen Röntgenübersichtsaufnahmen hat sich die CT als Verfahren der Wahl im Nachweis von knöchernen Frakturen bewährt.

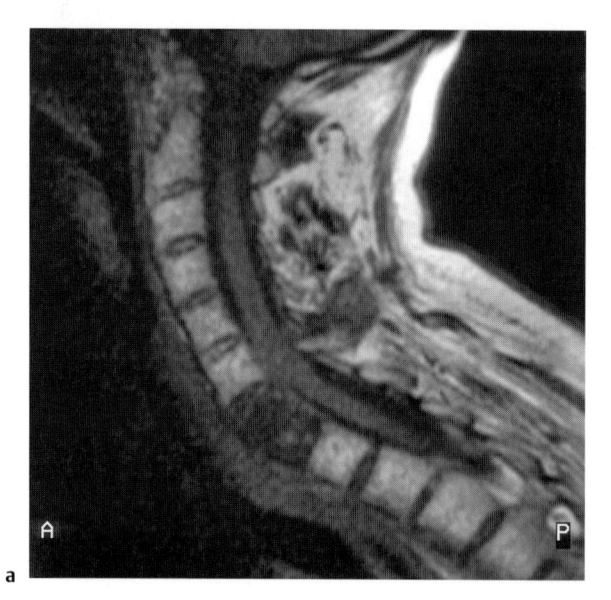

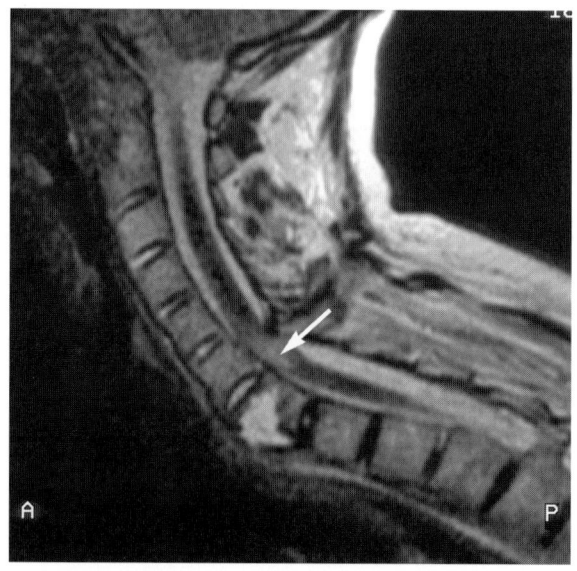

Abb. 2.**23a** u. **b** Posttraumatische Fraktur von HWK 7. **a** T_1-gewichtete SE-Sequenz (427/16) und **b** T_2-gewichtete TSE-Sequenz (2700/120) sagittal. Destruktion des Wirbelkörpers und massives Knochenmarködem. Zusätzlich wird der Spinalkanal in Höhe HWK 6 von dorsal her knöchern eingeengt. In dieser Höhe Nachweis einer Myelonkontusion durch fokale Signalanhebung im T_2-gewichteten Bild (Pfeil).

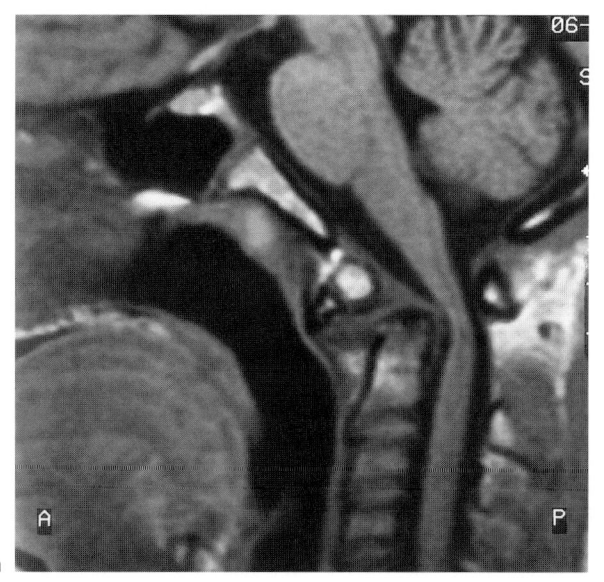

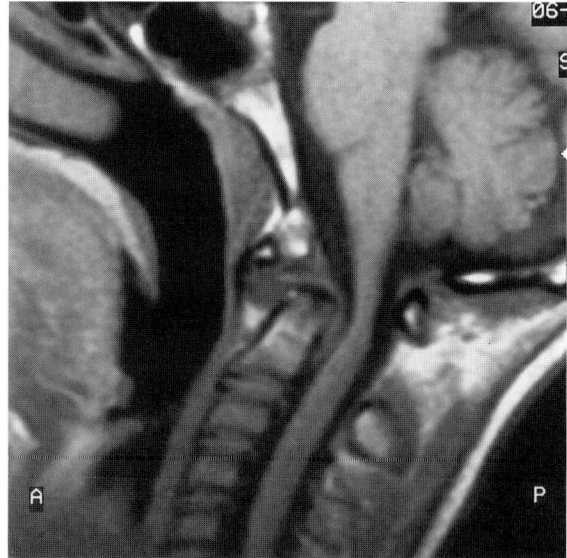

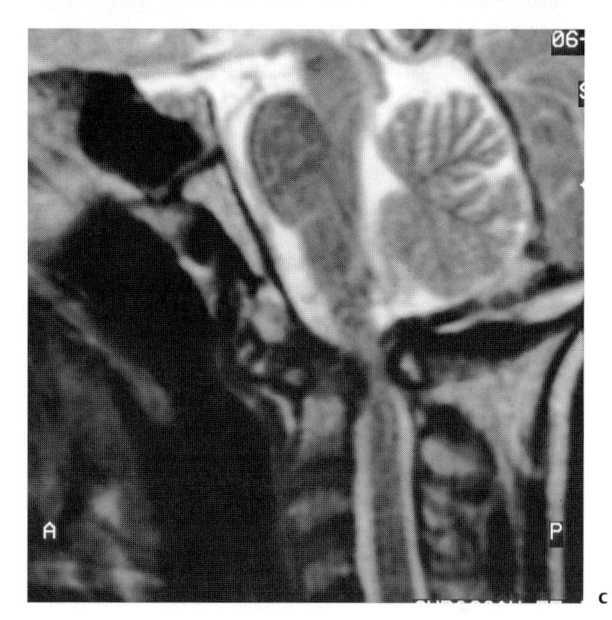

Abb. 2.**24 a – c** Densfraktur mit freiem proximalen Fragment. T₁-gewichtete SE-Sequenz (500/13) in **a** Anteflexion u. **b** Reklination. **c** T₂-gewichtete TSE-Sequenz (3268/110) sagittal. Durch das Gleiten des Atlas hochgradige Kompression des kraniozervikalen Übergangs.

■ **Wirbelkörperverletzungen**

Die MRT hat Vorteile bei der Diagnostik größerer Wirbelsäulenabschnitte in den Bereichen, in denen die Röntgennativdiagnostik nur problematisch eingesetzt werden kann und bei denen Verletzungen aufgrund der speziellen Kräfteparallelogramme bei Verletzungen besonders häufig sind. Dies betrifft den zervikothorakalen Übergang (Abb. 2.23) und die Densfrakturen (Abb. 2.24), während der ebenfalls häufig verletzte thorakolumbale Übergangsbereich röntgenologisch meist ausreichend erfaßt wird. Die CT ermöglicht zwar eine detaillierte Knochendiagnostik, ist jedoch auf kleine Untersuchungsvolumen begrenzt.

Nach Anderson u. D'Alonzo (1) werden 3 Arten von Densfrakturen unterschieden:

- Typ I ist selten und betrifft Schrägfrakturen kranial der Basis. Es handelt sich um eine stabile Fraktur.
- Typ II ist der häufigste Frakturtyp und tangiert direkt die Densbasis. In der Regel sind diese Verletzungen instabil und müssen chirurgisch versorgt werden.
- Typ-III-Frakturen betreffen die Basis des Axis und können meist konservativ behandelt werden.

Da die Frakturen oft einen horizontalen Verlauf nehmen, ist die Möglichkeit der MRT zur multiplanaren Darstellung mit primär sagittaler Schnittführung ein entscheidender Vorteil gegenüber der konkurrierenden CT, bei der Sekundärrekonstruktionen zur übersichtlichen Darstellung der Verletzungsmuster zu Hilfe genommen werden müssen. Geschieht dies nicht, besteht die Gefahr, daß Bruchlinien aufgrund von Teilvolumeneffekten übersehen werden.

Auch das Ausmaß von Kompressionen anderer Wirbelkörper kann durch die sagittale MRT übersichtlicher als mit allen anderen Verfahren dargestellt werden. Die Sequenztechnik spielt in der Akutdiagnostik keine Rolle.

T$_2$-gewichtete TSE-Sequenzen zeigen neben den anatomischen Verhältnissen das Ausmaß der Beteiligung des Spinalkanals, da sich Liquor cerebrospinalis, Myelon und Knochenkortikalis bzw. Bandapparat optimal voneinander abgrenzen. T$_2$-gewichtete GRE-Techniken demarkieren durch Suszeptibilitätsartefakte intraspinale Einblutungen, T$_1$-gewichtete SE- bzw. STIR-Sequenzen grenzen das Knochenmarködem besonders markant von gesunden umgebenden Strukturen ab. Aus der Kombination der Signalintensitäten von T$_1$- und T$_2$-gewichteten Sequenzen kann auf Aktualität bzw. Alter einer Einblutung geschlossen werden. Frische Blutungen lassen sich sehr sensitiv mit der FLAIR-(engl. fluid-attenuated inversion-recovery) Sequenz nachweisen, da sich der Liquor signalfrei und Blut signalreich darstellt.

■ Ligamentäre Instabilität

Während knöcherne Verletzungen meist sehr gut in der CT erfaßt werden, besitzt die MRT den besseren Weichteilkontrast und ist daher in der Lage, auch ligamentäre Verletzungen nachzuweisen. Innerhalb der ersten Wochen nach dem Trauma sind insbesondere in T$_2$-gewichteten Sequenzen signalintensive Läsionen nachweisbar, die die normalen Bandstrukturen niedriger Signalintensität unterbrechen. Korrelat dieser Signalanhebungen

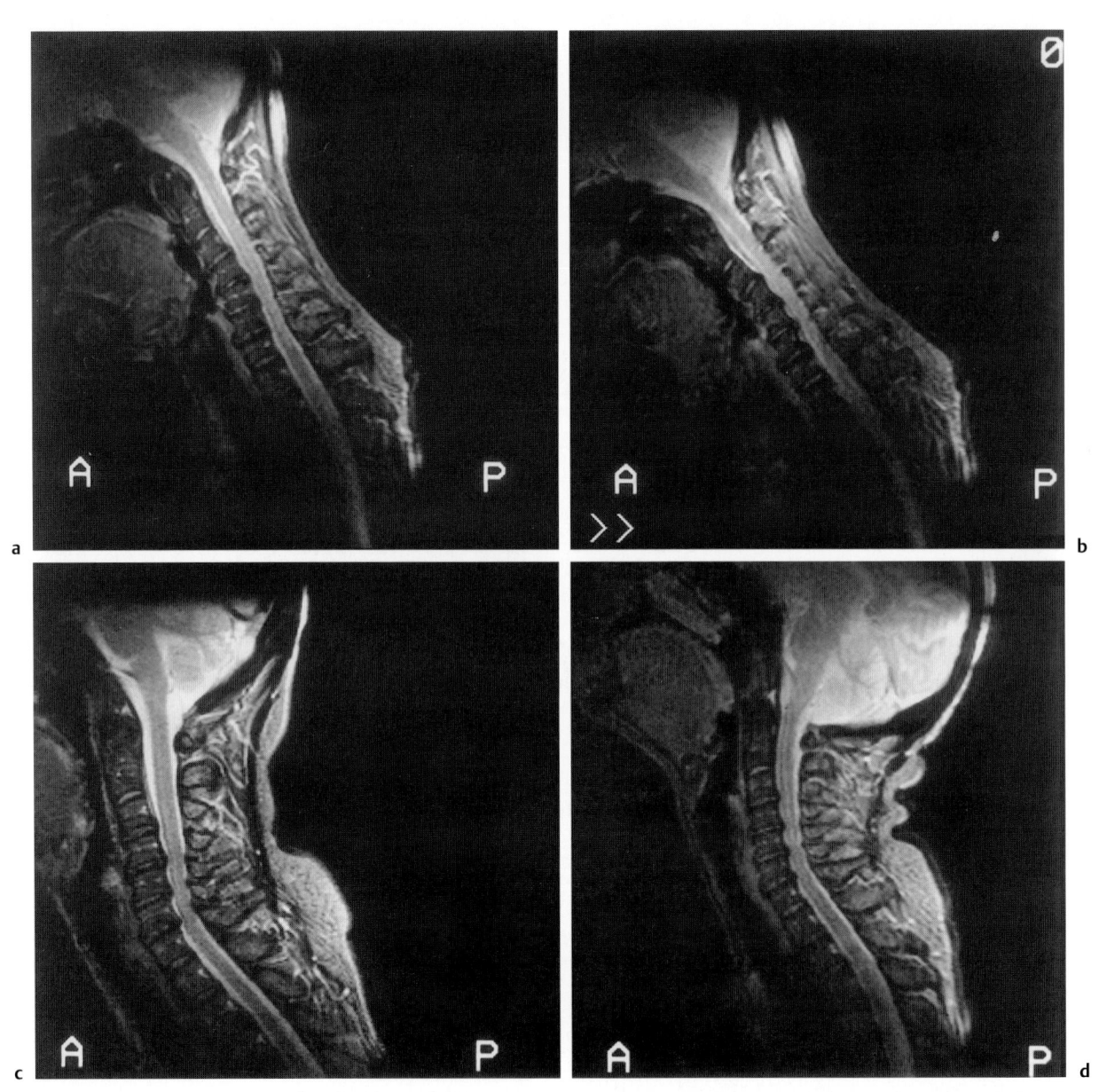

Abb. 2.**25 a–d** Funktionstomogramm der HWS zum Nachweis der haltungsabhängigen zervikalen Myelopathie. **a** u. **b** T$_2$-gewichtete GRE-Sequenz (TR = 400 ms, TE = 12 ms, Flip-Winkel = 15 Grad) sagittal zwischen maximaler Inklination und Reklination. **c** u. **d** Die Reklinationsaufnahmen zeigen die perlschnurartigen Einschnürungen des Myelons durch knöcherne Spinalkanalstenosen.

sind kleine Einblutungen und/oder ein posttraumatisches Ödem. Haben Röntgenuntersuchungen knöcherne Verletzungen ausgeschlossen, können zudem Funktionsaufnahmen der Wirbelsäulensegmente angefertigt werden, die sehr sensitiv segmentale Instabilitäten nachweisen können (Abb. 2.**25**). Zu diesem Zweck haben sich schnelle GRE-Techniken bewährt, die fast in „real-time" Funktionsstudien vor allem der HWS gestatten. Besondere offene Magnetsysteme niederer Feldstärke eignen sich für solche Untersuchungen in besonderem Maß.

■ Myelonverletzung

Goldstandard für den Nachweis akuter spinaler Traumen mit z. B. epiduralem Hämatom, Pseudomeningozele, Nervenwurzelausriß oder Myelonkompression bleibt die Myelo-CT.

Traktionsverletzungen können zur Diskonnektion duraler oder myeliner Strukturen führen. Ergebnis ist im MRT-Bild in jedem Fall der seitendifferente Nachweis von Hämatom und/oder Liquor anstelle der entsprechenden Weichteilstrukturen, unabhängig ob es sich um einen Wurzelausriß oder z. B. eine Pseudomeningozele als Ursache der Veränderung handelt (Abb. 2.**26**).

Die MRT hat besonders vorteilhafte Möglichkeiten, Kontusionen des Myelons mit Mikrozirkulationsstörungen des Marks und resultierendem Ödem oder Hämatomyelie nachzuweisen. Das intramedulläre Ödem wird sensitiv durch Signalanhebungen im T_2- bzw. T_2-gewichteten Bild erfaßt. Vorübergehend reichert das Myelon nach i. v. Kontrastmittelapplikation als Ausdruck der Schrankenstörung an. Ausmaß und Dauer des Enhancements sind uncharakteristisch. Intramedulläre Blutungsherde sind in ihrem MRT-Erscheinungsbild altersabhängig und ebenso charakterisiert wie Weichteileinblutungen anderer Lokalität. Die Ausdehnung des medullären Ödems bzw. der Hämatomyelie ist für die Prognose des klinischen Verlaufs hilfreich. Kolliquationen nach Perfusionsdefiziten des Myelons erscheinen im T_1-gewichteten Bild signalarm, im T_2-gewichteten signalintensiv.

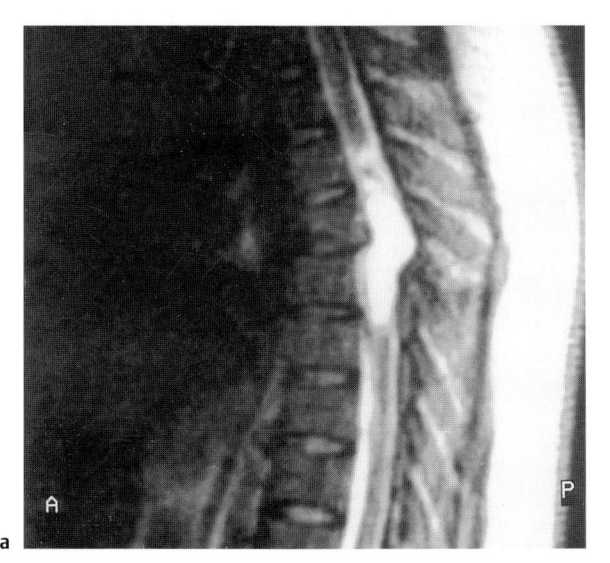

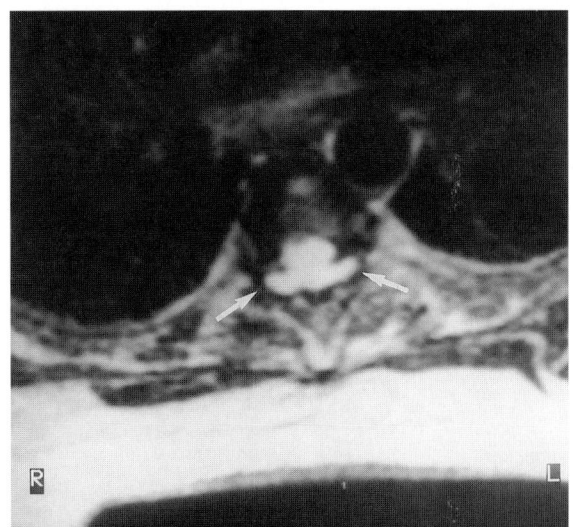

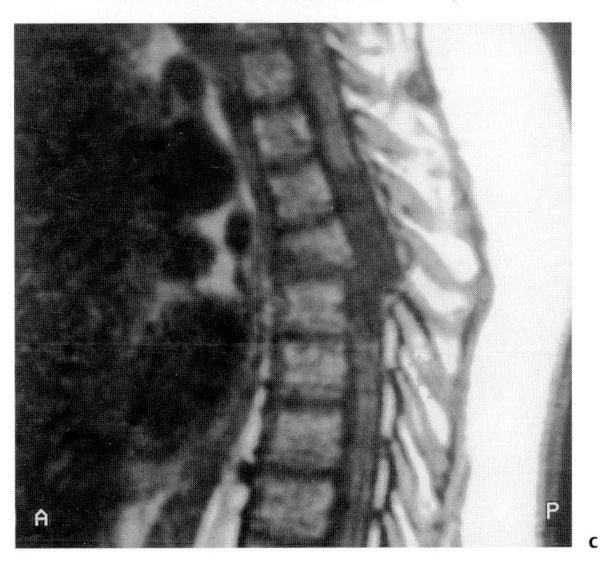

Abb. 2.**26 a–c** Komplette Myelondurchtrennung bei traumatischer Spondylolisthesis. **a** T_2-gewichtete TSE-Sequenz (2700/150) sagittal, **b** transversal und **c** sagittal T_1-gewichtete SE-Sequenz (400/18).
In den transversalen Schichten erkennt man die leeren Wurzeltaschen (Pfeile).

Postoperative Wirbelsäulenveränderungen

Zur Beurteilung postoperativer Veränderungen sind die Kenntnis des Operationsverfahrens und möglicher Abweichungen vom normalen Operationsverlauf sowie der Operationszeitpunkt unerläßlich. Weiterhin ist eine Anamneseerhebung unter Berücksichtigung des Beschwerdeverlaufs vor und nach der Operation sehr hilfreich.

■ Laminektomie

Bei der Laminektomie (Abb. 2.27) wird ein Teil des Wirbelbogens mit dem angrenzenden Lig. flavum vollständig reseziert. Die Ausdehnung des Defekts zu den Processus hin ist variabel. Eine Teilentfernung der Laminae wird als Laminotomie bezeichnet (Abb. 2.28). Diese Operationsverfahren dienen als knöcherne Dekompression und besonders als Operationszugang zum Spinalkanal. Das Fehlen eines Wirbelbogens ist auf sagittalen und transversalen Schichten gut zu erkennen. Beim Operationsdefekt

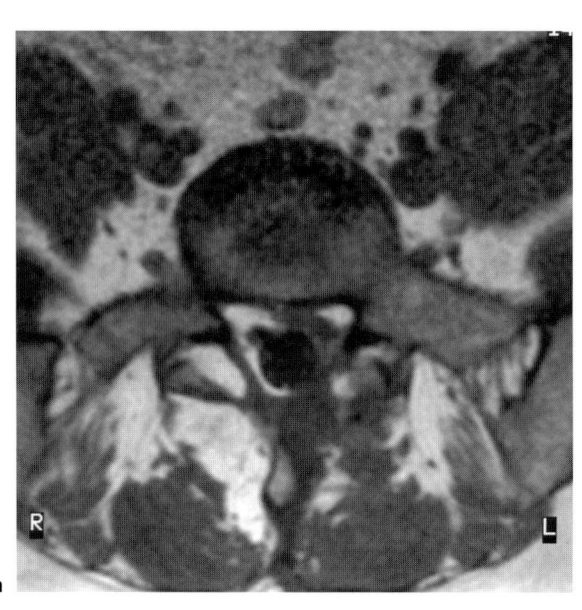

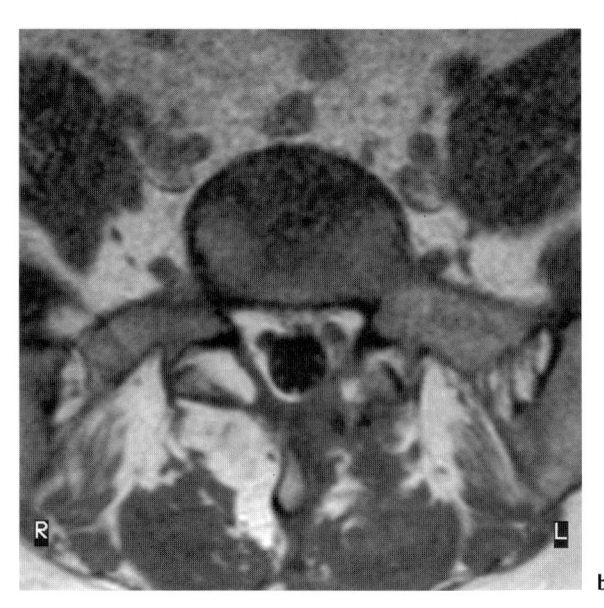

Abb. 2.**27 a** u. **b** Zustand nach linksseitiger Hemilaminektomie. **a** T_1-gewichtete SE-Sequenz (438/15) nativ und **b** nach Kontrastmittelgabe transversal. Deutlich kontrastmittelaufnehmendes ventrales epidurales Narbengewebe. Kein Nachweis eines Rezidivprolapses. Das dorsale Narbengewebe reichert typischerweise weniger Kontrastmittel an, als das ventrale Narbengewebe.

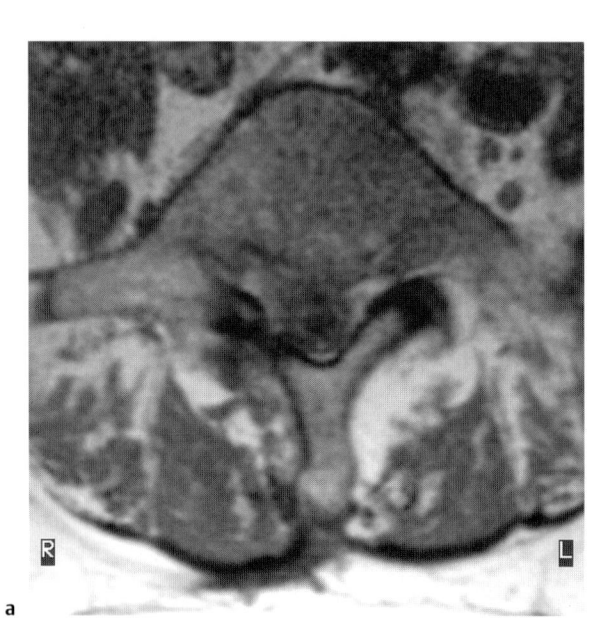

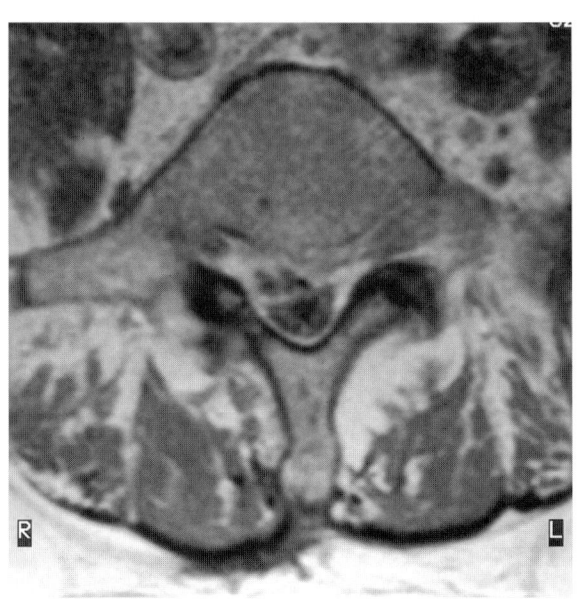

Abb. 2.**28 a** u. **b** Zustand nach rechtsseitiger Laminotomie. **a** T_1-gewichtete SE-Sequenz (550/17) nativ und **b** nach Kontrastmittelgabe. Im Gegensatz zur Laminektomie ist nur ein Teil des Wirbelbogens entfernt worden.

fehlen die knöchernen Strukturen, die Muskelfettschichten sind im Seitenvergleich diskrepant und auf der betroffenen Seite schlechter abgrenzbar. Der Defekt wird von Narbengewebe ausgefüllt, dessen Signalverhalten mit dem Alter variiert. Frische Narben sind im T_2-gewichteten Bild signalreicher als Muskulatur und nehmen deutlich Kontrastmittel auf. Weiterhin wird das Signalverhalten zu diesem Zeitpunkt vom postoperativen Ödem und Blutresten im Operationsgebiet beeinflußt und kann daher sehr variabel und inhomogen sein. Das frische Granulationsgewebe kann raumfordernd sein, während sich eine alte Narbe kontrahiert und den Duralsack eher erweitert. Bis dieses Endstadium der postoperativen Veränderungen erreicht ist, vergehen etwa 6 Monate. Andere Operationsfolgen sind traumatische Veränderungen in der Muskulatur, Kontrastmittelenhancement in den Facettengelenken und in der dekomprimierten Nervenwurzel. Manche Operateure benutzen ein Fettinterponat, um den Operationsdefekt auszufüllen. Dieses ist eindeutig an seiner scharfen Abgrenzung und dem fettäquivalenten Signalverhalten zu erkennen. Mittelfristig kann es nach Laminektomie, aufgrund der geringeren Stabilität im operierten Segment, zur Arthrose der kleinen Wirbelgelenke kommen.

■ Diskektomie

Die Diskektomie ist die mehr oder weniger vollständige Entfernung einer Bandscheibe über einen dorsalen oder ventralen Zugangsweg. Meistens wird von dorsal nach einer Laminektomie operiert. Postoperativ ist mehrere Wochen lang Narbengewebe im ventralen Epiduralraum nachweisbar, das im T_1-gewichteten Bild intermediär und im T_2-gewichteten signalreich imponiert. Dieses Narbengewebe reicht bis an den operierten Bandscheibenrest heran und ist zunächst nicht von ihm abgrenzbar, da der signalarme dorsale Anulus fibrosus fehlt. Das ventrale epidurale Narbengewebe bleibt häufig länger raumfordernd und signalangehoben im T_2-gewichteten Bild, als das Narbengewebe in den dorsalen Weichteilen. Erst nach 2–6 Monaten wird die epidurale Narbe im T_2-gewichteten Bild signalärmer als die Restbandscheibe, die dann wieder einen dorsalen Anulus fibrosus ausgebildet hat. In der frühen postoperativen Phase kann die Kontrastmittelgabe helfen, das stark anreichernde Narbengewebe von den umgebenden Strukturen abzugrenzen. Dennoch bleibt die Aussagekraft der MRT, aufgrund der operationsbedingten traumatischen Veränderungen (Ödem, Hämatom), bis ca. 6 Wochen postoperativ eingeschränkt. Auch eine Kontrastmittelanreicherung der Deck- und Grundplatten ist postoperativ als normal zu werten. Bei 18,5 % der Bandscheibenoperierten wurden fokale Signalabsenkungen im T_1-gewichteten Bild mit Kontrastmittelenhancement bei normalem postoperativem Verlauf ohne Infektionszeichen beobachtet.

Häufige Ursachen für das *FBSS* (engl. failed back surgery syndrome), das in 25–40 % der Fälle nach Wirbelsäulenoperationen auftritt, sind der Rest-/Rezidivprolaps und die hypertrophe epidurale Operationsnarbe. Die Notwendigkeit zur Unterscheidung zwischen beiden Ursachen ist evident, da der Prolaps, im Gegensatz zur Narbe, gut operativ angegangen werden kann. Die Entfernung von Narbengewebe kann zu einer überschießenden erneuten Narbenbildung führen. Morphologische Kriterien erlauben bereits in 70–80 % der Fälle eine Differenzierung von Prolaps und Narbe. Der Prolaps besitzt meistens das gleiche Signalverhalten wie die Mutterbandscheibe, ist häufig mit ihr verbunden und raumfordernd. Er ist polypös/lobuliert konfiguriert und relativ scharf abgrenzbar. Liegt die Operation mehrere Monate zurück, grenzt der Anulus fibrosus, in Verbindung mit dem hinteren Längsband als signalarmes Band, den Prolaps zum Epiduralraum hin ab. Das ventrale epidurale Narbengewebe ist dagegen unscharf begrenzt und besitzt ein inhomogenes sehr variables Signalverhalten. Im Idealfall liegt eine alte, in allen Wichtungen signalarme Narbe vor, die den Duralsack zu sich verzieht. Allerdings kann auch Narbengewebe raumfordernd sein und ein sequestrierter Prolaps ein variables Signalverhalten besitzen. Daher sollten zur Differenzierung von Prolaps und Narbengewebe kontrastverstärkte Aufnahmen angefertigt werden. Narbengewebe zeigt bis zu 20 Jahre nach der Operation ein Kontrastmittelenhancement. Das Bandscheibengewebe kontrastiert sich schwach über Diffusionsprozesse erst 30–45 Minuten p. i., Prolapse sind ebenfalls relativ avaskulär. Mit der zeitgerechten Kontrastmitteluntersuchung (6–10 Minuten p. i.) gelingt die Gewebsdifferenzierung in bis zu 100 % der Fälle.

■ Fusionsoperationen

Es gibt verschiedene Operationstechniken, die je nach Indikation mit anderen Operationen, wie z. B. einer Diskektomie, kombiniert werden. Häufig wird ein Knochenfragment aus dem eigenen Körper *(Autograft)* oder von einem anderen Menschen *(Allograft)* in ein Bandscheibenfach eingesetzt, um die Beweglichkeit in diesem Segment aufzuheben. Die Knochenfragmente können aus der Beckenschaufel oder den langen Röhrenknochen entnommen werden. Bei körpereigenen Knochen ist das Fettmark erhalten, dadurch sind der Markraum und die signalarmen Kompakta abzugrenzen. Bei Fremdimplantaten ist durch die Vorbehandlung das Knochenmark entfernt worden, so daß sie in allen Wichtungen signalarm erscheinen. Die meisten künstlichen Implantate, z. B. aus Akrylzement, sind ebenfalls signalarm. Eine häufige Folge von Fusionsoperationen sind Bandscheibendegenerationen bis hin zum Prolaps und knöcherne Veränderungen in den benachbarten Segmenten (Häufigkeit ca. 25 % nach mehr als 2 Jahren), die eine spinale Stenose verursachen. Knochendeformitäten mit Fehlhaltung und Spondylolisthesis treten ebenfalls auf. Knöcherne Veränderungen, die nur aus Kompakta bestehen, sind wegen ihrer Signalarmut magnetresonanztomographisch schlechter zu erfassen, als mit Röntgenmethoden. Oft enthalten jedoch Osteophyten und autologe Implantate Fettmark, das in den T_1-gewichteten Bildern sehr signalreich ist. Besser ist die MRT zur Beurteilung der *Stabilität* von Fusionen geeignet, vorausgesetzt zwischen MRT und Operation liegen mindestens 6–12 Monate. Nach dieser Zeit sind die postoperativen Reparaturvorgänge abgeschlossen und ein biomechanisches Gleichgewicht hat sich ausgebildet. Sind nun in den operierten Segmenten endplattennahe bandförmige Signalanhebungen in T_2-Wichtung bei gleichzeitiger Signalabsenkung in T_1-Wichtung zu finden, spricht dies für eine instabile Fusion. Analog zu den Knochenmarkveränderungen vom Typ I bei den degenerativen Bandscheibenschäden entsprechen diese Signalveränderungen Marködem, aseptischer Entzündungsreaktion, reaktiver Hyperämie und Mikrofrakturen im Rahmen von biomechanischem Streß. Nach stabiler Fusion kommt es zu einer Rarefizierung der Knochentrabekel mit Einlagerung von Fettmark, das im T_1-gewichteten Bild signalreich, im T_2-gewichteten intermediär erscheint. Auch dieses Signalverhalten findet sich deckplattennah und ähnelt einer Typ-II-Knochenmarkreaktion bei Bandscheibendegeneration. Auch nach Chemonukleolyse, z. B. mit Chymopapain, finden sich derartige Knochenmarkveränderungen, da hierbei die behandelte Bandscheibe einer beschleunigten Alterung unterliegt.

Im folgenden sind verschiedene postoperative Veränderungen und Komplikationen genannt:

Laterale knöcherne *spinale Stenosen* sind in 50–60% der Fälle für das FBSS verantwortlich. Nach Diskektomie ist die Höhe des Intervertebralraums verschmälert, was auch die Neuroforamina einengt. Zusätzlich entstehen wie nach Fusionsoperationen degenerative knöcherne Veränderungen aufgrund einer Fehlbelastung der Facettengelenke sowie *Pseudarthrosen* bei instabilen Fusionen. Magnetresonanztomographisch fällt dabei eine Maskierung des intraforaminären epiduralen Fettgewebes auf, die Osteophyten selbst können dabei sehr unterschiedlich imponieren (s. oben).

Bei einer spinalen Operation kann die Dura verletzt werden, was die Bildung einer *Pseudomeningozele* zur Folge haben kann. Dabei kommt es zum freien Liquoraustritt in das umgebene Gewebe, um den sich später eine fibröse Kapsel ausbildet. Alternativ kann eine Hernierung

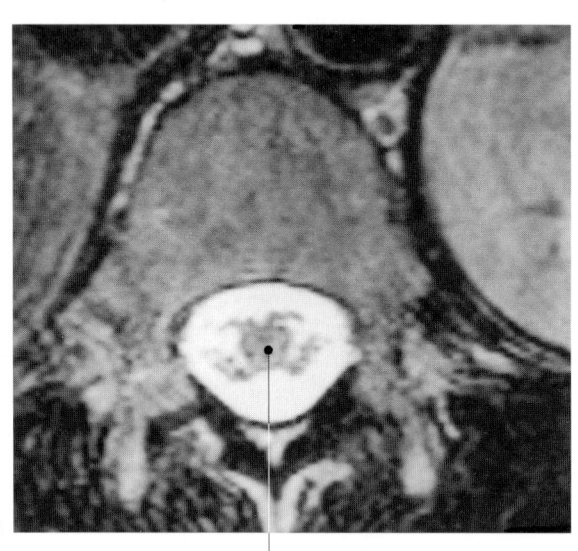

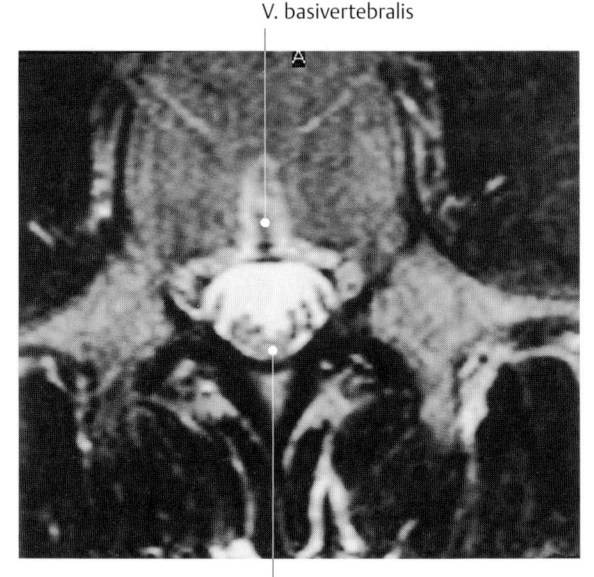

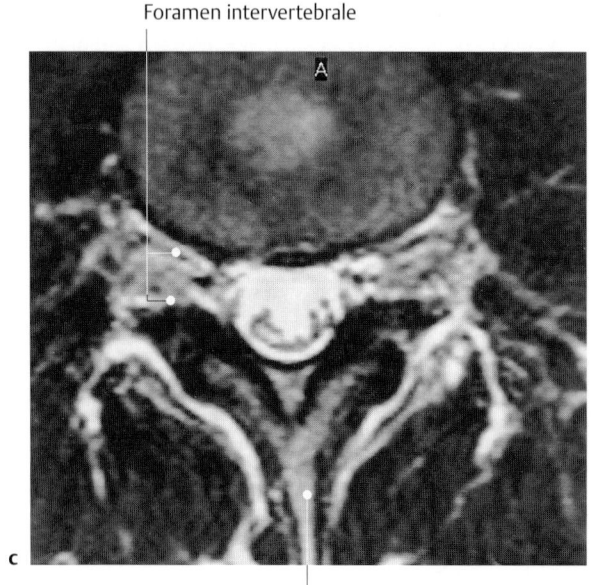

Abb. 2.**29 a–d** T_2-gewichtete TSE-Sequenz. Transversalschnitt **a** in Höhe BWK 12, **b** in Höhe LWK 2, **c** in Höhe LWK 3 und **d** in Höhe LWK 5.

Abb. 2.**29 d**

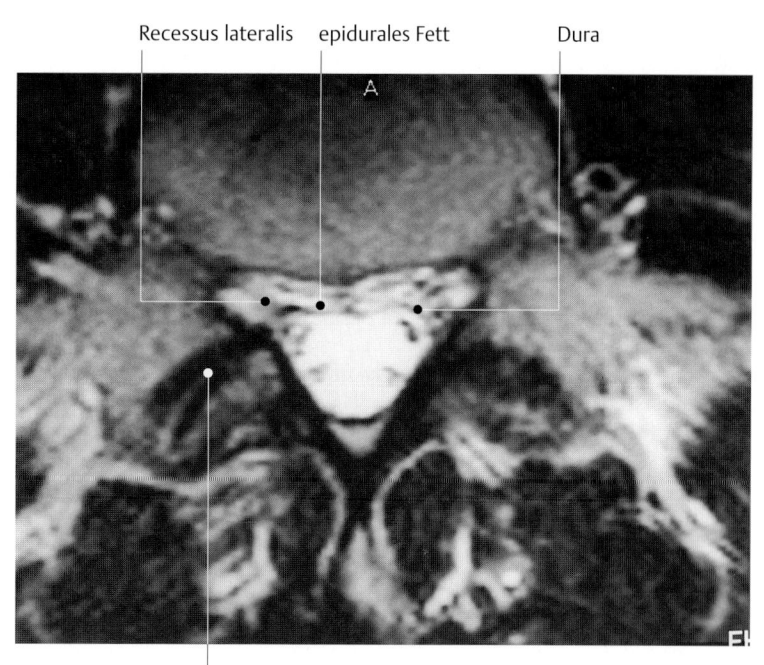

Recessus lateralis — epidurales Fett — Dura

Junctura zygoapophysealis

der Arachnoidea vorliegen, die den Liquoraustritt umscheidet. Das Signal der Zele entspricht dem von Liquor, jedoch können Blutbeimengungen oder eine Abkapselung mit Eindickung des Liquors ein abweichendes Signalverhalten und eine Spiegelbildung erzeugen. Dann ist z. B. die Abgrenzung zum epiduralen Abszeß schwierig, so daß eine Myelographie erforderlich sein kann.

Intraspinale Infektionen können zur *Arachnoiditis* führen, die sich magnetresonanztomographisch verschiedenartig darstellt. Daher ist die Kenntnis der normalen Anordnung von Caudafasern und deren anatomische Varianten essentiell. Abb. 2.**6** u. 2.**29** zeigen MRT-Normalbefunde. Abb. 2.**30** illustriert die häufigsten Varianten. Es finden sich intraspinale entzündliche Raum-

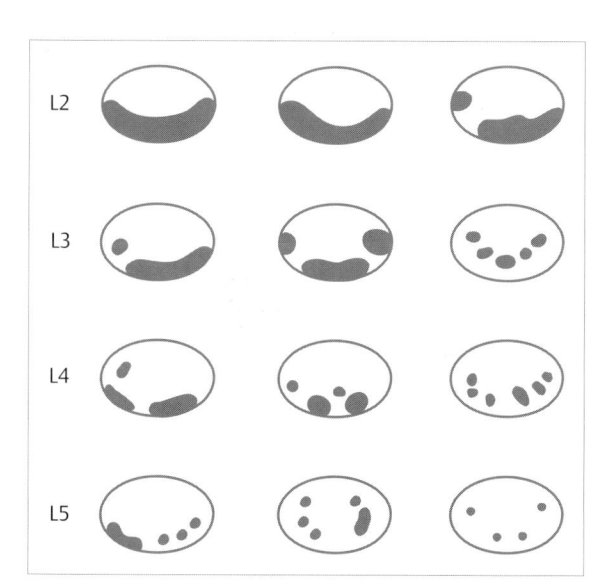

Abb. 2.**30** Anatomische Varianten der Caudafasern. Schemazeichnungen axialer MRT-Schnitte durch die gesunde LWS in Höhe des 2. (L2) bis 5. (L5) LWK (nach Modic). Dargestellt sind der Duralsack mit jeweils 3 normalen unterschiedlichen Verteilungen der Nervenwurzeln. Davon abzugrenzen sind asymmetrische Verteilungen aufgrund entzündlicher Verklebungen (Abb. 2.**31**).

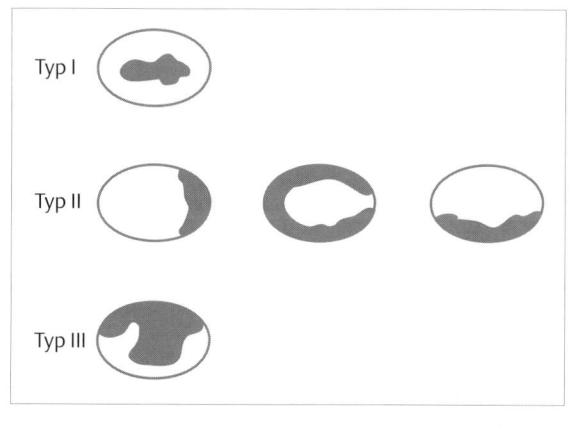

Abb. 2.**31** Arachnoiditis. Asymmetrische Verteilung der Nervenwurzeln im lumbalen Duralsack durch Verklebungen bei Arachnoiditis. Die Anordnung kann durch die entzündliche Verklebung mehr zentral (Typ I), mehr peripher (Typ II) oder als ausgedehnte Verlegung des Duralsacks (Typ III) imponieren.

forderungen, die mäßig Kontrastmittel anreichern und den Spinalkanal verlegen. Die Differenzierung vom Neoplasma ist magnetresonanztomographisch nicht immer möglich. In der unteren Wirbelsäule können Nervenfasern miteinander verklumpen und noduläre Strukturen bilden, die zentral im Duralsack liegen. Umgekehrt können sie an der Auskleidung des Spinalkanals kleben, so daß der Duralsack leer erscheint, wie in Abb. 2.**31** dargestellt. Postoperative *Hämatome* sind meistens gut abgrenzbare, nicht raumfordernde in T_1- und T_2-gewichteten Bildern signalreiche Läsionen im Operationsgebiet. Je nach Abbaustufe des Hämoglobins, Wassergehalt und fibrotischem Umbau kann das Signalverhalten abweichen. Im Zweifelsfall muß der Verlauf beurteilt werden.

Literatur

1 Anderson, L. D., R. T. D'Alonzo: Fractures of the odontoid process of the axis. J. Bone Jt Surg. 56-A (1974) 1663
2 Baker, L. L., S. B. Goodman, I. Perkash, B. Lane, D. R. Enzmann: Benign versus pathologic compression fractures of vertebral bodies: assessment with conventional spin-echo, chemical-shift, and STIR MR imaging. Radiology 174 (1990) 495–502
3 Boden, S. D., D. O. Davis, T. S. Dina, G. P. Parker, S. O'Malley, J. L. Sunner, S. W. Wiesel: Contrast-enhanced MR Imaging performed after successfull lumbar disk surgery: prospective study. Radiology 182 (1992) 59–64
4 Bundschuh, C. V., M. T. Modic, J. S. Ross et al: Epidural fibrosis and recurrent disc herniationi in the lumbar spine: assessment with magnetic resonance. Amer. J. Neuroradiol. 9 (1988) 169–178
5 Castillo, M., J. A. Malko, J. C. Hoffmann Jr.: The bright intervertebral disk: an indirect sign of abnormal spinal bone marrow on T1-weighted MR Images. Amer. J. Neuroradiol. 11 (1990) 23–26
6 Cuénod, C. A., J.-D. Laredo, S. Chevret, B. Hamze, J.-F. Naori, X. Chapaut, J.-M. Bondeville, J.-M. Tubiana: Acute vertebral collapse due to osteoporosis or malignancy: appearance on unenhanced and Gadolinium-enhanced MR Images. Radiology 199 (1996) 541–549
7 Dennis, F.: The three column spine and its significance in classification of acute thoracolumbar spinal injuries. Spine 8 (1983) 817–831
8 De Roos, A., H. Kressel, C. Spritzer, M. Dalinka: MR imaging of marrow changes adjacent to end plates in degenerative lumbar disk disease. Amer. J. Roentgenol. 149 (1987) 531–534
9 Djukic, S., M. Vahlensieck, M. Resendes, H. K. Genant: The lumbar spine: postoperative magnetic resonance imaging. Bildgebung 59 (1992) 136–146
9a Flanders, A. E., C. M. Spettell, L. M. Tartaglino, D. P. Friedman, G. J. Herbison: Forecasting motor recovery after cervical spinal cord injury: value of MR Imaging. Radiology 201 (1996) 649–655
10 Forristall, R. M., H. O. Marsh, N. T. Pay: Magnetic resonance image and contrast CT of the lumbar spine: comparison of diagnostic methods and correlation with surgical findings. Spine 13 (1988) 1049–1054
11 Fox, J. L., W. L. Werner, D. C. Rennan, H. J. Manz, D. J. Won, O. Al-Metty: Central spinal cord injury: magnetic resonance imaging confirmation and operative considerations. Neurosurgery 22 (1988) 340–347
12 Grand, C. M., W. O. Bank, D. Baleriaux, C. Matos, M. Levivier, J. Brotchi: Gadolinium enhancemant of vertebral endplates following lumbar disc surgery. Neuroradiology 35 (1993) 503–505
13 Grenier, N., R. I. Grossmann, M. L. Schiebler, B. A. Yeager, H. I. Goldberg, H. Y. Kressel: Degenerative lumbar disk disease: pitfalls and usefulness of MR imaging in detectioini of vacuum phenomenon. Radiology 164 (1987) 861–865
14 Hackney, D. B., R. Asato, P. M. Joseph et al.: Hemorrhage and edema in acute spinal cord compression: demonstration by MR imaging. Radiology 161 (1986) 387–390
15 Haddad, M. C., H. S. Sharif, O. A. Aideyan, D. C. Clark, M. S. Al Shahed, Z. G. Quereshi, M. Y. Aabed, B. Sammak, T. M. Baydoun, J. S. Ross, H. J. Bloem: Infection versus neoplasm in the spine: differentiation by MRI and diagnostic pitfalls. Europ. Radiol. 3 (1993) 439–446
16 Hajek, P. C., L. L. Baker, J. E. Goobar, D. J. Sartoris, J. R. Hesselink, P. Haghighi, D. Resnick: Focal fat deposition in axial bone marrow: MR characteristics. Radiology 162 (1987) 245–249
17 Hochhauser, L., S. A. Kieffer, E. D. Cacayorin, G. R. Petro, W. F. Teller: Recurrent postdiskectomy low back pain: MR-surgical correlation. Amer. J. Roentgenol. 51 (1988) 755–760
18 Hodsworth, F.: Fractures, dislocations and fracture dislocations of the spine. J. Bone Jt Surg. 52-A (1970) 1534–1551
19 Johnson, M. H., S. H. Lee, T. H. Liu: Magnetic Resonance Imaging of degenerative disorders of the spine. In Bloem, J. L., D. J. Sartoris: MRI and CT of the Muskuloskeletal System: a Text-Atlas. Williams & Wilkins, Baltimore 1992 (pp. 544–563)
20 Kalfas, I., J. Wilberger, A. Goldberg, E. R. Prostko: Magnetic Resonance Imaging in acute spinal cord trauma. Neurosurgery 23 (1988) 295–299
21 Lang, P., N. Chafetz, H. K. Genant, J. M. Morris: Lumbar spinal fusion assessment of functional stability with Magnetic Resonance Imaging. Spine 15 (1990) 581–588
22 Li, K. C., P. Y. Poon: Sensitivity and specifity of MRI in detecting spinal cord compression and in distinguishing malignant from benign compression fractures of vertebrae. Magn. Reson. Imag. 6 (1988) 547–556
23 Masaryk, T. J., M. T. Modic, M. A. Geisinger, J. Standefer, R. W. Hardy, F. Boumphrey, M. Duchesneau: Cervical myelopathy: a comparison of Magnetic Resonance and Myelography. J. Comput. assist. Tomogr. 10 (1986) 184–194
24 Mirvis, S. E., F. H. Geisler, J. J. Jelinek, J. N. Joslyn, F. Gellad: Acute cervical spine trauma: evaluation with 1.5-T MR Imaging. Radiology 166 (1988) 807–816
25 Modic, M. T., D. H. Feiglin, D. W. Piraino, F. Boumphrey, M. A. Weinstein, P. M. Duchesneau, S. Rehm: Vertebral osteomyelitis: assessment using MR. Radiology 157 (1985) 157–166
26 Modic, M. T., P. M. Steinberg, J. S. Rosek, T. J. Masaryk, J. R. Cartez: Degenerative disk disease: assessment of changes in vertebral body marrow with MR-Imaging. Radiology 166 (1988) 193–199
27 Naul, L. G., G. J. Peet, W. B. Maupin: Avascular necrosis of the vertebral body: MR Imaging. Radiology 172 (1989) 2219–2222
28 Roosen, N., T. Kahn, M. Messing, R. P. Trappe, U. Moedder, E. Lins, W. J. Bock: Gadolinium-DTPA-enhanced MRI of the asymptomatic postdiscectomy lumbar spine: early postoperative results. Neuroradiology 33, Suppl. (1991) 99–100
29 Ross, J. S. et al: Gadolinium DTPA-enhanced MR imaging of the postoperative lumbar spine: time course and mechanism of enhancement. Amer. J. Roentgenol. 152 (1989) 825–834
30 Ross, J. S.: Magnetic Resonance assessment of the postoperative spine. Radiol. Clin. N. Amer. 29 (1991) 793–8085
31 Ross, J. S., J. Masaryk, M. T. Modic: Postoperative cervical spine: MR assessment. J. Comput. assist. Tomogr. 11 (1987) 955–963
32 Ross, J. S., T. J. Masaryk, M. T. Modic, H. Bohlman, R. Delamater, G. Wilber: Lumbar spine: postoperative assessment with surface-coil MR Imaging. Radiology 164 (1987) 851–860
33 Ross, J. S., J. Masaryk, M. T. Modic, J. R. Carter, T. Mapstone, F. H. Dengel: Vertebral hemangiomas: MR Imaging. Radiology 165 (1987) 165–169
34 Ross, J. S., T. J. Masaryk, M. T. Modic et al.: Magnetic Resonance Imaging of lumbar arachnoiditis. Amer. J. Neuroradiol. 8 (1987) 885–892
35 Ross, J. S., R. Delamater, M. G. Hueftle et al.: Gadolinium-DTPA-enhanced MR Imaging of the postoperative lumbar spine: time course and mechanism of enhancement. Amer. J. Neuroradiol. 10 (1989) 37–46

36 Ross, J. S., M. T. Modic, T. J. Masaryk et al.: Assessment of extradural degenerative disease with Gd-DTPA-enhanced MR Imaging: correlation with surgical and pathologic findings. Amer. J. Neuroradiol. 10 (1989) 1243–1249
37 Schinco, F. P., L. E. Ladaga, J. D. Dillon: Distinguishing between scar and recurrent herniated disk in postoperative patients: value of contrast-enhanced CT and MR-Imaging. Amer. J. Neuroradiol. 11 (1990) 949–958
38 Schnarkowski, P., W. Weidenmaier, A. Heuck, M. F. Reise: MR-Funktionsdiagnostik der Halswirbelsäule nach Schleudertrauma. Fortschr. Röntgenstr. 162 (1995) 319–324
39 Schüller, H., M. Reiser: Magnetic Imaging and Computed Tomography of the spinal trauma. In Bloem, J. L., D. J. Sartoris: MRI and CT of the Muskuloskeletal System: a Text-Atlas. Williams & Wilkins, Baltimore 1992 (pp. 564–579)
40 Smoker, W. R. K., W. D. Keyes, V. D. Dunn, A. H. Menezes: MRI versus conventional radiologic examinations in the evaluation of the craniovertebral and cervicomedullary junction. Radiographics 6 (1986) 953
41 Sotiropoulos, S., N. I. Chafetz, P. Lang et al.: Differentiation between postoperative scar and recurrent disk herniation: prospective comparison of MR, CT and contrast-enhanced CT. Amer. J. Neuroradiol. 10 (1989) 639–643
42 Stäbler, A., K. Krimmel, M. Seiderer, Ch. Gärtner, S. Fritsch, W. Raum: Kernspintomographische Differenzierung osteoporotisch- und tumorbedingter Wirbelkörperfrakturen. Fortschr. Röntgenstr. 157 (1992) 215–221
43 Steiner, von H.: MR-Tomographie nach lumbalen Bandscheibenoperationen: differentialdiagnostische Möglichkeiten durch Gd-DTPA. Fortschr. Röntgenstr. 151 (1989) 179–185
44 Stoker, D. J.: Imaging of spinal disorders. Curr. Opin. Radiol. 2 (1990) 691–696
45 Tanaka, Y., T. Inoue: Fatty marrow in the vertebrae a parameter for hematopoietic activity in the aged. J. Gerontol. 31 (1976) 527–532
46 Tarr, R. W., L. F. Drolshagen, T. C. Kerner, J. H. Allen, C. L. Partain, E. A. James: MR Imaging of recent spinal trauma. J. Comput. assist. Tomogr. 11 (1987) 412–417
47 Teresi, L., R. B. Lufkin, M. A. Reicher, B. J. Moffit, F. V. Vinuela, G. M. Wilson, J. R. Bentson, W. N. Hanafee: Asymptomatic degenerative disk disease and spondylosis of the cervical spine: MR Imaging. Radiology 164 (1987) 83–88
48 Yu, S., L. A. Sether, P. S. P. Ho, M. Wagner, V. M. Haughton: Tears of the anulus fibrosus: correlation between MR and pathologic findings in cadavers. Amer. J. Neuroradiol. 9 (1987) 367–370
49 Yu, S., V. M. Haughton, K. L. Lynch, K. Ho, L. A. Sether: Fibrous structure in the intervertebral disc. correlation of MR appearance with anatomic sections. Amer. J. Neuroradiol. 10 (1989) 1105–1110
50 Yuh, W. T. C., C. K. Zachar, T. J. Barloon, Y. Sato, W. J. Sickels, D. R. Hawes: Vertebral compression fractures: distinction between benign and malignant causes with MR-Imaging. Radiology 172 (1989) 215–218

3 Schulter

M. Vahlensieck

Einleitung

Das Schultergelenk als großes Kugelgelenk ist häufig Sitz chronischer Beschwerden. Nicht selten werden von jungen Sportlern Schmerzen beklagt, die mit einem unauffälligen Röntgenbefund einhergehen. Neben der klinischen Diagnostik stehen eine Reihe bildgebender Verfahren zur Verfügung, um diese Beschwerden weiter abzuklären. Die MRT hat dabei einen hohen Stellenwert erlangt. Die zunehmende Bedeutung der MRT des Schultergelenks ist in zahlreichen Übersichtsarbeiten dokumentiert (3, 21, 27, 33, 49, 56, 58, 63, 69). In diesem Kapitel werden die spezielle MR-Anatomie, pathologische Veränderungen in der MRT sowie die Wertigkeit der MRT in der Schultergelenksdiagnostik erörtert.

Untersuchungstechnik

■ Patientenlagerung

Der Patient wird in *Rückenlage* mit dem Kopf voran untersucht. Es ist auf eine komfortable Lagerung zu achten, um spätere Bewegungen des Patienten zu vermeiden. Eine großzügige Unterpolsterung mit Kissen u. ä. ist dazu hilfreich. Um eine atemsynchrone Bewegung zu vermeiden, sollte der zu untersuchende Arm nicht auf dem Abdomen gelagert werden. Er wird parallel zum Körper in *Armaußenrotation oder Neutralstellung* gelagert. Die Arminnenrotation sollte vermieden werden, da es in dieser Position zu unerwünschten Überlagerungseffekten der Sehnen der Rotatorenmanschette mit umgebendem Weichteilgewebe kommen kann, die zu einer Fehlinterpretation führen können (9). Die zu untersuchende Schulter kann darüber hinaus mit einem Sandsack beschwert werden, um geringfügige Bewegungen zu verringern. Eine Atemartefaktunterdrückung ist in der Regel nicht erforderlich. Bei sehr *breitschultrigen Patienten* kann es erforderlich sein, den Patienten durch Anhebung der Gegenseite etwas schräg zu lagern. Dadurch wird die betroffene Seite mehr in Richtung des Isozenters des Magnetfelds gerückt, und es resultiert eine bessere Bildqualität.

■ Spulenwahl

Um genügend Signal zu erhalten, wird die Schulter mit einer *Oberflächenspule* untersucht. Dazu hat sich eine flexible oder starre Ringspule bewährt. Auch Rechteckspulen können verwendet werden.

■ Sequenzfolge und -parameter

Die Untersuchung beginnt zweckmäßigerweise mit einer schnellen, T_1-gewichteten *koronaren Übersicht* (SE). Dazu werden ein großes Meßfeld (FOV) sowie die Körperspule verwendet. Diese Bilder dienen einmal zum Seitenvergleich des Knochenmarksignals beider Schultergelenke, zum anderen zur Planung der höher auflösenden Sequenzen an der betroffenen Schulter. Die erste hoch auflösende Sequenz wird in der *transversalen (axialen) Schnittebene* durchgeführt. Es ist dabei zum einen auf eine ausreichende Auflösung zu achten, zum anderen darauf, daß die Schichten kranial bis zum Akromioklavikulargelenk reichen. Um eine optimale Auflösung zu erhalten, ist das Meßfeld (FOV) wie bei allen höher auflösenden MR-Untersuchungen der Untersuchungsregion anzupassen und liegt zwischen 140 und 180 mm². Die Wahl dieses Werts hängt aufgrund des Signal-Rausch-Verhältnisses von der magnetischen Flußdichte des verwendeten MR-Systems ab. Die Schichtdicke sollte nicht mehr als 4 mm betragen. Aufgrund theoretischer und praktischer Erwägungen hat sich eine Doppel-Echo-Steady-state-GRE-Sequenz mit In-Phase erstem Echo und gegenphasiertem zweiten Echo bewährt (57). Das erste, kürzere Echo liefert eine gute anatomische Darstellung, das zweite, spätere Echo die gewünschte T_2- bzw. T_2^*-Wichtung (s. Kap. 1). Die transversalen Bilder sind am besten geeignet, Erkrankungen des Labrum glenoidale und der Sehne des langen Bizepskopfs zu erkennen. Anhand der Bilder dieser Sequenz durch den M. supraspinatus werden die nächsten 2 Sequenzen geplant (Abb. 3.1): eine T_1-ge-

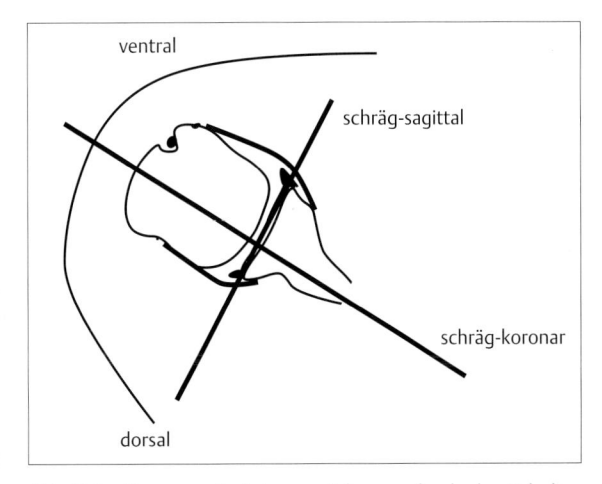

Abb. 3.1 Transversale Schemazeichnung durch das Schultergelenk mit Veranschaulichung der schräg-sagittalen und schräg-koronaren Schnittführung.

wichtete, *schräg-koronare* SE- und eine schräg-koronare Doppel-Echo-Steady-state-GRE-Sequenz. Diese Schnittführung verläuft in einem Winkel von ca. 45 Grad zur Frontalebene und somit parallel zur Hauptachse des M. supraspinatus. Eine T_1-gewichtete Sequenz nur in dieser Ebene ist ausreichend. Die SE-Sequenz erleichtert das Erkennen von Suszeptibilitätsartefakten, Blutungen sowie Infiltrationen des Fettmarks. Schräg-koronare Bilder sind am besten zur Beurteilung der Rotatorenmanschette und der Bursa subacromialis-subdeltoidea geeignet. Abschließend wird noch eine *schräg-sagittale* Doppel-Echo-Steady-state-GRE-Sequenz angefertigt. Diese Ebene steht senkrecht auf der schräg-koronaren und ist gut für die Beurteilung der äußeren Rotatorenmanschette sowie des M.-supraspinatus-Outlet geeignet.

Werden Veränderungen des Knochenmarks wie beispielsweise Knochenmarködeme oder Tumorinfiltrationen gesucht, sollte noch eine *STIR-Sequenz* ggf. als schnelle STIR-(FSTIR-)Sequenz angefügt werden. Die Besonderheiten dieser Sequenz liegen im sog. additiven T_1- und T_2-Kontrast sowie in der signalfreien Darstellung von Fett. Dadurch zeigt sie eine besonders hohe Sensitivität im Nachweis intramedullärer Prozesse (s. Kap. 1).

■ **Besondere Untersuchungstechniken**

Fettunterdrückung. Sie kann die Abgrenzbarkeit von Sehnen oder kapsulären Strukturen an der Schulter verbessern (34). Dies liegt zum einen an der Reduktion von Artefakten durch chemische Verschiebung, zum anderen an der häufig störenden Nachbarschaft fetthaltiger Gewebe und Sehnen oder Muskulatur. Für die Routinediagnostik hat sich jedoch gezeigt, daß die Sensitivität im Nachweis von Weichteilläsionen im Vergleich zu den T_2^*-gewichteten GRE-Sequenzen nicht höher ist und Fettunterdrückung nicht regelmäßig eingesetzt zu werden braucht (57).

Akquisition eines 3dimensionalen Datensatzes. Die häufig propagierte Technik der Akquisition eines 3-dimensionalen Datensatzes mit anschließender *multiplanarer Reformatierung* hat sich für die Routine nicht bewährt, da zur Bildinterpretation dann nur Bilder mit einem einzigen Bildkontrast vorliegen. Dieser Bildkontrast ist bei Verwendung der 3dimensionalen Steady-state-GRE-Sequenz mit kurzem TR und TE ein sog. T_2- über T_1-Kontrast („mixed-weighting"). Damit stehen aber für die Bildbeurteilung wichtige Kriterien, wie das Signalverhalten bei T_1- und T_2-Wichtung, nicht zur Verfügung und es kann zu Fehlinterpretationen kommen. Darüber hinaus ist die Auflösung in den rekonstruierten Schichten nur dann identisch mit dem Originaldatensatz, wenn dieser isotrop ist (s. Kap. 1). Die Generierung eines isotropen Datensatzes der Schulter mit guter Auflösung ist aber recht zeitaufwendig, so daß bei zusätzlich langen Rekonstruktionszeiten insgesamt keine Zeitersparnis im Vergleich zur herkömmlichen Untersuchungsmethode vorliegt. Eine mögliche Anwendung multiplanarer Reformatierung aus isotropen Datensätzen ist die Darstellung anatomischer Strukturen, die in den Standardschnitten nicht gut zu beurteilen sind, wie beispielsweise das Lig. coraco-acromiale. Es lassen sich dann beliebige Schichtebenen wählen und die anatomischen Strukturen mitunter besser erkennen.

Spezialverfahren. Spezialverfahren wie die *radiale Akquisition*, bei der die Schichten nicht parallel, sondern radial angeordnet sind (37), oder die 3dimensionale Bilddarstellung *(3-D-Rendering)*, die noch sehr zeitaufwendig und fehleranfällig ist, haben sich für die Routine der Schulter-MRT nicht bewährt.

MR-Arthrographie. Diese kann, besonders in Kombination mit Fettunterdrückung, die Nachweisbarkeit partieller Rupturen der Rotatorenmanschette an der Unter- bzw. Innenseite signifikant steigern (20,45). Auch die Diagnostik von Läsionen des Labrum glenoidale konnte durch die MR-Arthrographie verbessert werden (14,46). Zur Durchführung dieser Technik werden 10–15 ml eines mindestens 1:250 (entsprechend 0,002 mmol/ml) verdünnten Kontrastmittels in das Gelenk injiziert und T_1-gewichtete Aufnahmen angefertigt. Zum Vergleich dienen native T_1-gewichtete Bilder. Nachteilig ist die Invasivität der Methode. Ob darüber hinaus die Sensitivität im Nachweis von Rotatorenmanschettenrupturen die der Röntgenkontrastarthrographie übertrifft, ist bisher nicht bekannt. Für die Routineuntersuchung spielt die direkte MR-Arthrographie heute noch keine wesentliche Rolle. Alternativ kann die indirekte MR-Arthrographie eingesetzt werden (s. Kap. 1).

Kinematische Untersuchung. Diese Untersuchung des Schultergelenks ist mit schnellen GRE-Sequenzen möglich. Klinische Anwendungen dieser Methode sind jedoch bisher nicht etabliert (5).

Anatomie

■ **Allgemeine Anatomie**

Im Schultergürtel artikulieren Humerus und Scapula *(Humeroglenoidalgelenk)* sowie Akromion und Klavikula *(Akromioklavikulargelenk)*. Die Gelenkfläche der Scapula macht nur etwa $1/3$ der artikulierenden Humerusgelenkfläche aus. Zur Vergrößerung des Kontakts in diesem Gelenk dient eine faserknorpelige Pfannenlippe *(Labrum glenoidale)*. Die Gelenkkapsel wird ventral durch 3 Ligamente verstärkt *(Ligg. glenohumeralia)*, die inkonstant 2 Öffnungen als Kommunikation mit der Bursa subscapulare freilassen. Das Gelenk wird weiterhin durch eine Bindegewebshülle umgeben, gebildet durch die Sehnen von 4 Muskeln *(Rotatorenmanschette)*. Ventral liegt der mehrbauchige M. subscapularis, kranial der 2bauchige M. supraspinatus, dorsal der M. infraspinatus und der M. teres minor. Der Aufbau des M. supraspinatus aus 2 unterscheidbaren Anteilen ist erst kürzlich, u.a. durch die Darstellung in der MRT, klar geworden (Abb. 3.**5**) (61). Von besonderer Bedeutung für die pathologischen Veränderungen der Rotatorenmanschette ist die räumliche Beziehung des M. supraspinatus zu den umgebenden Geweben. Der Bogen aus Akromion, Lig. coraco-acromiale und Akromioklavikulargelenk wird auch M.-supraspinatus-Outlet oder *korakoakromialer Bogen* genannt (39). Die Sehne des langen *Bizepskopfs* entspringt am Tuberculum supraglenoidale der Scapula und zieht durch das Gelenk nach ventral, wo sie im Sulcus intertubercularis des Humerus von einer Sehnenscheide umgeben ist. Der kurze Bizepskopf entspringt gemeinsam mit dem M. coracobrachialis der Spitze des Processus coracoideus. Zwischen dem die Schulter umgebenden M. deltoideus und der Rotatorenmanschette liegt die große *Bursa subacromialis-subdeltoidea*. Sie ist die größte Bursa des Menschen und besteht aus dem subakromialen und subdeltoidealen Teil, an dessen Grenze oft eine Einschnürung existiert. In 10% der Fälle besteht eine Kommunikation zu der Bursa subcoracoidea unter dem Processus coracoideus. Vom oberen Teil der Gelenkkapsel des Akromioklavikulargelenks ragt eine keilförmige Gelenkzwischenscheibe *(Discus articularis)* in die Gelenkhöhle.

■ Spezielle MR-Anatomie und Varianten

Die Abb. 3.2–3.4 zeigen die wichtigsten Strukturen der Schulter in den 3 Schnittebenen transversal, schräg-koronar und schräg-sagittal. Tab. 3.1 ordnet die wichtigsten anatomischen Strukturen der zu ihrer Darstellung günstigsten Schnittebene zu.

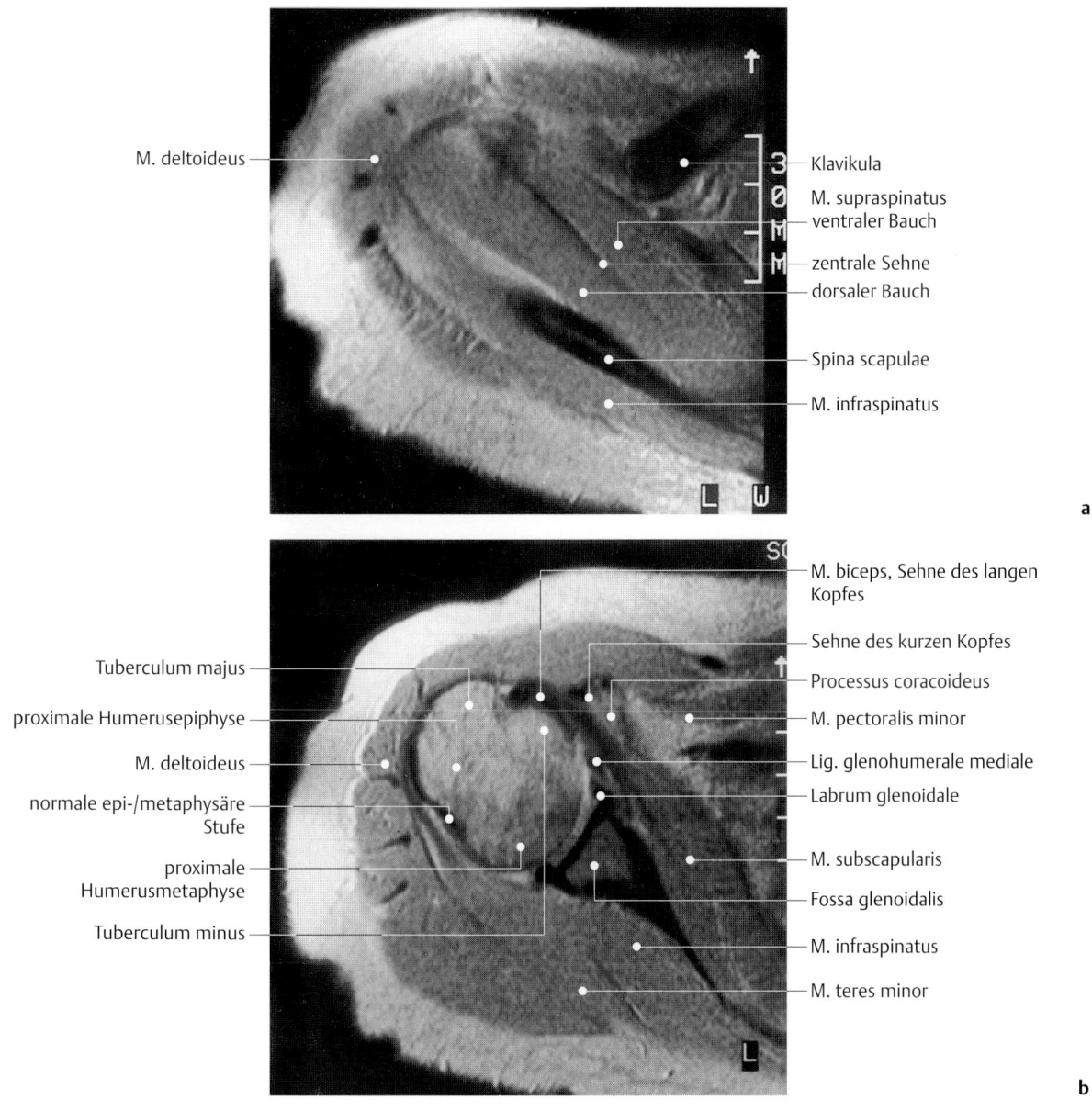

Abb. 3.2a–c Schulteranatomie. Transversale Schnittführung. GRE-Sequenz (0,5 T, TR = 600 ms, TE = 14 ms, Flip-Winkel = 30 Grad).

Abb. 3.2c ▶

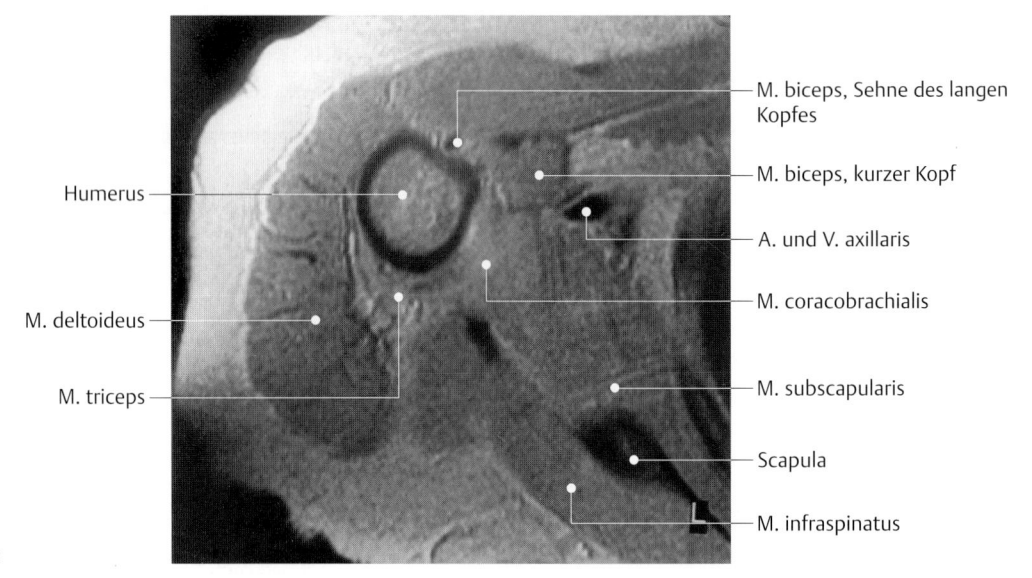

Abb. 3.2c

Labels: Humerus; M. deltoideus; M. triceps; M. biceps, Sehne des langen Kopfes; M. biceps, kurzer Kopf; A. und V. axillaris; M. coracobrachialis; M. subscapularis; Scapula; M. infraspinatus

Tabelle 3.1 Wichtige anatomische Strukturen am Schultergelenk, geordnet nach der günstigsten Schichtebene in der MRT

Transversal	Schräg-koronar	Schräg-sagittal
M. supraspinatus	M. supraspinatus	Rotatorenmanschette
Labrum glenoidale	M. infraspinatus	Lig. coraco-acromiale
Gelenkkapsel	Bursa subacromialis	Akromion
Ligg. glenohumeralia	Akromioklavikulargelenk	
Bizepssehne		

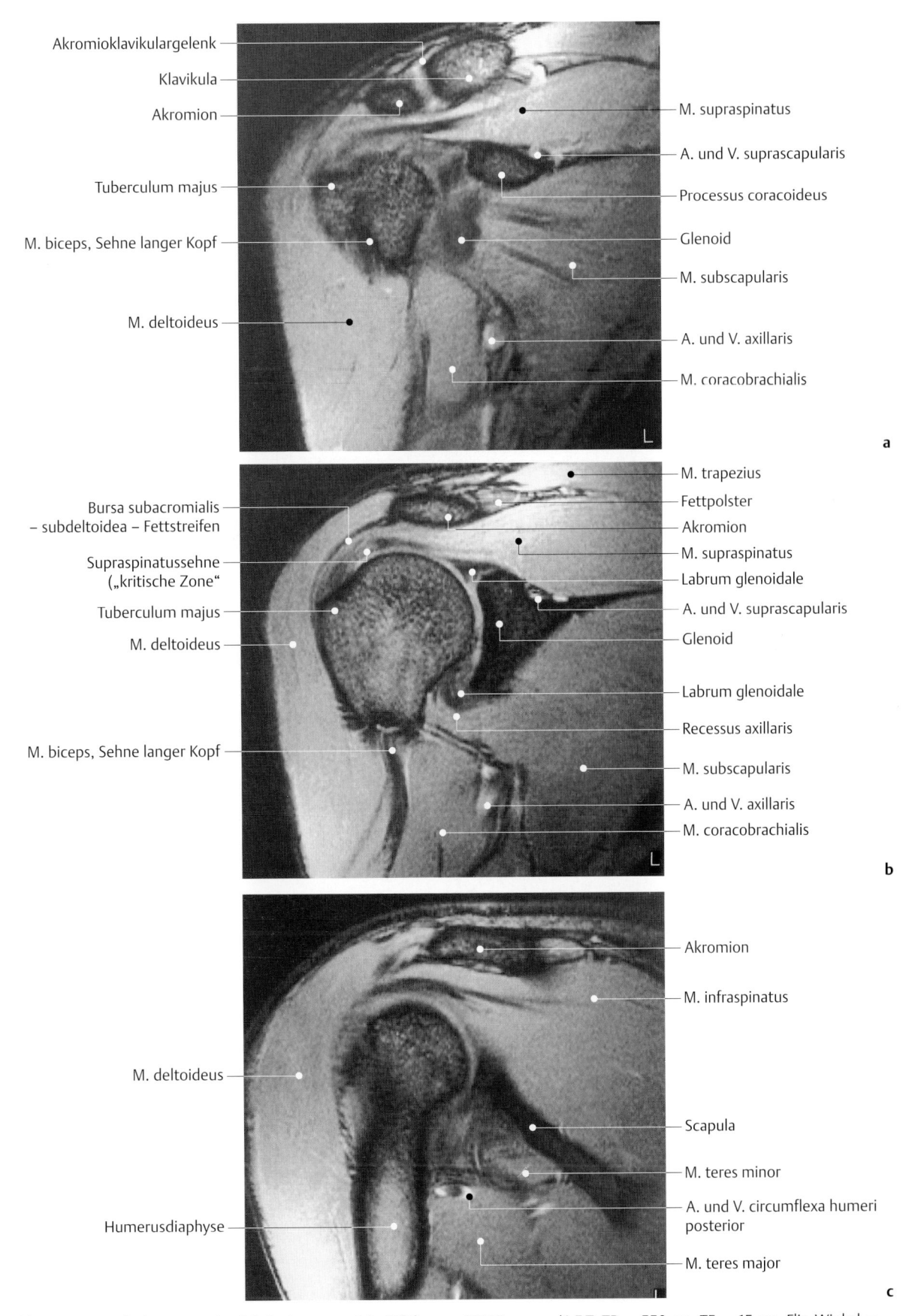

Abb. 3.3a–c Schulteranatomie. Schräg-koronare Schnittführung. GRE-Sequenz (1,5 T, TR = 550 ms, TE = 15 ms, Flip-Winkel = 30 Grad).

3 Schulter

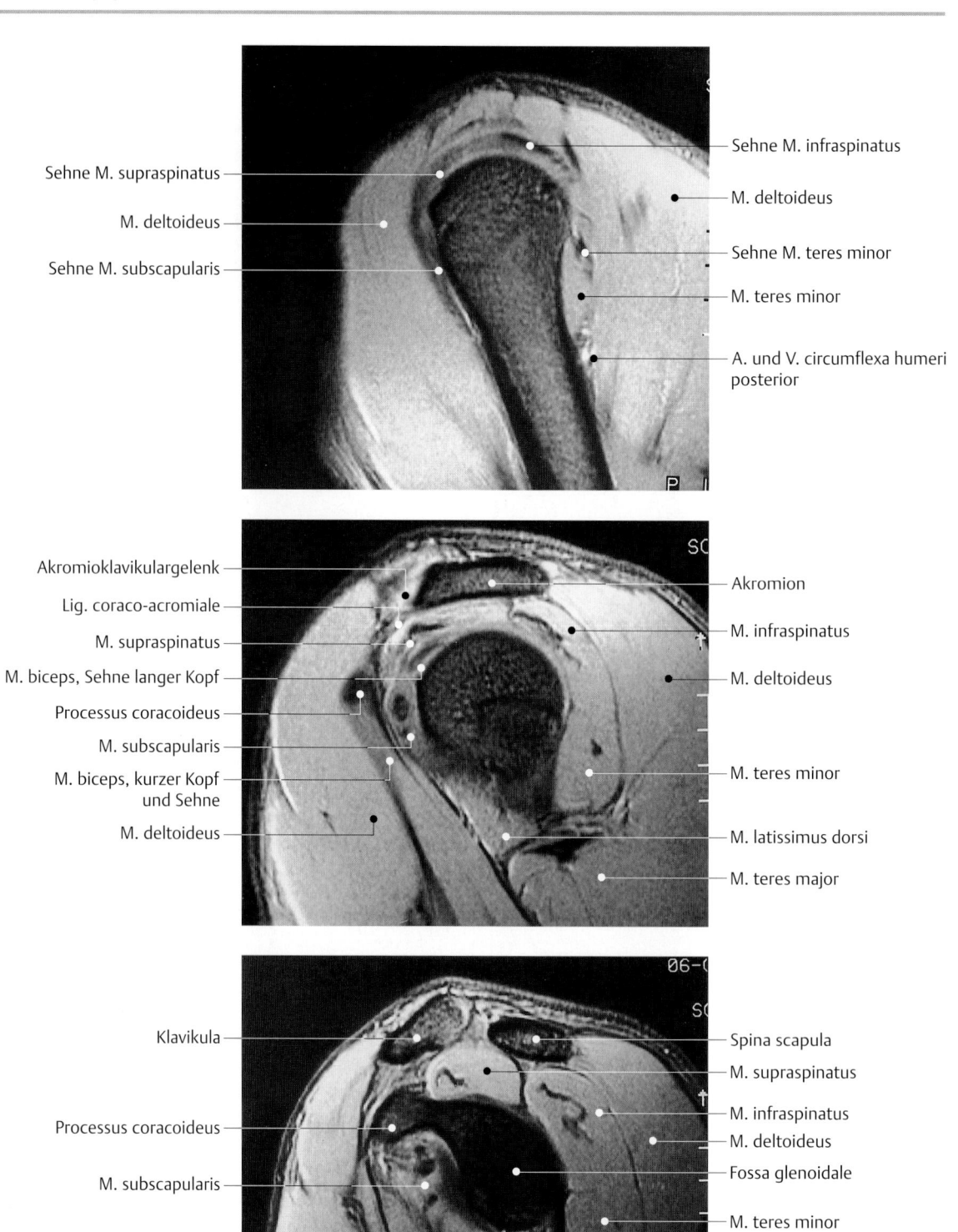

Abb. 3.**4a–c** Schulteranatomie. Schräg-sagittale Schnittführung. GRE-Sequenz (1,5 T, TR = 550 ms, TE = 9 ms, Flip-Winkel = 30 Grad).

Transversale Schnittführung. Auf den transversalen Bildern (Abb. 3.2) kommt der *M. supraspinatus* mit seinem um etwa 40 Grad geneigten Verlauf relativ zur Frontalebene (Koronarebene) gut zur Darstellung. Die zentral gelegene Sehne nimmt Fasern vom vorderen und hinteren Muskelbauch auf und verläuft exzentrisch mit einem Winkel von 50 Grad innerhalb der Muskelfasern (Abb. 3.5). Beide Muskelbäuche sowie die exzentrische, starke Sehne inserieren am Tuberculum majus. Die zentrale Sehne setzt darüber hinaus in über 80% der Fälle am Tuberculum minus sowie am Lig. intertuberculare an (61). Die Darstellung des M. supraspinatus auf den transversalen Bildern dient der Planung der schräg-koronaren und schräg-sagittalen Schichten. Es spielt dabei für die schräg-koronaren Sequenzen keine Rolle, ob eine Angulation von 40 oder 50 Grad gewählt wird (60). Auf den transversalen Schnitten lassen sich weiterhin gut das *vordere* und *hintere Labrum glenoidale* jeweils als signalfreie, meist dreieckige Struktur beurteilen. Sie sitzen dem kortikalen Knochen der Scapula sowie teilweise dem hyalinen signalreichen Gelenkknorpel auf. Bei der Interpretation muß beachtet werden, daß es zahlreiche Formvarianten des Labrums gibt, und daß es in seltenen Fällen (bis ca. 8%) auch gar nicht zur Darstellung kommt (31, 32, 41) (Abb. 3.6). Das vordere Labrum weist dabei häufiger Formvarianten auf als das hintere, das meist dreieckig oder abgerundet zur Darstellung kommt. Normvarianten des Labrum glenoidale werden besonders im oberen vorderen Anteil gefunden (in bis zu 10% der Fälle). Das Labrum kann in diesem Bereich von der knöchernen Cavitas glenoidalis losgelöst sein (sog. sublabrales Foramen) oder auch ganz fehlen (partielle Labrumaplasie). Beide Normvarianten können sowohl arthroskopisch als auch mit bildgebenden Verfahren mit Rupturen verwechselt werden (Abb. 3.7) (56a). Fokale und lineare Signalerhöhungen innerhalb des Labrums wurden auch beschrieben, ohne daß ein Trauma oder Beschwerden zu eruieren waren. Es muß daher angenommen werden, daß ähnlich der MRT-Darstellung von Kniegelenksmenisken auch im Labrum glenoidale artefizielle Signalvariationen existieren, die auf der unterschiedlichen Orientierung des Faserknorpels im Hauptmagnetfeld oder residualer Vaskularisation beruhen und nicht als Riß gedeutet werden dürfen.

Auch die *Gelenkkapsel* läßt sich auf den transversalen Bildern gut beurteilen. Es gibt unterschiedlich weite Ansätze der vorderen Kapsel am Hals der Scapula, die in *3 Typen* klassifiziert werden (52) (Abb. 3.8 u. 3.45). Eine

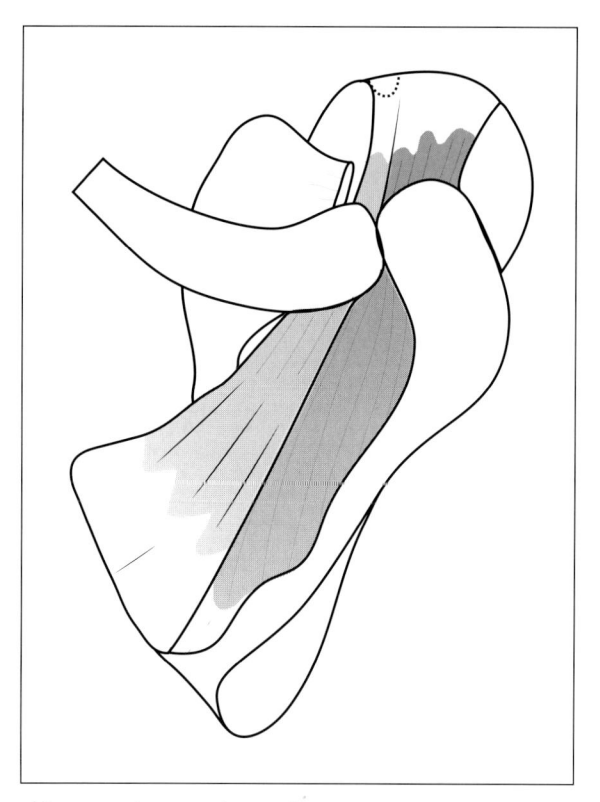

Abb. 3.5 Schemazeichnung der Fossa supraspinata in der Aufsicht. Der M. supraspinatus besteht aus 2 separaten Muskelbäuchen und weist eine zentrale, exzentrisch verlaufende Sehne auf.

Spaltbildung zwischen Scapula und vorderer Kapsel darf daher nicht automatisch als kapsuläre Separation interpretiert werden. Anamnese und Voruntersuchungen sind für diese Diagnose entscheidend. Eine weit am Scapulahals ansetzende Kapsel (Typ III) wird als prädisponierender Faktor für eine vordere Schulterluxation angesehen. Die vordere Gelenkkapsel wird durch 3 Bänder, die *Ligg. glenohumeralia* verstärkt. Diese verlaufen schräg vom Vorderrand des Glenoids zum Humeruskopf. Zwischen den Ligamenten liegen 2 Öffnungen der Gelenkkapsel, die die Kommunikation mit der Bursa subscapularis und dem Recessus subcoracoidea der Gelenkkapsel darstellen. Das superiore Lig. glenohumerale ist schmal und dünn und wird daher auf den MRT nicht immer erkannt. Das mediale Lig. glenohumerale ist sehr stark und kann regelmäßig als signalfreie bandartige Formation erkannt

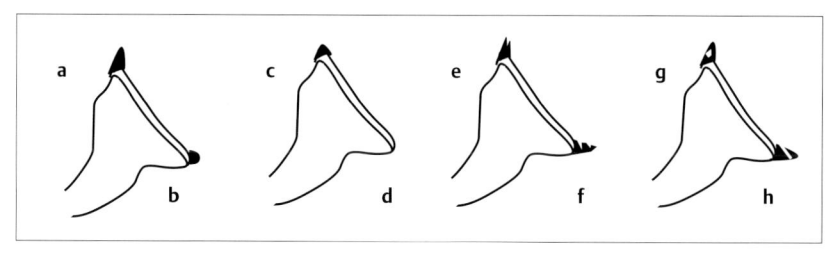

Abb. 3.6 a–h Schemazeichnung in der transversalen Schnittführung. Formvarianten des Labrum glenoidale mit Häufigkeitsangaben für das vordere Labrum in %. **a** Dreieckig mit basaler linearer Signalerhöhung durch hyalinen Gelenkknorpel (50%). **b** Abgerundet (20%). **c** Kommaförmig abgeflacht (7%). **d** Abwesend (3%). **e** Gespalten (15%). **f** Gekerbt (8%). **g** Zentrale Signalerhöhung. **h** Lineare Signalerhöhung. Das hintere Labrum weist in der Regel eine dreieckige oder abgerundete Form auf.

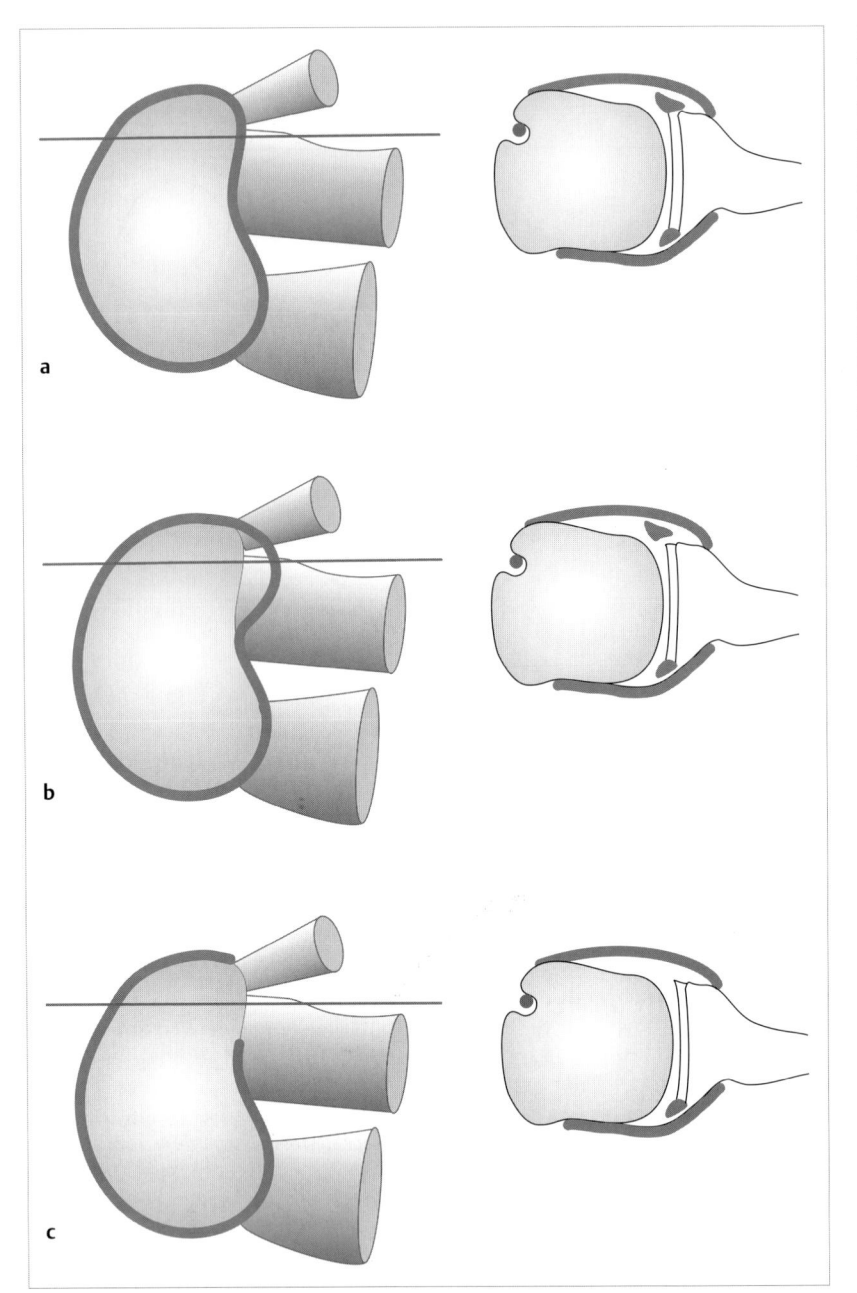

Abb. 3.**7a–c** Normvarianten des Labrum glenoidale im oberen vorderen Bereich. Links: Aufsicht auf die Cavitas glenoidalis mit dem Labrum glenoidale und den 3 Ligg. glenohumeralia. Rechts: Zur jeweiligen Aufsicht korrespondierende axiale MRT im kranialen Abschnitt der Cavitas glenoidalis (Schnitthöhe durch Linie in der Aufsicht markiert). **a** Normalbefund. **b** Sog. sublabrales Foramen durch partiell fehlende Labrumanheftung an die Cavitas glenoidalis. **c** Partielle Labrumaplasie. Diese Normvarianten dürfen nicht mit Labrumverletzungen verwechselt werden.

werden. Da es schräg zur transversalen Ebene verläuft, ist es oft nur teilweise angeschnitten (Abb. 3.**2b**).

Das inferiore Ligament ist ebenfalls gut abgrenzbar. Teile dieses Ligaments strahlen in den Recessus axillaris der Gelenkkapsel ein. Der Ansatz des mittleren und inferioren Ligaments am Glenoid ist dem Labrum glenoidale unmittelbar benachbart, wodurch ein Spaltraum zwischen Labrum und Ligament entsteht, der signalreich zur Darstellung kommt und nicht mit einer Labrumruptur verwechselt werden darf. Es gibt Varianten in der Anatomie der Ligamente mit Nichtanlage des mittleren und unteren Ligaments in bis zu 15% der Fälle (30).

Die *Sehne des langen Bizepskopfs sowie dessen Sehnenscheide* lassen sich ebenfalls am besten in der transversalen Ebene beurteilen. Die Sehne zieht durch das Glenohumeralgelenk sowie den Sulcus bicipitalis, eine knöcherne Rinne am ventralen Humerusschaft. Im Sulcus ist die Sehne von einer Sehnenscheide umgeben, die mit dem Gelenk kommuniziert. Nach ventral wird der Sulcus durch das Lig. transversale begrenzt. Man sieht die Sehne als rundliche signalfreie Struktur im Sulcus intertuberculare. Sie kann auch beim Gesunden von einer geringen Menge Flüssigkeit umgeben sein (23).

Schräg-koronare Schnittführung. Diese Ebene (Abb. 3.**3** u. 3.**9**) ist besonders für die Beurteilung des Ansatzes des M. supraspinatus am Tuberculum majus des Humerus geeignet. Fibröses Bindegewebe von Sehnen kommt normalerweise signalfrei zur Darstellung und Signalerhöhungen stellen pathologische Veränderungen dar. Am Ansatz des M. supraspinatus kommt jedoch in fast 80% der Fälle eine unterschiedlich konfigurierte Signalerhöhung zur Darstellung, die besonders auf T_1- und protonendichtegewichteten Sequenzen sichtbar ist, ohne daß eine traumatische oder degenerative Alteration der Rotatorenmanschette zu eruieren wäre (Abb. 3.**3b**). Diese Signalerhöhung kann fokal oder länglich konfiguriert sein sowie kranial, zentral oder kaudal innerhalb der Sehne beobachtet werden (43). Es wurde vermutet, daß es sich um eine frühe myxoide Degeneration der Sehne handeln könnte, zumal die Blutversorgung der Sehne an dieser Stelle äußerst spärlich ist („critical zone") (51). Diese Veränderungen sind jedoch altersunabhängig. Weitere mögliche Ursachen für diese Pseudoläsion („pseudogap"), wie die Interposition von Sehnenfasern mit Fett, Teilvolumenartefakte mit Muskelfasern oder der spezielle anatomische Aufbau des M. supraspinatus, konnten als Ursache ausgeschlossen werden (60). Man geht daher heute davon aus, daß es sich um ein physikalisches Phänomen handelt in Abhängigkeit von der Orientierung der Sehne im Hauptmagnetfeld (11). Man weiß nämlich, daß anisotrope Gewebe, wie hyaliner oder Faserknorpel bei bestimmten Winkelstellungen ihrer länglichen Fibrillen relativ zum Hauptmagnetfeld, Veränderungen ihrer Relaxationszeiten erfahren. Diese Winkelstellung liegt experimentell bei 55 Grad und wird auch als *„magic angle"* bezeichnet. Aufgrund dieses Phänomens ließen sich auch in anderen Sehnen und Knorpel Signalvariationen ohne zugrundeliegende Pathologie nachweisen (s. Kap. 15.1, Anhang).

Eine weitere wichtige Struktur, die in der schräg-koronaren Schicht beurteilt wird, ist die *Bursa subacromialis-subdeltoidea*. Die Bursa selbst ist normalerweise nicht sichtbar. Die äußere Begrenzung der Bursa enthält aber eine fettreiche Bindegewebsschicht, die magnetresonanztomographisch in bis zu 70% der Fälle sichtbar ist.

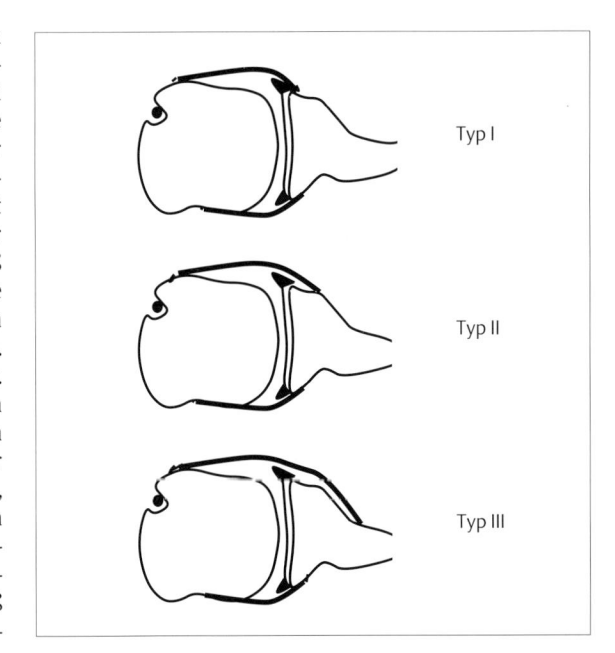

Abb. 3.**8** Schemazeichnung in der transversalen Schnittführung. Ansatzvarianten der vorderen Gelenkkapsel an der Scapula. Bei Typ I setzt die Kapsel an der Basis des Labrum glenoidale an. Bei Typ II liegt der Ansatz weiter medial und bei Typ III inseriert die Kapsel weit am Scapulahals. Typ III prädisponiert zu Schulterluxationen und darf nicht mit einer traumatischen Kapsellösung verwechselt werden. Eine traumatische Kapsellösung kann mit einem Typ-III-Kapselansatz verwechselt werden.

Die Dicke des Fettstreifens korreliert positiv mit dem Alter und Gewicht des Patienten sowie negativ mit sportlicher Aktivität und Muskelmasse (35). Sie kommt als signalreicher Streifen auf T_1-gewichteten Bildern zur Darstellung (Abb. 3.**10**). Verlagerung und Verstreichen des

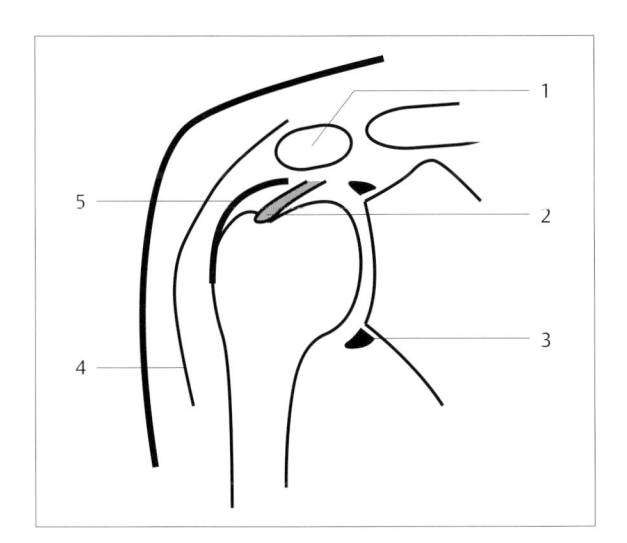

Abb. 3.**9** Schräg-koronare Schnittführung.
1 Akromion
2 Supraspinatussehne
3 unteres Labrum glenoidale
4 Deltoideusfettstreifen
5 Fettstreifen der Bursa subacromialis-subdeltoidea

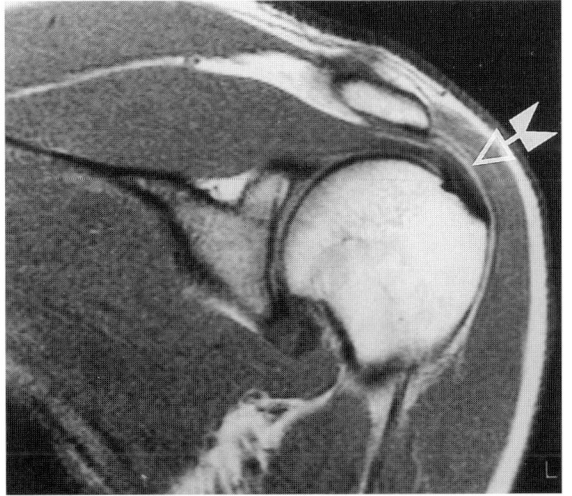

Abb. 3.**10** Schräg-koronare T_1-gewichtete SE-Aufnahme mit signalreicher Darstellung des Fettstreifens der Bursa subacromialis-subdeltoidea (Pfeil). (0,5 T, TR = 600 ms, TE = 20 ms).

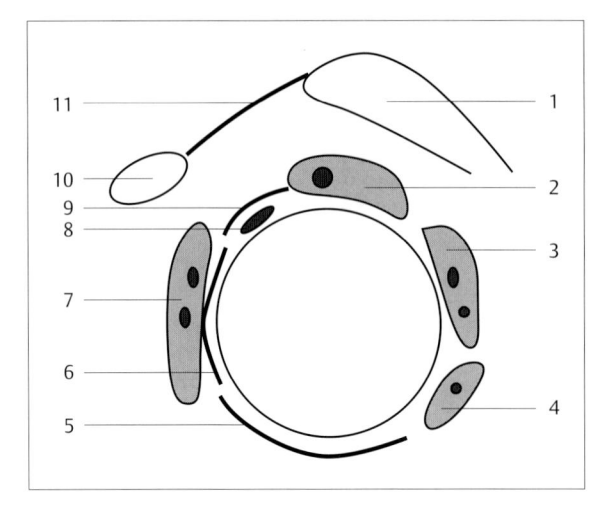

Abb. 3.11 Schemazeichnung der Schulter in der schräg-koronaren Schnittführung etwa entsprechend Abb. 3.**4b**.
1 = Akromion
2 = M. supraspinatus
3 = M. infraspinatus
4 = M. teres minor
5 = unteres Glenohumeralligament
6 = mittleres Glenohumeralligament
7 = M. subscapularis
8 = lange Bizepssehne
9 = oberes Glenohumeralligament
10 = Processus coracoideus
11 = Lig. coraco-acromiale

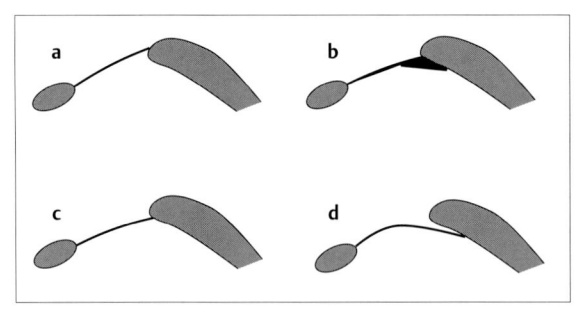

Abb. 3.12a–d Ansatzvarianten des Lig. coraco-acromiale am Akromion. **a** Insertion an der Akromionspitze (ca. 10%). **b** Insertion an der Basis und Akromionunterfläche (ca. 20%). **c** Insertion an der Akromionbasis (ca. 50%). **d** Insertion an der Akromionunterfläche (ca. 20%).

Fettstreifens sowie Flüssigkeitsfüllung der Bursa stellen diagnostische Kriterien für verschiedene Erkrankungen dar (59).

Das *akromioklavikuläre Gelenk* ist ebenfalls in der schräg-koronaren Ebene am besten zu beurteilen. Die Lage des Discus articularis und die Weite der Gelenkkapsel sind direkt ersichtlich. Veränderungen des akromioklavikulären Gelenks haben eine besondere Bedeutung für das Impingement-Syndrom des M. supraspinatus.

Schräg-sagittale Schnittführung. Die schräg-sagittale Ebene (Abb. 3.**4** u. 3.**11**) ist zur Beurteilung der gesamten *Rotatorenmanschette* wichtig. Die charakteristische Anordnung der 4 Rotatoren um das Glenoid und den Humeruskopf führt zu einer raschen Identifizierung des einzelnen Muskels und von Rupturen ihrer Sehnen.

Darüber hinaus läßt sich in dieser Ebene der *korakoakromiale Bogen* gut beurteilen. Dieser besteht aus dem Processus coracoideus, dem Lig. coraco-acromiale und dem Akromion. Das *Lig. coraco-acromiale* ist inkonstant als signalfreie lineare Struktur sichtbar. Der Ansatz des Ligaments am Akromion ist variabel und man kann 4 unterschiedliche Ansatztypen unterscheiden (16) (Abb. 3.**12**). Das *Akromion* zeigt ebenfalls Form- und Lagevarianten, die von besonderer Bedeutung für das Impingementsyndrom der Schulter sind. So geht eine Hakenform häufiger mit einer Rotatorenmanschettenruptur einher als eine flache oder gebogene Form. Ein flacher Anstiegswinkel geht ebenfalls häufiger mit einer Ruptur einher als ein steiler Winkel (Abb. 3.**13** u. 3.**16**) (2, 4, 36). Der Anstiegswinkel des Akromions liegt normalerweise in dieser Schnittführung zwischen 10 und 40 Grad.

Gelegentlich ist in der schräg-sagittalen Schnittführung das *Lig. coracohumerale* sichtbar (Abb. 3.**14**) und in Fällen von Gelenkergüssen kann man den Ansatz der Ligg. glenohumeralia am Labrum glenoidale abgrenzen (Abb. 3.**15**).

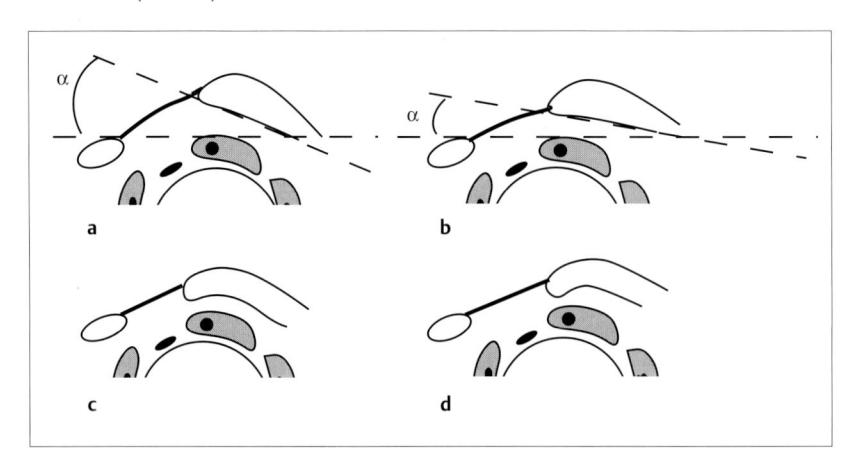

Abb. 3.13a–d Form und Lagevarianten des Akromions in der schräg-sagittalen Schnittführung. Der Anstiegswinkel α kann **a** steil oder **b** flach sein. Die Akromionform kann **a** u. **b** gerade, **c** gekrümmt oder **d** hakenförmig sein. Ein flacher Anstiegswinkel und eine Hakenform führen zu einer deutlichen Einengung des Supraspinatus-Outlets mit der Gefahr eines Impingementsyndroms.

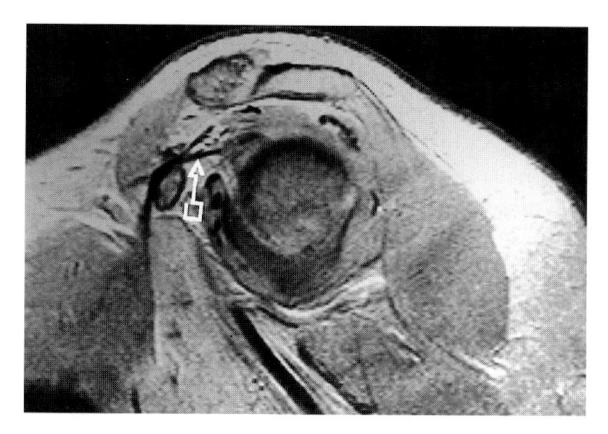

Abb. 3.**14** Schräg-sagittale Schnittführung. GRE-Sequenz (0,5 T, TR = 600 ms, TE = 14 ms, Flip-Winkel = 30 Grad). Deutliche Darstellung des Lig. coracohumerale (Pfeil) unterhalb des Lig. coraco-acromiale.

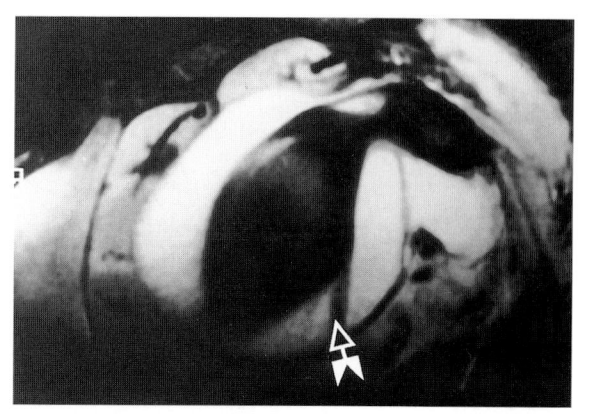

Abb. 3.**15** Schräg-sagittale Schnittführung. GRE-Sequenz (1,5 T, TR = 550 ms, TE = 30 ms, Flip-Winkel = 25 Grad). Deutliche Darstellung der Insertion des Lig. glenohumerale inferior am Labrum glenoidale (Pfeil).

Erkrankungen der Rotatorenmanschette

■ Impingement

Nach Neer führt eine Einengung der Bewegungsfreiheit der Sehnen der Rotatorenmanschette zu einem ständigen Anstoßen (impingement) der Sehne mit einer mechanischen Überlastung. Dadurch kommt es zu einer mukoiden Degeneration und später zu einer Ruptur der Sehne (38, 40). Neer unterschied 3 progressive *Stadien* der Erkrankung:

- Stadium I: Ödem und Mikroblutungen,
- Stadium II: Tendinitis und Fibrose,
- Stadium III: Ruptur und reaktive Osteophyten.

Am häufigsten ist die Sehne des M. supraspinatus betroffen. Man kennt heute zahlreiche Ursachen für eine solche Einengung der Bewegungsfreiräume der Rotatorensehnen, von denen viele magnetresonanztomographisch direkt sichtbar sind (53). Zu diesen *Ursachen* gehören eine

- Hakenform des Akromions (Abb. 3.**16**),
- ein flacher Anstiegswinkel des Akromions (Abb. 3.**17**),
- Osteophyten an der Akromionspitze und dem Akromioklavikulargelenk (Abb. 3.**18**),
- eine Verdickung des Lig. coraco-acromiale sowie eine
- prominente akromioklavikuläre Gelenkkapsel (Abb. 3.**19**).

Die MRT-Zeichen des Impingements sind eine Eindellung der Rotatorenmanschette an der Stelle der Einengung sowie die Verschmälerung der umgebenden Fettgewebsschichten. Liegen diese Zeichen vor, wird auch vom *„aggressiven" korakoakromialen Bogen* gesprochen (16). Die MRT-Zeichen korrelieren nicht sehr eng mit den klinischen Zeichen. Zur Bildinterpretation muß daher die Anamnese genau beachtet werden.

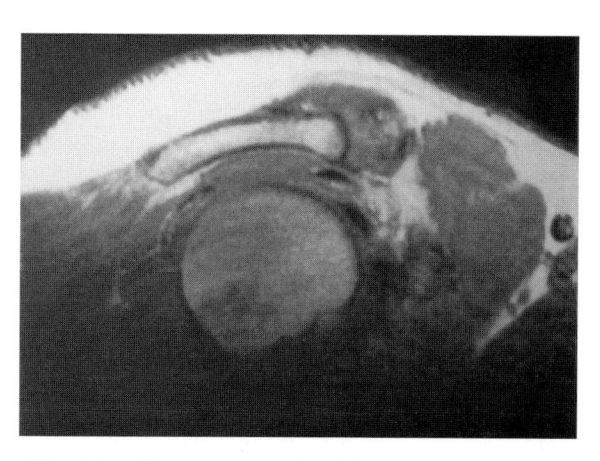

Abb. 3.**16** Schräg-sagittale Schnittführung. SE Sequenz (0,5 T, TR = 1800 ms, TE = 20 ms). Hakenform des Akromions mit Impression des M. supraspinatus.

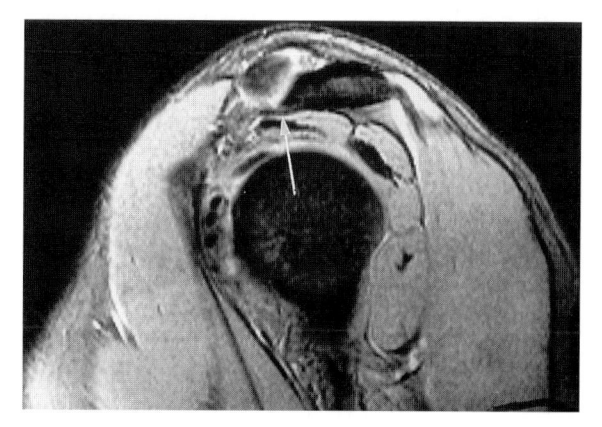

Abb. 3.**17** Schräg-sagittale Schnittführung. GRE-Sequenz (1,5 T, TR = 600 ms, TE = 14 ms, Flip-Winkel = 30 Grad). Gerade Form des Akromions. Impression des M. supraspinatus (Pfeil) durch das Akromion bei flachem Anstiegswinkel.

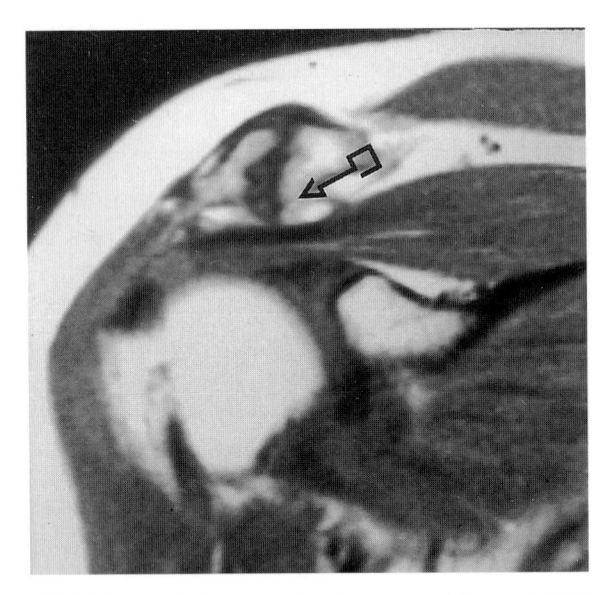

Abb. 3.**18** Schräg-koronare Schnittführung. SE-Sequenz (0,5 T, TR = 600 ms, TE = 20 ms). Akromioklavikulargelenksarthrose mit Impression des M. supraspinatus durch Osteophyten (Pfeil).

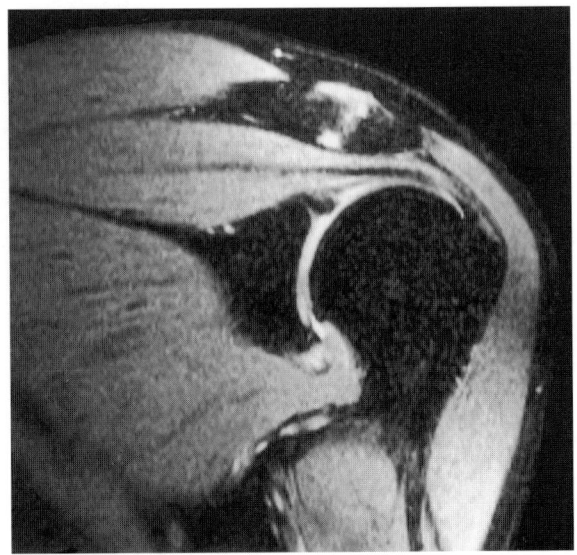

Abb. 3.**19** Schräg-koronare Schnittführung. GRE-Sequenz mit Fettunterdrückung (1,5 T, TR = 600 ms, TE = 20 ms, Flip-Winkel = 25 Grad). Erguß im Akromioklavikulargelenk mit Aufweitung der Gelenkkapsel und leichter Kompression des M. supraspinatus.

■ Degeneration, Tendinitis

Chronisch degenerative Tendinitis und Mikroblutungen. Durch sie kommt es zu einer mukoiden Gewebsumwandlung, die magnetresonanztomographisch durch eine Signalerhöhung bei erhaltener Kontur der Rotatorenmanschette gekennzeichnet ist (26). Diese Signalerhöhung ist besonders auf den T_1- und protondichtegewichteten Sequenzen zu sehen. Auf T_2-gewichteten Bildern bleiben diese Herde weitgehend isointens. Verkalkungen bei chronischer Tendinitis *(Tendinitis calcarea)* kommen signalfrei zur Darstellung und führen besonders auf GRE-Aufnahmen mit langer Echozeit zu starken Suszeptibilitätsartefakten (Abb. 3.**20**).

Akute Tendinitis. Diese führt dagegen durch das begleitende Ödem zu einer Signalerhöhung auf den T_2-gewichteten Bildern und zu einer Schwellung. Tendinitiden sind häufig mit Bursitiden mit signalreichem Bursaerguß auf den T_2-gewichteten Aufnahmen assoziiert.

■ Partielle Ruptur

Reißen Teile der Rotatorenmanschette im Rahmen eines Impingementsyndroms oder traumatisch bedingt ein, so können magnetresonanztomographisch mitunter eine fokale Kontinuitätsunterbrechung und/oder eine Signalerhöhung auf den T_2-gewichteten Aufnahmen sichtbar werden (Abb. 3.**21**). Zwischen kranialen und kaudalen Teilrissen kann in der Regel nicht sicher unterschieden werden. Durch eine artefizielle Signalerhöhung in dieser Region kommt es oft zu falsch positiven Befunden. Chronisch und akut entzündliche Veränderungen der Rotatorenmanschette können magnetresonanztomographisch häufig nicht von Teilrupturen differenziert werden. Die Sensitivität und Spezifität kaudaler Teilrupturen kann durch eine intraartikuläre Gadolineum-DTPA-Injektion und durch die Anwendung der indirekten MR-Arthrographie gesteigert werden.

■ Vollständige Ruptur

Bei einer vollständigen Ruptur der Rotatorenmanschette kommt es zu einer sichtbaren Kontinuitätsunterbrechung der Sehne. Der dadurch resultierende Defekt kann je nach Alter der Ruptur 2 unterschiedliche Signalcharakteristika zeigen:

Frischere Ruptur. Bei dieser kommt es zum Ödem sowie zur Flüssigkeitsansammlung innerhalb des Defekts, der dann auf den T_1-gewichteten Bildern signalarm und auf T_2-gewichteten Bildern signalreich zur Darstellung kommt (Abb. 3.**22** u. 3.**23**). Da die Bursa subacromialis-subdeltoidea mit der Rotatorenmanschette verwachsen ist, reißt ihre gelenknahe Wand in der Regel mit ein und es kommt zu einer ausgedehnten Ergußbildung in der Bursa (54). Dieser Erguß ist magnetresonanztomographisch auf T_2-gewichteten Aufnahmen als signalreicher Streifen gut sichtbar. Bei ausgedehnten Rissen können sogar die gelenkferne Wand der Bursa sowie die Gelenkkapsel des Akromioklavikulargelenks einreißen und eine Ergußbildung in diesem Gelenk verursachen. Meist liegt auch ein begleitender größerer Erguß des Glenohumeralgelenks vor (Abb. 3.**24**).

Ältere Rupturen. Hier kann der Defekt mit Granulationsgewebe aufgefüllt sein (gedeckte Ruptur) und eine andere Signalcharakteristik als Ödem und Flüssigkeit aufwei-

Erkrankungen der Rotatorenmanschette **65**

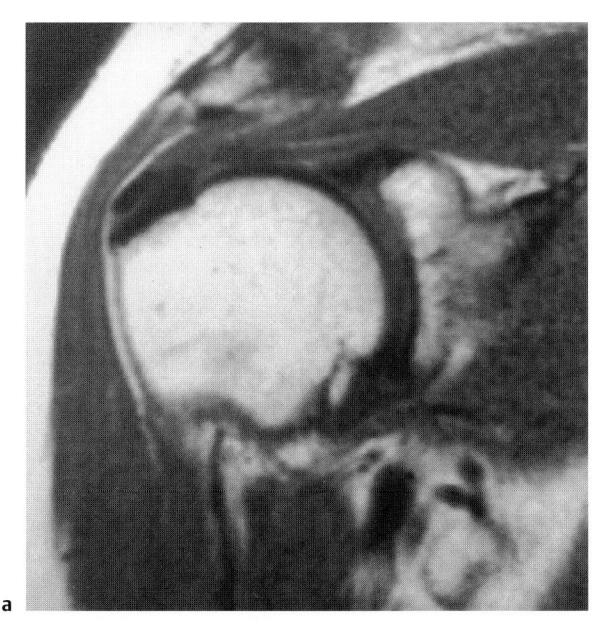

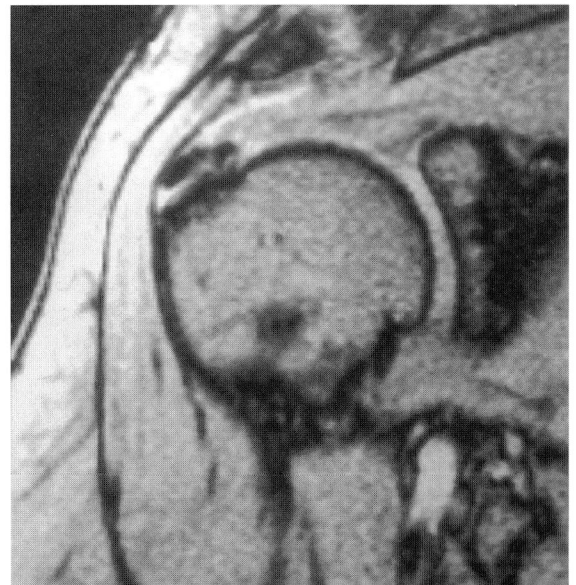

Abb. 3.**20a–c** Schräg-koronare Schnittführung. Tendinitis calcarea. **a** SE-Sequenz (1,5 T, TR = 600 ms, TE = 20 ms). **b** GRE-Sequenz, erstes Echo (1,5 T, TR = 600 ms, TE = 7 ms, Flip-Winkel = 30 Grad). **c** GRE-Sequenz, zweites Echo (TE = 36 ms). Das Kalkdepot erscheint auf der Aufnahme mit der längeren Echozeit durch Suszeptibilitätsartefakte größer (Pfeil). Begleitender Erguß in der Bursa subacromialis (offener Pfeil).

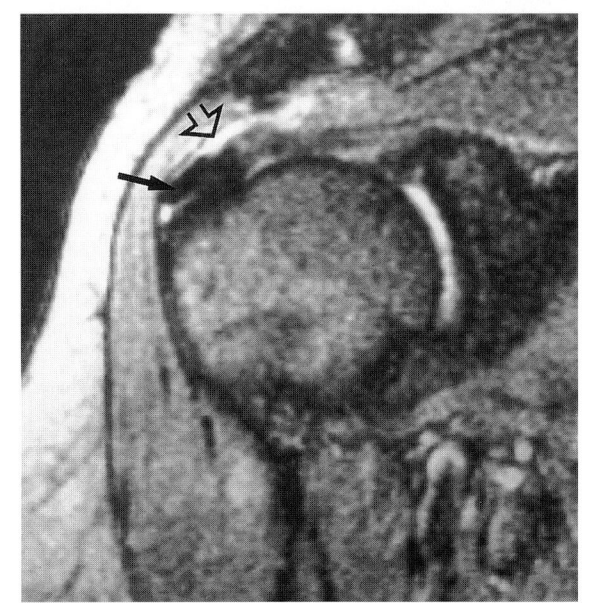

Abb. 3.**21a** u. **b** Schräg-koronare Schnittführung. Partielle Ruptur des M. supraspinatus (kleine Pfeile). **a** GRE-Sequenz, erstes Echo (1,5 T, TR = 600 ms, TE = 13 ms, Flip-Winkel = 25 Grad).
b Zweites Echo (TE = 30 ms). Die Kontraste nehmen mit längerer Echozeit (stärkere T_2-Wichtung) zu. Gelenkerguß (Pfeil), Flüssigkeit in der Bursa subacromialis-subdeltoidea (offener Pfeil).
▼

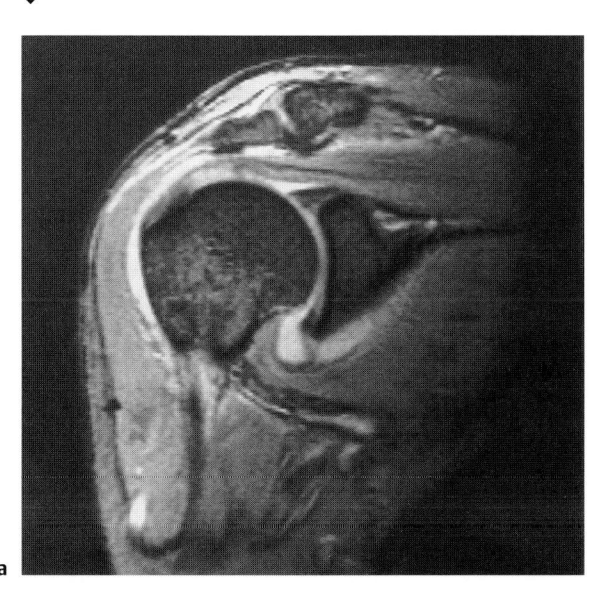

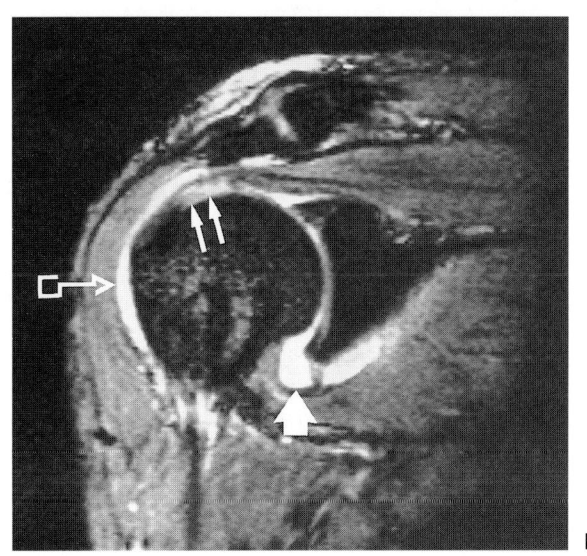

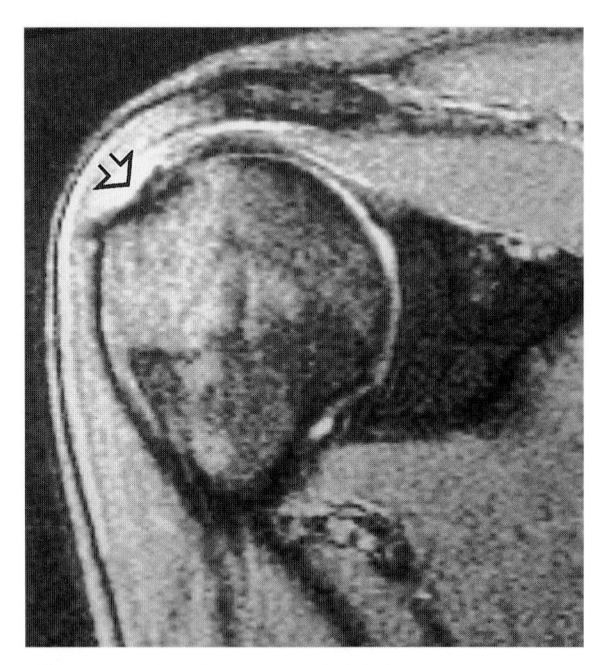

Abb. 3.**22** Schräg-koronare Schnittführung. GRE-Sequenz (0,5 T, TR = 600 ms, TE = 36 ms, Flip-Winkel = 30 Grad). Ruptur des M. supraspinatus. Signalerhöhung und Kontinuitätsunterbrechung der Supraspinatussehne (Pfeil).

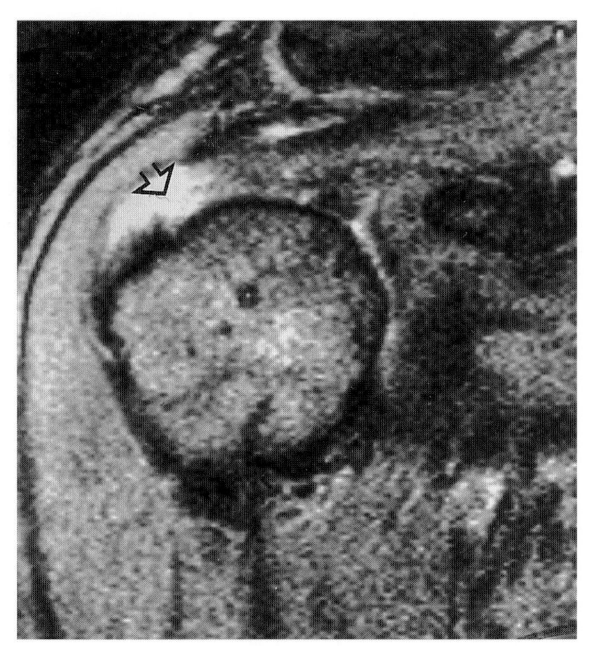

Abb. 3.**23** Schräg-koronare Schnittführung. GRE-Sequenz (0,5 T, TR = 600 ms, TE = 35 ms, Flip-Winkel = 30 Grad). Großer signalreicher Defekt in der Supraspinatussehne (Pfeil). Zerfranste Sehnenendigungen.

sen. Der Defekt bleibt dann nämlich auf den T_2-gewichteten Bildern weitgehend isointens oder sogar signalarm (47). Ergüsse in den Gelenken und der Bursa können sich weitgehend zurückgebildet haben. Solche chronischen Rupturen sind magnetresonanztomographisch schwer zu diagnostizieren und von der chronischen Tendinitis nicht sicher zu differenzieren.

Durch eine Schonung oder aufgehobene Funktionsfähigkeit des Muskels kommt es bei ausgedehnten chronischen Rupturen häufig zur fettigen *Atrophie* des Muskelbauchs. Dies führt auf den T_1-gewichteten Aufnahmen charakteristischerweise zu linearen oder fokalen Signalerhöhungen innerhalb des Muskels (Abb. 3.**24**).

Am häufigsten rupturiert der M. supraspinatus im Rahmen eines Impingementsyndroms. Seltener beobachtet man meist traumatisch bedingte Rupturen des M. infraspinatus und M. subscapularis (Abb. 3.**25** u. 3.**26**).

Die häufigste *Ursache* von Rupturen der Rotatorenmanschette dürfte eine Einengung ihres Gleitraums darstellen (impingement). Nach Neer ist dies bei über 90% der Erkrankungen der Fall (38). Ursachen wie Trauma oder Überlastung mit Degeneration sind seltener. Als bevorzugte Lokalisation der Degeneration gilt dabei die sog. kritische Zone der Supraspinatussehne, ein rundliches Areal mit verminderter Blutversorgung, wenige Zentimeter vom knöchernen Ansatz der Sehne entfernt (48).

Die MRT hat sich als hoch sensitives Verfahren im Nachweis vollständiger Rupturen bewährt. Die *Sensitivität* liegt bei 80–100% und die *Spezifität* über 90%. Damit sind die Resultate der Arthrographie vergleichbar (13, 22, 67). Aufgrund der vollständigen Darstellung der Rotatorenmanschette ist sie der Sonographie in der Sensitivität überlegen (6). Einschränkungen gelten, wie bereits erwähnt, für Teilrupturen, chronisch gedeckte kleine Rupturen sowie für die chronische Tendinitis. Bei diesen Erkrankungen werden deutlich niedrigere Sensitivitäten und Spezifitäten erreicht.

Durch Informationen über den Zustand der Sehnenendigungen, die Größenausdehnung der Ruptur, den Grad der Muskelretraktion oder das Vorliegen einer fettigen Atrophie wird die *Operationsplanung* bei vollständigen Rupturen durch den MRT erleichtert.

Tab. 3.**2** faßt die diagnostischen Kriterien der Pathologie und Artefakte der Insertion des M. supraspinatus zusammen.

■ Enthesiopathie

Degenerative Veränderungen des tendinoossären Übergangs sind von den Veränderungen beim Impingement zu differenzieren. Es scheint hierbei mehr die Überbeanspruchung der Sehne im Ansatzbereich im Vordergrund zu stehen, als die Einengung des Bewegungsraums. Dadurch kommt es zu zystischen Umbauvorgängen im Tuberculum majus, die kernspintomographisch auf T_1-gewichteten Aufnahmen signalarm (Abb. 3.**29**) und auf T_2-gewichteten Aufnahmen signalreich zur Darstellung kommen. Sie können Kontakt mit der Humeruskopfoberfläche aufweisen. Zeichen von Enthesiopathie und Impingement im subakromialen Raum liegen häufig gleichzeitig vor.

Erkrankungen der Rotatorenmanschette **67**

Abb. 3.**24 a** u. **b** Schräg-koronare Schnittführung. Großer Defekt in der Supraspinatussehne. Retraktion des Muskelbauchs mit fettiger Atrophie (schwarzer Pfeil). Gelenkerguß (offener Pfeil). Flüssigkeit im Akromioklavikulargelenk (weißer Pfeil). **a** SE-Sequenz (1,5 T, TR = 600 ms, TE = 20 ms). **b** GRE-Sequenz (TR = 600 ms, TE = 35 ms, Flip-Winkel = 30 Grad).

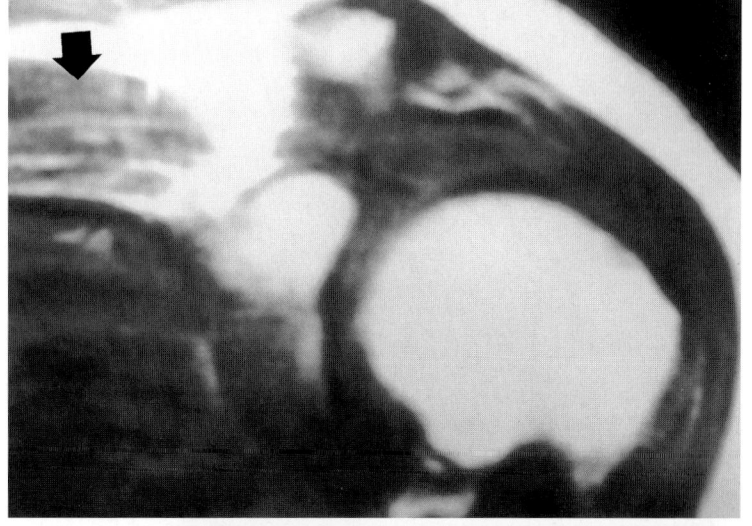

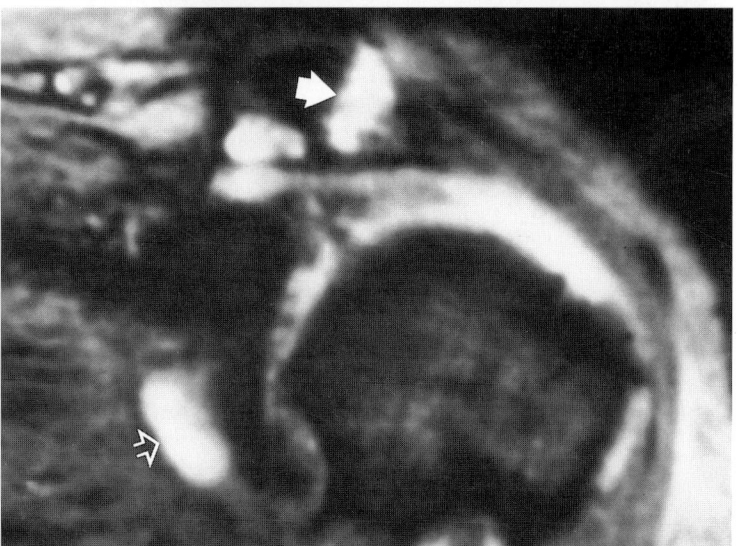

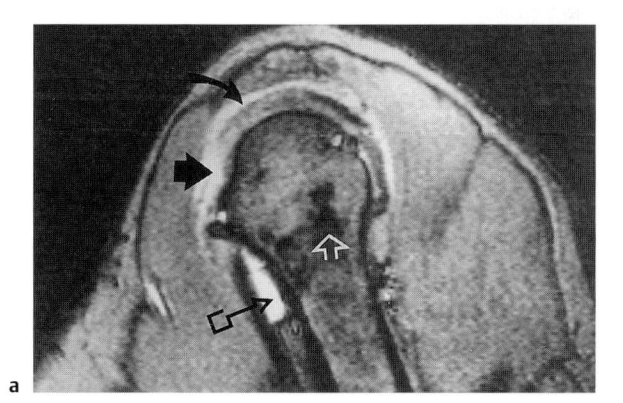

Abb. 3.**25 a** u. **b** Ruptur der Subskapularissehne. **a** Schräg-sagittale Schnittführung. GRE-Sequenz (0,5 T, TR = 600 ms, TE = 35 ms, Flip-Winkel = 30 Grad). Signalreicher Defekt in der Subskapularissehne (Pfeil), Gelenkerguß, hier in der Bizepssehnenscheide (offener Pfeil), Flüssigkeit in der Bursa subacromialis-subdeltoidea (gekrümmter Pfeil), hämatopoetisches Knochenmark (offener, weißer Pfeil). **b** Schräg-koronare Schnittführung. GRE-Sequenz (0,5 T, TR = 600 ms, TE = 35 ms, Flip-Winkel = 30 Grad). Defekt bis in den Muskelbauch des M. subscapularis reichend (Pfeil).

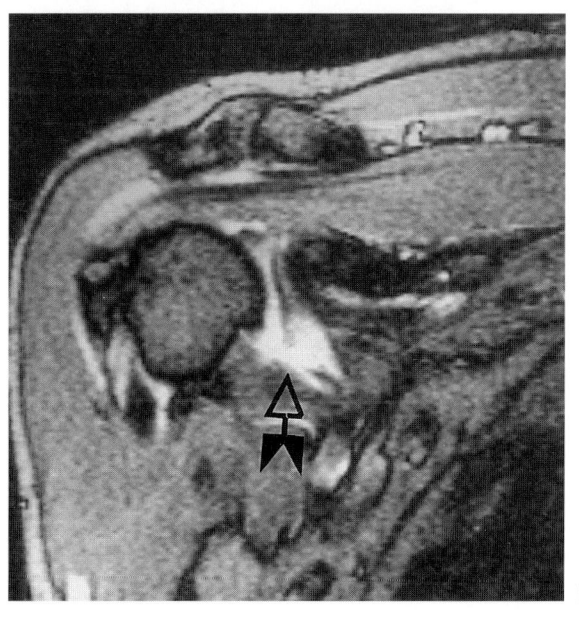

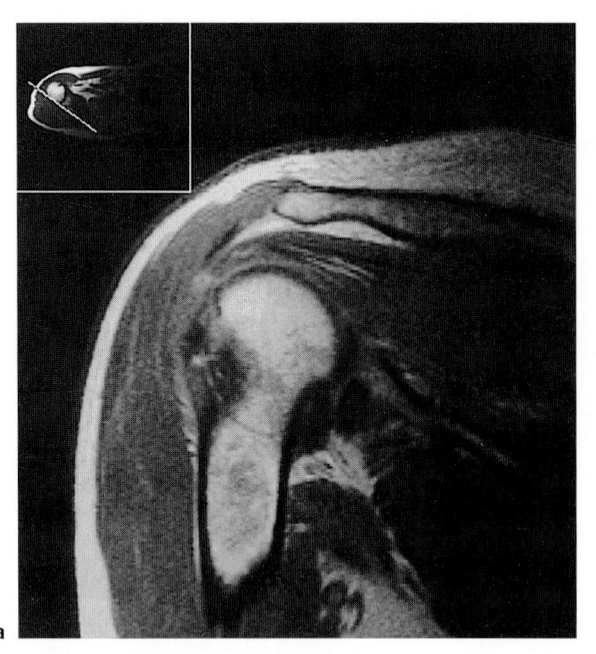

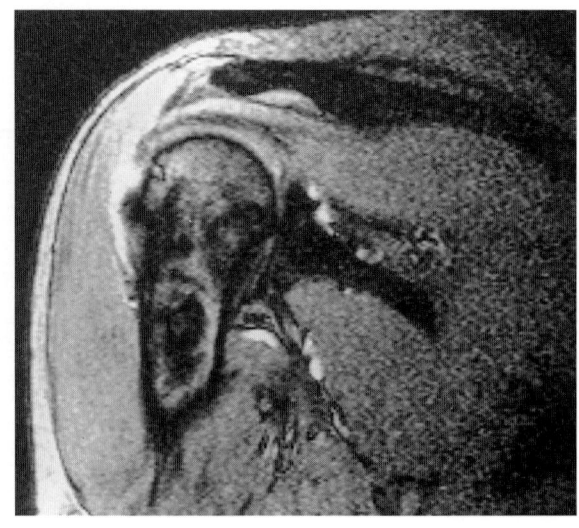

Abb. 3.**26 a** u. **b** Ruptur der Infraspinatussehne. **a** Schräg-koronare Schnittführung. SE-Sequenz (0,5 T, TR = 600 ms, TE = 20 ms). Signalinhomogenitäten in der Rotatorenmanschette. Eingeblendet ein transversales Bild mit der Schnittführung. Die Differenzierung von Infra- und Supraspinatusrupturen kann schwer sein. Das Einblenden der jeweiligen Schichtebene erleichtert diese Unterscheidung. **b** Schräg-sagittale Schnittführung. GRE-Sequenz (TR = 600 ms, TE = 35 ms, Flip-Winkel = 30 Grad). Signalreicher Defekt in der Infraspinatussehne. Flüssigkeit in der Bursa subacromialis-subdeltoidea.

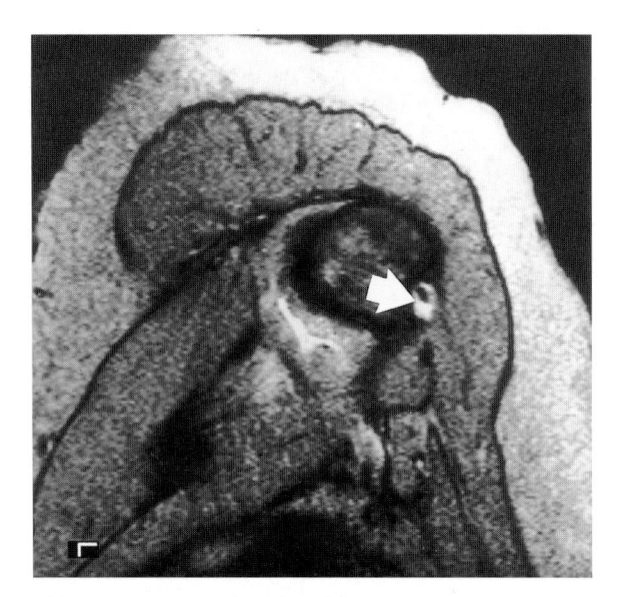

Abb. 3.**27** Transversale Schnittführung. GRE-Sequenz (0,5 T, TR = 600 ms, TE = 35 ms, Flip-Winkel = 30 Grad). Flüssigkeitsansammlung in der Bizepssehnenscheide (Pfeil) bei Gelenkerguß.

Erkrankungen des Musculus biceps

Ergußbildungen in der Sehnenscheide des langen Bizepskopfs kommen bei Schultergelenksergüssen sowie bei Tendinitiden der Bizepssehne vor. Eine solche Flüssigkeitsansammlung sieht man auf transversalen T_2-gewichteten Aufnahmen als rundliche signalreiche Formation, ventral des Humerus (Abb. 3.27). Die Sehne des langen Bizepskopfs läßt sich zentral im Erguß als signalfreier Punkt abgrenzen. Liegt eine *Tendinitis* vor, ist die Signalintensität der Sehne erhöht. Dies ist besonders auf den T_2-gewichteten Aufnahmen zu erkennen. Eine Tendinitis der langen Bizepssehne kommt häufig begleitend beim Impingementsyndrom der Rotatorenmanschette vor.

Bei *Rupturen* der langen Bizepssehne fehlt auf den transversalen Bildern die zentrale signalfreie runde Formation im Sulcus bicipitalis und man spricht vom Bild des „leeren Sulcus" (Abb. 3.**28**). Ein ausgeprägter Sehnenscheidenerguß ist abgrenzbar. Gelegentlich läßt sich das kraniale Sehnenende im Gelenk erkennen.

Rupturen des Lig. transversum lassen sich magnetresonanztomographisch direkt nachweisen. Dazu muß allerdings die Auflösung ausreichend sein. Man sieht dann in der transversalen Schnittführung auf allen Sequenzen eine Kontinuitätsunterbrechung des normalerweise signalfreien Ligaments. Ist dieses Ligament rupturiert, kann es zur *Dislokation* der langen Bizepssehne nach medial kommen. Magnetresonanztomographisch zeigt sich dann ein „leerer Sulcus" und die dislozierte Sehne läßt sich an atypischer Stelle, ventral der Sehne des M. subscapularis nachweisen. Ist auch die Subskapularissehne

Tabelle 3.2 Signalverhalten und weitere diagnostische Kriterien des Ansatzes der Supraspinatussehne in der MRT

T_1	T_2	Zeichen	Diagnose	Neer	Zlatkin	Mögliche weitere Zeichen
		F: normal K: regulär S: frei	normale Sehne	0		
		F: normal, dick K: regulär S: Aufhellung	akute Tendinitis	1	1	Sehnenschwellung, Bursitis mit Erguß
		F: normal, dünn K: regulär S: indifferent	chronische Tendinitis, Degeneration, Artefakt	2	1	chronische Bursitis mit dicker Wand, Sehnenverdünnung
		F: dünn K: irregulär (kranial oder kaudal) S: indifferent	alte Ruptur mit Narbe, Artefakt		2	chronische Bursitis
		F: dünn K: irregulär (kranial oder kaudal) S: Aufhellung	Teilruptur		2	Bursa- und Gelenkerguß
		F: variabel K: Lücke S: indifferent	alte Ruptur mit Narbe	3	3	Sehnen- und Muskelretraktion, fettige Muskeldegeneration, Humerushochstand
		F: variabel K: Lücke S: Aufhellung	vollständige Ruptur	3	3	Sehnen- und Muskelretraktion, Bursa- und Gelenkerguß

F = Form, **K** = Kontur, **S** = Signalverhalten auf T_2-gewichteten Aufnahmen im Vergleich zu T_1-gewichteten Aufnahmen, **Neer** = Klassifikation nach Neer, **Zlatkin** = Klassifikation nach Zlatkin

gerissen, kann die Bizepssehne tief in das Glenohumeralgelenk luxieren (8, 12). In Fällen einer Bizepssehnendislokation und Schulterluxation kann die dislozierte Bizepssehne ein Repositionshindernis darstellen, so daß eine Operationsindikation gestellt ist (1).

Erkrankungen der übrigen Muskulatur

Bei Muskelatrophie kommt es zum Rückgang von Muskelmasse sowie zu einer kompensatorischen Einlagerung von Fett. Das führt im Muskelbauch zu einer streifigen, teils fokalen charakteristischen Signalerhöhung auf T_1-gewichteten Aufnahmen. Eine solche fettige *Atrophie* kann beispielsweise im Rahmen von Inaktivität besonders bei Adipositas (Abb. 3.**29**) und Schultergürteldystrophien in generalisierter Form auftreten, aber auch einzelne Muskeln betreffen (Abb. 3.**30**). Sind einzelne Muskeln betroffen, so muß an eine Raumforderung gedacht werden, die den entsprechenden Nerv beeinträchtigt. Je nach betroffenem Muskel müssen bestimmte Regionen gezielt nach Tumoren abgesucht werden. Eine Atrophie des *M. infraspinatus* beispielsweise kann durch eine Raumforderung in der hinteren Fossa supraspinata mit Beteiligung des distalen N. suprascapularis verursacht werden. Eine Atrophie von *M. supraspinatus und M. infraspinatus* kann durch eine Raumforderung in der vorderen Fossa supraspinata mit Läsion des proximalen N. suprascapularis bedingt sein (15). Häufig anzutreffende Raumforderungen dieser Region sind Ganglien (Abb. 3.**31**). Diese

70 3 Schulter

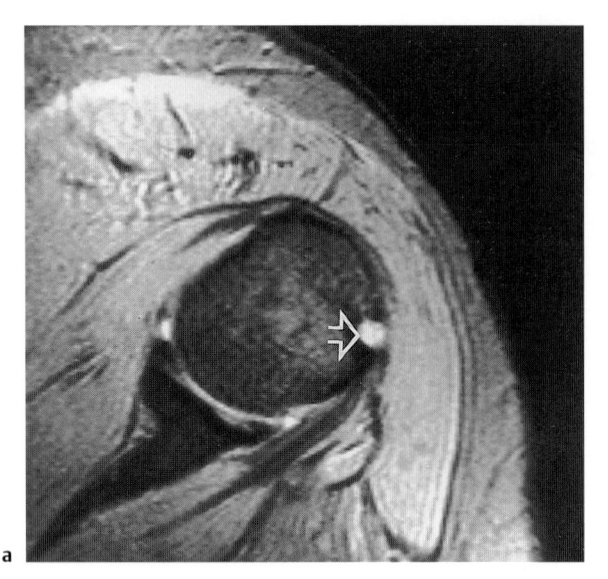

Abb. 3.**28a** u. **b** Ruptur der Sehne des langen Bizepskopfs.
a Transversale Schnittführung. GRE-Sequenz (1,5 T, TR = 600 ms, TE = 13 ms, Flip-Winkel = 30 Grad). Flüssigkeit im Sulcus bicipitalis ohne Nachweis der Bizepssehne („leerer Sulcus") (Pfeil).

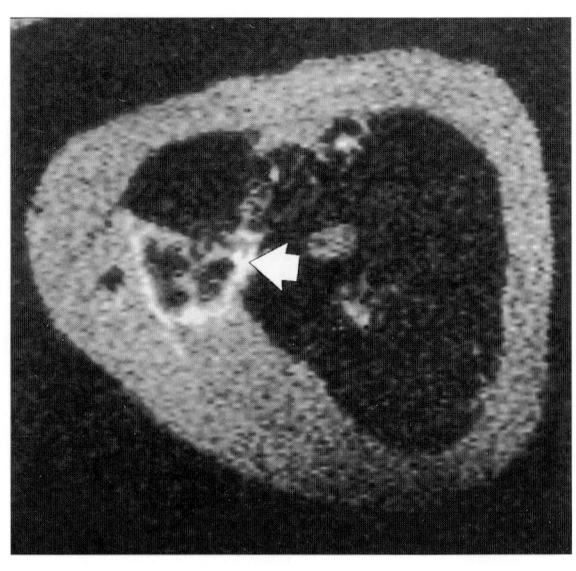

b Transversale Schnittführung. SE-Sequenz (TR = 1800 ms, TE = 80 ms). Retrahierte Fragmente des M. biceps umgeben von signalintensiver Zone, vereinbar mit hämorrhagisch-ödematösen Veränderungen (Pfeil).

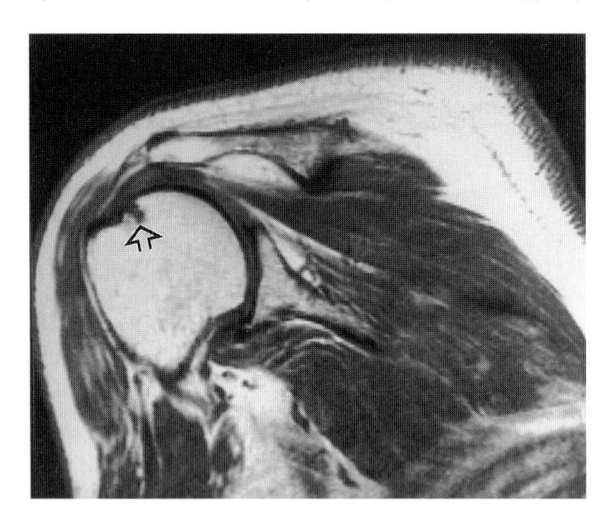

Abb. 3.**29** Schräg-koronare Schnittführung. SE-Sequenz (1,5 T, TR = 600 ms, TE = 20 ms). Lineare Signalerhöhungen intramuskulär durch Fettvermehrung bei Adipositas. Zystoide Resorptionen im Humeruskopf bei Supraspinatusenthesiopathie (Pfeil).

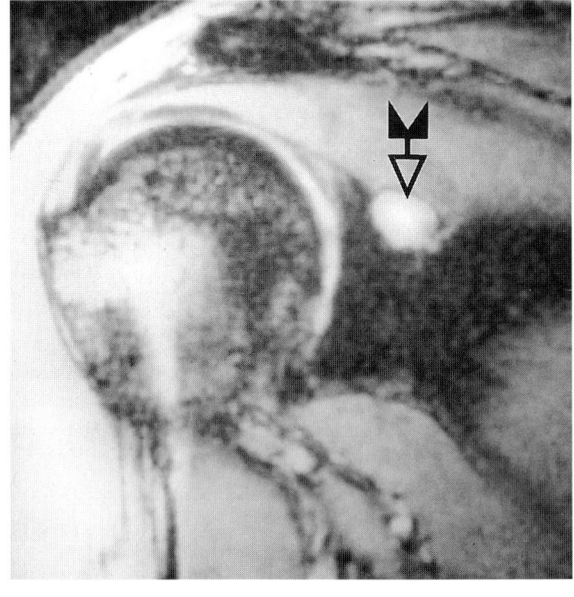

Abb. 3.**31** Schräg-koronare Schnittführung. GRE-Sequenz (1,5 T, TR = 600 ms, TE = 25 ms, Flip-Winkel = 30 Grad). Signalreiches Ganglion in der Fossa supraspinata (Pfeil).

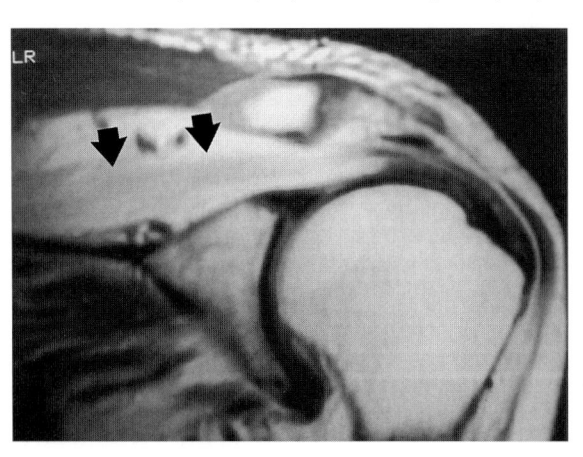

◀ Abb. 3.**30** Schräg-koronare Schnittführung. SE-Sequenz (1,5 T, TR = 600 ms, TE = 20 ms). Deutliche Signalerhöhung des M. supraspinatus durch fettige Atrophie (Pfeile).

kommen auf T$_1$-gewichteten Aufnahmen signalarm, auf T$_2$-gewichteten Aufnahmen sehr signalreich und teilweise septiert zur Darstellung. Sie nehmen kein Kontrastmittel auf. Schädigungen des N. axillaris können zu isolierten Atrophien des *M. teres minor und/oder M. deltoideus* führen (29).

Erkrankungen der Bursa subacromialis-subdeltoidea

Entzündungen der Bursa subacromialis-subdeltoidea kommen häufig als Begleiterscheinungen beim Impingementsyndrom, aber auch bei der Omarthritis vor. Sie können auch isoliert auftreten. Die akute *Bursitis* geht mit einem Bursaerguß einher, der auf den T$_1$-gewichteten Aufnahmen signalarm und auf den T$_2$-gewichteten Bildern signalreich ist (Abb. 3.**32**). Abhängig von der Flüssigkeitsmenge sieht man unterschiedliche Konfigurationen der Bursa sowie des peribursalen Fettstreifens, der auf den T$_1$-gewichteten Aufnahmen signalreich abgrenzbar ist (Abb. 3.**33**). Bei kleineren Ergüssen ist dieser Streifen nach *lateral verlagert.* Dies ist häufig beim Impingementsyndrom und isolierten Bursitiden der Fall. Bei größeren Ergüssen zeigt sich auch eine Verlagerung der kaudalen Anteile der Bursa, lateral des Humerusschaftes, mit Ausbildung einer *tränenartigen Konfiguration* des Fettstreifens (Abb. 3.**38**). Solche großen Bursaergußmengen werden häufig im Rahmen der Omarthritis bei chronischer Polyarthritis beobachtet. Beim Übergreifen entzündlicher Veränderungen auf die peribursalen Bindegewebsschichten *(Peribursitis)* kommt es durch die Infiltration der Fettgewebsschichten zum Verschwinden bzw. zur *Obliteration* des peribursalen Fettstreifens. Dieses diagnostische Zeichen wird häufig im Zusammenhang mit Rotatorenmanschettenrupturen beobachtet. Bei ausgedehnten Rotatorenmanschettenrupturen kann es auch durch die mechanische Destruktion der Bursa zur Obliteration des Fettstreifens kommen. Zur Beurteilung dieses Zeichens muß allerdings berücksichtigt werden, daß die Dicke des peribursalen Fettstreifens gewichtsabhängig ist und er in etwa 30% der Fälle bereits beim Gesunden

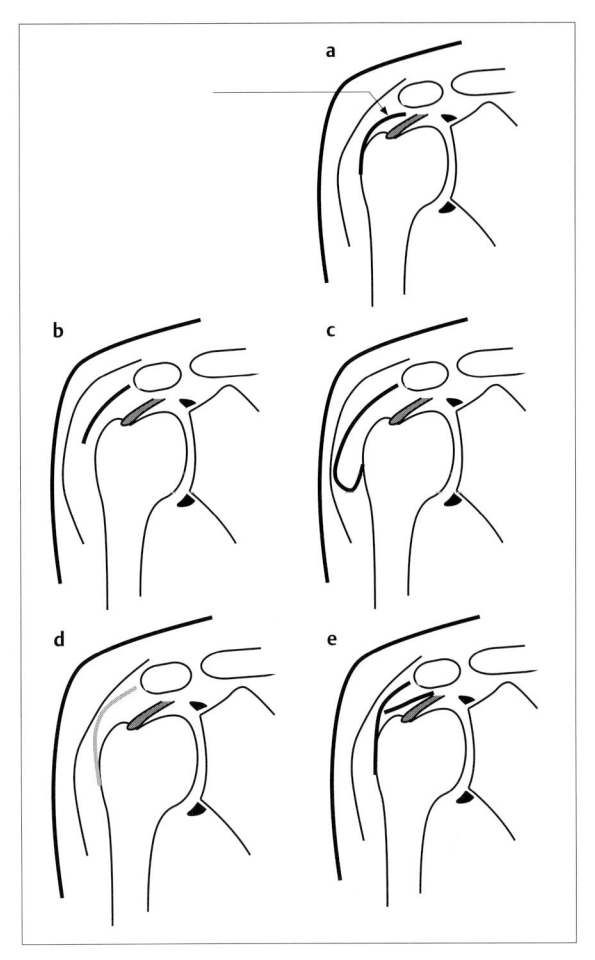

Abb. 3.**33 a – e** Schemazeichnung des Fettstreifens der Bursa subacromialis-subdeltoidea in der schräg-koronaren Schnittführung. **a** Normale Darstellung (Pfeil). **b** Lateral verlagert bei kleinem Bursaerguß. **c** „Tränenkonfiguration" bei großem Erguß. **d** Obliteration bei Entzündung oder Ruptur. **e** Doppelfettstreifen bei chronischer Entzündung.

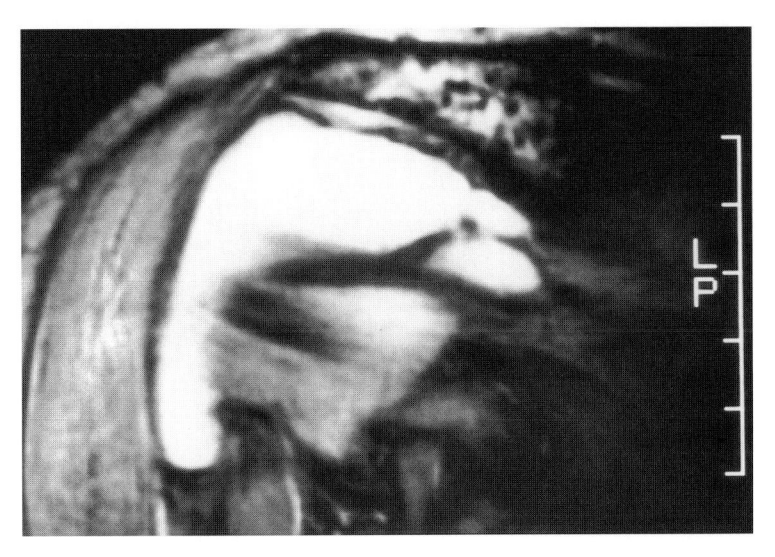

Abb. 3.**32** Schräg-koronare Schnittführung. GRE-Sequenz (1,5 T, TR = 600 ms, TE = 25 ms, Flip-Winkel = 30 Grad). Großer Erguß in der Bursa subacromialis-subdeltoidea.

nicht sichtbar ist (35). Die Obliteration des Fettstreifens stellt somit nur dann ein verläßliches Zeichen für Rotatorenmanschettenläsionen oder eine Bursitis dar, wenn sie auf Verlaufsserien neu aufgetreten ist.

Die Anordnungen und pathologischen Veränderungen des peribursalen Fettstreifens der Bursa subacromialis-subdeltoidea sind mitunter auch im Nativröntgenbild zu erkennen (64, 65).

Normalerweise ist das Fettgewebe in den Wänden der Bursa asymmetrisch verteilt und überwiegt in der gelenkfernen Wand. Beim Gesunden ist daher nur ein Fettstreifen sichtbar. Kommt es durch eine chronische Entzündung zu einer Bindegewebsproliferation, vermehrt sich auch Fettgewebe in der gelenknahen Wand. Auf den schräg-koronaren Schnitten kann man dann bei Distension des Bursalumens durch Erguß 2 Fettstreifen sehen *(Doppelfettstreifenzeichen)* (59).

Erkrankungen des Labrum glenoidale und der Gelenkkapsel

Traumatische Läsionen des Labrum glenoidale umfassen Teilrupturen, vollständige *Rupturen* und vollständige Rupturen mit Labrumdislokation. Teilrupturen sind magnetresonanztomographisch an abnormen Signalerhöhungen innerhalb der signalfreien Substanz des Labrums zu erkennen. Weiterhin kann es zu morphologischen Veränderungen wie Abstumpfung und Spaltbildungen kommen (Abb. 3.**34**). Diese Veränderungen sind unabhängig von der gewählten Sequenz am besten auf den transversalen Aufnahmen zu sehen. Eine Verringerung der Schichtdicke beispielsweise bis 1 mm kann die diagnostische Sicherheit steigern. Vollständige Rupturen können zur Abtrennung des Labrums führen und sind besonders im Fall der Fragmentdislokation recht sicher zu diagnostizieren (Abb. 3.**35**). Abrisse des anteroinferioren Labrums werden als Bankart-Läsion, eine begleitende Avulsionsfraktur des Glenoids wird als knöcherne Bankart-Läsion bezeichnet.

Man kann die MRT-Veränderungen bei Labrumrupturen in *4 Stadien* einteilen:

- Im Stadium I liegt eine basale Signalerhöhung mit Kontakt zur gelenknahen Labrumoberfläche als Zeichen einer Teilruptur vor.
- Im Stadium II sieht man eine basale Signalerhöhung mit Kontakt zur gelenknahen und gelenkfernen Labrumoberfläche ohne Labrumdislokation als Zeichen einer kompletten Ruptur.
- Im Stadium III existiert eine basale Signalerhöhung mit Labrumdislokation, aber ohne Abriß der Kapsel vom Scapulahals, als Zeichen einer vollständigen Ruptur mit Dislokation.
- Im Stadium IV schließlich findet sich eine Labrumdislokation mit Abriß der Kapsel vom Scapulahals.

Die Stadien I und II können konservativ, die Stadien III und IV operativ arthroskopisch behandelt werden.

Bei dieser Einteilung muß jedoch berücksichtigt werden, daß Typ-I-Signalveränderungen oft nicht von den normvarianten basalen Signalerhöhungen differenziert werden können. Auch die Ansatzvarianten der vorderen Gelenkkapsel können eine sichere Differenzierung von Typ III und IV unmöglich machen. Liegt eine Verlaufsserie des Patienten vor, kann diese Entscheidung erleichtert werden.

Aufgrund der zahlreichen Formvarianten des Labrums (s. S. 59) sind morphologische Kriterien zur Beurteilung des Labrums nur mit Einschränkungen anzuwenden. Die *Sensitivität* der nativen MRT im Nachweis von Labrumrupturen liegt dementsprechend nur zwischen 45 und 85% (17, 42). Dabei ergaben sich Unterschiede in Abhängigkeit von der Lokalisation der Ruptur. Anteriore Rupturen werden deutlich besser erkannt als posteriore,

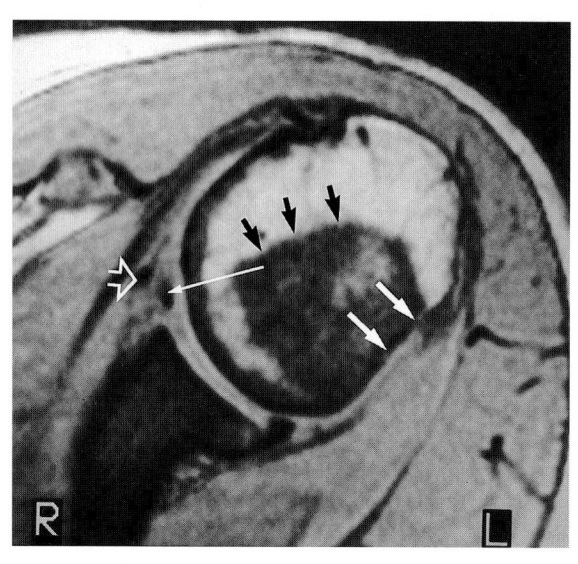

Abb. 3.**34** Transversale Schnittführung. GRE-Sequenz (0,5 T, TR = 600 ms, TE = 9 ms, Flip-Winkel = 30 Grad). Teilruptur des vorderen Labrum glenoidale mit Deformierung und Distanzierung von der Basis (langer Pfeil). Keine Dislokation. Lig. glenohumerale mediale (offener Pfeil), Hämatopoesemark in der Metaphyse (schwarze Pfeile), normale Konturwelligkeit am meta-/epiphysären Übergang (weiße Pfeile), keine Hill-Sachs-Delle.

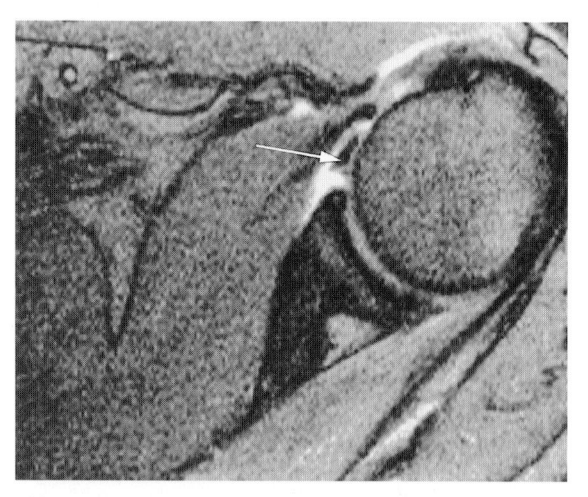

Abb. 3.**35** Transversale Schnittführung. GRE-Sequenz- (0,5 T, TR = 600 ms, TE = 35 ms, Flip-Winkel = 30 Grad). Ruptur des vorderen Labrum glenoidale mit Ventraldislokation (Pfeil).

inferiore und besonders superiore Läsionen (19, 28). Rupturen der anterioren und posterioren Labrumanteile können auf den transversalen Läsionen der kranialen und kaudalen Labrumanteile auf den schräg-koronaren Aufnahmen erkannt werden.

Verletzungen des superioren Abschnitts des Labrum glenoidale (engl. auch superior labral tear with anterior and posterior extension = *SLAP lesion*) können je nach Ausdehnung in 4 Typen eingeteilt werden (21 a) (Abb. 3.36):

- Beim Typ I ist die Ruptur auf den Bereich der Insertion der langen Bizepssehne an der Cavitas glenoidalis beschränkt,
- bei nach posterior und anterior weiter ausgedehnten Rupturen spricht man vom Typ II,
- beim Typ III ist das abgerissene Labrum nach intraartikulär teilweise disloziert („Korbhenkelriß"),
- beim Typ IV handelt es sich um einen Korbhenkelriß mit Beteiligung der langen Bizepssehne, die teilweise längs eingerissen ist. Diese Form der Labrumverletzungen ist häufig mit Rupturen der Rotatorenmanschette assoziiert.

Techniken wie die direkte oder indirekte MR-Arthrographie oder insbesondere die CT-Arthrographie weisen deutlich höhere Sensitivitäten im Nachweis von Labrumrupturen auf (Abb. 3.37).

Bei der *habituellen Schulterluxation* kann die MRT Ursachen und/oder Folgen der rezidivierenden Luxation aufzeigen. Es können Deformitäten am vorderen und hinteren Labrum sichtbar sein oder das Labrum kann abwesend sein. Hill-Sachs-Deformierungen imponieren durch eine Kerbe im Humeruskopf. Eine Separation der vorderen Gelenkkapsel vom Scapulahals kann Folge oder Ursache der Instabilität sein. Für die Operationsplanung

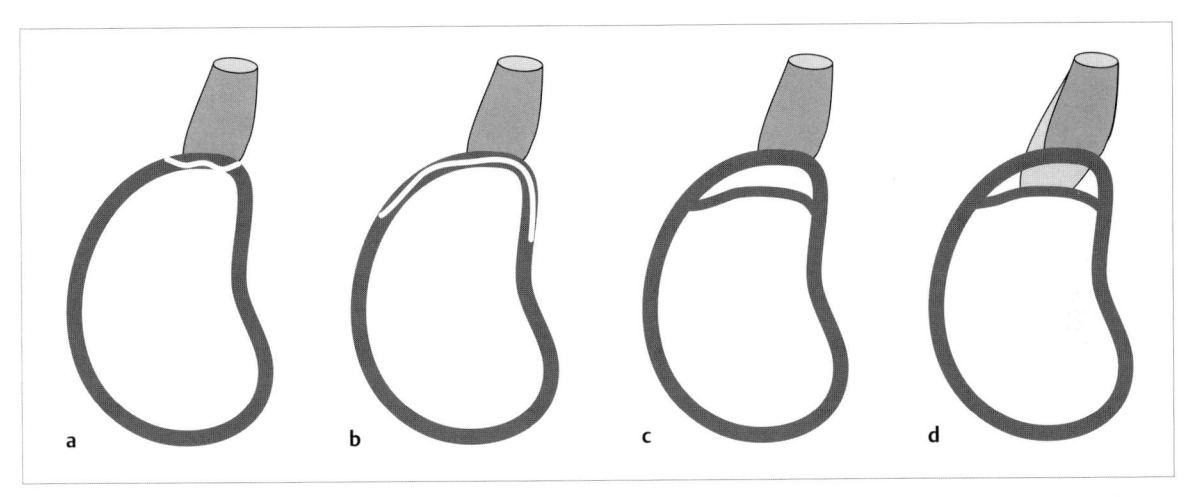

Abb. 3.36 a–d Schemazeichnung superiorer Labrum-glenoidale-Verletzungen mit a.-p. Ausdehnung (SLAP-Läsionen). Schematische Aufsicht auf die Cavitas glenoidalis mit Insertion der Sehne des langen Bizepskopfes (oben). **a** Ruptur im Bereich der Bizepssehneninsertion an der Cavitas glenoidalis und dem Labrum glenoidale. **b** Weite Ausdehnung der Ruptur nach anterior (links) und posterior (rechts) (Typ II). **c** Korbhenkelriß (Typ III). **d** Korbhenkelriß mit Beteiligung der Bizepssehne (Teilriß) (Typ IV).

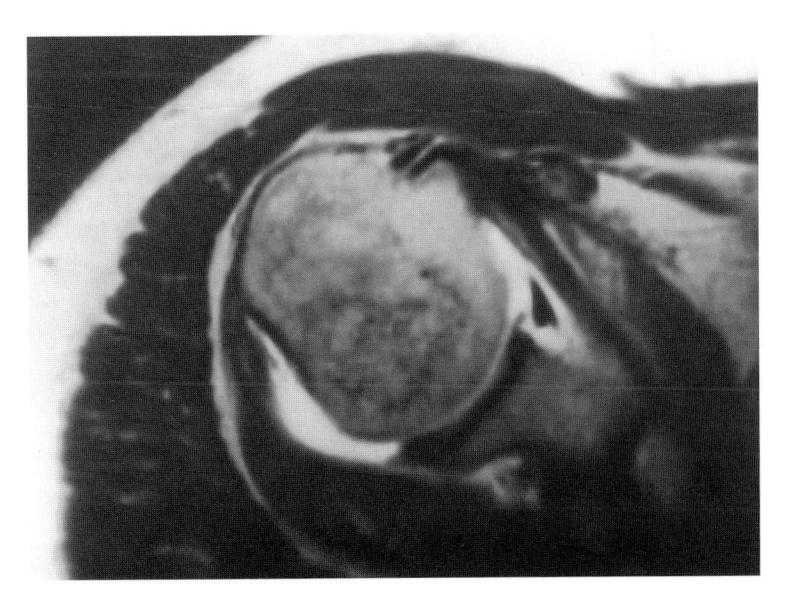

Abb. 3.37 Transversale Schnittführung. SE-Sequenz nach intraartikulärer Kontrastmittelinjektion (MR-Arthrographie) (1,5 T). Ruptur des vorderen Labrum glenoidale mit Seit- und Dorsaldislokation.

bei habitueller Schulterluxation ist es wichtig, die multidirektionale Instabilität zu erkennen. Wird beispielsweise bei Vorliegen einer solchen multidirektionalen Instabilität nur eine vordere Kapselraffung durchgeführt, kann es postoperativ gehäuft zu dorsalen Luxationen kommen.

In Analogie zu Meniskuszysten wird bei *Labrumzysten* ebenfalls ein posttraumatischer Entstehungsmechanismus angenommen. Zumindest sind Labrumzysten häufig mit Rupturen des Labrums vergesellschaftet (55). Labrumzysten sind signalarm im T_1-Kontrast und signalreich im T_2-Kontrast. Häufig sind lineare Signalreduktionen durch Septierungen zu beobachten. Labrumzysten werden innerhalb des Labrums beobachtet, wodurch oft eine leichte Ballonierung des Labrums auftritt. Die Zysten können aber auch durch die Labrumfasern prolabieren und als unterschiedlich große Raumforderung in Erscheinung treten (55). Typische Lokalisation für solche extralabralen Zysten sind posterosuperior, posteroinferior und anterosuperior. Bei solchen Zysten ist kernspintomographisch oft der verbindende Stiel zur orginären Zyste im Labrum oder einem zugrundeligenden Labrumriß nachweisbar.

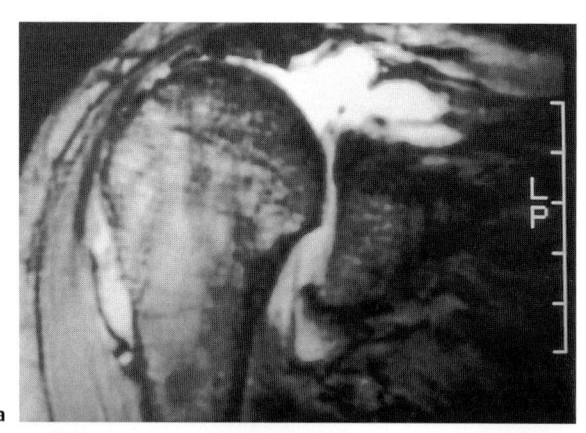

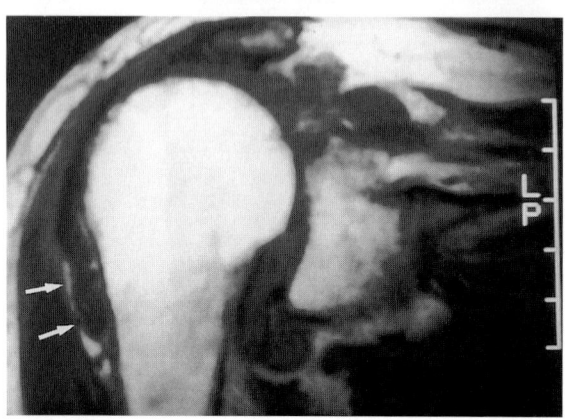

Abb. 3.38a u. b   Omarthritis bei chronischer Polyarthritis mit Ruptur der Rotatorenmanschette und großem Gelenkerguß. Schräg-koronare Schnittführung. **a** T_1-gewichtete SE-Sequenz (1,5 T, TR = 600 ms, TE = 20 ms). **b** GRE-Sequenz (TR = 600 ms, TE = 35 ms, Flip-Winkel = 30 Grad). Die ausgedehnte Ergußansammlung in der Bursa subacromialis-subdeltoidea führt zu einer „tränenartig" konfigurierten Verlagerung des bursalen Fettstreifens (Pfeil).

Omarthritis und andere Erkrankungen der Synovialis

Die MRT hat bisher keine große Bedeutung in der *Arthritisdiagnostik* erlangt. Dabei kann man mit dieser Methode sowohl die knöchernen Veränderungen als auch die Weichteilveränderungen inklusive der Knorpeldestruktion und des Ergußausmaßes direkt sichtbar machen. Der Grad der Gelenkdestruktion ist dadurch gut abzuschätzen und die Therapieplanung kann erleichtert werden.

Knöcherne Erosionen kommen als Konturunterbrechung oder Substanzdefekt zur Darstellung und sind magnetresonanztomographisch sensitiver nachweisbar als mit Röntgenaufnahmen (25). Signalzysten sind auf T_1-gewichteten Bildern signalarm und auf T_2-gewichteten Bildern signalreich. Aktives *Pannusgewebe* ist ebenfalls auf T_1-gewichteten Bildern signalarm und auf T_2-gewichteten Sequenzen signalreich. Da die T_2-Relaxationszeit von Flüssigkeit jedoch länger als die des Pannus ist, kann man Erguß und aktiven Pannus auf sehr stark T_2-gewichteten Sequenzen unterscheiden. Der Pannus nimmt darüber hinaus Kontrastmittel auf. Ein inaktiver, fibröser Pannus ist auf allen Sequenzen signalarm bis mukelisointens.

Begleitende Rupturen der Rotatorenmanschette oder der Sehne des langen Bizepskopfs kommen insbesondere im Rahmen der chronischen Polyarthritis oft vor (Abb. 3.**38**). Die MRT Zeichen entsprechen denen ohne begleitende Arthritis. Weitere begleitende Veränderungen umfassen die muskuläre Atrophie, Bursitis und Tendinitis.

Eine seltene Erkrankung der Schulter stellt die *posttraumatische Klavikulaosteolyse* dar. Es kommt dabei durch akut oder chronisch traumatisch induzierte synoviale Proliferationen zu einer Destruktion der distalen Klavikula im Akromioklavikulargelenk. Die klinischen Symptome umfassen eine schmerzhafte Schwellung und Krepitation. In der MRT stellen sich diese synovialen Proliferationen auf T_1-gewichteten Bildern inhomogen, teils signalarm, teils signalreich und auf T_2-gewichteten Bildern signalreich dar (10). Das akromioklavikuläre Gelenk erscheint erweitert.

Hämosiderinablagerungen wie bei der pigmentierten villonodulären Synovitis oder der hämophilen Arthropathie führen zu fokalen Signalminderungen im Gelenk, die besonders auf T_2-gewichteten Aufnahmen sichtbar sind. Verkalkte oder verknöcherte Gelenkkörper, beispielsweise bei der synovialen *Chondromatose,* kommen ebenfalls signalarm bis signalfrei auf allen Sequenzen zur Darstellung.

Erkrankungen der Knochen

Die *aseptische Knochennekrose* des Humeruskopfs zeigt die gleichen Kriterien wie die Hüftkopfnekrose. Auf den T_1-gewichteten Aufnahmen sieht man eine fokale oder bandartige subchondrale Signalreduktion. Die bandartige Signalreduktion umgibt häufig ein signalreiches Zentrum, welches normalem Fettmark entsprechen dürfte

(Abb. 3.**39**). Auf den T$_2$-gewichteten Sequenzen sieht man oft eine bandartige Signalreduktion in Nachbarschaft zu einer bandartigen Signalerhöhung. Dieses Zeichen wird „*Doppellinienzeichen*" genannt und gilt als pathognomonisch für Knochenmarknekrosen. Die signalarme Zone entspricht dabei einer Sklerose und die signalreiche Zone einem reaktiven Bereich zwischen vitalem und nekrotischem Knochenmark. Die Erkrankung betrifft häufig beide Seiten. Risikofaktoren sind u. a.:

- Kortisoneinnahme,
- Alkoholismus,
- Unfall,
- Sichelzellanämie.

Begleitend besteht in über 50% der Fälle ein *Gelenkerguß*. Im Verlauf der Erkrankung kommt es zum Knochenkollaps sowie zur reaktiven Fibrose und Sklerose mit einer Signalreduktion auf allen Sequenzen. Die MRT gilt heute als die sensitivste Methode im Nachweis avaskulärer Knochennekrosen.

Humeruskopfimpressionsfrakturen nach Schulterluxation lassen sich auf den transversalen Bildern als Konturunregelmäßigkeiten der Humeruskopfzirkumferenz erkennen. Je nach Ausprägung sieht man eine Kerbe oder nur eine Abflachung des Humeruskopfs auf den transversalen Bildern (Abb. 3.**40**). Bei frischen Impressionsfrakturen kann man darüber hinaus ein begleitendes Knochenmarködem auf T$_2$-gewichteten Bildern als Signalerhöhung im Knochenmark erkennen. In Abhängigkeit von der Ausdehnung kann man *3 Grade* unterscheiden:

- bei Grad I sind bis zu 30 Grad der Zirkumferenz betroffen,
- bei Grad II liegt die Ausdehnung zwischen 30 und 60 Grad und bei
- Grad III sind mehr als 60 Grad betroffen.

Man unterscheidet die superiore Impressionsfraktur nach inferiorer Luxation, die posterolaterale Impression *(Hill-Sachs-Läsion)* nach vorderer Luxation und die anteromediale Impression *(umgekehrte Hill-Sachs-Läsion)* nach dorsaler Luxation.

Wenn man sich die auf transversalen Bildern quer getroffene Humeruskopfzirkumferenz als Zifferblatt einer Uhr vorstellt, bei der der Sulcus bicipitalis die 12-Uhr-Position repräsentiert, ist die Hill-Sachs-Läsion bei 3–5 Uhr an der linken Schulter bzw. 7–9 Uhr an der rechten Schulter lokalisiert. Bei Schichtdicken von 4–5 mm ist die Fraktur auf den 2 am weitesten kranial gelegenen Schnitten zu sehen. Davon ist eine physiologische laterodorsale Abflachung des Humeruskopfs am epimetaphysären Übergang abzugrenzen, der auf weiter kaudal gelegenen Schichten zur Darstellung kommt (Abb. 3.**34**) (50). Die MRT weist immerhin eine Sensitivität von 97% im Nachweis von Hill-Sachs-Läsionen auf (66). Eine solche Sensitivität ist mit konventionellen Röntgenaufnahmen nur unter Verwendung von Spezialprojektionen zu erreichen.

Für die MRT-Darstellung entzündlicher und traumatischer Läsionen des Knochens s. Kap. 11.

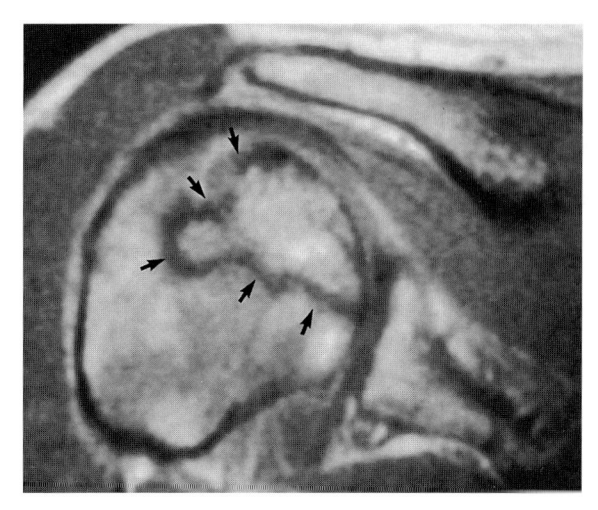

Abb. 3.**39** Schräg-koronare Schnittführung. SE-Sequenz (1,5 T, TR = 600 ms, TE = 20 ms). Aseptische Knochennekrose mit signalreichem subchondralem Zentrum und umgebender signalarmer bandartiger Zone (Pfeile).

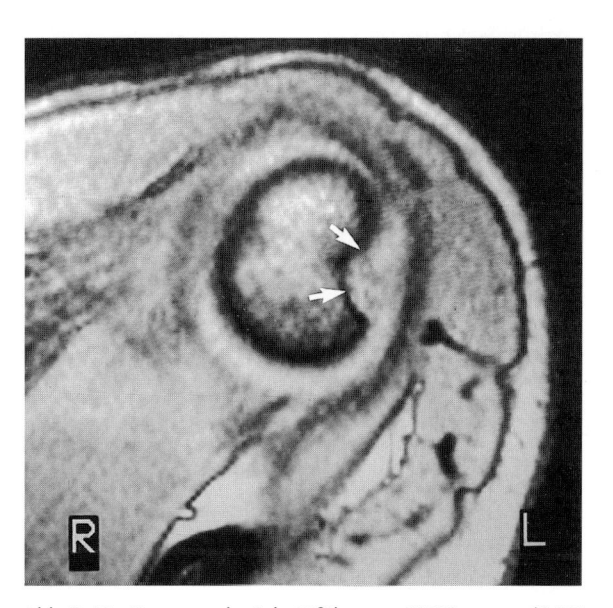

Abb. 3.**40** Transversale Schnittführung. GRE-Sequenz (0,5 T, TR = 600 ms, TE = 9 ms, Flip-Winkel = 30 Grad). Dorsalaterale Humeruskopfimpression nach Schulterluxation. Hill-Sachs-Defekt Stadium II (Pfeile).

Tumoren

In der Tumordiagnostik liefert die MRT Informationen zur genauen Tumorausdehnung und Infiltration in die Gelenkweichteile und zu begleitenden Gelenkergüssen. Zu den einzelnen Tumorentitäten s. Kap. 12.

Posttherapeutische Befunde

Zur Behandlung des schmerzhaften Impingementsyndroms werden häufig *Injektionen* mit Steroiden und/oder Analgetika durchgeführt. Dies führt auf T_2-gewichteten MRT-Aufnahmen zu einer fokalen Signalerhöhung in der Rotatorenmanschette und darf nicht mit fokal entzündlichen Veränderungen verwechselt werden (24). Gelegentlich wird auch in die Bursa subacromialis-subdeltoidea injiziert, so daß ein Bursaerguß vorgetäuscht wird. Es sollten mindestens 2 Wochen zwischen solchen Injektionen und einer MRT liegen.

Operationen der Rotatorenmanschette nach Rupturen umfassen die Sehnennaht, die Fixierung der Sehnenendigung am Knochen und Defektdeckung durch auto- oder alloplastisches Material. Das Impingementsyndrom kann operativ durch eine Akromioplastie mit oder ohne Bursektomie oder eine Inzision des Lig. coraco-acromiale behandelt werden. Operationen bei Instabilität mit rezidivierender Schulterluxation sollen die Stabilität des Gelenks wiederherstellen. Dazu existieren verschiedene Methoden wie die Kapselraffung (Putti-Platt), Knochenspanimplantation (Eden-Hybbinette), Subskapularisreinsertion (Magnuson-Stack), Korakoidtransposition (Bristow-Helfet). Erneute oder persistierende Beschwerden nach Schulteroperationen stellen ein häufiges Problem dar (in bis zu 25 % der Fälle) und werden durch Tendinitis, erneute Rotatorenmanschettenruptur oder Teilruptur, persistierendes Impingement o. ä. verursacht. Diese postoperativen Erkrankungen müssen von normalen postoperativen Zuständen unterschieden werden.

Die MRT nach einer Operation zeigt eine aufgehobene reguläre Schichtung der periartikulären Weichteile durch Narbenbildung oder Resektionen (Abb. 3.41). Der peribursale Fettstreifen kann in diesen Fällen nicht mehr als diagnostisches Zeichen verwertet werden, da die Bursa entfernt worden sein kann. Nach Schulteroperationen zeigt sich auch häufig ein kleiner persistierender Bursaerguß, der nicht als Bursitis oder Zeichen einer erneuten Rotatorenmanschettenruptur gedeutet werden darf (44). Nach Operationen kommt es weiterhin durch Knochen- oder Metallabrieb typischerweise zu multiplen fokalen Signalauslöschungen mit Suszeptibilitätsartefakten. Solche Artefakte sind besonders auf GRE-Sequenzen mit langer Echozeit sichtbar (Abb. 3.42).

Nach *Eden-Lange-Hybinette-Operationen*, bei der ein Knochenspan an das vordere, untere Glenoid adaptiert wird, ist magnetresonanztomographisch eine umschriebene Narbenbildung sichtbar, die auf allen Sequenzen signalarm zur Darstellung kommt (Abb. 3.43). Diese Narbe, vermutlich durch den Knochenspan induziert, verhin-

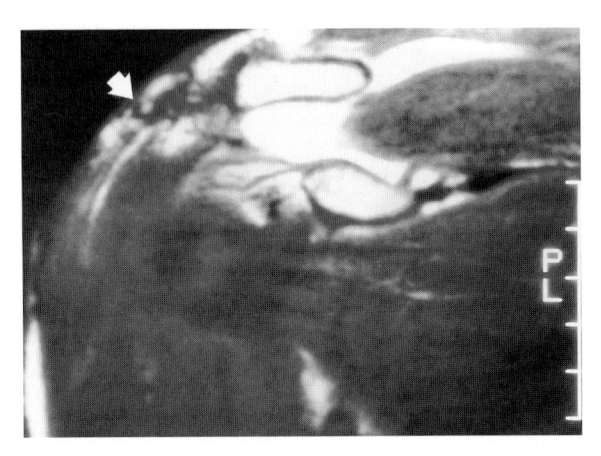

Abb. 3.**41** Schräg-koronare Schnittführung. SE-Sequenz (1,5 T, TR = 600 ms, TE = 20 ms). Zustand nach Schulteroperation mit aufgehobener regulärer Hautschichtung (Pfeil). Bursa subacromialis-subdeltoidea partiell resiziert.

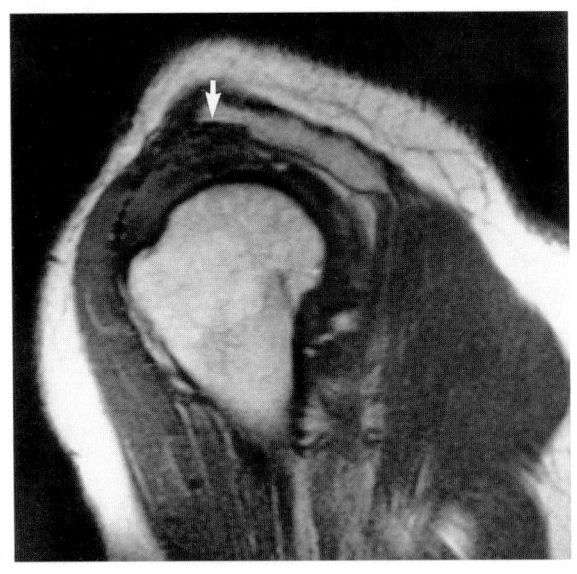

Abb. 3.**42 a** u. **b** Schräg-sagittale Schnittführung. Zustand nach Akromioplastie. **a** SE-Sequenz (1,5 T, TR = 600 ms, TE = 20 ms). Defekt und Stufe im Akromion (Pfeil). Glatter Resektionsrand. **b** GRE-Sequenz (TR = 600 ms, TE = 14 ms, Flip-Winkel = 30 Grad). Multifokale Signalauslöschungen durch Metall- und Knochenabrieb (Pfeile).

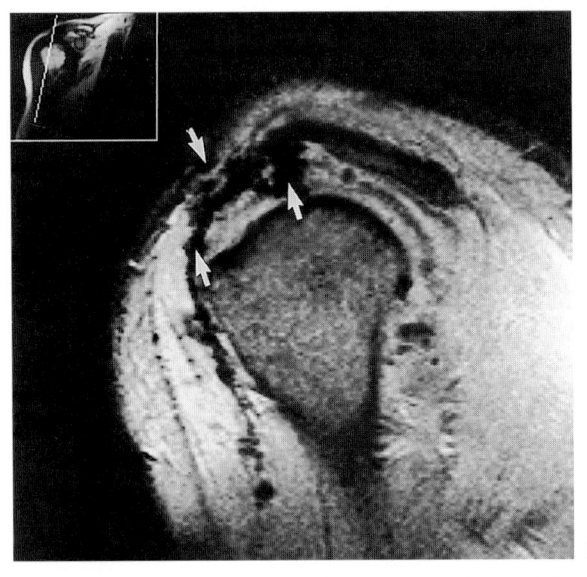

dert eine erneute vordere Luxation („Türstopperzeichen") (62).

Wurde eine *Akromioplastie* durchgeführt, zeigt das Akromion zum einen eine entsprechende Formveränderung, zum anderen eine Signalreduktion auf T_1- und T_2-gewichteten Aufnahmen. Dies hängt vermutlich mit einer Sklerosierung bzw. Fibrosierung zusammen. In den Fällen einer *Sehnennaht* wird meistens innerhalb der Sehne eine persistierende Signalerhöhung auf T_1- und protonendichtegewichteten Sequenzen beobachtet, die auf den T_2-gewichteten Aufnahmen an Signalintensität gleich bleibt oder sogar zunimmt (44). Die Diagnose einer erneuten Ruptur oder Teilruptur ist daher erschwert oder sogar unmöglich. In den Fällen einer *Sehnenfixation* am Humeruskopf kann man eine auf allen Sequenzen signalarme Mulde am Humeruskopf erkennen.

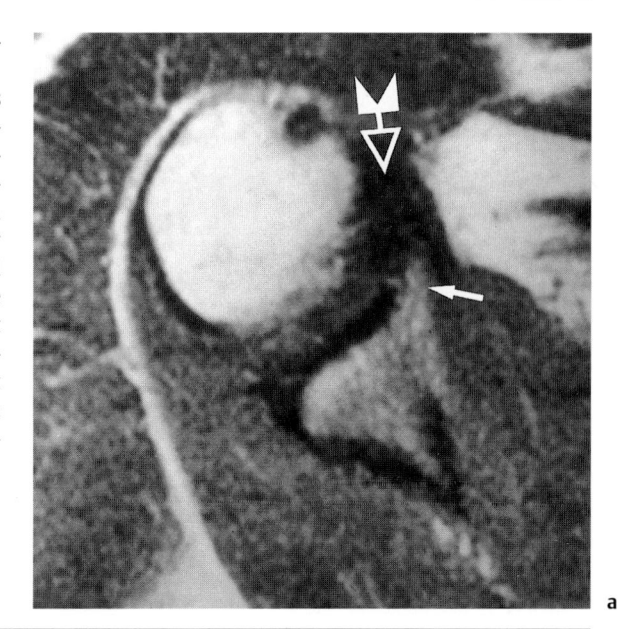

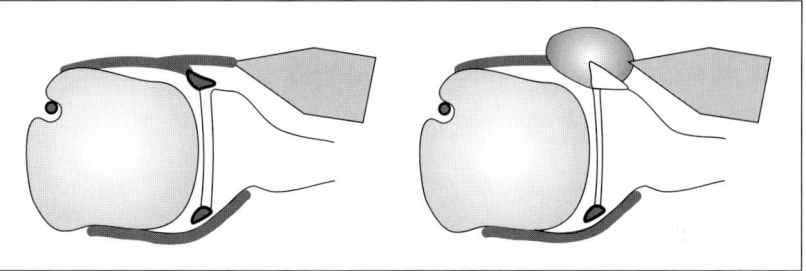

Abb. 3.**43a** u. **b** Transversale Schnittführung. SE-Sequenz (1,5 T, TR = 600 ms, TE = 20 ms). Zustand nach Eden-Lange-Hybinette-Operation. Knochenspan mit dem Glenoid verschmolzen (kleiner Pfeil). Signalarmes Narbengewebe ventral (großer Pfeil). **b** Transversale Schemazeichnung durch ein normales Schultergelenk (links) und nach Knochenspanimplantation mit Nachweis einer ventralen Narbenbildung (rechts) („Türstopperzeichen").

Fehlermöglichkeiten in der Bildinterpretation

Die artefizielle Signalerhöhung innerhalb der Sehnen der Rotatorenmanschette, insbesondere des M. supraspinatus darf nicht als Tendinitis oder Teilruptur fehlgedeutet werden (Abb. 3.**44**). Die Ursache für die Signalerhöhung liegt wahrscheinlich in der Abhängigkeit der Signalintensität anisotroper Gewebe von der Orientierung im Hauptmagnetfeld (s. Kap. Anhang) und ist am deutlichsten auf T_1- und protonendichtegewichteten Aufnahmen zu beobachten. Eine Signalerhöhung auf den T_2^*- bzw. T_2-gewichteten Aufnahmen ist ein verläßliches Zeichen für Läsionen der Rotatorenmanschette und hilft, diese Fehlinterpretation zu vermeiden.

Die zahlreichen Formvarianten des Labrum glenoidale sollten bekannt sein, um sie nicht als Ruptur fehlzudeuten. Da das Labrum glenoidale dem signalreichen hyalinen Gelenkknorpel aufsitzt und unter diesem wieder signalfreier kortikaler Knochen folgt, kann diese normale Anatomie mit einem basalen Abriß des Labrums verwechselt werden (Abb. 3.**45**). Auch die Nachbarschaft zum Lig. glenohumerale mediale kann zu einer linearen Signalerhöhung führen, die nicht als Labrumruptur gedeutet werden darf (30).

Auf transversalen Schichten kann man gelegentlich eine formvariante Konturunregelmäßigkeit des Humeruskopfs posterolateral beobachten, die nicht mit einem Hill-Sachs-Defekt verwechselt werden darf (Abb. 3.**34**) (18).

Eine Ergußansammlung im Recessus subcoracoidea darf nicht als Kapselruptur mit Flüssigkeitsaustritt in die Weichteile fehlinterpretiert werden (Abb. 3.**46**). Der Recessus subcoracoidea kann sich weit nach ventral erstrecken.

Eine geringe Flüssigkeitsmenge in der Sehnenscheide der Sehne des langen Bizepskopfs ist normal und darf nicht als pathologischer Gelenkerguß fehlgedeutet werden. Darüber hinaus kann auf transversalen GRE-Aufnahmen durch einen Ast der A. circumflexa anterior humeri eine Flüssigkeitsansammlung im Sulcus bicipitalis vorgetäuscht werden (23).

Signalerhöhungen in der Rotatorenmanschette oder eine Flüssigkeitsansammlung in der Bursa subacromialis-subdeltoidea nach Injektionsbehandlungen dürfen nicht als pathologische Befunde fehlinterpretiert werden.

In der proximalen Humerusmetaphyse kommt regelmäßig hämatopoetisches Knochenmark vor, das auf

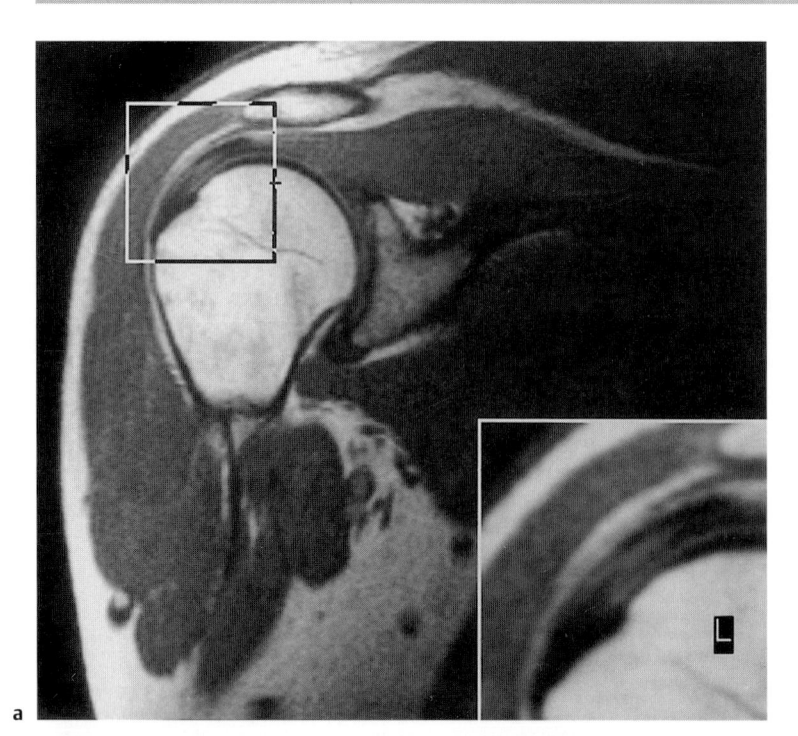

Abb. 3.**44a–c** Schräg-koronare Schnittführung. **a** SE-Sequenz (0,5 T, TR = 600 ms, TE = 20 ms). **b** GRE-Sequenz erstes Echo (TR = 600 ms, TE = 14 ms, Flip-Winkel = 30 Grad).

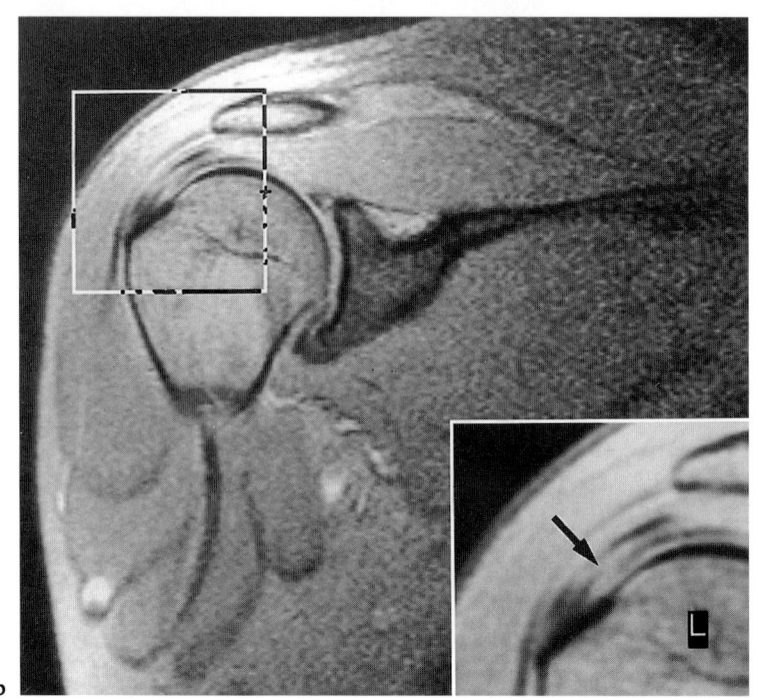

den T_1-gewichteten Aufnahmen signalärmer ist als fettiges Knochenmark. Diese normale Knochenmarkverteilung darf nicht als infiltrativer Prozeß des Humerus fehlgedeutet werden (Abb. 3.**34**).

Abb. 3.44c Zweites Echo (TE = 35 ms). Im T$_1$-Bild und ersten GRE-Bild zeigt sich eine Signalerhöhung im Verlauf der Sehne des M. supraspinatus, deren Signalintensität mit der stärkeren T$_2$-Wichtung im zweiten Echo nicht zunimmt (Pfeil). Es handelt sich daher am wahrscheinlichsten um eine artefizielle Signalerhöhung und nicht um eine Teilruptur oder Tendinitis.

Abb. 3.45 Transversale Schnittführung. GRE-Sequenz (0,5 T, TR = 600 ms, TE = 14 ms, Flip-Winkel = 30 Grad). Das vordere Labrum glenoidale zeigt basal eine Signalerhöhung durch den hyalinen Gelenkknorpel (Pfeil). Dieser Befund darf nicht mit einer Labrumruptur verwechselt werden. Typ-I-Gelenkkapsel mit Insertion der Kapsel am vorderen Labrum.

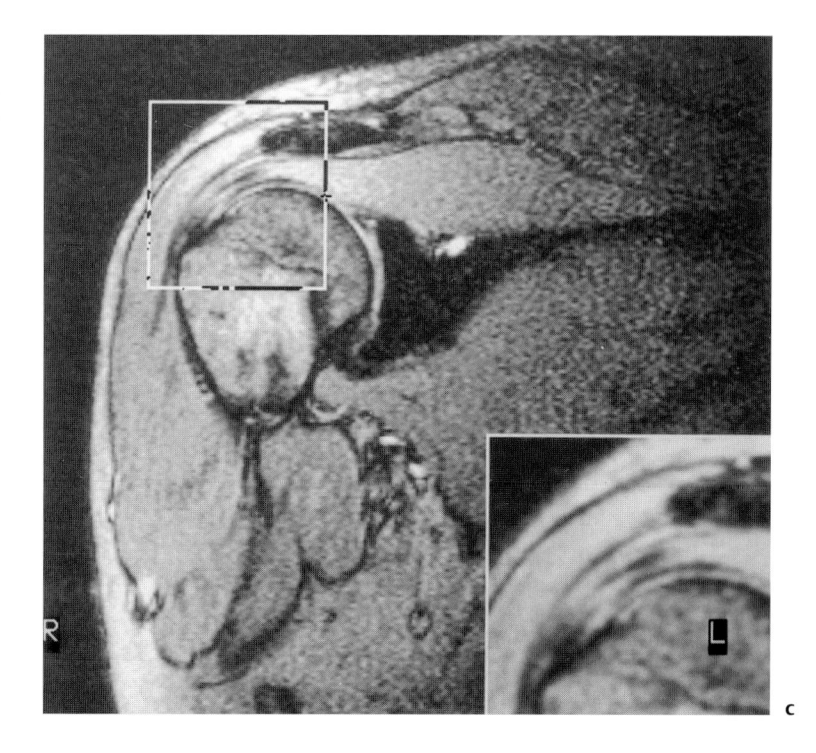

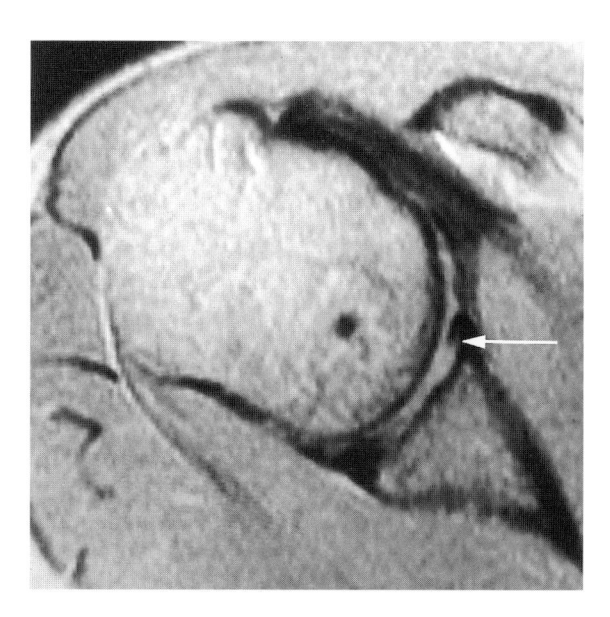

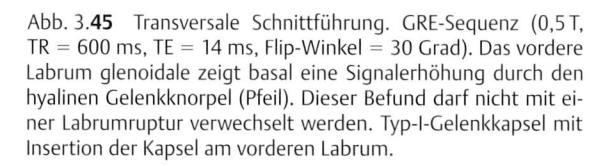

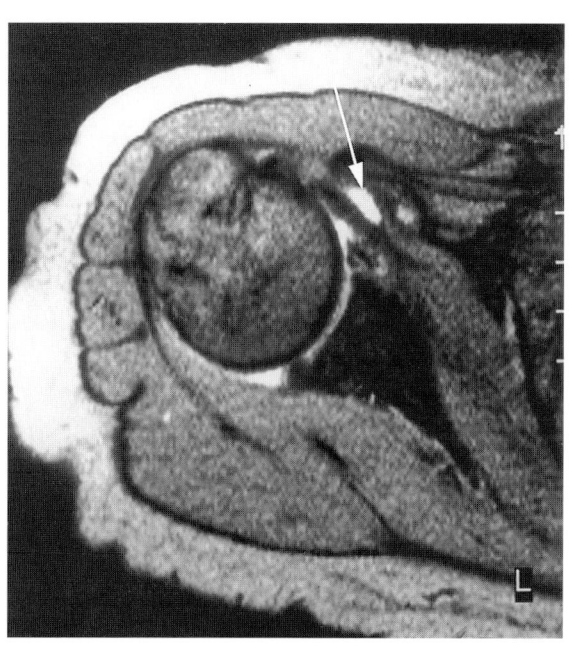

Abb. 3.46 Transversale Schnittführung. GRE-Sequenz (0,5 T, TR = 600 ms, TE = 35 ms, Flip-Winkel = 30 Grad). Gelenkerguß mit Flüssigkeit im Recessus subcoracoidea. Dieser Befund darf nicht als Kapselruptur gedeutet werden (Pfeil).

Klinische Wertigkeit und Vergleich mit anderen bildgebenden Verfahren

Bei der diagnostischen Abklärung von Schultererkrankungen kann auf die konventionelle Röntgendiagnostik nicht verzichtet werden. MRT und Röntgenbild sind als komplementäre Untersuchungen aufzufassen, wobei es jeweils Stärken und Schwächen der einen oder anderen Technik gibt (7). Insbesondere Verkalkungen und Kortikalisveränderungen lassen sich auf Röntgenbildern besser abgrenzen als in der MRT. Als Anhaltspunkt für den Stellenwert der MRT im Vergleich zu anderen bildgebenden Verfahren in der Stufendiagnostik unterschiedlicher Schultererkrankungen ist Tab. 3.3 aufzufassen. Verfügbarkeit und Kosten der Methoden sind hier nicht berücksichtigt.

Tabelle 3.3 Wertigkeit verschiedener bildgebender Verfahren in der Stufendiagnostik am Schultergelenk bei unterschiedlichen Verdachtsdiagnosen

	Röntgen	Sonographie	Arthrographie	CT	Arthro-CT	MRT
Impingement	1	2	4			3
Instabilität		1			2	
Bursitis/Tendinitis	2	1				
Tumoren	1	(2)				2
Knochennekrose	1					2
Osteomyelitis	1			2		3
Arthritis	1	2				
Adhäsive Kapsulitis			1			
Muskeldystrophien		(1)				1
Trauma						
• Fraktur	1			2		
• Luxation	1				2	
• Marködem						1
• Kapselruptur			1			
• Bizepssehnenruptur/-luxation		1				

1 = Verfahren sollte zuerst zum Einsatz kommen
2–4 = Verfahren sollte bei bestehender Unklarheit sukzessive zum Einsatz kommen

Literatur

1. Allard, J. C., J. Bancroft: Irreducible posterior dislocation of the shoulder: MR and CT findings. J. Comput. assist. Tomogr. 15 (1991) 694–696
2. Aoki, M., S. Ishii, M. Usui: The slope of the acromion and rotator cuff impingement. Orthop. Trans. 10 (1986) 228
3. Beyer, D., W. Steinbrich, G. Krestin, J. Koebke, B. Kummer, J. Bunke: MR des Schultergelenkes mit Oberflächenspulen bei 1,5 Tesla: Anatomie und mögliche klinische Anwendungen. Fortschr. Röntgenstr. 146 (1987) 294–299
4. Bigliani, L. U., D. S. Morisson: The Morphology of the acromion and its relationship to rotator cuff tears. Orthop. Trans. 10 (1986) 228
5. Bonutti, P. M., J. F. Norfray, R. J. Friedman, B. M. Genez: Kinematic MRI of the shoulder. J. Comput. assist. Tomogr. 17 (1993) 666–669
6. Burk, D. L., D. Karasick, A. B. Kurtz, D. G. Mitchell, M. D. Rifkin, C. L. Miller, D. W. Levy, J. M. Fenlin, A. R. Bartolozzi: Rotator cuff tears: prospective comparison of MR imaging with arthrography, sonography, and surgery. Amer. J. Roentgenol. 153 (1989) 87–92
7. Burk, D. L., D. Karasick, D. G. Mitchell, M. D. Rifkin: MR imaging of the shoulder: correlation with plain radiography. Amer. J. Roentgenol. 154 (1990) 549–553
8. Cervilla, V., M. E. Schweitzer, C. Ho, A. Motta, R. Kerr, D. Resnick: Medial dislocation of the biceps brachii tendon: appearance at MR imaging. Radiology 180 (1991) 523–526
9. Davis, S. J., L. M. Teresi, W. G. Bradley, J. A. Ressler, R. T. Eto: Effect of arm rotation on MR imaging of the rotator cuff. Radiology 181 (1991) 265–268
10. Erickson, S. J., J. B. Kneeland, R. A. Komorowski, G. J. Knudson, G. F. Carrera: Posttraumatic osteolysis of the clavicle: MR features. J. Comput. assist. Tomogr. 14 (1990) 835–837
11. Erickson, S. J., I. H. Cox, J. S. Hyde, G. F. Carrera, J. A. Strandt, L. D. Estkowski: Effect of tendon orientation on MR imaging signal intensity: a manifestation of the „magic angle" phenomenon. Radiology 181 (1991) 389–392
12. Erickson, S. J., S. W. Fizgerald, S. F. Quinn, G. F. Carrera, K. P. Black, T. L. Lawson: Long bisipital tendon of the shoulder: normal anatomy and pathologic findings on MR imaging. Amer. J. Roentgenol. 158 (1992) 1091–1096
13. Evancho, A. M., R. G. Stiles, W. A. Faiman, S. P. Flower, T. Macha, M. C. Brunner, L. Fleming: MR imaging diagnosis of rotator cuff tears. Amer. J. Roentgenol. 151 (1988) 751–754
14. Flannigan, B., S. Kursunoglu-Brahme, S. Snyder, R. Karzel, W. DelPizzo, D. Resnick: MR arthrography of the shoulder. Amer. J. Roentgenol. 155 (1990) 829–832
15. Fritz, R. D., C. A. Helms, L. S. Steinbach, H. K. Genant: Suprascapular nerve entrapment: evaluation with MR imaging. Radiology 182 (1992) 437–444
16. Gagey, N., E. Ravaud, J. P. Lassau: Anatomy of the Acromial Arch: Correlation of anatomy and magnetic resonance imaging. Surg. radiol. Anat. 15 (1993) 63–70
17. Garneau, R. A., D. L. Renfrew, T. E. Moore, G. Y. El-Khoury, J. V. Nepola, J. H. Lemke: Glenoid labrum: evaluation with MR imaging. Radiology 179 (1991) 519–522
18. Heuck, A., M. Appel, E. Kaiser, K. Lehner, G. Luttke: Magnetresonanztomographie (MRT) der Schulter: Möglichkeiten der Überinterpretation von Normalbefunden. Fortschr. Röntgenstr. 152 (1990) 587–594
19. Hodler, J., S. Kursunoglu-Brahme, B. Flannigan, S. J. Snyder, R. P. Karzel, D. Resnick: Injuries of the superior portion of the glenoid labrum inviving the insertion of the biceps tendon: MR imaging findings in nine cases. Amer. J. Roentgenol. 159 (1992) 565–568
20. Hodler, J., S. Kursunoglu-Brahme, S. J. Snyder, V. Cervilla, R. P. Karzel, M. E. Schweitzer, B. D. Flannigan, D. Resnick: Rotator cuff disease: assessment with MR arthrography versus standard MR imaging in 36 patients with arthroscopic confirmation. Radiology 182 (1992) 431–436
21. Holt, R. G., C. A. Helms, L. Steinbach, C. Neumann, P. L. Munk, H. K. Genant: Magnetic resonance imaging of the shoulder: rationale and current applications. Skelet. Radiol. 19 (1990) 5–14
21a. Hunter, J. S., D. J. Blatz, E. M. Escobedo: SLAP lesions of the glenoid labrum: CT arthrographic and arthroscopic correlation. Radiology 184 (1992) 513–518
22. Iannotti, J. P., M. B. Zlatkin, J. L. Esterhai, H. Y. Kressel, M. K. Dalinka, K. P. Spindler: Magnetic resonance imaging of the shoulder. J. Bone Jt Surg. 73-A (1991) 17–29
23. Kaplan, P. A., K. C. Bryans, J. P. Davick, M. Otte, W. W. Stinson, R. G. Dussault: MR imaging of the normal shoulder: variants and pitfalls. Radiology 184 (1992) 519–524
24. Kieft, G. J., J. L. Bloem, P. M. Rozing, W. R. Obermann: Rotator cuff impingement syndrome: MR imaging. Radiology 166 (1988) 211–214
25. Kieft, G. J., B. A. C. Dijkmans, J. L. Bloem, H. M. Kroon: Magnetic resonance imaging of the shoulder in patients with rheumatoid arthritis. Ann. rheum. Dis. 49 (1990) 7–11
26. Kjellin, I., C. P. Ho, V. Cervilla, P. Haghighi, R. Kerr, C. T. Vagness, R. J. Friedman, D. Trudell, D. Resnick: Alterations in the supraspinatus tendon at MR imaging: correlation with histopathologic findings in cadavers. Radiology 181 (1991) 837–841
27. Kursunoglu-Brahme, S., D. Resnick: Magnetic resonance imaging of the shoulder. Radiol. Clin. N. Amer. 28 (1990) 941–954
28. Legan, J. M., T. K. Burkhard, W. G. Goff, Z. N. Balsara, A. J. Martinez, D. D. Burks, D. A. Kallman, T. J. O'Brien: Tears of the glenoid labrum: MR imaging of 88 arthroscopically confirmed cases. Radiology 179 (1991) 241–246
29. Linker, C. S., C. A. Helms, R. C. Fritz: Quadrilateral space syndrome: findings at MR imaging. Radiology 188 (1993) 675–676
30. Liou, J. T., A. J. Wilson, W. G. Totty, J. J. Brown: The normal shoulder: common variations that simulate pathologic conditions at MR imaging. Radiology 186 (1993) 435–441
31. McCauley, T. R., C. F. Pope, P. Jokl: Normal and abnormal glenoid labrum: assessment with multiplanar Gradient-Echo MR imaging. Radiology 183 (1992) 35–37
32. McNiesh, L. M., J. J. Callaghan: CT Arthrography of the shoulder: variations of the glenoid labrum. Amer. J. Roentgenol. 149 (1987) 963–966
33. Meyer, S. J. F., M. K. Dalinka: Magnetic resonance imaging of the shoulder. Semin. Ultrasound 11 (1990) 253–266
34. Mirowitz, S. A.: Normal rotator cuff: MR imaging with conventional and fat-suppression techniques. Radiology 180 (1991) 735–740
35. Mitchell, M. J., G. Causey, D. P. Berthoty, D. J. Sartoris, D. Resnick: Peribursal fat plane of the shoulder: anatomic study and clinical experience. Radiology 168 (1988) 699–704
36. Morrison, D. S., L. U. Bigliani: The clinical significance of variations in acromial morphology. Orthop. Trans. 11 (1987) 234–244
37. Munk, P. L., R. G. Holt, C. A. Helms, H. K. Genant: Glenoid labrum: preliminary work with use of radial-sequence MR imaging. Radiology 173 (1989) 751–753
38. Neer, C.: Impingement lesions. Clin. Orthop. 173 (1982) 70–77
39. Neer, C. S.: Shoulder Reconstruction. Saunders, Philadelphia 1990
40. Neer, C. S., R. P. Welsh: The shoulder in sports. Orthop. Clin. N. Amer. 8 (1977) 583–591
41. Neumann, C. H., S. A. Petersen, A. H. Jahnke: MR imaging of the labral capsular complex: normal variations Amer. J. Roentgenol. 157 (1991 a) 1015–1021
42. Neumann, C. H., S. A. Petersen, H. H. Jahnke, L. S. Steinbach, F. W. Morgan, C. Helms, H. K. Genant, T. E. Farley: MRI in the evaluation of patients with suspected instability of the shoulder joint including a comparison with CT-arthrography. Fortschr. Röntgenstr. 154 (1991 b) 593–600
43. Neumann, C. H., R. G. Holz, L. S. Steinbach, A. H. Jahnke, S. A. Petersen: MR imaging of the shoulder: appearance of the supraspinatus tendon in asymptomatic volunteers. Amer. J. Roentgenol. 158 (1992) 1281–1287

44 Owen, R. S., J. P. Iannotti, J. B. Kneeland, M. K. Dalinka, J. A. Deren, L. Olega: Shoulder after surgery: MR imaging with surgical validation. Radiology 186 (1993) 443–447
45 Palmer, W. E., J. H. Brown, D. I. Rosenthal: Rotator cuff: evaluation with fat-suppressed MR arthrography. Radiology 188 (1993) 683–687
46 Palmer, W. E., J. H. Brown, D. I. Rosenthal: Labral-ligamentous complex of the shoulder: evaluation with MR arthrography. Radiology 190 (1994) 645–651
47 Rafii, M., H. Firooznia, O. Sherman, J. Minkoff, J. Weinreb, C. Golimbu, R. Gidumal, R. Schinella, K. Zaslav: Rotator cuff lesions: signal patterns at MR imaging. Radiology 177 (1990) 817–823
48 Rathbun, J. B., I. MacNab: The microvascular pattern of the rotator cuff. Jt Bone J. Surg. 52-B (1970) 541–553
49 Reiser, M., R. Erlemann, G. Bongartz, T. Pauly, V. Kunze, H. Mathiass, P. E. Peters: Möglichkeiten der Magnetischen Resonanz Tomographie (MRT) in der Diagnostik des Schultergelenkes. Radiology 28 (1988) 79–83
50 Richards, R., D. J. Sartoris, M. N. Pathria, D. Resmick: Hill-Sachs lesion and normal humeral groove: MR imaging features allowing their differentiation. Radiology 190 (1994) 665–668
51 Rothman, R. H., W. W. Parke: The vascular anatomy of the rotator cuff. Clin. Orthop. 41 (1965) 176
52 Rothman, R. H., R. B. Marvel, R. B. Heppenstall: Anatomic considerations in the glenohumeral Joint. Orthop. Clin. N. Amer. 6 (1975) 341–352
53 Seeger, L. L., R. H. Gold, L. W. Basset, H. Ellman: Shoulder impingement syndrome: MR findings in 53 shoulders. Amer. J. Roentgenol. 150 (1988) 343–347
54 Strizak, A. M., T. L. Danzig, D. W. Jackson, G. Greenway, D. Resnick, T. Staple: Subacromial bursography: an anatomical and clinical study. J. Bone Jt Surg. 64-A (1982) 196–201
55 Tirman, P. F. J., J. F. Feller, D. L. Janzen, C. G. Peterfy, A. G. Bergman: Association of glenoid labral cysts with labral tears and glenohumeral instability: radiologic findings and clinical sigificance. Radiology 190 (1994) 653–658
56 Tsai, J. C., M. B. Zlatkin: Magnetic resonance imaging of the shoulder. Radiol. Clin. N. Amer. 28 (1990) 279–291
56a Tuite, M. J. J. F. Orwin: Anterosuperior labral variants of the shoulder: appearance on gradient-recalled-echo and fast spin-echo MR Images. Radiology 199 (1996) 537–540
57 Vahlensieck, M., S. Majumdar, P. Lang, H. K. Genant: Shoulder MRI: routine examinations using gradient recalled and fat-saturated sequences. Europ. J. Radiol. 2 (1992) 142–147
58 Vahlensieck, M., M. Resendes, H. K. Genant: MRI of the shoulder. Imaging 59 (1992) 123–132
59 Vahlensieck, M., M. Resendes, P. Lang, H. Genant: Shoulder MRI: The subacromial-subdeltoid bursa fat stripe in healthy and pathologic conditions. Europ. J. Radiol. 14 (1992) 223–227
60 Vahlensieck, M., M. Pollack, P. Lang, S. Grampp, H. K. Genant: Two segments of the supraspinatus muscle: cause of high signal in the supraspinatus critical zone on MRI? Radiology 186 (1993) 449–454
61 Vahlensieck, M., K. van Haack, H. M. Schmidt: Two portions of the supraspinatus muscle: a new finding about the muscles macroscopy by dissection and magnetic resonance imaging. Surg. radiol. Anat. 16 (1994) 101–104
62 Vahlensieck, M., F. Möller, M. Nägele, U. van Deimling: Habituelle Schulterluxation: Kernspintomographie nach Knochenspansplastik. Zbl. Radiol. 150 (1994) 210
63 Vestring, T., G. Bongartz, W. Konermann, R. Erlemann, G. Reuther, W. Krings: Stellenwert der Magnetresonanztomographie in der Diagnostik von Schultererkrankungen. Fortschr. Röntgenstr. 154 (1991) 143–149
64 Weston, W. J.: The enlarged subdeltoid bursa in rheumatoid arthritis. Brit. J. Radiol. 42 (1969) 481–486
65 Weston, W. J.: The Subdeltoid bursa. Aust. Radiol. 17 (1973) 214–215
66 Workman, T. L., T. K. Burkhard, D. Resnick, W. B. Goff, Z. N. Balsara, D. J. Davis, J. M. Lapoint: Hill-Sachs lesions: comparison of detection with MR imaging, radiography and arthroscopy. Radiology 185 (1992) 847–852
67 Zlatkin, M. B., M. A. Reicher, L. E. Kellerhouse, W. McDade, L. Vetter, D. Resnick: The painful shoulder: MR imaging of the glenohumeral joint. J. Comput. assist. Tomogr. 12 (1988) 995–1001
68 Zlatkin, M. B., J. P. Iannotti, M. C. Roberts, J. L. Esterhai, M. K. Dalinka, H. Y. Kressel, J. S. Schwartz, R. E. Lenkinski: Rotator cuff tears: diagnostic performance of MR imaging. Radiology 172 (1989) 223–229

4 Ellenbogen

B. M. Eitel und P. Schnarkowski

Einleitung

Die Zunahme des Freizeitsports und die Popularität der Schlag- und Wurfsportarten vermehrt die Zahl der Patienten mit akuten und chronischen Funktionsstörungen im Bereich des Ellenbogengelenks, wobei unterschiedliche Symptome je nach Energieeinwirkung aufgrund der komplizierten anatomischen Struktur auftreten können. Das Ellenbogengelenk besteht aus 3 getrennten Gelenkabschnitten in verschiedenen Ebenen und ist von zahlreichen Muskel-, Sehnen- und Bandstrukturen umgeben. Die komplexe Knochen- und Weichteilanatomie ist mit konventionellen Untersuchungstechniken zum Teil nur schwer beurteilbar. Im folgenden werden die Vorteile der MRT-Untersuchungstechnik im Vergleich zu den anderen verfügbaren Bildtechniken für die Diagnostik der Ellenbogenerkrankungen dargestellt. Die zunehmende Bedeutung der MRT für die radiologische Diagnostik im Bereich des Ellenbogengelenks wird auch im Schrifttum hervorgehoben (10, 11, 12, 13, 14, 23, 24). Nach Einführung der MRT-Technik für Gelenkuntersuchungen (1983) wurde die Ellenbogenregion zunächst nur wenig untersucht. Deshalb waren die Erfahrungen in der Beurteilung pathologischer Prozesse des Ellenbogengelenks mittels MRT zunächst nur spärlich vorhanden (3, 8, 9, 21). Mittlerweile hat sich die MRT als Untersuchungsverfahren bei Beschwerden im Ellenbogengelenk etabliert.

Untersuchungstechnik

■ Positionierung

Zunächst fehlten geeignete Spulen für Gelenkuntersuchungen. Mittlerweile stehen geeignete Oberflächenspulen zur Verfügung. Die entsprechenden Positionierungstechniken für das Ellenbogengelenk am Körper oder über Kopf (bei freier Schultergelenkbeweglichkeit) erlauben die Darstellung der verschiedenen Gelenkebenen und ermöglichen gut kontrastierte Darstellungen vor allem der Weichgewebsstrukturen. Die Lagerung des Patienten ist von dem zur Verfügung stehenden Gerät abhängig. Zu berücksichtigen ist, daß im allgemeinen die Rückenlage bequemer ist als die Bauchlage, wobei es in Bauchlage häufiger zu Bewegungsartefakten kommt. In der Körperspule muß der Arm über den Kopf eleviert werden. Der Bewegungsumfang im Schulter- und Ellenbogengelenk darf dann nicht wesentlich eingeschränkt sein. Bequemer ist es, den Arm neben dem Körper zu lagern, den Unterarm in Pronationsstellung mit der Handfläche am Oberschenkel. Schulter-, Kopfpolster und Polsterung der betreffenden Extremität erhöhen die Bequemlichkeit und verbessern damit die Compliance des Patienten, so daß es zu weniger Bewegungsartefakten kommt. Überkopflagerungen sind insbesondere bei längerer Untersuchungsdauer unbequemer als die Lagerung des Arms am Körper. Bei Überkopflagerung sollte die Hand fixiert werden. Soll der Ellenbogen aus untersuchungstechnischen Gründen in das Isozentrum gelagert werden, so muß der Patient in Schräglage gebracht werden. Die Bauweise der MRT-Gantry begrenzt die Lagerungsmöglichkeiten speziell bei dickeren Patienten. Insgesamt ist die Rückenlage mit an der Seite gelagertem Ellenbogen in Pronationsstellung die empfehlenswerteste Position (4). Voraussetzung für eine vollständige Erfassung des Ellenbogengelenks ist aber dann, daß ein dezentriertes kleines Meßfeld (FOV) mit einer Oberflächenspule zur Verfügung steht. Der Ellenbogen kann näher in das Magnetzentrum positioniert werden, wenn der Patient in Schräglage gedreht wird und/oder der Ellenbogen extendiert über dem Kopf gelagert wird. Hierbei kommt es in etwa 25 % der Fälle zu Bewegungsartefakten (2). Bei bestimmten Läsionen, wie z. B. Bizepssehneninsertionstendopathien, ergeben sich bei gebeugtem Ellenbogen bessere Bilder. Eine Standardlagerung gibt es bislang nicht. Bei Verwendung kleinerer Spulen, etwa einer Handgelenkspule, sind die Möglichkeiten der Untersuchung begrenzt. Damit sind insbesondere Untersuchungen bei gebeugtem Ellenbogen oder bei Bewegungseinschränkung nicht möglich. In diesen Situationen ergibt eine Extremitätenspule, wie z. B. die Kniespule, bessere Ergebnisse. Bei geschientem Ellenbogengelenk oder in Beugestellung fixiertem Ellenbogengelenk kann eine Schulterspule verwendet werden. Die paarweise Anordnung von Oberflächenspulen ist eine weitere Möglichkeit, den Patientenkomfort während der Untersuchung zu verbessern. Da Ellenbogenuntersuchungen bis zu 1 Stunde dauern können, sollte darauf geachtet werden, daß der Patient nicht agitiert ist. Klaustrophobische Patienten müssen entsprechend vorbehandelt werden. Der Patient sollte schmerzfrei (4) und nicht durstig sein, Blase und Darm sollten zuvor entleert worden sein.

■ Spulenwahl

Für die Untersuchung des Ellenbogengelenks hat sich die Verwendung zusätzlicher Oberflächenspulen bewährt. Sie verbessern das Signal-Rausch-Verhältnis und die räumliche Auflösung. Sie sind verschieden geformt erhältlich, sowohl flach als auch rund mit einem Durchmesser von 8 oder 16 cm bzw. rechtwinklig. Mittlerweile gibt es auch flexible Spulen. Oberflächenspulen werden auf die zu untersuchende Region plaziert und bilden dementsprechend das darunterliegende Volumen oberflächennah begrenzt ab. Eine kreisförmige Oberflächenspule erfaßt demnach die Region, mit der sie in Kontakt ist, mit einer sensitiven Region, die dem Radius der Spule entspricht.

■ Sequenzfolge und -parameter

Die Untersuchung beginnt in den meisten Fällen mit einer koronaren Übersicht. 1-cm-Schnitte werden mit einer SE-Sequenz-Folge, einem großen Meßfeld (32/40 cm) und einer 256 × 128-Matrix erzeugt. Die Untersuchungsdauer hierfür beträgt etwa eine $^1/_2$ Minute. Zahlreiche Ellenbogenerkrankungen lassen sich in der Transversalebene durch T_1- und T_2-gewichtete Sequenzen erfassen. Die transversalen Bilder werden in der Regel zunächst mit einer T_2-gewichteten Sequenz erzeugt. Der Weichteilkontrast mit dieser Sequenzfolge ist hervorragend. Die Auswahl der initialen Schnitte hängt von der Größe der vermuteten Läsion und von der abzubildenden Region ab. Bei dieser Untersuchung wird eine Meßfeldgröße von 16–24 cm gewählt, die Matrix beträgt 256 × 256 oder 256 × 192. Die transversale T_2-gewichtete Sequenz beansprucht mit dieser Einstellung etwa 9 Minuten. Schnelle T_2-gewichtete Aufnahmen, wie FSE- oder TSE-Sequenzen, verringern die Untersuchungszeiten auf ca. 5 Minuten. Darauffolgend empfiehlt sich eine T_1-gewichtete Sequenz in einer transversalen, koronaren oder sagittalen Ebene, in Abhängigkeit von den klinischen Symptomen, den zu untersuchenden anatomischen Strukturen und den Befunden auf den vorausgegangenen transversalen Bildern. Das Meßfeld (FOV) und die Matrixgröße sind dieselben wie bei der T_2-gewichteten Sequenz. Die Untersuchungsdauer beträgt hier ca. 2–5 Minuten.

STIR-Sequenzen decken vor allem feine Läsionen, insbesondere im Knochenmark, auf. STIR-Sequenzen können etwa 25 % Zeit gegenüber den T_2-gewichteten SE-Sequenzen einsparen. Obgleich die STIR-Sequenzen ein relativ schlechtes Signal-Rausch-Verhältnis aufgrund der Unterdrückung des Fettsignals haben, können dennoch pathologische Strukturen häufig wegen des Effekts der additiven T_1- und T_2-Gewichtung deutlicher gesehen werden (7). Dadurch können Kontrastierungen von pathologischen Läsionen im Vergleich zu Fett in einem Verhältnis von 18:1 und im Vergleich zur Muskulatur im Verhältnis von 12:1 erzielt werden. GRE-Sequenzen mit verkleinertem Flip-Winkel und kurzen Repetitionszeiten (TR) sind besonders geeignet für die Untersuchung von Gelenkläsionen in den verschiedenen Bewegungsebenen. Statische GRASS-Sequenzen sind für die Untersuchung des Gefäßsystems angezeigt (2).

■ Besondere Untersuchungstechniken

Auf die STIR-Sequenzen und die Chemical-shift-Technik wurde bereits hingewiesen. GRE-Sequenzen bieten Möglichkeiten der 3dimensionalen Darstellung. Kinematische Untersuchungen des Ellenbogengelenks mit schnellen GRE-Sequenzen sind im Erprobungsstadium und noch nicht klinische Routine.

Dynamische Sequenzen bei Kontrastmittelgabe können zur Aktivitätsbeurteilung entzündlicher oder tumoröser Prozesse hilfreich sein.

Anatomie

■ Allgemeine Anatomie

Das Ellenbogengelenk besteht aus 3 Teilen:

- Humeroulnargelenk,
- Humeroradialgelenk,
- Radioulnargelenk.

Alle 3 Gelenke stehen untereinander in Verbindung und werden von einer gemeinsamen Gelenkkapsel umschlossen. Die Stabilisierung erfolgt durch das radiale und ulnare Kollateralband. Das Radiusköpfchen ist außerdem durch das Lig. anulare radii an die Ulna gefesselt. Wichtig für die Stabilität des Ellenbogengelenks ist der Processus coronoideus ulnae einerseits und das Lig. collaterale ulnare andererseits. Die Beugung des Ellenbogengelenks erfolgt durch die Mm. brachialis, biceps brachii et brachioradialis, die Streckung durch den M. triceps brachii und den M. anconaeus. Die Pronation besorgt der M. pronator quadratus und der M. pronator teres. Die Supination erfolgt durch den M. supinator und den M. biceps brachii. Die den Ellenbogen umgebenden Muskeln können in 4 Kompartimente eingeteilt werden:

- Das anteriore Kompartiment enthält M. biceps und M. brachialis,
- die laterale Gruppe beinhaltet den M. supinator, den M. brachioradialis und die Extensoren für die Hand,
- die mediale Gruppe enthält den M. pronator teres, die Flexoren der Hand und den M. palmaris longus,
- die posteriore Gruppe besteht aus dem M. triceps und dem M. anconaeus.

Die einzige große Arterie, die A. brachialis, liegt ventral des M. brachialis und medial des M. biceps und teilt sich unmittelbar unterhalb des Ellenbogens in die Aa. ulnaris et radialis. Die 3. Hauptnerven in der Ellenbogenregion sind:

- der N. medianus, er liegt oberflächlich auf dem M. brachialis,
- der N. radialis, der zwischen M. brachialis und M. brachioradialis das Ellenbogengelenk passiert,
- der N. ulnaris, der hinter dem medialen Epikondylus verläuft.

Die Extensoren entspringen am Epicondylus lateralis, die Flexoren am Epicondylus medialis, was für die Insertionstendopathien (Tennisellenbogen) von besonderer Bedeutung ist. Der Sulcus n. ulnaris mediodorsal am Humerus ist für das häufig auftretende Engpaßsyndrom des Ulnarnervs von Bedeutung. Weiterhin ist die Aponeurose des M. biceps wichtig, die von der Bizepssehne nach medial und distal verläuft und die A. brachialis und den N. medianus kreuzt. In der Fossa cubiti, die lateral vom M. brachioradialis und medial vom M. pronator teres begrenzt wird, verläuft lateral die Bizepssehne, daneben die A. brachialis und medial der N. medianus. Die A. radialis erscheint gewöhnlich als die direkte Fortsetzung der A. brachialis, die A. ulnaris geht vom Hauptstamm im rechten Winkel ab. Die oberflächlichen Venen in der Ellenbeuge sind die V. cephalica lateral und die V. basilica medial. Der N. medianus durchbohrt nach distal den M. pronator teres, die A. ulnaris verläuft unter dem Caput ulnare des M. pronator teres. Bei gestrecktem Ellenbogen liegen der Epicondylus medialis und der Epicondylus lateralis sowie die Olekranonspitze auf einer horizontalen Linie, bei gebeugtem Ellenbogen bilden diese 3 Fixpunkte die Spitzen eines gleichseitigen Dreiecks. Das Humeroulnargelenk ist ein Scharniergelenk, die Incisura trochlearis der Ulna weist mittelständig einen longitudinalen First auf, der in der Rinne an der humeralen Trochlea geführt wird. In Streckstellung besteht physiologischerweise ein Cubitus valgus mit einem Winkel von 85 Grad. Die Gelenkflächen zwischen Radiusköpfchen und Capitulum humerii (Radiohumeralgelenk) sowie die Flächen im proximalen Radioulnargelenk sind nur wenig kongruent. Das Lig. anulare radii umfaßt das Radiusköpfchen und entspringt ventral und dorsal an der Incisura radialis ulnae. Es ist etwa 1 cm breit und verformt sich bei Drehung des Radiusköpfchens.

Die Gelenkflächen sind von hyalinem Knorpel überzogen. Die Gelenkkapsel ist ventral und dorsal dünnwandig und wird von tiefen Fasern des M. brachialis ventral und des M. anconeus dorsal gespannt. Die lateralen Kapselanteile werden durch die Kollateralbänder verstärkt, die den Gelenkschluß passiv aufrechterhalten. Die innere Gelenkkapsel bildet in der Fossa olecrani, der Fossa radialis und der Fossa coronoidea große fettunterfütterte Falten. Eine meniskusähnliche Gelenkkapselfalte von derber Konsistenz beobachtet man im Humeroradialgelenk. Schleimbeutel finden sich am Olekranon, den beiden Epicondylen des Humerus sowie am Radiusköpfchen. Im einzelnen kann man einen großen Schleimbeutel unter dem M. extensor carpi radialis brevis sehen, weitere Bursae finden sich am Epicondylus lateralis, am Epicondylus medialis, unter dem M. anconaeus und hinter dem Olekranon.

■ **Spezielle MR-Anatomie**

Die Schnittführung am Ellenbogengelenk erfolgt koronar (Abb. 4.1–4.3), sagittal (Abb. 4.4–4.6) und transversal (Abb. 4.7–4.9). Da das Ellenbogengelenk ein Scharniergelenk ist, hängen optimale Einstellungen in der transversalen und koronaren Ebene von der uneingeschränkten Streckfähigkeit des Gelenks ab. In der Sagittalebene können die anatomischen Strukturen gut durch unterschiedliche Beugestellungen des Gelenks identifiziert werden. Diese Schnittführung ist demgemäß immer dann angezeigt, wenn die volle Streckung nicht möglich ist. Die empfohlenen Schnittführungen ergeben sich aus Tab. 4.1.

Signalintensitäten. Die verschiedenen Signalintensitäten der Gewebearten sind in Tab. 4.2 dargestellt: Eine SE-Sequenz mit relativer T_1-Wichtung ergibt den besten Kontrast für Weichteilgewebe, Gelenkknorpel und Knochenmark. Fett ergibt ein intensives Signal und erscheint weiß auf den Bildern, die Muskulatur mit niedrigem Signal dunkelgrau, kortikaler Knochen, fibröser Knorpel, Kapsel-Band-Strukturen und Sehnen sind signalarm und erscheinen deshalb als schwarze Flächen. Im Knochenmark sind große Mengen Fett enthalten, das sich in der MRT hell darstellt. Es können jedoch hier auch „Bänder" mit niedriger Signalintensität beobachtet werden, die den epiphysären Knorpelanteilen (Wachstumsfugen) oder deren Resten entsprechen. In den T_2-gewichteten Aufnahmen zeigen Fett und Flüssigkeit ein sehr hohes Signal.

Gelenkkapsel. Sie stellt sich gewöhnlich nicht dar, nur bei Schwellung oder Gelenkerguß bei Synovitis ist die Gelenkkapsel abzugrenzen. Normalerweise ist die Kapsel nur schwer vom M. brachialis ventralseitig und von der Trizepssehne dorsalseitig abzugrenzen. Zwischen der Synovialis und der fibrösen Gelenkkapselmembran befinden sich dorsal in der Fossa olecrani und ventral in der Fossa coronoidea humeri Fettpolster. Die Trochlea humeri erscheint im Sagittalschnitt wie abgeschnürt durch diese 2 Fossae.

Bursae. Diese müssen von Zysten oder anderen pathologischen Befunden abgegrenzt werden. Die oberflächlichen Bursae am Olekranon finden sich unterhalb der Subkutis intra- und subtendinös. Die subtendinösen Bursae stellen sich am besten auf transversalen und sagittalen Schnittebenen dar und können, wenn sie mit Flüssigkeit gefüllt sind, als Gelenkerguß fehlgedeutet werden. Wenn allerdings in diesen Fällen in den ventralen Anteilen des Gelenks keine Flüssigkeit zu finden ist, ist eine Bursitis wahrscheinlich. Die subkutanen Bursaaffektionen am medialen und lateralen Epikondylus müssen differentialdiagnostisch von Bandläsionen abgegrenzt werden. Normalerweise werden diese Bursae nicht identifiziert, wenn sie nicht entzündlich verändert sind. Sie können dann gut auf den T_2-gewichteten Bildern dargestellt werden.

Arterien. Sie sind von den Begleitvenen im allgemeinen nur schwer zu differenzieren.

Nerven. Die Erkennbarkeit der Nerven hängt vom Fettgehalt des umliegenden Gewebes ab. N. medianus und N. radialis sind am einfachsten in den proximalen transversalen Schichten zu erkennen. Der N. ulnaris stellt sich gut auf den transversalen Schichten direkt dorsal des medialen Epikondylus dar.

Lig. anulare radii. Es ist von besonderer klinischer Bedeutung. Seine Läsionen können direkt mittels MRT kaum dargestellt werden, jedoch kann die Änderung der anatomischen Lage des Radiusköpfchens als indirektes Zeichen für eine Bandläsion gewertet werden (15).

4 Ellenbogen

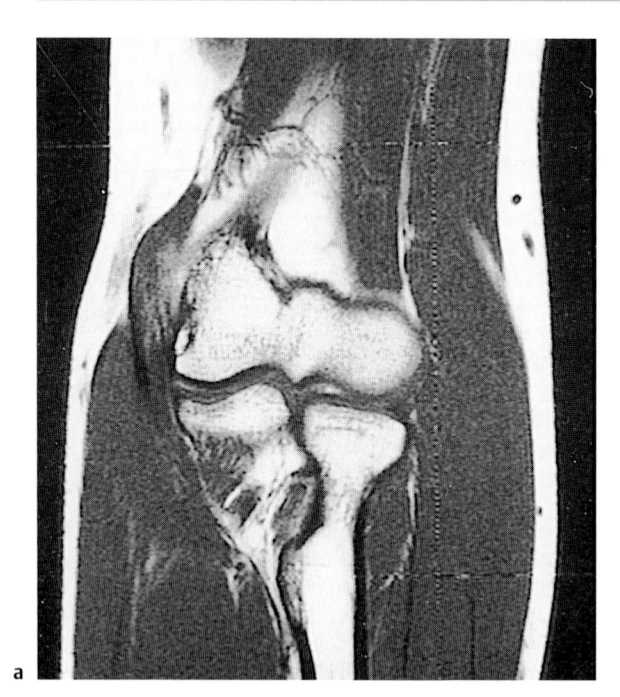

Abb. 4.1–4.9 Schnittbildanatomie des Ellenbogengelenks:
4.1a u. b–4.3a u. b Koronare Schnittführung.
4.4a u. b–4.6a u. b Sagittale Schnittführung.
4.7a u. b–4.9a u. b Transversale Schnittführung.
a Jeweiliges T$_1$-gewichtetes SE-Bild.
b Schemazeichnung und Schema zur Verdeutlichung der Schnittebene.

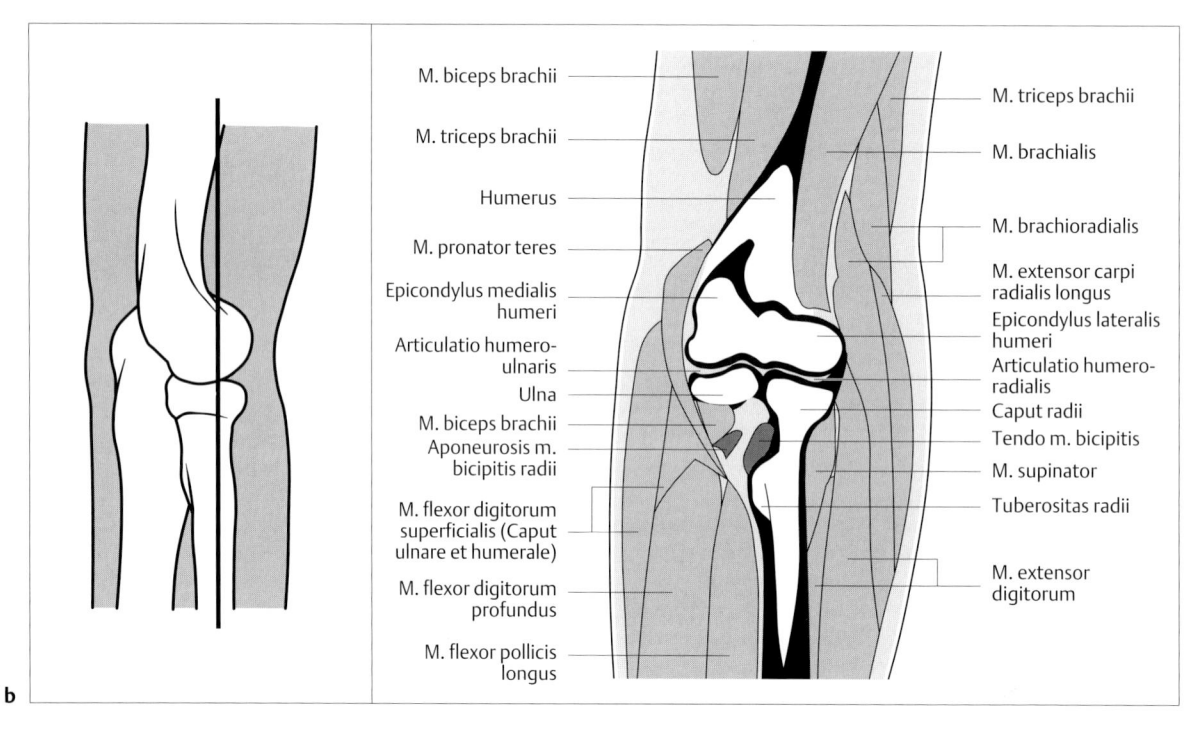

M. biceps brachii
M. triceps brachii
Humerus
M. pronator teres
Epicondylus medialis humeri
Articulatio humero-ulnaris
Ulna
M. biceps brachii
Aponeurosis m. bicipitis radii
M. flexor digitorum superficialis (Caput ulnare et humerale)
M. flexor digitorum profundus
M. flexor pollicis longus

M. triceps brachii
M. brachialis
M. brachioradialis
M. extensor carpi radialis longus
Epicondylus lateralis humeri
Articulatio humero-radialis
Caput radii
Tendo m. bicipitis
M. supinator
Tuberositas radii
M. extensor digitorum

Anatomie 87

Abb. 4.2 a, b

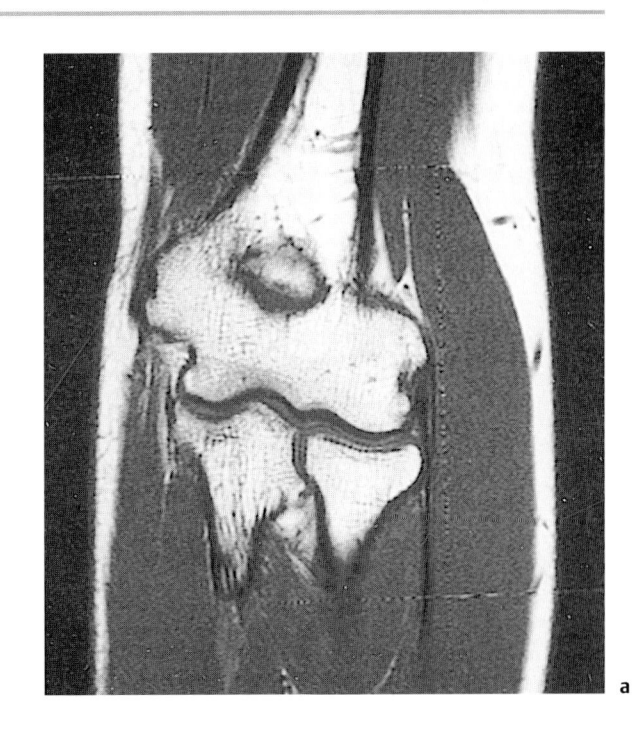

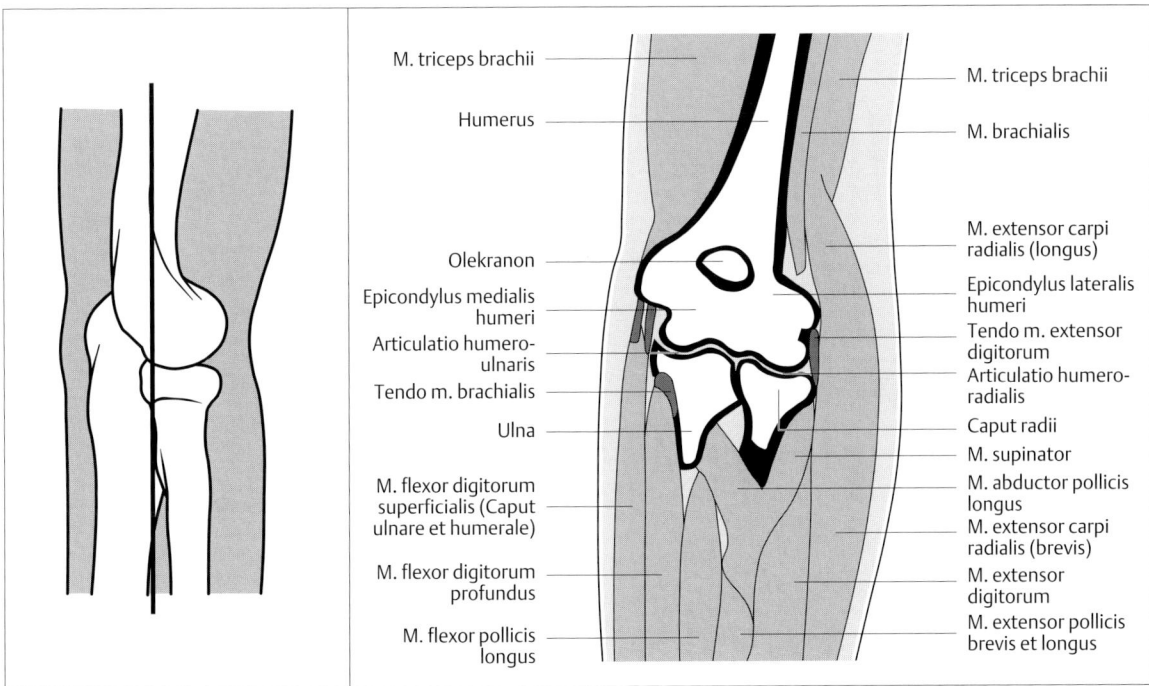

M. triceps brachii	M. triceps brachii
Humerus	M. brachialis
	M. extensor carpi radialis (longus)
Olekranon	
Epicondylus medialis humeri	Epicondylus lateralis humeri
Articulatio humero-ulnaris	Tendo m. extensor digitorum
Tendo m. brachialis	Articulatio humero-radialis
Ulna	Caput radii
	M. supinator
M. flexor digitorum superficialis (Caput ulnare et humerale)	M. abductor pollicis longus
	M. extensor carpi radialis (brevis)
M. flexor digitorum profundus	M. extensor digitorum
M. flexor pollicis longus	M. extensor pollicis brevis et longus

4 Ellenbogen

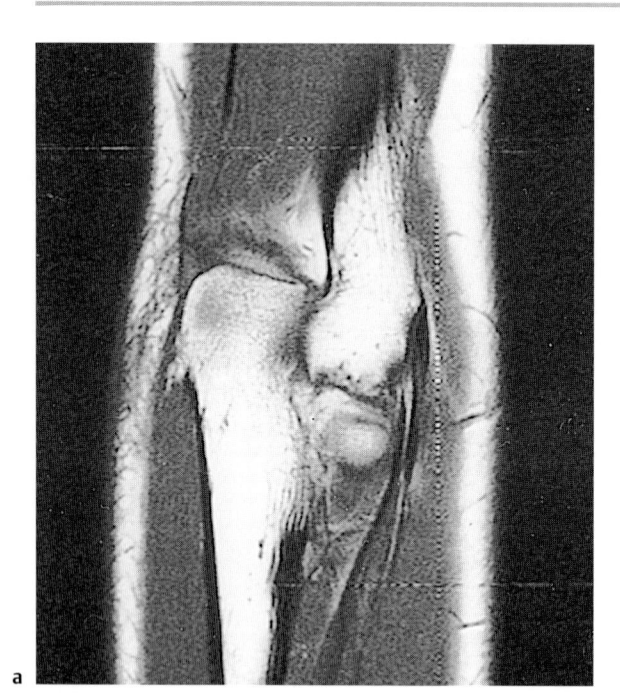

Abb. 4.**3 a, b**

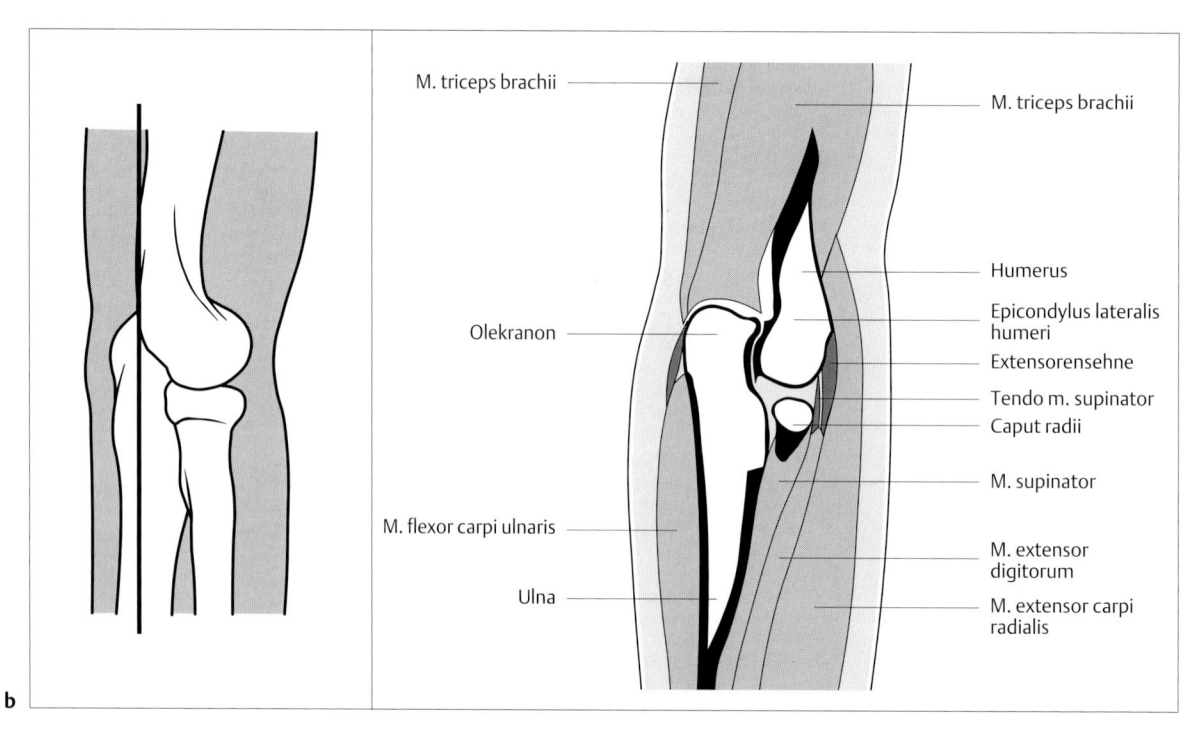

Anatomie

Abb. 4.**4a, b**

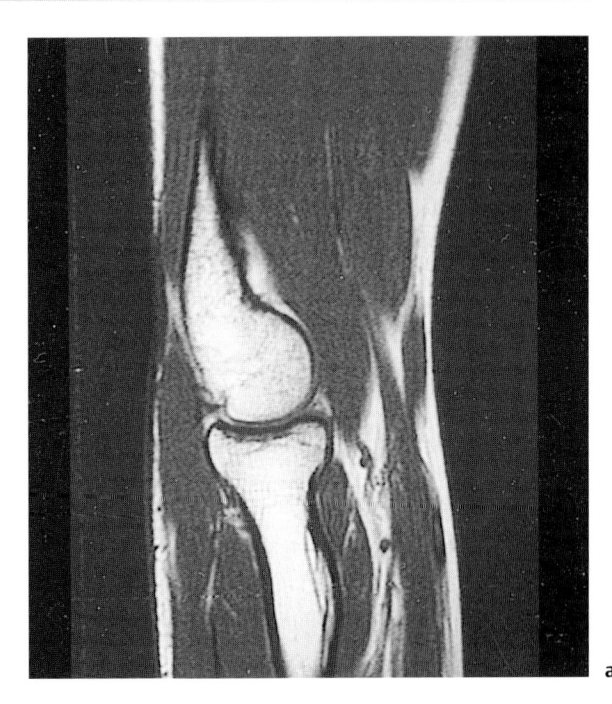

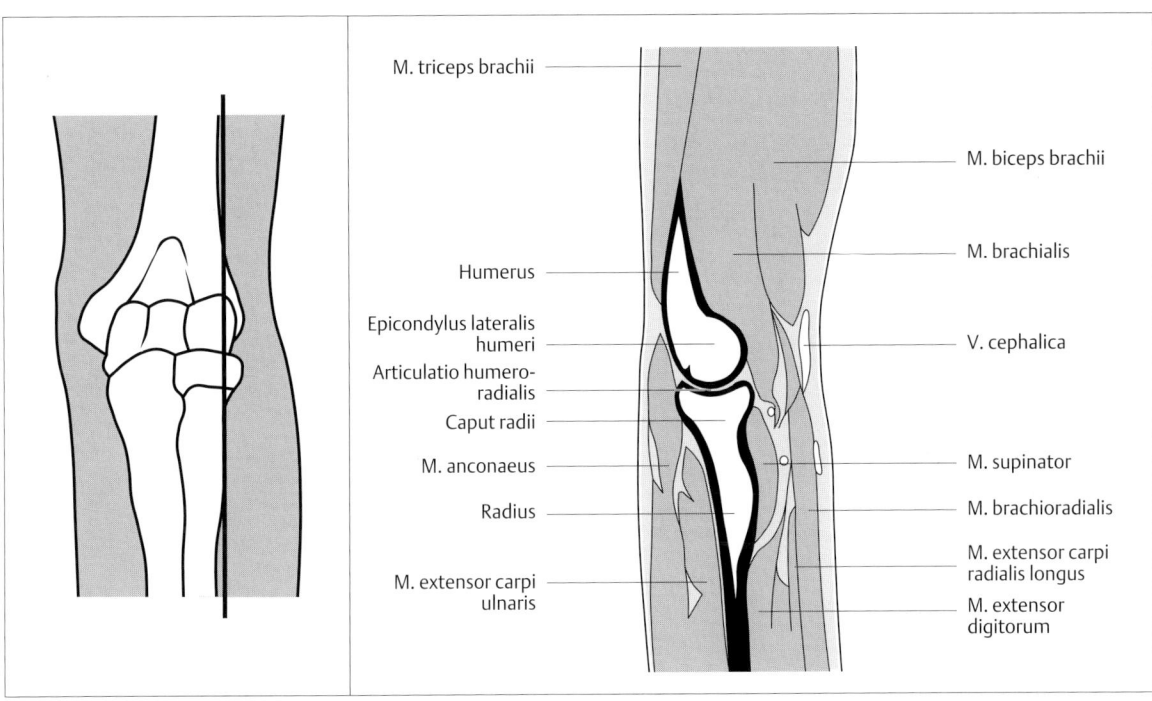

	M. triceps brachii
	M. biceps brachii
	M. brachialis
Humerus	
Epicondylus lateralis humeri	V. cephalica
Articulatio humero-radialis	
Caput radii	
M. anconaeus	M. supinator
Radius	M. brachioradialis
	M. extensor carpi radialis longus
M. extensor carpi ulnaris	M. extensor digitorum

90 4 Ellenbogen

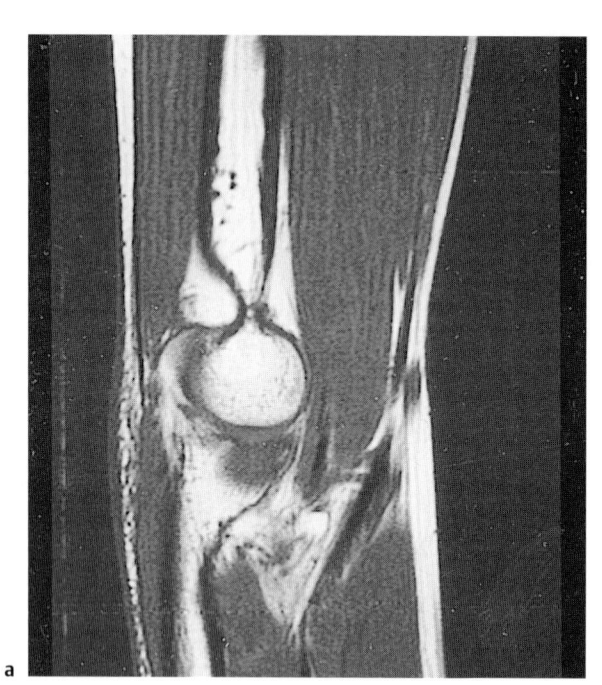

Abb. 4.5 a, b

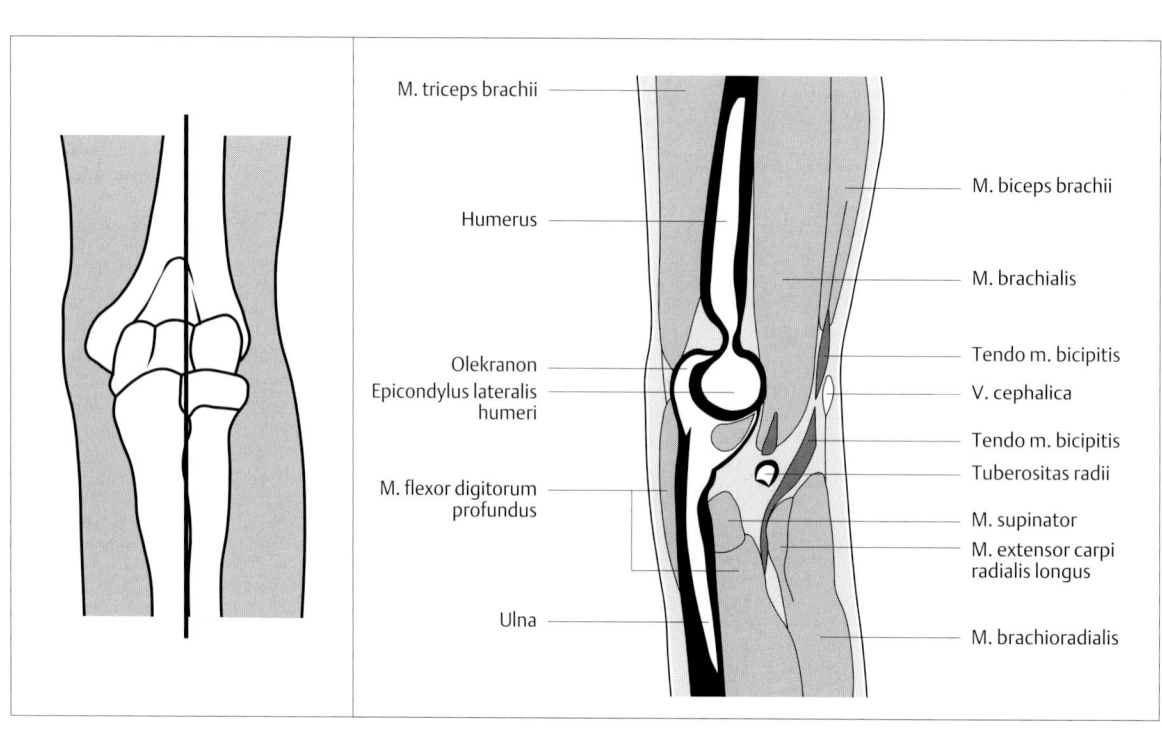

M. triceps brachii
M. biceps brachii
Humerus
M. brachialis
Olekranon
Tendo m. bicipitis
Epicondylus lateralis humeri
V. cephalica
Tendo m. bicipitis
Tuberositas radii
M. flexor digitorum profundus
M. supinator
M. extensor carpi radialis longus
Ulna
M. brachioradialis

Anatomie 91

Abb. 4.**6a, b**

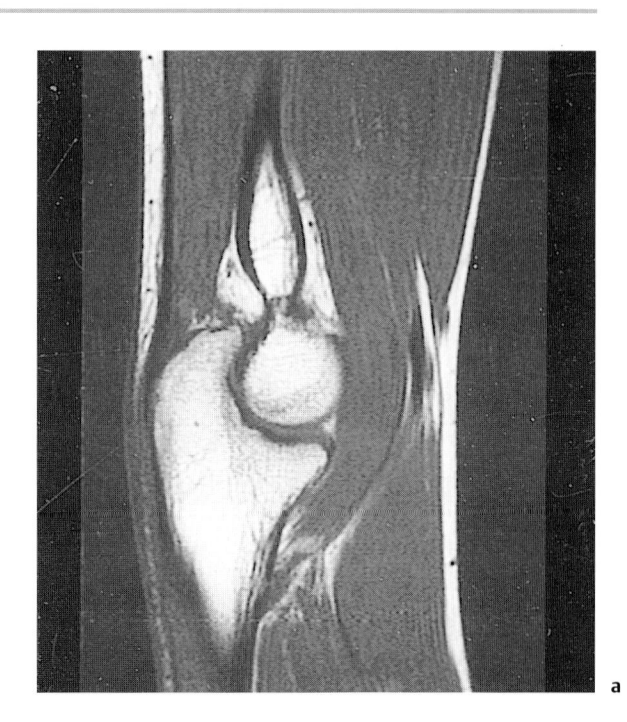

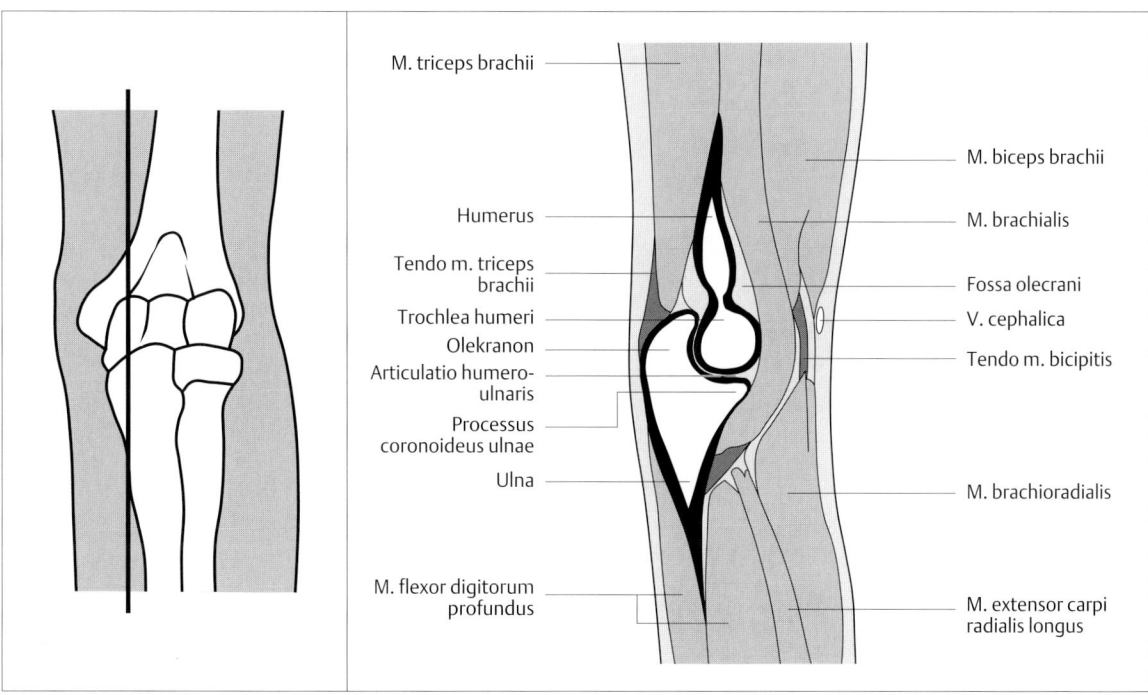

- M. triceps brachii
- M. biceps brachii
- Humerus
- M. brachialis
- Tendo m. triceps brachii
- Fossa olecrani
- Trochlea humeri
- V. cephalica
- Olekranon
- Tendo m. bicipitis
- Articulatio humeroulnaris
- Processus coronoideus ulnae
- Ulna
- M. brachioradialis
- M. flexor digitorum profundus
- M. extensor carpi radialis longus

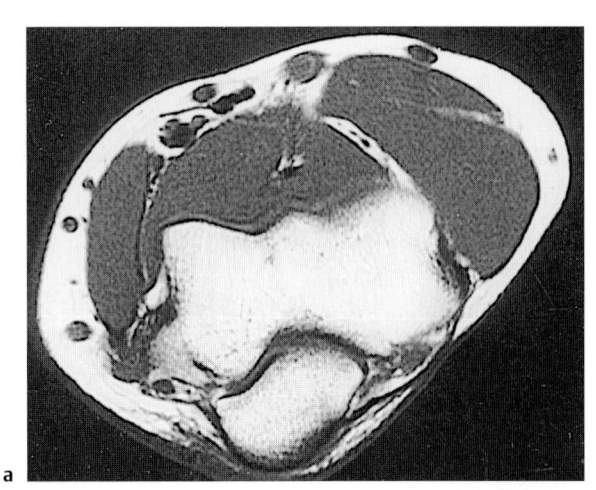

Abb. 4.**7 a, b**

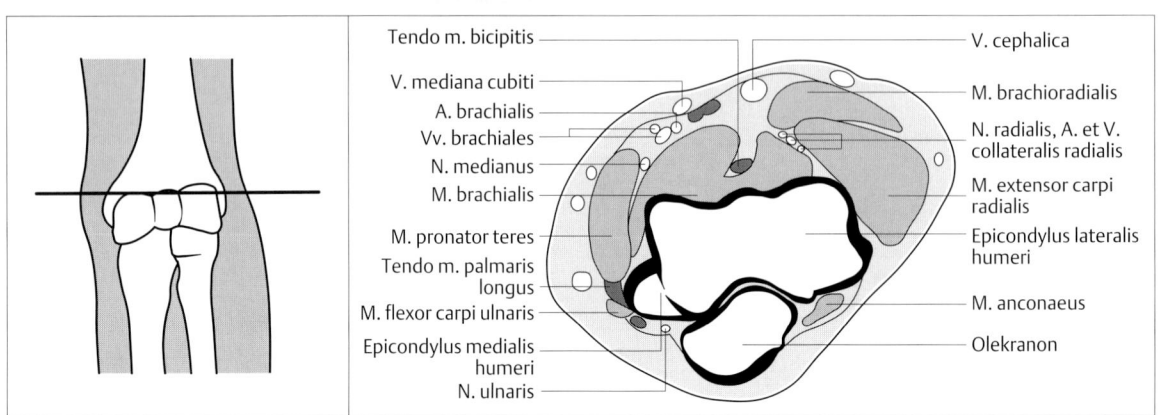

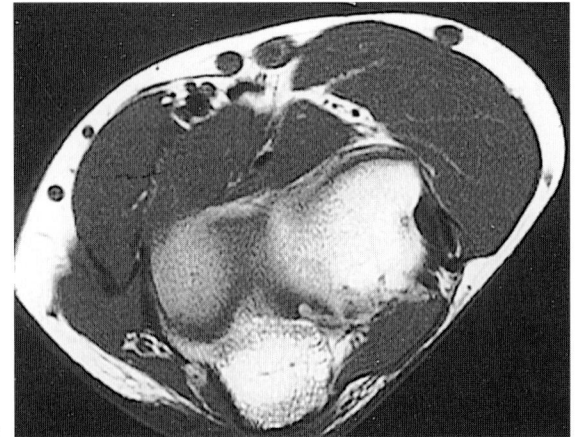

Tendo m. bicipitis
V. mediana cubiti
A. brachialis
Vv. brachiales
N. medianus
M. brachialis
M. pronator teres
Tendo m. palmaris longus
M. flexor carpi ulnaris
Epicondylus medialis humeri
N. ulnaris

V. cephalica
M. brachioradialis
N. radialis, A. et V. collateralis radialis
M. extensor carpi radialis
Epicondylus lateralis humeri
M. anconaeus
Olekranon

Abb. 4.**8 a, b**

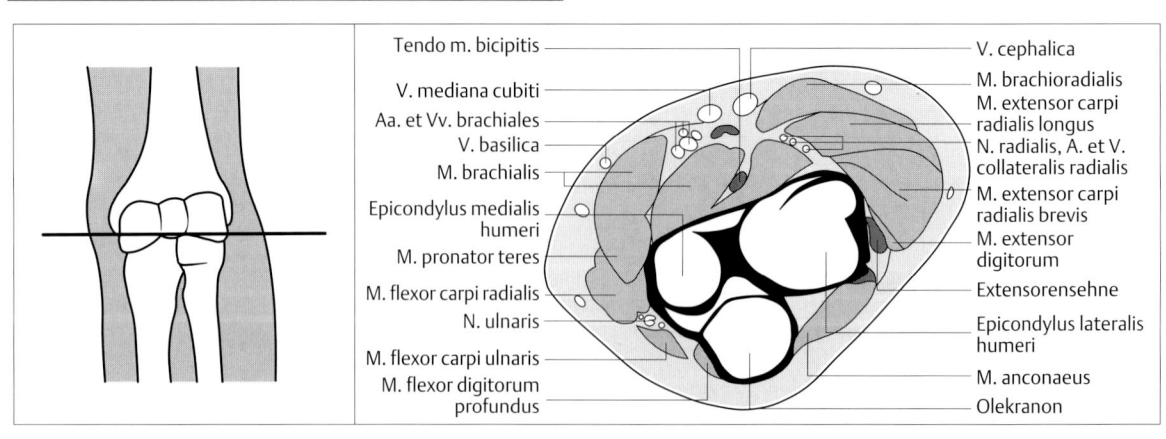

Tendo m. bicipitis
V. mediana cubiti
Aa. et Vv. brachiales
V. basilica
M. brachialis
Epicondylus medialis humeri
M. pronator teres
M. flexor carpi radialis
N. ulnaris
M. flexor carpi ulnaris
M. flexor digitorum profundus

V. cephalica
M. brachioradialis
M. extensor carpi radialis longus
N. radialis, A. et V. collateralis radialis
M. extensor carpi radialis brevis
M. extensor digitorum
Extensorensehne
Epicondylus lateralis humeri
M. anconaeus
Olekranon

Anatomie 93

Abb. 4.**9a, b**

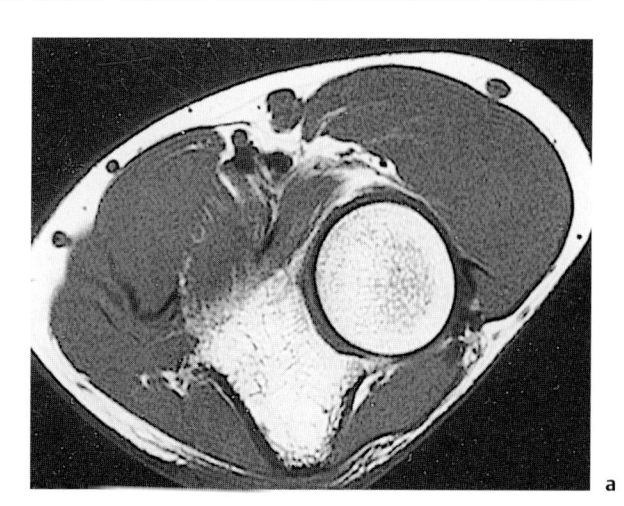

Tendo m. bicipitis	M. brachioradialis
V. mediana cubiti	M. extensor carpi radialis longus
A. et V. brachialis	
V. basilica	N. radialis, A. et V. collateralis radialis
M. brachialis	M. extensor carpi radialis brevis
M. pronator teres	Caput radii
M. flexor carpi radialis	gemeinsame Extensorensehne
M. flexor digitorum superficialis	proximales Radioulnargelenk
N. ulnaris	
M. flexor carpi ulnaris	M. anconaeus
A. et V. collateralis ulnaris superficialis	Ulna
M. flexor digitorum profundus	

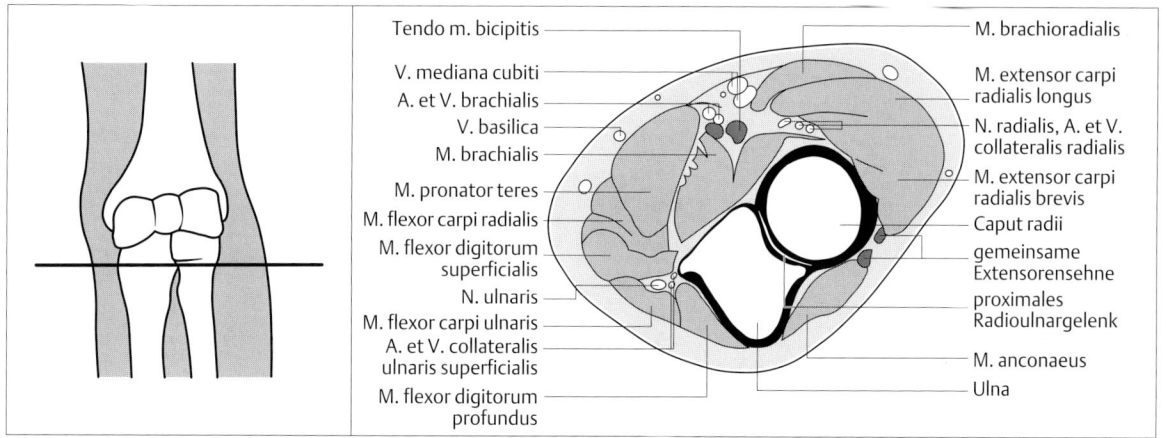

Tabelle 4.1 Empfohlene Schnittführungen in Abhängigkeit von der zu untersuchenden Struktur

	Anatomische Struktur	Empfohlene Schnittführung[1]	Besonderheiten
Skelett	Humerus, Radius, Ulna	sagittal/koronar	
Gelenke	Humeroulnargelenk	sagittal/koronar	
	Humeroradialgelenk	sagittal/koronar	
	Radioulnargelenk (proximal)	transversal/koronar	
	Gelenkbinnenraum und Gelenkoberflächen	sagittal/koronar	
	hyaliner Gelenkknorpel	sagittal/koronar	
	Gelenkkapsel	sagittal/koronar	
Knochen	Trochlea humeri	sagittal/koronar	
	Radiusköpfchen	koronar/transversal	
	Incisura trochlearis ulnae	sagittal	
	Incisura radialis ulnae	transversal	
	Processus coronoideus ulnae	sagittal	
	Fossa olecrani et coronoidea mit Fettpolstern	sagittal	
Bänder	Lig. collaterale ulnare	koronar/transversal	
	Lig. collaterale radiale	koronar/transversal	
	Lig. annulare radii	transversal	Läsion nur indirekt durch Verlagerung des Radiusköpfchens sichtbar
Bursae	Bursa subtendinosa olecrani	sagittal/transversal	DD[2]: Gelenkerguß
	Bursa epicondylaris	transversal/sagittal	DD: Bandläsion
Muskeln und Sehnen	Bizeps- u. Trizepssehnenansatz	sagittal/transversal	
	M.-anconaeus-Ansatz	sagittal	
	gesamte Ellenbogenmuskulatur in allen 4 Kompartimenten	transversal	
Gefäße und Nerven	Arterien/Venen	transversal	
	N. medianus / N. radialis / N. ulnaris	transversal	

[1] Bei freier Ellenbogengelenkbeweglichkeit (insbesondere vollständige Streckung), andernfalls sind auch schräge Schnittführungen in Betracht zu ziehen
[2] DD = Differentialdiagnose

Tabelle 4.2 Signalintensität von verschiedenen Gewebearten in Abhängigkeit von der verwendeten Sequenz

Gewebeart	T_1	Protonendichte	T_2
Fett	+++	+++	+++
Muskulatur	+	+	+
Kortikaler Knochen	0	0	0
Sehnen	0	0	0
Bänder	0	0	0
Kapsel	0	0	0
Fibröser Knorpel (Kollagentyp 2)	0	0	0
Hyaliner Knorpel (Kollagentyp 1)	++	++	+
Entzündlich verändertes Weichgewebe (Flüssigkeit, Ödem)	+	+	+++

Sequenz
+++ = hohe Signalintensität (weiß)
++ = mittlere Signalintensität (verschiedene Grauschattierungen)
+ = niedrige Signalintensität (dunkelgrau)
0 = kein Signal

Synovialitiden, Plicae, Pannusbildungen

Die Gelenkinnenhaut (Synovialis) reagiert auf Knorpeldegeneration bzw. -läsion mit entzündlichen Veränderungen. Stark gefäßhaltige Schleimhautzotten wachsen auf den Ort der Läsion im Gelenk zu. Sekundär werden diese Zottenbildungen dann im Sinne von Plicae bindegewebig organisiert. Bei größerer und flächiger Ausdehnung spricht man von *Pannus*. Prädilektionsstellen für die Pannusbildung sind das Olekranon und der Processus coronoideus, grundsätzlich kann sich aber von jeder Übergangsstelle der Synovia zum Knorpelbelag hin eine Plica bilden. Einkklemmungen von Plicae können vom

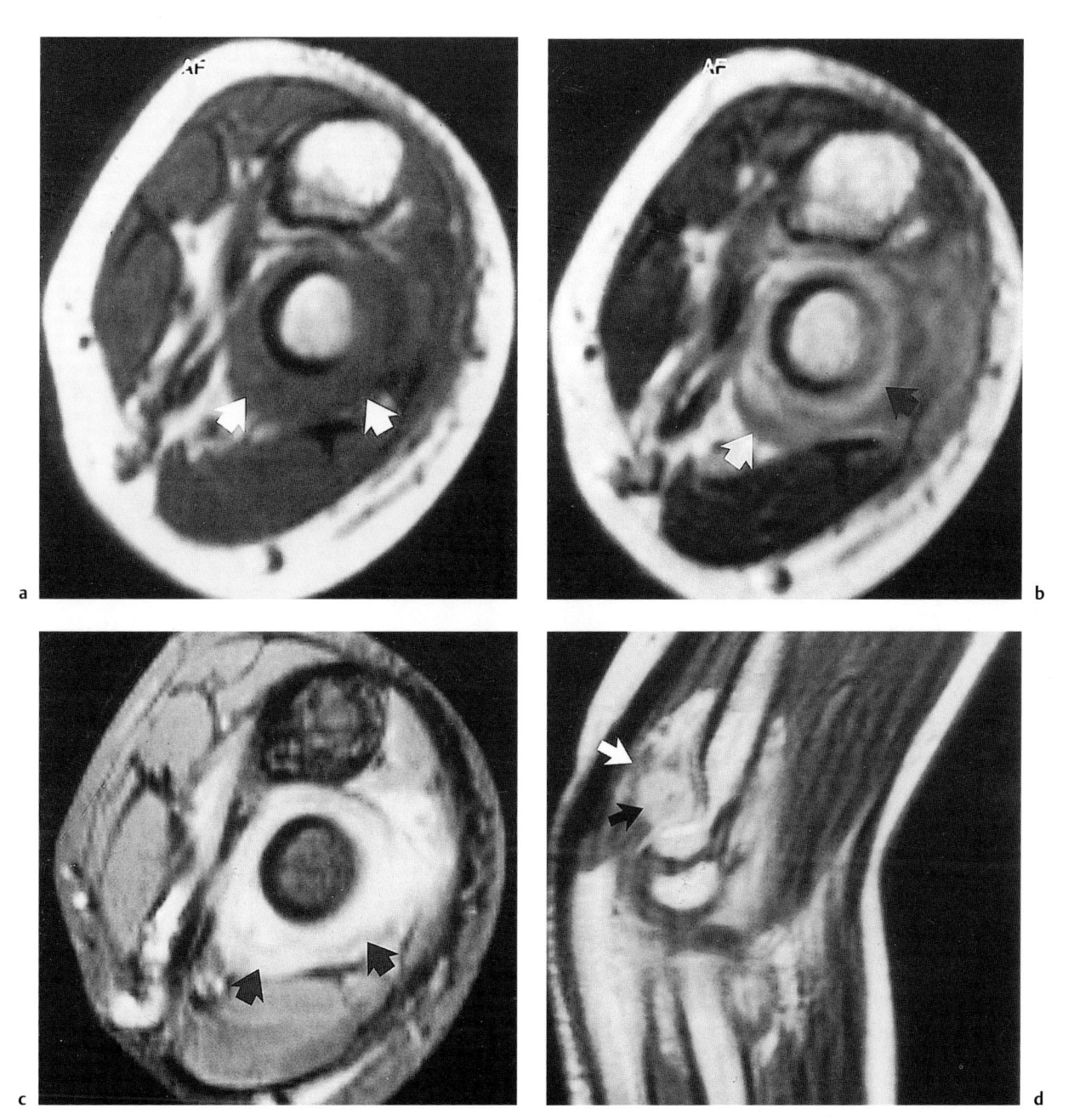

Abb. 4.**10 a–d** Juvenile rheumatoide Arthritis. **a** T_1-gewichtete SE-Sequenz, transversale Schnittführung. Im unteren Gelenkabschnitt findet sich eine signalarme Formation um das Radiusköpfchen (Pfeile). **b** T_1-gewichtete SE-Sequenz, transversale Schnittführung nach 0,1 mmol/kg Körpergewicht Gadolinium-DTPA i. v. Der Gelenkerguß bleibt signalarm (weißer Pfeil), während die synovitischen Proliferationen eine deutliche Signalerhöhung erfahren (schwarzer Pfeil). **c** FLASH-2-D-Sequenz, transversale Schnittführung. Durchgehende Signalerhöhung von synovitischem Proliferationsgewebe und Gelenkerguß (Pfeile). **d** T_1-gewichtete SE-Sequenz nach 0,1 mmol/kg Körpergewicht Gadolinium-DTPA i. v. Es demarkiert sich die ausgedehnte Pannusbildung, die Kontrastmittel aufnimmt (schwarzer Pfeil), und der Gelenkerguß, der keine Kontrastmittelanreicherung zeigt (weißer Pfeil).

oberen Recessus des Gelenks sowie zwischen Capitulum humeri und Radiusköpfchen auftreten. Letztere Erkrankung kann aufgrund der Symptomatik mit einem Tennisellenbogen verwechselt werden. Hier bringt die MRT Aufklärung.

Ein magnetresonanztomographisches Zeichen der *Arthritis* ist die Ergußbildung (Abb. 4.**10**). Nach wenigen Wochen Erkrankungsdauer finden sich Gelenkspaltverschmälerungen aufgrund der vorhandenen Knorpelläsionen bzw. knöcherner Destruktion (Abb. 4.**11**). Bei *Hämophilie* steht das Ellenbogengelenk bezüglich der Manifestationshäufigkeit nach dem Knie- und Sprunggelenk an dritter Stelle. Ausgeprägte Knorpeldestruktionen sind Folge der blutungsbedingten Synovitis. Mittels des MRT-Befunds konnte die Gelenkdiagnostik bei Blutergelenken in 40% der Fälle gegenüber der konventionellen Diagnostik verbessert werden (14). Die T_1-Gewichtung zeigt dabei das Ausmaß der Synovitis an, sowie subchondrale Zysten und Erosionen. Mit GRE-Sequenzen läßt sich Knorpel vom Gelenkerguß differenzieren. Hämosiderinablagerungen in der Gelenkkapsel sind an der schwachen Signalintensität erkennbar. In den T_2-gewichteten Sequenzen findet man insbesondere bei Erkrankungen des rheumatischen Formenkreises multilokulare synoviale Zysten. Alle Befunde sind zusammenfassend gesehen jedoch nur entzündungsspezifisch und nicht spezifisch für eine der Differentialdiagnosen. Zur Differenzierung des Gelenkergusses kann beitragen, daß die T_1- und T_2-Relaxationszeiten von Transsudaten länger als von Exsudaten sind. Dementsprechend weist ein eitriger oder ein blutiger Gelenkerguß mittlere Signalintensitäten auf und kann auf T_2-gewichteten Bildern inhomogen sein. Normale synoviale Gelenkflüssigkeit hat eine gleichmäßig hohe Signalintensität in der T_2-Sequenz. Entzündliche Frühveränderungen der Synovia können durch die Kontrastmittelaufnahme nach i. v. Kontrastmittelgabe identifiziert werden.

Bei der *chronischen Polyarthritis* ist die häufig klinisch schmerzarme Synovialitis magnetresonanztomographisch darstellbar. Wenngleich diese Veränderungen im Frühstadium an mehreren Gelenken zu finden sind, nimmt im weiteren Krankheitsverlauf die Häufigkeit der

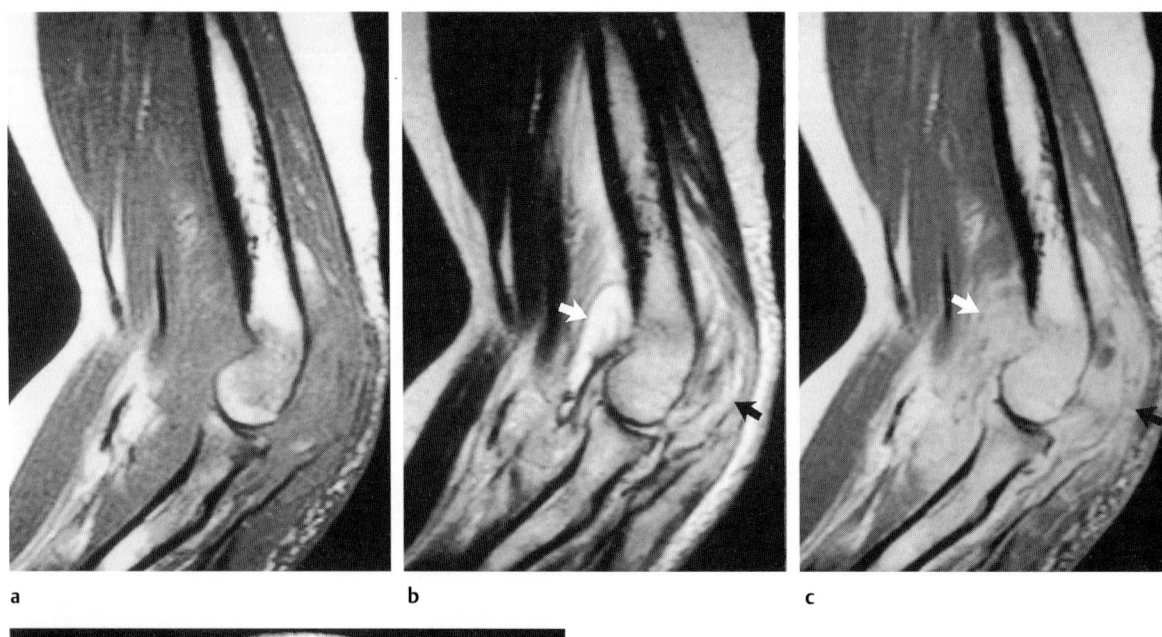

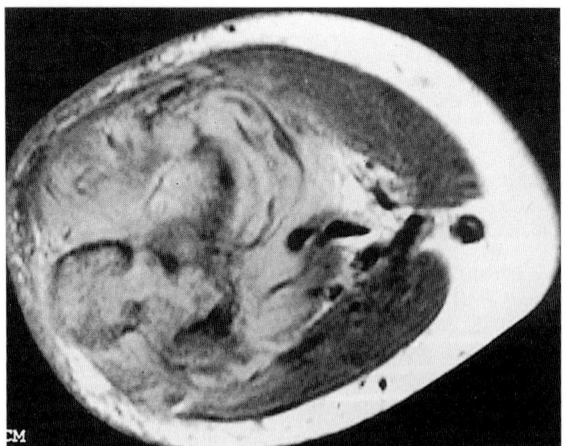

Abb. 4.**11 a–d** Chronische Polyarthritis. **a** T_1-gewichtete SE-Sequenz, sagittale Schnittführung. Im vorderen und hinteren Gelenkabschnitt ist eine signalarme Formation nur schwer abzugrenzen. **b** T_2-gewichtete SE-Sequenz, sagittale Schnittführung. Die Formation im vorderen Gelenkabschnitt zeigt ein erhöhtes Signal (weißer Pfeil). Im dorsalen Gelenkabschnitt sind signalarme und -reiche Areale abzugrenzen (schwarzer Pfeil). **c** T_1-gewichtete SE-Sequenz, sagittale Schnittführung nach 0,1 mmol/kg Körpergewicht Gadolinium-DTPA i. v. Die Formation im vorderen Gelenkabschnitt nimmt vermehrt Kontrastmittel auf (weißer Pfeil). Zusätzlich findet sich ein kontrastmittelaufnehmender Prozeß im dorsalen Gelenkabschnitt in Höhe des Radiusköpfchens und der Epikondylen (schwarzer Pfeil). Es handelt sich um ausgedehnten Pannus. **d** T_1-gewichtete SE-Sequenz, transversale Schnittführung nach 0,1 mmol/kg Körpergewicht Gadolinium-DTPA i. v. Der Pannus durchzieht das gesamte Gelenk und hat das Radiusköpfchen und die Epikondylen destruiert.

Monarthritis des Ellenbogengelenks so zu, daß ²/₃ der Erkrankten betroffen sind. Dann leistet die MRT für die Indikation zur Synovektomie wertvolle Dienste, da 15–20 % der Fälle schwere funktionelle Beeinträchtigungen entwickeln, die durch Frühdiagnose mit der MRT und die sich daraus ableitende Therapieentscheidung präventiv angegangen werden können. Zystenartige Veränderungen manifestieren sich häufig am Radiusköpfchen. Plumpe synoviale Zotten sind kernspintomographisch häufig darzustellen.

Bursitiden

Am häufigsten ist die Bursitis olecrani (Abb. 4.12). Neben mechanischer Reizung als Ätiologie der Schleimbeutelentzündung muß bei der Bursitis olecrani differentialdiagnostisch an eine Frühmanifestation einer chronischen Polyarthritis oder einer Gicht gedacht werden. Die Darstellung der Bursa olecrani erfolgt in der Regel im Sagittalschnitt. Benachbarte Bursae finden sich an der Insertion der Trizepssehne unter dem M. triceps, während die Bursa olecrani subkutan liegt. Die Signalintensität der durch den entzündlichen Erguß vergrößerten Bursa ist auf T_2^*-gewichteten und STIR-Sequenzen höher als bei normalen T_2-gewichteten Bildern. Auf T_1-gewichteten Bildern ist die Signalintensität niedrig. Die Flüssigkeit erstreckt sich hinter den lateralen Epikondylus und ist zu diesem hin zungenförmig bzw. ventral-konkav geformt.

Osteomyelitis

Kurze TR-/TE-SE-Sequenzen sind schnell durchführbar. Sie zeigen die Infektion mit verminderter Signalintensität im Vergleich zur hohen Signalintensität des normalen fetthaltigen Knochenmarks (Abb. 4.13). Veränderungen im kortikalen Knochen an Periost und Muskeln sind oft weniger auffällig. T_2-gewichtete Sequenzen zeigen im infizierten Areal eine hohe Signalintensität. STIR-Sequenzen geben ebenfalls eine sehr gute Differenzierung. Damit wird das Fettsignal unterdrückt, so daß Entzündungsbezirke anhand des deutlichen Anstiegs der Signalintensität abzugrenzen sind. In T_1-gewichteten Sequenzen fällt die Signalintensität deutlich ab (Abb. 4.13). Ähnliche Befunde sind allerdings auch bei Neoplasien zu verzeichnen, so daß im Hinblick auf die klinische Diagnostik die Spezifität der MRT bei der Osteomyelitisdiagnostik noch näher zu untersuchen ist. Deutlicher Hinweis auf einen entzündlichen Prozeß ist der Signalintensitätsanstieg im Knochenmark in einer sehr niedrig intensen Umgebung. Differentialdiagnostisch sind von diesem Befund die gutartigen Tumoren abzugrenzen.

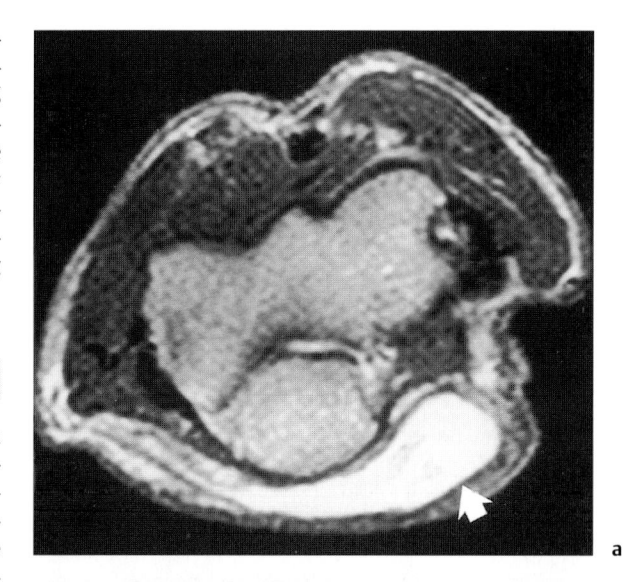

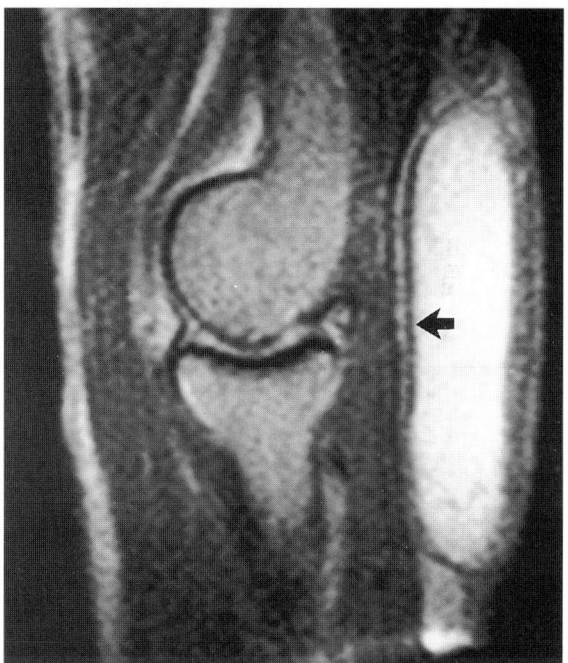

Abb. 4.12a u. b   Bursitis olecrani. **a** T_2-gewichtete SE-Sequenz, transversale Schnittführung. Die Flüssigkeit in der Bursa olecrani stellt sich leuchtend hell dar (Pfeil). **b** T_2-gewichtete SE-Sequenz, sagittale Schnittführung. Die Flüssigkeitsansammlung in der Bursa olecrani reicht vom Humerusschaft bis kaudal des Radiusköpfchens. Die Kapsel der Bursa ist entzündlich verdickt (Pfeil).

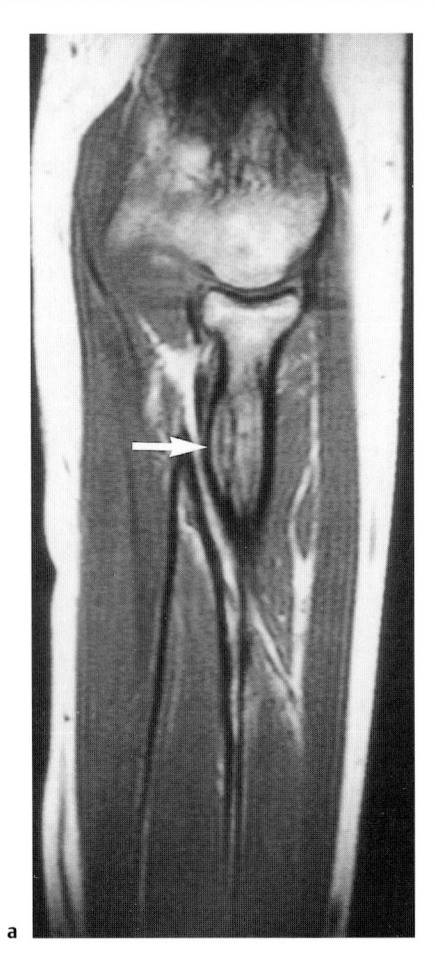

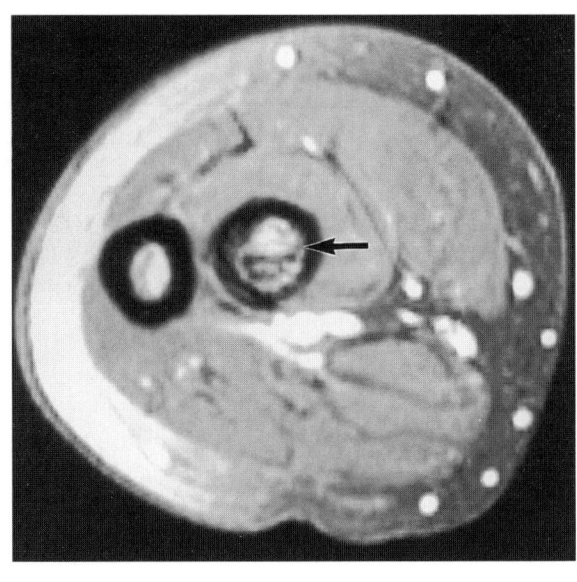

Abb. 4.13a u. b Osteomyelitis. a T$_1$-gewichtete SE-Sequenz, koronare Schnittführung. Der Radiusschaft ist verbreitert und zeigt ein erniedrigtes Signal (Pfeil). b T$_1$-gewichtete SE-Sequenz, transversale Schnittführung nach 0,1 mmol/kg Körpergewicht Gadolinium-DTPA i.v. Es zeigt sich eine vermehrte Kontrastmittelaufnahme des Knochenmarks (Pfeil).

Insertionstendopathien

Die *Epicondylitis humeri lateralis (radialis)* ist als Tennisellenbogen bekannt (Abb. 4.14), die *Epicondylitis humeri medialis (ulnaris)* wird als Golferellenbogen bezeichnet. Diese Tendopathien sind durch laterale bzw. mediale belastungsabhängige Schmerzsyndrome gekennzeichnet. T$_2$-gewichtete und STIR-Sequenzen decken bei der Epicondylitis lateralis einen erhöhten Wasseranteil im M. anconaeus auf. Dieser Signalintensitätsanstieg wird bei gesunden Patienten nicht beobachtet und ist deshalb für die Epicondylitis lateralis typisch (5). Differentialdiagnostisch sollte beim Tennisellenbogen nach synovialen Plicae des Radiohumeralgelenks geforscht werden, die hier gelegentlich auf dem Boden von Knorpelläsionen entstehen und eine therapieresistente Epikondylitis vortäuschen können. Die MRT ist auch bei der Diagnostik des Ausmaßes der Epikondylitis hilfreich. *Degenerative Veränderungen* der Ansatzsehne manifestieren sich mit einem Signalintensitätsanstieg in den T$_1$-gewichteten Bildern ohne weiteren Anstieg in den T$_2$-Sequenzen. *Partielle Rupturen* sind durch Sehnenausdünnung bzw. Kontinuitätsdefekte und Flüssigkeitsansammlungen in den T$_2$-Sequenzen gekennzeichnet. *Komplette Rupturen* können aufgrund eines flüssigkeitsgefüllten Spalts zwischen Sehnenstumpf und Knochenansatzpunkt diagnostiziert werden. Die MRT ist besonders hilfreich bei höhergradigen partiellen Rupturen und kompletten Abrissen. Gleichzeitig kann auch die Intaktheit des radialen Kollateralbands beurteilt werden, das gelegentlich bei Traumen mit Einrissen der Strecksehnen mitverletzt ist. Bei einem Schmerzsyndrom und unauffälligem Kapsel-Band-Apparat muß differentialdiagnostisch an ein nervales Engpaßsyndrom gedacht werden. Die mediale Epikondylitis tritt bei Golfspielern, Baseballspielern und bei Wurfsportarten auf. Sie ist weniger häufig als die laterale Epikondylitis.

Wegen der Bedeutung des unter dem Epicondylus medialis liegenden ulnaren Kollateralbands für die Gelenkstabilität kann die MRT hier zur differentialdiagnostischen Abklärung beitragen. Bei der Interpretation der Befunde sollte auch immer daran gedacht werden, ob dort vorher eine *therapeutische Injektion* stattgefunden hat, da dies einen Signalintensitätsanstieg bei STIR- und T$_2$-gewichteten Sequenzen erklären kann. Injektionsbedingte MRT-Veränderungen an den Epikondylen können noch bis zu 4 Wochen nach der Injektion beobachtet werden. Am wachsenden Skelett ist weiterhin differentialdiagnostisch an Streßfrakturen oder Abrisse der medialen Apophyse zu denken.

Insertionstendopathien 99

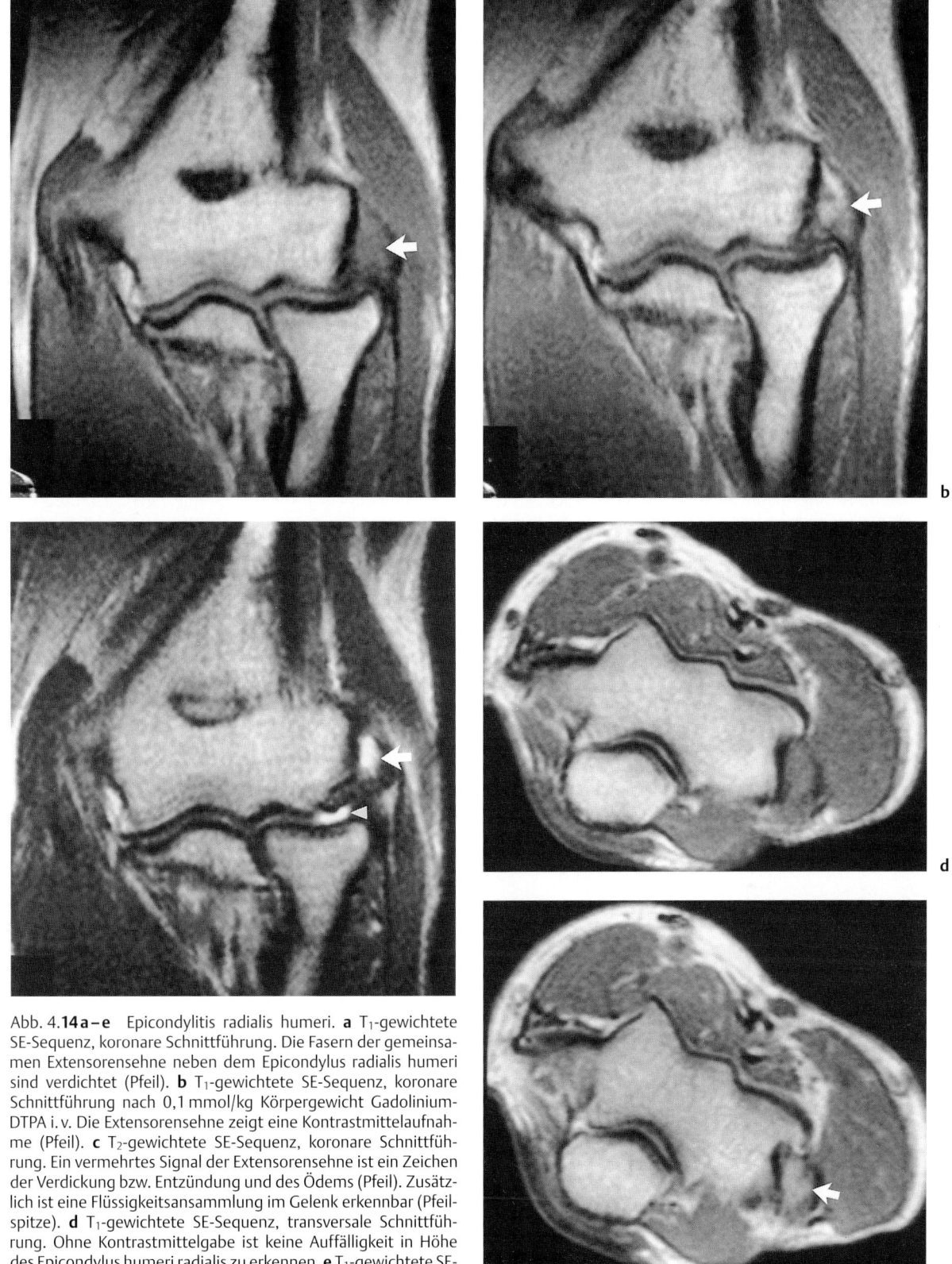

Abb. 4.**14 a–e** Epicondylitis radialis humeri. **a** T_1-gewichtete SE-Sequenz, koronare Schnittführung. Die Fasern der gemeinsamen Extensorensehne neben dem Epicondylus radialis humeri sind verdichtet (Pfeil). **b** T_1-gewichtete SE-Sequenz, koronare Schnittführung nach 0,1 mmol/kg Körpergewicht Gadolinium-DTPA i. v. Die Extensorensehne zeigt eine Kontrastmittelaufnahme (Pfeil). **c** T_2-gewichtete SE-Sequenz, koronare Schnittführung. Ein vermehrtes Signal der Extensorensehne ist ein Zeichen der Verdickung bzw. Entzündung und des Ödems (Pfeil). Zusätzlich ist eine Flüssigkeitsansammlung im Gelenk erkennbar (Pfeilspitze). **d** T_1-gewichtete SE-Sequenz, transversale Schnittführung. Ohne Kontrastmittelgabe ist keine Auffälligkeit in Höhe des Epicondylus humeri radialis zu erkennen. **e** T_1-gewichtete SE-Sequenz, transversale Schnittführung nach 0,1 mmol/kg Körpergewicht Gadolinium-DTPA i. v. Erst nach Kontrastmittelgabe zeigt sich eine Kontrastmittelaufnahme der Extensorensehne als Hinweis auf einen entzündlichen Prozeß (Pfeil).

Bandverletzungen

Lateral und medial können in der MRT Bandläsionen diagnostiziert, von anderen Erkrankungen differentialdiagnostisch abgegrenzt und in ihrem Ausmaß dokumentiert werden. Wiederholter Valgusstreß, der beim Speerwerfen, aber auch beim Violinespielen auftreten kann, produziert eine mediale Zugüberlastung, die entweder zur Epikondylitis oder bei stärkeren Dehnungsreizen zu einer Überbeanspruchung der Muskelansätze der Beuger und Pronatoren bzw. zu einer Distorsion des Lig. collaterale ulnare führen kann. Bei noch stärkerer Energieeinwirkung kommt es dann auch zu lateralen Kompression mit typischerweise intraartikulären Verletzungen, wie Osteochondritis dissecans des Capitulum radii oder des Radiusköpfchens, mit nachfolgender degenerativer Arthritis und Synovitis. Das funktionell bedeutsame vordere Bündel des ulnaren Kollateralbands kann in transversalen und koronaren Schichten untersucht werden. Chronische Dehnungsreize führen zu einem in der MRT feststellbaren vermehrten Bandumfang, gelegentlich mit Kalkeinlagerungen. Auf jeden Fall muß der Processus coronoideus ulnae, wo das Kollateralband ansetzt, mitbeurteilt werden, da die Verankerung des Bands hier wesentlich für die Stabilität des Ellenbogengelenks ist. Partielle oder komplette Risse des Bands gehen mit streifenförmiger Flüssigkeitsansammlung einher, insbesondere in den T_2-gewichteten Sequenzen, während die diffuse Signalintensitätserhöhung ein Ödem im Sinne einer Distorsion anzeigt. Dabei sollte auch auf ein Ödem bzw. Hämatom in den umgebenden Weichteilen geachtet werden. Dehnung oder Einengung des N. ulnaris, die nicht selten bei medialen Knochen- bzw. Bandläsionen auftreten, können ebenfalls magnetresonanztomographisch diagnostiziert werden.

Sehnenrupturen

Trizepssehnenrupturen sind selten und machen nur 1% aller Sehnenrupturen aus. Häufiger sind sie bei Patienten mit systemischen Erkrankungen oder nach Steroidtherapie. In der MRT kann die begleitend vorhandene Entzündungsreaktion dargestellt und in ihrer Beziehung zum N. ulnaris abgegrenzt werden. Auch hier empfehlen sich T_2-gewichtete Bilder. Die Trizepssehne stellt sich oft wellig geschwungen dar und weist örtliche Signalintensitätssteigerungen auf, die in T_2-gewichteten Bildern an Intensität abnehmen. Dieser Befund ist nicht pathologisch und verschwindet bei gespannter Sehne in Beugestellung des Ellenbogens. Degenerative Veränderungen der Sehne sind am besten mit T_2^*-gewichteten Sequenzen darzustellen. Die gleiche Untersuchungstechnik kann auch für die distalen Bizepssehnenrupturen angewandt werden, die ebenfalls relativ selten sind (Abb. 4.15). Dabei muß darauf geachtet werden, daß die ventrale ulnare Ansatzstelle des M. brachialis nicht mit einer intakten Bizepssehne verwechselt wird. Schnittbilder proximal der Brachialisinsertion zeigen dann das Fehlen der Bizepssehne an. Die MRT kann für die präoperative Planung zur operativen Versorgung der Bizepssehnenruptur wertvolle Hinweise geben (6). Andere Sehnenabrisse, wie z. B. Abriß der gemeinsamen Extensorensehne, sind seltener (Abb. 4.16).

Nervenkompressionssyndrome

Der N. ulnaris ist gut auf transversalen Schnitten in seinem Verlauf durch den Sulcus n. ulnaris zu sehen. Hier kann er durch entzündliche oder degenerative Veränderungen sowie durch Traumen (auch im Sinne einer Dauerbelastung oder durch Wachstumsstörungen) eingeengt werden (Abb. 4.17). Wenn das distale Retinaculum am Sulcus n. ulnaris fehlt, kann es zu einer Subluxation des Nervs bei Beugung mit entsprechenden Parästhesien distal kommen. Dieses Band kann auch im Sinne einer Fehlbildung als Muskel vorhanden sein und dann ebenfalls zu Einengungen des Nervs führen (M. anconaeus epitrochlearis). Komplexer sind die für die MRT-Untersuchung zu berücksichtigenden anatomischen Verhältnisse beim N. radialis. Einmal kann die Kompression am lateralen Trizepsrand auftreten, aber auch beim Muskeldurchtritt im M.-supinator- oder im dorsalen M.-interosseus-Anteil. Deshalb ist es ratsam, mit dünnen Schnitten zu untersuchen. Die häufigste Kompressionslokalisation liegt am Oberrand des M. supinator. Auch eine motorische Paralyse der Extensorenmuskulatur kann zur Kom-

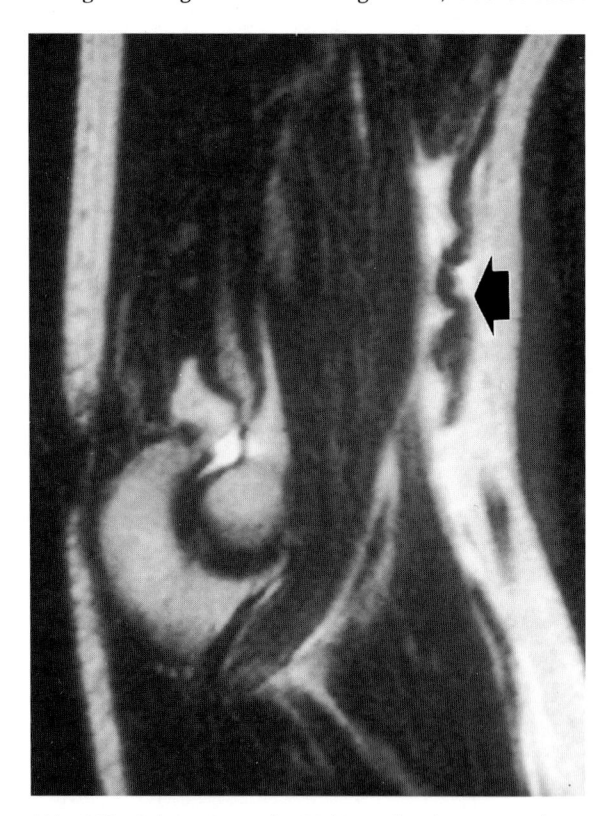

Abb. 4.15 Sehnenruptur des M. biceps brachii. T_2-gewichtete SE-Sequenz, sagittale Schnittführung. Die Sehne des M. biceps brachii ist oberhalb der Ansatzstelle an die Tuberositas radii rupturiert. Das proximale Fragment der Sehne zeigt einen welligen Verlauf (Pfeil) (mit freundlicher Genehmigung von Dres. Bültmann, Boye, Hermie, Grün, Aachen).

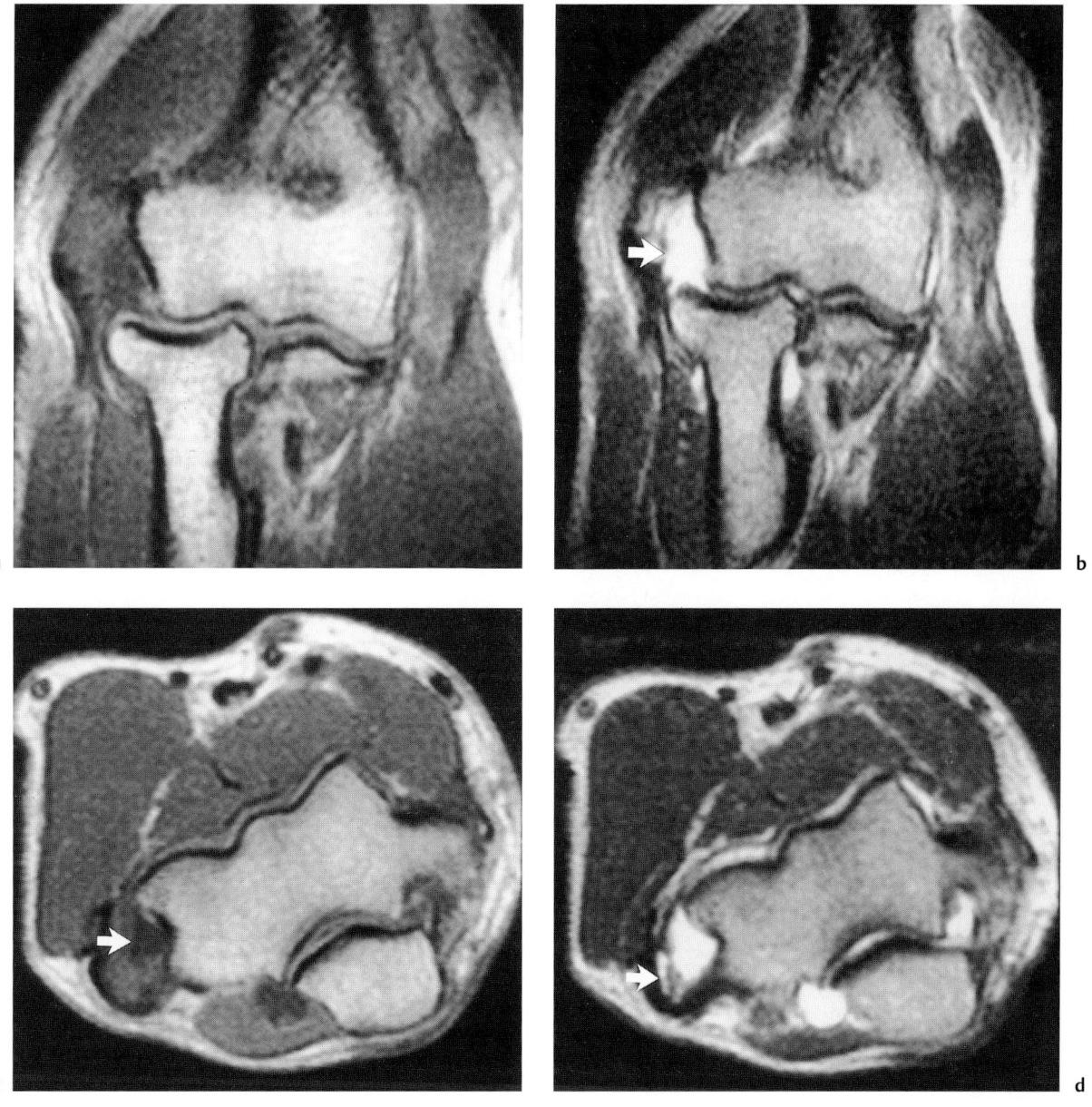

Abb. 4.16 a–d   Einriß der Extensorensehne des M. extensor carpi radialis brevis und M. extensor digitorum. **a** T$_1$-gewichtete SE-Sequenz, koronare Schnittführung. Die gemeinsame Extensorensehne ist nicht mehr als signalarme Struktur abzugrenzen. **b** T$_2$-gewichtete SE-Sequenz, koronare Schnittführung. Es zeigt sich ein erhöhtes Signal in der Extensorensehne mit Anhebung des M. extensor carpi radialis longus (Pfeil). **c** T$_1$-gewichtete SE-Sequenz, transversale Schnittführung. In Höhe der Extensorensehne ist ein erniedrigtes Signal zu sehen (Pfeil). **d** T$_2$-gewichtete SE-Sequenz, transversale Schnittführung. Ein vermehrtes Signal im Bereich der Extensorensehne ohne Abgrenzung der Extensorensehne ist hinweisend auf den Sehneneinriß (Pfeil). Es findet sich zusätzlich Flüssigkeit im Gelenk.

pression des dorsalen M.-interosseus-Asts führen. Die Kompression des N. ulnaris tritt üblicherweise am Processus supracondylaris oder nahe des Ursprungs des M. pronator teres auf. Auf koronaren Schichten sollten die betreffenden Regionen übersichtsmäßig dargestellt werden, um das notwendige Meßfeld auswählen zu können. T$_2$-gewichtete transversale Bilder lassen dann die anatomischen Details genauer differenzieren.

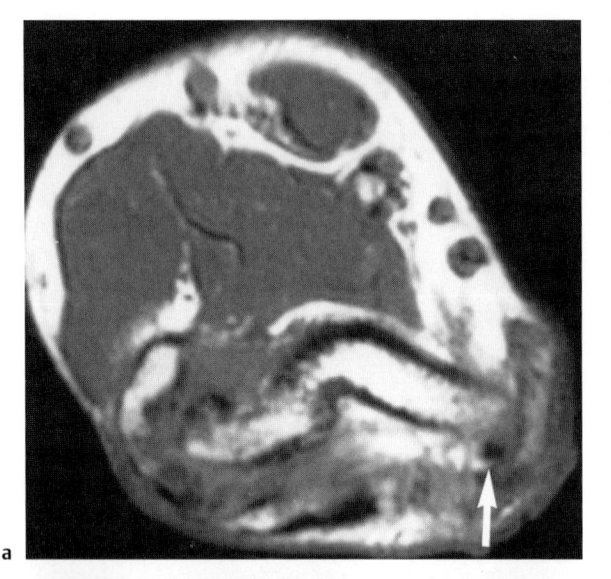

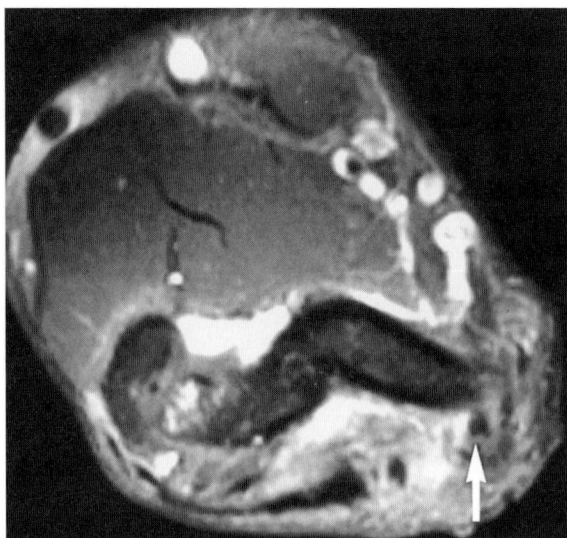

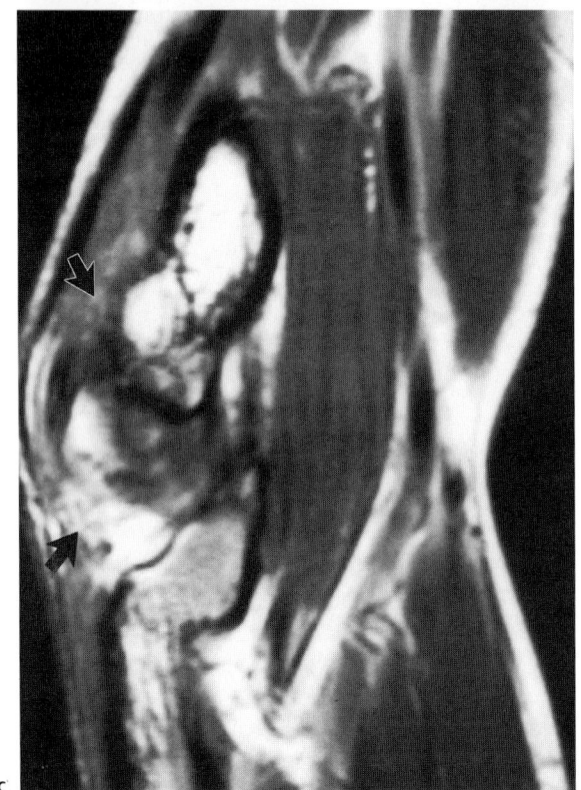

Abb. 4.**17 a–c** N.-ulnaris-Kompressionssyndrom infolge einer Arthritis. **a** T$_1$-gewichtete SE-Sequenz, transversale Schnittführung. In Höhe der Epikondylen und des Olekranons zeigt sich vermehrtes Bindegewebe. Das Bindegewebe reicht bis an den N. ulnaris (Pfeil). **b** T$_1$-gewichtete SE-Sequenz, transversale Schnittführung nach 0,1 mmol/kg Körpergewicht Gadolinium-DTPA i. v. Es kommt zu einer kräftigen Kontrastmittelaufnahme des Pannus. Der Pannus reicht bis an den N. ulnaris (Pfeil). **c** T$_1$-gewichtete SE-Sequenz, sagittale Schnittführung nach 0,1 mmol/kg Körpergewicht Gadolinium-DTPA i. v. Die ausgedehnte Pannusformation ist von den Epikondylen bis zum Olekranon abzugrenzen (Pfeile).

Osteochondrosis dissecans

Freie Gelenkkörper (Abb. 4.18) sind meist ventral im Gelenk lokalisiert. Sie können einzeln oder auch im Rahmen einer synovialen Chondromatose gehäuft auftreten. Die Osteochondrosis dissecans am Capitulum radiale humeri führt ebenso zur Ausbildung eines freien Dissecates wie Knorpelausbrüche infolge frischer Traumen. Die Gelenkkörper können auch nach dorsal wandern und führen dort aufgrund der Enge des Gelenkspalts zur schmerzhaften Streckhemmung. Nach ihnen muß dann in der Fossa olecrani geforscht werden. Freie Gelenkkörper können auch auf dem Boden primärer oder sekundärer Arthrosen (Abb. 4.19) entstehen. Prädilektionsstellen der Osteochondritis dissecans sind das Humeroulnargelenk und das Radiusköpfchen. Die Sensitivität der MR-Untersuchung für das Auffinden freier Gelenkkörper ist sehr hoch (17). Wenn eine volle Streckung möglich ist, wird das Ellenbogengelenk transversal, koronar und sagittal geschichtet. Die Schichtdicke beträgt in der Regel 3 mm. Häufig gehen freie Gelenkkörper mit einem Gelenkerguß einher.

Als nichtinvasive Maßnahme ist die MRT beim freien Gelenkkörper zur Operationsplanung angezeigt. Bei dieser Untersuchung können auch das jeweilige Mausbett bzw. andere Verletzungen diagnostiziert werden. Die Defekte enthalten Granulationsgewebe, die nach i.v. Applikation von Kontrastmittel eine erhöhte Signalintensität aufweisen. Die Osteochondrosis dissecans sollte differentialdiagnostisch von der avaskulären Osteonekrose (Morbus Panner) (s. unten) unterschieden werden. Während die Osteochondrosis dissecans typischerweise zwischen dem 13. und 16. Lebensjahr auftritt, wird der Morbus Panner früher beobachtet (5.–10. Lebensjahr). Bei der Osteochondrosis dissecans bildet sich neben dem freien Gelenkkörper im Capitulum humeri ein Mausbett, was beim Morbus Panner in der Regel fehlt. Der Morbus Panner ist durch Fragmentbildung und pathologischen Signalintensitätsabfall der verknöchernden Capitulumepiphyse in den T_1-gewichteten Bildern gekennzeichnet.

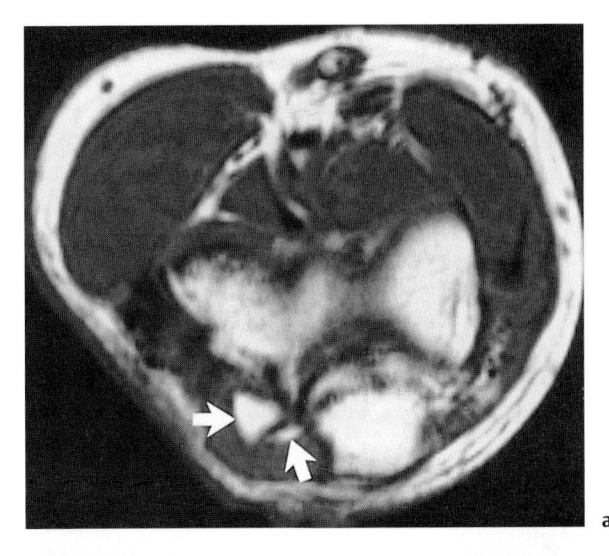

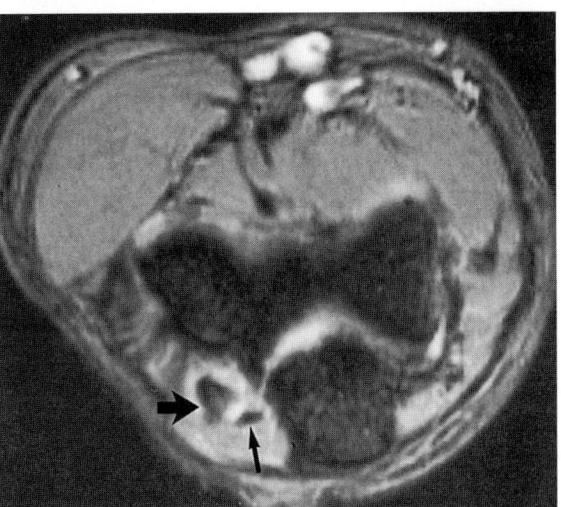

Abb. 4.18a u. b Freier Gelenkkörper. **a** T_1-gewichtete SE-Sequenz, transversale Schnittführung. 2 Fragmente des Epicondylus lateralis humeri sind in Höhe des Olekranons abzugrenzen (Pfeile). **b** FLASH-2-D-Sequenz, transversale Schnittführung. Neben den Fragmenten (Pfeile) zeigt sich ein Gelenkerguß.

Osteonekrose

Osteonekrosen (avaskuläre Knochennekrosen) treten am Ellenbogen im Wachstum oder bei Erwachsenen im Rahmen von systemischen Erkrankungen sowie unter Steroidtherapie auf. Am häufigsten tritt die Osteonekrose bei jungen Erwachsenen am Capitulum humeri auf (Morbus Panner). Im Wachstum wird sie zwischen dem 7. und 12. Lebensjahr während der Verknöcherung der Capitulumepiphyse im vorderen zentralen Bereich des Capitulums beobachtet, wo die größte Kontaktfläche zum Radiusköpfchen besteht.

Da die Behandlungsindikation aufgrund der Darstellung der Läsion auf dem Bild gewählt wird, ist die Stadieneinteilung der Läsion von Bedeutung:

- Typ-1-Läsionen sind nichtdislozierte Fragmente mit intaktem Gelenkknorpel,
- Typ-2-Läsionen haben Defekte im Gelenkknorpel und können teilweise disloziert sein,
- Typ-3-Läsionen sind vollständig abgelöst.

Die operative Behandlung ist bei Typ-2- und Typ-3-Läsionen indiziert. T_2-gewichtete Sequenzen in sagittaler und koronarer Ebene sind zu bevorzugen. Auf T_1-gewichteten Bildern ist die Region der Nekrose gewöhnlich isointens mit dem normalen Knochenmark und wird von einem niedrigintensen Rand umgeben (Abb. 4.20). In den frühen Phasen entspricht der niedrigintense Randsaum der Hyperämie um den Herd. Auf T_2-gewichteten Bildern zeigt sich eine hohe Signalintensität in dieser hyperämischen Zone. Bei der Knochenneubildung im Rahmen der Abkapselung des Herds wird die Signalintensität dann auf den T_1- und T_2-gewichteten Sequenzen reduziert. Un-

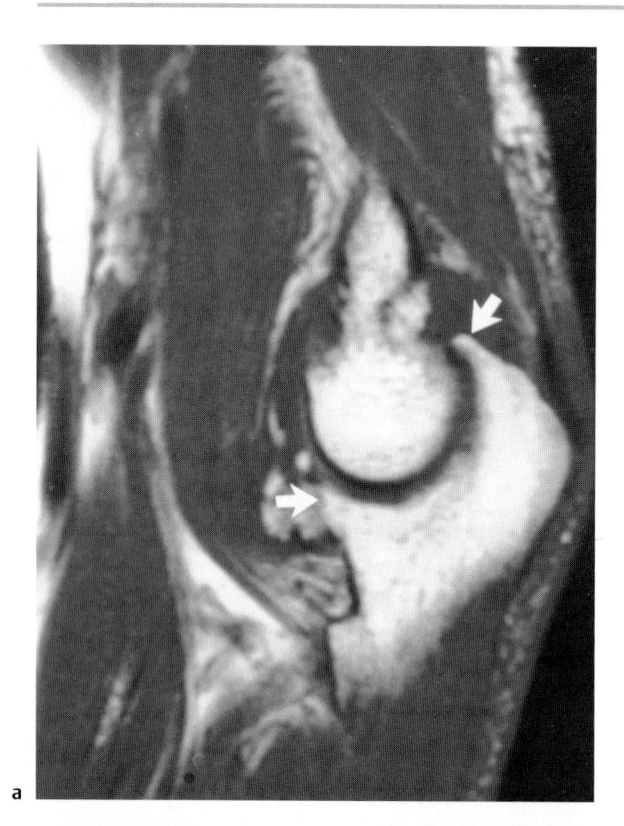

Abb. 4.**19 a – c** Arthrose. **a** T_1-gewichtete SE-Sequenz, sagittale Schnittführung. Neben einer Gelenkspaltverschmälerung sind osteophytäre Ausziehungen des Olekranons und des Processus coronoideus ulnae zu sehen (Pfeile). **b** T_1-gewichtete SE-Sequenz, transversale Schnittführung. Eine osteophytäre Ausziehung der Ulna ist abzugrenzen. **c** FLASH-2-D-Sequenz, transversale Schnittführung. Neben den Osteophyten stellt sich auch eine Flüssigkeitsansammlung im Gelenk dar (Pfeil).

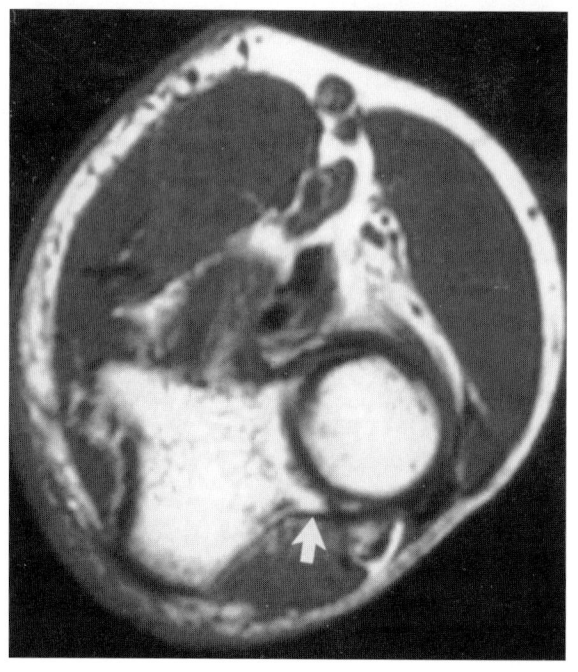

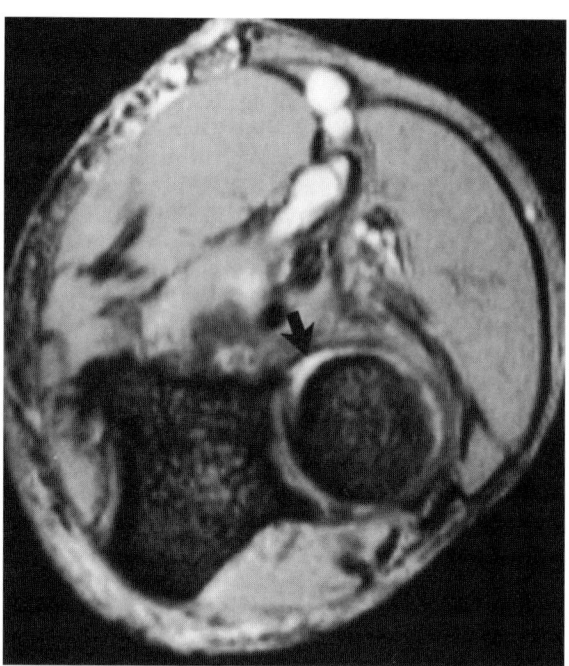

terschiedliche Signalintensitäten am Nekroserand entsprechen der unterschiedlich stattfindenden Knochenresorption bzw. -apposition. Der Gelenkknorpel kann aufgrund seiner mittleren Signalintensität sowohl auf T_1- als auch auf T_2-gewichteten Sequenzen dargestellt werden. Feine Fissuren- oder längsverlaufende Defekte lassen sich besser auf T_2-gewichteten Sequenzen erkennen.

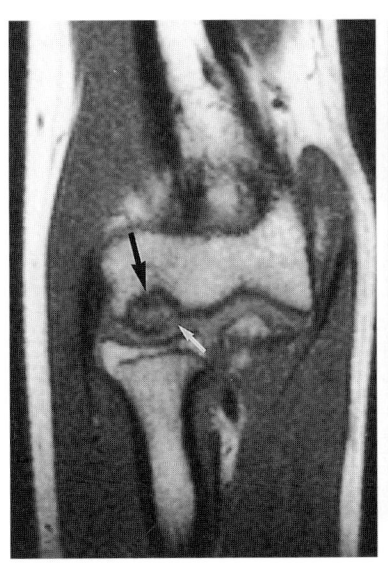

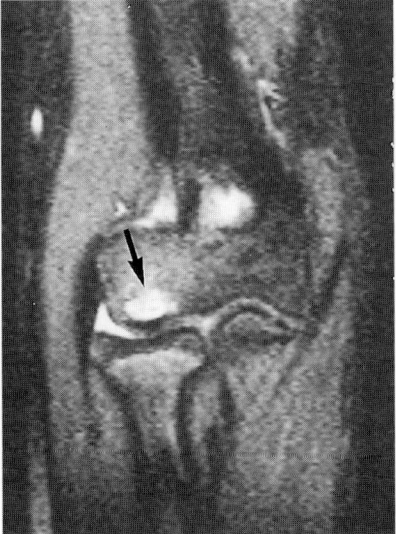

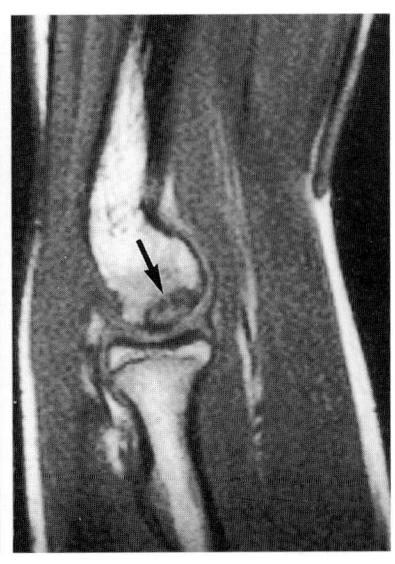

Abb. 4.**20a–c** Morbus Panner (Typ II). **a** T$_1$-gewichtete SE-Sequenz, koronare Schnittführung. Ein signalgeminderter Konturdefekt des Capitulum humeri ist abzugrenzen (schwarzer Pfeil). Teilweise ist der Knorpel mitbetroffen (weißer Pfeil). **b** STIR-Sequenz, koronare Schnittführung. Der Defekt zeigt ein stark erhöhtes Signal (Pfeil). **c** T$_1$gewichtete SE-Sequenz, sagittale Schnittführung. Der Konturdefekt des Capitulum humeri ist auch in der sagittalen Ebene gut darzustellen (Pfeil).

Knöcherne Verletzungen

Die MRT erlaubt neben der Abbildung des Frakturspalts und des umgebenden Knochenmarködems eine Beurteilung der Weichteile. Am Ellenbogen ist dies insbesondere im Hinblick auf Läsionen des stabilitätsvermittelnden ulnaren Kollateralbands bzw. seines Ansatzes am Processus coronoideus von Bedeutung, weil hiervon die Gebrauchsfähigkeit des Ellenbogengelenks abhängt. Die Radiusköpfchenfraktur (Abb. 4.**21**) und andere Frakturen des Ellenbogengelenks stellen eher eine Ausnahmeindikation für die MRT-Diagnostik dar. Jedoch ermöglicht die MRT eine multiplanare Darstellung der Frakturen und kann so den Frakturverlauf oft besser darstellen als konventionelle Röntgenaufnahmen in 2 Ebenen. Eine artikuläre Beteiligung der Fraktur ist mittels der MRT gut darzustellen (Abb. 4.**21**). Insbesondere Mikrotraumen und Kontusionen können in den T$_2$-gewichteten Aufnahmen frühzeitig erfaßt werden.

Epiphysäre Verletzungen können mit der MRT gut erfaßt werden. In Abhängigkeit des Alters sollten folgende Ossifikationsstellen identifiziert werden:

- mit 1 Jahr das Capitulum humeri,
- mit 3–6 Jahren das Radiusköpfchen,
- mit 5–7 Jahren der Epicondylus medialis humeri,
- mit 9–10 Jahren die Trochlea humeri,
- mit 9–13 Jahren der Epicondylus lateralis humeri (16).

Tumoren

Knochentumoren im Bereich des Ellenbogengelenks sind selten (s. Kap. 12). Hier sei nur so viel erwähnt, daß gutartige Weichgewebstumoren bzw. Zysten oder Ganglien gewöhnlich glatt begrenzt, von homogener Signalintensität und ohne Infiltrationszeichen sind (Abb. 4.**22**). Häufig zu beobachten sind Lipome, die eine homogene Signalintensität auf T$_1$- und T$_2$-gewichteten Sequenzen haben. Sie können fibröse Septen enthalten. Anders als Lipome sind die meisten benignen Tumoren homogen und haben eine hohe Signalintensität auf den T$_2$-gewichteten Sequenzen und eine niedrige Signalintensität auf den T$_1$-Sequenzen. Lediglich Hämangiome und Desmoidtumoren bilden hiervon eine Ausnahme.

Weichteil-Muskel-Verletzungen

Muskelverletzungen sind mit die häufigsten Sportverletzungen und bestehen aus Kontusionen mit stumpfer Durchtrennung von Muskelfasern, Ödem und Blutung. Mit der MRT ist die präzise Lokalisierung und die Ausdehnung der Muskelverletzungen feststellbar. Häufiger noch als die Kontusionen dürften die Zerrungen sein. Die Zerreissungen am Sehnen-Muskel-Übergang können in ihrem Schweregrad magnetresonanztomographisch dargestellt werden. Diese Informationen bestimmen die Indikation zum chirurgischen Vorgehen, indem sie einen kompletten Muskelriß, eine Muskelhernie oder ein Kompartmentsyndrom nachzuweisen in der Lage sind. Ödem und Blutung sind in den Standardsequenzen anhand der abnormen Signalintensität feststellbar. Die STIR-Sequenz

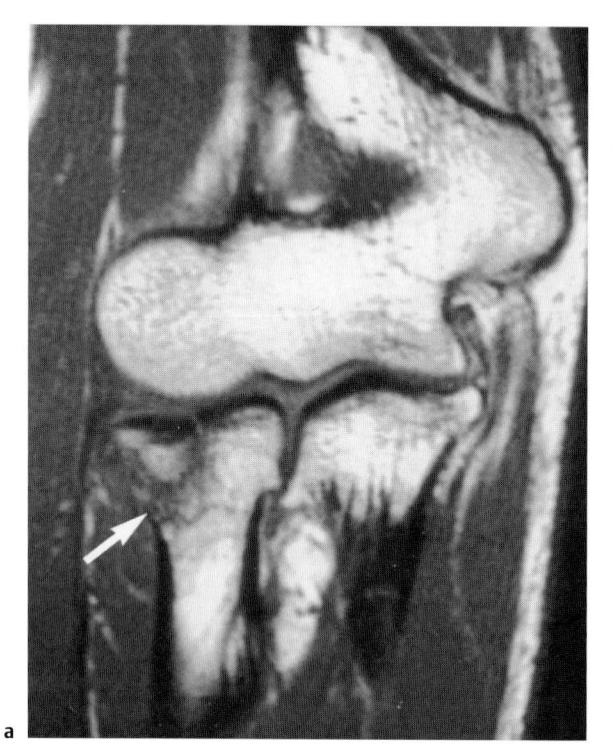

Abb. 4.**21 a** u. **b** Radiusköpfchenfraktur. **a** T$_1$-gewichtete SE-Sequenz, koronare Schnittführung. Es zeigt sich eine Radiusköpfchenfraktur mit intraartikulärer Ausdehnung und ohne Dislokation (Pfeil). **b** T$_1$-gewichtete SE-Sequenz, transversale Schnittführung. Der Frakturverlauf im Radiusköpfchen ist gut abzugrenzen (Pfeil).

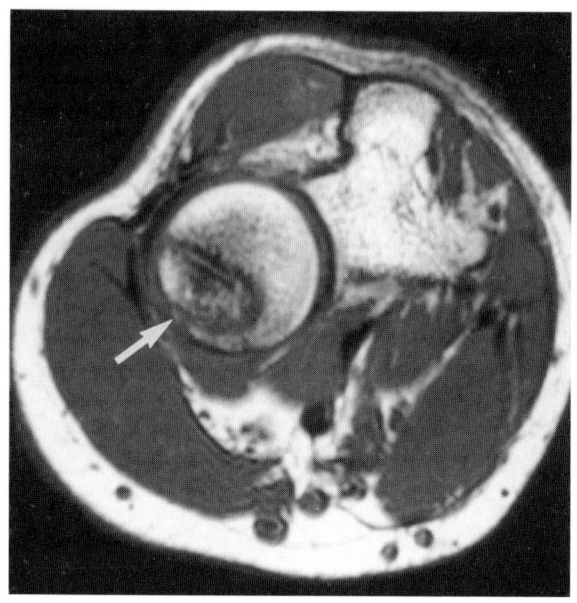

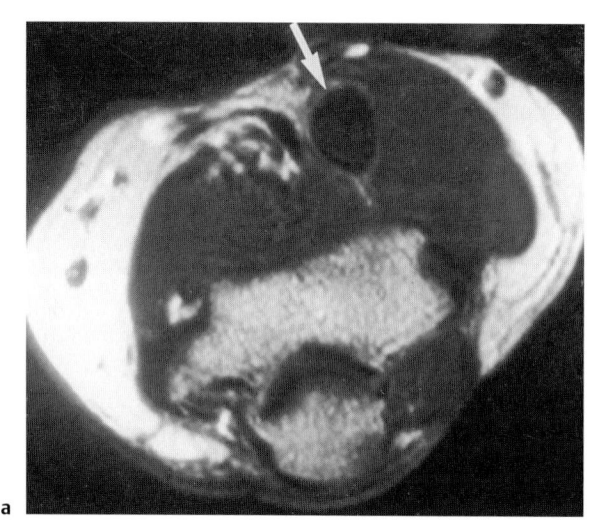

Abb. 4.**22 a** u. **b** Ganglion in der Fossa cubitalis anterior. **a** T$_1$-gewichtete SE-Sequenz, transversale Schnittführung. Das Ganglion (Pfeil) zeigt fast gleiche Signalintensität wie die umgebende Muskulatur. **b** T$_2$-gewichtete SE-Sequenz, transversale Schnittführung. Das Ganglion grenzt sich aufgrund des sehr hohen Signals vom umliegenden Gewebe ab (Pfeil).

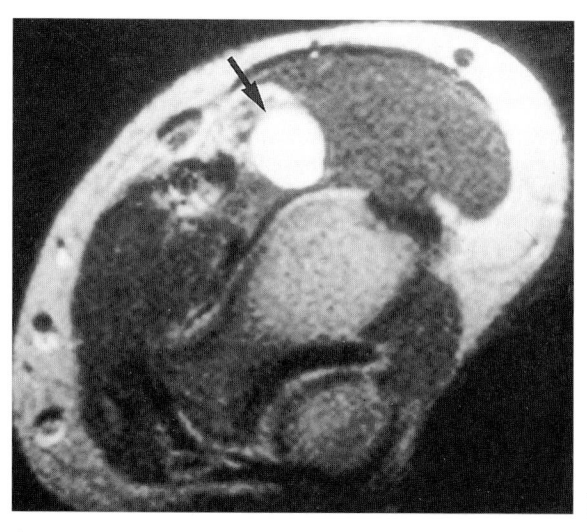

ist besonders empfindlich für Flüssigkeit oder Blut im Gewebe. Auch Spätveränderungen von Muskelzerrungen wie Atrophie, Fibrose oder fettige Infiltration können mit der MRT diagnostiziert werden. Beim Kompartmentsyndrom ist die hohe Signalintensität auf den T$_2$-gewichteten und den STIR-Sequenzen pathognomonisch für das Muskelödem (s. Kap. 10).

Posttherapeutische Befunde

Die Anwendung der MRT bei Ellenbogenläsionen ist relativ neu. Insofern liegen auch nur wenige Erfahrungen zu posttherapeutischen Befunden vor. Die meisten Erfahrungen finden sich bislang bei Frakturen, wobei hier jedoch eingebrachte metallische Fremdkörper die Untersuchung stören. Aufgrund seiner hohen Auflösung kann die MRT hier besonders im Bereich von Gelenksverletzungen des Ellenbogens nützlich sein. Es läßt sich der knöcherne Konsolidierungsprozeß dokumentieren, insbesondere im Hinblick auf die Differenzierung zwischen fibröser Fragmenteinheilung, etwa von Gelenkfragmenten, und nichtknöcherner bindegewebiger Auffüllung des Frakturspalts. Bei Fragmenten mit fibröser Knochenverbindung ist eine Signalintensitätsminderung auf den T_1- und T_2-gewichteten Sequenzen zu beobachten. Wenn keine knöcherne Spaltüberbrückung da ist, steigt die Signalintensität auf T_2-gewichteten Sequenzen aufgrund des erhöhten Wassergehalts entlang der ehemaligen Frakturlinie an. Für avaskuläre Frakturfragmente, die klinische Bedeutung für Frakturheilungsstörungen haben, gilt das auf S. 103 Gesagte in gleicher Weise.

Im Fall anhaltender posttherapeutischer Beschwerden kann die MRT zur Aufdeckung von Einheilungskomplikationen oder von Begleitläsionen nützlich sein, die zunächst nicht therapeutisch angegangen wurden (z. B. nicht diagnostizierter ulnarer Kollateralbandriß bei der Olekranonfraktur, die operativ versorgt wurde, oder humeroradialer Knorpelschaden bei Valgustrauma mit Ruptur des ulnaren Kollateralbands). Auch ein postoperatives Staging nach Tumorresektion kann magnetresonanztomographisch erfolgreich vorgenommen werden. Zur Beurteilung des Therapieerfolgs der rheumatoiden Arthritis ermöglicht die MRT eine exakte Verlaufskontrolle der entzündlichen Veränderungen im Ellenbogengelenk (20).

Fehlermöglichkeiten bei der Bildinterpretation

Fehlinterpretationen bei der MRT des Ellenbogens sind gewöhnlich auf anatomische Normvarianten zurückzuführen oder auf technische Fehler bei der Untersuchung, wie beispielsweise ungeeignete Spulenwahl, sowie auf Fluß- und Bewegungsartefakte.

Der Processus supracondylaris ist ein hakenartiger Knochenvorsprung oberhalb des Epicondylus medialis, der in den meisten Fällen keine Beschwerden macht. Gelegentlich kann er jedoch eine Kompression des N. medianus oder der A. brachialis verursachen. Dieser Processus kann auf Routineröntgenaufnahmen dargestellt werden, nicht jedoch als fibröser Strang zum medialen Epikondylus, der dann zu dem genannten Engpaßsyndrom führen kann (2). Auf koronaren und transversalen MRT-Bildern kann diese Bindegewebsstruktur dargestellt und die richtige Diagnose gestellt werden.

Der hyaline Knorpel der Incisura trochlearis ulnae bildet beim Erwachsenen nur selten eine kohärente Artikulationsfläche. Hier findet sich eine unvollständige oder vollständig knorpelfreie Querfurche, welche die Gelenkfläche zweiteilt. Im Bereich der queren Furche bildet der subchondrale Knochen einen Kamm. Dies kann eine Läsion vortäuschen. (Dieser Befund ist als Normvariante zu deuten.)

Die meisten Artefakte im Bereich der oberen Extremität sind Bewegungs- oder Flußartefakte. Flußartefakte können eine Signalintensitätsverstärkung in Gefäßen verursachen, die eine Zyste vortäuschen können. Um die Bildinterpretation gegenüber Flußartefakten abzugrenzen, empfiehlt es sich, die Phasenkodierrichtung zu wechseln. Eine weitere Möglichkeit, eine asymptomatische Normvariante als pathologisch zu klassifizieren, ist die sich spontan reponierende Subluxation des N. ulnaris aus dem Sulcus, die lagerungsbedingt ist und nach Beendigung der Zwangsstellung für die MRT-Untersuchung spontan verschwindet. Weiterhin wurden im Sulcus n. ulnaris Begleitgefäße gefunden (A. ulnaris recurrentis, [18]). Die Begleitvenen können dabei vergrößert sein. Dieser Befund ist ebenfalls asymptomatisch und stellt eine Normvariante dar.

Klinische Wertigkeit und Vergleich mit anderen bildgebenden Verfahren (Tab. 4.3)

Die Diagnostik der skelettalen Anteile des Ellenbogengelenks kann auf die konventionellen Röntgenverfahren nicht verzichten. Röntgenaufnahmen des Ellenbogengelenks in 2 Ebenen sollten beispielsweise vor jeder MRT-Untersuchung durchgeführt werden, um knöcherne Veränderungen in der Planung miteinzubeziehen. Eine Sonographie für die Diagnostik von Weichteilläsionen, insbesondere Sehnenläsionen, ist unverzichtbar und preiswert. Eine größere Konkurrenz besteht zwischen CT und MRT. Beide stellen die Ellenbogenanatomie gut dar. Die multiplanare Bilddarstellung und die hervorragende Kontrastauflösung der Weichgewebe macht die MRT für die Diagnostik von Sehnenverletzungen, Bandläsionen, Knorpeldefekten und freien Gelenkkörpern zu einer Untersuchungsmethodik mit positivem prädiktivem Wert (19). Bei den freien Gelenkkörpern beträgt die Sensitivität beispielsweise in einer Studie fast 100%, die Spezifität wurde mit 67% berechnet (17). Liegen komplexe anatomische Verhältnisse vor, so ist die MRT vorzuziehen: Eine Indikation zu MRT-Untersuchungen besteht auch bei kindlichen Patienten mit Ellenbogentrauma, weil hier nichtinvasiv, ohne Strahlenbelastung und unter Belassung des Gipsverbands untersucht werden kann. Die Interpretation dieser Befunde ist allerdings aufgrund der komplizierten Anatomie der Ossifikationszentren im Bereich des Ellenbogens auf profundes anatomisches Wissen angewiesen. Hinzu kommt, daß die Knorpelkerne bis zum Alter von 11–12 Jahren unsichtbar auf den Röntgenbildern bleiben. Insofern besteht hier eine klare Indikation für die MRT, nicht zuletzt auch in bezug auf Knorpelfrakturen bzw. die Epiphyse betreffende Verletzungen. Für kindliche Frakturen im Epiphysenbereich ist die MRT geeignet, die Indikation für das adäquate Behandlungsverfahren insbesondere dann zu sichern, wenn auf dem konventionellen Röntgenbild der Frakturverlauf nicht

Tabelle 4.3 Klinisch diagnostische Wertigkeit der MRT im Vergleich zu anderen bildgebenden Verfahren

Läsionen/Erkrankungen	Reihenfolge der radiologischen Untersuchungsverfahren					
	Röntgen	Sonographie	Arthrographie	CT	Arthro-CT	MRT
Kapsel-Band-Ruptur	(3)	1				2
Sehnenruptur		1				2
Fraktur	1			2		3
Luxation	1			2		3
Arthrose	1					2
Osteochondrosis dissecans	1		3		3	2
Osteonekrose	1					2
Osteomyelitis	1			3		2
Arthritis	1	2				3
Synovitis		2				1
Bursitis/Tendinitis/Insertionstendopathie		1				2
Muskelläsion		1				2
Tumor	1	(3)				2
Nervenkompressionssyndrom		1				2

1 = Verfahren sollte zuerst zum Einsatz kommen
2, 3 = Verfahren sollte bei bestehender Unklarheit sukzessive zum Einsatz kommen
(3) = Verfahren kann Zusatzinformationen liefern

ausreichend differenziert werden kann bzw. wenn die knorpelige Wachstumsfuge mitbetroffen ist (1). Arthrographische Untersuchungen des Ellenbogengelenks etwa bei freien Gelenkkörpern, auch unter Anwendung der CT, sind invasiv und werden in Zukunft wohl wegen ihrer möglichen Komplikationen durch die MRT ersetzt werden.

Bei der Diagnostik von Blutergelenken wurden die Befunde oder die daraus abgeleiteten Indikationen in 40% der Fälle aufgrund einer Kontrolle durch die MRT geändert (14). Dies weist auf die hohe Sensitivität der MRT für Weichteil- und Knorpelläsionen hin. Auch Frühstadien der Osteomyelitis können aufgrund der ausgezeichneten Gewebskontraste und der multiplanaren Abbildung genauer beurteilt werden, als dies mit den herkömmlichen Bildtechniken möglich erscheint. Wie bei den anderen muskuloskelettalen Läsionen erfordert die Untersuchung hierbei sowohl T_1- als auch T_2-gewichtete Sequenzen sowie kontrastmittelverstärkte Untersuchungen.

Auch die Indikationen zur diagnostischen Arthroskopie können mit Hilfe der MRT genauer gestellt werden. Insbesondere Verfahrenswahl und Zugänge bei freien Gelenkkörpern können durch eine MRT-Diagnostik zuverlässiger geplant werden als bisher. Röntgenologisch okkulte Frakturen und Fissuren können magnetresonanztomographisch gut dargestellt werden. Die MRT kann bei Patienten im Gipsverband ohne Nachteil angewendet werden. Bei großen Gipsverbänden kann durch Verwendung einer größeren Oberflächenspule, wie z. B. einer Kopfspule, am Ellenbogengelenk eine ausreichende Bildqualität erreicht werden. Generell sind Befunde von Knochenverletzungen auf den T_1- und T_2- oder STIR-Sequenzen klar erkennbar, stellen sich aber in der Regel schärfer auf protonendichte- und T_2- bzw. T_2^*-gewichteten GRE-Sequenzen dar. Generell läßt sich sagen, daß konventionelle röntgendiagnostische Übersichtsaufnahmen und Spezialprojektionen, ggf. auch Zielaufnahmen unter Durchleuchtung, gefolgt von Tomographien bzw. CT-Untersuchungen am Ellenbogen die erste Wahl für die Diagnostik darstellen.

Die CT des Ellenbogengelenks ist weitgehend durch die MRT ersetzt worden. Auch die Arthrographie könnte in Zukunft durch die MRT zunehmend verdrängt werden. Die einzigen Vorteile der CT-Untersuchung gegenüber der MRT sind die bessere Darstellung der Knochenstrukturen beim Trauma und die geringeren Kosten. Für die Beurteilung begleitender Weichteilbefunde ist die MRT von Vorteil. Knorpelfragmente, die sich in der CT nicht darstellen oder in der CT-Arthrographie durch Überlagerungseffekte nicht sichtbar sein können, können in der MRT diagnostiziert werden (22). Nachteile der MRT sind die lange Liegezeit, die Belastung für klaustrophobische Patienten, die hohen Kosten, die eingeschränkte Anwendbarkeit bei Patienten mit Herzschrittmacher oder bei Patienten mit sonstigen metallischen Fremdkörpern (Gefäßclips, Granatsplitter).

Literatur

1. Beltran, J., Z. S. Rosenberg, M. Kawelblum, L. Montes, A. G. Bergman, A. Strongwater: Pediatric elbow fractures: MRI evaluation. Skelet. Radiol. 23 (1994) 277–281
2. Berquist, T. H.: The elbow. In Higgins, C. B., H. Hricak, C. A. Helms: Magnetic Resonance Imaging of the Body, 2nd ed. Raven, New York 1992 (p. 1163)
3. Bunnell, D. H., D. A. Fisher, L. W. Bassett, R. H. Gold, H. Ellman: Elbow joint: normal anatomy on MR images. Radiology 165 (1987) 527–531
4. Bunnell, D. H., L. W. Bassett: The elbow. In Bassett, L. W., R. H. Gold, L. L. Seeger: MRI Atlas of the Musculoskeletal System. Dunitz, London 1989 (p. 129)
5. Coel, M., C. Y. Yamada, J. Ko: MRImaging of patients with lateral epicondylitits of the elbow (tennis elbow): importance of increased signal of the anconeus muscle. Amer. J. Roentgenol. 161 (1993) 1019–1024
6. Fitzgerald, S. W., D. R. Curry, S. J. Erickson, S. F. Quinn, H. Friedman: Distal biceps tendon injury: MR imaging diagnosis. Radiology 191 (1994) 203–206
7. Fritz, R. C., L. S. Steinbach: The elbow. In Chan, W. P., P. Lang, H. K. Genant: MRI of the Musculoskeletal System. Saunders, Philadelphia 1994 (p. 193)
8. Gires, F., A. Chevrot, A. Leroy-Willing, M. Wybier, C. Vallée, J. C. Roucayrol, G. Pallardy: Joints. In Vanel, D., M. T. McNamara: MRI of the Body. Springer, Berlin 1989 (p. 263)
9. Herzog, R. J.: Magnetic Resonance Imaging of the elbow. Magn. Reson. Quart. 9 (1993) 188–198
10. Herzog, R. J.: Efficacy of Magnetic Resonance Imaging of the elbow. Med. Sci. Sports Exerc. 26 (1994) 1193–1203
11. Ho, C. P., D. J. Sartoris: Magnetic Resonance Imaging of the elbow. Rheum. Dis. Clin. N. Amer. 17 (1991) 705–709
12. Ho, C. P.: Magnetic Resonance Imaging of the elbow. In Bloem, J. L., D. J. Sartoris: MRI and CT of the Musculoskeletal System. Williams and Wilkins, Baltimore 1992 (p. 294)
13. Middleton, W. D., S. Macrander, J. B. Kneeland, W. Froncisz, A. Jesmanowicz, J. S. Hyde: MR imaging of the normal elbow: anatomic correlation. Amer. J. Roentgenol. 149 (1987) 543–547
14. Nuss, R., R. F. Kilcoyne, S. Geraghty, J. Wiedel, M. Manco-Johnson: Utility of magnetic resonance imaging for management of hemophilic arthropathy in children. J. Pediat. 123 (1993) 388–395
15. Peters, P. E., G. Bongartz: MR-Anatomie des Ellenbogengelenkes. In Peters, P. E., H. H. Matthiaß, M. Reiser: Magnetresonanztomographie in der Orthopädie. Enke, Stuttgart 1990 (S. 39)
16. Pitt, M. J., D. P. Speer: Imaging of the elbow with an emphasis on trauma. Radiol. Clin. N. Amer. 28 (1990) 293–297
17. Quinn, S. F., J. J. Haberman, S. W. Fitzgerald, P. D. Traughber, R. J. Belkin, W. T. Murray: Evaluation of loose bodies in the elbow with MRImaging. Magn. Reson. Imag. 4 (1994) 169–175
18. Rosenberg, Z. S., J. Beltran, Y. Cheung, M. Broker: MR imaging of the elbow: normal variant and potential diagnostic pitfalls of the trochlear groove and cubital tunnel. Amer. J. Roentgenol. 164 (1995) 415–420
19. Schinz: Prinzipien der Beurteilung von Skeletterkrankungen. In Frommhold, W., W. Dihlmann, H.-St. Stender, P. Thurn: Radiologische Diagnostik in Klinik und Praxis, 7. Aufl. Thieme, Stuttgart 1991 (S. 276)
20. Schnarkowski, P., C. Bader, A. Goldman, J. M. Friedrich: Pannusdarstellung bei rheumatoider Arthritis mittels Kernspintomographie. Röntgenpraxis 45 (1992) 412–418
21. Stark, D. D., W. G. Bradley: Magnetic Resonance Imaging, 2nd ed. Mosby, St. Louis 1992 (p. 2493)
22. Stoller, D. W.: The elbow. In Stoller, D. W.: Magnetic Resonance Imaging in Orthopaedics and Sports Medicine. Lippincott, Philadelphia 1993 (p. 633)
23. Tehranzadeh, J., R. Kerr, J. Amster: Magnetic Resonance Imaging of tendon and ligament abnormalities: Part I. Spine and upper extremities. Skelet. Radiol. 21 (1992) 1–13
24. Treadwell, E. L.: Synovial cysts and ganglia: the value of magnetic resonance imaging. Semin. Arthr. Rheum. 24 (1994) 61–69

5 Handgelenk

A. Stäbler und M. Vahlensieck

Einleitung

MRT-Untersuchungen des Handgelenks werden im Gegensatz zu Untersuchungen des Knie- und Schultergelenks seltener durchgeführt. Ein Grund hierfür ist, daß Erkrankungen, die eine anerkannte Indikation zu einer MRT-Untersuchung darstellen, wie Bandverletzungen, Knochen- und Weichteiltumoren oder Entzündungen, an der Hand weniger häufig auftreten. Zum anderen ist die Lagerung des Patienten, wenn keine Spezialspulen vorhanden sind, zum Teil schwierig und für den Patienten belastend. Stehen jedoch gute Untersuchungsbedingungen zur Verfügung, bietet das „kleine" Handgelenk gute Voraussetzungen, um mit entsprechenden Oberflächenspulen Untersuchungen mit höchster Auflösung durchzuführen. Das Handgelenk gilt als das komplexeste menschliche Gelenk und stellt an die bildgebende Diagnostik hohe Anforderungen. Die MRT hat hier neue diagnostische Wege eröffnet und wird in Zukunft noch in viel größerem Umfang diagnostische und therapeutische Strategien verändern.

Untersuchungstechnik

■ Patientenlagerung

Die Lagerung des Patienten sollte so bequem wie möglich sein. Die besten Ergebnisse sind mit kleinen Oberflächenspulen in Helmholz-Anordnung oder mit flexiblen Spulen, in denen das Handgelenk neben dem Körper ruht, zu erzielen. Der Patient kann hierbei in bequemer Rückenlage untersucht werden. Diese Untersuchungstechnik setzt die Möglichkeit zur „Off-center-Messung" voraus.

Müssen die Untersuchungen im Zentrum des Magnetfelds durchgeführt werden, kann der Patient nur in Bauchlage mit über den Kopf erhobenem Arm untersucht werden. Diese Lagerung kann für ältere Patienten und Patienten mit Schulterbeschwerden schwierig einzunehmen sein.

Ausgezeichnete Abbildungsqualitäten können durch die Anwendung von Kiefergelenkspulen, die in eine Kopfspule integriert sind, erreicht werden. Auch hierzu muß der Patient eine seitlich liegende Position oder die Bauchlage einnehmen. Der Arm wird über den Kopf gestreckt. Diese Lagerung ist ebenfalls unkomfortabel und kann häufig nur für wenige Messungen ohne Bewegungen beibehalten werden.

■ Spulenwahl

Handgelenkuntersuchungen erfordern höchste räumliche Auflösung und sollten nur mit Oberflächenspulen durchgeführt werden. Am gebräuchlichsten sind Ringspulen mit einem Durchmesser von 8–15 cm. Das Handgelenk wird hierzu auf oder in die Spule plaziert. Gewöhnlich reicht ein Antennenfeld von 6–8 cm aus, das bei einem Spulendurchmesser von 5–6 cm erreicht wird. Voraussetzung für die Anwendung so kleiner Oberflächenspulen sind starke Gradientenfelder, die von den Sequenzparametern ein FOV von 6–8 cm erlauben. Herkömmliche Ringspulen besitzen den Nachteil eines starken Signalverlusts bei zunehmender Entfernung vom Antennenzentrum. Eine homogene Ausleuchtung kann durch Helmholz-Anordnung oder durch flexible (Wikkel-) Spulen erreicht werden.

■ Sequenzfolge und -parameter

Jede Handgelenkuntersuchung sollte eine koronare Schichtführung beinhalten. Sie gibt einen Überblick über den Knochenmarkraum sämtlicher Karpalia und bildet den distalen Unterarm und die Mittelhandknochen ebenso ab. Die sagittale Schichtführung ist vor allem zur Darstellung von Achsverhältnissen bei Instabilitäten und zum Nachweis von dorsal oder palmar gerichteten Subluxationen geeignet. Die transversale Schichtführung sollte in erster Linie bei Fragestellungen, die den Karpalkanal betreffen, angewendet werden. Zur Darstellung der Ausdehnung und Infiltrationsweise von Tumoren ist sie unerläßlich. Im Bereich des eigentlichen Carpus kann sie allenfalls bei krankhaften Veränderungen im Bereich des palmaren oder dorsalen Kapselapparats und bei Sehnenscheidenpathologien hilfreich sein.

Bei Fragestellungen nach Ursachen von unklaren Handgelenkschmerzen, die auf Kapsel-Band-Pathologien und Osteonekrosen zielen, hat sich bewährt, die koronare Schichtung T_1- und T_2-gewichtet sowie die sagittale Schichtführung T_1-gewichtet durchzuführen. Zum sensitiven Nachweis von Ergußansammlungen und Knochenmarködemen haben sich STIR-Sequenzen als sehr hilfreich erwiesen.

■ Besondere Untersuchungstechniken

Injektion von Kontrastmittel. Sie liefert häufig Zusatzinformationen und sollte bei unklaren Befunden der nativen Untersuchung ergänzend durchgeführt werden.

3-D-GRE-Sequenzen. Deren Anwendung ermöglicht die Berechnung von Schichten, die dünner als 1 mm sind. Besonders in der Beurteilung des Discus triangularis kann dies Vorteile bieten. Für die native Bildgebung werden diese Sequenzen jedoch in der Routine nur selten eingesetzt. Da GRE-Sequenzen auf Einflüsse unterschiedlicher magnetischer Suszeptibilität empfindlich sind, bieten sie Möglichkeiten, vermehrte Sklerosierungen von Knochenbezirken darzustellen.

Schnelle GRE-Sequenzen (3 Schnittbilder pro 10 s). Deren Anwendung kann bei repetitiver Anwendung Kontrastmitteldynamiken in entzündlichem oder tumorösem Gewebe darstellen. Diese Untersuchungstechnik kann Hinweise auf Therapieverläufe bei entzündlichen Handgelenkerkrankungen (rheumatoide Arthritis) geben. Sie ergibt auch Hinweise auf die Ätiologie von Tumoren (Hämangiom) und kann Therapieeffekte (Strahlentherapie, Chemotherapie) darstellen.

MR-Arthrographie. Sie bietet in der Darstellung von Läsionen des triangulären Faserknorpelkomplexes (TFKK) und Rupturen der interossären Bänder keine nennenswerten Vorteile. Ein entscheidender Nachteil ist die fehlende Darstellung des Kontrastmittelflusses vom Mediokarpal- in das Radiokarpalgelenk bzw. vom Radiokarpal- in das Radioulnargelenk, wenn entsprechende Band- und Faserknorpeldefekte vorliegen. Bei Mehrkompartimentinjektionen wird die Untersuchung aufgrund des zu hohen Aufwands undurchführbar, so daß derzeit keine klinischen Indikationen für eine MR-Arthrographie des Handgelenks bestehen.

Kinematische Untersuchung des Handgelenks. Sie ist mit schnellen GRE-Sequenzen und in Zukunft mit echoplanarer Bildgebung möglich. Ein interessanter Ansatz ist eine Echtzeitdarstellung des Bewegungsablaufs, wobei die Aufnahmen aufgezeichnet werden während der Patient die Hand bewegt. Wo hier möglicherweise Vorteile gegenüber einer Untersuchung unter Röntgendurchleuchtung bestehen, müssen zukünftige Studien zeigen.

Anatomie

■ Allgemeine Anatomie

Funktionell lassen sich die *8 Handwurzelknochen* in eine proximale Handwurzelreihe (Os scaphoideum, Os lunatum, Os triquetrum) und eine distale Handwurzelreihe (Os trapezium, Os trapezoideum, Os capitatum, Os hamatum) unterteilen. Das Os pisiforme mit seiner Artikulation zum Os triquetrum ist als Sesambein in der Sehne des M. flexor carpi ulnaris anzusehen und funktionell weder der proximalen, noch der distalen Handwurzelreihe zuzuordnen.

Die *Artikulation* zwischen distaler Radiusgelenkfläche, distaler Ulna bzw. Discus triangularis und proximaler Handwurzelreihe wird als Radiokarpalgelenk bezeichnet. Es kommuniziert physiologischerweise in ca. 15% der Fälle mit dem Pisotriquetralgelenk. Zwischen der proximalen und distalen Handwurzelreihe befindet sich das Mediokarpalgelenk. Zwischen den Basen der Metakarpalia und der distalen Handwurzelreihe liegt das Karpometakarpalgelenk. Durch eine sehr feste ligamentäre Verbindung zwischen distalen Karpalia und Metakarpalia ist in diesem Gelenk keine Beweglichkeit gegeben (Amphiarthrose). Die Artikulation zwischen den Basen der Ossa metacarpalia wird auch intermetakarpales Gelenk genannt. Eigene Gelenkkompartimente sind darüber hinaus das Karpometakarpalgelenk I (Daumensattelgelenk) sowie das distale Radioulnargelenk. Die Gelenkfläche des distalen Radius ist konkav geformt und bildet so eine Mulde (Incisura ulnaris, engl. sigmoid notch).

Die anatomischen Verhältnisse der *Ligamente* des Handgelenks sind sehr komplex. Man unterscheidet interossäre (interkarpale), den Gelenkbinnenraum teilweise in Kompartimente einteilende (intrinsische) von die Gelenkkapsel verstärkenden extrakarpalen (extrinsischen) Ligamenten.

Intrinsische Ligamente: Die proximale Handwurzelreihe wird durch die interossären Bänder zwischen Os scaphoideum und Os lunatum (SL-Band) und zwischen Os lunatum und Os triquetrum (LT-Band) miteinander verbunden (Abb. 5.**1**) und zur funktionellen Einheit. Diese Bänder verhindern eine Kommunikation zwischen dem Radiokarpal- und Mediokarpalgelenk. Wie alle fibrösen und ligamentären Strukturen des menschlichen Körpers unterliegen diese Bandstrukturen häufig degenerativen Prozessen, und bei asymptomatischen älteren Patienten werden immerhin in ca. 30% der Fälle Defekte des SL- und LT-Bands vorgefunden.

Die distale Handwurzelreihe ist untereinander ebenfalls durch interossäre Bandstrukturen verbunden (Abb. 5.**1**).

Durch die Anordnung der interossären Bänder sowie des Discus ulnaris lassen sich unterschiedliche *Gelenkkompartimente* unterscheiden (Abb. 5.**1**). Die Kenntnis dieser Kompartimente ist von großer Wichtigkeit für die Durchführung und Interpretation von Arthrographien. In der MRT kann die Verteilung einer Flüssigkeitsansammlung bzw. eines Ergusses innerhalb einzelner Kompartimente als lokalisatorischer Hinweis auf den Sitz einer pathologischen Veränderung genutzt werden.

Extrinsische Ligamente: Der gesamte Carpus wird von einer kräftigen Bindegewebskapsel umgeben, die durch zum Teil kräftige Ligamente verstärkt wird (Abb. 5.**2**). Palmarseitig ziehen vom Processus styloideus radii über die Taille des Os scaphoideum an das Os capitatum das Radius-Os-capitatum-Band (Teil des Lig. radiocarpale palmare). In ähnlicher diagonaler Verlaufsstrecke setzt etwas ulnarseitig ebenfalls am Processus styloideus radii das palmare Radius-Os-triquetrum-Band an, das über das Os lunatum hinwegzieht und mit Faserzügen mit diesem verbunden ist (Teil des Lig. radiocarpale palmare). Da es am ulnarseitigen Carpus Faserzüge gibt, die im TFKK vom Processus styloideus ulnae in den Carpus einstrahlen und so eine V-förmige Konfiguration mit den beschriebenen radialseitigen palmaren Bändern ergeben,

Abb. 5.1 Schemazeichnung eines koronaren Schnitts durch die Handwurzel, zur Veranschaulichung der Kompartimentierung der Handwurzel in 5 Gelenkkompartimente durch interossäre Ligamente und den Discus triangularis (nach Greenspan).
 1 = Daumensattelkompartiment
 2 = gemeinsames karpometakarpales Kompartiment
 3 = mediokarpales Kompartiment
 4 = Radiokarpalgelenk
 5 = skapholunäres Band
 6 = distales Radioulnargelenk
 7 = Discus triangularis
 8 = Band zwischen Os lunatum und Os triquetrum
 9 = Raum zwischen Os pisiforme und Os triquetrum
 10 = intermetakarpales Kompartiment

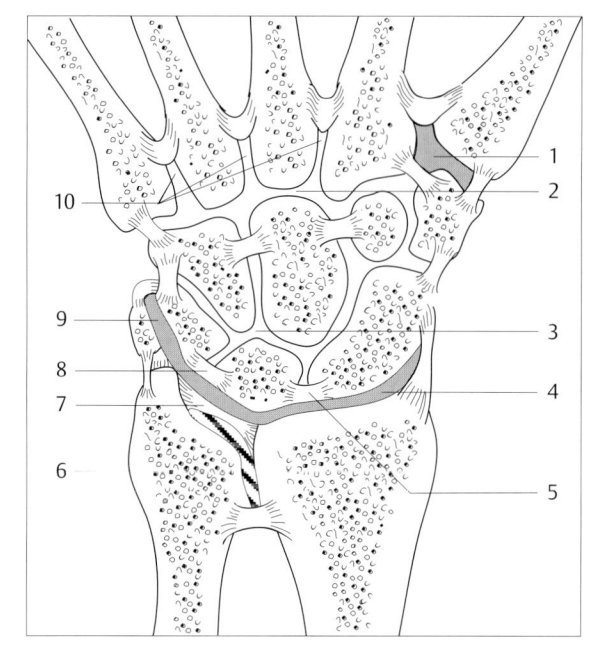

Abb. 5.2a u. b a Dorsale und b palmare Ansicht der extrinsischen Ligamente des (nach Kahle u. Mitarb.).
Hs. Carpus
1 = Radius
Ligg. zwischen Unterarm- und Karpalknochen:
 3 = Lig. collaterale carpi ulnare
 4 = Lig. collaterale carpi radiale
 5 = Lig. radiocarpale palmare
 6 = Lig. radiocarpale dorsale
 7 = Lig. ulnocarpale palmare
Ligg. zwischen den Karpalia:
 8 = Lig. carpi radiatum
 9 = Lig. pisohamatum
 10 = Ligg. intercarpea palmaria
 11 = Ligg. intercarpea dorsalia
Ligg. zwischen Karpalia und Metakarpalia:
 12 = Lig. pisometacarpeum
 13 = Ligg. carpometacarpea palmaria
 14 = Ligg. carpometacarpa dorsalia
Ligg. zwischen den Metakarpalia:
 15, 16 = Ligg. metacarpea

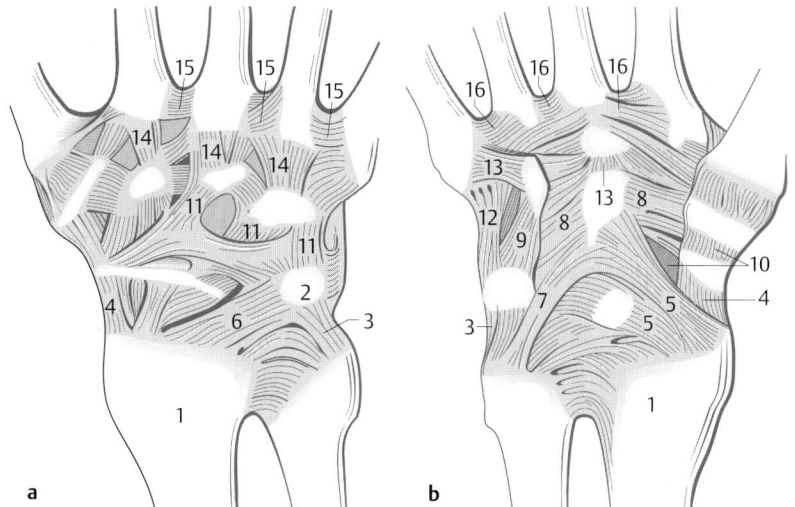

werden diese Bänder auch als proximales und distales V-Ligament bezeichnet.

Dorsalseitig bestehen 2 kräftige, jeweils diagonal verlaufende Bandzüge. Der proximale Bandzug zieht vom Processus styloideus radii über das Os lunatum zum Os triquetrum (dorsales Radius-Os-triquetrum-Band) und wird als dorsaler Anteil der Handgelenkschleuder bezeichnet. Das Os triquetrum ist in diesem Fall der Stein in der Schleuder. Vom Os triquetrum zieht ein breit gefächerter Faserzug über die Karpalia der distalen Handwurzelreihe bis zum Os trapezium (dorsales karpales Ligament). Seitlich bzw. radial und unlar finden sich das Lig. collaterale carpi ulnare und radiale.

Der aus Faserknorpel bestehende *Discus triangularis ulnae* liegt zwischen distaler Ulna und Os triquetrum bzw. Os lunatum. Er hat eine flache, dreieckige Konfiguration, strahlt in den hyalinen Gelenkknorpel der distalen Radiusgelenkfläche ein und ist übergangslos in komplexe Faser- und Bandstrukturen zwischen dem Processus styloideus ulnae und der proximalen Handwurzelreihe eingewoben. Man unterscheidet 2 Faserzüge der ulnaren Anheftung: einen zum Processus styloideus ulnae, einen zur Basis der distalen Ulna ziehend. Mit seiner Unterfläche bedeckt er den mit hyalinen Gelenkknorpel überzogenen Kopf der distalen Ulna. Distal des Discus triangularis liegt das ulnarseitige Kompartiment des Radiokarpalgelenks. Die zentralen und radialen Anteile des Diskus sind nicht vaskularisiert. Sie zeigen daher im Gegensatz zu den ulnaren Anteilen nach Verletzungen eine schlechtere Spontanheilung. Die ulnaren Anteile kommen aufgrund der Vaskularisation in der MRT signalreicher zur Darstellung.

Da auch in der Bildgebung eine eindeutige Trennung von den multiplen ulnarseitigen Bandstrukturen schwierig ist, wird der Disus und dieser Bandkomplex als *TFKK* bezeichnet. Zu diesem Komplex rechnet man neben dem Discus ulnaris das dorsale und palmare radioulnare Ligament, eine variabel vorhandene Bandstruktur zwischen Os triquetrum und Ulna (sog. Meniscus ulnocarpalis, engl. auch meniscal homologue), das ulnare Kollateralband sowie die 2 ulnokarpalen Ligamente, das Lig. ulnolunatum und Lig. ulnotriquetrum. Im Meniscus ulnocarpalis kann gelegentlich ein akzessorisches Knöchelchen (Os triquetrum secundarium oder Os triangulare) gelegen sein. Zwischen Diskus und Meniskus liegt die Öffnung zum Recessus praestyloideus (auch Recessus ulnaris), einer Aussackung der Gelenkkapsel.

Das Radiokarpal- wie auch das Mediokarpalgelenk tragen beide zur Flexions- und Extensionsbewegung sowie zur Radial- und Ulnarduktion bei. Die Flexion findet in etwas stärkerem Ausmaß im Radiokarpalgelenk statt, während die Extensionsbewegung zum etwas größeren Anteil im Mediokarpalgelenk geschieht. Die markanteste Veränderung zwischen Radial- und Ulnarduktion des Carpus betrifft das Os scaphoideum. Seine üblicherweise 45–50 Grad zur Radiusschaftachse nach palmar geneigte Längsachse rotiert nach palmar bei Radialduktion, um sich in Ulnarduktion aufzurichten und den entstehenden Abstand zwischen distalem Radius, Os trapezium und Os trapezoideum auszufüllen.

Die *Muskelsehnen* sind beim Durchtritt durch die Pforten und Kanäle des Handgelenks von *Sehnenscheiden* umgeben, die in mehreren Sehnenscheidenkompartimenten angeordnet sind (Abb. 5.**3**–5.**5**).

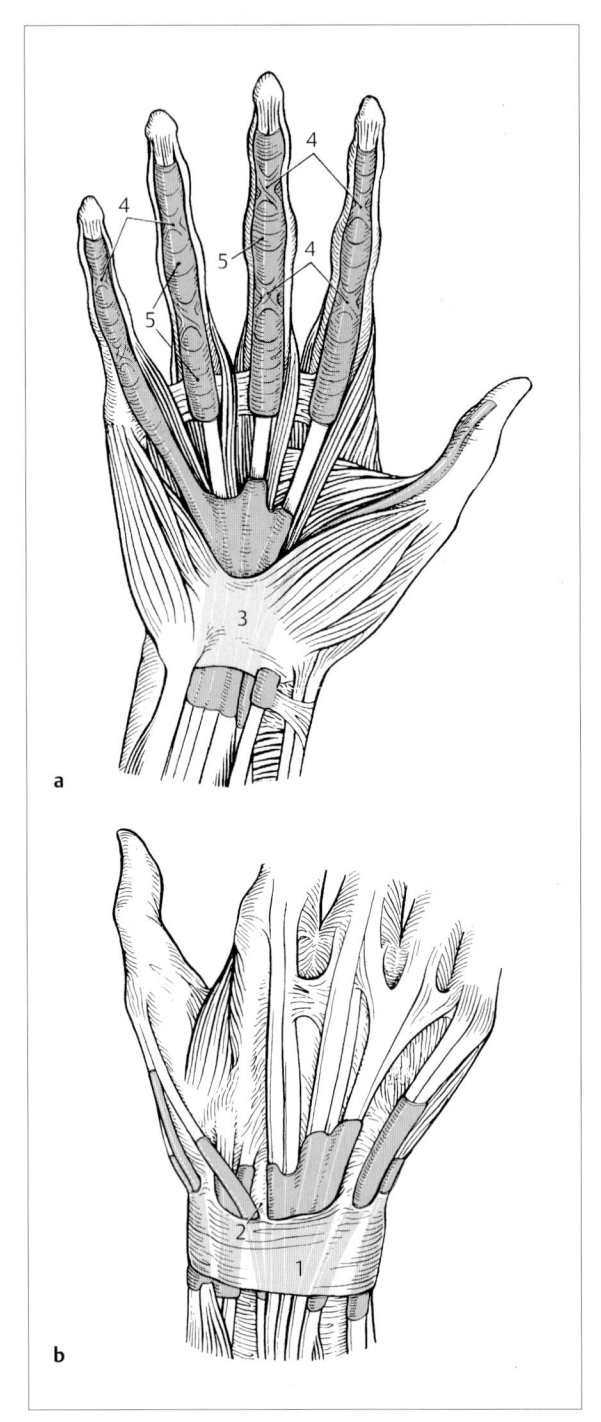

Abb. 5.**3a** u. **b** Sehnen- und Sehnenscheidenanatomie der Hand. **a** Beugesehnen von palmar gesehen. **b** Strecksehnen von dorsal gesehen (nach Kahle u. Mitarb.).
1 = Retinaculum extensorum
2 = Septen des Retinaculums
3 = Retinaculum flexorum
4 = Kreuzbänder
5 = Ringbänder

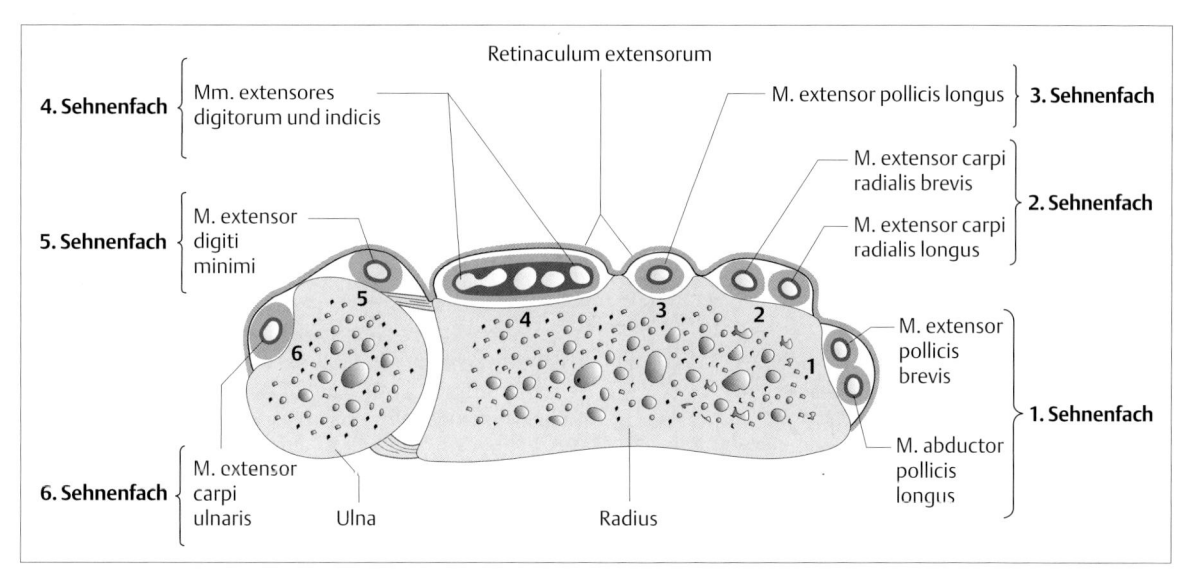

Abb. 5.4 Sehnen- und Sehnenscheidenanatomie der Hand. Querschnitt zur Veranschaulichung der 6 Strecksehnenfächer (nach Netter).

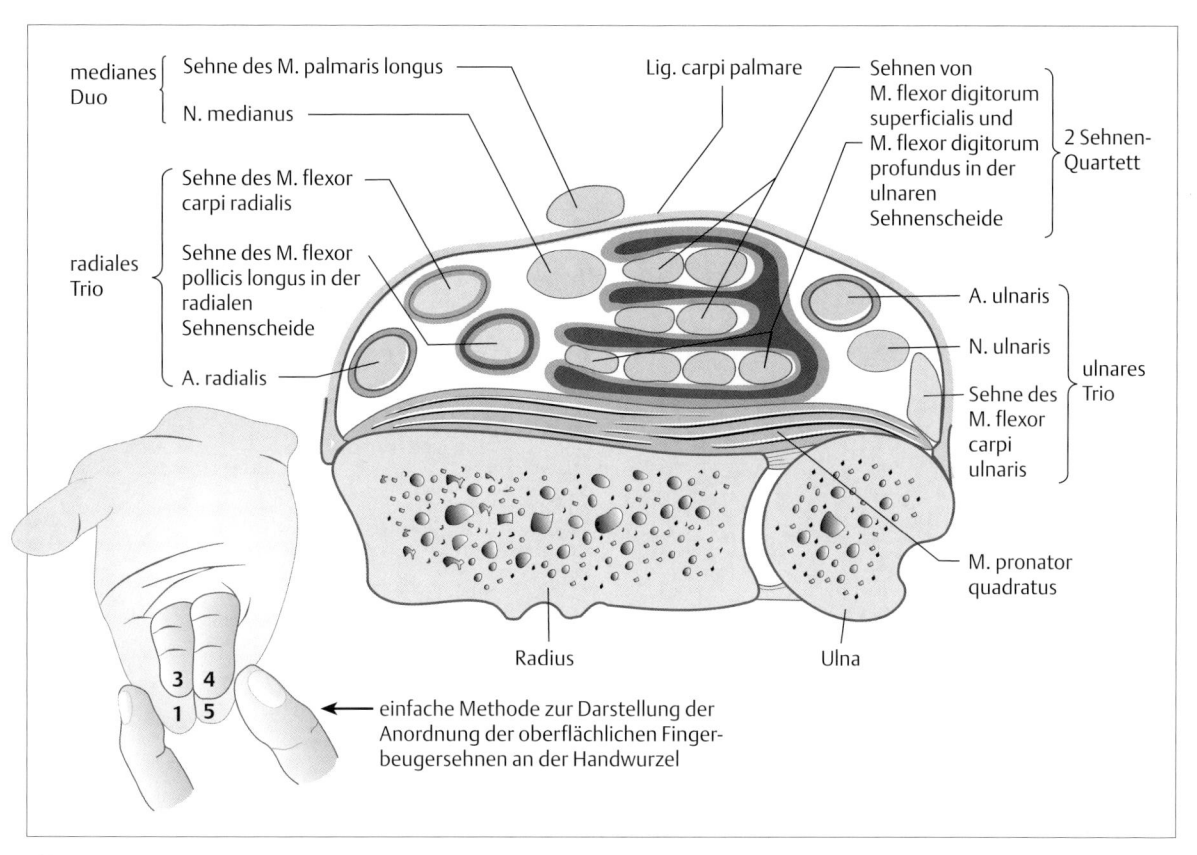

Abb. 5.5 Sehnen- und Sehnenscheidenanatomie der Hand. Querschnitt zur Veranschaulichung der Beugesehnen (nach Netter).

Spezielle MR-Anatomie

Koronare Schnittführung. Die koronare Schnittführung ist die Standardschichtebene für die Abbildung des Handgelenks. Der Knochenbinnenraum der Karpalia, besonders von Os lunatum und Os scaphoideum, kommt gut beurteilbar, mit homogen heller Signalintensität auf T_1-gewichteten SE-Sequenzen zur Darstellung (Abb. 5.**6** – 5.**8**). Punktförmige umschriebene Signalminderungen können Kompaktainseln, kleinen Zysten oder Nutritialkanälen entsprechen. Die homogen hohe Signalintensität erklärt sich aus dem Fehlen von hämatopoetischem Knochenmark im Bereich der distalen Extremitäten. Das interossäre SL- und LT-Band ist nur in koronarer Schichtführung definitiv darzustellen. Das LT-Band ist etwas kleiner und daher seltener zu beurteilen als das SL-Band. Diese Bandstrukturen füllen nicht den gesamten Zwischenraum zwischen den Karpalia aus, sondern sind in der peripheren Kontaktzone angeordnet, so daß in koronarer Schnittführung diese Bänder am Radiokarpal- und nicht am Mediokarpalgelenk liegen (Abb. 5.**9**). Der Zwischenraum wird wie bei den übrigen intrakarpalen Gelenken durch hyalinen Gelenkknorpel der jeweiligen Karpalia ausgefüllt. Das etwas kräftiger ausgebildete SL-Band weist hinsichtlich seiner Verankerung im hyalinen Gelenkknorpel von Os scaphoideum und Os lunatum Variationen auf. Am häufigsten ist eine breite Einstrahlungszone in die proximale Lunatumgelenkfläche. Die interossären Bänder stellen sich wie die Kapselbänder und der aus Faserknorpel bestehende Discus triangularis in allen Sequenzen signalarm dar.

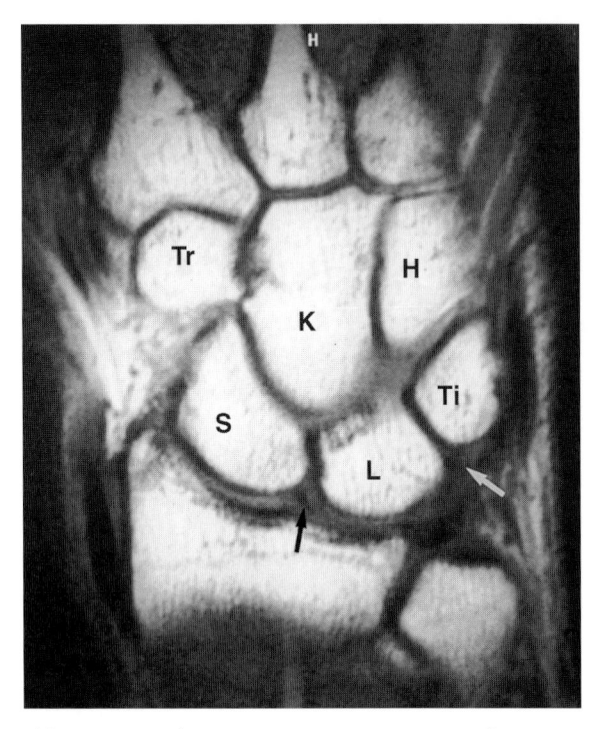

Abb. 5.**6** Normale Anatomie. Koronares T_1-gewichtetes SE-Bild. Der Knochenbinnenraum der Karpalia hat ein homogen hohes Signal. Die interossären Bänder (skapholunär-SL, luntotriquetral-LT) sind signalarm dargestellt (Pfeile).
S = Skaphoid Tr = Os trapezoideum
L = Os lunatum K = Os capitatum
Ti = Os triquetrum H = Os hamatum

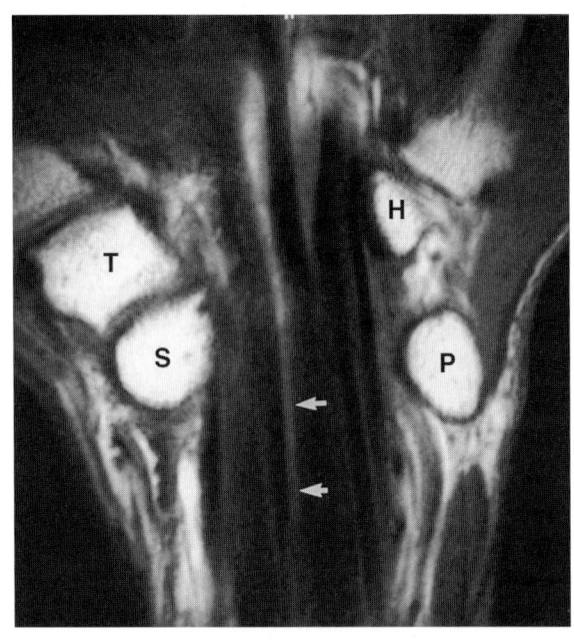

Abb. 5.**7** Normale Anatomie. Koronares T_1-gewichtetes SE-Bild. Dargestellt ist der Karpalkanal mit den signalarmen Beugesehnen. Die signalreichere lineare Struktur zentral ist ein Abschnitt des N. medianus (Pfeile). Zwischen Hamulus ossis hamati und Os pisiforme befindet sich die Guyon-Loge.
S = palmarer Skaphoidpol P = Os pisiforme
T = Os trapezium H = Hamulus ossis hamati

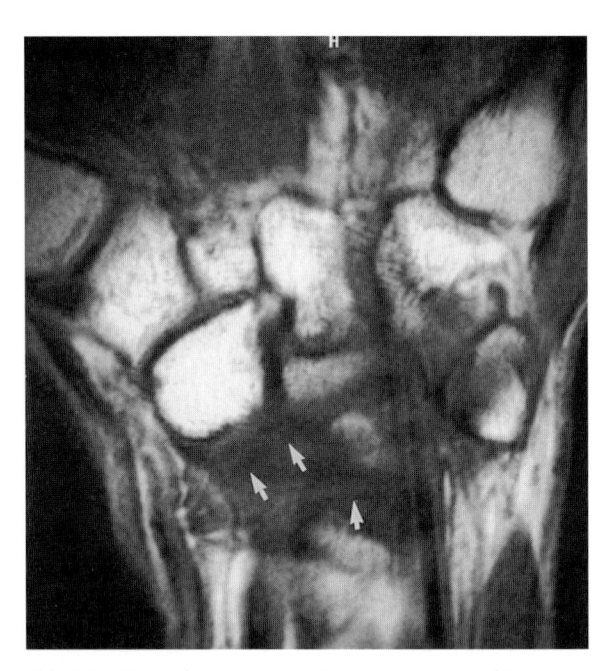

Abb. 5.**8** Normale Anatomie. Koronares T_1-gewichtetes SE-Bild. Erkennbar sind die radialseitigen Anteile des proximalen und distalen V-Bands (Radius-Os-capitatum-Band, Radius-Os-triquetrum-Band, Pfeile).

Abweichend davon kann man bei bestimmten Gelenkstellungen auf T$_1$-, T$_2$*- und protonendichtegewichteten Aufnahmen mitunter eine artefizielle Signalerhöhung dieser faserknorpeligen Strukturen beobachten, die nicht mit einer pathologischen Signalerhöhung verwechselt werden darf (s. Magic-angle-Phänomen, Anhang, S. 382). Im übrigen wurde in den letzten Jahren insbesondere mittels sehr dünner Schichten zunehmend über unterschiedlich konfigurierte Signalanhebungen im SL- und LT-Band asymptomatischer Patienten berichtet, die als degenerative Veränderungen angesehen werden (Abb. 5.10). Es wurden punktförmige und mehr lineare Signalanhebungen sowohl im Verlauf des Ligaments als auch unmittelbar an der knöchernen Ansatzstelle unterschieden. Auch Formvarianten wie eine mehr dreieckige, eine lineare oder eine amorphe Form wurden mittels dünner MR-Schichten sichtbar gemacht.

Im Discus ulnaris finden sich bereits ab dem 3. Lebensjahrzehnt degenerative Veränderungen, die ebenfalls zu Signalerhöhungen führen und nicht mit akuten Rupturen oder Entzündungen verwechselt werden dürfen. Histologisch weisen diese Areale eine Verringerung der Chondrozytenzahl sowie eine veränderte Fasermatrix auf. In der MRT sieht man fokale sowie lineare Signalerhöhungen auf T$_1$- und T$_2$-gewichteten Aufnahmen (Abb. 5.10). Die linearen Signalerhöhungen können die Oberfläche erreichen und entsprechen dann bereits meistens vollständigen chronischen Rupturen. Diese degenerativen Veränderungen sind mit dem Alter progredient, verursachen aber nur selten Beschwerden.

In der Mehrzahl aller gesunden Handgelenke ist keine Flüssigkeit oder Ergußbildung im Bereich der karpalen Gelenke bzw. Gelenkrecessus nachweisbar, obwohl ein diskreter Flüssigkeitsnachweis auf T$_2$-gewichteten, STIR- oder GRE-Sequenzen ebenfalls normal sein kann. Eine Ergußmächtigkeit von mehr als 1 – 1,5 mm Ausdehnung ist als pathologisch anzusehen. In koronarer Schnittführung wird auch der Discus triangularis beurteilt. Bei 3 mm dicker Schnittführung ist es jedoch nur

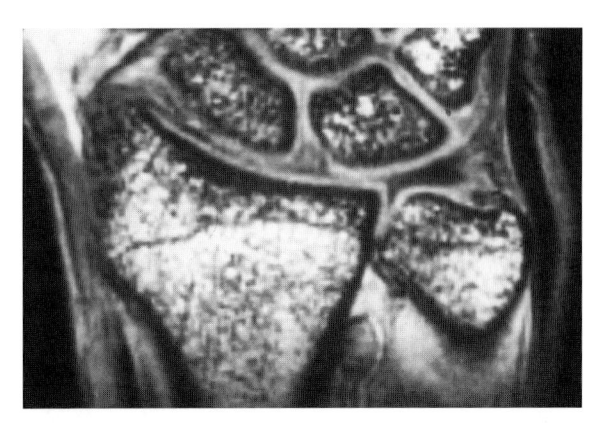

Abb. 5.9 Koronares 3-D-GRE Bild eines gesunden Probanden. SL- und LT-Band sind dreieckig konfiguriert mit etwas inhomogener zentraler Signalanhebung. An den Basen sieht man den signalreichen Knorpel. Der ulnare Bandkomplex ist gut abgrenzbar, bestehend aus Discus ulnaris mit signalreicher radialer Anheftung durch den Knorpelüberzug des Radius. Ulnarseitige Signalanhebung durch gefäßreiches Bindegewebe. Distal, ulnar liegt der sog. Meniscus ulnocarpalis, ulnar davon das Lig. collaterale carpi ulnare.

möglich, den Diskus mit 1 – 2 Schichten gut zu erfassen, so daß im Bereich des Discus triangularis eine dünnere Schichtführung (1,5 – 2 mm) durchgeführt werden sollte. Die signalarmen Fasern des Diskus strahlen in den hyalinen Gelenkknorpel der ulnarseitigen distalen Radiusgelenkfläche ein und zeigen hier einen flächigen Ansatz sowohl in das Radiokarpalgelenk als auch nach proximal in das Radioulnargelenk.

Sagittale Schichtführung. Aufnahmen in sagittaler Schichtführung zeigen die Achsenverhältnisse der Karpalia zueinander. Im besonderen können die Achsenverhältnisse von Radius, Os lunatum, Os capitatum und Os scaphoideum ähnlich einem seitlichen Röntgenbild überlagerungsfrei bestimmt werden (Abb. 5.11 – 5.13). Subluxationen nach palmar oder dorsal sind nur in sagit-

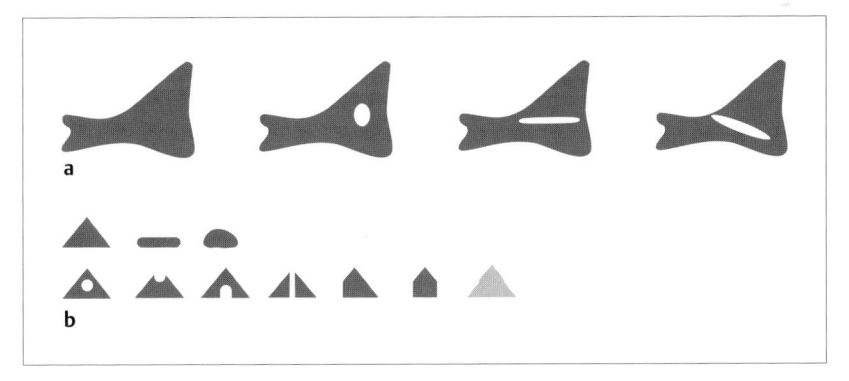

Abb. 5.10a u. b Variable MRT-Darstellung des Discus triangularis ulnae und der intrinsischen Ligamente zwischen Os lunatum und Os scaphoideum bzw. Os lunatum und Os triquetrum. **a** Der faserknorpelige Discus triangularis ulnae kommt meistens signalarm bis -frei zur Darstellung (links). Mit zunehmendem Alter finden sich degenerativ bedingte Signalerhöhungen, die (von links nach rechts) zunächst fokal sind, in weiter fortgeschrittenen Stadien linear erscheinen und auch die Oberfläche erreichen können. **b** Die intrinsischen Ligamente der proximalen Handwurzelknochenreihe sind meist signalarm bis -frei und dreieckig konfiguriert (etwa 60 %). Formabweichungen (obere Reihe) können zu einer mehr linearen (etwa 30 %) oder amorph strukturierten Darstellung (über 10 %) führen. Signalabweichungen sind (von links nach rechts): fokale Signalanhebung im Zentrum, in der Spitze (ca. 5 %) oder Basis (ca. 3 %), weiterhin zentrale (ca. 10 %), ein- oder beidseitige ansatznahe lineare Signalanhebung sowie diffuse Signalanhebungen.

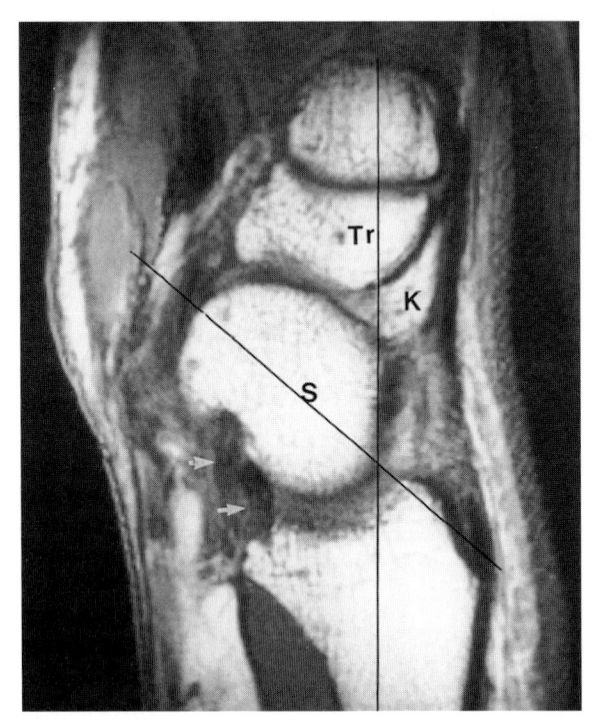

Abb. 5.11 Normale Anatomie. Sagittales T$_1$-gewichtetes SE-Bild. Es sind Teile des Skaphoids und des STT-Gelenks dargestellt. Palmarseitig sind das Radius-Os-capitatum- und Radius-Os-triquetrum-Band diagonal angeschnitten (Pfeile). Eingezeichnet sind außerdem die Karpuslängsachse (vertikale Linie entlang der Radius-Os-lunatum-Os-capitatum-Metakarpale-Achse) sowie die 30–60 Grad gekippte Skaphoidachse.
S = Os scaphoideum,
K = Os capitatum
Tr = Os trapezoideum

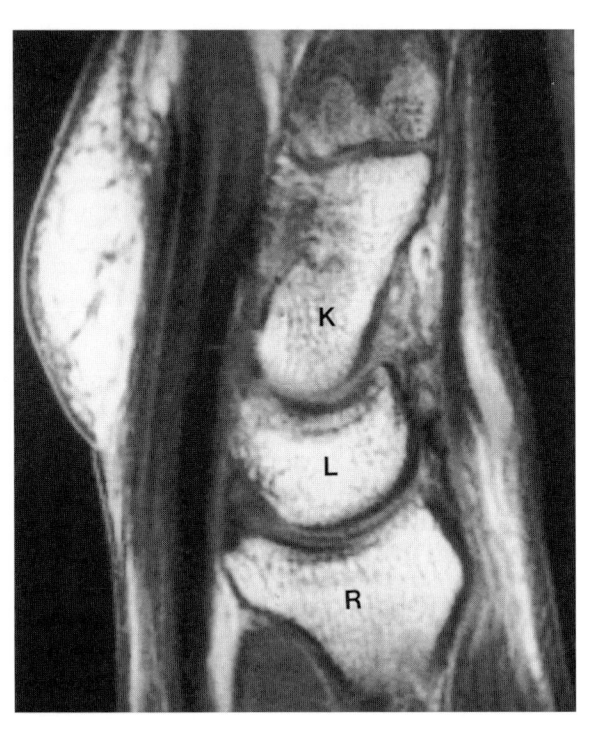

Abb. 5.12 Normale Anatomie. Sagittales T$_1$-gewichtetes SE-Bild. Es ist das normale Alignment von Radius, Os lunatum und Os capitatum erkennbar. Palmarseitig sind die Beugesehnen signalarm dargestellt.
L = Os lunatum
K = Os capitatum
R = Radius

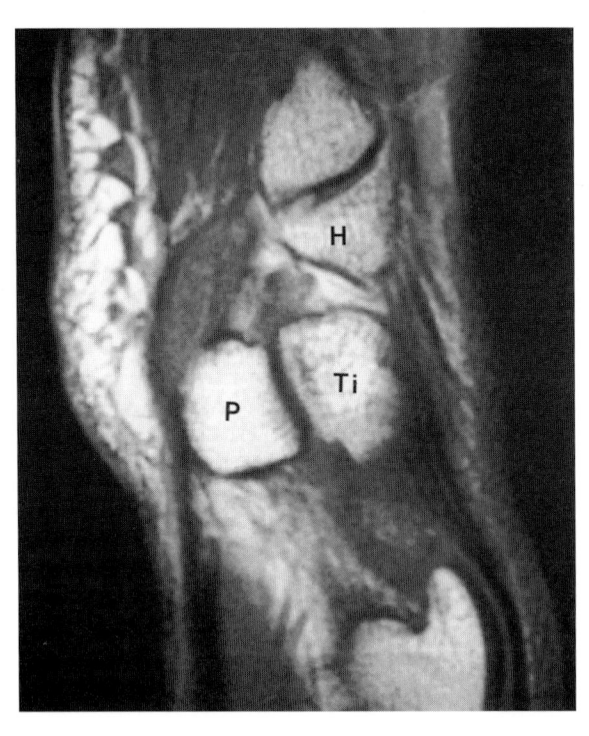

taler Schichtführung exakt darzustellen. Es können hierbei auch geringe Subluxationsstellungen sowie umschriebene Knorpeldegenerationen im Anfangsstadium abgebildet werden. Die sagittale Schichtführung ist deswegen zur Abklärung von Instabilitäten und degenerativen Veränderungen erforderlich. Bei Patienten mit Lunatummalazie können strukturelle Veränderungen des Os lunatum durch die sagittale Schichtführung erfaßt werden.

◀ **Abb. 5.13** Normale Anatomie. Sagittales T$_1$-gewichtetes SE-Bild. Erkennbar sind das Pisotriquetralgelenk und der Processus styloideus ulnae.
H = Os hamatum
Ti = Os triquetrum
P = Os pisiforme

Transversale Schichtführung. Die axiale oder transversale Ebene stellt den Karpalkanal mit seinem Inhalt dar. Das Retinaculum, das sich zwischen distalem Skaphoidpol, Tuberculum des Os trapezium und dem Hamulus ossis hamati ausspannt, ist als signalarme Struktur erkennbar (Abb. 5.14). Unmittelbar darunter befindet sich der N. medianus, der aufgrund seiner Wasser- und Lipidanteile eine höhere Signalintensität in allen Sequenzen als die Beugesehnen aufweist. Lagevarianten des N. medianus sind auf transversalen Bildern gut zu erkennen und dürfen nicht mit pathologischen Verlagerungen verwechselt werden. In dieser Schnittführung ist auch der Kanal für den N. ulnaris, die Guyon-Loge, gut zu beurteilen. Die Sehnen der tiefen und oberflächlichen Fingerbeuger sind exakt abzugrenzen (Abb. 5.15). Daher können auch entzündliche Veränderungen der Sehnenscheiden oder Ergußbildungen auf T_2-gewichteten Aufnahmen gut erkannt werden. Die palmaren und dorsalen Kapselbänder sind ebenfalls auf den transversalen Aufnahmen erkennbar, besonders wenn pathologische Veränderungen vorliegen. Das Radioulnargelenk ist in seiner exakten anatomischen Position nur auf transversalen Schnittbildern beurteilbar. Auch geringe Subluxationsstellungen nach palmar oder dorsal können erkannt werden (Abb. 5.16).

Abb. 5.14 Normale Anatomie. Transversales T_1-gewichtetes SE-Bild. Das Retinaculum flexorum ist als signalarmes Band erkennbar (offener Pfeil). Die oberflächlichen und tiefen Fingerbeugersehnen sind ebenfalls fast signalfrei. Der N. medianus liegt relativ weit radialseitig, ist queroval und hat eine erhöhte Signalintensität im Vergleich zu den Beugersehnen (Pfeil).
T = Os trapezium
Ti = Os trapezoideum
K = Os capitatum
H = Os hamatum mit Hamulus

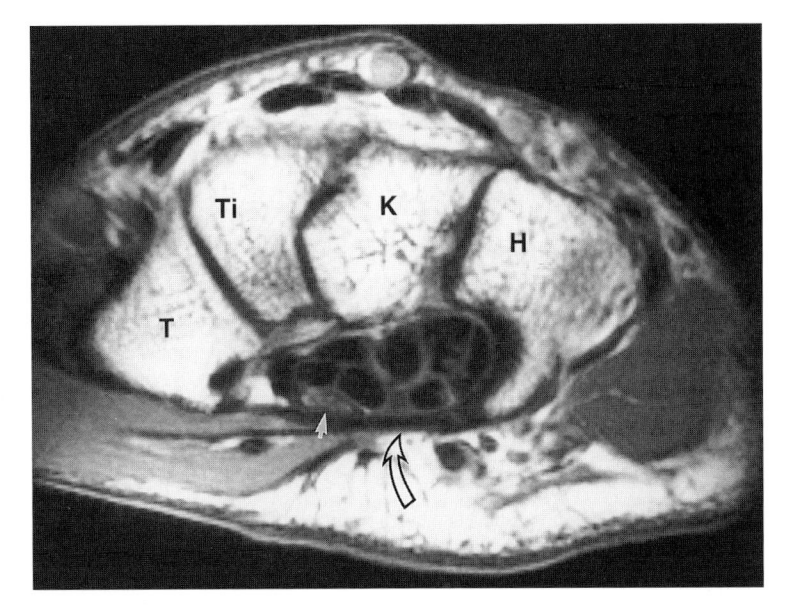

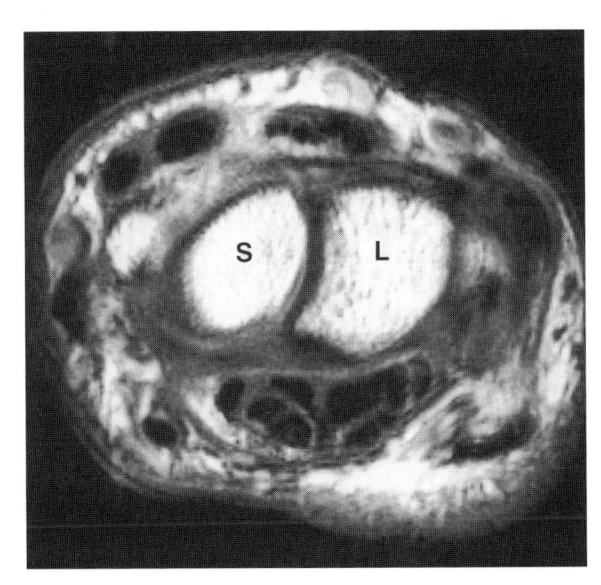

Abb. 5.15 Normale Anatomie. Transversales T_1-gewichtetes SE-Bild in Höhe des skapholunären Gelenkspalts. Die palmarseitigen Kapselbänder sind stärker ausgebildet als die dorsalseitigen.
S = Os scaphoideum
L = Os lunatum

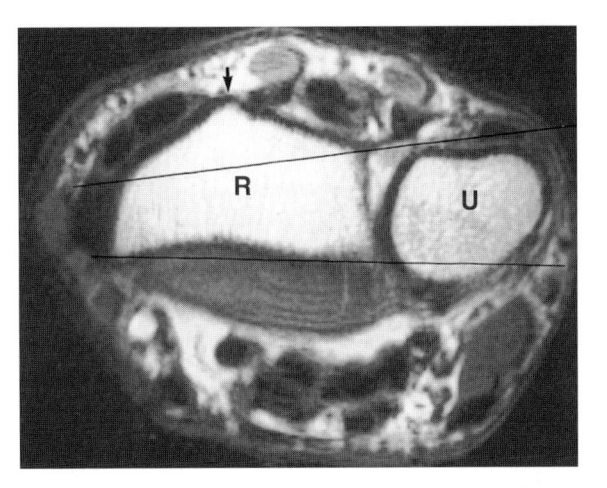

Abb. 5.16 Normale Anatomie. Transversales T_1-gewichtetes SE-Bild in Höhe des distalen Radioulnargelenks. Es ist die Tuberositas radii (engl. Listers'tubercle) am dorsalseitigen Radius erkennbar (Pfeil). Eingezeichnet sind außerdem die dorsale und palmare Radiuseckpunktlinie zur Bestimmung von Ulnafehlstellungen. Die Ulna darf diese Linien nicht um mehr als Halbschaftbreite überschreiten.
R = Radius
U = Ulna

Spontane Osteonekrosen

Die MRT hat sich als ein sehr sensitives Verfahren für den Nachweis von Osteonekrosen herausgestellt. MR-tomographisch ist es möglich, die im Knochenbinnenraum ablaufenden pathologischen Prozesse direkt nachzuweisen. Die Szintigraphie weist eine ähnlich hohe Sensitivität, jedoch eine geringe Spezifität auf. Konventionelle Röntgenbilder und auch die CT sind in den Frühstadien einer Knochennekrose negativ. Am Handgelenk bekannte Formen sind die spontane Osteonekrose des Os lunatum (Morbus Kienböck, Lunatummalazie) und seltener die des Os scaphoideum (Morbus Preiser). Wenige Fallberichte existieren über spontane Osteonekrosen der übrigen Karpalia: Os trapezoideum (Morbus Agati), Osteochondrosis dissecans des Os pisiforme (Morbus Schmier), Os triquetrum (Morbus Witt) sowie multiple Malazien von Os capitatum, Os trapezium und Os hamatum (Morbus Brainard).

■ Lunatummalazie (Morbus Kienböck)

Die Lunatummalazie ist eine Erkrankung des Os lunatum, in deren Verlauf es zu einem progredienten nekrotischen Kollaps des Os lunatum kommt. Männer sind ca. 3- bis 4mal häufiger als Frauen betroffen. Die Erkrankung ist meist einseitig, kann aber auch beide Handgelenke betreffen und dann auch in unterschiedlichen Stadien angetroffen werden.

Ursachen. Es werden verschiedene ursächliche Faktoren diskutiert. Häufig wird von den Patienten ein unterschiedlich lange zurückliegendes geringeres Trauma angegeben. In einigen Fällen scheint eine mechanische Dauerbelastung des Handgelenks eine entscheidende Rolle zu spielen. Bei Arbeitern, die mit pneumatischen Werkzeugen arbeiten (Preßlufthammer), ist die Lunatummalazie sogar eine anerkannte Berufskrankheit. Als prädisponierender Faktor werden darüber hinaus Inkongruenzen im Radiokarpalgelenk angesehen, häufig bei zu kurzer Ulna, seltener bei zu langer Ulna (sog. Ulnaplus- und Ulnaminusvariante nach Hultén [Hultén 1928]).

Symptome. Üblicherweise beginnen die Symptome zwischen dem 20. und 40. Lebensjahr, es gibt aber auch Manifestationen, die erst jenseits des 5. Lebensjahrzehnts beginnen. Die Beschwerden setzen meist schleichend ein. Über Jahre hinweg bestehen in das Handgelenk ausstrahlende Schmerzen, die zu einer zunehmenden aktiven und passiven Bewegungseinschränkung und einer zunehmenden Minderung der Griffstärke führen. Über dem Handrücken findet man eine Schwellung und einen lokalen Druckschmerz. Typischerweise ist speziell die passive Dorsalextension des Mittelfingers schmerzhaft.

Therapie. Es kommt je nach Stadium der Erkrankung eine konservative Therapie (Ruhigstellung in den Stadien Decloux I und II) oder eine operative Wiederherstellung der Gelenkkongruenz mittels Ulnaverlängerung oder Radiusverkürzung in Betracht (sog. Niveauoperationen im Stadium Decloux II). Im Stadium III wird zur Vermeidung der Sekundärarthrose und des karpalen Kollapses eine Lunatumresektion meist mit plastischem Ersatz durch Sehneninterponat, Silikon (Swanson-Prothese), Vitallium oder auch Akryl durchgeführt. Alternativ kommen eine interkarpale Arthrodese oder erweiterte Resektionsverfahren mit zusätzlicher Resektion von Teilen benachbarter Karpalia (z. B. Techniken nach Steinhäuser) in Betracht. Auch eine Transposition des Os pisiforme in die Lunatumloge ist eine operative Option. Im Stadium IV kann man Arthrodesen oder Denervierungsoperationen zur Beschwerdelinderung durchführen (Abb. 5.17). Eine MR-Indikation kann sich bei postoperativ persistierenden oder progredienten Beschwerden und unklarem klinischen und konventionell radiologischem Befund ergeben. Zur Interpretation postoperativer Bilder ist die genaue Kenntnis des Operationsverfahrens wichtige Voraussetzung.

Diagnose. Diese kann bei einer Lunatummalazie schwierig sein, da im Anfangsstadium der Erkrankung der *Röntgenbefund* unauffällig ist. Die Skelettszintigraphie ist eine sensitive Methode, die auch in diesen Anfangsstadien einen positiven Befund ergibt. Es kommt als erstes röntgenologisch erkennbares Zeichen zu einer vermehrten Sklerosierung des Os lunatum im Vergleich zu den übrigen Karpalia. Es können sich dann innerhalb des Os lunatum Zysten entwickeln. Im weiteren Verlauf kommt es zu einer Frakturierung. Der initiale Einbruch erfolgt meistens in der proximalen Subchondralregion im Bereich der Artikulation mit dem distalen Radius. In diesem Stadium kann es bereits zu einer funktionellen Insuffizienz des skapholunaren Bands mit Ausbildung einer mäßiggradigen Rotationssubluxation des Skaphoids (RSS) kommen. Aus dieser Instabilität kann als initialer Degenerationsprozeß des Carpus eine Styloidarthrose resultieren. Es folgt ein fortschreitender Zusammenbruch mit Höhenabnahme des Os lunatum, das hierdurch in seiner dorsopalmaren Ausdehnung ausgewalzt und vergrößert wird. Eine Proximalwanderung des Os capitatum führt schließlich zum karpalen Kollaps und zur Ausbildung einer generalisierten Arthrose des Radio- und Mediokarpalgelenks. Entsprechend dem Fortschreiten der strukturellen Veränderungen nimmt die Griffstärke ab, der Bewegungsumfang wird kleiner. Die Knochenveränderungen können gut durch die konventionelle Tomographie und die CT dargestellt werden.

Es gibt unterschiedliche *Stadieneinteilungen* der Lunatummalazie basierend auf den konventionellen Röntgenbildern und auf Arbeiten von Ståhl (1947, 5 Stadien), Decloux (1957, 4 Stadien) und im amerikanischen Schrifttum von Lichtmann (1988, 4 Stadien). In Europa ist die Einteilung von Decloux am weitesten verbreitet:

- Stadium I: Verdichtung des Os lunatum,
- Stadium II: geographische und/oder lineare Aufhellungszonen,
- Stadium III (Endstadium): Fragmentation und Dorsalverlagerung des Hinterhorns,
- Stadium IV (Spätstadium): Sekundärarthrose.

Spontane Osteonekrosen **121**

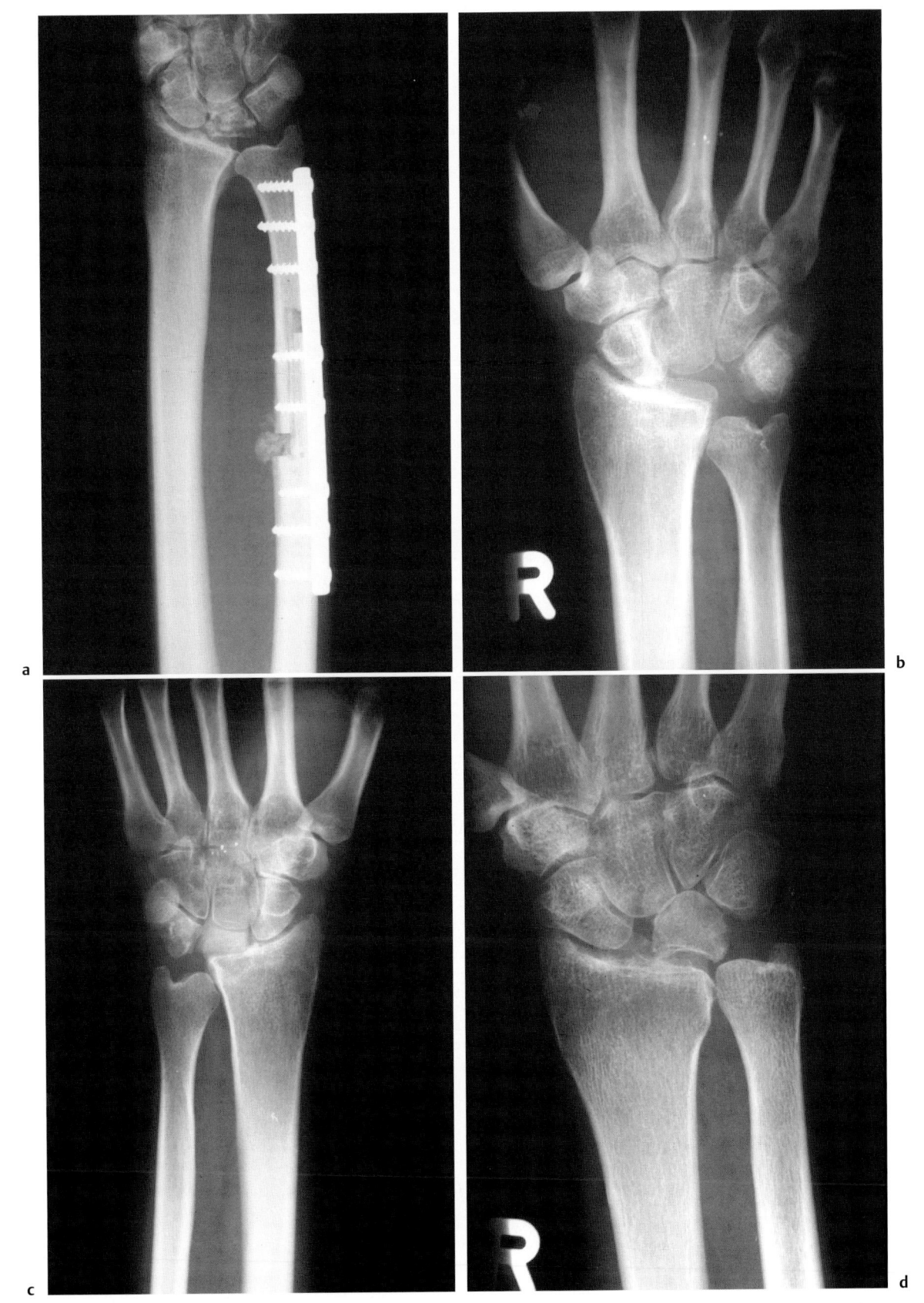

Abb. 5.**17a–d** Röntgenbefunde von 4 Operationsverfahren bei Lunatummalazie. **a** Ulnaverlängerungsosteotomie. **b** Sehneninterpositionsarthroplastik. **c** Alloarthroplastik (Einsetzen einer Kunststoffprothese). **d** Os-pisiforme-Transpositionsarthroplastik.

MRT. Die Anwendung der MRT für die Diagnose, das Staging und das Follow-up, besonders nach Operation, hat grundsätzlich neue Kriterien in der Interpretation des Erkrankungsbilds und in der Aufklärung der Ätiologie dieser Erkrankung ermöglicht. In den Stadien der Erkrankung lassen sich verschiedene Veränderungen erkennen (Tab. 5.1):

- *Anfangsstadium (Stadium I):* Hier besteht magnetresonanztomographisch eine geringgradige, das gesamte Os lunatum erfassende Signalminderung im T_1-gewichteten Bild (Abb. 5.18). Auf den T_2-gewichteten Aufnahmen ist eine vermehrte Signalintensität erkennbar. Nach Gadoliniumgabe kann eine homogene, mittelgradig bis intensive Kontrastmittelanreicherung beobachtet werden. Diese Anreicherung kann besonders gut durch frequenz-selektiv fettunterdrückte Sequenzen nachgewiesen werden. Röntgenologisch ist das Os lunatum in diesem Stadium unauffällig (MRT-Stadium Ia) oder zeigt eine homogen vermehrte Sklerosierung (MRT-Stadium Ib).
- *Weiterer Verlauf (Stadium II):* Hier können sich umschriebene, punktförmige Bereiche, in denen die Signalminderung im T_1-gewichteten Bild ausgeprägter ist, entwickeln. Diese Bezirke liegen vorwiegend in der radialseitigen subchondralen proximalen Spongiosa des Os lunatum und zeigen eine zunehmende Signalerhöhung im T_2-gewichteten Bild. Sie entsprechen umschriebenen Nekrosebezirken mit beginnender Zystenbildung. Im Gegensatz zum übrigen Anteil des Os lunatum zeigen diese Bereiche keine Kontrastmittelaufnahme mehr (Abb. 5.19). Es kann auch zu einer generalisierten zunehmenden Signalabsenkung im T_1-gewichteten Bild kommen. Im Gegensatz zum Anfangsstadium ist jetzt keine Kontrastmittelaufnahme mehr in den signalgeminderten Zonen im T_1-gewichteten Bild erkennbar. Im T_2-gewichteten Bild ist keine Signalintensitätserhöhung mehr nachweisbar.
- *Spätstadium (Stadium III):* Es kommt zu einer strukturellen Veränderung des Os lunatum mit Höhenminderung, Fragmentierung und Auswalzung in der sagittalen Schichtebene (Abb. 5.20). Zwischen den nekrotischen Knochenanteilen können umschriebene oder disseminierte Bezirke mit erhöhter oder flüssigkeitsentsprechender Signalintensität im T_2-gewichteten Bild nachweisbar sein. Eine Kontrastmittelaufnahme ist allenfalls in den Randbezirken oder punktförmig in reparativem Granulationsgewebe nachweisbar. Eine homogene Kontrastanreicherung findet in diesen Stadien nicht mehr statt.
- *Chronische Lunatummalazie (Stadium IV):* Die Instabilität, die von dem fragmentierten Os lunatum ausgeht, entspricht zum Teil einer skapholunären Insuffizienz. Es kann hierdurch zu degenerativen Veränderungen am Processus styloideus radii und im weiteren Verlauf sogar im Mediokarpalgelenk kommen (Abb. 5.21). Es ist klinisch von großer Bedeutung, diese degenerativen Veränderungen zu erkennen, da die Prognose von revaskularisierenden oder rekonstruktiven Operationen durch diese Veränderungen stark eingeschränkt wird. Daher sollten beim Vorliegen sekundär degenerativer Veränderungen lokale Arthrodeseverfahren angewendet werden.

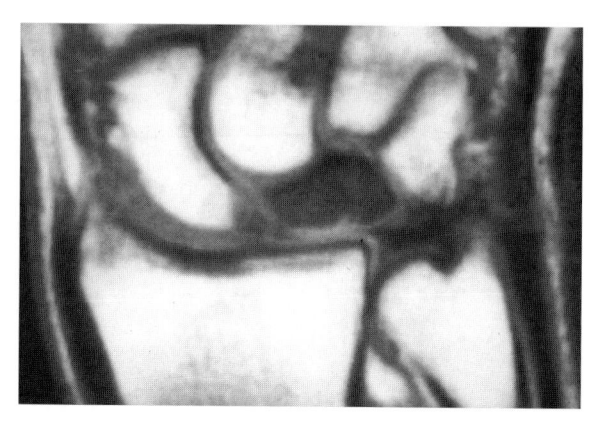

Abb. 5.18 Lunatummalazie MRT-Stadium Ia bzw. Ib. Koronare T_1-gewichtete SE-Aufnahme. Es zeigt sich eine homogene diffuse Signalreduktion des Os lunatum, keine Deformierungen. Geringe Minusvariante der Ulna. Das Röntgenbild war unauffällig (Stadium Ia).

Tabelle 5.1 MRT-Stadieneinteilung der Lunatummalazie. In Stadium I und II sind Form und Struktur des Os lunatum erhalten, in Stadium III sind Fragmentationen erkennbar, Stadium IV zeichnet sich durch sekundär degenerative Veränderungen besonders am Processus styloideus radii aus. Diese sind neben den üblichen Kriterien an synovialen Proliferationen und an vaskularisiertem Granulationsbindegewebe erkennbar, das deutlich Gadolinium-DTPA anreichert

MRT-Stadium	T_1	MR-Morphologie	Gd-Aufnahme	T_2	Röntgen
Ia	↓	homogene, diffuse Signalveränderung	ja	↑	unauffällig
Ib	↓	homogene diffuse Signalveränderung	ja	↑	Sklerose
II	↓	inhomogene, geographische Signalveränderung	fokal nein	↓	Sklerose, ggf. Zysten
III	↓	Höhenabnahme, Fragmentierung	nein	↓	Zysten, Höhenabnahme, Fragmentation
IV	↓	Sekundärarthrose	im Os lunatum: nein, synoviale Proliferationen: ja	↓	wie Stadium III und degenerative Veränderungen

Spontane Osteonekrosen

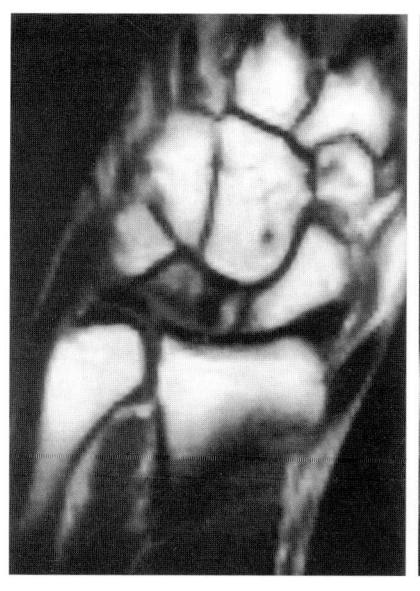

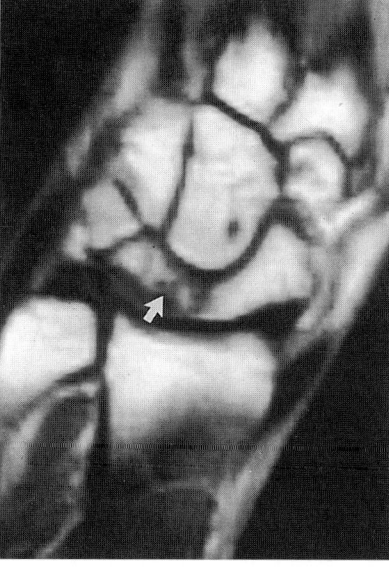

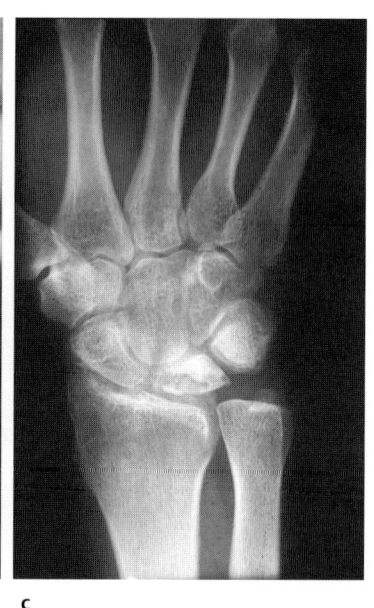

a b c

Abb. 5.**19a–c** Lunatummalazie im Stadium II. **a** T_1-gewichtete SE-Sequenz vor Gadolinium-DTPA-Gabe. **b** T_1-gewichtete SE-Sequenz nach Gadolinium-DTPA-Gabe. Signalminderung des Os lunatum bei erhaltener Kontur. Ein bandförmiger Bereich nahe des Radius bleibt auch nach Kontrastmittelgabe signalfrei (Pfeil), während die Anteile nahe des Mediokarpalgelenks noch Kontrastmittel aufnehmen. **c** Röntgenaufnahme von einem anderen Patienten mit Lunatummalazie im gleichen Stadium. Man sieht eine inhomogene Dichtezunahme mit geographischen und linearen Aufhellungen bei erhaltener Größe und Form des Os lunatum. Leichtgradige Ulnaplusvariante.

Pathophysiologie. Die beschriebenen Signalintensitätsmuster in unterschiedlichen Stadien lassen vermuten, daß es sich bei der idiopathischen Lunatummalazie um eine besondere Form der Knochennekrose handelt. Ein einmaliges Trauma, das zur abrupten Unterbrechung der Blutversorgung führt, ist eine seltene Ausnahme in Fällen, bei denen es zur vollständigen Herauslösung des Os lunatum aus seinem ernährenden Kapsel-Band-Apparat gekommen ist, wie bei perilunären Verletzungen mit palmarer Lunatumluxation. Wahrscheinlich kommt es auch nicht zu multiplen Mikrotraumen, die die Blutzirkulation zerstören.

Im Anfangsstadium handelt es sich bei der überwiegenden Mehrzahl der Fälle offensichtlich noch nicht um eine Knochennekrose, sondern um ein Knochenmarködem als Streßreaktion auf eine permanente, erhöhte Druckbelastung des Os lunatum. Diese wird durch die anatomisch exponierte Lage des Os lunatum und die ungünstige Kraftübertragung von Os capitatum über das Os lunatum auf den Radius sowie das zusätzliche Vorliegen einer Minusvariante der Ulna erzeugt. Das chronische Knochenmarködem führt über Monate und Jahre zu einer Markraumfibrose und -sklerose. Während dieser Zeit ist das Os lunatum offensichtlich verstärkt durchblutet und zeigt auch szintigraphisch einen erhöhten Knochenstoffwechsel. Erst die fortschreitende Markraumsklerose und -fibrose führt zu einer Restriktion der Blutversorgung. Kommt es in Bezirken erhöhter Druckbelastung, besonders in dem dem Radius zugewandten subchondralen Spongiosabezirk, zu Mikrofrakturen, entstehen umschriebene Osteonekrosen aufgrund der mechanischen Knochenzerstörung. Möglicherweise bewirkt auch die vermehrte Knochensklerosierung eine Herabsetzung des Elastizitätsmoduls des Os lunatum und begünstigt so spongiöse Infraktionen. Erst zu diesem Zeitpunkt können histopathologisch Knochennekrosen nachgewiesen werden. Diese sind nur in umschriebenen, frakturierten Bereichen des Os lunatum nachweisbar, während trotz MRT-Signalminderung auf T_1-gewichteten Aufnahmen, die übrigen Knochenmarkbezirke vitalen Knochen aufzeigen.

■ Spontane Osteonekrose des Os scaphoideum (Morbus Preiser, Morbus Köhler-Mouchet)

Im Jahre 1910 wurde von Preiser erstmals eine Erkrankung des Os scaphoideum beschrieben, die ähnlich wie bei der Lunatummalazie spontan zu einem Kollaps des Karpalknochens führt. Die Erkrankung betrifft Erwachsene und führt zu einer progredient schmerzhaften karpalen Schwäche und einem Druckschmerz in der Tabatière. Häufiger ist die dominante Hand betroffen. Die Ätiologie ist wie beim Morbus Kienböck nicht sicher geklärt. Es könnte sich um eine Art von Streßreaktion des Knochens mit Ischämie handeln. In vielen Fällen ist anamnestisch ein frischeres oder älteres Trauma zu eruieren. Röntgenologisch findet man zu Beginn der Erkrankung diskrete sklerotische und zystische Veränderungen im Knochen. Im weiteren Verlauf kommt es zu einer Deformierung und Höhenabnahme des Skaphoids, bis schließlich eine vollständige Frakturierung resultieren kann. MR-tomographisch sieht man initial eine mehr fokale Signalminderung im T_1-gewichteten Bild. Im Verlauf wird dann der gesamte Knochen von der Signalreduktion betroffen und später lassen sich Fragmentierungen als Kontinuitätsunterbrechungen erkennen.

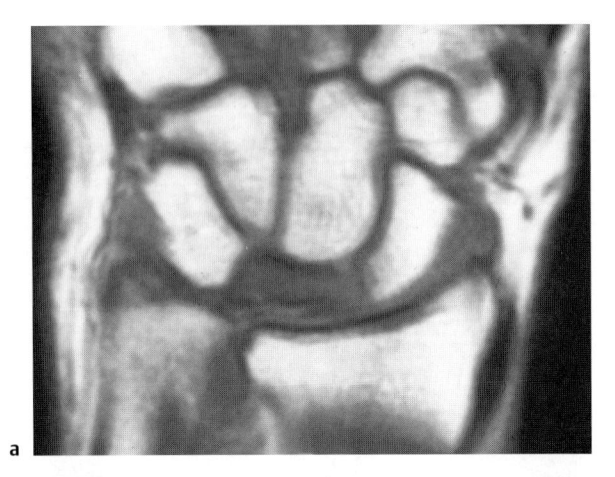

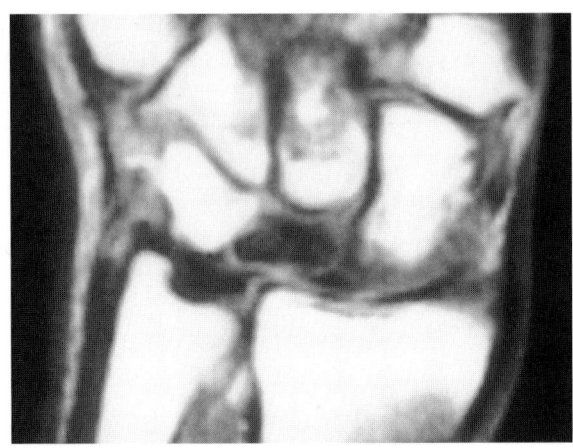

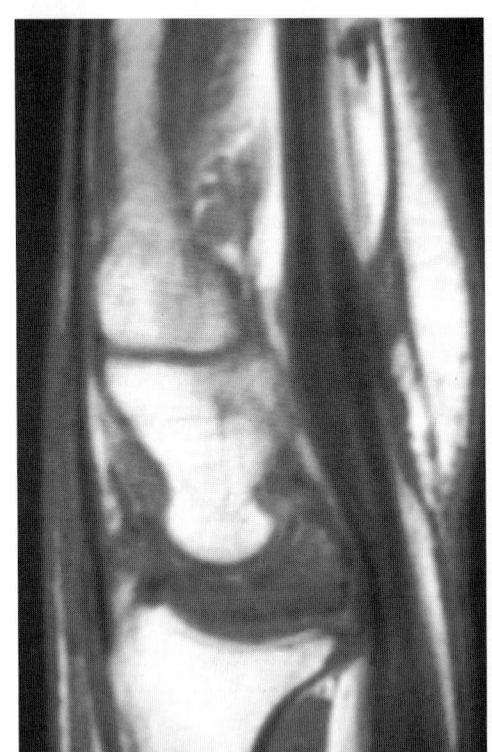

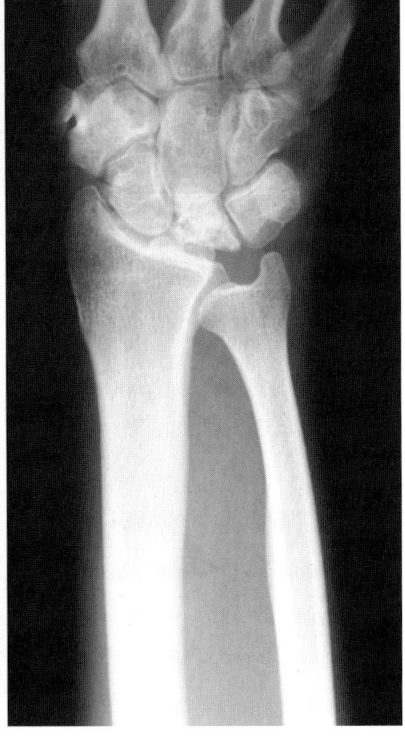

Abb. 5.20 a–d Lunatummalazie MRT-Stadium III. **a** Ein koronares T_1-gewichtetes SE-Bild zeigt eine inhomogene Signalreduktion sowie Höhenabnahme des Os lunatum. Bei einem anderen Patienten zeigt die **b** koronare kontrastmittelverstärkte Aufnahme eine weitgehend fehlende Kontrastmittelaufnahme. Die **c** sagittale T_1-gewichtete SE-Aufnahme zeigt eine inhomogene Signalminderung, eine Fragmentierung des Os lunatum sowie einen beginnenden karpalen Kollaps mit kaudaler Dislokation des Os capitatum.
d Röntgenaufnahme eines anderen Patienten mit Lunatummalazie im gleichen Stadium. Das Os lunatum ist fragmentiert, und es zeigt sich eine Ulnaminusvariante.

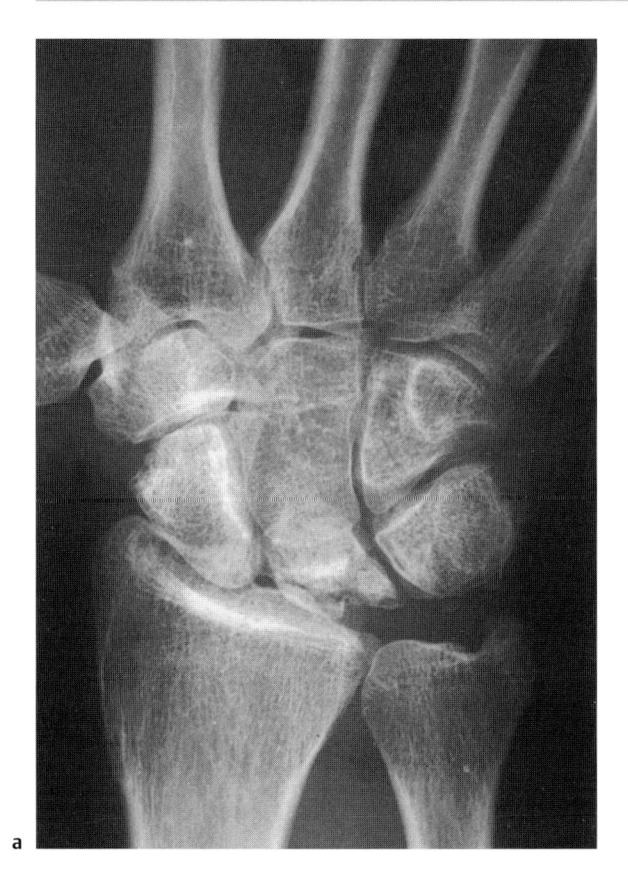

Abb. 5.21 a–c Lunatummalazie im Stadium IV. a Übersichtsbild mit fragmentiertem, höhengemindertem und in den Fragmenten sklerosiertem Os lunatum. b T$_1$-gewichtetes SE-Bild mit signalgemindertem und höhenreduziertem Os lunatum. Die Sekundärarthrose im Radiokarpalgelenk mit subchondraler Sklerose am Processus styloideus radii und Osteophyten (Pfeil) ist fast besser beurteilbar als auf dem konventionellen Röntgenbild. c T$_2$-gewichtetes SE-Bild mit Ergußbildung am Processus styloideus radii und Signalerhöhungen zwischen den Lunatumfragmenten. Dies entspricht wahrscheinlich reparativem fibrovaskulärem Granulationsgewebe.

Ulnakompressionssyndrom des Os lunatum

Nach nicht reponierten Radiuskompressionsfrakturen oder angeborenem Ulnavorschub, relativ zur Radiusgelenkfläche (sog. Ulnaplusvariante nach Hultén) kommt es in der artikulierenden Fläche im Radiokarpalgelenk zu einer Stufe. Die dadurch bedingte ungünstige Kraftübertragung im Gelenk kann zu Schädigungen des Knorpels, des Os lunatum, Discus ulnaris und der Ulna führen. In der MRT lassen sich oft asymetrische knöcherne Veränderungen im Os lunatum und/oder der Ulna durch Zystenbildung, Sklerose und Ödem nachweisen.

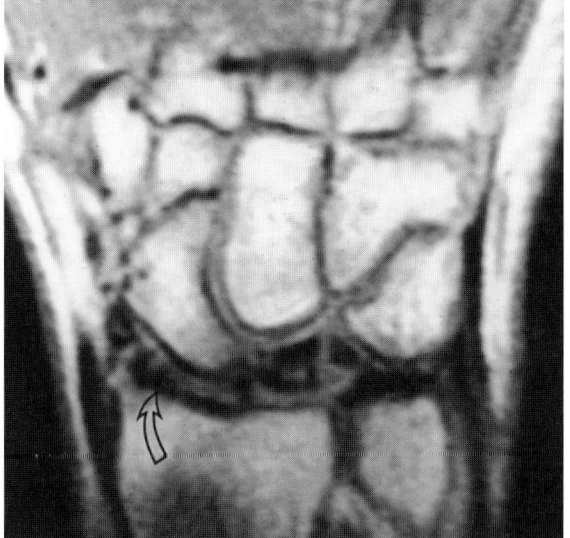

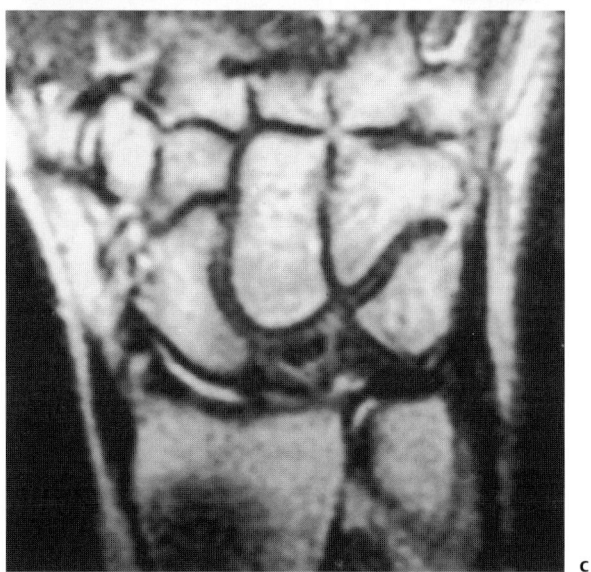

Traumatische Läsionen der Karpalia

■ Kontusion, okkulte Fraktur

Die MRT stellt in der Regel keine primäre Indikation zum Frakturnachweis oder -ausschluß am Carpus dar. Hier steht das konventionelle Röntgen und die CT im Vordergrund.

Knochenkontusionen (engl. „bone bruise"). Sie können magnetresonanztomographisch durch den hochsensitiven Nachweis eines posttraumatischen diffusen Knochenmarködems auch am Handgelenk sicher nachgewiesen werden.

Okkulte Frakturen. Diese werden als magnetresonanztomographisch nachweisbare, röntgenologisch nicht erkennbare Frakturen bezeichnet. In der „Vor-MR-Ära" ließen sich solche Frakturen durch röntgenologische Verlaufskontrollen sichern. Durch Resorptionsvorgänge am

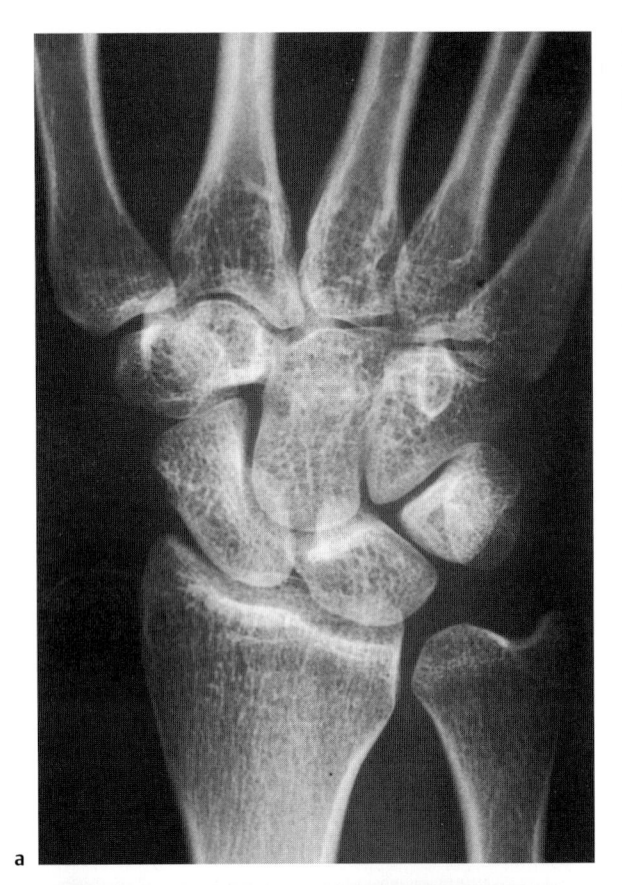

Frakturspalt weitet dieser nämlich nach 2–5 Tagen so weit auf, daß er ein röntgenologisches Korrelat bietet. Eine weitere Möglichkeit im Nachweis der okkulten Fraktur besteht in der Verlaufsbeurteilung der Skelettszintigraphie, die ebenfalls mit einer gewissen zeitlichen Verzögerung nach dem Trauma positiv wird. Mit der MRT kann man heute die Diagnose okkulte Fraktur unmittelbar nach dem Trauma stellen. Die typischen Zeichen sind, wie bei der radiologisch sichtbaren Fraktur, das lineare Knochenmarködem mit Signalreduktion im T_1- und Signalanhebung im T_2-Kontrast sowie die in beiden Kontrasten zentrale signalreduzierte bis -freie Zone (Abb. 5.**22**).

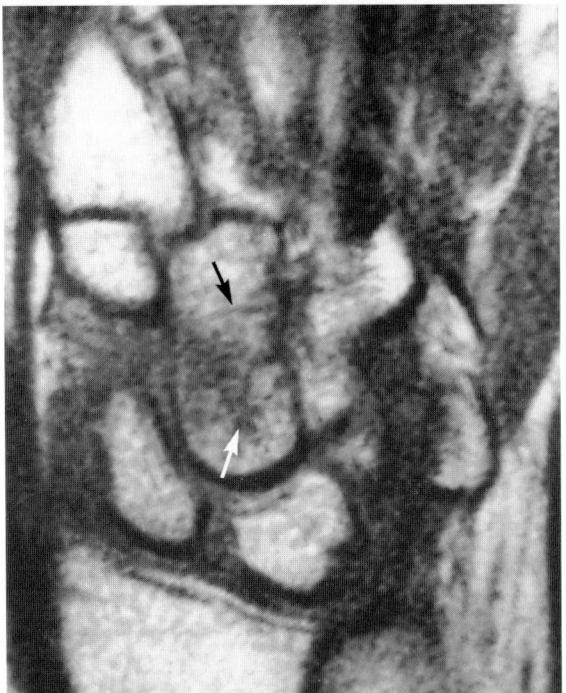

Abb. 5.**22 a–c** Okkulte Fraktur des Os capitatum. **a** Unauffälliges Röntgenbild. **b** Koronares T_1-gewichtetes SE-Bild mit Signalminderung des Os capitatum besonders im mittleren Bereich (Pfeile). **c** Das STIR-Bild stellt das Knochenmarködem sehr signalreich dar.

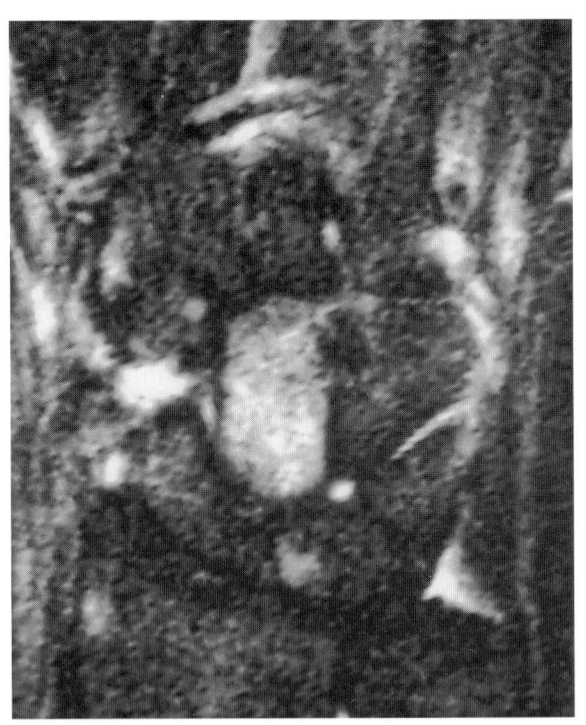

Traumatische Läsionen und postoperative Befunde des Os scaphoideum

Aufgrund der Häufigkeit und der möglichen, klinisch sehr relevanten Komplikationen wie Pseudarthrose und Fragmentnekrose werden Trauma, posttraumatische Komplikationen und postoperative Befunde des Os scaphoideum gesondert besprochen.

Skaphoidfrakturen

Frakturen des Os scaphoideums sind zu 70–80% in der Taille lokalisiert. Seltener sind das Tuberculum (5–10%), der distale (5–10%) und der proximale Pol (15–20%) betroffen. Meist reicht die konventionelle Röntgenaufnahme inklusive Spezialprojektionen und konventioneller Tomographie zum Nachweis aus. Die MRT-Zeichen sind das Knochenmarködem und die signalarme bis -freie Frakturlinie sowie das umgebende Weichteilödem mit ödematöser Durchsetzung des paraskaphoidalen Fetts (Abb. 5.**23**).

Pseudarthrose, fibröse Überbauung und partielle Durchbauung

Pseudarthrose. Bei fehlender Knochenbruchheilung bis 3 Monate nach dem Unfallereignis spricht man von verzögerter Knochenbruchheilung, bei verzögerter Heilung über 6 Monate hinaus von Pseudarthrose. Je weiter proximal die Fraktur lokalisiert ist, desto wahrscheinlicher kommt es zu einer Heilungsverzögerung. Weitere Faktoren für die Entstehung einer Pseudarthrose sind initial übersehene sowie nicht ausreichend ruhiggestellte Skaphoidfrakturen. Die Häufigkeit des Auftretens nach Frakturen wird mit 5–10% angegeben.

Röntgenologisch sieht man bei einer Pseudarthrose einen persistierenden Spalt und in den angrenzenden Knochenfragmenten Dichteinhomogenitäten sowie Zysten. Die Skaphoidpseudarthrose kann basierend auf den konventionell radiologischen Zeichen in 3 Stadien mit unterschiedlicher Therapieempfehlung eingeteilt werden:

- Stadium I: Resorptionsstadium mit Aufweitung des Frakturspalts (Ruhigstellung),
- Stadium II: Zystenbildung (Operation),
- Stadium III: Sklerosierung der Fragmente (Operation).

In der MRT stellt sich der Pseudarthrosespalt inhomogen dar, meist mit Signalerhöhung im T_2 gewichteten Bild und einem unterschiedlich großen Knochenmarködem in den angrenzenden Fragmenten mit Signalreduktion im T_1- und Signalanhebung im T_2- und fettunterdrückten Bild. Im Verlauf auftretende Zysten sind signalarm im T_1- und sehr signalreich im T_2-Kontrast sowie rund konfiguriert. Eine Sklerosierung führt zu einer langsam progredienten Signalminderung in allen Kontrastwichtungen. Eine Kontrastmittelgabe kann wertvolle Informationen über die Vitalität der Fragmente geben.

Fibröse Überbauung. Von der Pseudarthrose muß die fibröse Überbauung der Fraktur abgegrenzt werden. In diesem Fall hat ein nichtverknöchertes Fasergewebe zu einer Überbauung und Stabilisierung der Fraktur mit weitgehender Wiederherstellung der Belastbarkeit ge-

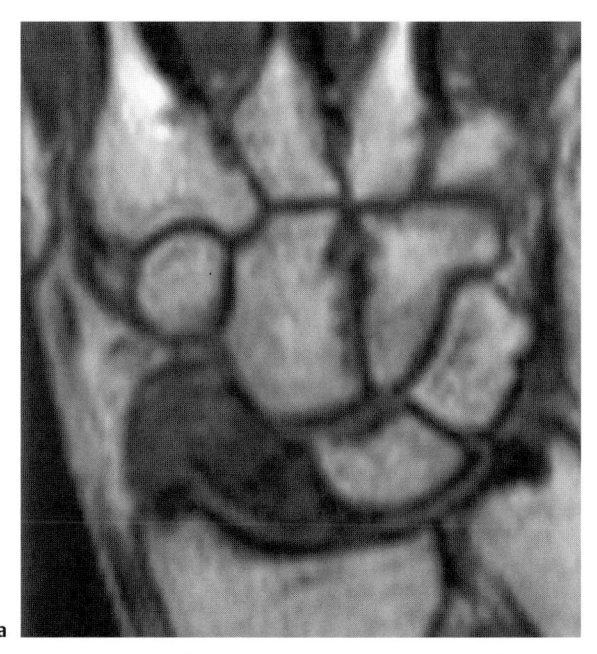

Abb. 5.**23a** u. **b** Ältere Skaphoidfraktur der Taille. **a** Koronare T_1-gewichtete SE-Aufnahme. **b** T_2-gewichtete TSE-Aufnahme. Signalarmer bis -freier Frakturspalt, Konturstufe und ausgedehntes Knochenmarködem in beiden Fragmenten. Umgebendes Weichteilödem insbesondere auch im periskaphoidalen Fett.

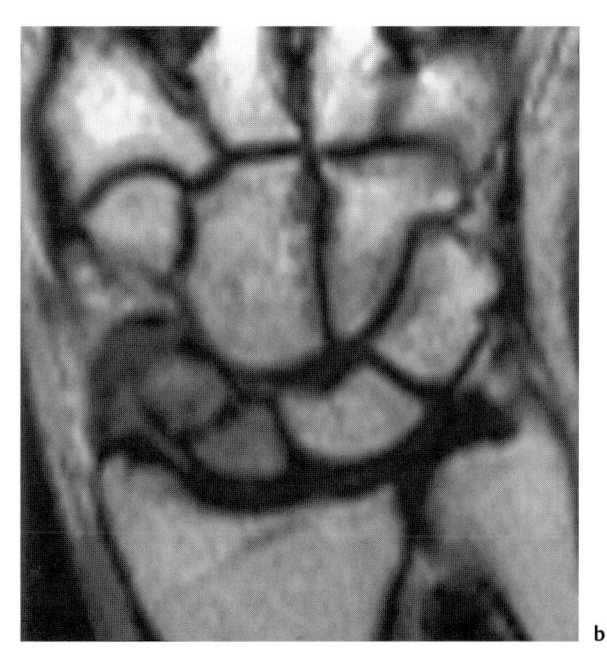

führt. Dieser fibröse Kallus ist röntgenologisch nicht sicher zu identifizieren. Er soll im Röntgenbild allenfalls etwas dichter sein als umgebendes Weichgewebe. Eine persistierende Instabilität der Fragmente bei durchleuchtungsgesteuerten Bewegungsstudien spricht für eine Pseudarthrose. Mittels MRT dagegen gelingt der Nachweis leichter. Das überbrückende Bindegewebe stellt sich nämlich in allen Sequenzen signalarm dar, und in den angrenzenden Knochenfragmenten findet sich fetthaltiges Knochenmark ohne Anhalt für ein Knochenmarködem.

Partielle Durchbauung. Da es auch partielle Durchbauungen der Skaphoidfrakturen gibt, sollte zur Diagnosestellung einer Pseudarthrose der entsprechende Spalt über die ganze Dicke des Knochens nachweisbar sein.

Posttraumatische Osteonekrose

Die das Os scaphoideum versorgenden Blutgefäße treten über die Taille vorwiegend im Bereich des lateralen Tuberculums in den Knochen ein. Der praktisch vollständig von hyalinem Knorpel überzogene proximale Skaphoidpol wird weitgehend von distal versorgt. Frakturen des mittleren Skaphoiddrittels bzw. in zunehmendem Maße Frakturen am Übergang zum proximalen Skaphoiddrittel schneiden das proximale Skaphoidfragment von seiner Blutversorgung ab. Dadurch kommt es häufig zu Nekrosen des proximalen Fragments. Seltener, je nach Unfallmechanismus, beobachtet man auch eine Nekrose des distalen Fragments. Nekrosen können auch spät auftreten, insbesondere im Rahmen einer verzögerten Heilung mit Pseudarthrosebildung. Im konventionellen Röntgenbild sieht man bei der posttraumatischen Osteonekrose eine relative Dichtezunahme des betroffenen Fragments, weil das Fragment aufgrund der fehlenden bzw. gestörten Perfusion nicht oder langsamer entkalkt, als die umgebenden Knochen im Rahmen der posttraumatischen Immobilisation. Später tritt noch eine vermehrte Markraumsklerosierung dazu.

In der MRT finden sich verschiedene Befunde. Ein nekrotisches Fragment ist im T_1-Bild signalarm und im T_2-Bild initial signalreich und läßt sich daher nicht sicher vom Fraktur- oder Pseudarthroseödem unterscheiden. Eine persistierende Signalveränderung in einem der beiden Fragmente über 6 Wochen nach dem Unfallereignis, bei Normalisierung des Signals im zweiten Fragment, spricht dagegen mit hoher Wahrscheinlichkeit für eine Osteonekrose bzw. Vitalitätsminderung (Abb. 5.**24**). Ein weiteres relativ sicheres Zeichen für das Vorliegen einer Nekrose ist eine fehlende Kontrastmittelaufnahme in einem der Fragmente bei nachweisbarer Kontrastmittelaufnahme im zweiten Fragment und unverändertem Nachweis eines Ödems in beiden Fragmenten (Abb. 5.**25**).

Die Vitalitätsbestimmung der Fragmente einer Skaphoidfraktur ist von prognostischer und therapeutischer Bedeutung. Eine verminderte Vitalität macht das Auftreten einer Pseudarthrose wahrscheinlicher und die Erfolgsaussichten einer konservativen Therapie geringer.

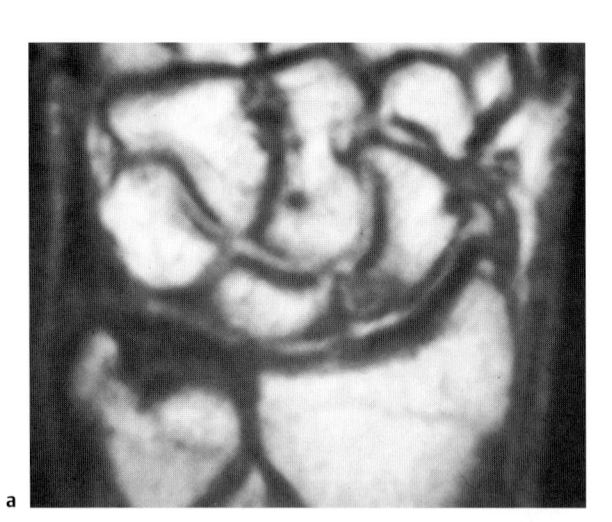

Abb. 5.**24a** u. **b** Posttraumatische Osteonekrose des proximalen Skaphoidfragments. Persistierende ödemäquivalente Signalveränderungen im proximalen Fragment nach Skaphoidfraktur vor 3 Monaten, bei Normalisierung des Signals im distalen Fragment. **a** Koronare T_1-gewichtete SE-Sequenz. **b** T_2-gewichtete SE-Sequenz. In beiden Sequenzen signalarme Kompaktainsel im Os capitatum.

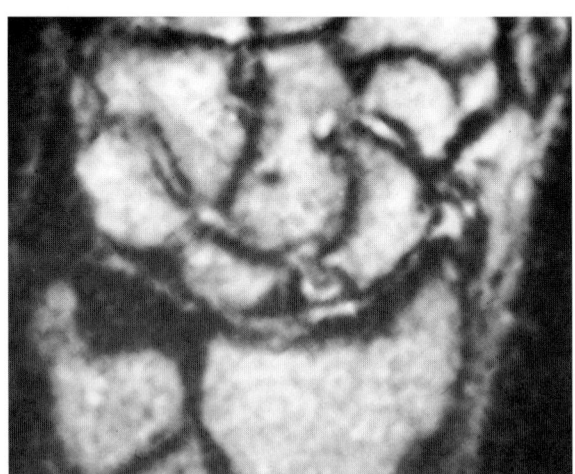

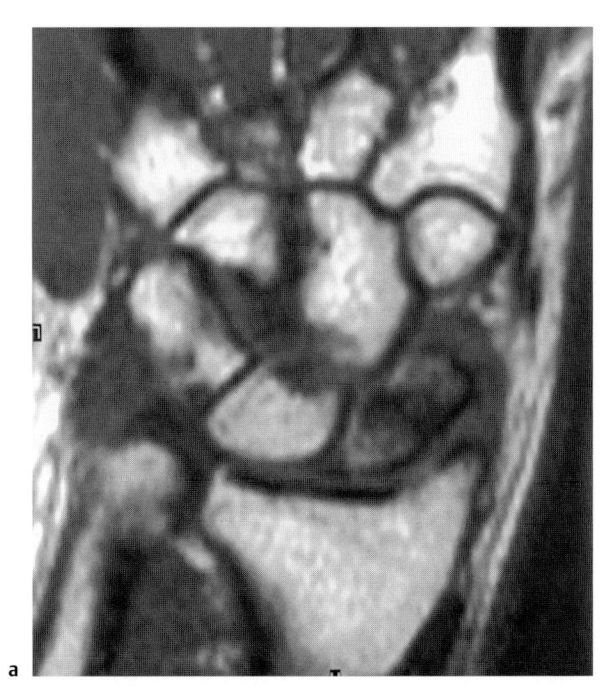

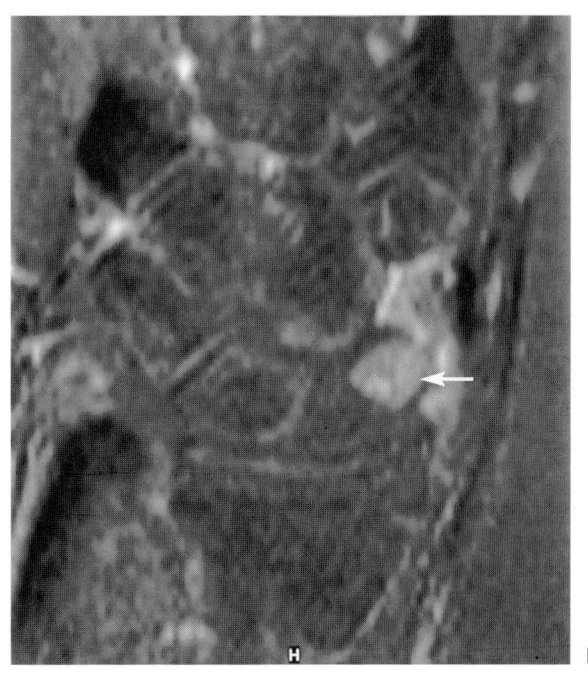

Abb. 5.**25 a** u. **b** Posttraumatische Osteonekrose des proximalen Skaphoidfragments mit Pseudarthrose. **a** Koronare T_1-gewichtete SE-Aufnahme mit weitem, signalarmem Pseudarthrosespalt und umgebendem signalarmem Ödem in beiden Fragmenten. **b** Die Subtraktionsaufnahme nach Kontrastmittelinjektion zeigt eine fehlende Kontrastmittelaufnahme des proximalen Fragments bei deutlicher ödembedingter Aufnahme des distalen Fragments (Pfeil).

Postoperative Befunde des Os scaphoideum

Zur Beurteilung von MRT-Untersuchungen nach operativer Therapie einer Skaphoidpseudarthrose muß berücksichtigt werden, daß ein Knochenmarködem noch mehrere Monate bis zu 1 Jahr nach der Operation insbesondere auf STIR-Aufnahmen sichtbar sein kann. Darüber hinaus muß zur Beurteilung einer knöchernen oder fibrösen Durchbauung das Operationsverfahren bekannt sein (Abb. 5.26). Die Erfolgsrate der Matti-Russe-Plastik beträgt 87–95%. Moderne Osteosynthesematerialien (z. B. Herbert-Schraube aus Titan) erlauben trotz Suszeptibilitätsartefakten eine gewisse Beurteilung der Vitalität des proximalen Fragments und des ehemaligen Pseudarthrosespalts (Abb. 5.27).

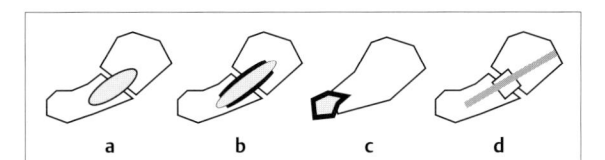

Abb. 5.**26 a–d** Schemazeichnung von Operationsverfahren bei Skaphoidpseudarthrose. **a** Spongiosaplastik (nach Russe). **b** Spongiosaplastik mit zusätzlicher Implantation zweier kortikospongiöser Späne (nach Matti-Russe). **c** Bei kleinen proximalen Fragmenten: Ersatz des proximalen Fragments durch kortikospongiösen Span (Russe II), die interkarpalen Bandverbindungen werden dabei zwangsläufig durchtrennt. **d** Osteosynthese mittels Doppelzinkenplatte (nach Ender) oder Herbert-Schraube mit Spongiosablock.

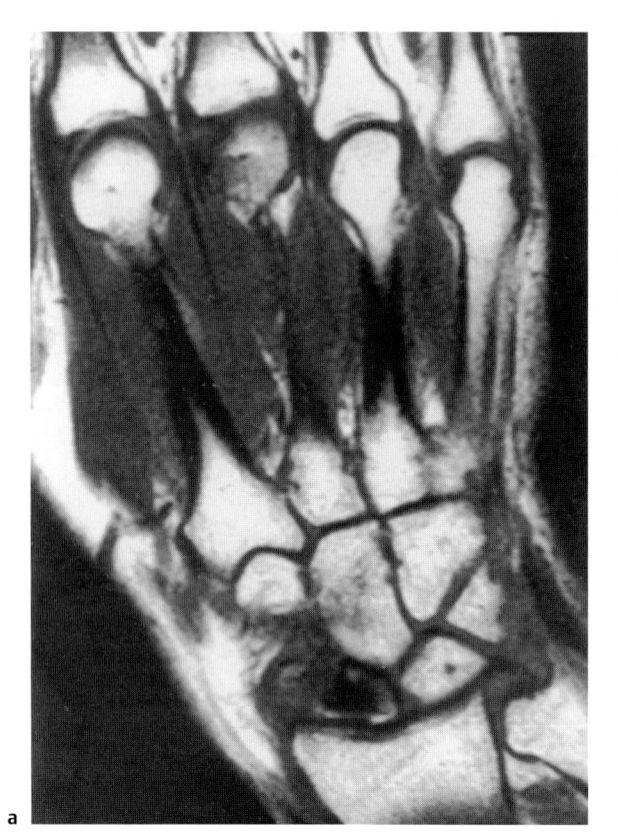

Abb. 5.**27a** u. **b** Operative Versorgung einer Skaphoidpseudarthrose durch Herbert-Schraube aus Titan. **a** Koronare MRT, T$_1$-gewichtete SE-Sequenz. **b** Koronare MRT, T$_2$-gewichtete TSE-Sequenz. Durch Verwendung von Titan nur geringe Ausprägung von Artefakten durch die Schraube mit Beurteilbarkeit des proximalen Fragments, welches in den beurteilbaren Anteilen eine normale Signalintensität aufweist (Pfeil).

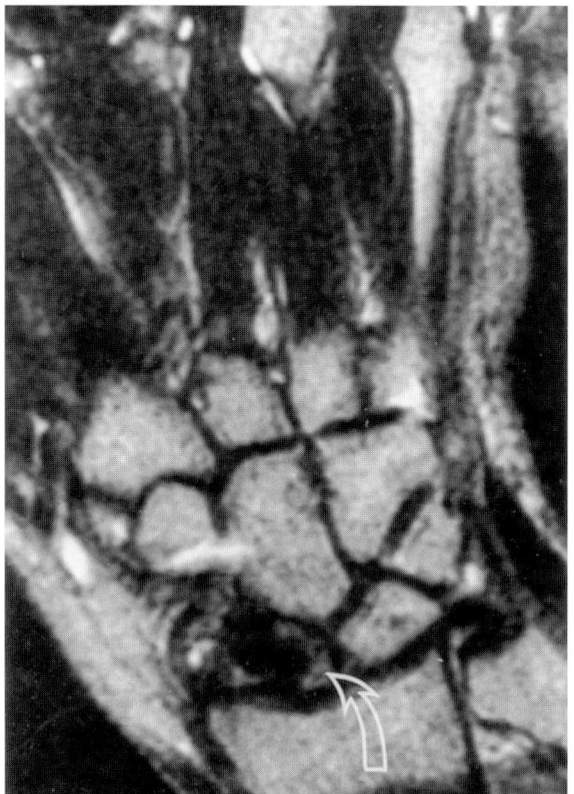

Erkrankungen der interossären (intrinsischen) Bänder

Als Goldstandard zum Nachweis von Rupturen der interossären Bänder zwischen Skaphoid und Os lunatum (SL-Band) und zwischen Os lunatum und Os triquetrum (LT-Band) gilt die 3-Kompartment-Arthrographie mit initialer Injektion in das Mediokarpalgelenk. Die MRT-Darstellbarkeit der Bänder liegt zwischen 70 und 95 % und ist sehr variabel. Die diagnostische Sicherheit in der MRT hinsichtlich einer Ruptur dieser Bänder ist entsprechend gering und liegt für das SL-Band bei ca. 70 % und für das LT-Band bei nur ca. 50 %. *Direkte Zeichen* einer Ruptur sind Kontinuitätsunterbrechung und Signalanhebung. *Indirekte Zeichen* sind fokale Flüssigkeitsansammlung und die vermehrte Distanzierung der betroffenen Karpalia in Ruhe oder bei bestimmten Gelenkpositionen, evtl. mit Subluxationsstellung (Abb. 5.**28**).

Bei einer vollständigen oder partiellen Ruptur eines interossären Bands bildet sich vaskularisiertes Granulationsbindegewebe, das in verbliebene ligamentäre Strukturen einwächst. Eine i.v. Gadolinium-DTPA-Applikation führt so zu einem Enhancement (Abb. 5.**29**). Eine sichere Unterscheidung zwischen einer vollständigen Ruptur, einer partiellen Ruptur oder einem ausgeprägten degenerativen Prozeß ist jedoch auch mit dieser Technik nicht sicher möglich.

Erkrankungen der Kapselbänder (extrinsische Ligamente)

In die palmare und dorsale Handgelenkkapsel sind multiple Verstärkungen im Sinne umschriebener Bandstrukturen eingebettet. Diese Bandstrukturen sind als eigenständige Entitäten sogar pathoanatomisch nur schwer darstellbar. Magnetresonanztomographisch gelingt die Darstellung dieser umschriebenen Bandstrukturen nur in ca. 50–70 % der Fälle. Die Wahrscheinlichkeit einer sicheren diagnostischen Aussage liegt noch unter diesen Prozentangaben, so daß durch eine native MRT-Untersuchung die extrinsischen Kapselbänder nicht sicher genug darstellbar sind.

Kapselbandinsuffizienzen und Rupturen können zu Instabilitäten führen, die üblicherweise gut in den Übersichtsaufnahmen erkennbar sind, aber auch magnetresonanztomographisch dargestellt werden können. Die Zickzackdeformitäten mit dorsaler Rotation des Os lunatum und Achsversatz des Os capitatum nach dorsal (DISI [engl. dorsal intercalated segment instability]) und die Variante mit palmarer Rotation des Os lunatum und Achsversatz des Os capitatum nach palmar (PISI [engl. palmar intercalated segment instability]) sind magnetresonanztomographisch auf sagittalen Schnittbildern gut erkennbar.

Eine Übersicht über Fehlstellungen nach ligamentären Verletzungen gibt Tab. 5.**2**.

Erkrankungen der Kapselbänder (extrinsische Ligamente) **131**

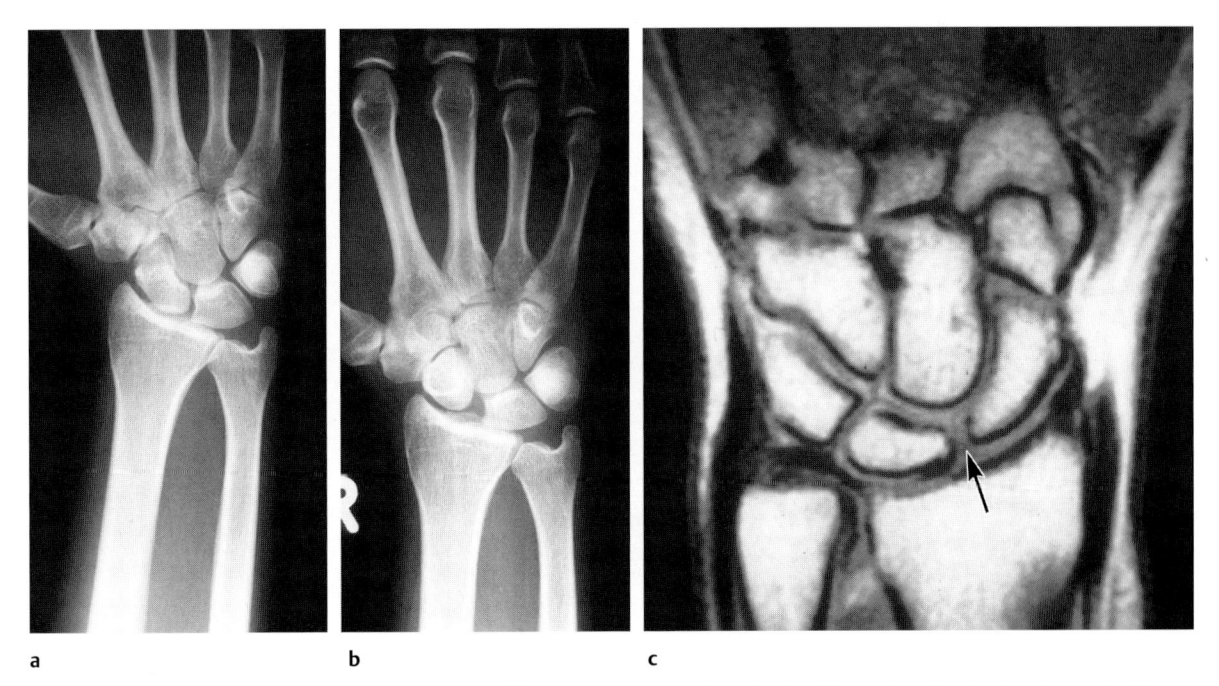

Abb. 5.28 a–c Skapholunäre Diasthase (Rotationssubluxation des Os scaphoideum) bei Ruptur des SL-Bands. **a** In der konventionellen Röntgenaufnahme sind keine Besonderheiten erkennbar. **b** Auf der Röntgenaufnahme unter Provozierung der Beschwerden des Patienten nach einem fühlbaren „Schnappphänomen" in Ulnarstreß zeigt sich eine vermehrte Distanz zwischen Os scaphoideum und Os lunatum über 2 mm (Terry-Thomas sign) sowie eine Ringstruktur im distalen Os scaphoideum durch Verprojizierung der Taille des nach palmar gekippten Skaphoids („Siegelringzeichen"). **c** Im koronaren T_1-gewichteten SE-Bild eines anderen Patienten erkennt man eine vermehrte Distanz zwischen Skaphoid und Os lunatum sowie eine Signalanhebung und fraglich eine Konturunterbrechung des SL-Bands (Pfeil).

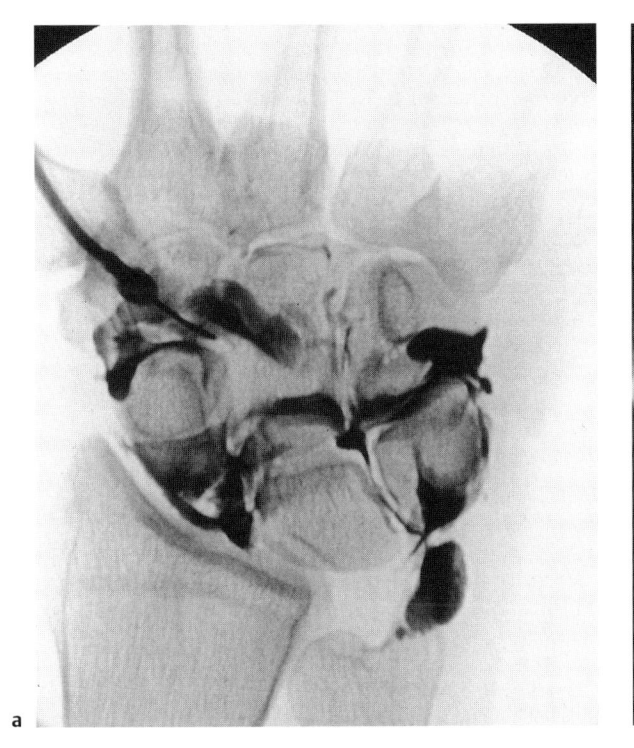

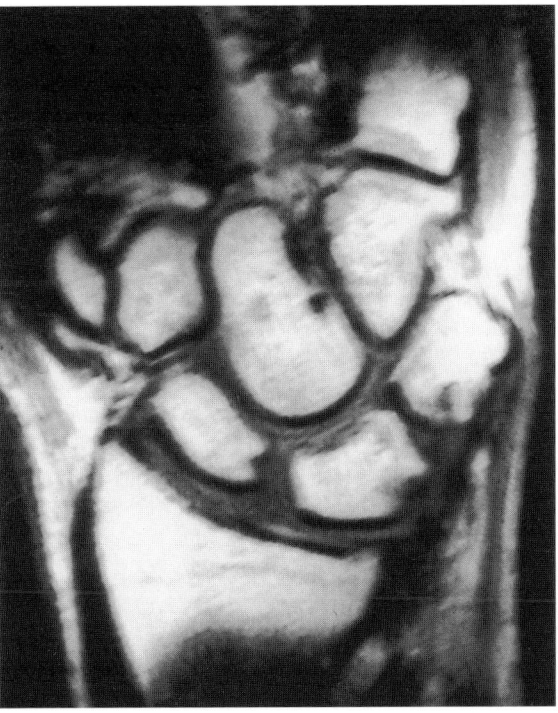

Abb. 5.29 a–c Skapholunäre Bandläsion. **a** Die Arthrographie mit mediokarpaler Kontrastmittelinjektion zeigt einen Kontrastmittelübertritt in das Radiokarpalgelenk durch das skapholunäre und lunotriquetrale interossäre Band. **b** Im nativen T_1-gewichteten Bild ist der SL-Gelenkspalt etwas erweitert.

Abb. 5.29 c ▶

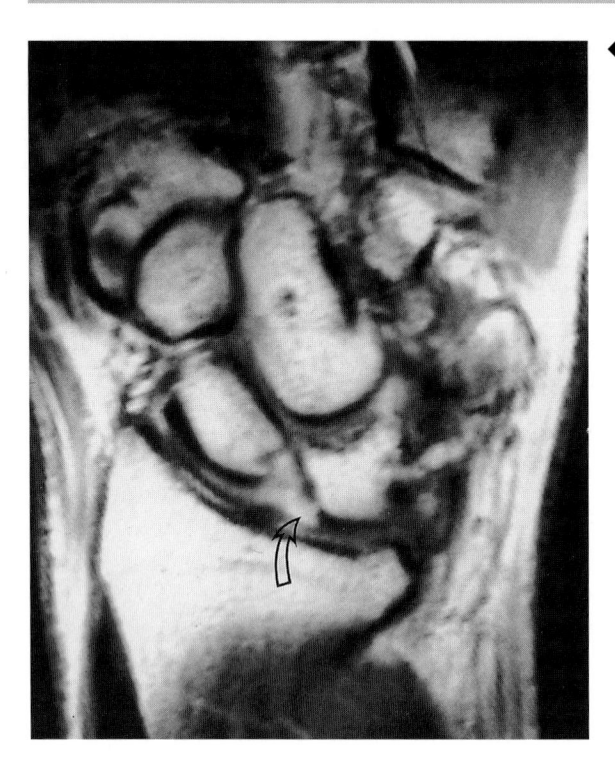

◀ Abb. 5.29c   Nach Gadolini-DTPA-Gabe erfolgt eine starke Kontrastmittelanreicherung im skapholunären Gelenkspalt. Auch im Bereich des lunotriquetralen Bands ist eine Kontrastmittelaufnahme dargestellt.

Tabelle 5.2   Relativ häufige Luxationen und Instabilitäten im Handgelenk. Die Luxationen können mit Frakturen einhergehen, so daß zahlreiche Kombinationsmöglichkeiten bestehen. Liegt neben einer Luxation eine Fraktur vor, so beginnt der Name mit dem Präfix „trans", gefolgt vom Namen des gebrochenen Knochens, gefolgt von der Luxationstype: z. B. transskaphoidale-perilunäre Luxation. Darüber hinaus gibt es je nach Gewalteinwirkung noch weitere seltene Luxationsformen. Die beschriebenen Zeichen basieren auf Röntgenbildern, lassen sich aber die MRT in der entsprechenden Schnittführung übertragen. Die Kippung des Mondbeins relativ zur Längsachse (Radius – Mondbein – Os capitatum – Metakarpalia) im seitlichen Bild ist beim Gesunden 0–30 Grad. Die Kippung des Os scaphoideum relativ zur Längsachse ist normalerweise 30–60 Grad (Abb. 5.11).

Grundsätzlich ist davon auszugehen, daß die palmare oder dorsale perilunäre Luxation, die palmare oder dorsale mittkarpale Luxation und die palmare oder dorsale Lunatumluxation nur unterschiedliche Zustandsbilder derselben, perilunären Verletzung darstellen.

Zur Bestimmung der Ulnafehlstellung nach bekannten CT-Kriterien nimmt man das axiale Bild, auf dem der radioulnare Gelenkspalt am schmalsten erscheint. Als Meßlinien dienen Verbindungslinien zwischen palmarem Eckpunkt der radialen Gelenkfläche und äußerem Radiuseckpunkt sowie zwischen dorsalem Eckpunkt der radialen Gelenkflächen und dorsalem äußeren Eckpunkt. Die Ulna soll normalerweise diese Linien nicht um mehr als Halbschaftbreite überschreiten (Abb. 5.**16**). Andere Meßmethoden sind bei Wechsler u. Mitarb. beschrieben (36)

	Verletzung	Zeichen
Luxationen:		
• I skapholunäre Dissoziation bzw. Skaphoidrotationssubluxation	SL-Band, Radius-Os-scaphoideum-Band, palmares Radius-Os-capitatum-Band	scapholunäre Distanz > 2 mm, durch Ulnarstreß provozierbar (Terry-Thomas sign), Ringstruktur in Skaphoid (Siegelringzeichen), Skaphoidpalmarkippung
• II perilunäre Luxation	Radius-Os-capitatum-Band	dorsal und proximal Versatz des Os capitatum gegen das Os lunatum
• III mittkarpale Luxation	LT-Band, Radiotriquetrumband, Ulnatriquetrumband	wie II und Lunatumsubluxation mit leichter Achskippung nach palmar
• IV Lunatumluxation	alle Lunatumligamente	Palmarkippung des Os lunatum, Dreiecksform des Os lunatum und Unterbrechung des 2. Bogens
Ulna-(sub-)luxation	TFCC (Discus-ulnaris-Komplex) radioulnare Bänder	(Sub)luxation: (halb)schaftbreite Abweichung von der radioulnaren Tangente (Abb. 5.10)
Instabilitäten:		
• Dorsal intercalated segmental instability (DISI)	SL-Band, volares radioskapholunäres Band, Skaphoidpseudarthrose	Dorsalkippung des Os lunatum über 30 Grad Palmarkippung des Skaphoids über 60 Grad
• Palmar intercalated segmental instability (PISI)	Os-triquetrum-Os-hamatum-Band	Palmarkippung des Os lunatum über 30 Grad, oft auch Dorsalkippung des Os capitatum über 30 Grad

Ulnarer Faserkomplex

Schmerzen im Bereich des ulnarseitigen proximalen Carpus können durch krankhafte Veränderungen des Discus triangularis und des umgebenden Kapsel-Band-Apparates hervorgerufen sein. Aufgrund der klinischen Beschwerden kommen differentialdiagnostisch zur Diskusruptur Läsionen des LT-Bands, der Sehne des M. extensor carpi ulnaris, des Pisotriquetralgelenks und des distalen Radioulnargelenks in Betracht. Der Discus triangularis kann vollständig rupturiert sein, so daß eine Kommunikation zwischen dem Radiokarpal- und dem distalen Radioulnargelenk besteht. Es können aber auch nur unvollständige Risse von distal (radiokarpal) aus, aber auch von proximal (Diskusunterfläche) bestehen. Chronische Reizzustände und Rupturen gehen als Ausdruck des Reparationsversuchs mit einem Einwachsen eines vaskularisierten Granulationsbindegewebes einher. Auch synoviale Reizzustände mit synovialen Proliferationen können eine sekundäre Vaskularisation des Faserknorpelkomplexes hervorrufen.

Ulnarminusvarianten resultieren in einer anlagebedingt kräftigen Ausbildung des Discus triangularis, so daß Minusvarianten der Ulna eine Diskusruptur weitgehend ausschließen. Im Gegensatz dazu kommt es bei Plusvarianten der Ulna häufig zu Defekten und Rupturen in dem bereits anlagebedingt sehr dünnen Discus triangularis. In dieser Situation kann es im fortschreitenden Alter mit zunehmender relativer Ulnalänge zu einem Ulnaimpingementsyndrom auf das Os lunatum kommen.

Bisher war die Arthrographie die einzige Methode zum Nachweis von pathologischen Veränderungen und Rupturen am Discus triangularis. Bei radiokarpaler Injektion kommt es zu einem Kontrastmittelübertritt in das distale Radioulnargelenk. Es gibt Diskusrupturen, die nur einen Kontrastmittelübertritt in einer Richtung zulassen, so daß bei negativem Befund bei radiokarpaler Injektion ein Diskusdefekt durch eine ergänzende Injektion in das distale Radioulnargelenk erfolgen muß.

Magnetresonanztomographisch weist der Discus triangularis in allen Sequenzen eine niedrige Signalintensität auf. Nach ulnarseitig mit Übergang in den angrenzenden Faserkomplex nimmt die Signalintensität zu. Bei Diskusrupturen bestehen auf T_2-gewichteten oder STIR-Sequenzen umschriebene Bezirke mit hoher Signalintensität. Meist besteht eine geringe Ergußbildung im distalen Radioulnargelenk, so daß eine hohe positive Korrelation zwischen einem Flüssigkeitsnachweis in diesem Gelenk und Diskusrupturen besteht. Sekundäre Vaskularisationen durch Einwachsen eines synovialen Pannus oder von vaskularisiertem Granulationsbindegewebe bei Überlastungsschäden oder degenerativen chronischen Vorgängen im triangulären Faserknorpelkomplex lassen sich sensitiv durch T_1-gewichtete Aufnahmen nach i.v. Gadolinium-DTPA-Applikation nachweisen. Hilfreich hierbei sind wiederum frequenz-selektiv fettunterdrückte Aufnahmen. In der nativen Bildgebung haben sich T_2-gewichtete GRE-Sequenzen in koronarer Schichtführung als gut geeignet zum Nachweis von Diskusrupturen erwiesen.

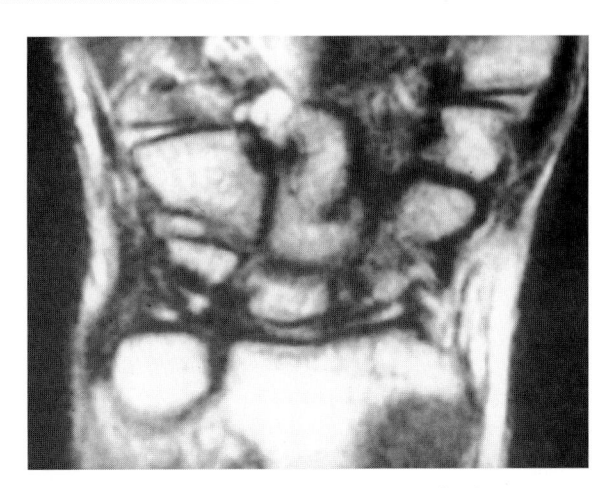

Abb. 5.**30** Degenerative Ruptur des Discus ulnaris. Koronares T_2-gewichtetes SE-Bild. Man sieht fokale, mehr rundliche Signalanhebungen im Zentrum des Diskus (IIc nach Palmer). Nur wenig Flüssigkeit im Radiokarpalgelenk. Keine Flüssigkeit im distalen Radioulnargelenk. Die Beschwerden bestehen seit Jahren ohne erinnerliches Trauma.

Die meisten Rupturen des Discus triangularis entstehen auf dem Boden *degenerativer Veränderungen*. So findet man bereits bei etwa 8 % der Patienten zwischen 30 und 40 Jahren und bei Patienten, die über 60 Jahre alt sind, in über 50 % der Fälle ein Defekt oder eine Ruptur des Discus triangularis. Da Rupturen des Discus triangularis mit zunehmendem Alter häufiger auftreten und die meisten dieser Rupturen klinisch asymptomatisch sind, müssen entsprechende MRT-Befunde mit großer Vorsicht und nur in direkter Korrelation mit den klinischen Beschwerden des Patienten gewertet werden. Degenerative Rupturen sind meist zentral im Diskus gelegen und weisen eine eher rundliche Form auf (Abb. 5.**30**). Die Ausprägung der sekundären Vaskularisation bei chronisch degenerativen Schädigungen scheint hier eine gute Korrelation mit den klinischen Beschwerden aufzuweisen (Abb. 5.**31**).

Akute *traumatische Rupturen* des Diskus sind meist im radialseitigen dünnen Bereich des Diskus nahe der Einstrahlung in den hyalinen Gelenkknorpel des distalen Radius gelegen (Abb. 5.**32**) und verlaufen typischerweise vertikal von Oberfläche zu Oberfläche. Traumatische Läsionen werden auch im Bereich der ulnaren Anheftung beobachtet. Neben der Signalanhebung im T_1- und T_2- sowie besonders fettunterdrückten Bild, ist ein weiterer Hinweis auf eine Läsion eine umschriebene Flüssigkeitsansammlung insbesondere im distalen Radioulnargelenk durch die entstandene Kommunikation zwischen Recessus radiocarpalis und dem distalen radioulnaren Kompartiment.

Basierend auf der Einteilung in degenerative und traumatische Verletzungen des ulnaren Faserbandkomplexes sowie der Begleit- und Folgeerscheinungen wurde von Palmer eine Einteilung der Läsionen in 9 Typen mit teilweise unterschiedlichen Therapiekonzepten vorgeschlagen, die sich zunehmend durchsetzt (Tab. 5.**3**) (23, 24).

134 5 Handgelenk

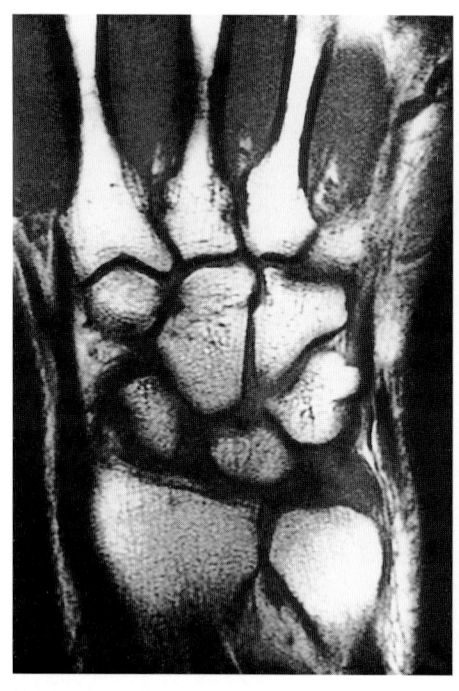

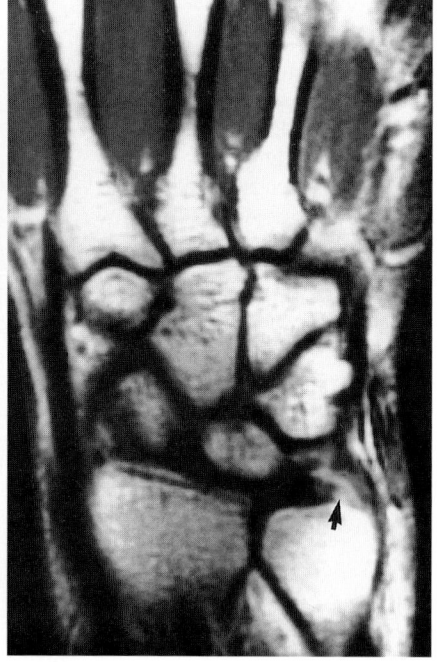

Abb. 5.**31 a** u. **b** Läsion des Discus triangularis ulnae. Nach einem Rotationstrauma bestanden chronische ulnarseitige Schmerzen. **a** T$_1$-gewichtetes natives SE-Bild ohne sicheren pathologischen Befund mit regelrechtem Knochenmarksignal. **b** Nach Gadolinium-DTPA-Gabe reichert fibrovaskuläres Gewebe im Bereich des TFKK deutlich Kontrastmittel an (Pfeil).

Unter Berücksichtigung aller diagnostischen Kriterien soll die MRT im Nachweis der Diskusverletzungen eine *Sensitivität* von über 90% haben (45). Diese guten Ergebnisse werden allerdings von anderen Autoren nicht erreicht und hängen erheblich auch von den verwendeten Sequenzen und der Hardware bzw. dem Magnetfeld ab.

Nervenkompressionssyndrome

■ Karpaltunnel

Der N. medianus sowie die Fingerbeugesehnen (Mm. flexor digitorum profundus, flexor digitorum superficialis, flexor pollicis longus) verlaufen im Übergang vom Unterarm zur Handinnenfläche durch einen physiologischen Engpaß. Dieser Tunnel wird von dorsal durch die Karpalia und von palmar durch das Retinaculum flexorum, einem breitem Ligament, begrenzt. Der N. medianus liegt normalerweise palmar der Beugesehnen. Es gibt jedoch Verlaufsvarianten, bei denen der Nerv in den dorsalen Anteilen des Tunnels aufzufinden ist. Bei Beugung des Handgelenks kommt es zu geringen Verlagerungen und Deformierungen, besonders Abflachung des N. medianus. Erkrankungen mit Kompression des N. medianus im Karpaltunnel führen zum Bild des Karpaltunnelsyndroms, einer Neuropathie mit Schmerzen, Parästhesien der radialen 2$^1/_2$ Finger und Schwäche und ggf. Atrophie der Thenarmuskulatur. Die Beschwerden sind besonders nachts vorhanden. Die Erkrankung betrifft typischerweise Patienten im Alter zwischen 30 und 60 Jahren und kommt immerhin in bis zu 50% der Fälle bilateral vor.

Raumfordernde Läsionen innerhalb des Karpaltunnels können ein Karpaltunnelsyndrom hervorrufen. Hierzu zählen Tumoren, Ganglien, Muskelhypertrophie,

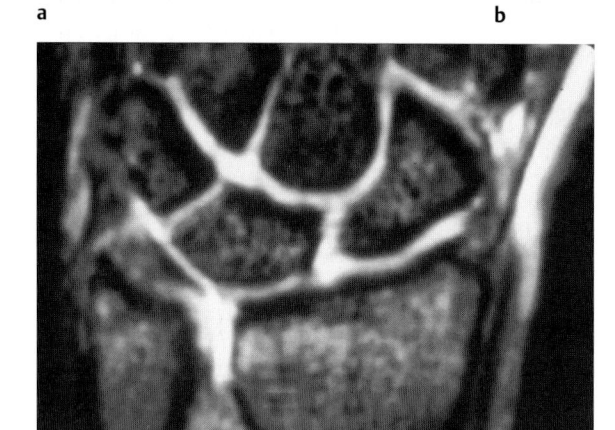

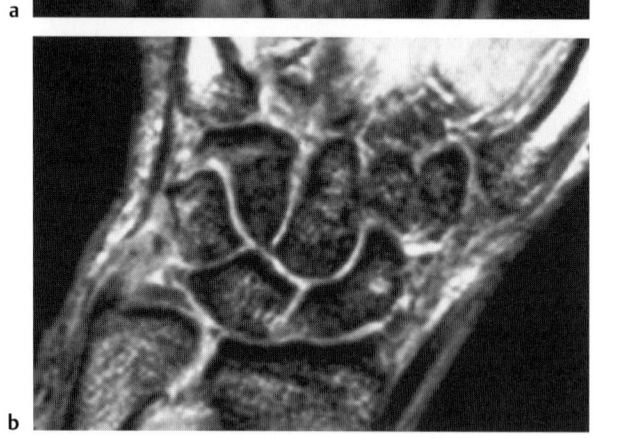

Abb. 5.**32 a** u. **b** Traumatische Rupturen des Discus ulnaris ulnae. Koronare T$_2$-gewichtete GRE-Aufnahmen. **a** Abriß an der radialen Anheftung mit deutlicher Flüssigkeitsansammlung im distalen Radioulnargelenk (Id nach Palmer). **b** Durchriß des Diskuskörpers mit vertikalem Rißverlauf und etwas Flüssigkeit im distalen Radioulnargelenk (Ia nach Palmer). Beide Patienten hatten nach adäquatem Trauma persistierende Beschwerden.

Tabelle 5.3 Einteilung der Verletzungen des triangulären ulnaren Faserkomplexes nach Palmer (24)

Stadium	Läsionen	Therapie
I Traumatisch:		
• Ia	radialseitiger vertikaler Riß	schlechte Spontanheilung; Debridement
• Ib	ulnarseitiger Riß, oft mit Avulsion des Processus styloideus ulnae und radioulnarer Instabilität durch Riß der radioulnaren Bänder	gute Spontanheilung, Ruhigstellung
• Ic	ulnokarpale Ligamente gerissen mit ulnokarpaler Instabilität	Bandnaht
• Id	Diskusausriß aus dem Radius, evtl. mit begleitender Avulsionsfraktur	Debridement
II Degenerativ:		
• IIa	Diskusverdünnung ohne Riß	ggf. Ulnaverkürzung, Debridement
• IIb	IIa und Chondromalazie	wie IIa
• IIc	zentraler meist ovalärer Riß	wie IIa
• IId	IIc und LT-Band-Riß mit konsekutiver Instabilität	Debridement, lunatotriqueträre Arthrodese
• IIe	große zentrale Risse (oft gänzlich fehlende Darstellbarkeit des Diskus), Arthrose, Synovialitis, LT-Band-Riß	wie IId

rheumatoide Arthritis, exzessive Fettablagerungen, Tendinitis, Peritendinitis, Amyloidablagerungen, Ödem (Schwangerschaft) und Prozesse, die den Karpaltunnel von außen einengen. Dies kann bei Frakturen oder überschießender Kallusbildung der Fall sein. Angeborene Anomalien wie eine persistierende A. medialis oder dystope Mm. lumbricalis können ebenfalls zu einem Karpaltunnelsyndrom führen.

Die Diagnose eines Karpaltunnelsyndroms basiert normalerweise auf klinischen Zeichen und elektrophysiologischen Messungen wie der Nervenleitgeschwindigkeit und dem Elektromyogramm. Mit konventionellen Röntgenbildern und CT-Untersuchungen lassen sich knöcherne Ursachen nachweisen.

Mit der MRT lassen sich zahlreiche weichteilbedingte und knöcherne Ursachen direkt sichtbar machen. Eine Volumenzunahme im Karpaltunnel beispielsweise führt zu einer Vorwölbung des Retinaculum flexorum. Diese läßt sich durch Bestimmung der Distanz des Retinaculums von einer gedachten Verbindungslinie zwischen dem Hamulus ossis hamati und dem Os trapezium quantifizieren. Darüber hinaus lassen sich am Nerv selbst Veränderungen nachweisen. Diese umfassen eine erhöhte Signalintensität des Nervs auf T_2-gewichteten Aufnahmen (Abb. 5.33) sowie eine vermehrte Dicke. Die Signalerhöhung ist wahrscheinlich durch ein Ödem bedingt. Die Schwellung des Nervs ist meist in Höhe des Os pisiforme am stärksten ausgeprägt. Gelegentlich läßt sich auch insbesondere in Höhe des Hamulus ossis hamati eine Abflachung des Nervs beobachten. In späten Stadien, bei chronischen Verlaufsformen, kann man die Muskelatrophie der Thenarmuskulatur als erhöhte Signalintensität auf T_1- und T_2-gewichteten Sequenzen sowie gelegentlich eine Signalreduktion des Nervs auf T_1- und T_2-gewichteten Bildern, wahrscheinlich durch eine Fibrose, beobachten.

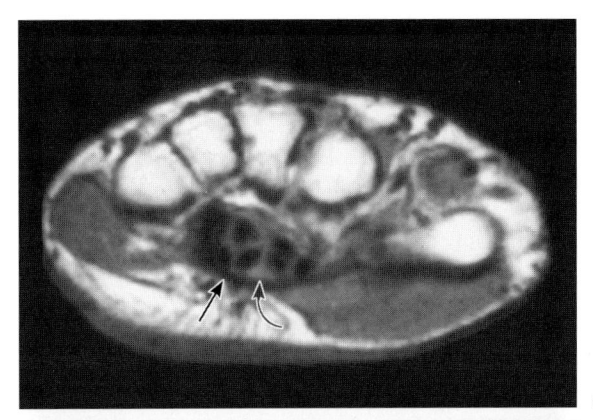

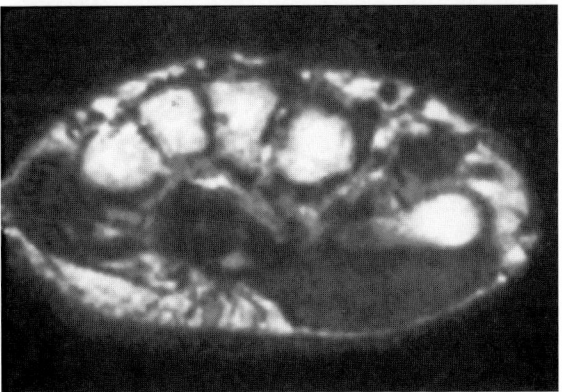

Abb. 5.33 a u. b Karpaltunnelkompressionssyndrom. **a** Axiale protonendichtegewichtete SE-Aufnahme. **b** T_2-gewichtete SE-Aufnahme.
Man sieht eine Vorwölbung des Retinaculum flexorum (Pfeil) sowie eine Signalanhebung des N. medianus in beiden Sequenzen (gebogener Pfeil).

Bei persistierenden oder erneut auftretenden Beschwerden eines Karpaltunnelsyndroms nach operativer Therapie, lassen sich MR-tomographisch mögliche Ursachen, wie inkomplette Inzision des Retinaculums und postoperative Narben oder Neurinome, direkt nachweisen.

■ Guyon-Loge

Der N. ulnaris tritt im Übergang vom Unterarm zur Hohlhand zusammen mit der A. ulnaris durch eine physiologische Engstelle, der Guyon-Loge. Dieser Kanal erstreckt sich vom Os pisiforme bis zum Hamulus ossis hamati und wird durch das Retinaculum flexorum, den M. abductor digiti minimi (Hypothenar), das Os pisiforme und den Hamulus ossis hamati begrenzt. Die palmare Begrenzung wird durch die Palmaraponeurose gebildet mit proximaler Verstärkung durch das Lig. carpi palmare (Hiatus proximalis) und distaler Verstärkung durch die Sehne des M. palmaris brevis sowie dem bindegewebigen Ursprung des M. flexor digiti minimi brevis (Hiatus distalis) (Abb. 5.**34**).

Bei einer Einengung der Loge, kann es, ähnlich wie beim Karpaltunnelsyndrom des N. medianus, zu einer Neuropathie des N. ulnaris kommen. Zahlreiche Erkrankungen können eine Einengung bewirken und teilweise MR-tomographisch erfaßt werden. Hierzu zählen:

- Ganglien (Abb. 5.**35**),
- Tumoren,
- Druck von außen, z. B. Radfahren,
- Aneurysmen der A. ulnaris,
- Muskelanomalien,
- Verdickung der Sehnen des M. flexor carpi ulnaris,
- Morbus Dupuytren,
- Arthrose des Pisotriquetralgelenks,
- Frakturen des Hamulus ossis hamati oder Os pisiforme,
- Metakarpalebasisfrakturen.

Tumoren

Tumoren der Knochen und Weichteile werden im Kap. Tumoren erörtert. Hier soll nur verdeutlicht werden, welche Tumorentitäten speziell im Hand- und Handgelenkbereich zu erwarten sind (Tab. 5.4 u. 5.**5**). Insgesamt sind Tumoren der Hand selten.

Ganglien, Zysten

Ganglien. Dies sind gallertige Raumforderungen, die von ligamentären, ossären oder tendinösen Strukturen ihren Ursprung nehmen und sich in der Nähe von Gelenken ausbreiten. Sie können auch intraossär vorkommen (Abb. 5.36). Die häufigste Lokalisation intraossärer Ganglien ist das Os lunatum nahe dem skapholunären Gelenkspalt. Der häufigste Ursprungsort von Ganglien im Handwurzelbereich ist das skapholunäre Band bzw. das RSL-Band. Im Handgelenkbereich stellen Ganglien eine häufige Erkrankung dar und verursachen oft druckbedingte Beschwerden.

In der MRT weisen Ganglien eine typische Signalintensität auf. Sie sind auf T_1-gewichteten Bildern signalarm und auf T_2-gewichteten Bildern besonders signalreich. Häufig findet man Septierungen als signalfreie lineare Strukturen innerhalb des Ganglions (Abb. 5.37). Darüber hinaus läßt sich oft eine trichterförmige Verjüngung der Geschwulst nachweisen, die einem Stiel zum Ausgangsort entsprechen dürfte (Abb. 5.**38**).

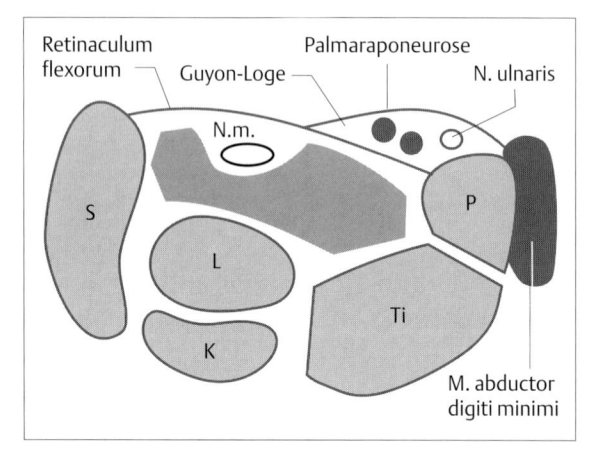

Abb. 5.**34** Schemazeichnung eines axialen Schnitts durch die Hand in Höhe des Pisotriquetralgelenks zur Verdeutlichung der Lage der Guyon-Loge.
N. m. = N. medianus im Karpaltunnel
S = Os scaphoideum
L = Os lunatum
K = Os capitatum
Ti = Os triquetrum
P = Os pisiforme

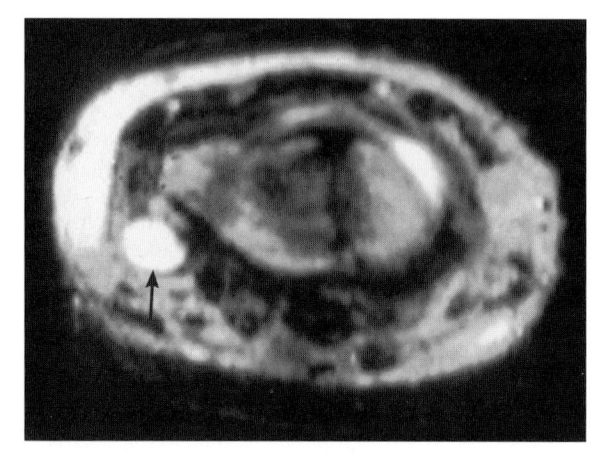

Abb. 5.**35** Ganglion in der Guyon-Loge. Axiales T_2-gewichtetes TSE-Bild in Höhe des Os lunatum. Mitangeschnitten sind Os scaphoideum und Os triquetrum (palmar = unten). Auf der linken (ulnaren) Seite zeigt sich eine sehr signalreiche Raumforderung mit Verdrängung des ulnaren Gefäß-Nerven-Strangs (Pfeil).

Tabelle 5.4 Knochentumoren im Hand- und Handgelenkbereich, sortiert nach Dignität und Häufigkeit (z. B. 37 % aller beobachteten Enchondrome [90 von 245] lagen im Hand- und Handgelenkbereich). Das Gesamtkollektiv bestand aus über 8000 Tumoren (1 a)

Dignität	Entität	Gesamtzahl	Anzahl und Prozentangabe im Hand- und Handgelenkbereich
Benigne	Enchondrom	245	90 (37 %)
	Riesenzelltumor	425	63 (15 %)
	Osteoidosteom	245	18 (7 %)
	Osteochondrom	727	28 (4 %)
	aneurysmatische Knochenzyste	134	6 (4 %)
	Osteoblastom	63	2 (3 %)
	Chondromyxoidfibrom	39	1 (2,6 %)
	Häm-/Lymphangiom	*80*	*0*
	Chondroblastom	*79*	*0*
Maligne	Hämangioendotheliom	60	6 (10 %)
	Chondrosarkom	634	14 (2,2 %)
	parossales Osteosarkom	56	1 (2 %)
	Osteosarkom	1274	13 (1 %)
	Ewing-Sarkom	402	5 (1 %)
	Lymphom	469	4 (0,9 %)
	Fibrosarkom	207	1 (0,5 %)
	Metastasen	3000	2 (0,1 %)
	Myelom	*556*	*0*

Zysten. Von den Ganglien kann man reine Zysten abgrenzen, die eine seröse Flüssigkeit enthalten und ebenfalls intra- oder extraossär gefunden werden können. Sie dürften durch einen anderen Pathomechanismus als die Ganglien entstehen, wie beispielsweise synoviale Einschlüsse oder Proliferationen.

Eine Differenzierung von Zysten und Ganglien ist klinisch meist nicht möglich (im angloamerikanischen Schrifttum spricht man auch von „ganglion-cyst"). In der MRT ist die Differenzierung ebenfalls schwer, da die Signalintensitäten identisch sind. Septierungen und der Nachweis von einem Stiel sprechen gegen Zysten. Im MTC weisen Ganglien eine deutlich niedrigere Signalintensität auf als reine Zysten. Eine Unterscheidung von Ganglien und Zysten ist allerdings meist klinisch bedeutungslos, da die Therapie bei Vorliegen von Beschwerden gleich ist.

Tabelle 5.5 Häufigere Weichteiltumoren im Hand- und Handgelenkbereich und einige derer Eigenarten

Epidermoide	oft posttraumatische subkutane Implantation dermalen Gewebes am Endglied; verursacht schmerzhafte Schwellung
Glomerustumoren	subunguale, sehr schmerzhafte Raumforderung des neuromyoarteriellen Glomus < 1 cm
Riesenzelltumoren der Sehnenscheide	relativ häufig; oft streckseitig, meist schmerzfrei; ist oft aufgrund von Hämosiderinablagerungen im T_1- und T_2-Kontrast signalarm
Lipom	oft große lobulierte Raumforderung, oft im Thenar
Hämaniom, Lymphangiom	oft diffuse Ausdehnung; sehr signalreich im T_2-Kontrast
Ganglion	s. S. 136

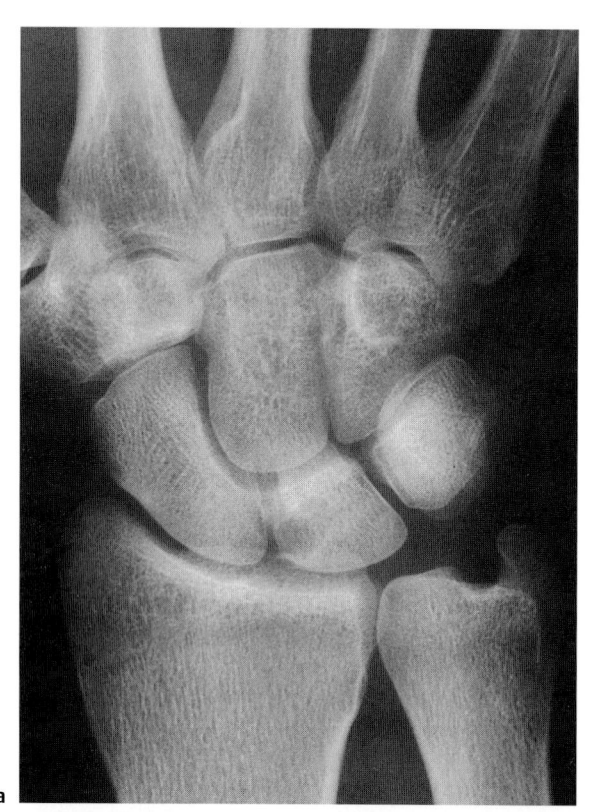

Abb. 5.**36 a–d** Intraossäres Ganglion Os lunatum. **a** Zystischer Defekt im radialseitigen Os lunatum mit Randsklerose. **b** Das T$_1$-gewichtete Nativbild zeigt einen signalarmen Defekt, der vom interossären skapholunären Band ausgeht. **c** Nach Gadolinium-DTPA-Gabe erfolgt eine deutliche Aufnahme. **d** Die Ganglien weisen typischerweise ein hohes Signal im T$_2$-gewichteten Bild auf.

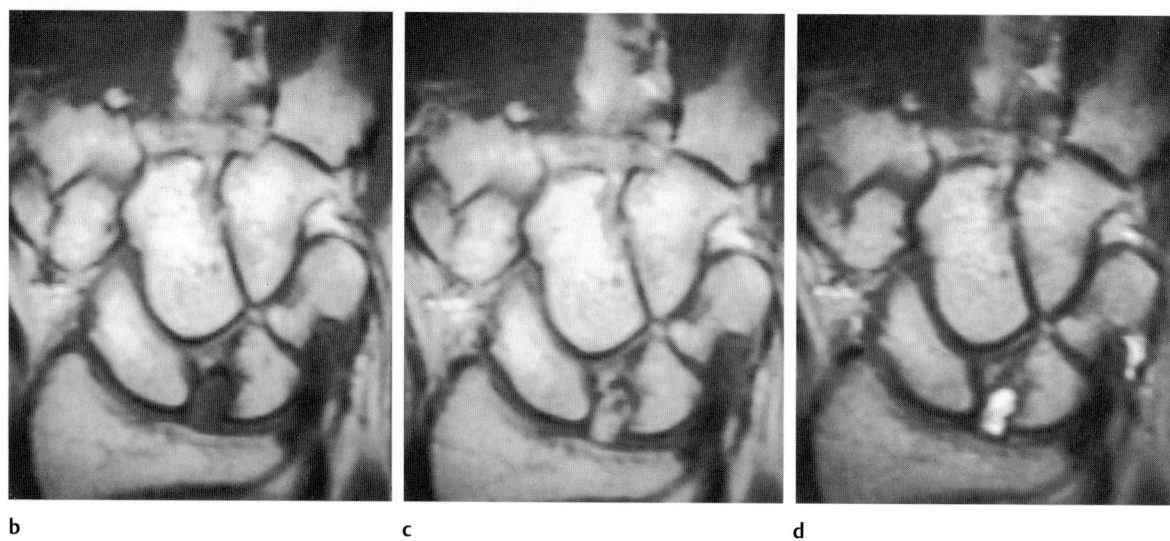

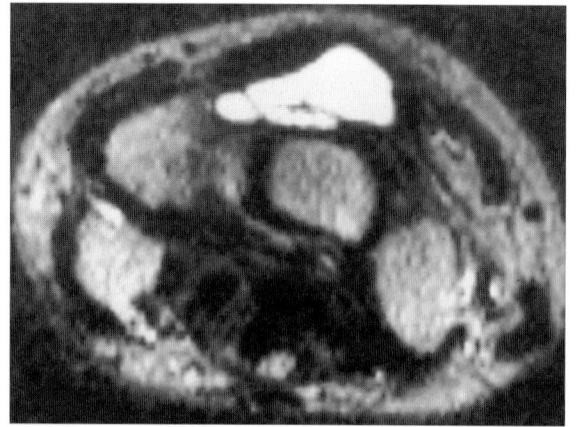

Abb. 5.**37** Handgelenkganglion. T$_2$-gewichtete SE-Sequenz in der axialen Schnittführung. Gute Abgrenzbarkeit linearer, signalarmer Septen.

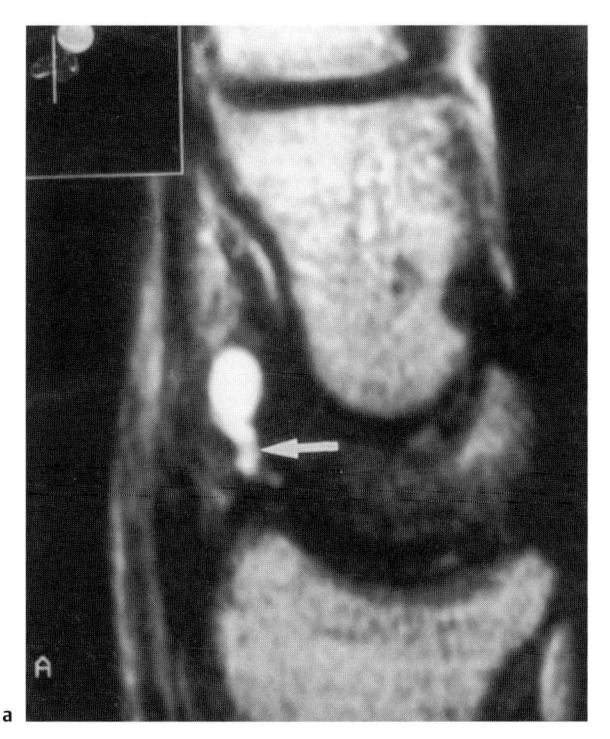

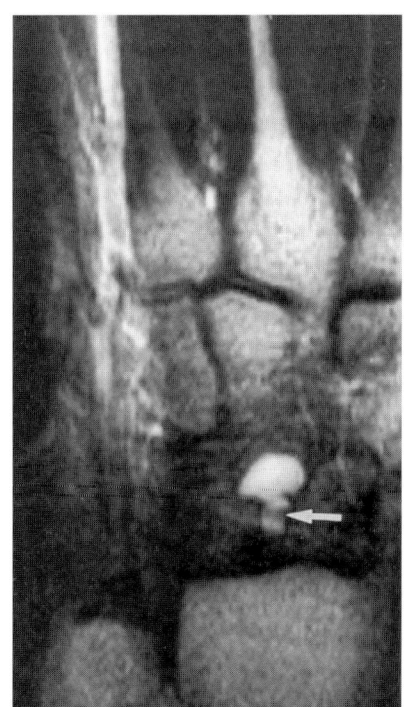

Abb. 5.**38 a** u. **b**   Handgelenkganglion, T_2-gewichtete TSE-Sequenzen. **a** Sagittale Schnittführung. **b** Koronare Schnittführung. Abgrenzung eines Stiels (Pfeile).

Erkrankungen der Synovialis

Wie auch an anderen Gelenken, läßt sich mit der MRT eine Proliferation der Synovialis direkt als Verdickung nachweisen. Dabei kommt es zu einer erhöhten Signalintensität auf T_2-gewichteten Bildern und einer starken Kontrastmittelaufnahme. Im nativen Bild kann oft nicht zwischen Erguß und aktivem Pannus unterschieden werden. Durch Kontrastmittelinjektion gelingt dies allerdings sehr gut. Chronisch narbiges Pannusgewebe weist eine etwas niedrigere Signalintensität auf T_2-gewichteten Aufnahmen auf. Frühe Knochenerosionen sind ebenfalls mit der MRT gut nachweisbar (Abb. 5.**39**).

Erkrankungen der Sehnen

Sehnenentzündungen führen im T_1-gewichteten Bild zu einer muskelisointensen und im T_2-gewichteten Bild zu einer signalangehobenen Auftreibung der Sehne. Weiterhin kann es zu einer Flüssigkeitsansammlung innerhalb der Sehnenscheide (Peritendinitis) kommen, die ebenfalls zu einer deutlichen Signalerhöhung im T_2-Bild und zu einer Auftreibung der Sehnenscheide führt.

Eine häufige Sehnenscheidenentzündung am Handgelenk ist die Entzündung der Sehnen der Mm. abductor pollicis longus und extensor pollicis brevis (sog. erstes Streckenkompartiment, S. 115) in Höhe des Processus styloideus radii (Quervain-Peritendinitis, Abb. 5.**40**).

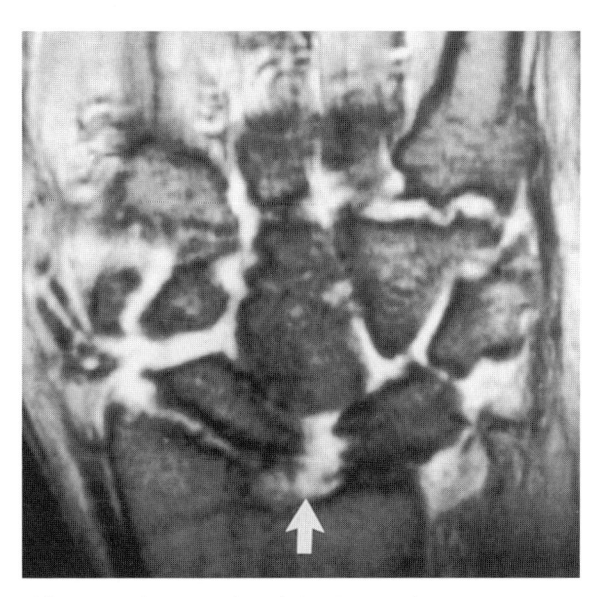

Abb. 5.**39**   Rheumatoide Arthritis. T_2-gewichtete GRE-Sequenz in der koronaren Schnittführung. Knochendestruktion durch Erosionen. Große Erosion im Radius (sog. Radiuskrypte) (Pfeil).

Häufig findet man auch Entzündungen der Sehne des M. flexor oder extensor carpi ulnaris (Abb. 5.**41**).

Sehnenrupturen führen zu einer sichtbaren Kontinuitätsunterbrechung sowie zu Signalerhöhung im T_2-gewichteten Bild. Inkomplette oder chronische Rupturen

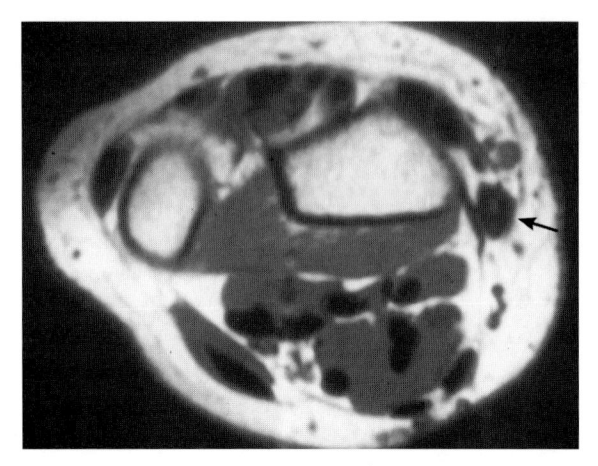

Abb. 5.40 Peritendinitis pollicis Quervain. Axiales T_1-gewichtetes SE-Bild. Man sieht eine signalarme Auftreibung der Sehne und Sehnenscheide im 1. Streckerkompartiment (Sehnen des M. abductor pollicis longus, M. extensor pollicis brevis) (Pfeil). Im T_2-Bild (nicht gezeigt) fand sich eine korrespondierende Signalanhebung).

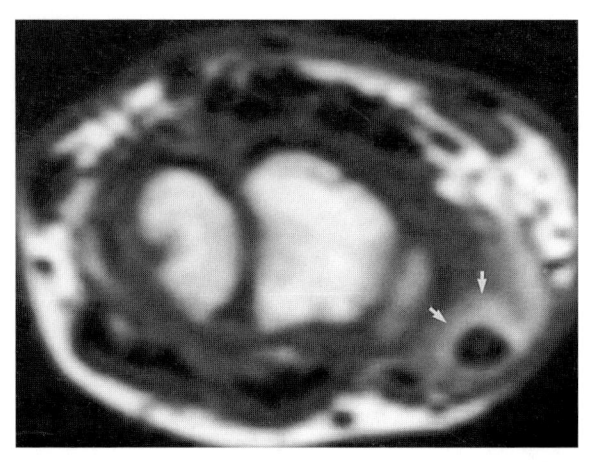

Abb. 5.41 Peritendinitis. Gadolinium-DTPA-Aufnahme in der verdickten Sehnenscheide des M. flexor carpi ulnaris (Pfeile).

können zu einer unregelmäßigen Sehnenverdickung oder Verdünnung mit oder ohne Signalerhebung oder Kontrastmittelaufnahme führen.

Sehnenentzündungen und -rupturen kommen gehäuft im Rahmen der chronischen Polyarthritis, von Infektionen und traumatisch bedingt vor.

Mögliche Fehlerquellen in der Bildinterpretation

Fehlerhafte Positionierung des Handgelenks. Hierdurch können Subluxationen bzw. Instabilitäten vorgetäuscht werden. Eine Radialduktion und/oder Palmarflexion kann eine palmare Rotationsneigefehlstellung des Os scaphoideum vortäuschen. Wird das Handgelenk in zu starker Beugehaltung untersucht, so können darüber hinaus die Mm. lumbricales im Karpaltunnelbereich eine tumoröse Raumforderung vortäuschen. Durch Ulnarduktion im Handgelenk kommt es zu einer dorsalen Achskippung des Os lunatum, die nicht mit einer dorsalen Instabilität verwechselt werden darf. Eine Unterscheidung zwischen Instabilität und Fehlpositionierung soll anhand der relativen Stellung des Mondbeins gegenüber dem Os capitatum möglich sein. Bei der ulnarwärtigen Fehlpositionierung kommt es zum palmaren Vorschub des Os lunatum, bei der Instabilität hingegen nicht. Eine Pronation führt zu einer leichten Dorsalverschiebung der Ulna gegenüber dem Radius und eine Supinationshaltung führt zu einer leichten Palmarverschiebung. Diese physiologischen Lageänderungen dürfen nicht mit einer Ulnasubluxation verwechselt werden.

Variationen in der Ausprägung und Insertion der Mm. lumbricales. Sie dürfen nicht mit Tumoren verwechselt werden. Gefäßvarianten wie eine persistierende A. mediana können ebenfalls zu diagnostischen Problemen führen.

Chemical-shift-Artefakt. Dieser führt zu einer unterschiedlichen Darstellung der Dicke des hyalinen Gelenkknorpels in Abhängigkeit der Richtung der Frequenzkodierung. Dies betrifft besonders die interossären Gelenkspalte zwischen Os lunatum und Os scaphoideum bzw. Os triquetrum und das Radio- bzw. Mediokarpalgelenk. Gegebenenfalls sind die Richtung der Frequenzkodierung zu ändern und Sequenzen mit großer Bandbreite zu wählen.

Magic-angle-Phänomen. Eine artefizielle Signalanhebung von Sehnen in Abhängigkeit von ihrem Verlauf relativ zum Magnetfeld ist für Sequenzen mit kurzen Echozeiten (T_1- und protonendichtegewichtet) bekannt (s. Anhang, S. 382).

Knöcherne Varianten. Fusionen (häufig lunotriquetral), akkzessorische Knochen, ausbleibende oder inkomplette Knochenkernverschmelzung (besonders Os scaphoideum, Os capitatum und Hamulus ossis hamati), Dysplasien, Aplasien oder Kompaktainseln (9a) können auch in der MRT diagnostische Probleme bereiten. Bei fehlender Knochenkernverschmelzung kann die Abgrenzung insbesondere gegenüber Frakturen problematisch sein. MR-tomographisch läßt sich bei der Fraktur in der Regel das begleitende Frakturödem abgrenzen und bei der Zweiteilung der intakte Knorpelüberzug bzw. die intakte Amphi- bzw. Synchondrose zwischen den Knochenkernen. Bei Fusionen ist eine Brückenbildung mit fetthaltigem Knochenmark zu erkennen.

Eintrittsstellen der Nutritialgefäße in die Karpalia von dorsal und palmar. Sie sind variabel und lassen sich konventionell röntgenologisch als randsklerotisch begrenzte unterschiedlich große Aufhellungen erkennen (9a, 29). In der MRT sieht man variabel lokalisierte, in der T_1-Wichtung signalarme und im T_2-Kontrast, insbesondere auf GRE-Bildern und fettunterdrückten Aufnahmen si-

Abb. 5.**42 a–d** **a** Schemazeichnung häufiger Lokalisationen „zystoider" Läsionen durch Nutritialkanäle im Handgelenk (nach Köhler und Zimmer). **b** Koronares T$_1$-gewichtetes SE-Bild. Man sieht mehrere Nutritialkanäle als signalarme Flecken. **c** Diese sind im T$_2$-Bild (koronares GRE-Bild) signalreich. **d** Bei einem anderen Patienten (koronares 3-D-GRE-Bild) sieht man einen relativ großen signalintensen Herd, vereinbar mit Nutritialkanal.

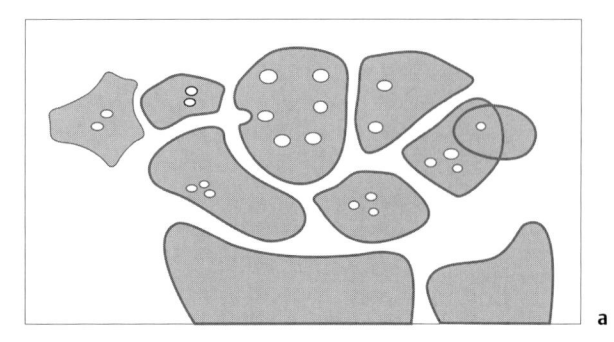

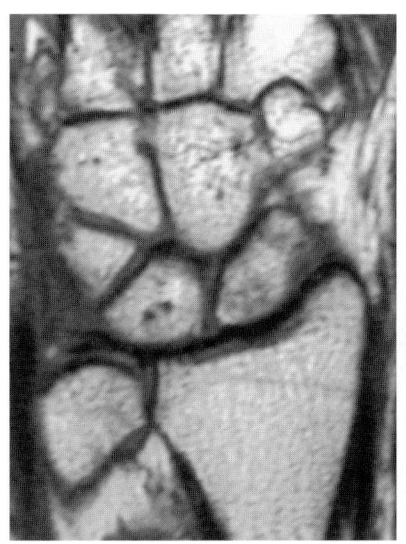

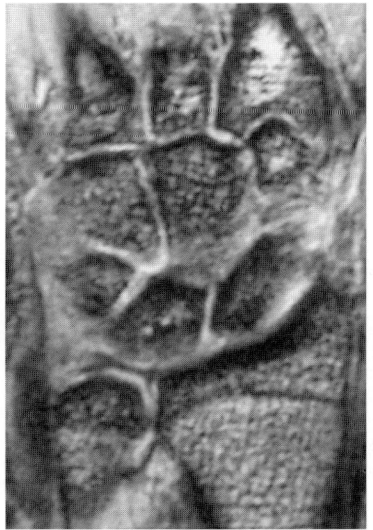

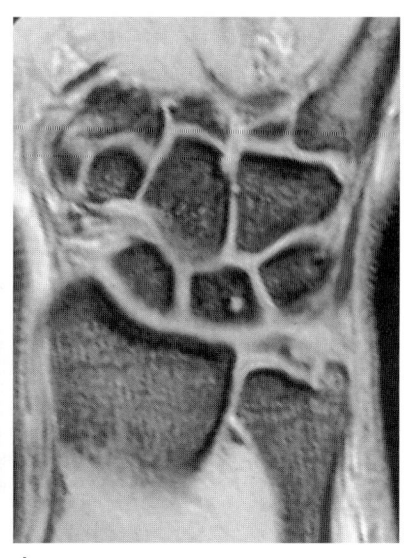

b   **c**   **d**

gnalreiche, kleine Fokusse bis wenige Millimeter Durchmesser. Diese Nutritialkanäle dürfen nicht mit Knochenzysten beispielsweise bei beginnender Lunatummalazie verwechselt werden (Abb. 5.**42**).

Beugesehnenscheiden am Handgelenk und an der Hand. Deren Anlage ist sehr variabel (Abb. 5.**43**). Die Verteilung der Signalintensitätssteigerung auf T$_2$-gewichteten Bildern bei Patienten mit Sehnenscheideentzündung bzw. Peritendinitis ist daher interindividuell sehr unterschiedlich.

Abb. 5.**43 a–c** 3 Beispiele häufiger Varietäten der Ausbildung und Kommunikation der Beugesehnenscheiden der Hand. Entsprechend interindividuell variabel imponiert die Flüssigkeitsverteilung bei Sehnenscheidenentzündungen im T$_2$-gewichteten MRT Bild (nach Kahle u. Mitarb.).

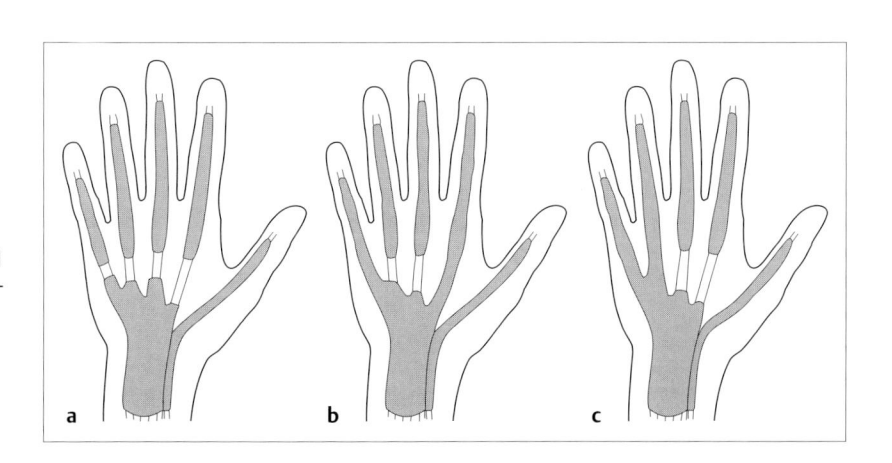

Literatur

1. Berger, R. A., R. L. Linscheid, T. H. Berquist: Magnetic Resonance Imaging of the anterior radiocarpal ligaments. J. Hand Surg. 19 A (1994) 295–303
1a. Berquist, T. H.: MRI of the Musculoskeletal System. Raven, Lippincolt, Philadelphia, 1996 (pp. 673–734)
2. Brahme, S. K., D. Resnick: Magnetic Resonance Imaging of the wrist. Rheum. Dis. Clin. Amer. 17 (1991) 721–739
3. Bruhn, H., M. L. Gyngell, W. Hänicke, K.-D. Merboldt, J. Frahm: High-resolution fast low-angle shot Magnetic Resonance Imaging of the normal hand. Skelet. Radiol. 20 (1991) 259–265
4. Cardinal, E., K. A. Buckwalter, E. M. Braunstein, A. D. Mih: Occult dorsal carpal ganglion: comparison of US and MR Imaging. Radiology 193 (1994) 259–262
5. Desser, T. S., S. McCarthy, T. Trumble: Scaphoid fractures and Kienböck's disease of the lunate: MR Imaging with histopathologic correlation. Magn. Reson. Imag. 8 (1990) 357–361
6. Dion, E., C. Oberlin, R. Codanda, I. Idy-Peretti, O. Jolivet, M. C. Dauge, J. J. Sarcy, J. Grellet: High-resolution MRI of the carpal tunnel. Anatomical correlations. J. Radiol. 73 (1992) 293–301
7. Hofmann-Preiß, K., J. Grebmeier, B. Reichler, M. Flügel, G. Lenz: Vergleich Arthrographie – Kernspintomographie bei schmerzhaften Bewegungseinschränkungen der Hand. Radiologe 30 (1990) 380–384
8. Hooper, G.: Kienböck's disease. J. Hand Surg. 17 B (1992) 3–4
9. Imaeda, T., R. Nakamura, T. Miura, N. Makino: Magnetic Resonance Imaging in Kienböck's disease. J. Hand Surg. 17 B (1992) 12–19
09a. Köhler/Zimmer: Grenzen des Normalen und Anfänge des Pathologischen im Röntgenbild des Skeletts, 13. Aufl. Thieme, Stuttgart 1989
10. Koenig, H., D. Lucas, R. Meissner: The wrist: a preliminary report on high-resolution MR Imaging. Radiology 160 (1986) 463–467
11. Koman, L. A., J. F. Mooney, G. C. Poeling: Fractures and ligamentous injuries of the wrist. Hand Clin. 6 (1990) 477–491
12. Krahe, T., W. Dölken, R. Schindler: Hochauflösende MRT der Hand: Normalanatomie. Fortschr. Röntgenstr. 150 (1989) 417–420
13. Lichtman, D. M., G. R. Mack, R. I. MacDonald, S. F. Gunther, J. N. Wilson: Kienböck's disease: the role of silicone replacement arthroplasty. J. Bone Surg. 59-A (1977) 899–908
14. Lener, M., W. Judmaier, M. Gabl, S. Pechlaner, A. Dessl, M. Hackl: Diagnostik des ulnokarpalen Komplexes im MR-Movie. Handchir. Mikrochir. plast. Chir. 26 (1994) 115–119
15. Mesgarzadeh, M., C. D. Schneck, A. Bonakdarpour: Carpal tunnel MR Imaging part I: normal anatomy. Radiology 171 (1989) 743–748
16. Mesgarazdeh, M., C. D. Schneck, A. Bonakdarpour: Carpal tunnel MR Imaging part II: Carpaltunnel syndrome. Radiology 171 (1989) 749–754
17. Meske, S., H. Friedburg, J. Henning, W. Reinbold, K. Stappert, C. Scgumichen: Rheumatoid arthritis lesions of the wrist examined by rapid gradient-echo Magnetic Resonance Imaging. Scand. J. Rheumatol. 19 (1990) 235–238
18. Metz, V. M., M. Schratter, W. Dock, F. Grabenwöger, R. Kuzbari, S. Lang, A. H. Wanivenhaus, S. Puigg, H. Imhof: Age-associated changes of the triangular fibrocartilage of the wrist: evaluation of the diagnostic performance of MR Imaging. Radiology 184 (1992) 217–220
19. Munk, P. L., A. D. Vellet, M. F. Levin, L. S. Steinbach, C. A. Helms: Current status of Magnetic Resonance-Imaging of the wrist. Canad. Ass. Radiol. J. 43 (1992) 8–18
20. Nägele, M., W. Kuglstatter, D. Hahn, K. Wilhelm: Kernspintomographie der Lunatummalazie. Fortschr. Röntgenstr. 148 (1988) 652–658
21. Nägele, M., K. Wilhelm, W. Kuglstatter, D. Hahn: Kienböck'sche Erkrankung: Kernspintomographische und röntgenologische Vergleichsstudie. Handchir. Mikrochir. plast. Chir. 22 (1990) 23–27
22. Neidl, K., K. D. Hagspiel, G. K. Schulthess: Orthopäde 22 (1993) 13–18
23. Oneson, S. R., L. M. Scales, M. E. Timis, S. J. Erickson, L. Chamony: MR Imaging interpretation of the palmer classification of triangular fibrocartilage complex lesions. Radiographics 16 (1996) 97–106
24. Palmer, A. K.: Triangular fibrocartilage complex lesions: a classification. J. Hand Surg. 14 (1989) 594–605
25. Peterfy, C. G., R. Linares, L. S. Steinbach: Recent advances in Magnetic Resonance Imaging of the musculoskeletal system. Radiol. Clin. N. Amer. 32 (1994) 291–311
26. Reinus, W. R., W. F. Conway, W. G. Totty, L. A. Gilula, W. A. Murphy, B. A. Siegel, P. M. Weeks, V. L. Young, P. R. Manske: Carpal avascular necrosis: MR Imaging. Radiology 160 (1986) 689–693
27. Reuther, G., R. Erlemann, J. Grunert, P. E. Peters: Untersuchungstechnik und ligamentäre Binnenmorphologie in der MRT des Handgelenkes. Radiologe 30 (1990) 373–379
28. Rominger, M. B., W. K. Bernreuter, P. J. Kenney, D. H. Lee: MR Imaging of anatomy and tears of wrist ligaments. Radiographics 13 (1993) 1233–1246
29. Schmidt, H., M., U. Lanz: Guonsche Loge. In Schmidt, H. M., U. Lanz: Chirurgische Anatomie der Hand. Hippokrates, Stuttgart 1992
30. Schweitzer, M. E., S. K. Brahme, J. Hodler, G. J. Hanker, T. P. Lynch, B. D. Flannigan, C. A. Godzik, D. Resnick: Chronic wrist pain: spin-echo and short tau inversion recovery MR Imaging and conventional and MR arthrography. Radiology 182 (1992) 205–211
31. Shahabpour, M., B. Lacotte, P. David, D. Roth, M. Osteaux: MRI des poignets. Ann. Radiol. 35 (1992) 341–348
32. Sowa, D. T., L. E. Holder, P. G. Patt, A. J. Weiland: Application of Magnetic Resonance Imaging to ischemic necrosis of the lunate. J. Hand Surg. 14-A (1989) 1008–1016
33. Sullivan, P. P., T. H. Berquist: Magnetic Resonance Imaging of the hand, wrist and forearm: utility in patients with pain and dysfunctionas a result of trauma. Mayo Clin. Proc. 66 (1991) 1217–1221
34. Szeglowski, S. D., J. P. Hornak: Asymmetric single-turn solenoid for MRI of the wrist. Magn. Reson. Med. 30 (1993) 750–753
35. Trumble, T. E., J. Irving: Histologic and Magnetic Resonance Imaging correlations in Kienböck's disease. J. Hand Surg. 15-A (1990) 879–884
36. Wechsler, R. J., M. A. Wehbe, M. D. Rifkin: Computed tomography diagnosis of distal radioulnar subluxation. Skelet. Radiol. 16 (1987) 1–5
37. Weiss, K. L., J. Beltran, O. M. Shamam, R. F. Stilla, M. Levey: High field MR surface-coil imaging of the hand and wrist: normal anatomy and pathologic correlations. Radiology 160 (1986) 143–152
38. Williams, C. S., J. B. Jupiter: Orthopäde 22 (1993) 36–45
39. Wright, T. W., M. Del Charco, D. Wheeler: Incidence of ligament lesions and associated degenerative changes in the elderly wrist. J. Hand Surg. 19-A (1994) 313–318
40. Yanagawa, A., Y. Takano, K. Nishioka, J. Shimada, Y. Mizushima, H. Ashida: Clinical staging and Gadolinium-DTPA enhanced images of the wrist in rheumatoid arthritis. J. Rheumatol. 20 (1993) 781–784
41. Yoshida, T., K. Yamamoto, T. Shibata, K. Shimada, H. Kawai: Aged-onset Kienböck's disease. Arch. Orthop. traum. Surg. 109 (1990) 241–246
42. Yoshioka, S., Y. Okuda, K. Tamai, Y. Hirasawa, Y. Koda: Changes in carpal tunnel shape during wrist joint motion. MRI evaluation of normal volunteers. J. Hand Surg. 18 B (1993) 620–623
43. Zeiss, J., M. Skie, N. Ebraheim, W. T. Jackson: Anatomic relations between the median nerve and flexor tendons in the carpal tunnel: MR evaluation in normal volunteers. Amer. J. Roentgenol. 153 (1989) 533–536
44. Zeiss, J., E. Jakab, T. Khimji, J. Imbriglia: The ulnar tunnel at the wrist (Guyon's canal): normal MR anatomy and variants. Amer. J. Roentgenol. 158 (1992) 1081–1085
45. Zlatkin, M. B., P. C. Chao, A. L. Osterman, M. D. Schnall, M. K. Da Linka, H. Y. Kressel: Chronic wrist pain: Evaluation with high-resolution MR Imaging. Radiology 173 (1989) 723–729

6 Hüftgelenk und Becken

M. Reiser und A. Heuck

Einleitung

Schon bald nach der klinischen Einführung der MRT wurde dieses Verfahren für die Untersuchung des Beckens und insbesondere des Hüftgelenks eingesetzt. Sehr bald war klar, daß bei der Hüftkopfnekrose eine frühzeitige Nachweismöglichkeit besteht, auch wenn das Röntgenbild noch keine eindeutigen Ergebnisse liefert (48). Auch die empfindliche Darstellung von entzündlichen Veränderungen des Knochenmarks, z. B. bei der Koxitis, wurden schon frühzeitig diagnostisch genutzt. Die technischen Fortschritte der MRT, die sich für die Untersuchung des muskuloskelettalen Systems insbesondere in Form einer wesentlich verbesserten räumlichen Auflösung und kürzeren Untersuchungszeiten manifestierte, haben dann eine sehr viel differenziertere Darstellung auch kleiner anatomischer Strukturen ermöglicht.

Inzwischen wurden Krankheitsbilder beschrieben, die durch die MRT erstmals festgestellt werden konnten, wie z. B. die Knochenmarkontusionen. Auch unterschiedliche Formen des „Ödem-Musters" haben das Verständnis für die Pathogenese diverser Erkrankungen vertieft.

Die zunehmende Verbreitung und Verfügbarkeit der MRT trägt dazu bei, daß dieses Verfahren heute oft schon sehr frühzeitig eingesetzt wird, wenn der Röntgenbefund unklar ist oder Beschwerden bestehen, die durch den radiologischen Befund nicht erklärbar sind. Das Bestreben, schnell und möglichst kostengünstig zu einer definitiven Diagnose zu gelangen, hat durchaus sinnvollerweise dazu geführt, daß oft diagnostische Zwischenschritte wie konventionelle Tomographie, Skelettszintigraphie und CT vermieden werden und die MRT sehr bald als „Problemlöser" eingesetzt wird. Voraussetzung für den sinnvollen Einsatz der MRT ist bei den Erkrankungen des knöchernen Beckens und der Hüftgelenke, wie in allen anderen Indikationsbereichen, eine sorgfältige Untersuchungstechnik und die Kenntnis der klinischen Zusammenhänge und der möglichen Befundkonstellationen (19).

Untersuchungstechnik

Für die Untersuchung des Beckens ist, wie in anderen anatomischen Regionen, die Untersuchungstechnik an der klinischen Fragestellung auszurichten. Die *Lagerung des Patienten* sollte in Neutralstellung beider Hüftgelenke erfolgen. Wie bei der Röntgenuntersuchung ist darauf zu achten, daß die beiden Patellae nach ventral gerichtet sind. Damit wird eine Außenrotation im Hüftgelenk vermieden, die sonst spontan eingenommen wird, da sie als bequemer empfunden wird. Dazu sollten die Beine ggf. unterpolstert werden, damit es den Patienten nicht schwer fällt, diese Position einzuhalten.

Die Untersuchung des Beckens und der Hüftgelenke erfolgt üblicherweise mit der *Körperspule* oder einer geeigneten *Phased-array-Spule*. Soll eine besonders hohe räumliche Auflösung erreicht werden, z. B. für eine hochauflösende Darstellung des Gelenkknorpels, so können *Oberflächenspulen* verwendet werden. Die Schichtdicke sollte 3–5 mm betragen. Um die Schichten einzustellen, sind schnelle T_1-gewichtete axiale Aufnahmen mit reduzierter Bildmatrix zu empfehlen.

Für die meisten klinischen Fragestellungen sind T_1- und T_2-*gewichtete SE-Sequenzen* geeignet (35,56). Bei Entzündungen, Tumoren und Knochenmarködem kann mit *STIR-Sequenzen* bzw. mit *spektral-fettgesättigten T_2-gewichteten Pulssequenzen* die Sensitivität und der Bildkontrast verbessert werden. *GRE-Sequenzen* sind vor allem dann vorteilhaft, wenn eine möglichst detailgenaue Darstellung des Gelenkknorpels angestrebt wird (47).

Durch eine Kombination von axialen, koronaren und sagittalen Schichtebenen ist im allgemeinen eine adäquate Darstellung der anatomischen Strukturen zu erreichen. Bei speziellen Fragestellungen kann es jedoch sinnvoll sein, die Schichtebene parallel bzw. senkrecht auf die Achse des Schenkelhalses oder des Sakrums auszurichten (Abb. 6.1).

Um eine differenzierte und genaue Darstellung des azetabulären und koxalen Gelenkknorpels zu erzielen, empfehlen Rosenberg u. Mitarb. (47) T_1-gewichtete 3-D-GRE-Pulssequenzen (TR = 26–35 ms, TE = 8–14 ms, Flip-Winkel = 45 Grad, FFE bei 0,5 T). Fettgesättigte Sequenzen, die sich z. B. am Kniegelenk als sehr vorteilhaft er-

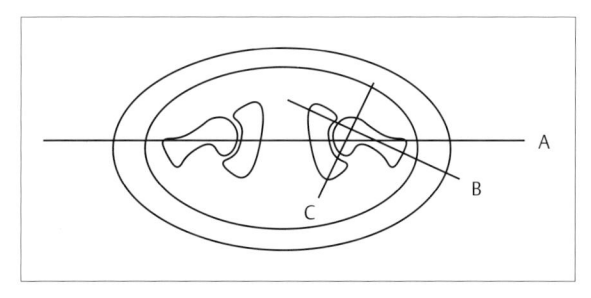

Abb. 6.1 Schematische Darstellung der Schichtebenen des Hüftgelenks.
A = koronare Schicht
B = schräg-koronare Schicht parallel zur Achse des Schenkelhalses
C = schräg-sagittale Schicht, senkrecht zu B

wiesen haben, konnten diese Autoren nicht einsetzen. Es kann aber davon ausgegangen werden, daß fettgesättigte 3-D-GRE-Techniken auch für die Untersuchung des Hüftgelenks besser geeignet sind. Insbesondere treten keine Chemical-shift-Artefakte an der Grenzfläche von fetthaltigem Knochenmark und hyalinem Gelenkknorpel auf. Der Vergleich von T_1- und T_2-gewichteten SE- und 3-D-GRE-Sequenzen ergab für die T_1-gewichtete 3-D-GRE-Technik die beste Übereinstimmung mit der Bestimmung der Knorpeldicke durch makroskopische Gefrierschnitte.

Durch *Traktion* am Hüftgelenk mit einem Gewicht von 15 kg, das an dem jeweiligen Bein befestigt wurde, konnten Rosenberg u. Mitarb. (47) den Gelenkknorpel von Hüftkopf und Acetabulum getrennt darstellen. Bei Einsatz der T_1-gewichteten 3-D-GRE-Sequenzen war der relativ signalreiche hyaline Gelenkknorpel von der synovialen Flüssigkeit zu unterscheiden, die unter Traktion in den Gelenkspalt eindrang. Mit SE- und T_2-gewichteten 3-D-GRE-Sequenzen gelang die getrennte Darstellung der artikulierenden Gelenkflächen dagegen nicht.

Zur verbesserten Beurteilung des Labrum acetabulare und der Gelenkkapsel ist die *MR-Arthrographie* geeignet (24). Durch intraartikuläre Injektion einer 1 : 100 verdünnten Lösung von Magnevist oder Dotarem konnte das Labrum acetabulare kontrastreich von der Gelenkkapsel differenziert werden, während bei der nativen Untersuchung diese beiden Strukturen nicht voneinander trennbar waren.

Nishii u. Mitarb. (44) setzten die *kontrastverstärkte MRT* (i. v. Kontrastmittelinjektion) mit Traktion des Beins zur verbesserten Darstellung des Labrum acetabulare ein. Wie in anderen Gelenken kommt es am Hüftgelenk nach i. v. Injektion von Gadoliniumkomplexen zu einer Signalerhöhung in der synovialen Flüssigkeit. Durch Bewegung im Hüftgelenk kann die Diffusion des Kontrastmittels in die synoviale Flüssigkeit verstärkt werden, so daß das Labrum acetabulare und die Oberfläche des Gelenkknorpels klar abgrenzbar werden, während dies ohne Traktion und Kontrastverstärkung nicht möglich ist.

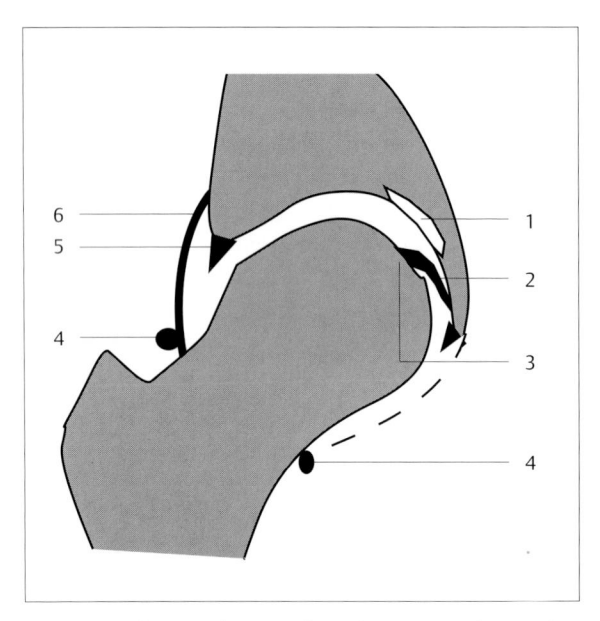

Abb. 6.2 Schematische Darstellung der anatomischen Strukturen des Hüftgelenks beim Erwachsenen.
1 = Fossa-acetabuli-Fettkörper
2 = Lig. capitis femoris
3 = Fovea capitis femoris
4 = Zona orbicularis
5 = Labrum acetabulare
6 = Lig. iliofemorale

Anatomie (Abb. 6.2 – 6.5)

Das Becken muß das Körpergewicht auf die beiden Füße übertragen und gleichzeitig in den Hüftgelenken einen großen Bewegungsumfang gewährleisten. Im Sakroiliakalgelenk und im Bereich der Symphysis pubis besteht nur eine minimale Beweglichkeit. Das Hüftbein (Os coxae) wird vom Darmbein (Os ilium), Sitzbein (Os ischii) und Schambein (Os pubis) gebildet. Diese Knochen for-

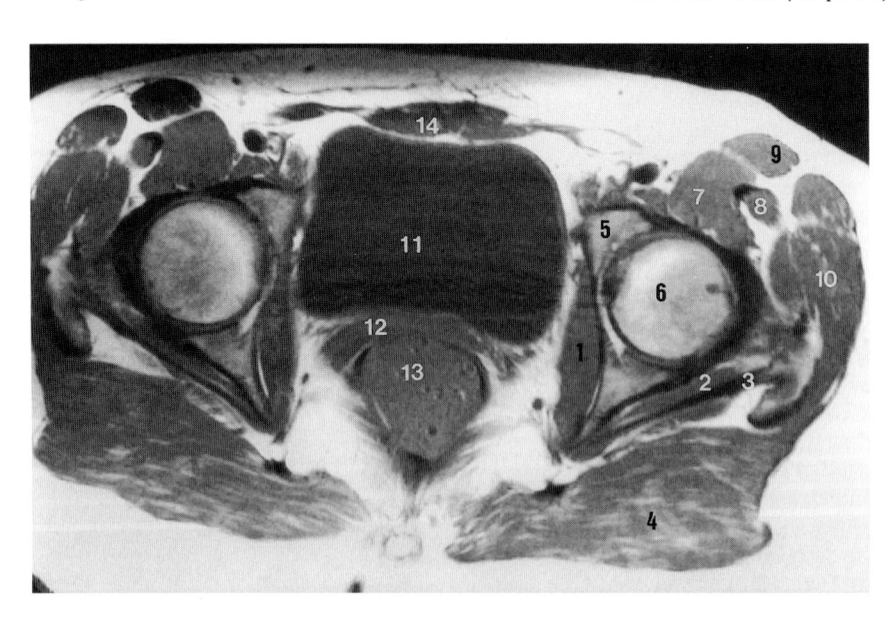

Abb. 6.3 Axiale T_1-gewichtete SE-Aufnahme in Höhe der beiden Hüftköpfe.
1 = M. obturator internus
2 = M. gemellus inferior
3 = Sehne des M. obturatorius internus
4 = M. glutaeus maximus
5 = Acetabulum
6 = Hüftkopf
7 = M. iliopsoas
8 = Sehne und Muskel des M. rectus femoris
9 = M. sartorius
10 = M. glutaeus medius
11 = Blase
12 = Vagina
13 = Rektum
14 = M. rectus abdominis

Abb. 6.**4** Axiale T$_1$-gewichtete SE-Sequenz in Höhe der Schenkelhälse.
 1 = A. femoralis
 2 = V. femoralis
 3 = Blase
 4 = Vagina
 5 = Rektum
 6 = Os pubis
 7 = Os ischii
 8 = Hüftkopf
 9 = Schenkelhals
 10 = Trochanter major
 11 = M. obturatorius internus
 12 = M. gemellus inferior
 13 = M. glutaeus maximus
 14 = M. pectineus
 15 = M. iliopsoas
 16 = M. sartorius
 17 = M. rectus femoris
 18 = M. tensor fasciae latae
 Pfeil = Lig. iliofemorale

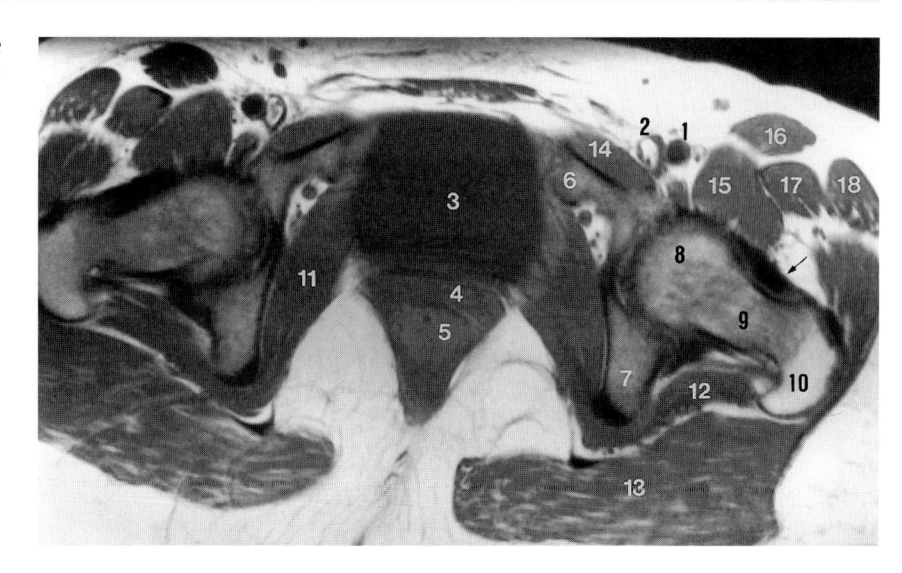

men mit ihren Körpern gemeinsam das Acetabulum. Beim Säugling und Kleinkind sind sie noch durch eine Y-förmige Knorpelfuge vereinigt.

Das Hüftgelenk ist ein *Kugelgelenk* mit dem sphärisch konfigurierten Hüftkopf und dem Acetabulum als artikulierende Gelenkkörper. Die hyaline Knorpelschicht der Facies semilunaris des Acetabulums ist hufeisenförmig konfiguriert und nach unten geöffnet. Sie weist einen tiefen zentralen Anteil auf (Fossa acetabuli), der nicht mit dem Hüftkopf artikuliert. In der Fossa acetabuli ist in der MRT Fettgewebe und das Lig. teres capitis femoris nachweisbar, das eine niedrige Signalintensität aufweist (Abb. 6.**2** u. 6.**5**).

Der *Hüftkopf* ist nahezu vollständig von hyalinem Gelenkknorpel bedeckt. Lediglich im Ansatzbereich des Lig. teres capitis femoris an der Fovea capitis femoris fehlt dieser Knorpelüberzug.

Der *Schenkelhals* hat die Aufgabe, dem Femurschaft eine ausreichende Distanz zum Becken zu verschaffen und so den Bewegungsumfang des Beins zu erhöhen. Gegenüber dem Schaft des Femurs ist der Schenkelhals nach ventral abgewinkelt (Antetorsion). Die *Gelenkkapsel* entspringt von dem knöchernen Rand der Gelenkpfanne. Sie hüllt vorne den ganzen Schenkelhals ein und setzt an der Linea intertrochanterica an. Hinten umschließt sie ca. $^2/_3$ des Schenkelhalses. Die Gelenkkapsel wird durch verschiedene Bänder verstärkt: Das Lig. iliofemorale, das von der Spina iliaca anterior inferior entspringt, sich nach distal fächerförmig verbreitert und am Trochanter major und an der Linea intertrochanterica ansetzt.

Das Lig. pubofemorale entspringt vom oberen Schambeinast und strahlt nach lateral und vorn in die Gelenkkapsel des Hüftgelenks aus und reicht bis zum unteren Abschnitt der Linea intertrochanterica. Das Lig. ischiofemorale ist dorsal gelegen. Es entspringt vom Sitzbein und verläuft nahezu horizontal und inseriert am oberen Ende der Linea intertrochanterica.

Das *Kreuzdarmbeingelenk* (Articulatio sacroiliaca) ist ein straffes Gelenk. Die Facies auriculares des Sakrums und Os ilium artikulieren miteinander und dienen der

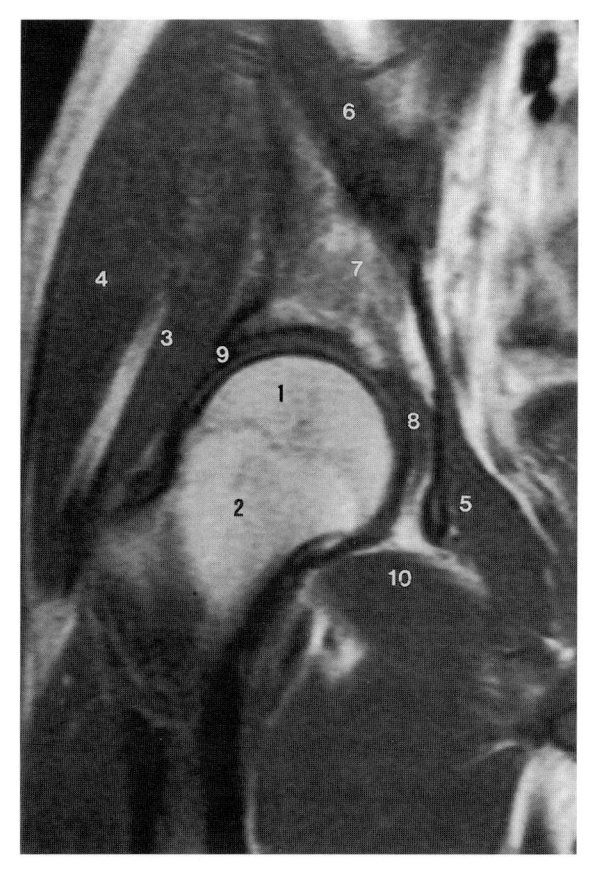

Abb. 6.**5** Koronare T$_1$-gewichtete SE-Aufnahme.
 1 = Hüftkopf
 2 = Schenkelhals
 3 = M. glutaeus minimus
 4 = M. glutaeus medius
 5 = M. obturatorius internus
 6 = M. iliacus
 7 = Acetabulum
 8 = Fossa acetabuli
 9 = Labrum acetabulare
 10 = M. obturatorius externus

Druckübertragung. Sie sind von hyalinem Gelenkknorpel bedeckt. Kräftige Bänder sichern den Gewölbebogen der Sakroiliakalgelenke: Ligg. sacroiliaca ventralia, interossea und dorsalia.

Aseptische Hüftkopfnekrose

Die aseptische (ischämische) Hüftkopfnekrose (HKN) kann im Gefolge zahlreicher Erkrankungen bzw. von Traumen auftreten. Als gemeinsame pathogenetische Endstrecke wird eine Ischämie bzw. Anoxie im Knochenmark des Hüftkopfs angesehen. Da große Abschnitte des Hüftkopfs von hyalinem Gelenkknorpel überzogen sind, durch die keine Gefäße in das Knochenmark eintreten können, ist die Gefäßversorgung des Hüftkopfs höchst vulnerabel und weitgehend vom R. profundus der A. circumflexa capitis femoris medialis und der A. ligamentis teres capitis femoris abhängig. Gleichzeitig gibt es kaum Möglichkeiten eines Druckausgleichs, wenn eine raumfordernde Wirkung im Hüftkopf auftritt. Dadurch kann der venöse Abstrom nachhaltig beeinträchtigt werden.

Bei (medialen) Schenkelhals-, Acetabulumfrakturen und Hüftgelenkluxationen wird die arterielle Versorgung des Hüftkopfs traumatisch unterbrochen. Daneben kann ein Hämarthros des Hüftgelenks zu einer intraartikulären Drucksteigerung führen und so den venösen Abstrom beeinträchtigen. (Bei Säuglingen und Kleinkindern kann auch ein eitriger Gelenkerguß im Rahmen von Koxitiden zu einer Nekrose der Hüftkopfepiphyse führen.)

Bei den nichttraumatischen Hüftkopfnekrosen kann die Gefäßobstruktion auf der arteriellen, kapillaren oder der venösen Ebene lokalisiert sein. Folgende Erkrankungen bzw. pathologische Zustände gehen gehäuft mit Hüftkopfnekrosen einher:

- Kortikoidtherapie,
- Morbus Cushing,
- Kollagenosen,
- Barotrauma (Caisson-Krankheit),
- Pankreatitis,
- Hyperlipidämie,
- Sichelzellanämie,
- Diabetes mellitus,
- Alkoholabusus,
- Morbus Gaucher,
- Hyperurikämie,
- Polycytaemia vera.

Nicht selten ist jedoch weder ein adäquates Trauma noch eine zur HKN prädisponierende Grunderkrankung eruierbar. Man spricht dann von einer idiopathischen HKN. Männer sind im Verhältnis 4:1 öfter betroffen als Frauen. Am häufigsten tritt die HKN in der 3.–5. Lebensdekade auf. In ca. 70% der Fälle sind beide Hüftköpfe befallen, wobei die Manifestation an der kontralateralen Hüfte synchron oder metachron auftritt.

Der frühzeitige Nachweis der HKN ist wichtig, damit Beschwerden im Hüftgelenk diagnostisch korrekt zugeordnet werden können und insbesondere, damit eine adäquate Therapie eingeleitet werden kann, die entscheidend von dem Stadium der Erkrankung abhängt. Vor allem soll ein Einbruch der Hüftkopfkalotte verhindert werden, die dann zu schwersten arthrotischen Gelenkveränderungen fortschreitet.

Klassifikation. Für die Stadienbeurteilung der HKN wurden verschiedene Klassifikationen vorgeschlagen. Am gebräuchlichsten und nach wie vor am weitesten verbreitet ist die von Ficat (18) (Tab. 6.1).

Diese Klassifikation stützt sich wesentlich auf die klinische Symptomatik und die Veränderungen im Röntgenbild. In den *Stadien 0 und 1* ist die Nekrose bioptisch bereits nachweisbar. Der Röntgenbefund ist aber noch unauffällig. Der Patient ist beschwerdefrei (Stadium 0) oder leidet unter Schmerzen und Bewegungseinschränkungen, die oft plötzlich auftreten, denen aber ein normaler Befund im Röntgenbild gegenübersteht. Gerade in diesen frühen Stadien der Erkrankung ist die MRT besonders wertvoll, da sie häufig bereits eine eindeutige Diagnose erlaubt.

Aber auch im *Stadium 2* der HKN erweist sich die MRT als äußerst hilfreich. Die Veränderungen im Röntgenbild erlauben in diesem Stadium oft noch keine definitive Diagnose bzw. die Diagnose des Radiologen ist von dem betreuenden Arzt anderer Fachdisziplinen nicht nachvollziehbar. In der MRT ist die HKN dagegen überzeugend zu demonstrieren (11).

Tabelle 6.1 Stadienbeurteilung der HKN nach Ficat

Stadium	Symptomatik	Röntgen	Morphologische Veränderungen
0	keine	normal	bioptisch Nekrose im Knochenmark
1	Schmerzen, Bewegungseinschränkung	normal	Nekrose
2	Schmerzen, Bewegungseinschränkung	Sklerose, Aufhellung	Nekrose
3	zunehmende Beschwerden	Abflachung des Hüftkopfs, subchondrale Fraktur (engl. Crescent sign)	Nekrose und subchondrale Fraktur
4	zunehmende Beschwerden	Arthrose, Gelenkdestruktion	Nekrose, Arthrose

Mit der *Skelettszintigraphie* kann die HKN empfindlicher nachgewiesen werden als mit der Röntgenuntersuchung, aber weniger sensitiv als mittels MRT. Vor allem ist aber die Spezifität der Skelettszintigraphie und ihre morphologische Detailinformation der MRT deutlich unterlegen (1, 37, 38).

Die *CT* spielt heute für die Diagnostik der HKN (15) nur noch eine untergeordnete Rolle. In mehreren Studien wurden gezeigt, daß die CT zwar der konventionellen Röntgenuntersuchung überlegen ist, aber nicht die hohe Treffsicherheit der MRT erreicht. Lediglich der Nachweis einer subchondralen Fraktur bei der HKN ist mittels CT genauer zu führen als in der MRT.

Wie oben ausgeführt, ist die *MRT* besonders geeignet, schon in den Stadien 0 und 1 die HKN empfindlich nachzuweisen und spezifisch zu charakterisieren (36, 58). So konnte bei asymptomatischen Patienten mit Nierentransplantation und Steroidtherapie, die ein besonders hohes Risiko einer HKN haben, in 6–7,6% der Fälle eine HKN nachgewiesen werden (20, 40, 55). Bei der Untersuchung von Patienten über 24 Monate in unterschiedlichen Intervallen nach Nierentransplantation fanden sich bei 14 von 104 Patienten eine HKN, die sich teilweise wieder spontan zurückbildete.

Die unterschiedlichen zellulären Komponenten des Knochenmarks sind gegenüber Anoxie bzw. Ischämie unterschiedlich empfindlich. Hämatopoetische Zellen werden nach 6–12 Stunden nekrotisch, Osteoblasten und Osteoklasten nach 12–48 Stunden, während Fettzellen erst nach 2–5 Tagen absterben. Das Signal des Knochenmarks ist in der MRT von seiner makroskopischen Zusammensetzung, insbesondere dem Anteil an Fettzellen, abhängig (34, 57).

Vor allem ein Ödem oder biochemische Veränderungen des Fettgewebes im Knochenmark führen zu deutlichen Signalalterationen. Es überrascht daher nicht, daß die anoxiebedingte Nekrose von Osteozyten und Osteoklasten auch durch die MRT nicht nachgewiesen werden kann, wenn andere Veränderungen fehlen.

Nadel u. Mitarb. (41) führten experimentelle Untersuchungen an Hunden durch, bei denen der gesamte Hüftkopf vollständig devaskularisiert wurde. In den ersten Stunden nach vollständiger Anoxie war im SE- und STIR-Bild keine Signalauffälligkeit nachweisbar. Dynamische kontrastverstärkte (Gadolinium-DTPA) Scans zeigten dagegen eine fehlende Perfusion und Kontrastanreicherung.

Die Nekrosezone ist ganz überwiegend im kranialen Anteil des Hüftkopfs, meist im anterior-superioren Abschnitt, lokalisiert und meist linsen- oder halbkugelkalottenförmig konfiguriert (Abb. 6.**6**). Gegenüber dem normalen Knochenmark ist die Nekrose meist durch eine signalarme lineare Zone abgegrenzt.

Die zentralen Abschnitte der Nekrose können unterschiedliche Signalmuster besitzen, die von Mitchell u. Mitarb. (39) in 4 verschiedene Klassen eingeteilt wurden (Tab. 6.**2**).

Die unterschiedliche Zusammensetzung der Nekrose hat allerdings keine prognostische Bedeutung. Vielmehr ist für die Prognose ausschließlich die Größe der Nekrosezone relevant. Oft ist auch ein inhomogenes Si-

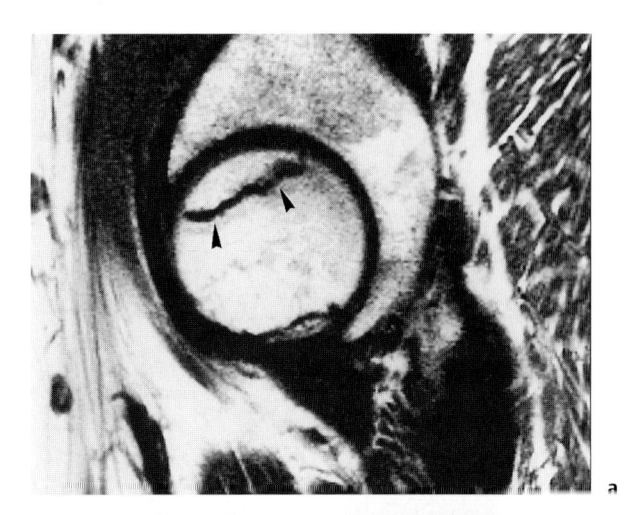

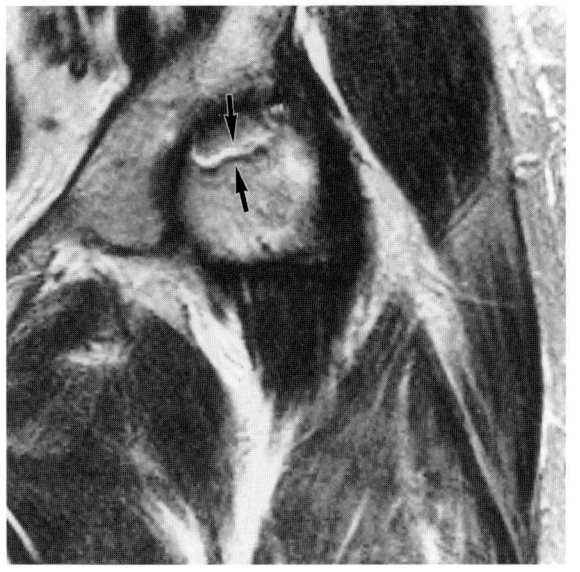

Abb. 6.**6 a** u. **b** Avaskuläre Nekrose des linken Hüftkopfs. **a** Sagittale, T_1-gewichtete SE-Aufnahme. **b** Koronare T_2-gewichtete Aufnahme.
Im T_1-gewichteten Bild zeigt die Nekrosezone die gleiche Signalintensität wie das normale Knochenmark. Im ventrokranialen Abschnitt demarkiert sich die Nekrosezone durch eine signalarme Linie (Pfeilspitzen). Im T_2-gewichteten Bild ist das typische Double line-sign (Pfeile) erkennbar, das als pathognomonisch für eine Hüftkopfnekrose gewertet werden kann.

Tabelle 6.**2** Signalmuster der zentralen Abschnitte der Nekrose nach Mitchell

Klasse	T_1-gewichtet	T_2-gewichtet	
A	↑	–	Fett
B	↑	↑	subakute Blutung
C	↓	↑	Flüssigkeit
D	↓	↓	Fibrose

gnalmuster festzustellen, das nicht den in Tab. 6.**2** genannten Klassen zugeordnet werden kann.

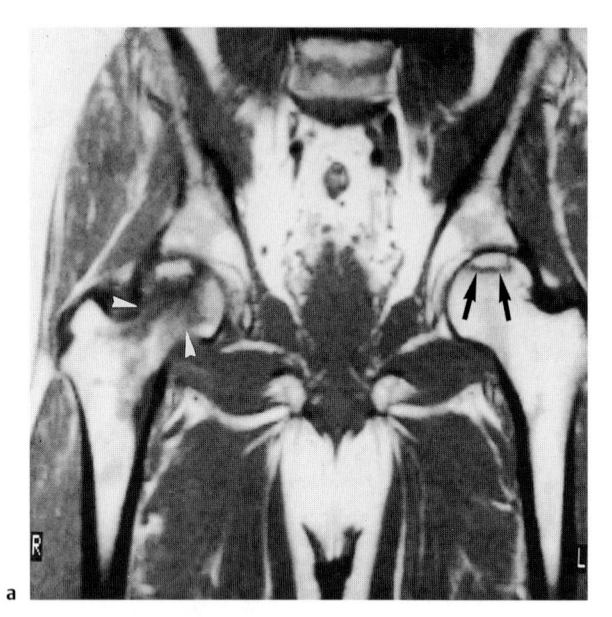

Abb. 6.7 a u. b Hüftkopfnekrose beidseits. **a** Koronare T$_1$-gewichtete SE-Aufnahme. **b** Sagittale T$_1$-gewichtete SE-Aufnahme des rechten Hüftgelenks.
Während rechtsseitig eine ausgedehnte Nekrose mit deutlichen Signalintensitätsveränderungen (Pfeilspitzen) vorliegt, die auch auf den übrigen Hüftkopf und den Schenkelhals sowie die Intertrochantärregion übergreifen, findet sich linksseitig nur ein kleineres nekrotisches Areal im kranialen Abschnitt des Hüftkopfs, das durch ein signalarmes Band (Pfeile) demarkiert wird. Die sagittale Aufnahme des rechten Hüftgelenks zeigt, daß größere Anteile des Hüftkopfs betroffen sind und sich 2 Nekrosezonen ventrokranial und dorsal demarkieren (Pfeile).

Im T$_2$-gewichteten Bild kann in ca. 80 % der Fälle das als hochspezifisch geltende *Double line sign* nachgewiesen werden (39, 54). Eine signalreiche, zur Nekrose hin gerichtete Linie und eine daran anschließende, zum gesunden Knochenmark gerichtete signalarme Linie charakterisieren dieses Zeichen (Abb. 6.6). Dem Double line sign liegt der hypervaskularisierte Randbereich der Nekrosezone, der nach außen von einer fibrosierten und sklerotischen Zone begrenzt wird, zugrunde. Der hypervaskularisierte Randbereich der HKN kann in der kontrastverstärkten MRT ein deutliches Enhancement zeigen.

Sofern nicht ohnehin ein prothetischer Gelenkersatz geplant ist, ist die MRT für die Planung operativer Eingriffe hervorragend geeignet. Auf sagittalen und koronaren Aufnahmen können die Lokalisation und die Ausdehnung der Nekrose exakt bestimmt werden (Abb. 6.7). Beltran u. Mitarb. (2) und Lafforgue u. Mitarb. (31) stellten fest, daß die Dekompressionsbehandlung durch Entfernung eines Gewebezylinders aus dem Hüftkopf (engl. core decompression) vor allem dann erfolgversprechend ist, wenn weniger als 25 % des Hüftkopfs von der Nekrose betroffen sind.

■ Indikationen zur MRT bei aseptischer Hüftkopfnekrose

- Verdacht auf HKN bei negativen oder zweifelhaftem Röntgenbefund,
- Ausschluß oder Nachweis eines kontralateralen Befalls bei einseitig nachgewiesener HKN,
- Bestimmung der Lokalisation und Ausdehnung der Nekrosezone,
- unklare Differentialdiagnose einer Hüftgelenkerkrankung.

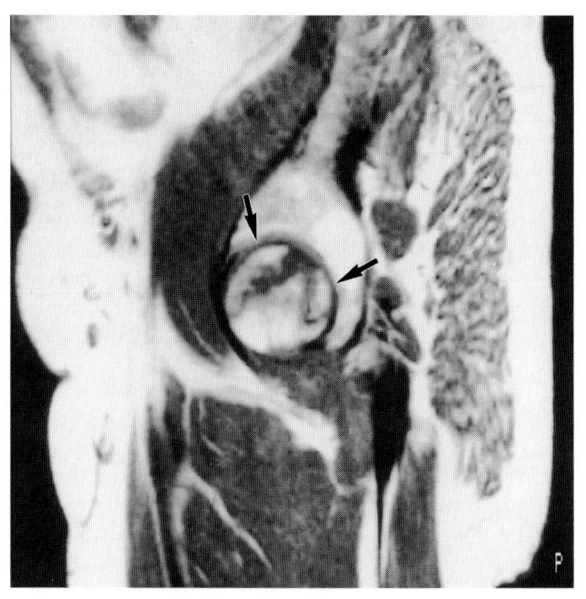

Transiente Osteoporose

Die transiente Osteoporose ist ein relativ seltenes Krankheitsbild, das ätiologisch nicht vollständig geklärt ist. Meist sind junge und mittelalte Erwachsene betroffen, bei denen anamnestisch häufig eine Infektion oder ein Trauma eruierbar ist.

Im konventionellen Röntgenbild ist eine Entkalkung von Hüftkopf und Schenkelhals nachweisbar. Im Skelettszintigramm findet sich eine deutliche Nuklidanreicherung. Histopathologisch sind bei der transienten Osteoporose ein vermehrter Knochenumbau sowie entzündliche Veränderungen nachweisbar. In der Synovialmembran können sich Zeichen einer geringgradigen chronischen Entzündung finden.

Im allgemeinen kommt es nach 6–12 Monaten zu einer spontanen Rückbildung der klinischen Symptomatik und der radiologischen Veränderungen.

Die differentialdiagnostische Abgrenzung der transienten Osteoporose von anderen Erkrankungen, insbesondere von der unspezifischen und tuberkulösen Koxitis sowie von Manifestationen entzündlich rheumatischer Erkrankungen ist entscheidend wichtig, da ganz unterschiedliche therapeutische Maßnahmen erforderlich sind.

In der MRT zeigt die transiente Osteoporose ein weitgehend spezifisches Befundmuster. Es werden diffuse Signaländerungen im Hüftkopf und Schenkelhals gefunden, die auf den Femurschaft übergreifen können (Abb. 6.8). Im T$_1$-gewichteten Bild ist eine deutliche Signalminderung des Knochenmarks feststellbar, während im T$_2$-gewichteten SE-Bild und insbesondere in der STIR-Aufnahme eine deutlich erhöhte Signalintensität auffällt

Abb. 6.8 a u. b **a** Axiales und **b** koronares STIR-Bild. Transiente Osteoporose der linken Hüfte. Knochenmarködem (Dreiecke) mit hoher Signalintensität in Hüftkopf, Schenkelhals und Teilen der Intertrochantärregion.

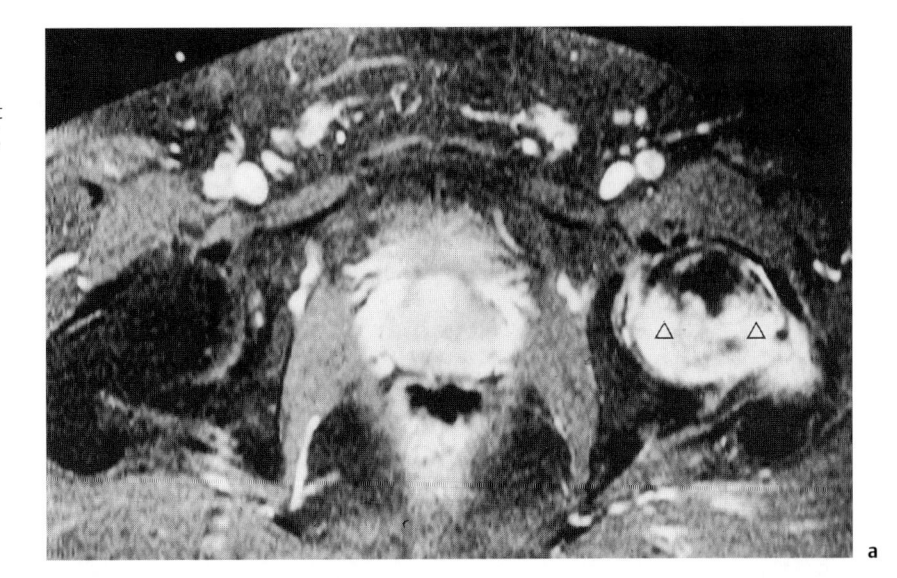

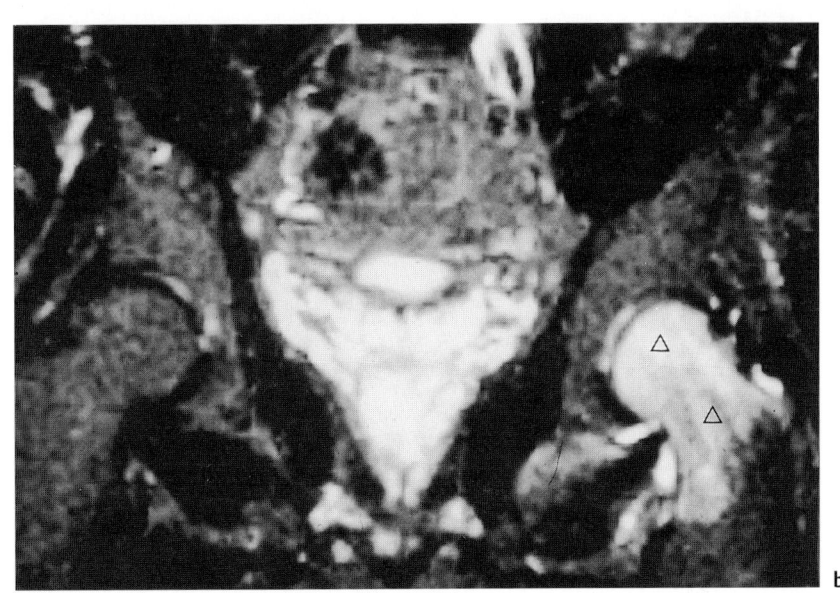

(Abb. 6.9 u. 6.10). Mit Turbo-(Fast-)-SE-Sequenzen ist nur ein geringerer Kontrast gegenüber dem normalen Knochenmark zu erzielen als mit konventionellen SE-Sequenzen. Als Ursache der Signaländerungen bei der transienten Osteoporose wird ein Ödem im Knochenmark angesehen (60). Durch Verlaufsbeobachtungen konnte gezeigt werden, daß sich dieses Ödemmuster innerhalb von 6–10 Monaten zurückbildet (3).

Von verschiedenen Autoren werden ätiologische Zusammenhänge zwischen transienter Osteoporose bzw. Knochenmarködem und der Hüftkopfnekrose diskutiert (23, 42, 43, 59). So konnte beim MRT-Nachweis eines Knochenmarködems im Hüftkopf und Schenkelhals bei der histologischen Aufarbeitung von Knochenstanzzylindern, die im Rahmen einer Entlastungsbohrung gewonnen wurden, Veränderungen gefunden werden, die auf eine frühe Hüftkopfnekrose hinwiesen (25). Aus diesen Ergebnissen wird geschlossen, daß das Knochenmarködem eine reversible Zwischenstufe in der Entwicklung einer manifesten Hüftkopfnekrose darstellt und daß individuell unterschiedliche Reparaturmechanismen darüber entscheiden, ob es zu einer Ausheilung des Knochenmarködems kommt oder zu einer Hüftkopfnekrose (Abb. 6.11).

Kramer u. Mitarb. (30) berichten über 9 Patientinnen, bei denen im letzten Trimenon der Schwangerschaft starke und therapieresistente Schmerzen in einer oder beiden Hüften auftraten. Bei insgesamt 11 krankhaft veränderten Hüften war 8mal ein Knochenmarködem und 3mal eine Hüftkopfnekrose nachweisbar. Die Entlastungsbohrung erbrachte bei den Patientinnen mit Knochenmarködem eine sehr schnelle Schmerzfreiheit und Rückbildung der Signalveränderungen in der MRT. Bei konservativer Behandlung war der Heilverlauf dagegen deutlich protrahiert und nahm 4–6 Monate in Anspruch. Der intramedulläre Druck war in allen Fällen von Knochenmarködem deutlich erhöht.

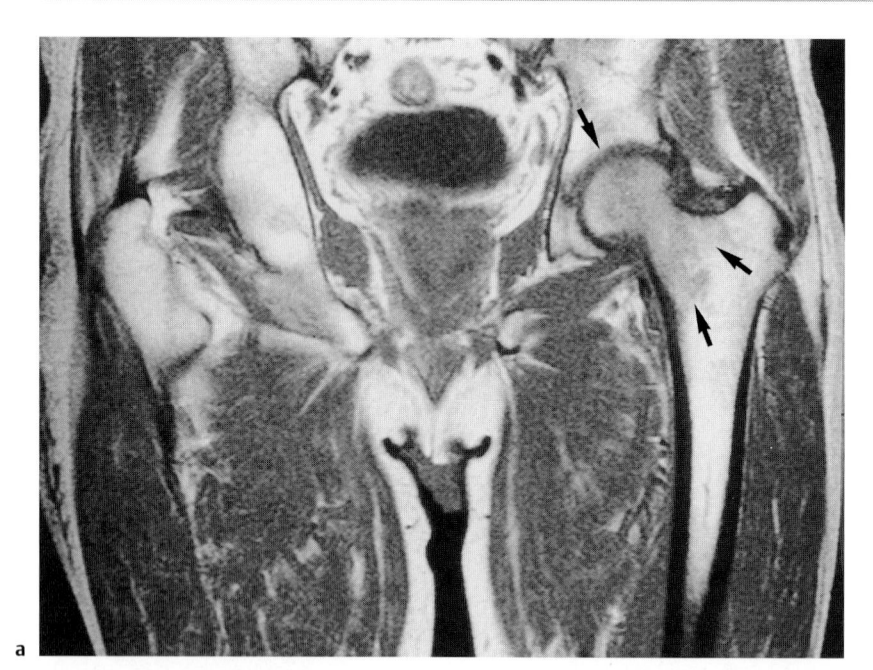

Abb. 6.9a u. b Transiente Osteoporose der linken Hüfte. **a** Koronare T_1-gewichtete SE-Sequenz. **b** Koronare STIR-Aufnahme. Im Hüftkopf und Schenkelhals findet sich eine ausgedehnte flächige und unscharf begrenzte Signalminderung (Pfeile) im T_1-gewichteten SE-Bild und eine Signalerhöhung im STIR-Bild.

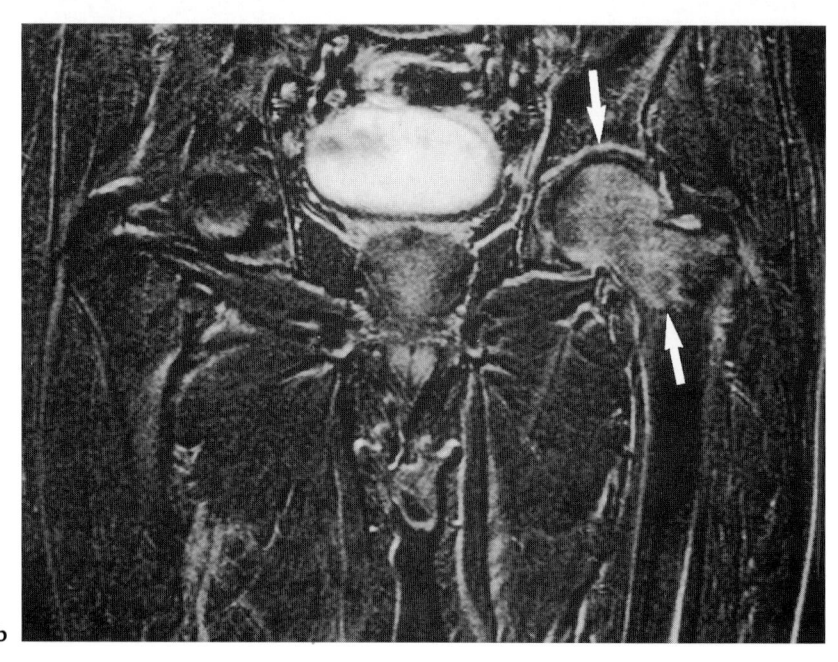

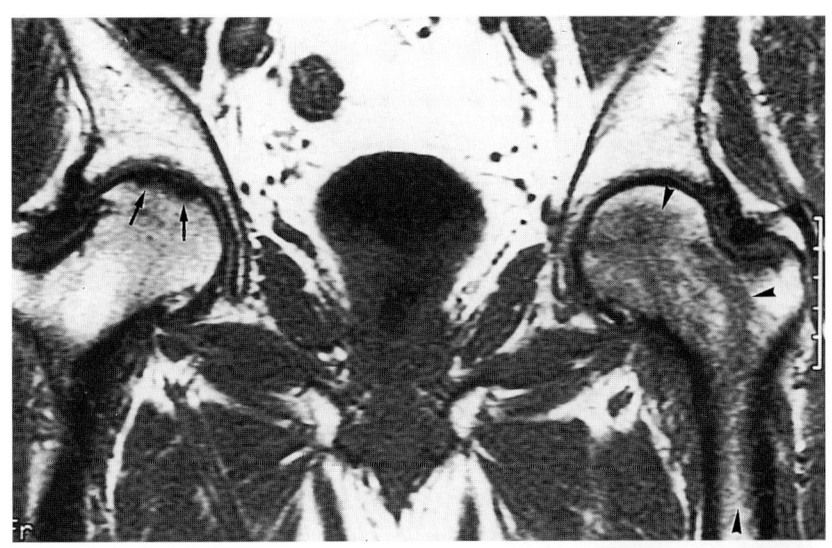

Abb. 6.**10a–c** Transiente Osteoporose des linken Femurs und Hüftkopfnekrose rechts. **a** Koronare T$_1$-gewichtete SE-Aufnahme. Im subchondralen Abschnitt des rechten Hüftkopfs ist eine glatte Signalminderung (Pfeile), entsprechend der Frühform einer Hüftkopfnekrose feststellbar. Im koxalen Femurende linksseitig ausgedehnte und unscharf begrenzte Signalminderung des Knochenmarks (Pfeilspitzen). **b** Koronare T$_1$-gewichtete SE-Aufnahme des linken Hüftgelenks. Die Signalminderungen, die im Hüftkopf, Schenkelhals und in der Intertrochantärregion nachweisbar sind, kommen deutlich zur Darstellung. **c** Axiale T$_2$-gewichtete SE-Aufnahme mit Fettsättigung. Deutliche Signalerhöhung (Pfeilspitzen) im dorsalen Abschnitt des Hüftkopfs sowie im Schenkelhals. Gelenkerguß ventral im linken Hüftgelenk (Pfeil).

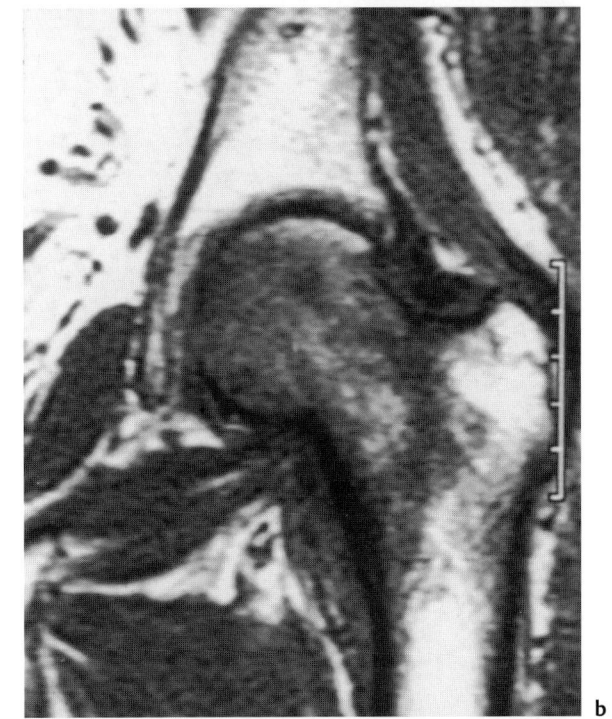

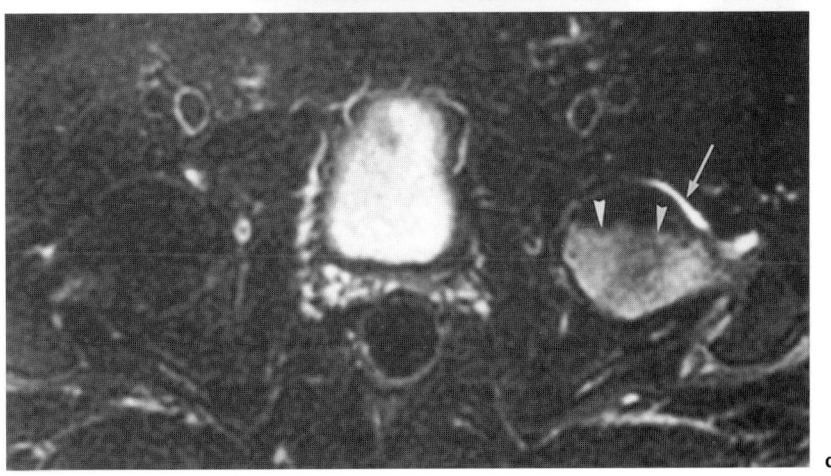

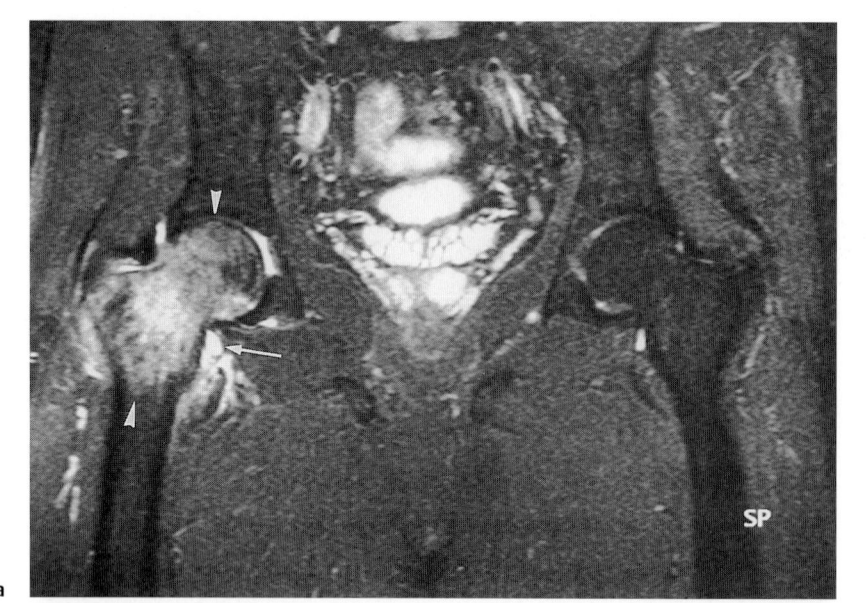

Abb. 6.11 a–c Transiente Osteoporose des koxalen Femurendes linksseitig. **a** Koronares STIR-Bild. Ausgedehnte Signalerhöhung im Hüftkopf, Schenkelhals und in der Intertrochantärregion (Pfeilspitzen) des linken koxalen Femurendes. Der Gelenkerguß zeigt eine hohe Signalintensität (Pfeil). **b** Axiales T₁-gewichtetes SE-Bild mit Fettsättigung nach intravenöser Kontrastmittelapplikation. Deutliches Kontrastmittelenhancement in größeren Anteilen von Hüftkopf und Schenkelhals. Die intensiv Kontrastmittel aufnehmende Synovialmembran ventral ist deutlich demarkiert (Pfeile).
c Koronare T₁-gewichtete SE-Aufnahme. Es ist nur eine diskrete Signalminderung (Dreieck) im Bereich des rechten koxalen Femurendes festzustellen.

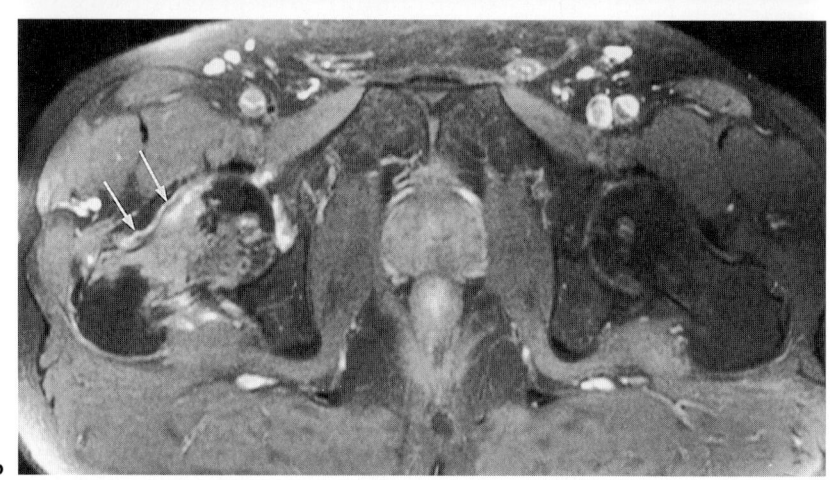

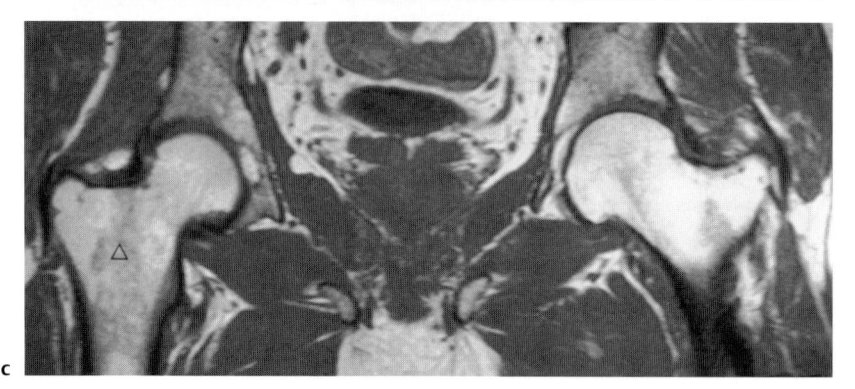

Morbus Perthes

Der Morbus Perthes tritt bevorzugt zwischen dem 4. und 8. Lebensjahr auf. Jungen sind deutlich häufiger betroffen als Mädchen. Seine Ätiologie ist nicht gänzlich geklärt. Es wird angenommen, daß es sich um eine idiopathische Form der Osteonekrose des Hüftkopfs im Kindesalter handelt.

Beim Morbus Perthes sind aufgrund klinischer und radiologischer Befunde unterschiedliche *Stadien* zu unterscheiden:

- *Initialstadium* mit deutlichen Beschwerden ohne auffälligen Röntgenbefund,
- *Fragmentationsstadium* mit Sklerosierung, fleckigen Aufhellungen und Abflachung der Hüftkopfepiphyse,
- *Reparationsstadium* mit Wiederaufbau der Epiphyse.

Abhängig von dem Schweregrad der Erkrankung und dem Erfolg der Behandlung kann es zu einer mehr oder weniger vollständigen Wiederherstellung kommen oder zu einem Defektzustand mit Coxa vara und Vergrößerung bzw. pilzförmiger Deformierung des Hüftkopfs. Daraus kann sich frühzeitig eine Arthrose des Hüftgelenks (präarthrotische Deformität) entwickeln.

Wie bei der HKN des Erwachsenen ist in mehr als $1/3$ der Fälle ein beidseitiger Befall zu beobachten, der gleichfalls synchron oder metachron auftreten kann.

Die *MRT* ist zum frühzeitigen Nachweis des Morbus Perthes geeignet (Abb. 6.12), und zwar in einem Stadium, in dem Röntgenbild und Skelettszintigramm noch keinen auffälligen Befund zeigen (5, 10, 50). Im Gegensatz zu dieser günstigen Bewertung der MRT für die Frühdiagnose des Morbus Perthes fanden Rix u. Mitarb. (46) für die MRT eine Sensitivität von 58%, eine Spezifität von 83% und eine Treffsicherheit von 74% (Röntgen: Sensitivität = 50%, Spezifität = 83%, Treffsicherheit = 71%). Nur in Einzelfällen konnte durch die MRT die Diagnose des Morbus Perthes früher als durch die Röntgenuntersuchung gesichert werden.

Das Knochenmark der Hüftkopfepiphyse hat normalerweise eine hohe Signalintensität im T_1-gewichteten Bild. Beim Morbus Perthes zeigt die Hüftkopfepiphyse eine niedrige Signalintensität im T_1- und T_2-gewichteten Bild (16). In den Frühstadien des Morbus Perthes ist zunächst eine fleckige oder segmentale Signalminderung in der Hüftkopfepiphyse festzustellen. Schließlich ist die ganze Epiphyse des Hüftkopfs (Abb. 6.13), bisweilen auch ein Teil der Metaphyse (Abb. 6.14), in seiner Signalintensität vermindert. In der Reparationsphase der Erkrankung kehrt wieder fetthaltiges Knochenmark in die Epiphyse zurück und dementsprechend ist wieder ein hohes Signal nachweisbar.

Beim Morbus Perthes wurde eine Verdickung des hyalinen Gelenkknorpels beschrieben, der zu einer lateralen Verlagerung des Hüftkopfs und damit zu einem Verlust der Kongruenz der Gelenkflächen führt (Abb. 6.15). Dazu trägt auch die Verbreiterung der Synovialmembran bei, die im gesamten Gelenkraum des Hüftgelenks beobachtet werden kann (49). Von Rix u. Mitarb. (46) konnte die Verdickung des hyalinen Gelenkknorpels nicht bestätigt werden. Ein Verlust an Gelenk-

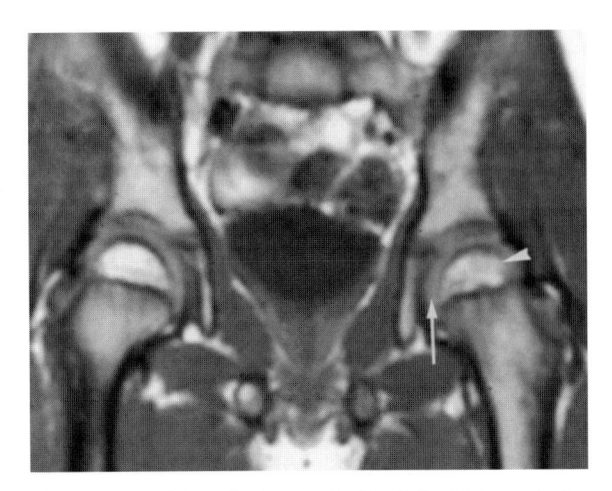

Abb. 6.12 Frühform des Morbus Perthes links. Die Form der linken Hüftkopfepiphyse ist noch nicht verändert. Es zeigt sich nur eine diskrete Minderung der Signalintensität (Pfeilspitze) im T_1-gewichteten SE-Bild. Der Gelenkknorpel (Pfeil) ist verdickt, so daß der linke Hüftkopf leicht nach lateral verlagert ist.

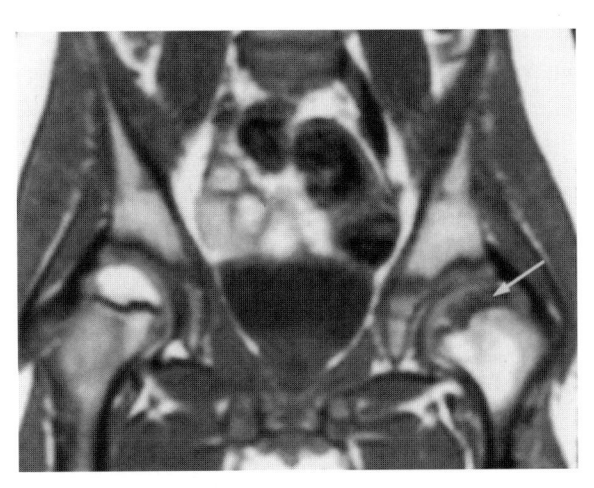

Abb. 6.13 Morbus Perthes des linken Hüftgelenks. Koronare T_1-gewichtete SE-Sequenz. Deutliche Signalminderung in der Hüftkopfepiphyse links, die abgeplattet und deformiert ist (Pfeil). Normales Knochenmarksignal in der rechten Hüftkopfepiphyse.

stabilität war nur in den Fällen feststellbar, in denen auch eine Abflachung der Hüftkopfepiphyse vorlag.

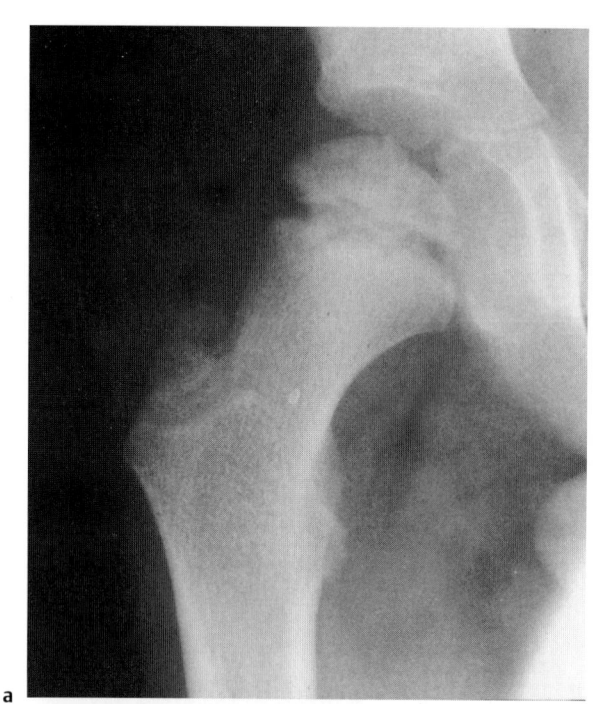

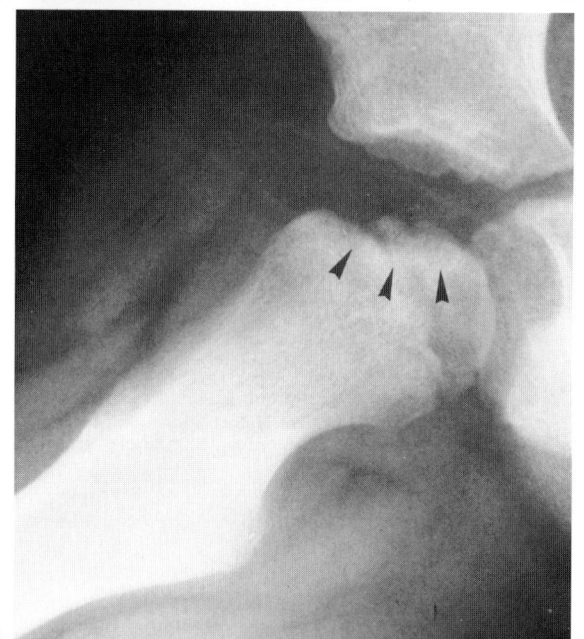

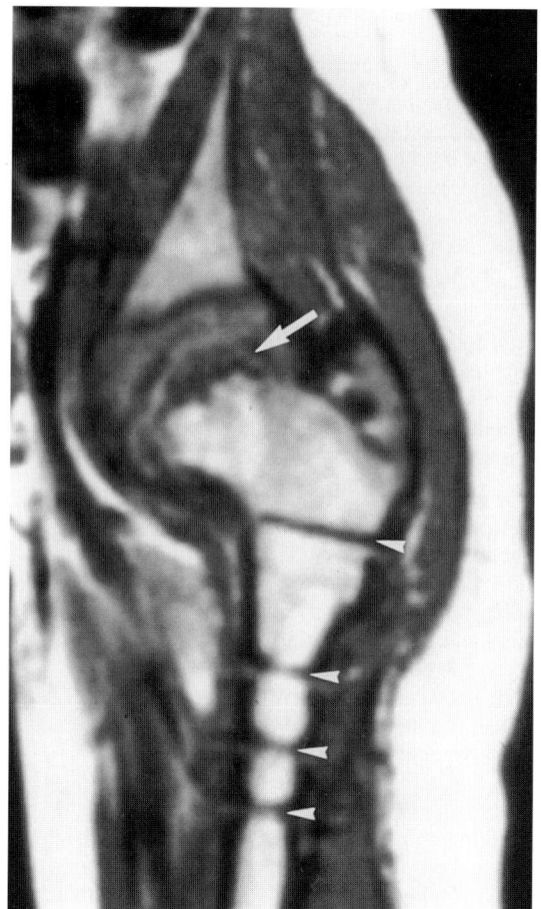

Abb. 6.15 Morbus Perthes des linken Hüftgelenks. Zustand nach Umstellungsosteotomie. Koronare T_1-gewichtete SE-Sequenz. Abflachung und Deformierung sowie ausgedehnte Signalminderung der gesamten Hüftkopfepiphyse links (Pfeil). Bei Zustand nach Umstellungsosteotomie sind die Bohrkanäle im proximalen Femur als bandförmige Signalminderungen (Pfeilspitzen) im Knochenmark erkennbar.

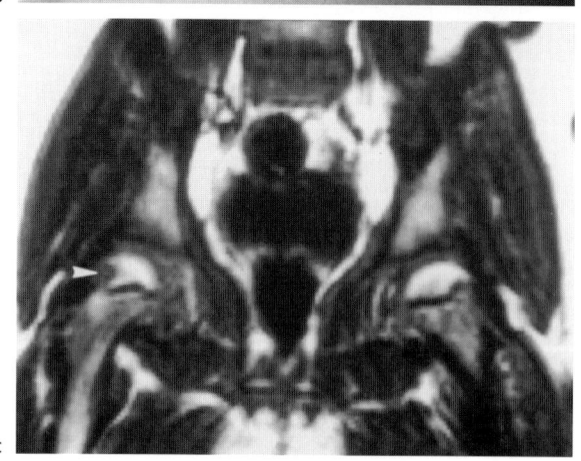

◀ Abb. 6.14a–c a u. b Röntgenaufnahme des rechten Hüftgelenks a.-p. und axial. Auf der a.-p. Aufnahme ist eine Irregularität der Dichteverteilung im lateralen Abschnitt der Hüftkopfepiphyse nachweisbar. Die axiale Aufnahme demonstriert einen Defekt und eine Sinterung im lateralen Hüftkopfabschnitt (Pfeilspitzen). c Koronare T_1-gewichtete SE-Sequenz. In großen Anteilen der Hüftkopfepiphyse rechts ist noch ein normales Fettsignal nachweisbar. Lateral ist eine keilförmige Signalminderung erkennbar (Pfeilspitze).

Trauma, Streß- und Ermüdungsfrakturen

Bei *Frakturen* des Schenkelhalses, der Hüftkopfkalotte und des Acetabulums ist mit der konventionellen Röntgendiagnostik und ggf. ergänzend durch die CT in den meisten Fällen eine eindeutige Abklärung möglich. Die CT ist insbesondere bei komplexen Beckenfrakturen, die nicht selten auch mit Läsionen des Sakroiliakalgelenks einhergehen, sehr vorteilhaft, da sie eine genaue Analyse des Verlaufs der Fraktur und der Stellung der Knochenelemente gestattet.

Die MRT kann bei *okkulten Frakturen* sowie bei Streß- und Ermüdungsfrakturen indiziert sein (21). Als okkulte Frakturen werden solche Traumafolgen bezeichnet, die durch kunstgerecht durchgeführte und bewertete Röntgenuntersuchungen nicht nachweisbar sind und denen meist eine diskrete, nicht verlagerte Fraktur zugrunde liegt. Es konnte gezeigt werden, daß derartige okkulte Frakturen am proximalen Femurende durch die MRT zuverlässig erfaßt oder ausgeschlossen werden können, wenn ein klinischer Verdacht vorliegt (14, 33).

Im T_1-gewichteten Bild zeigen okkulte Frakturen eine niedrige Signalintensität, die meist bandförmig oder linear bzw. unscharf begrenzt im Knochenmark bis zu einer kortikalen Grenze verläuft (Abb. 6.**16**). Diese signalarme Zone entspricht der eigentlichen Frakturlinie und dem angrenzenden Ödem bzw. Hämatom im Knochenmark. Im T_2-gewichteten Bild, insbesondere bei Fettsättigung, noch mehr auf STIR-Aufnahmen, ist eine bandförmige Zone erhöhter Signalintensität erkennbar (Abb. 6.**17**). Die Frakturlinie selbst kann eine noch stärkere Signalerhöhung zeigen oder aber als lineare Signalminderung imponieren. Wenn eine derartige Signalminderung erkennbar ist, so ist diese vermutlich auf eine Trabekelkompression zurückzuführen. Auf den suszeptibilitätsempfindlichen, T_2-gewichteten GRE-Sequenzen können ausgedehnte Areale mit deutlicher Signalminderung zu beobachten sein.

Quinn u. Mc Carthy (45) untersuchten 20 Patienten mit klinischem Verdacht auf eine Schenkelhalsfraktur bei fraglichem Röntgenbefund. Es wurden in diesen Fällen ausschließlich koronare T_1-gewichtete Sequenzen eingesetzt. Bei 13 Patienten wurde dadurch eine Schenkelhalsfraktur nachgewiesen, bei 7 Patienten konnte eine Fraktur ausgeschlossen werden. Im Vergleich zu röntgenologischen Verlaufskontrollen, Skelettszintigraphie, konventioneller Tomographie und CT war dieses verkürzte MRT-Protokoll zu niedrigeren Kosten zu erbringen.

Haramati u. Mitarb. (22) untersuchten 15 ältere Patienten mit Osteoporose und klinisch begründetem Verdacht auf eine Schenkelhalsfraktur bei unauffälligem oder unklarem Röntgenbefund. In 7 Fällen wurde durch die MRT eine okkulte Schenkelhalsfraktur nachgewiesen. Die Autoren empfehlen gerade bei älteren Patienten mit Osteoporose die MRT als einzige ergänzende Untersuchung neben der konventionellen Röntgendiagnostik zum Nachweis einer okkulten Fraktur des Schenkelhalses.

Die Skelettszintigraphie gilt für den Nachweis okkulter Frakturen als außerordentlich sensitiv, wenngleich wenig spezifisch. Falsch positive Befunde können durch degenerative Gelenkveränderungen und durch ligamentäre Ausrisse verursacht werden. Falsch negative Ergebnisse sind vorwiegend im höheren Lebensalter, bei chronischer Niereninsuffizienz, Steroidtherapie und lokaler Synovitis festzustellen. In der unmittelbar posttraumatischen Phase (24 Stunden) können gleichfalls falsch negative Befunde auftreten.

Feldman u. Mitarb. (17) untersuchten 30 Patienten, bei denen eine Diskrepanz zwischen der klinischen Symptomatik und den Ergebnissen der bildgebenden Diagnostik bestand (Röntgen, Skelettszintigraphie, CT). In 22 Fällen war ein akutes Trauma vorangegangen, in 8 Fällen hatten die Schmerzen nach einem Trauma oder einer ungewohnten Anstrengung über 1–4 Wochen zugenommen. In 10 Fällen war das Sakrum, 7mal der proximale Femur und 2mal das Acetabulum von einer okkulten

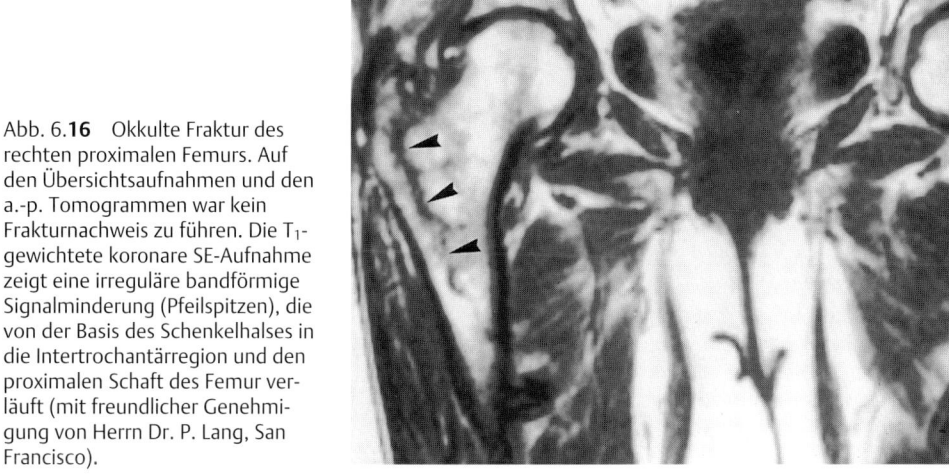

Abb. 6.**16** Okkulte Fraktur des rechten proximalen Femurs. Auf den Übersichtsaufnahmen und den a.-p. Tomogrammen war kein Frakturnachweis zu führen. Die T_1-gewichtete koronare SE-Aufnahme zeigt eine irreguläre bandförmige Signalminderung (Pfeilspitzen), die von der Basis des Schenkelhalses in die Intertrochantärregion und den proximalen Schaft des Femur verläuft (mit freundlicher Genehmigung von Herrn Dr. P. Lang, San Francisco).

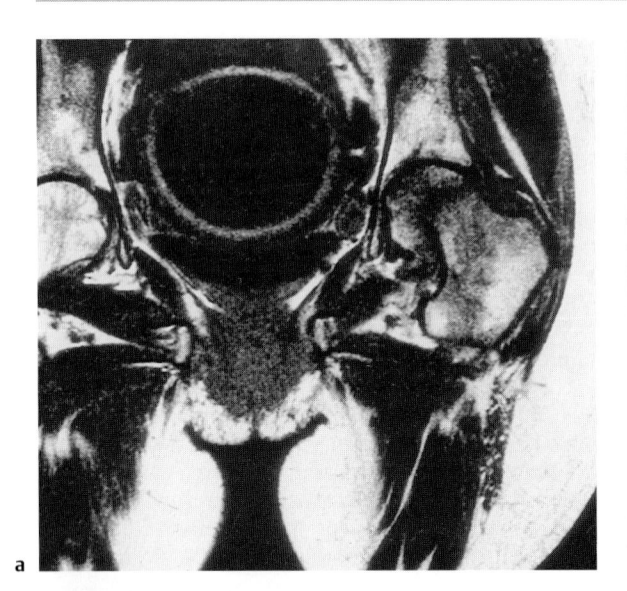

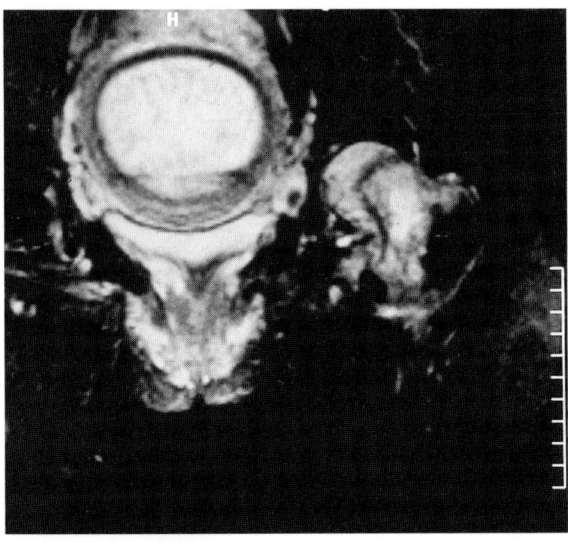

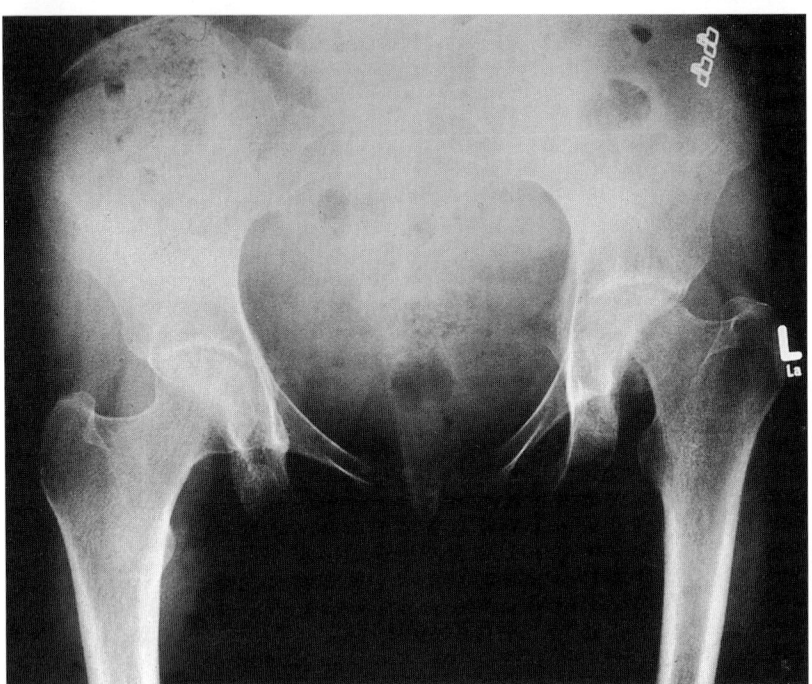

Abb. 6.17 a–c Mediale Schenkelhalsfraktur mit Varusfehlstellung. Die Patientin klagte während der Schwangerschaft über starke Schmerzen im linken Hüftgelenk. Um eine Strahlenexposition des Fetus zu vermeiden, wurde zunächst eine MRT durchgeführt. **a** Koronare T_1-gewichtete SE-Aufnahme. **b** Koronare T_1-gewichtete STIR-Aufnahme. Es zeigt sich ein ausgedehntes Knochenmarködem im koxalen Femurende und eine signalarme lineare Zone im medialen Schenkelhals, die der Frakturlinie entspricht. Der Hüftkopf ist nach medial abgekippt. **c** Die postpartal angefertigte Röntgenaufnahme bestätigt die Diagnose einer medialen Schenkelhalsfraktur. Deutliche Entkalkung des koxalen Femurendes. Es kann vermutet werden, daß in diesem Fall eine transiente Osteoporose zu einer Fraktur des Schenkelhalses ohne adäquates Trauma geführt hat.

Fraktur betroffen. Die Skelettszintigraphie hatte eine zu geringe oder eine diffuse Anreicherung gezeigt, so daß keine korrekte Zuordnung getroffen werden konnte. Feldman u. Mitarb. (17) schließen aus ihren Ergebnissen, daß die MRT als nächste Modalität nach den Röntgenübersichtsaufnahmen gewählt werden sollte, wenn die klinische Symptomatik auf eine Fraktur deutet, diese aber im Röntgenbild nicht verifiziert werden kann.

Bogost u. Mitarb. (6) untersuchten 70 Patienten, bei denen der Verdacht auf eine okkulte Schenkelhalsfraktur bestand. Dabei kamen koronare T_1-gewichtete SE- und STIR-Aufnahmen zur Anwendung. In 37% der Fälle wurde eine Schenkelhalsfraktur festgestellt und in 23% der Fälle eine Beckenfraktur. Darüber hinaus waren in 74% der Fälle Verletzungen der Weichteile, vor allem Risse, Hämatome und Kontusionen der Muskulatur nachweisbar, wobei die Adduktoren, der M. quadratus femoris und der M. pectineus am häufigsten betroffen waren. Die Autoren kommen zu der Schlußfolgerung, daß bei Verdacht auf eine okkulte Schenkelhalsfraktur in einem relativ hohen Anteil der Untersuchungen auch vorher nicht vermutete Beckenfrakturen durch die MRT nachgewiesen werden können und daß zusätzlich oft Weichteilverletzungen entdeckt werden, die für die Zuordnung der Beschwerdesymptomatik der Patienten bedeutsam sein können. Sie raten daher davon ab, ein verkürztes Untersuchungsprotokoll zu verwenden, das lediglich für den Nachweis okkulter Frakturen des Schenkelhalses geeignet ist.

Verschiedene Autoren haben sich mit der Frage beschäftigt, ob durch die MRT prognostische Aussagen hinsichtlich der *Entstehung einer Hüftkopfnekrose bei Schenkelhalsfrakturen* möglich sind. In nativen MR-Untersuchungen fanden Speer u. Mitarb. (52) bei 15 Patienten 48 Stunden nach subkapitaler Femurfraktur keine Signaländerungen im Hüftkopf. Da bei diesen Verletzungen ein hohes Risiko für die Entstehung einer HKN besteht, ist aus diesem Ergebnis mit einiger Wahrscheinlichkeit abzuleiten, daß die native MRT nicht geeignet ist, um ganz frühe Zeichen der posttraumatischen HKN nachzuweisen.

Lang u. Mitarb. (32) untersuchten 10 Patienten mit frischer Schenkelhalsfraktur mittels kontrastverstärkter MRT und verglichen die Ergebnisse mit denen der selektiven Hüftkopfangiographie. Waren die Hüftgefäße angiographisch intakt, so war auch ein Enhancement in der kontrastverstärkten MRT nachzuweisen, das dem der nicht betroffenen Hüfte entsprach. War dagegen in der Angiographie eine Unterbrechung der Hüftkopfgefäße nachzuweisen, so war in der kontrastverstärkten MRT kein Enhancement festzustellen. Diese Ergebnisse könnten hilfreich sein für die Differentialindikation zur Operationsplanung – Osteosynthese gegenüber primärer Versorgung durch Endoprothese.

Auch bei *Streßfrakturen* kann die MRT in fraglichen Fällen zur Klärung beitragen. Bei den Streßfrakturen sind Ermüdungs- und Insuffizienzfrakturen zu unterscheiden (13). Bei den Insuffizienzfrakturen wirkt eine normale Kraft auf einen geschwächten Knochen ein (Osteoporose, Osteomalazie, Zustand nach Radiatio, rheumatoide Arthritis, Steroidtherapie), während bei der Ermüdungsfraktur eine normale Knochenstruktur besteht, die Krafteinwirkung aber vermehrt ist (z. B. Marschfraktur).

Im Röntgenbild ist bei der Streßfraktur eine senkrechte oder schräg zur Längsache des betroffenen Knochens verlaufende Frakturlinie erkennbar, die oft von einer ausgeprägten perifokalen Sklerosierung umgeben ist und die auch mit periostalen Knochenneubildungen einhergehen kann. Fehlen jedoch diese typischen Zeichen, so kann die Diagnose der Streßfraktur schwierig sein. Insbesondere während der ersten 10–14 Tage, ehe die endostale und periostale Kallusbildung deutlich wird, fehlen meist eindeutige röntgenologische Zeichen. In diesen Fällen kann die MRT wertvoll sein und zur differentialdiagnostischen Klärung beitragen.

Im T_1-gewichteten Bild ist bei der Streßfraktur eine bandförmige Zone verminderter Signalintensität nachweisbar, die im Knochenmark gelegen ist und bis zur Kortikalis verläuft. Im T_2-gewichteten Bild, vor allem bei gleichzeitiger Fettsättigung und im STIR-Bild sind oft ausgedehnte Zonen hoher Signalintensität nachweisbar, die durch Ödem und ggf. Einblutung in das Knochenmark verursacht werden.

Am Becken werden Ermüdungsfrakturen am Sakrum (häufig auch bilateral) und am supraazetabulären Os ilium beobachtet. Während die Ermüdungsfrakturen

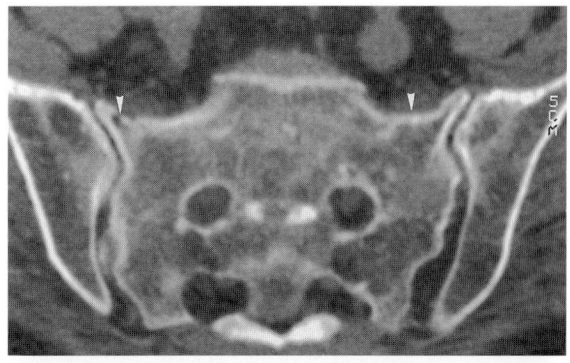

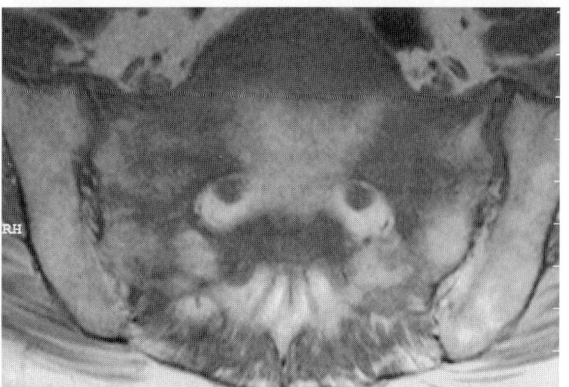

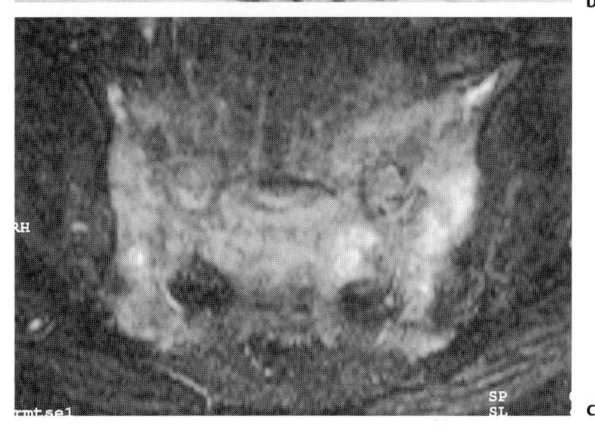

Abb. 6.**18a–c** Insuffizienzfraktur des Sakrums beidseits. **a** Die CT zeigt im ventralen Abschnitt des Sakrums beidseits eine Konturunterbrechung der Kortikalis und diskrete Sklerosierungen (Pfeilspitzen). **b** Axiale T_1-gewichtete SE-Aufnahme. Beidseits ausgedehnte Signalminderungen in den lateralen Anteilen des Sakrums. **c** Axiale STIR-Aufnahme. Diffuse Signalerhöhung im Sakrum.

des Os ilium parallel zum Acetabulum und horizontal verlaufen, sind die des Os sacrum meist vertikal und parallel zum Sakroiliakalgelenk ausgerichtet (Abb. 6.**18**).

Blomlie u. Mitarb. (4) untersuchten 18 Patienten mit bestrahlten malignen Tumoren des Beckens, bei denen radiogene Insuffizienzfrakturen des Sakrums auftraten. Sie weisen auf die Gefahr hin, daß die MRT-Befunde als Metastasen fehlgedeutet werden können. Im Bereich der Insuffizienzfrakturen waren ausgedehnte Zonen erniedrigter Signalintensität im T_1-gewichteten Bild und erhöhter Signalintensität im STIR-Bild nachweisbar. Bei 16 Patienten waren beide Alae sacri betroffen. Gleichzeitig waren bei einigen Patienten Ermüdungsfrakturen des medialen und supraazetabulären Darmbeinabschnitts, des Os pubis und von Lendenwirbelkörpern nachweisbar, die gleichfalls im Bestrahlungsfeld lagen.

Auch bei den Streßfrakturen ist die Skelettszintigraphie außerordentlich sensitiv, aber wenig spezifisch. Die Kombination von klinischer Schmerzsymptomatik und fokaler szintigraphischer Anreicherung führt gerade bei älteren Patientinnen und Patienten, die im Rahmen der Tumornachsorge untersucht werden, zu der Verdachtsdiagnose einer Knochenmetastase. Die MRT ist in diesen Fällen gut geeignet, um eine korrekte artdiagnostische Zuordnung zu erreichen. Bei den Insuffizienzfrakturen des Sakrums ist auch die CT sehr hilfreich.

Die MR-Arthrographie, d.h. die MR-Untersuchung nach intraartikulärer Injektion von verdünntem Kontrastmittel ist geeignet, um Verletzungen und degenerative Schäden des Labrum acetabulare nachzuweisen, die sich allen anderen nichtinvasiven Diagnoseverfahren weitgehend entziehen.

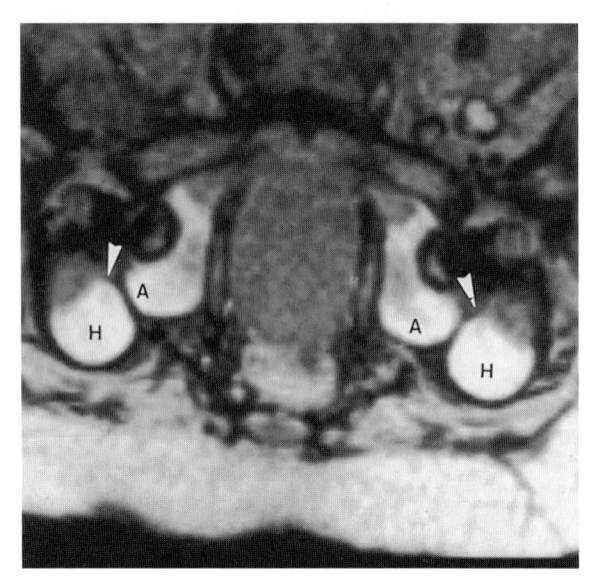

Hüftdysplasie

Für die Frühdiagnostik der Hüftdysplasie hat sich die Ultraschalldiagnostik als außerordentlich nützlich erwiesen und stellt während des 1. Lebensjahrs die Methode der Wahl dar. Sie vermag die anatomische Beziehung zwischen Hüftkopf und Acetabulum abzubilden. Da es gerade bei Säuglingen und Kleinkindern besonders wichtig ist, ionisierende Strahlen zu vermeiden, eignet sich die Hüftsonographie auch gut für Screeninguntersuchungen.

Nach dem 1. Lebensjahr ist die Röntgenuntersuchung der Hüftgelenke erforderlich. Damit kann zwar die Beziehung des Hüftkopfs zum Acetabulum, speziell die kraniale und laterale Verlagerung des Hüftkopfs, erfaßt werden. Die komplexen anatomischen Veränderungen bei der Hüftdysplasie, speziell die ventrale und dorsale Lagebeziehung zwischen Hüftkopf und azetabulärer Überdachung, sind im Röntgenbild jedoch nicht eindeutig erkennbar. Zudem können Gelenkkapsel, Bänder und Muskulatur nicht direkt dargestellt werden (Abb. 6.19 u. 6.20).

Abb. 6.**19** Hüftluxation beidseits nach dorsal (Pfeilspitzen). 6 Monate alter männlicher Patient. Axiale GRE-Sequenz. Untersuchung bei 0,5 T. Hohe Signalintensität der knorpelig angelegten Anteile des Acetabulums und der Hüftköpfe.
A = Acetabulum
H = Hüftköpfe

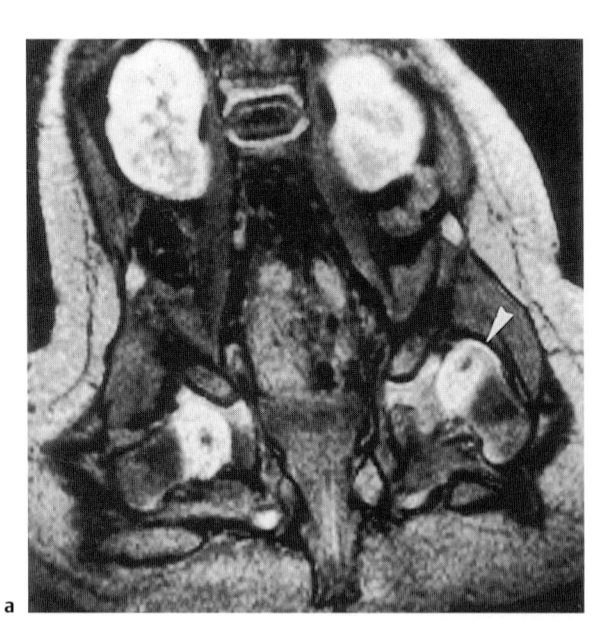

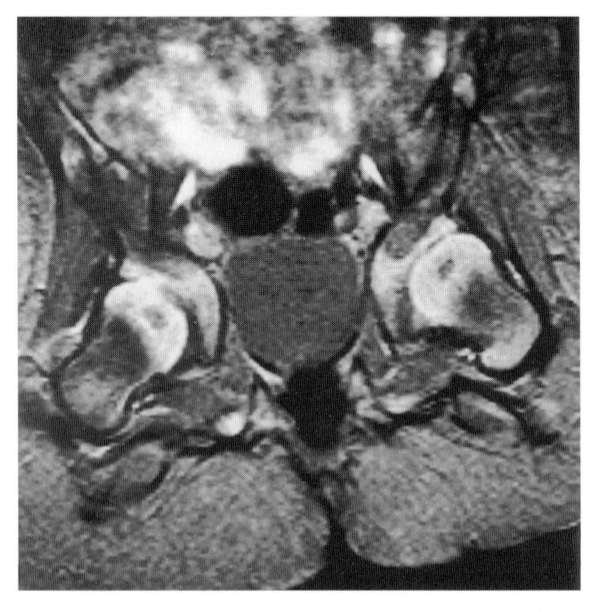

Abb. 6.**20 a** u. **b** Hüftdysplasie beidseits und Luxation links (Pfeilspitze). **a** Vor Reposition. **b** Nach Reposition. Die Hüftköpfe sind jetzt im Acetabulum adäquat eingestellt. Die Hüftkopfkerne demarkieren sich als signalarme oväläre Strukturen. Die knorpeligen Anteile beider Hüftgelenke sind mit hoher Signalintensität abgebildet.

Mit der MRT können ohne Einsatz ionisierender Strahlen auch die nichtverknöcherten Anteile des Hüftkopfs und des Acetabulums, die Gelenkkapsel und das Labrum erfaßt werden, wobei die multiplanare Schichtung der MRT einen hervorragenden 3dimensionalen Eindruck der anatomischen Situation vermittelt.

Das fibrokartilaginäre Labrum acetabulare wird im T_1- und T_2-gewichteten SE-Bild als signalfreie, dreieckige Formation am Pfannenrand abgebildet (28). Bei der Hüftluxation kann eine Verlagerung und ein Umschlagen bzw. eine Hypertrophie des Labrum acetabulare, ebenso wie der Gelenkkapsel, ein Repositionshindernis bei der konservativen Therapie darstellen (9). Auch das Lig. teres capitis femoris, das als signalfreie bandförmige Struktur in der MRT identifiziert werden kann, kann die Reposition des Hüftkopfs beeinträchtigen.

Die MRT erlaubt es, auch die knorpeligen Anteile des Acetabulums und des Hüftkopfs sowie das Labrum acetabulare zu beurteilen. Nishii u. Mitarb. (44) untersuchten Patienten mit Hüftdysplasie und sekundärer Arthrose und konnten durch i. v. Kontrastverstärkung und Traktion Rupturen des Labrum acetabulare identifizieren, die im nativen Scan nicht nachweisbar waren.

Degenerative und rheumatische Gelenkveränderungen, von der Synovialmembran ausgehende Erkrankungen

Die MRT wird bei chronisch degenerativen und entzündlich rheumatischen Gelenkerkrankungen nicht für die primäre Diagnostik eingesetzt. Vielmehr hat sie, neben wissenschaftlichen Fragestellungen, vor allem für die Abklärung differentialdiagnostisch schwieriger Fälle Bedeutung.

Mit den üblichen Untersuchungstechniken, speziell T_1- und T_2-gewichteten SE-Sequenzen, können am Hüftgelenk fortgeschrittene Stadien der Arthrose eindeutig identifiziert werden. Gelenkspaltverschmälerung, subchondrale Sklerose, Osteophyten und Geröllzysten sind klar erkennbar (Abb. 6.21–6.23). Aufgrund der überlagerungsfreien Schnittbilddarstellung und der freien Schichtwahl, im Hüftgelenk vor allem die koronare Ebene, können auch morphologische Details erfaßt werden, die der Röntgenübersichtsaufnahme entgehen.

Abb. 6.**21a–c** Arthrose des linken Hüftgelenks bei einer 19jährigen Patientin. **a** Die konventionelle Röntgenaufnahme des linken Hüftgelenks zeigt deutliche Randosteophyten des Hüftkopfs und medial am Schenkelhals periostale Knochenappositionen im Sinne eines Wiberg-Zeichens. **b** Koronare T_1-gewichtete Aufnahme des linken Hüftgelenks. In den Osteophyten am Rande des Hüftkopfs (Pfeil) ist ein hohes Knochenmarksignal nachweisbar. Im lateralen Abschnitt des Labrum acetabulare findet sich eine kleine Zone erhöhter Signalintensität (Pfeilspitze), die auf einen Einriß in dem Labrum acetabulare hinweist. **c** Koronare T_2-gewichtete SE-Sequenz. Vermehrte Flüssigkeitsansammlung (Pfeile) im Bereich des linken Hüftgelenks. Der linke Hüftkopf ist weniger gut überdacht als der rechte. Als Ursache für die Arthrose ist eine vorbestehende Dysplasie der Hüfte anzunehmen.

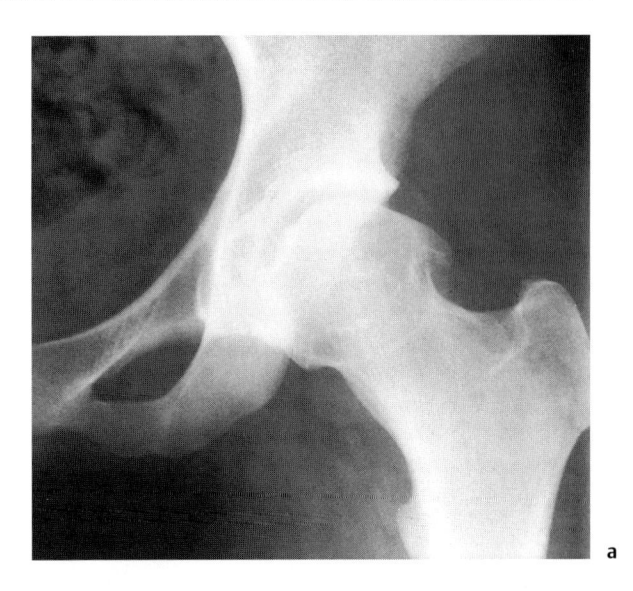

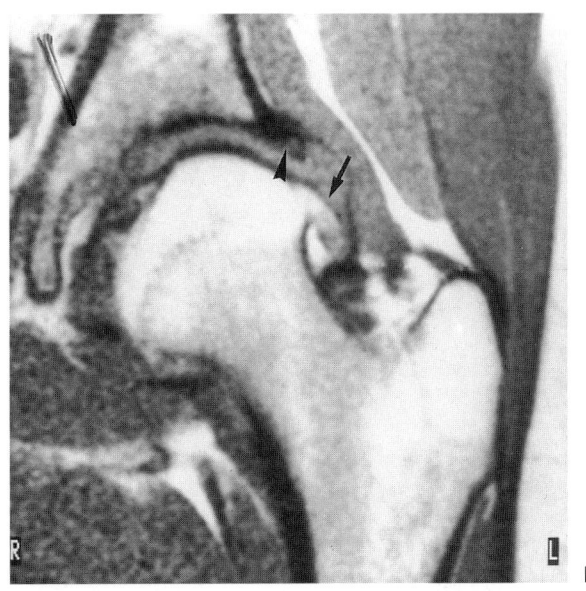

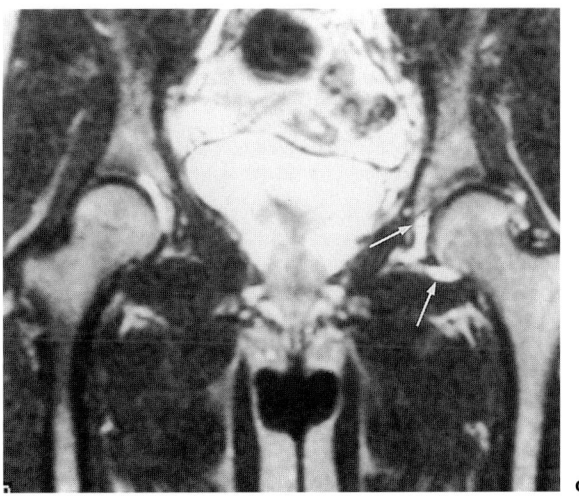

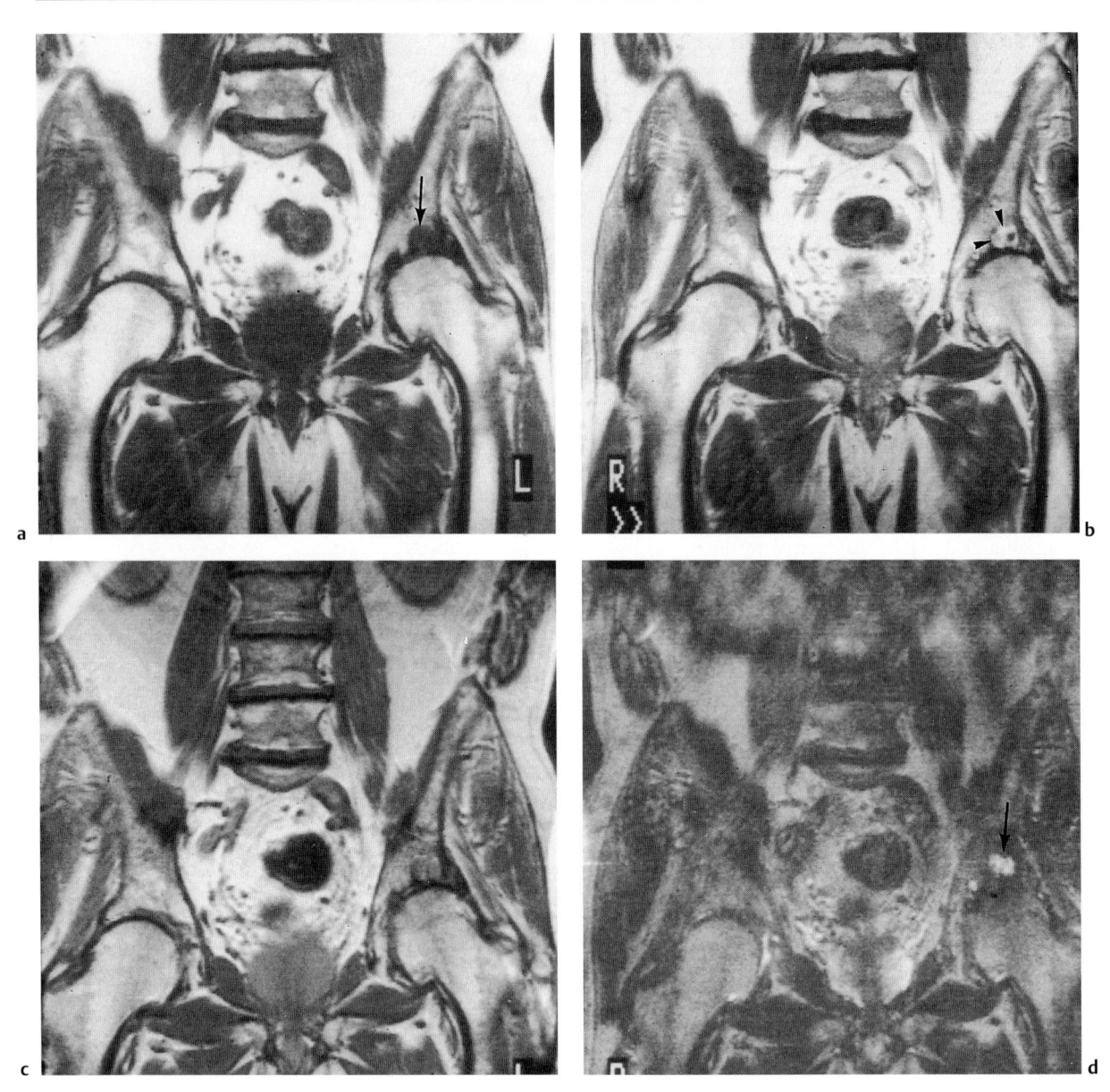

Abb. 6.22a–d Schwere Koxarthrose links. Initiale Koxarthrose rechts. Koronare MRT-Aufnahmen. **a** T_1-gewichtete SE-Aufnahme. **b** T_1-gewichtete SE-Aufnahme nach i. v. Kontrastmittelinjektion. **c** Protonen-gewichtete Aufnahme. **d** T_2-gewichtete SE-Aufnahme.
Deutliche Gelenkspaltverschmälerung beidseits. Linksseitig subchondrale Zysten (Pfeile) im Acetabulum, die eine niedrige Signalintensität im T_1-gewichteten Bild aufweisen, eine intermediäre im protonendichte-gewichteten Bild und eine hohe Signalintensität im T_2-gewichteten Bild. Nach Kontrastmittelinjektion ist in dem Randbereich der Geröllzysten eine deutliche Kontrastmittelaufnahme (Pfeilspitzen) zu verzeichnen. Infolge einer reaktiven Synovitis sind synoviale Kontrastmittelanreicherungen auch im unteren Abschnitt des linken Hüftgelenks feststellbar.

Rosenberg u. Mitarb. (47) untersuchten Patienten, bei denen nach der MRT Hüftgelenkendoprothesen implantiert wurden. Dadurch konnten die MRT-Befunde mit den makroskopischen und histopathologischen Ergebnissen der Untersuchung der explantierten Hüftköpfe korreliert werden. Bei Verwendung von T_1-gewichteten 3-D-GRE-Sequenzen wurde eine gute Übereinstimmung mit den makroskopischen und histopathologischen Befunden erreicht (Tab. 6.**3**).

Bei aktivierten Arthrosen des Hüftgelenks können bisweilen auch Zeichen des Knochenmarködems in Hüftkopf oder/und Acetabulum beobachtet werden (Abb. 6.**24**). In diesen Fällen kann auch ein Gelenkerguß nachweisbar sein und eine Verdickung der Synovialmembran. Diese synovialen Proliferationen sind daher nicht gleichbedeutend mit chronisch rheumatischen Gelenkveränderungen.

Abb. 6.23 a u. b Hüftluxation mit Sekundärarthrose links. **a** Koronare T$_1$-gewichtete SE-Aufnahme nach Kontrastmittelgabe. **b** Koronare T$_2$-gewichtete SE-Sequenz. Deutliche Deformierung und Abflachung des linken Hüftkopfs, der nach lateral subluxiert ist. Große subchondrale Zyste (Pfeil) im Acetabulum. Diese zeigt eine niedrige Signalintensität im T$_1$- und eine hohe Signalintensität im T$_2$-gewichteten Bild.

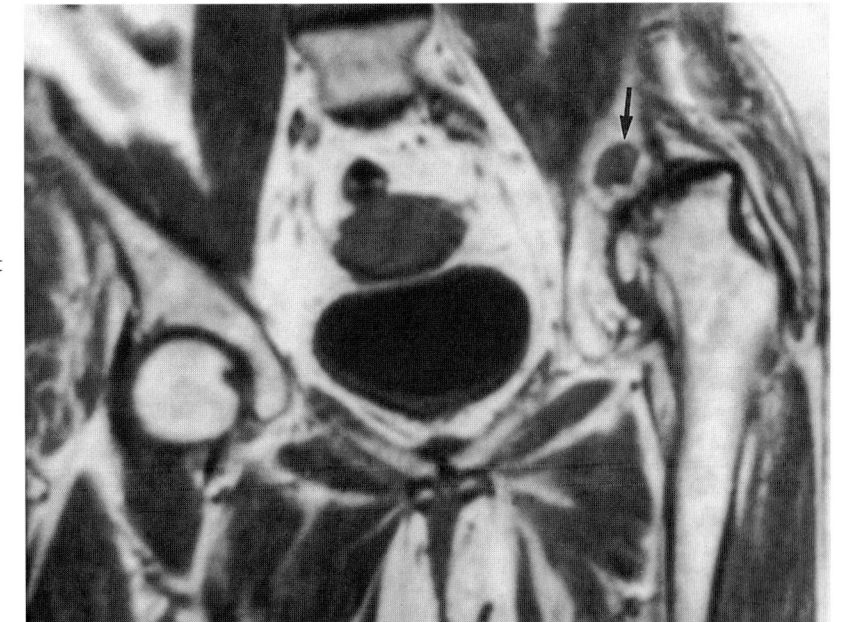

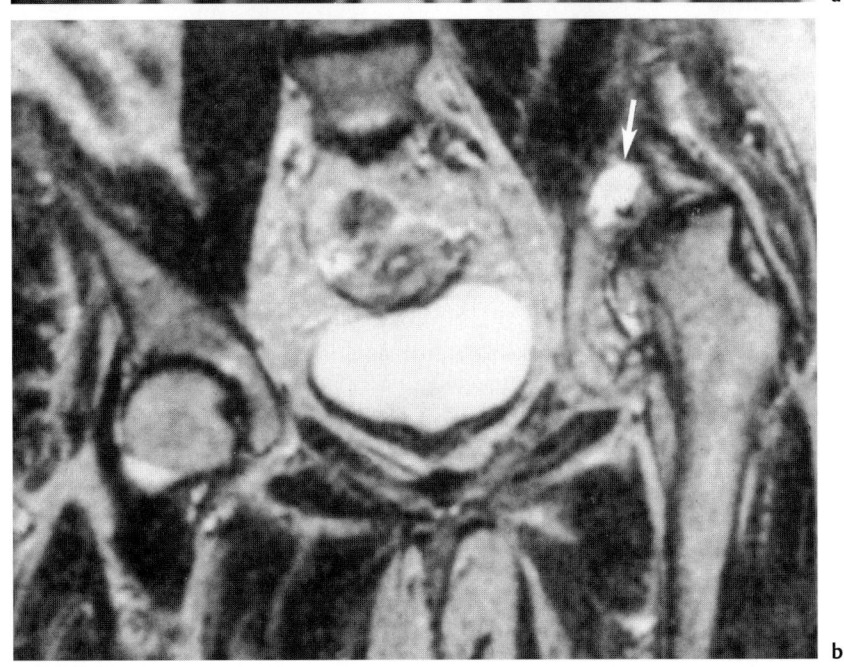

Tabelle 6.3 Identifikation des Arthrosestadiums mittels MRT

Stadium	MRT	Makroskopischer Befund	Histologischer Befund
Normal	normale Knorpeldicke, homogenes Signal, glatte Oberfläche	→	keine Oberflächenfibrillationen, tangentiale Anordnung der Knorpelzellen in der Lamina splendens, vertikale Anordnung der Chondrozyten in Zone III, keine Clusterbildung oder Ballonierung
1	normale Knorpeldicke, inhomogenes Signal (Signalminderung)	→ glatte Oberfläche	Abnahme und Schwellung der Chondrozyten in Tangentialzone, in mittlerer Zone Knorpelcluster, Ballonierung; verminderte Anfärbbarkeit der Matrix
2	Verdünnung und unregelmäßige Oberfläche des Knorpels	→	starke Oberflächenfibrillationen, Verlust der Tangentialzellen, mäßige Hypozellularität der mittleren und basalen Zone, Cluster in mittlerer Zone
3	Knorpelglatze	→	→

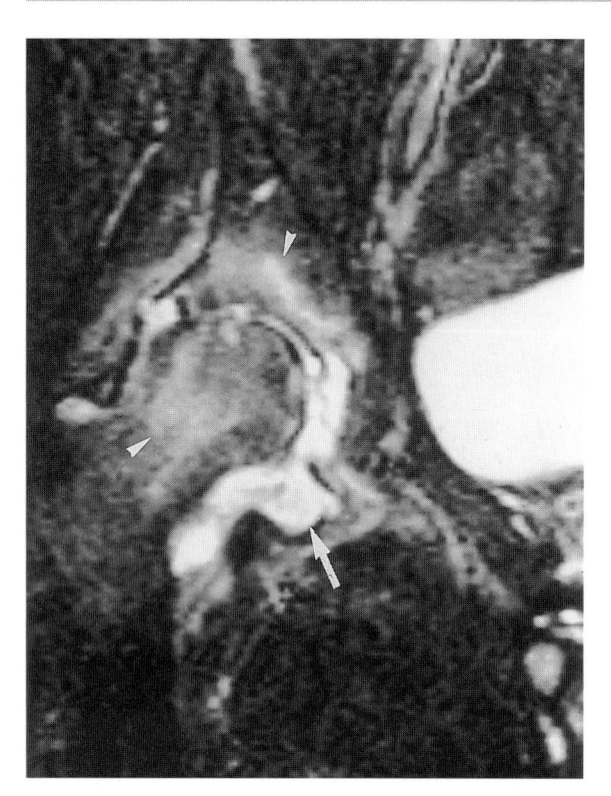

Abb. 6.24 Aktivierte Arthrose des rechten Hüftgelenks. Koronares STIR-Bild. Ödem (Pfeilspitzen) in Hüftkopf, Schenkelhals und in den gelenknahen Anteilen des Acetabulums. Ausgedehnter Gelenkerguß (Pfeil).

■ Entzündlich rheumatische Erkrankungen

Bei der rheumatoiden Arthritis des Hüftgelenks und anderen Erkrankungen des rheumatologischen Formenkreises sind durch die MRT verschiedene morphologische Veränderungen nachweisbar, die mit anderen bildgebenden Verfahren gar nicht oder nur teilweise dargestellt werden können (51). Mit T_2-gewichteten Aufnahmen wird ein „arthrographischer Effekt" erzielt. Gelenkergüsse werden dadurch mit hoher Signalintensität abgebildet, so daß auch kleine Ergußmengen und Ergüsse in Bursae und synovialen Aussackungen eindeutig identifiziert werden können (53). Bei TSE-Sequenzen ist allerdings der Kontrast zu fetthaltigen Strukturen in der Umgebung relativ gering. Mit fettgesättigten T_2-gewichteten SE- und STIR-Sequenzen ist dagegen ein hoher Kontrast zu den angrenzenden fetthaltigen Strukturen zu erzielen.

Die synovialen Proliferationen bei entzündlich rheumatischen Erkrankungen zeigen ein deutliches und schnelles Enhancement bei kontrastverstärkten Untersuchungen. Sie sind damit detailgenau und kontrastreich gegenüber dem Gelenkerguß und den umgebenden Weichteilstrukturen abzugrenzen. Besonders gut sind dazu T_1-gewichtete fettgesättigte Sequenzen geeignet.

Mit dynamischen kontrastverstärkten Untersuchungen kann die Geschwindigkeit und das Ausmaß der Anreicherung von synovialen Proliferationen quantitativ erfaßt werden. Verschiedene Autoren weisen darauf hin, daß die Anstiegsgeschwindigkeit und Höhe des Enhancements mit der Aktivität des entzündlich rheumatischen Prozesses korreliert und auch der Therapieerfolg bestimmt werden kann. Es muß aber betont werden, daß diese synovialen Anreicherungen nicht beweisend für einen entzündlich rheumatischen Gelenkprozeß sind. Vielmehr können auch bei schwerer Arthrose, posttraumatischen Veränderungen, bakterieller Koxitis und sogar tumorösen Veränderungen ähnliche Befunde beobachtet werden. Dies gilt insbesondere für das intrakapsuläre Osteoidosteom von Schenkelhals und Hüftkopf. Periostale und endostale Knochenneubildungen sind in diesen Fällen meist nur gering ausgebildet oder fehlen gänzlich. Oft sind aber ein ausgedehnter Gelenkerguß und synoviale Proliferationen nachweisbar, die das Bild einer entzündlich rheumatischen Erkrankung vortäuschen können.

■ Pigmentierte villonoduläre Synovitis

Die PVNS ist am häufigsten am Kniegelenk lokalisiert, kann aber auch am Hüftgelenk auftreten. Wenngleich die Ätiologie der PVNS nicht vollständig geklärt ist, besteht doch Einigkeit darüber, daß es sich um eine benigne tumorähnliche Läsion handelt, die von der Synovialmembran ausgeht.

Im Röntgenbild fallen Osteodestruktionen der gelenknahen Knochenabschnitte auf, die durch tumorähnliche intraartikuläre synoviale Proliferationen verursacht werden. Diese Destruktionen sind rundlich begrenzt und zeigen einen sklerotischen Randsaum. Bei der Lokalisation dieser Destruktionen muß man sich vergegenwärtigen, daß die Gelenkkapsel distal am Schenkelhals ansetzt und demnach auch die bei der PVNS auftretenden Destruktionen weit auf den Schenkelhals übergreifen können. Charakteristischerweise sind die gelenknahen Knochenabschnitte von Acetabulum und proximalem Femur gleichzeitig betroffen.

Die beschriebenen, röntgenologisch und auch in der MRT nachweisbaren Veränderungen sind jedoch keineswegs in allen Fällen nachweisbar. Vielmehr können intraartikuläre Manifestationen der PVNS vorliegen, die noch keine ossären Destruktionen verursacht haben. Die MRT erlaubt dann oft schon eine spezifische Diagnose.

Die PVNS zeigt typischerweise sowohl im T_1- wie im T_2-gewichteten Bild eine niedrige Signalintensität und unterscheidet sich damit von fast allen tumorösen und entzündlichen Veränderungen, die eine hohe Signalintensität im T_2-gewichteten Bild haben. Die niedrige Signalintensität im T_2-gewichteten Bild beruht auf dem unterschiedlich hohen Gehalt an Hämosiderin (26,29). Diese Hämosiderinkomponenten sind besonders empfindlich mit T_2^*-gewichteten GRE-Sequenzen nachweisbar. Neben den signalarmen Arealen sind bei der PVNS häufig auch zystische Komponenten und ein Gelenkerguß festzustellen. Nach Kontrastmittelinjektion fällt eine deutliche synoviale Anreicherung auf. Der Gelenkknorpel und die Weite des Gelenkspalts bleiben, im Gegensatz zur Koxarthrose und zur rheumatoiden Arthritis, bei der PVNS charakteristischerweise erhalten.

■ Synoviale Osteochondromatose

Die synoviale Osteochondromatose ist durch freie Gelenkkörper charakterisiert, die infolge einer knorpeligen Metaplasie der Synovialmembran entstehen. Am häufigsten tritt sie am Knie- und Hüftgelenk auf. Es ist die primäre, idiopathische von der sekundären Osteochondromatose zu unterschieden, die vor allem bei schwerer Koxarthrose auftritt.

Sofern die Gelenkkörper verkalkt sind, kann die Erkrankung durch das typische Röntgenbild diagnostiziert werden.

Die MRT vermag dagegen auch knorpelige Gelenkkörper darzustellen. Im T_2-gewichteten Bild imponieren sie als Aussparungen in dem signalreichen Gelenkerguß. Die Signalintensität der Gelenkkörper ist abhängig von deren Zusammensetzung. Sind sie vollständig verkalkt, so sind sie völlig signalfrei. Rein knorpelige Gelenkkörper haben eine intermediäre Signalintensität im T_1- und T_2-gewichteten Bild. Enthalten verknöcherte Gelenkkörper Knochenmark, so sind zentral fettäquivalente Signalintensitäten nachweisbar.

Osteomyelitis und unspezifische Arthritis

Die MRT ist für die Diagnostik unspezifischer und tuberkulöser Infektionen außerordentlich empfindlich. Die morphologischen Veränderungen in der MRT sind nur im Zusammenhang mit der klinischen Symptomatik und den Laborbefunden diagnostisch einzuordnen. Bei Koxitiden, die von einem der angrenzenden Skelettabschnitte ausgehen, ist im Frühstadium der Erkrankung meist schon ein ausgedehntes Knochenmarködem und ein Gelenkerguß festzustellen (Abb. 6.25). Dies kann die Differenzierung von entzündlich rheumatischen Erkrankungen erleichtern, bei denen das Knochenmark typischerweise keine Signalveränderungen zeigt. Gelenkspaltverschmälerung und ausgedehnte Osteoporose sind im Röntgenbild sowohl bei der rheumatoiden Arthritis wie bei der Coxitis tuberculosa häufig. Dieses wichtige Zeichen ist in der MRT zwar nicht nachweisbar, doch kann der Nachweis oder Ausschluß von Veränderungen im Knochenmark ein wichtiges differentialdiagnostisches Kriterium sein.

Infektionen, die auf das Gelenkkavum beschränkt sind und nicht von einem hämatogenen Herd im Knochenmark der gelenknahen Knochenabschnitte ausgehen, können ein differentialdiagnostisches Problem darstellen. In diesen Fällen ist ein (infizierter) Gelenkerguß nachweisbar, der sich in seinen Signalcharakteristika nicht von einem blanden Gelenkerguß unterscheidet (arthrographischer Effekt von T_2-gewichteten Sequenzen). Zur Klärung ist eine Gelenkpunktion zur Gewinnung von Material für die mikrobiologische Untersuchung erforderlich.

Auch das Sakroiliakalgelenk und die sakroiliakalgelenknahen Abschnitte von Sakrum und Os ilium sind oft von tuberkulösen und unspezifischen bakteriellen Infektionen betroffen. Der Nachweis eines fokalen Knochenabszesses oder einer extraossären Abszeßausbreitung ist

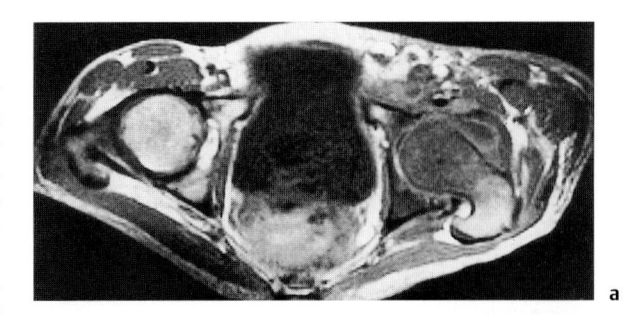

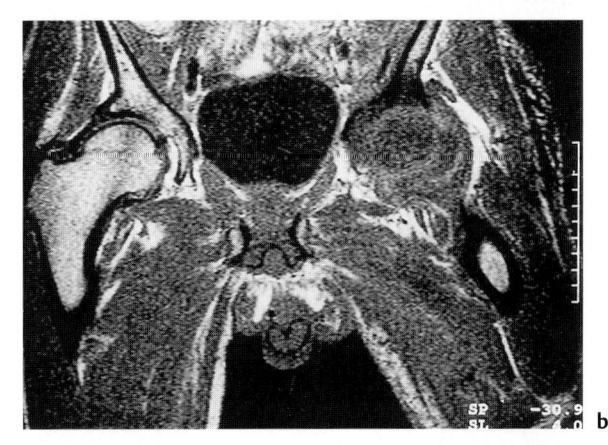

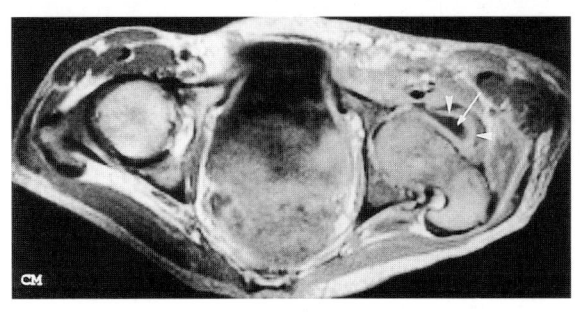

Abb. 6.**25 a–c** Unspezifische Koxitis links. **a** Axiales und T_1-gewichtetes SE-Bild. **b** Koronares T_1-gewichtetes SE-Bild. Signalminderung in Hüftkopf und Schenkelhals sowie im Acetabulum. Wegen starker Schmerzen ist das linke Hüftgelenk in Außenrotation und Abduktion fixiert, so daß es auf dem koronaren Bild schräg erfaßt wird. Gelenkerguß ventral von Hüftkopf und Schenkelhals. **c** Axiale, kontrastverstärkte T_1-gewichtete SE-Untersuchung. Deutliches Enhancement in den entzündlich veränderten Anteilen von Acetabulum, Hüftkopf und Schenkelhals sowie in den umgebenden Weichteilen. Der Kontrast zum normalen Knochenmark ist gegenüber der nativen Untersuchung deutlich reduziert. Der Gelenkerguß zeigt eine niedrige Signalintensität (Pfeil) und ist gegenüber der kräftig anreichernden und verdickten Synovialmembran (Pfeilspitzen) deutlich abgrenzbar.

ein wichtiges Indiz für die bakterielle Infektion und schließt eine Spondylarthropathie aus.

Die MRT vermag bei der Koxitis schwere Knorpelveränderungen und Arrosion des subchondralen Knochens darzustellen. Diskretere Knorpelusuren sind nur mit hochauflösenden Untersuchungstechniken, ggf. unter Traktion, nachweisbar.

Für die Behandlungsplanung, speziell bei operativen Interventionen, vermag die MRT die Ausdehnung des Infekts genau zu bestimmen (Abb. 6.26). Insbesondere kann die Frage geklärt werden, ob und wie ausgedehnt Knochen, Weichteile und Gelenk betroffen sind (12). Auch für diese Fragestellung erweisen sich fettgesättigte T_2-gewichtete SE-Sequenzen und kontrastverstärkte T_1-gewichtete Techniken mit Fettsättigung als besonders aussagekräftig.

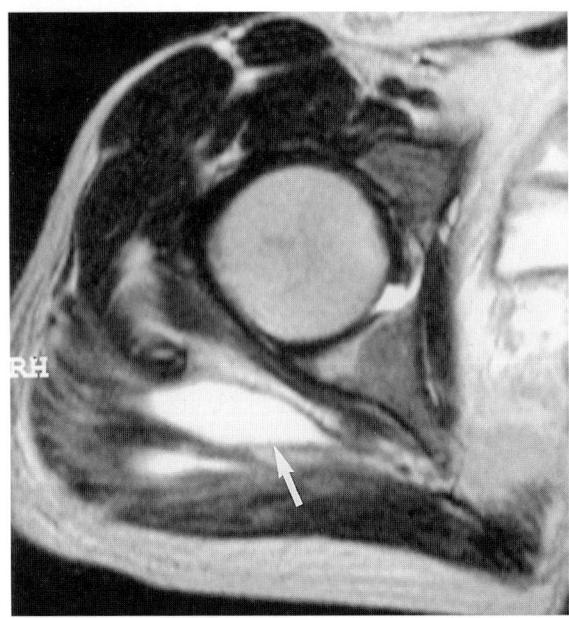

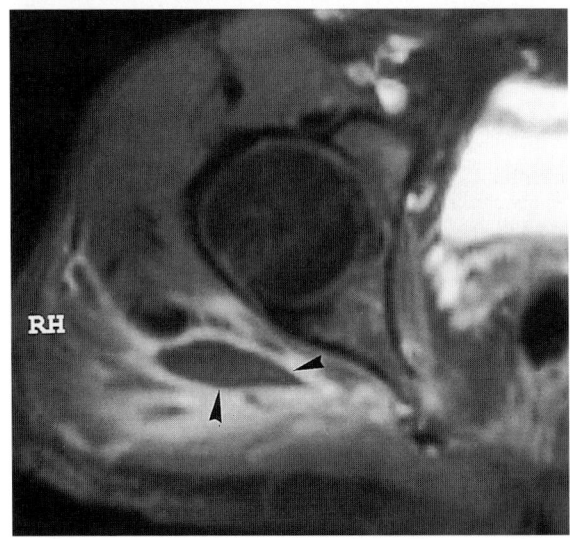

Abb. 6.**26**a u. **b** Abszeß in der Glutäalregion. **a** Axiale T_2-gewichtete SE-Aufnahme. Linsenförmige Flüssigkeitsansammlung (Pfeil) zwischen M. glutaeus medius und maximus. Ausgedehntes Ödem in den angrenzenden Muskelabschnitten. **b** Axiale T_1-gewichtete SE-Aufnahme mit Fettsättigung nach i.v. Injektion von Kontrastmittel. Die den Abszeß umgebende Membran (Pfeilspitzen) und die entzündlichen Veränderungen in den angrenzenden Muskelabschnitten zeigen ein deutliches Kontrastmittelenhancement.

Fehlermöglichkeiten in der Bildinterpretation

Insbesondere auf axialen Aufnahmen können wie im proximalen Humerus aufgrund der räumlichen Anordnung von Epi- und Metaphyse Reste hämatopoetischen Marks in der Metaphyse mit infiltrativen Prozessen verwechselt werden. Auf Einzelheiten der altersabhängigen Verteilung von hämatopoetischem und fettigem Knochenmark wird im Kap. 11 eingegangen. Narbige Residuen der Epiphysenfuge beim Erwachsenen imponieren als lineare signalarme Zone und sollten nicht mit linearen Signalveränderungen bei der Hüftkopfnekrose verwechselt werden.

■ Transkortikale Synoviaherniation

Auf Röntgenaufnahmen beim Erwachsenen beobachtet man in bis zu 5% der Fälle im Schenkelhals unterschiedlich große, typischerweise bis zu 1 cm durchmessende Osteolysen, die von einem Sklerosesaum umgeben sind. Vermutlich handelt es sich dabei um eine transkortikale Herniation von Synovialis in den Schenkelhals bei Arrosion des vorderen Schenkelhalses durch die Hüftgelenkkapsel, insbesondere die Zona orbicularis. Dieser Befund wird typischerweise im vorderen oberen Quadranten des proximalen Schenkelhalses beobachtet. Seltener findet man diese Osteolysen mediokaudal (Abb. 6.27). In der MRT sieht man entsprechend große Defekte an typischer Stelle, die im T_1-gewichteten Bild signalarm und im T_2-gewichteten Bild bei überwiegendem Flüssigkeitsgehalt signalreich und bei überwiegendem Gehalt an fibrösen Gewebsanteilen signalarm zur Darstellung kommen. Die Herde sind von einem signalfreien Saum umgeben. Diese Defekte werden im Englischen auch Herniation pits genannt. Sie dürfen nicht mit Arrosionen durch entzündliche Synovialisproliferationen oder Tumoren verwechselt werden.

■ Bursitiden

Entzündungen der Schleimbeutel können isoliert oder im Rahmen entzündlicher Gelenkerkrankungen auftreten. Die Entzündung führt zu einer Schwellung, die insbesondere bei isoliertem Auftreten mit Tumoren verwechselt werden können (Abb. 6.28). Ihre Lokalisation sollte daher zur Interpretation von Schnittbildverfahren bekannt sein (Abb. 6.29). Die Bursa iliopectinea (iliopsoas) ist die größte Bursa der Hüftregion (3–7 × 2–4 cm) und in nur ca. 2% der Fälle nicht angelegt. Sie kommuniziert in 15% der Fälle mit dem Gelenk.

In der MRT sind entzündete Bursae auf T_1-gewichteten Bildern signalarm und auf T_2-gewichteten Bildern signalreich, bei lange bestehenden Entzündungen gelegentlich mit signalarmen Einschlüssen. Die Wandung ist unterschiedlich dick und nimmt Kontrastmittel auf. Erschwerend für die Interpretation solcher Befunde kommt hinzu, daß Bursae variabel angelegt sind und teilweise mit dem Gelenkkavum kommunizieren können. Diese Informationen sind dem MR-Bild meist jedoch nicht zu entnehmen.

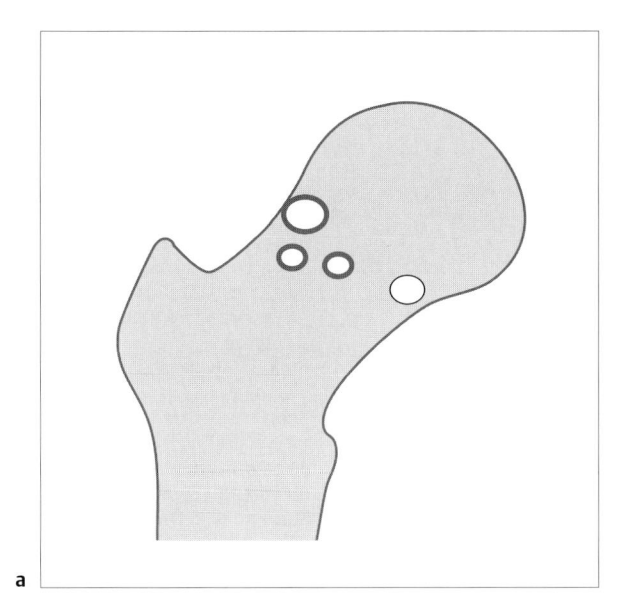

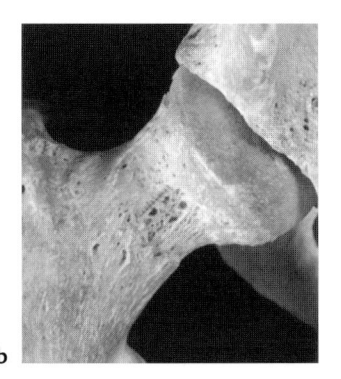

Fehlermöglichkeiten in der Bildinterpretation **165**

Abb. 6.27 a u. b **a** Schemazeichnung in koronarer Schnittführung. Typische Lokalisation durch transkortikale Herniation von Synovialis entstandener Defekte im oberen, äußeren Quadranten des Schenkelhalses (dick hervorgehobene Kreise). Seltener werden diese Defekte auch im medialen, unteren Abschnitt gefunden (dünn gezeichneter Kreis). Möglicherweise kommt es hier infolge Druck und Arrosion durch die Zona orbicularis der Gelenkkapsel zu einer Perforation der Kortikalis mit konsekutiver Herniation von Synovialis. **b** Hüftgelenkpräparat von ventral. Am Übergang mediales-kraniales Drittel des Schenkelhalses befinden sich mehrere rundliche Kortikalisdefekte, vereinbar mit den Durchtrittsstellen transkortikaler Synoviaherniationen (mit freundlicher Genehmigung von Prof. Dr. med. H. M. Schmidt, Anatomisches Institut der Universität Bonn).

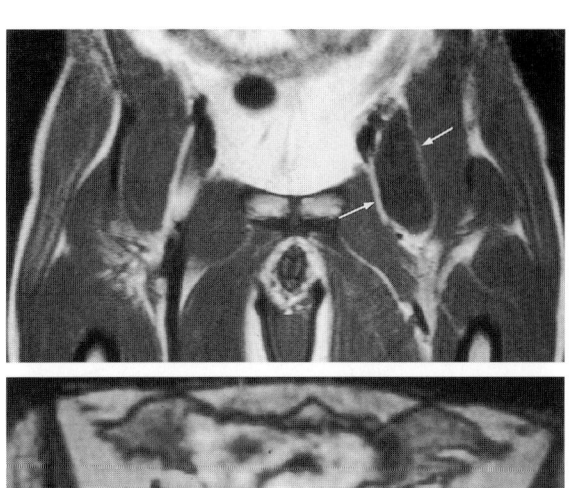

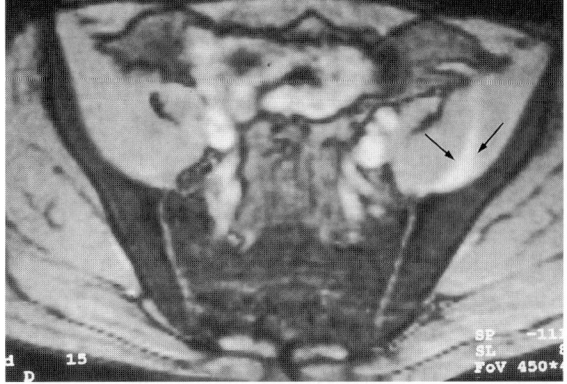

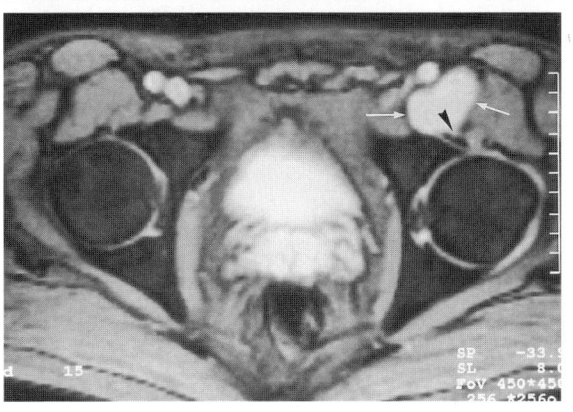

Abb. 6.28 a–c Rheumatoide Arthritis des Hüftgelenks und Darstellung einer Bursa iliopsoas. **a** Koronare T_1-gewichtete SE-Aufnahme. **b** u. **c** Axiale T_2-gewichtete GRE-Aufnahme. Die Bursa iliopsoas (Pfeile) zeigt im T_1-gewichteten SE-Bild eine niedrige Signalintensität, die sich kaum von der der Muskulatur unterscheidet. Die Gefäße sind durch die Bursa nach medial verlagert. Im T_2-gewichteten GRE-Bild hohe Signalintensität der Bursa, die der des Gelenkergusses im Hüftgelenk entspricht. Die axiale Schicht in Höhe des Hüftgelenks zeigt die Kommunikation (Pfeilspitze) zwischen der Bursa und dem Hüftgelenk. Nach kranial dehnt sich die Bursa bis unter den M. iliopsoas aus und ist ventral des Os ilium abgrenzbar.

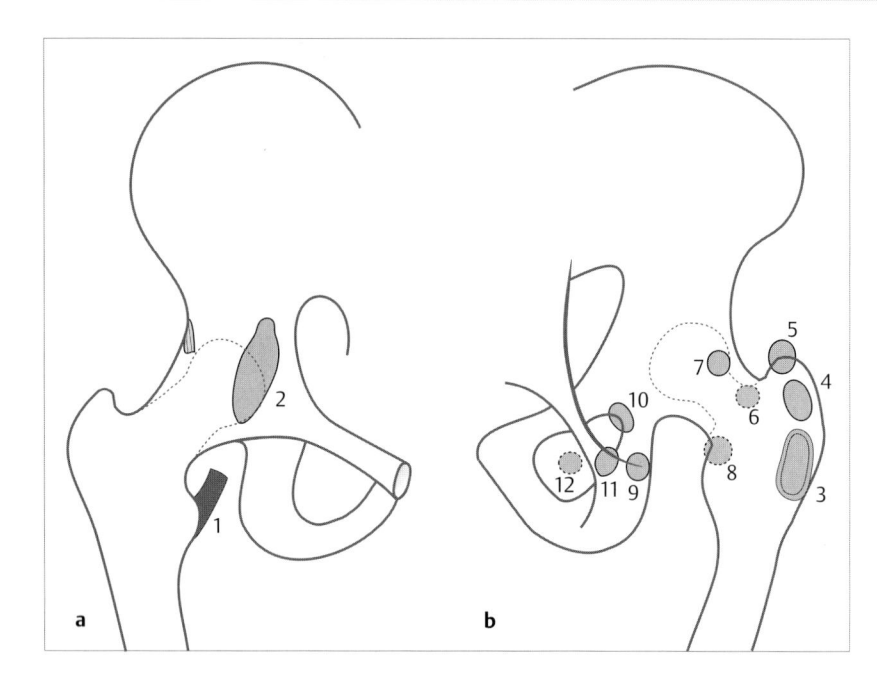

Abb. 6.**29a** u. **b** Schemazeichnung des Hüftgelenkes von **a** vorne und **b** hinten zur Veranschaulichung der Lage normalerweise vorkommender Bursae (durchzogene Kreise) und variabel vorkommender Bursaen (gestrichelte Kreise) (nach 32a u. 51a).
1 = Ansatz M. iliopsoas
2 = Bursa iliopectinea (iliopsoas)
3 = Bursa trochanterica m. glutaei maximi subcutanea und subfascialis
4 = Bursa trochanterica m. glutaei medii
5 = Bursa trochanterica m. glutaei minimi
6 = Bursa m. obturatorii interni (Ansatzzone) (variabel)
7 = Bursa m. piriformi
8 = Bursa m. quadratus femoris (variabel)
9 = Bursa m. biceps femoris
10 = Bursa m. obturator internus
11 = Bursa ischiadica m. glutaei maximi
12 = Bursa ischiadica subcutanea

Literatur

1 Beltran, J., L. J. Herman, J. M. Burk et al.: Femoral head avascular necrosis: MR Imaging with clinical-pathologic and radionuclide correlations. Radiology 166 (1988) 215–220
2 Beltran, J., C. T. Knight, W. A. Zuelzer et al.: Core decompression for avascular necrosis of the femoral head: correlation between long-term results and preoperative MR staging. Radiology 175 (1990) 533–536
3 Bloem, J. L.: Transient osteoporosis of the hip: MR Imaging. Radiology 167 (1988) 753–755
4 Blomlie, V., H. H. Lien, T. Iversen et al.: Radiation-induced insufficiency fractures of the sacrum: evaluation with MR Imaging. Radiology 188 (1993) 241–244
5 Blümm, R. G., T. H. M. Falke, B. G. Z. des Plantes et al.: Early Legg-Perthes disease (ischemic necrosis of the femoral head) demonstrated by magnetic resonance imaging. Skelet. Radiol. 14 (1985) 95–98
6 Bogost, G. A., E. K. Lizerbram, J. V. Crues: MR Imaging in evaluation of suspected hip fracture: frequency of unsuspected bone and soft-tissue injury. Radiology 197 (1995) 263–267
7 Bongartz, G. E., E. Bock, T. Horbach et al.: Degnerative cartilage lesions of the hip – magnetic resonance evaluation. Magn. Reson. Imag. 7 (1989) 179–187
8 Boos, S., G. Sigmund, P. Huhle: Magnetresonanztomographie der sogenannten transitorischen Osteoporose. Fortschr. Röntgenstr. 158 (1993) 201–206
9 Bos, C. F. A., J. L. Bloem, W. R. Obermann et al.: Magnetic Resonance Imaging in congenital dislocation of the hip. J. Bone Jt Surg. 70-B (1988) 174–178
10 Bos, C. F. A., J. L. Bloem, R. M. Bloem: Sequential Magnetic Resonance Imaging in Perthes' disease. J. Bone Jt Surg. 73-B (1991) 219–224
11 Coleman, B. G., H. Y. Kressel, M. K. Dalinka et al.: Radiographically negative avascular necrosis: detection with MR Imaging. Radiology 168 (1988) 525–528
12 Conway, W. F., W. G. Totty, K. W. McEnery: CT and MR Imaging of the hip. Radiology 198 (1996) 297–307
13 Daffner, R. H., H. Pavlov: Stress fractures: current concepts. Amer. J. Roentgenol. 159 (1992) 245–252
14 Deutsch, A. L., J. H. Mink, A. D. Waxman: Occult fractures of the proximal femur: MR Imaging. Radiology 170 (1989) 113–116
15 Dihlmann, W.: CT analysis of the upper end of the femur: the asterisk sign and ischemic bone necrosis of the femoral head. Skelet. Radiol. 8 (1982) 251–258
16 Egund, N., H. Wingstrand: Legg-Calvé-Perthes disease: imaging with MR. Radiology 179 (1991) 89–92
17 Feldman, F., R. Staron, A. Zwass et al.: MR Imaging: its role in detecting occult fractures. Skelet. Radiol. 23 (1994) 439–444
18 Ficat, R. P.: Treatment of avascular necrosis of the femoral head. Hip 2 (1983) 279–295
19 Gabriel, H., S. W. Fitzgerald, M. T. Myers et al.: MR Imaging of hip disorders. Radiographics 14 (1994) 763–781
20 Genez, B. M., M. R. Wilson, R. W. Houk et al.: Early osteonecrosis of the femoral head: detection in high-risk patients with MR Imaging. Radiology 168 (1988) 521–524
21 Gregg, A., M. D. Bogost, E. K. Lizerbram et al.: MR Imaging in evaluation of suspected hip fracture: frequency of unsuspected bone and soft-tissue injury. Radiology 197 (1995) 263–267
22 Haramati, N., R. B. Staron, C. Barax et al.: Magnetic Resonance Imaging of occult fractures of the proximal femur. Skelet. Radiol. 23 (1994) 19–22
23 Hayes, C. S., W. F. Conway, W. W. Daniel: MR Imaging of bone marrow edema pattern: transient osteoporosis, transient bone marrow edema syndrome, or osteonecrosis. Radiographics 13 (1993) 1001–1011
24 Hodler, J., J. S. Yu, D. Goodwin: MR arthrography of the hip: improved imaging of the acetabular labrum with histologic correlation in cadavers. Amer. J. Roentgenol. 165 (1995) 887–891
25 Hofmann, S., A. Engel, A. Neuhold: Bone-marrow oedema syndrome and transient osteoporosis of the hip. An MRI-controlled study of treatment by core decompression. J. Bone Jt Surg. 75-B (1993) 210–216
26 Jelinek, J., M. Kransdorf, J. Utz et al.: Imaging of pigmented villonodular synovitis with emphasis on MR Imaging. Amer. J. Roentgenol. 152 (1989) 337–342
27 Jiang, C. C., T. T. F. Shih: Epiphyseal scar of the femoral head: risk factor of osteonecrosis. Radiology 191 (1994) 409–412
28 Johnson, N. D., B. P. Wood, K. V. Jackman: Complex infantile and congenital hip dislocation: assessment with MR Imaging. Radiology 168 (1988) 151–156

29 Kottal, R., J. Vogler, A. Matamoros et al.: Pigmented villonodular synovitis: a report of MR Imaging in two cases. Radiology 163 (1987) 551–553
30 Kramer, J., S. Hofmann, A. Engel: Hüftkopfnekrose und Knochenmarksödemsyndrom in der Schwangerschaft. Fortschr. Röntgenstr. 159 (1993) 126–131
31 Lafforgue, P., E. Dahan, C. Chagnaud et al.: Early-stage avascular necrosis of the femoral head: MR Imaging for prognosis in 31 cases with at least 2 years of follow-up. Radiology 187 (1993) 199–204
32 Lang, P., M. Mauz, W. Schörner et al.: Acute fracture of the femoral neck: assessment of femoral head perfusion with gadopentetate dimeglumine-enhanced MR Imaging. Amer. J. Roentgenol. 160 (1993) 335–341
32a Lanz, T., W. Wachsmuth: Praktische Anatomie I, 4, 2. Aufl. Springer, Berlin 1959
33 Lee, J. K., L. Yao: Stress fractures: MR Imaging. Radiology 169 (1988) 217–220
34 Li, K. C. P., P. Hiette: Contrast-enhanced fat saturation magnetic resonance imaging for studying the pathophysiology of osteonecrosis of the hips. Skelet. Radiol. 21 (1992) 375–379
35 Littrup, P., A. Aisen, E. Bruanstein et al.: Magnetic Resonance Imaging of femoral head development in roentgenographically normal patients. Skelet. Radiol. 14 (1985) 159–163
36 Markisz, J. A., J. R. Knowles, D. W. Altchek et al.: Segmental patterns of avascular necrosis of the femoral heads: early detection with MR Imaging. Radiology 162 (1987) 717–720
37 Miller, I. L., C. G. Savory, D. W. Polly et al.: Femoral head osteonecrosis. Detection by Magnetic Resonance Imaging versus single-photon emission computed tomography. Clin. Orthop. 247 (1989) 152–162
38 Mitchell, D. G., H. L. Kundell, M. E. Steinberg et al.: Avascular necrosis of the hip: comparison of MR, CT and scintigraphy. Amer. J. Roentgenol. 147 (1986) 67–71
39 Mitchell, D. G., V. M. Rao, M. K. Dalinka et al.: Femoral head avascular necrosis: correlation of MR Imaging, radiographic staging, radionuclide imaging, and clinical findings. Radiology 162 (1987) 709–715
40 Mulliken, B. D., D. L. Renfrew, R. A. Brand et al.: Prevalence of previously undetected osteonecrosis of the femoral head in renal transplant recipients. Radiology 192 (1994) 831–834
41 Nadel, S. N., J. F. Debatin, W. J. Richardson et al.: Detection of acute avascular necrosis in the femoral head in dogs: Dynamic contrast-enhanced MR Imaging vs spin-echo and STIR sequences. Amer. J. Roentgenol. 159 (1992) 1255–1261
42 Neuhold, A., S. Hofmann, A. Engel et al.: Bone marrow edema of the hip: MR findings after core decompression. J. Comput. assist. Tomogr. 16 (1992) 951–955
43 Neuhold, A., S. Hofmann, A. Engel: Knochenmarködem – Frühform der Hüftkopfnekrose. Fortschr. Röntgenstr. 159 (1993) 120–125
44 Nishii, T., K. Nakanishi, N. Sugano et al.: Acetabular labral tears: contrast-enhanced MR Imaging under continuous leg traction. Skelet. Radiol 25 (1996) 349–356
45 Quinn, S. F., J. L. Mc Carthy: Prospective evaluation of patients with suspected hip fracture and indeterminate radiographs: use of T_1-weighted MR Images. Radiology 187 (1993) 469–471
46 Rix, J., R. Maas, G. M. Eggers-Stroeder: Legg-Calvé-Perthes. Wertigkeit der MRT in der Frühdiagnostik und Verlaufsbeurteilung. Fortschr. Röntgenstr. 156 (1992) 77–82
47 Rosenberg, R., L. Bernd, W. Wrazidlo: Magnetresonanztomographische Optimierung der Hüftknorpeldarstellung durch die Wahl einer T_1-Volumen-Gradienten-Echo-Sequenz und die Anwendung einer Hüftgelenkstraktion. Fortschr. Röntgenstr. 163 (1995) 321–329
48 Rupp, N., M. Reiser, E. Hipp et al.: Diagnostik und Knochennekrose durch magnetische Resonanz-(MR-)Tomographie. Fortschr. Röntgenstr. 142 (1985) 131–137
49 Rush, B. H., R. T. Bramson, J. A. Ogden: Legg-Calvé-Perthes disease: detection of cartilaginous and synovial changes with MR Imaging. Radiology 167 (1988) 473–476
50 Scoles, P. V., Y. S. Yoon, J. T. Makley et al.: Nuclear Magnetic Resonance Imaging in Legg-Calvé-Perthes disease. J. Bone Jt Surg. 66-A (1984) 1357–1363
51 Senac, M. O., D. Deutsch, B. H. Bernstein et al.: Mr Imaging in juvenile rheumatoid arthritis. Amer. J. Roentgenol. 150 (1988) 873–878
51a Sobotta, J.: Atlas der Anatomie des Menschen, Band 2, 20. Aufl. Urban & Schwarzenberg, München 1993
52 Speer, K. P., C. E. Spritzer, J. M. Harrelson et al.: Magnetic Resonance Imaging of the femoral head after acute intracapsular fracture of the femoral neck. J. Bone Jt Surg. 72-A (1990) 98–103
53 Steinbach, L. S., R. Schneider, A. B. Goldman et al.: Bursae and cavities communicating with the hip. Radiology 156 (1985) 303–307
54 Sugimoto, H., R. S. Okubo, T. Ohsawa: Chemical shift and the double-line sign in MRI of early femoral avascular necrosis. J. Comput. assist. Tomogr. 16 (1992) 727–730
55 Tervonen, O., D. M. Mueller, E. L. Matteson et al.: Clinically occult avascular necrosis of the hip: prevalence in an asymptomatic population at risk. Radiology 182 (1992) 845–847
56 Totty, W. G., W. A. Murphy, W. I. Ganz et al.: Magnetic Resonance Imaging of the normal and ischemic femoral head. Amer. J. Roentgenol. 143 (1984) 1273–1281
57 Turner, D. A., A. C. Templeton, B. Selzer et al.: Femoral capital osteonecrosis: MR findings of diffuse marrow abnormalities without focal lesions. Radiology 171 (1989) 135–140
58 Van de Berg, B. E., J. Malghem, M. A. Labaisse et al.: Avascular necrosis of the hip: comparison of contrast-enhanced and nonenhanced MR Imaging with histologic correlation. Radiology 182 (1992) 445–450
59 Van de Berg, B. E., J. J. Malghem, M. A. Labaisse et al.: MR Imaging of avascular necrosis and transient marrow edema of the femoral head. Radiographics 13 (1993) 501–520
60 Wilson, A. J., W. A. Murphy, D. C. Hardy et al.: Transient osteoporosis: Transient bone marrow edema? Radiology 167 (1988) 757–760

7 Kniegelenk

M. Reiser und M. Vahlensieck

Einleitung

Das Kniegelenk ist eines der gewichttragenden Gelenke des menschlichen Körpers. Die am Kniegelenk angreifenden Hebelarme von Tibia und Femur sind länger als an jedem anderen Gelenk. Darüber hinaus sind komplexe und extensive Bewegungen möglich, an denen zahlreiche aktive und passive Mechanismen beteiligt sind. Es überrascht daher nicht, daß das Kniegelenk besonders häufig von traumatischen und degenerativen Läsionen betroffen ist.

Die Aussagekraft klinischer Tests wurde über lange Zeit zu optimistisch bewertet, wie neuere kontrollierte Studien gezeigt haben (68). Dies gilt namentlich für den Nachweis von Meniskusschäden. Schon lange hat sich die MRT als aussagefähige und sichere Methode für die Gelenkdiagnostik, insbesondere des Kniegelenks, bewährt. Heute ist die MRT des Kniegelenks neben der MRT des Gehirns und der Wirbelsäule die nächst häufige Indikation für die MRT. Oft wird sie eingesetzt, um die Indikation zur Arthroskopie zu bestätigen oder zu widerlegen. Sinnvoll angewandt sollte die MRT dazu beitragen, die Zahl diagnostischer Arthroskopien zu reduzieren und gleichzeitig einer gezielten, therapeutisch orientierten Arthroskopie den Weg zu bereiten (7).

Untersuchungstechnik

■ Patientenlagerung und Spulenwahl

Der Patient wird in Rückenlage mit den Füßen voran untersucht. Das Knie ist leicht gebeugt und das Bein gering außenrotiert. Wie bei allen MRT-Untersuchungen ist auf eine bequeme Positionierung zu achten, damit der Patient ruhig liegen bleiben kann. Selbst kleine Wülste oder harte Unterlagen können nach Minuten zu Schmerzen führen, woraus fast immer eine unerwünschte Bewegung oder Verlagerung des Patienten resultiert. Bei Untersuchungen der Extremitäten ist eine Fixierung durch Sandsäckchen o.ä. zur Vermeidung von Vibrationen oder Bewegungen vorteilhaft. Für das Knie bieten alle Gerätehersteller eine hochauflösende Volumenspule an. Bei sehr dicken Patienten kann man notfalls auch andere Oberflächenspulen, wie die Ringspule oder flexible Rechteckspulen, verwenden. Der Kniegelenkspalt sollte sich im Mittelpunkt der Spule befinden. Oft wird fehlerhaft die Patella im Spulenmittelpunkt plaziert, wodurch es zu einem unerwünschten Signalabfall interessierender distaler Strukturen des Knies kommen kann, da sie dann bereits außerhalb der optimalen Spulenempfangscharakteristik liegen. Schmerzpunkte oder palpable Läsionen können durch Fettkugeln oder mittels eines Röhrchens mit Kupfersulfatlösung markiert werden.

■ Sequenzfolge und -parameter

Bei den Verletzungen und Erkrankungen des Kniegelenks sind meist verschiedene anatomische Strukturen betroffen. Die Untersuchungsstrategie und -technik sollte daher sowohl ein standardisiertes Protokoll enthalten, das den meisten Fragestellungen gerecht wird, als auch spezielle Techniken, die gezielt eingesetzt werden, um der klinischen Indikation Rechnung zu tragen. Dazu existieren zahlreiche Empfehlungen, die sich nur teilweise auf empirische Daten stützen. Insofern können diese Empfehlungen auch nicht als verbindlich angesehen werden.

Von den meisten Autoren werden T_1- und T_2-gewichtete SE-Sequenzen in der koronaren und sagittalen Ebene empfohlen. Bei den sagittalen Schichten sollte das Bein 15–20 Grad nach außen rotiert werden, damit das vordere Kreuzband in seiner ganzen Länge und in der Achse des Bandverlaufs dargestellt wird. Die T_2-gewichtete Pulssequenz kann als Doppelechosequenz auch protonendichtegewichtete Bilder enthalten. In einer Arbeit waren diskrete Meniskusläsionen nur auf den protonendichtegewichteten Bildern nachweisbar, während sie auf T_1- und T_2-gewichteten Bildern nicht erkennbar waren (23). Bei der Interpretation von protonendichtegewichteten Bildern, muß allerdings deren Empfindlichkeit gegenüber dem Magic-angle-Effekt berücksichtigt werden. Nicht jede Signalanhebung auf protonendichtegewichteten Bildern entspricht immer pathologischen Läsionen im Meniskus.

Schnelle (Turbo-)SE-Sequenzen haben gegenüber den konventionellen SE-Sequenzen keine prinzipiellen Nachteile, wenn berücksichtigt wird, daß Fettgewebe deutlich signalreicher abgebildet wird als auf konventionellen SE-Bildern. Insgesamt überwiegen bei weitem die Vorteile der schnellen SE-Technik (120). Insbesondere bei frischen Traumen erweisen sich fettgesättigte T_2-gewichtete SE- oder STIR-Sequenzen als sehr vorteilhaft, da sie Ödemzonen im Knochenmark und in den Weichteilen mit hohem Kontrast darstellen.

Die Schichtdicke sollte bei den SE-Sequenzen 3–4 mm nicht überschreiten. Der Schichtstapel muß das ganze Kniegelenk, auch die peripheren Abschnitte der Menisken, vollständig erfassen.

Für die Beurteilung des hyalinen Gelenkknorpels wurden zahlreiche Pulssequenzen empfohlen. Mit fettgesättigten 3-D-GRE-Techniken kann ein hoher Kontrast zwischen hyalinem Gelenkknorpel, intraartikulärer Flüssigkeit und Fettgewebe erzielt werden. Recht u. Mitarb. (88) erzielten die besten Ergebnisse mit einer gespoilten GRASS-Sequenz mit TE = 10 ms und einem Flip-Winkel von 60 Grad. Eckstein u. Mitarb. (32) fanden bei einer 3-D-FLASH-Sequenz mit Fettsättigung (TR = 60 ms, TE = 11 ms, Flip-Winkel = 60 Grad) im Vergleich zu anderen Pulssequenzen (T_1- und T_2-gewichtete SE-Sequenz, MTC-FISP, DESS) die besten SNR- und CNR-Werte und die höchste Übereinstimmung mit der durch anatomische Messungen bestimmten Knorpeldicke bzw. dem -volumen (32, 33, 41). Vahlensieck u. Mitarb. konnten Knorpeldefekte unter Verwendung der MTC-Technik hoch sensitiv nachweisen (123).

Anatomie

■ Allgemeine Anatomie

Menisken der Kniegelenke des Menschen. Dies sind sichelförmige, faserknorpelige Halbscheiben (Abb. 7.**1**), die entscheidend dazu beitragen, die Inkongruenzen der Gelenkflächen von Femurkondylen und Tibia auszugleichen und eine weitgehend gleichmäßige Kraftübertragung ohne Punktbelastungen herbeizuführen. Beim stehenden Erwachsenen wird 40–60% der Gewichtsübertragung durch die Menisken vermittelt. Dies führt zu einer verminderten Kompression des Gelenkknorpels.

Außen besitzen die Menisken eine Höhe von 3–5 mm, die nach innen zum freien Rand auf unter 0,5 mm abnimmt. An Innen- und Außenmeniskus werden Vorder- und Hinterhorn sowie die Pars intermedia unterschieden, die den zentralen $^2/_3$ entspricht.

Der *Außenmeniskus* hat in der Aufsicht eine weitgehend runde Form. Er ist vorne und hinten an der Area intercondylaris anterior bzw. posterior angeheftet. In den übrigen Abschnitten ist er nur relativ lose an die Gelenkkapsel fixiert. Die Sehne des M. popliteus verläuft frei in der Gelenkkapsel. Im Bereich der Unterkreuzung der Sehne des M. popliteus liegt das Hinterhorn des Außenmeniskus frei. Vom Hinterhorn des Außenmeniskus können 2 Bänder zum medialen Femurkondylus ziehen, die dorsal (Lig. meniscofemorale posterius Wrisberg) oder ventral (Lig. meniscofemorale anterius Humphry) des hinteren Kreuzbands verlaufen. Beide Bänder finden sich in je 30–40% der Fälle und treten in ca. 10% der Fälle gleichzeitig auf.

Der *Innenmeniskus* ist etwas größer in seinem Radius und ist längsoval oder „kommaförmig" konfiguriert (Abb. 7.**2**). Im Bereich des Hinterhorns hat er einen größeren Tiefendurchmesser als im Vorderhorn und in der Pars intermedia. Das Vorderhorn ist an der Area intercondylaris anterior der Tibia angeheftet (Abb. 7.**3**). In der Pars intermedia besteht eine Verbindung zu den tiefen Schichten des Innenbands. Zwischen den Vorderhörnern beider Menisken ist das Lig. transversum genus ausgespannt, das in ca. 10% der Fälle in mehrere Bandanteile gegliedert ist. Beide Menisken sind an ihrer Außenseite mit der Membrana synovialis der Gelenkkapsel verbunden.

Die Menisken bestehen aus Faserknorpel mit einem hohen Anteil von kollagenen Fasern, in die einzelne Knorpelzellen eingelagert sind. Die stärkeren kollagenen Fasern verlaufen überwiegend außen in Längsrichtung und werden innen von schwächeren, radiär verlaufenden Fasern gekreuzt.

Beim Erwachsenen sind die Menisken nur wenig vaskularisiert. Von dem in den peripheren, basisnahen Meniskusabschnitten gelegenen Gefäßplexus aus werden auch die inneren avaskulären Meniskusanteile versorgt.

Vorderes Kreuzband. Es hat die Aufgabe, die ventrale Subluxation der Tibia zu verhindern. Es entspringt von der Innenseite des lateralen Femurkondylus im dorsalen Abschnitt und inseriert in der Area intercondylaris anterior der Tibia anterolateral der Eminentia intercondylaris anterior (Abb. 7.**3**). Es besitzt eine Länge von ca. 35 mm und eine Dicke von ca. 11 mm (57). Das vordere Kreuzband besteht aus 3 Komponenten: dem anteromedialen, intermediären und posterolateralen Bündel. Bei gestrecktem Kniegelenk ist das ganze Band gleichmäßig angespannt, in Beugung ist das anteromediale Bündel gespannt, während die übrigen Anteile entspannt sind.

Hinteres Kreuzband. Es entspringt von der Innenseite des medialen Femurkondylus und inseriert an der Area intercondylaris posterior am dorsalen Abschnitt der Tibia. Das hintere Kreuzband ist deutlich kräftiger als das

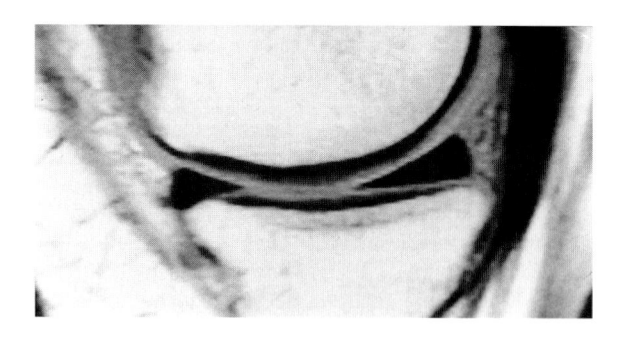

Abb. 7.**1** Sagittale protonendichtegewichtete SE-Aufnahme mit Darstellung des Innenmeniskus. Vorder- und Hinterhorn des Meniskus kommen als signalfreie Dreiecke zur Darstellung.

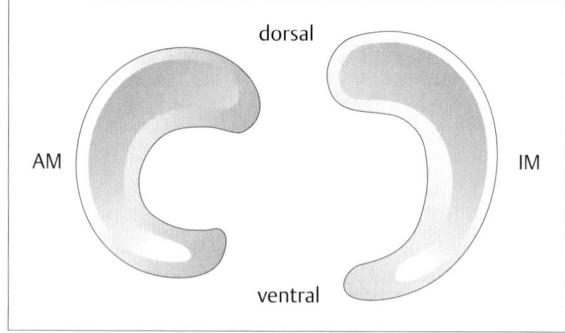

Abb. 7.**2** Aufsicht auf den Innen-(IM) und Außenmeniskus (AM).

Abb. 7.3 Schematische Darstellung der Anheftungsstellen der Menisken und der Kreuzbänder auf dem Tibiaplateau.

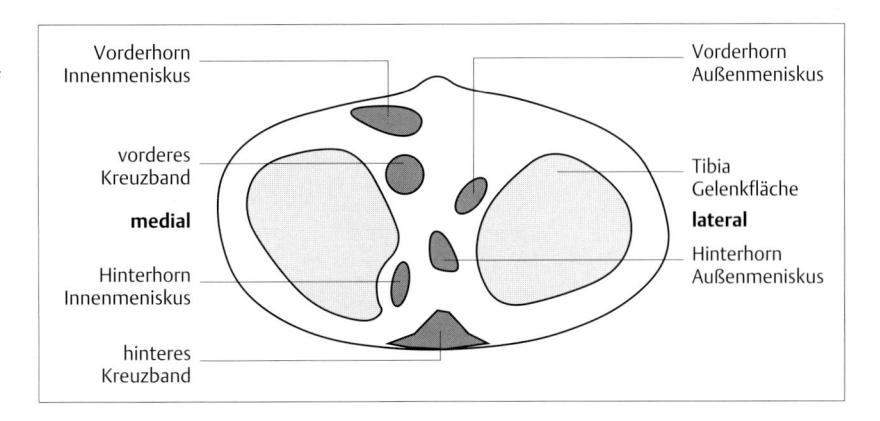

vordere. Es hat eine Länge von ca. 38 mm und eine Dicke von ca. 13 mm. Bei gestrecktem Kniegelenk ist das hintere Kreuzband entspannt und zeigt einen nach kranial und dorsal konvexen Verlauf („Bumerangform"). Bei Beugung des Kniegelenks wird das hintere Kreuzband angespannt und zeigt einen gestreckten Verlauf. Vor bzw. hinter dem hinteren Kreuzband verläuft das Lig. meniscofemorale anterius (Humphrey) bzw. posterius (Wrisberg). Diese Bänder sind bei jeweils ca. $1/3$ der Menschen angelegt. Sie entspringen im Bereich der hinteren Anheftung des Außenmeniskus und inserieren an der Innenfläche des medialen Femurkondylus.

Innenband. Für die Stabilität des Kniegelenks ist auch das Innenband besonders wichtig. Das Innenband ist aus einer oberflächlichen und tiefen Schicht zusammengesetzt (Abb. 7.4). Es entspringt vom medialen Femurkondylus und zieht zur medialen Fläche der Tibia, ca. 7,5–10 cm distal der Gelenkfläche. Die tiefe Schicht des Innenbands ist fest mit der Pars intermedia des Innenmeniskus verbunden. Die tiefe und oberflächliche Schicht des Innenbands sind durch Fettgewebe und eine Bursa voneinander getrennt.

Außenband. Es verläuft vom lateralen Femurkondylus schräg nach dorsal und unten zum Fibulaköpfchen. Die Popliteussehne zieht zwischen dem Außenmeniscus und dem Außenband und setzt am distalen Femur lateral an.

Patellarsehne. Sie bildet zusammen mit dem M. quadriceps, der Quadrizepssehne und der Patella den „Extensormechanismus" des Kniegelenks. Die Quadrizepssehne inseriert am Oberpol der Patella. Ein Teil der Fasern der Quadrizepssehne setzt sich ventral der Patella fort und inseriert als Patellarsehne an der Tuberositas tibiae. Die Mehrzahl der Fasern der Patellarsehne entstammt dem M. rectus femoris.

■ Spezielle MR-Anatomie

Der Faserknorpel der *Menisken* enthält nur einen geringen Anteil an freien Protonen und wird daher, weitgehend unabhängig von der jeweiligen Pulssequenz, signalfrei dargestellt. Es ist allerdings zu berücksichtigen, daß sie auf GRE-Aufnahmen signalreicher abgebildet werden und dies nicht zwingend als pathologisch gewertet werden darf.

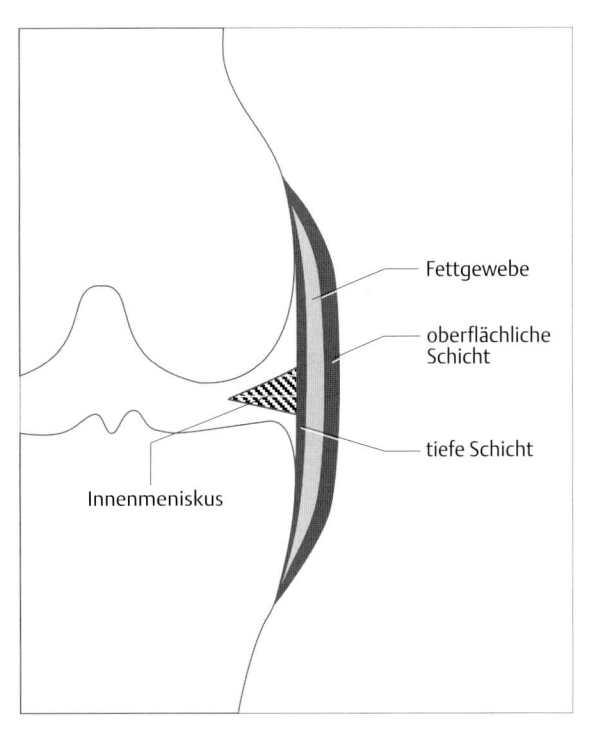

Abb. 7.4 Aufbau des Innenbands des Kniegelenks.

Auch auf T_1- und protonendichtegewichteten Sequenzen können artefizielle Signalerhöhungen auftreten, die Folge des Magic-angle-Phänomens sind (40). Globulare und lineare Signalerhöhungen im Meniskus können Folge einer mukoiden Degeneration sein oder eben Zeichen eines Meniskusrisses. Um diese entscheidend wichtige Differenzierung möglichst präzise zu erreichen, wurden verschiedene Klassifikationen eingeführt, auf die später näher einzugehen ist. Bei der Untersuchung mit koronaren und sagittalen Aufnahmen kommen die Menisken in den äußeren Schichten als bikonkave Scheiben (engl. bow tie), auf den weiter innen gelegenen Schichten als signalfreie Dreiecke (Abb. 7.5) zur Darstellung (16, 89).

Einige anatomische Besonderheiten müssen bekannt sein, damit sie nicht als pathologische Befunde fehlinterpretiert werden. Das Lig. transversum genus

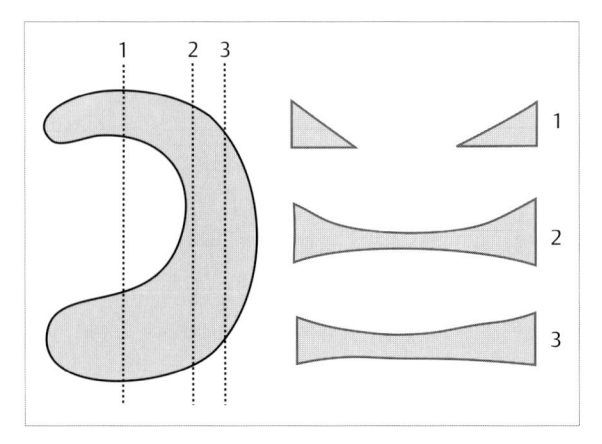

Abb. 7.5 Schematische Darstellung der Abbildung des Meniskus im sagittalen MR-Bild in Abhängigkeit von der Schichtebene.

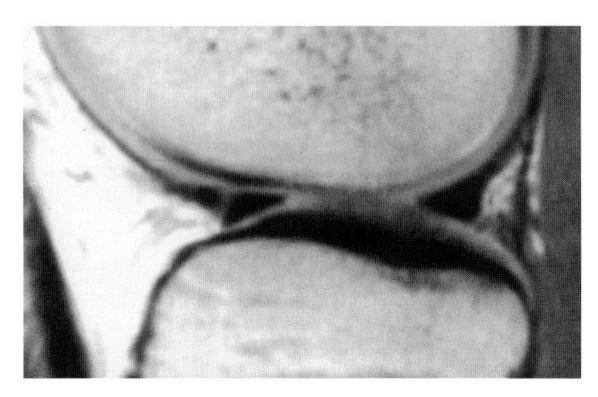

Abb. 7.6 Signalreiche Zone an der Vereinigungsstelle von Lig. transversum genus mit dem Vorderhorn des Außenmeniskus.

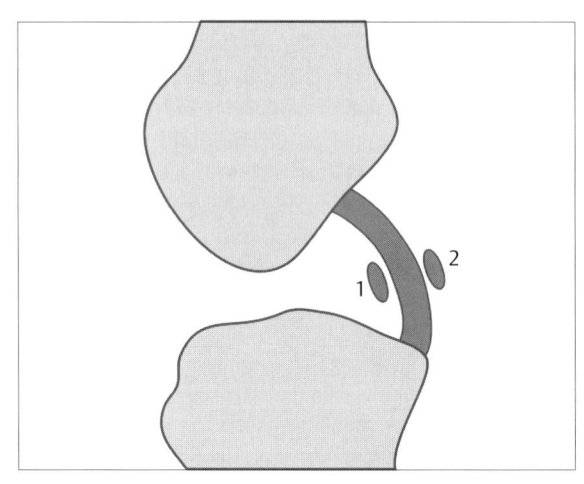

Abb. 7.7 Anschnitt des Lig. meniscofemorale anterius (1) und posterius (2) ventral bzw. dorsal des hinteren Kreuzbands auf sagittalen Bildern.

verbindet die Vorderhörner beider Menisken. Es ist dorsal des Hoffa-Fettkörpers und ventral der Gelenkkapsel gelegen. Auf sagittalen Schichten ist in 22–38% der Fälle eine signalreiche Linie (Abb. 7.6) an der Stelle erkennbar, an der sich das Lig. transversum genus mit dem Vorderhorn des Außenmeniskus vereinigt (48, 129). Diese signalreiche Linie darf nicht als Riß im Vorderhorn des Außenmeniskus interpretiert werden. Aus der Folge der Sagittalschichten ist eine eindeutige anatomische Zuordnung möglich. In ähnlicher Weise kann das Lig. meniscofemorale anterius im Bereich der Insertion am Hinterhorn des Außenmeniskus einen Riß vortäuschen (118). Es muß aber auch die Verwechslung mit dem in den Interkondylarraum dislozierten Fragment eines Korbhenkelrisses vermieden werden (Abb. 7.7).

Die Sehnenscheide der Popliteussehne wird als vertikal oder leicht schräg ausgerichtete Zone hoher Signalintensität abgebildet, die dorsal an das Hinterhorn des Außenmeniskus grenzt. Bei Unkenntnis dieser Gegebenheiten kann ein vertikaler Riß des Hinterhorns des Außenmeniskus oder eine meniskokapsuläre Separation vorgetäuscht werden. Schließlich muß bekannt sein, daß die Pars intermedia des Außenmeniskus nicht an das Außenband angeheftet ist. Eine signalreiche Zone zwischen Außenmeniskus und -band darf daher gleichfalls nicht als meniskokapsuläre Separation gedeutet werden.

Auf sagittalen Schichten wird das *vordere Kreuzband* in seinem ganzen Verlauf dargestellt, wenn das Kniegelenk 15–20 Grad nach außen rotiert wird. Angulierte parakoronare Schichten, die anhand des Bandverlaufs auf den sagittalen Schichten geplant werden, sind oft eine wertvolle Ergänzung zur sagittalen Schichtung, da sie auch den femoralen Bandursprung klar darstellen. Das vordere Kreuzband wird als signalfreies Band abgebildet, das besonders im tibialen Abschnitt höhere Signalwerte erreichen kann, da zwischen den einzelnen Faserbündeln Fettgewebe eingelagert sein kann. Auch das Magic-angle-Phänomen kann für höhere Signalintensitäten im Bandverlauf verantwortlich sein.

Das *hintere Kreuzband* hat eine homogene niedrige Signalintensität und ist auf sagittalen Schichten eindeutig zu identifizieren. Es zeigt einen nach dorsal und kranial gleichmäßigen bogenförmigen Verlauf.

Das *Innenband* wird auf den mittleren koronaren Schichten in seinem gesamten Bandverlauf dargestellt. Es zeigt bei allen Pulssequenzen eine niedrige Signalintensität. Dabei ist eine oberflächliche und tiefe Schicht des tibialen Kollateralbands zu unterscheiden. Die oberflächliche Schicht verläuft vom medialen Femurkondylus zur Innenseite der Tibiametaphyse, 7,5–10 cm distal der Gelenklinie. Die tiefe Schicht des Innenbands stellt eine Verstärkung der Gelenkkapsel dar und ist ventral von der oberflächlichen Schicht getrennt. Sie ist deutlich kürzer als die oberflächliche Schicht und verläuft vom distalen Anteil des medialen Femurkondylus zum proximalen Tibiaabschnitt. Sie hat fibröse Verbindungen zum Innenmeniskus. Die tiefe Schicht des tibialen Kollateralbands kann im Normalfall nicht identifiziert werden. Zwischen der oberflächlichen und tiefen Schicht des Innenbands ist meist Fettgewebe eingelagert.

Die normale *Patellarsehne* wird in der MRT als eine gerade verlaufende Struktur beschrieben, die bei allen Pulssequenzen signalfrei ist (24). Sie hat einen mittleren a.-p.-Durchmesser von 0,5 cm.

Auch bei asymptomatischen Patienten fanden Schweitzer u. Mitarb. (102) diskrete fokale Signalerhöhungen in der Patellarsehne, die V-förmig konfiguriert waren. Diese signalreichen Areale waren in 82 % der Fälle am proximalen Ende, in 32 % der Fälle am distalen Ende der Sehne nachzuweisen. Im T_2-gewichteten Bild zeigten diese Herde gegenüber den protonendichtegewichteten Bildern keine weitere Signalerhöhung. Es ist nicht klar, ob diese signalreichen Herde Ausdruck einer klinisch nicht manifesten Sehnendegeneration sind oder durch den komplexen Aufbau der Patellarsehne bedingt sind.

Auch bei den asymptomatischen Patienten kann in 71 % der Fälle eine mehr oder weniger ausgeprägte Undulation des Bandverlaufs festgestellt werden. Im höheren Alter und bei starkem Körpergewicht sind diese Befunde deutlicher ausgeprägt (Abb. 7.**8**).

Für die Darstellung des *hyalinen Gelenkknorpels* werden verschiedene Pulssequenzen empfohlen (69, 92, 116). Anatomisch exakt korrelierte Untersuchungen haben gezeigt, daß fettunterdrückte T_1-gewichtete 3-D-GRE-Sequenzen die Knorpeldicke und das Knorpelvolumen zuverlässig und reproduzierbar darzustellen vermögen (31, 33, 34). Bei der Untersuchung von Patienten konnten mit dieser Technik Verdünnungen und Alterationen der Oberfläche genau erfaßt werden (108). Um strukturelle Veränderungen des hyalinen Knorpels zu diagnostizieren, sind dagegen stark T_2-gewichtete TSE-Sequenzen besser geeignet. Um oberflächliche Defekte und Läsionen innerhalb der Knorpelsubstanz nachzuweisen, hat sich auch die Magnetization-transfer- und Magnetization-transfer-Subtraktionstechnik bewährt (123).

Im T_1-gewichteten SE-Bild hat der hyaline Gelenkknorpel eine intermediäre Signalintensität. Die basalen, verkalkten Knorpelschichten sind nicht von dem subchondralen Knochen differenzierbar. Auf T_2-gewichteten SE-Aufnahmen wird der hyaline Gelenkknorpel mit niedriger Signalintensität abgebildet. Bei den GRE-Sequenzen sind die Bildkontraste abhängig von den Untersuchungsparametern sehr variabel. Zur Darstellung des hyalinen Gelenkknorpels werden meist intermediäre Flip-Winkel (20–40 Grad) empfohlen. Liegt ein Gelenkerguß vor, so wird mit stark T_2-gewichteten Sequenzen ein „arthrographischer Effekt" erzielt. Dieser kann diagnostisch genützt werden, um diskrete Oberflächenläsionen des Gelenkknorpels nachzuweisen.

Die Menge an *Gelenkflüssigkeit* (Synovia) innerhalb gesunder Kniegelenke ist variabel und nach physiologischen Belastungen oder sportlichen Aktivitäten vermehrt. Von einem Gelenkerguß sollte erst ausgegangen werden, wenn die Schichtdicke der sichtbaren Flüssigkeitsansammlung im Recessus suprapatellaris und/oder dorsal der Kreuzbänder (Recessus posterior) auf sagittalen MR-Bildern 10 mm übersteigt (42).

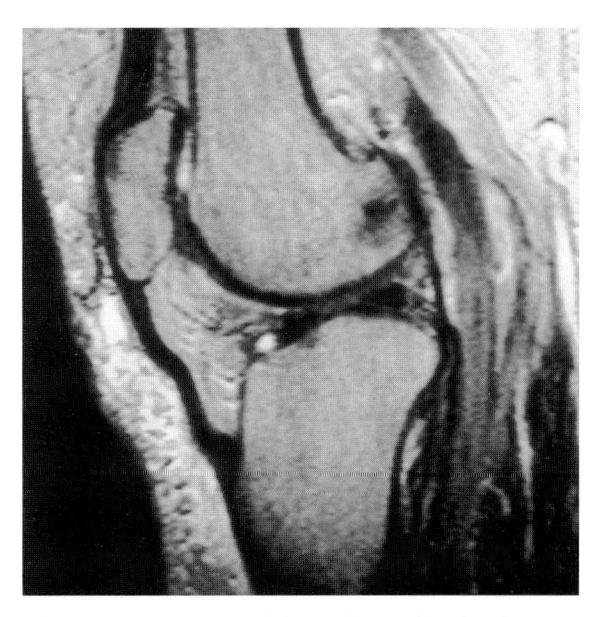

Abb. 7.**8** Ausgeprägte Undulation der Patellarsehne bei einer asymptomatischen Patientin, bei der auch anamnestisch kein Kniegelenktrauma eruierbar war.

Läsionen der Menisken

■ Degenerative Veränderungen und Risse

Akute traumatische Risse der Menisken treten bei abrupten kombinierten Bewegungen mit starker Rotation und Flexion im Kniegelenk auf, die zu Längs- oder Korbhenkelrissen bzw. zu queren oder radialen Rissen führen (Abb. 7.**9**). Längsrisse treten aufgrund der in der Peripherie dominierenden länglichen Faserverlaufsrichtung außen auf. Querrisse und kleine Einrisse (Fibrillationen) treten dagegen häufiger zentral im Meniskus und am freien Rand auf, da hier eine quere Faserverlaufsrichtung überwiegt. Degenerative Veränderungen der Menisken führen zu einem Elastizitätsverlust der Kollagenfasern der Menisken, so daß sie bei traumatischen Einwirkungen leichter reißen können. Typischerweise handelt es sich dabei um horizontale oder schräge Risse, die von der Unterfläche der Menisken ausgehen.

Die Bedeutung von Signalerhöhungen innerhalb der Menisken wurde in verschiedenen Studien mit der Korrelation von MRT und histopathologischen Befunden analysiert (112). Dabei fand sich eine sehr weitgehende Übereinstimmung zwischen dem Signalmuster in den Menisken und den histologischen Befunden (Abb. 7.**10**). Die Klassifikation der Signalerhöhung in den Menisken stützt sich auf die T_1- und protonendichtegewichteten SE-Sequenzen (Tab. 7.**1**).

Bei Kindern und Jugendlichen sind die zentralen Meniskusanteile wesentlich stärker vaskularisiert als bei Erwachsenen. Signalerhöhungen haben daher in dieser Altersgruppe nicht die gleiche Bedeutung wie bei Erwachsenen.

Verlaufsbeobachtungen über längere Zeiträume haben gezeigt, daß Grad-II-Läsionen in der Mehrzahl der Fälle unverändert bleiben und nur selten zu Rissen fortschreiten oder sich zurückbilden können (29).

Aus der Darstellung von Meniskusrissen in sagittalen und koronaren Schichtebenen kann auf die Ausdehnung und Form der Ruptur geschlossen werden. Es sollte versucht werden, diese Rißformen möglichst exakt zu beschreiben, da sie für das therapeutische Vorgehen maßgeblich sein können (Tab. 7.2). Sehr dünne axiale Aufnahmen können die Ausdehnung von Rissen gut veranschaulichen (Abb. 7.11). Diese Technik dürfte aber in der Regel für die Meniskusdiagnostik entbehrlich sein.

Bei Korbhenkelrissen (Abb. 7.12) werden in der MRT folgende Zeichen beobachtet:

- Zeichen des „doppelten hinteren Kreuzbands" (Abb. 7.13),
- Flipped-Meniskus-Zeichen,
- Nachweis eines Fragments im Interkondylenraum (130, 132).

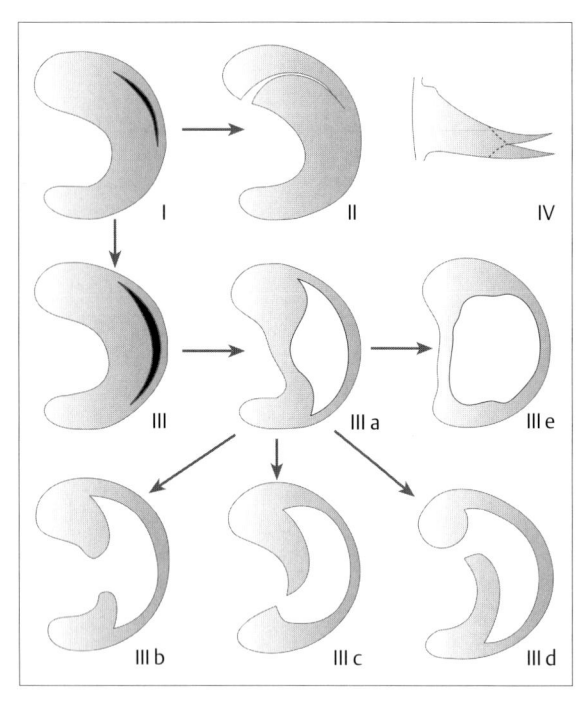

Abb. 7.9 Schemazeichnung verschiedener Meniskusrisse (nach Jäger u. Wirth):
I: kleiner Längsriß
II: Vertikalriß
III: großer Längsriß, großer Längsriß mit partieller (IIIa) und totaler Dislokation (IIIe) des inneren Fragments (Korbhenkelriß)
IIIb–IIId: komplexe Rißformen mit Dislokation der Fragmente
IV: Horizontalriß an der Ober- und Unterfläche (Fischmaulriß)

Fischmaulrisse sind üblicherweise degenerativer Natur und sind oft erst unter Einsatz eines Tasthäkchens arthroskopisch nachweisbar. Einzelne Rißtypen können Vorstadien anderer Typen sein (Pfeile).

Tabelle 7.2 Morphologische Klassifikation der Meniskusrisse

Vertikale Risse	Horizontale Risse	Komplexe Risse
Vertikaler Riß	horizontale Spaltbildung	Kombination verschiedener Rißverläufe (Abb. 7.16 u. 7.18)
Peripherer Riß	radialer Riß	Abstumpfung der Fragmente
Meniskokapsuläre Separation	schräger Riß (Abb. 7.14 u. 7.15)	
Korbhenkelriß	Papageienschnabelriß (Abb. 7.17)	

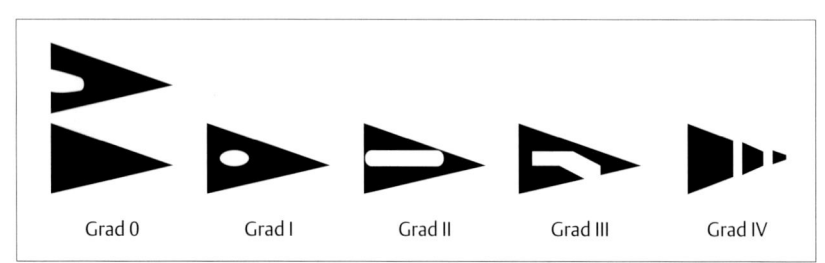

Abb. 7.10 Klassifikation der Signalalterationen im Meniskus (modif. nach 72).

Grad 0   Grad I   Grad II   Grad III   Grad IV

Tabelle 7.1 Klassifikation der Signalerhöhungen in den Menisken (nach 72)

Grad	MRT	Histologie
0	signalfreie dreieckige Struktur, evtl. Signalanhebung im Randbereich durch gefäßreiches Bindegewebe	normaler Meniskus
I	eine oder mehrere punktförmige oder globulare Signalerhöhungen ohne Verbindung zur Meniskusoberfläche	muzinöse Degeneration, Magic-angle-Artefakt
II	lineare Signalerhöhung ohne Verbindung zur Meniskusoberfläche	ausgedehnte muzinöse Degeneration oder Riß in der Meniskussubstanz
III	lineare Signalerhöhung, die sich auf eine oder beide Meniskusoberflächen ausdehnt	Riß
IV	mehrere Signalanhebungen sowie Deformierung und Fragmentierung	komplexe Verletzungen

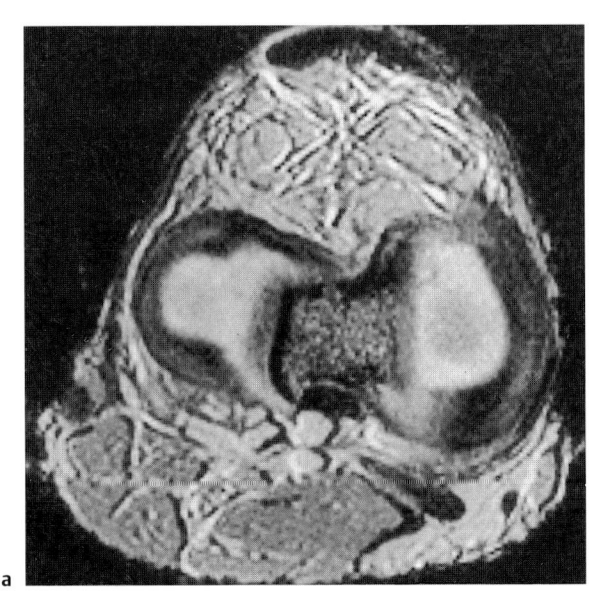

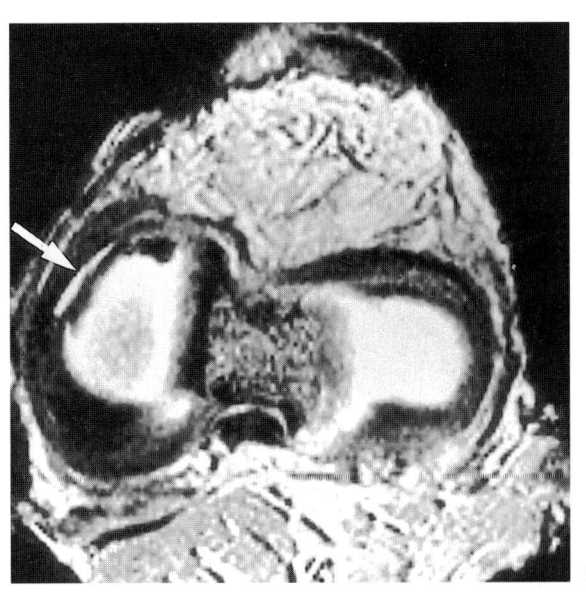

Läsionen der Menisken **175**

Abb. 7.**11 a** u. **b** Axiale Meniskusdarstellung am Kniepräparat mit GRE-Sequenz (TR = 30 ms, TE = 9 ms, Flip-Winkel = 25 Grad, 0,7 mm Schichtdicke, 0,5 mm In-Schicht-Auflösung). **a** Normalbefund. **b** Arthrotomisch gesetzter Längsriß (Pfeil)

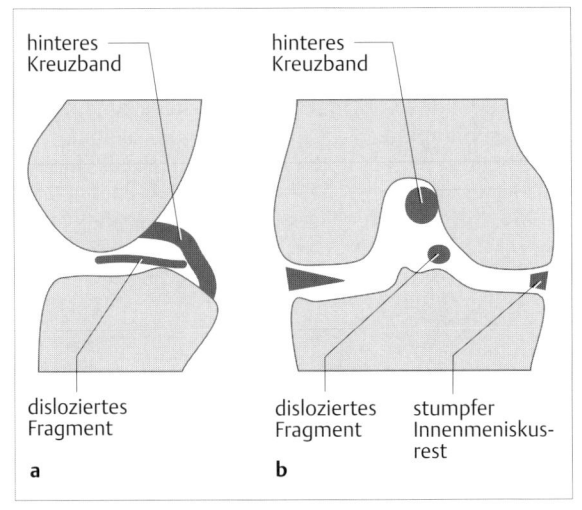

Abb. 7.**12 a** u. **b** Schematische Darstellung der Befunde bei Korbhenkelriß des Innenmeniskus in der MRT. **a** Sagittale Schnittführung. **b** Koronare Schnittführung.

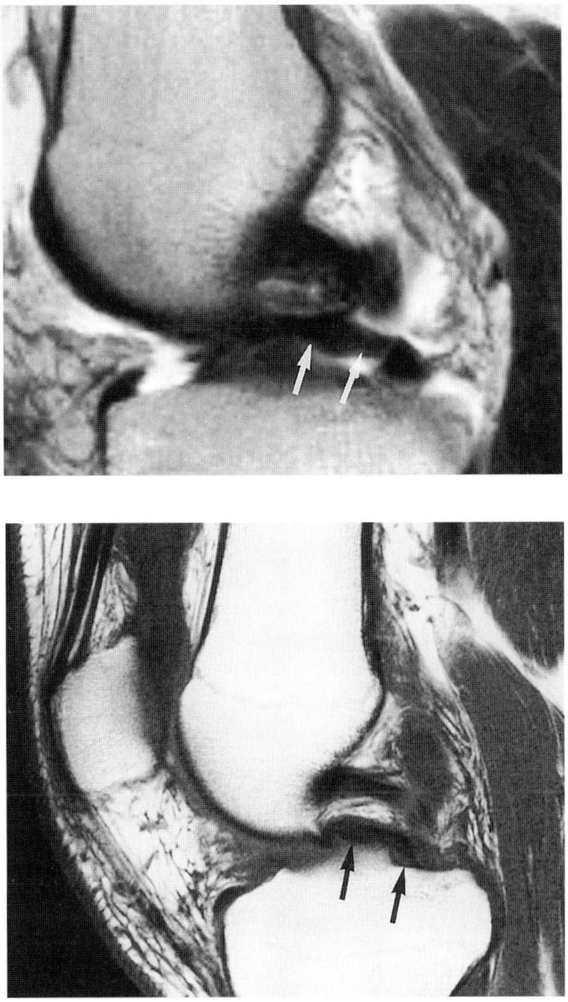

Abb. 7.**13 a** u. **b** Sagittale T_1- und T_2-gewichtete SE-Sequenz, bei Korbhenkelriß des Innenmeniskus „Zeichen des doppelten hinteren Kreuzbands." Parallel und kaudal zum Verlauf des hinteren Kreuzbands kommt eine bandförmige Struktur zur Darstellung (Pfeile), die dem nach medial dislozierten Korbhenkelfragment des Meniskus entspricht.

Beim Zeichen des „doppelten hinteren Kreuzbands" wird das nach medial verlagerte Meniskusfragment auf sagittalen Schichten parallel und unter dem hinteren Kreuzband als signalarmes Band abgebildet. Das Flipped-Meniskus-Zeichen kommt durch die Abbildung des Fragments unmittelbar dorsal des Vorderhorns zustande, so daß das Vorderhorn vergrößert wirkt. Am Innenmeniskus sind Korbhenkelrisse weitaus häufiger als am Außenmeniskus. Kleine Korbhenkelfragmente sind naturgemäß schwerer zu identifizieren als größere.

Periphere vertikale Risse können genäht werden, da diese Meniskusanteile vaskularisiert sind („rote Zone"), während dies in der inneren, avaskulären („weißen") Zone wenig erfolgversprechend ist.

Normalerweise ist keine Flüssigkeit zwischen dem medialen Meniskus und der Gelenkkapsel nachweisbar. Bei meniskokapsulären Separationen ist der Meniskus selbst unauffällig dargestellt. Auf T_2-gewichteten Schichten ist jedoch Flüssigkeit zwischen Meniskus und Gelenkkapsel erkennbar. Korbhenkelrisse entstehen aus vertikalen oder schrägen Rissen, die sich auf die ganze Länge des Meniskus ausdehnen und bei denen das innere Fragment in den Interkondylenraum verlagert wird. Auf koronaren Schichten ist dieses innere Fragment im Bereich des Interkondylenraums auf konsekutiven Schichten zu identifizieren. Im sagittalen Bild kommt parallel zum hinteren Kreuzband eine bandförmige, signalarme Formation zur Darstellung (Zeichen des „doppelten hinteren Kreuzbands").

Bei der Bewertung der MR-Untersuchungen müssen neben dem direkten Nachweis des Risses als lineare Signalerhöhung mit Verbindung zur Oberfläche des Meniskus auch morphologische Veränderungen berücksichtigt werden, die nicht mit Signalalterationen einhergehen,

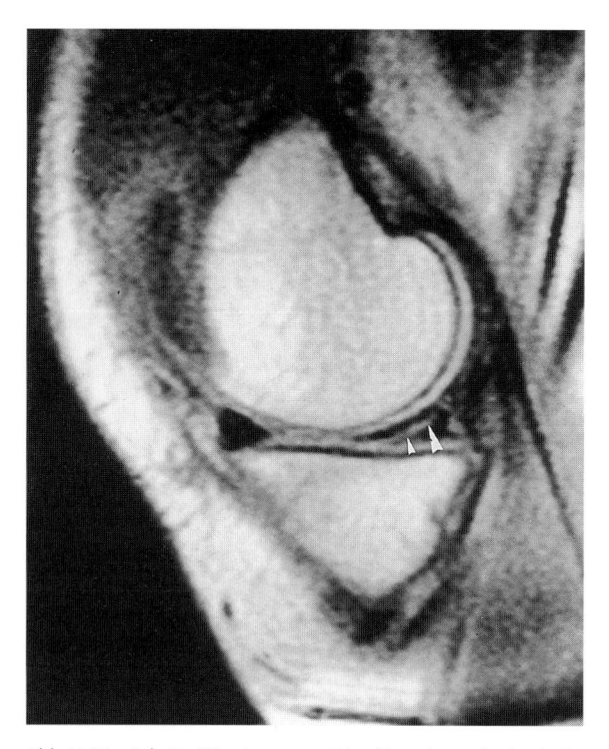

Abb. 7.**14** Schrägriß im Innenmeniskushinterhorn. Sagittale T_1-gewichtete SE-Sequenz. Untersuchung am 0,2 T dedizierten MR-System. Die schräg verlaufende, lineare Zone erhöhter Signalintensität (Pfeilspitzen) reicht bis zur unteren Kontur der Meniskusoberfläche.

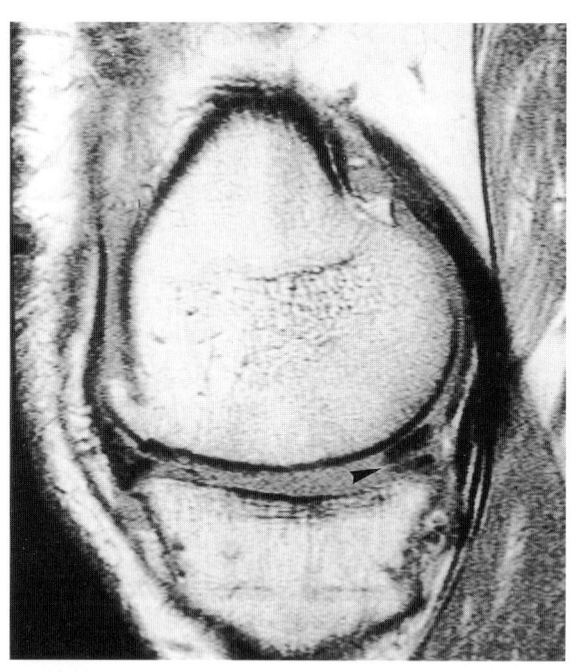

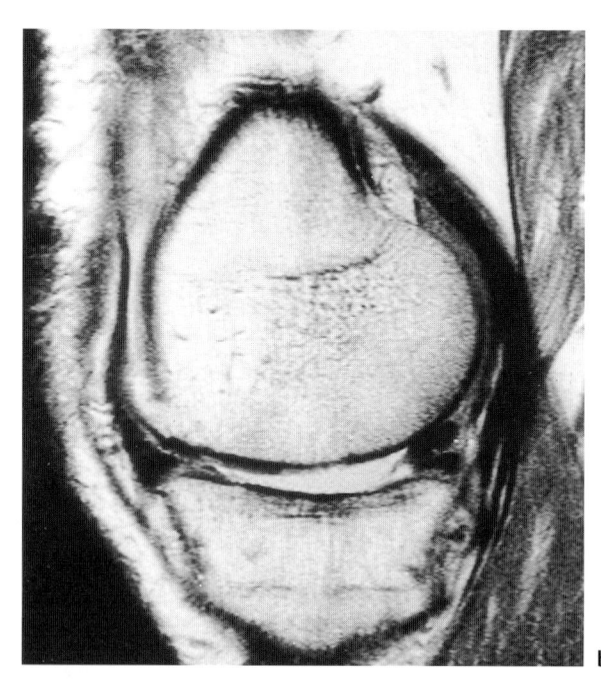

Abb. 7.**15a** u. **b** Ruptur des Innenmeniskushinterhorns mit horizontalem Riß (Pfeilspitze) und Verkürzung. **a** Sagittale T_1-gewichtete SE-Aufnahme. **b** Sagittale T_2-gewichtete SE-Aufnahme.

z.B. die Verkürzung und Verplumpung der dreieckigen Querschnittsfläche oder die fehlende Darstellung in normaler anatomischer Position. Das Hinterhorn des Innenmeniskus ist auf sagittalen Schichten normalerweise deutlich größer als das Vorderhorn. Ist dies nicht der Fall, so spricht dies für einen Korbhenkelriß. Auf koronaren Schichten ist die Pars intermedia beider Menisken normalerweise gleich groß. Wenn Signalalterationen vom Typ III sowie die genannten morphologischen Befunde als Kriterien für die Diagnose eines Meniskusrisses benutzt werden, ist eine hohe diagnostische Sicherheit zu erreichen (Tab. 7.3).

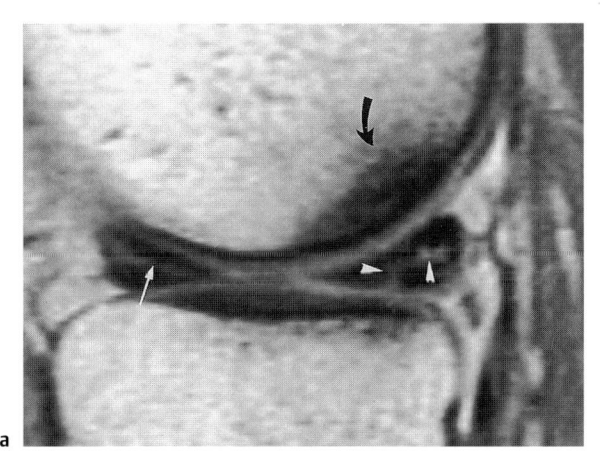

Abb. 7.16a u. b   Grad-III-Läsion des Innenmeniskushinterhorns und Grad-II-Läsion des Vorderhorns. **a** Sagittale T_1-gewichtete SE-Sequenz. **b** Sagittale T_2-gewichtete SE-Sequenz mit Fettsättigung.

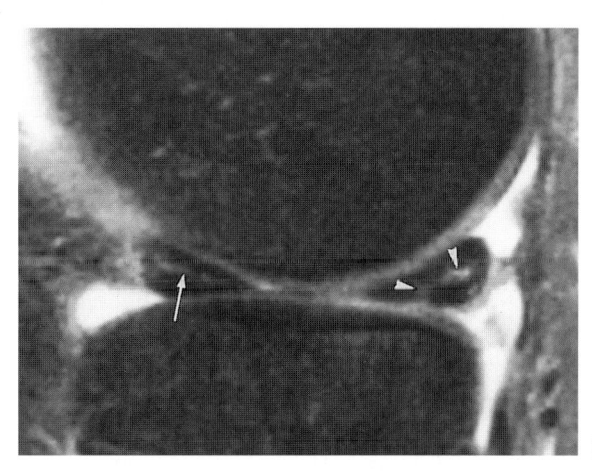

Verzweigte Signalerhöhung mit Oberflächenkontakt im Bereich des Innenmeniskushinterhorns (Pfeilspitzen). Lineare Signalerhöhung ohne Oberflächenkontakt im Bereich des Vorderhorns (Pfeil). Subchondrale Signalminderung im medialen Femurkondylus bei Gonarthrose (gebogener Pfeil).

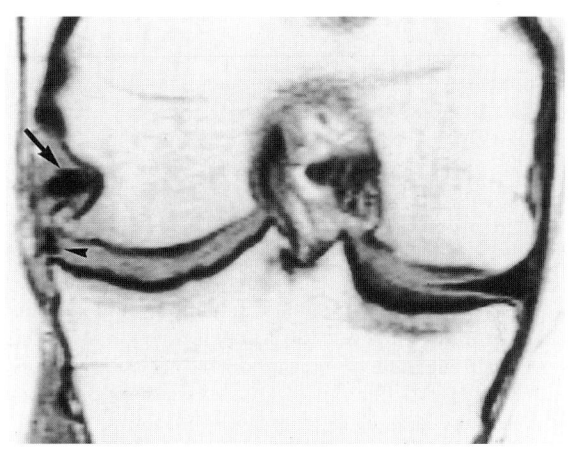

Abb. 7.17   Valgusgonarthrose mit basisnahen Riß des Außenmeniskus (Pfeilspitze) und Verlagerung eines Fragments in den oberen Recessus (Pfeil).

Tabelle 7.3   Ergebnisse der Meniskusdiagnostik mittels MRT

Autor	Sensitivität (%)		Spezifität (%)		Treffsicherheit (%)	
	IM	AM	IM	AM	IM	AM
Jackson u. Mitarb. (51a)	98	85	89	99	93	97
Mink u. Mitarb. (78)	97	92	89	91	94	92
Boeree u. Mitarb. (14)	97	96	91	98	94	98
Fisher u. Mitarb. (39)	93	69	84	94	89	88
DeSmet u. Mitarb. (27)	93	80	87	93	90	89
Justice u. Quinn (55)	96	82	91	98	95	93

IM = Innenmeniskus   AM = Außenmeniskus

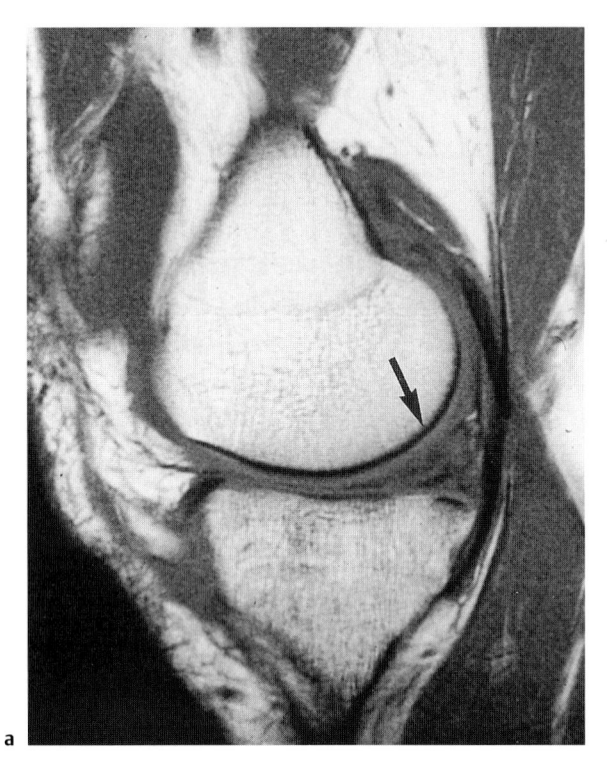

Abb. 7.18 a u. b Komplexe Ruptur des Innenmeniskus bei schwerem Kniegelenkstrauma. **a** Sagittale T_1-gewichtete SE-Sequenz. **b** Sagittale 2-D-FLASH-Sequenz. Insbesondere im Bereich des Innenmeniskushinterhorns (Pfeil) ist eine Fragmentierung und vollständige Zerstörung mit Einblutung festzustellen.

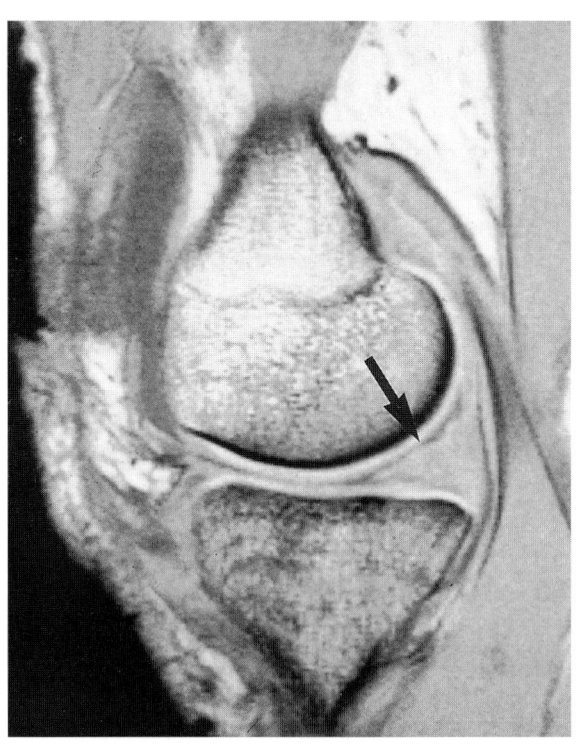

Diese ist noch höher, wenn eine Läsion in 2 Ebenen bestätigt wird und auf mehr als einer Schicht einer Bildebene zu erkennen ist.

Für die Beurteilung der Treffsicherheit der MRT wird üblicherweise die Arthroskopie als Referenzmethode herangezogen. Dabei ist aber zu berücksichtigen, daß die Arthroskopie ein unvollkommener „Goldstandard" ist, dessen Treffsicherheit mit 70–98% angegeben wird. Insbesondere periphere Meniskusrisse und solche an der Unterseite des Hinterhorns des Innenmeniskus können der Erkennung entgehen (86). Tolin u. Sapega (113) weisen darauf hin, daß zur vollständigen Untersuchung des Hinterhorns des Innenmeniskus neben dem standardmäßigen vorderen Zugang auch ein posteriorer Zugang unverzichtbar ist.

Dazu kommen möglicherweise semantische Unterschiede bei dem MRT- und dem Arthroskopiebefund: Veränderungen, die in der MRT als Risse am freien Meniskusrand bezeichnet werden, können bei der Arthroskopie nur als Auffaserung interpretiert werden (55).

Weitere Ursachen für falsch positive MRT-Befunde sind:
- Vakuumphänomen,
- Magic-angle-Phänomen am Außenmeniskus,
- anatomische Varianten.

Während am Außenmeniskus mehr falsch negative Befunde erhoben werden, sind am Innenmeniskus die falsch negativen und falsch positiven Ergebnisse gleich häufig.

Um die Ergebnisse der MRT noch weiter zu verbessern, werden verschiedene Verfeinerungen und Weiterentwicklungen der Untersuchungstechnik empfohlen, wie die i.v. (124, 131) und intraartikuläre (4) Applikation von paramagnetischen Kontrastmitteln oder die 3dimensionale Rekonstruktion von 2-D-MR-Daten (30). Insbesondere für den Nachweis radialer Risse scheint die axiale Schichtung mit sehr dünnen T_2^*-gewichteten GRE-Sequenzen vorteilhaft zu sein (5, 70). Mit der primär radialen Schichtung (87) konnte die Treffsicherheit der MRT für den Nachweis von Meniskusläsionen nicht eindeutig verbessert werden.

■ Postoperative Veränderungen

Meniskusoperationen umfassen die Meniskusnaht, Teilresektion und Meniskektomie. Ein *Übernähen eines Risses* wird in der Regel nur bei peripheren Läsionen durchgeführt, da nur hier durch ein Einsprossen von Granulationsgewebe mit einer Heilung zu rechnen ist. Bei konservativer Therapie und Meniskusnaht können langfristig Grad-III-Signaländerungen persistieren, auch wenn die Patienten beschwerdefrei sind. Nur dann, wenn sich bei Verlaufskontrollen richtungsweisende Befundänderungen zeigen, kann auf eine Ruptur geschlossen werden. Anhand von Signaländerungen im Sinne von Grad-III-Läsionen kann dagegen nicht zwischen Heilungsprozessen mit Granulations- und Narbengewebe und Reruptur differenziert werden. Wenn erneut Beschwerden auftreten, muß auch darauf geachtet werden, ob an anderer Stelle eine Ruptur neu aufgetreten ist.

Bei *Meniskusteilresektionen* ist zu berücksichtigen, daß aus einer zentralen Signalerhöhung ohne Kontakt zur Oberfläche (Typ-II-Signalerhöhung) nach der Operation durch die Entfernung eines Meniskusteils eine Signalerhöhung vom Typ III mit Kontakt zu einer Oberfläche (Resektionsrand) werden kann. Dies darf aber dann nicht als vollständige Reruptur fehlgedeutet werden, sondern repräsentiert wie auch vor der Operation eine Meniskusdegeneration. Im MRT-Bild sieht man oft nur diskrete Deformierungen des Meniskusrands nach Teilresektionen (Abb. 7.**19**). Solche Befunde sind ohne Kenntnis der Anamnese leicht zu übersehen. Zur Diagnose einer erneuten Meniskusruptur nach Teilresektion oder Meniskusnaht kann die intraartikuläre Kontrastmittelinjektion hilfreich sein (4). Ob man bei dieser Fragestellung in Zukunft die indirekte MR-Arthrographie sinnvoll einsetzen kann, muß noch untersucht werden.

Nach totaler *Meniskektomie* ist der Meniskus an typischer Stelle nicht mehr nachweisbar. Knorpelverkalkungen oder Vakuumphänomene im Rahmen einer vorbestehenden Gonarthrose oder einer langsam progredienten postoperativen Arthrose können signalfrei zur Darstellung kommen und dann mit Meniskusresten oder postoperativ entstandenen freien Gelenkkörpern verwechselt werden. Im postoperativen Verlauf sieht man die progrediente Entwicklung arthrotischer Zeichen wie Knorpelläsionen, Osteophyten, Geröllzysten und subchondrale Sklerosierung.

Wie nach allen operativen Eingriffen findet man nach offenen Meniskektomien entsprechende Hautdefekte und Suszeptibilitätsartefakte durch Metall- und Knochenabrieb.

■ Scheiben- und Ringmeniskus

Scheibenmenisken sind Formvarianten, bei denen sich in der Fetalperiode die zentralen Anteile der Meniskusscheiben nicht oder nur unvollständig zurückgebildet haben. Es werden komplette und inkomplette Formen sowie die seltene Ringform unterschieden. Die Prävalenz beträgt ca. 3 % am Außenmeniskus, 0,1–0,3 % am Innenmeniskus.

Meist ist schon im Kindesalter ein lautes Schnappen zu hören. Ansonsten verursacht der Scheibenmeniskus keine Beschwerden. Scheibenmenisken sind jedoch anfällig für eine frühzeitige Degeneration und Risse, die dann Symptome verursachen.

Mit der MRT ist meist eine eindeutige Diagnose der Scheibenmenisken möglich, wenn die charakteristischen Abweichungen von den normalen morphologischen Befunden festgestellt werden. Darüber hinaus sind Scheibenmenisken oft bis zu 2 mm höher als der normale Meniskus des gleichen Kniegelenks (106).

■ Meniskusganglien und parameniskale Zysten

Parameniskale Zysten sind Flüssigkeitsansammlungen im Bereich der meniskokapsulären Grenze, die lateral häufiger als medial auftreten. Meist sind sie mit horizontalen oder komplexen Meniskusrissen assoziiert (Abb. 7.**20**), während bei Meniskusganglien der Menis-

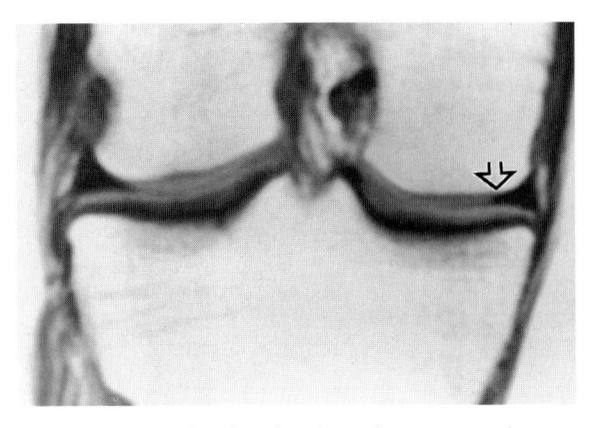

Abb. 7.**19** Zustand nach Teilresektion des Innenmeniskus. Koronare T_1-gewichtete SE-Aufnahme. Der Meniskusrand ist abgestumpft (Pfeil).

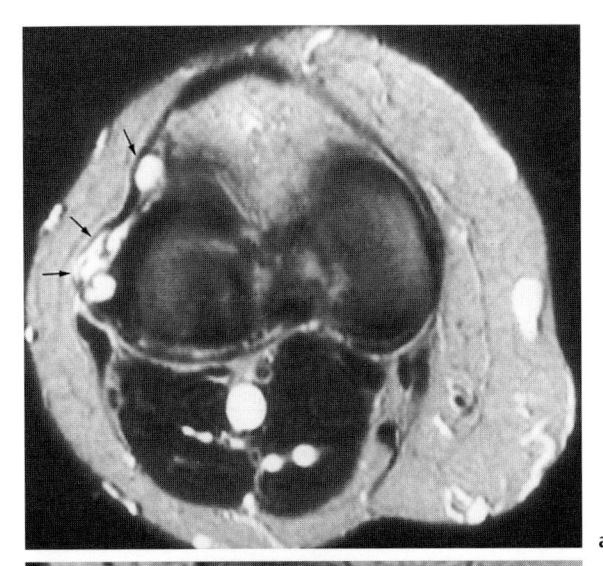

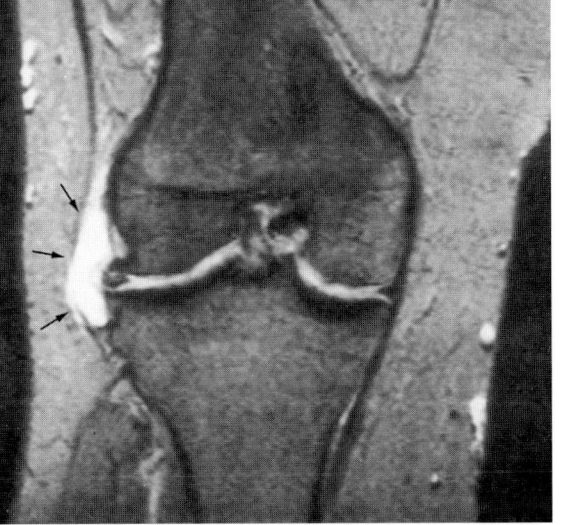

Abb. 7.**20 a** u. **b** Parameniskale Zyste, die von einem deutlich deformierten und signalerhöhten Außenmeniskus ausgeht und die sich gelappt unter dem Außenband und dem Retinaculum patellae vorwölbt. Hohe Signalintensität der parameniskalen Zyste (Pfeile) im **a** axialen und **b** koronaren T_2-gewichteten SE-Bild.

kus nicht geschädigt sein muß. Mediale Meniskuszysten sind häufig größer als laterale und sind aufgrund der Meniskusanheftung an das mediale Kollateralband exzentrisch, also nicht unmittelbar in Höhe des zugrunde liegenden Risses gelegen. Meniskuszysten weisen eine hohe Rezidivrate nach Resektionen auf. In der MRT zeigen Meniskuszysten und -ganglien flüssigkeitsäquivalente Signalintensitäten. Bei den parameniskalen Zysten ist oft ein Stiel zum Meniskus nachweisbar. Meniskusganglien stehen dagegen nicht mit dem Gelenkkavum in Verbindung.

Verletzungen der Kreuzbänder

Vorderes Kreuzband. Verletzungen des vorderen Kreuzbands sind oft mit Läsionen des medialen Kollateralbands und der Gelenkkapsel vergesellschaftet. Isolierte Rupturen des vorderen Kreuzbands sind dagegen selten. Für die klinische Diagnostik wird eine relativ hohe Treffsicherheit angegeben (Sensitivität: 75–95%, Spezifität: 95–100%). Lee u. Yao (68) fanden eine Sensitivität von 87% und eine Spezifität von 89% bei der klinischen Untersuchung. Bei frischen Verletzungen kann die klinische Untersuchung aber deutlich erschwert sein (51).

In der MRT sind bei Rupturen des vorderen Kreuzbands einige direkte und indirekte Zeichen nachweisbar, wobei die Befundkonstellation entscheidend davon abhängt, ob es sich um frische oder chronische, partielle oder vollständige Rupturen handelt (Abb. 7.21).

Direkte Zeichen der vorderen Kreuzbandruptur sind die Kontinuitätsunterbrechung des Bands (Abb. 7.22 u. 7.23), der fehlende Nachweis in anatomischer Position im lateralen Interkondylenraum, die wellige Kontur des vorderen Kreuzbands und die Verlagerung des tibialen

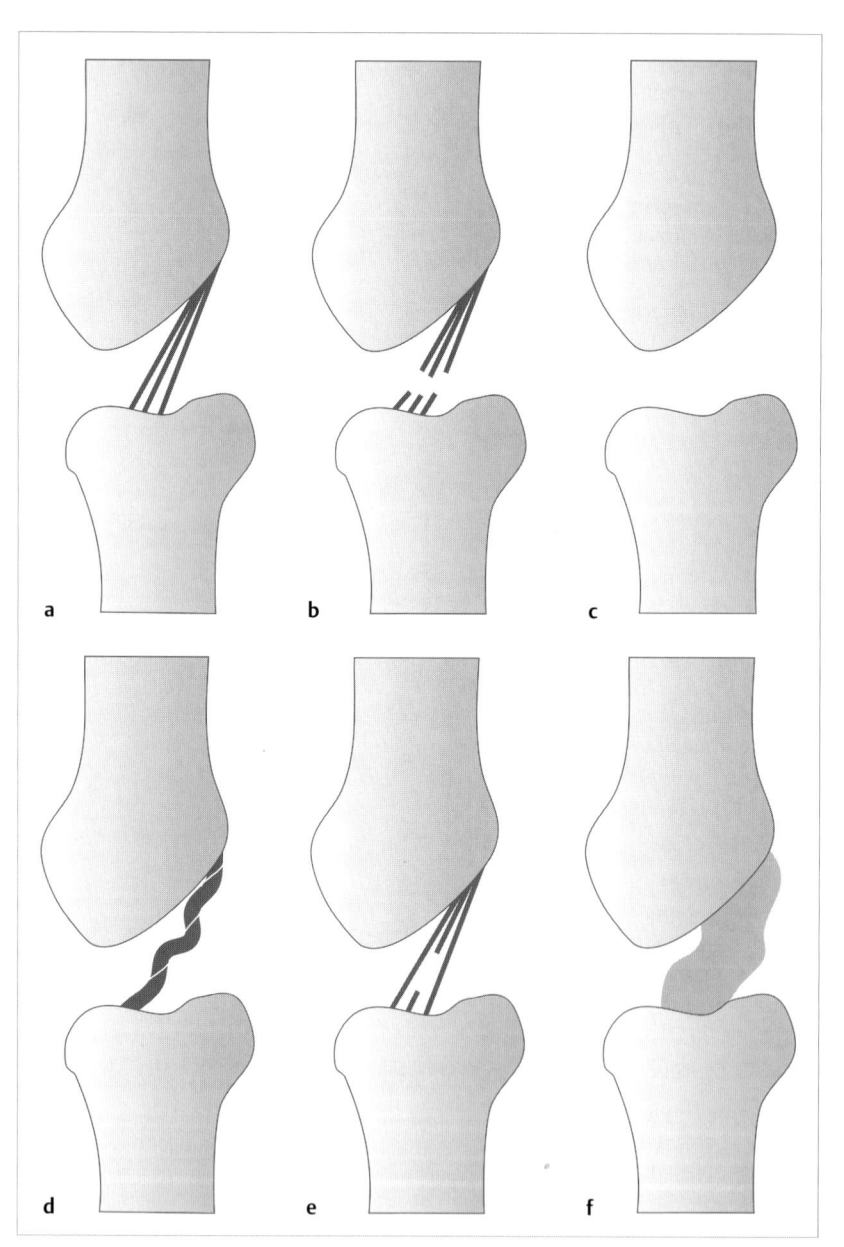

Abb. 7.**21 a–f** Schematische Darstellung der Läsionen des vorderen Kreuzbands. **a** Normal. **b** Kontinuitätsunterbrechung des Bands. **c** Fehlende Darstellung in anatomischer Position. **d** Welliger Verlauf mit fokalen Signalerhöhungen. **e** Fokale Erhöhung der Signalintensität. **f** Auftreibung und diffuse Signalerhöhung.

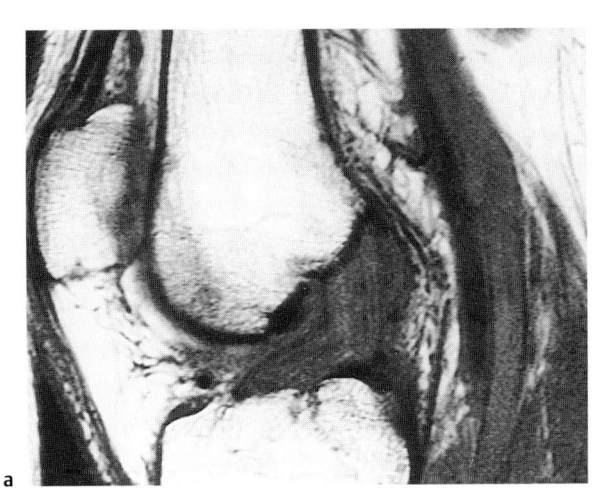

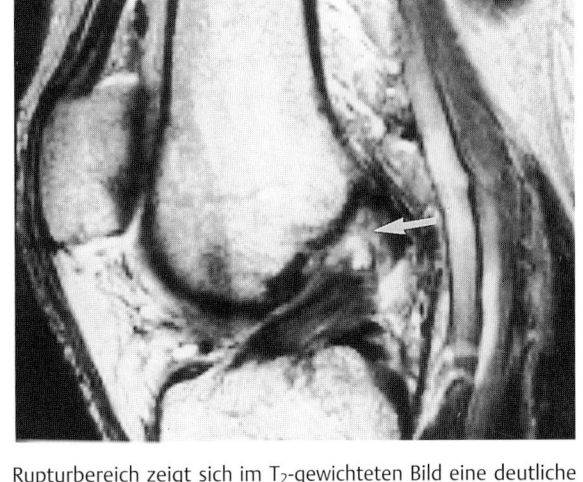

Abb. 7.22 a u. b 49jährige Patientin mit vorderer Kreuzbandruptur. a Sagittale T$_1$-gewichtete SE-Sequenz. b Sagittale T$_2$-gewichtete TSE-Sequenz.
Femurnahe Ruptur des vorderen Kreuzbands. Der tibiale Bandrest ist in seinem Verlauf flacher. Insbesondere im femoralen Rupturbereich zeigt sich im T$_2$-gewichteten Bild eine deutliche Erhöhung der Signalintensität (Pfeil). Im T$_1$-gewichteten Bild ist der gesamte Interkondylenraum und der hintere Kapselraum von einer signalarmen Formation ausgefüllt, die gegenüber den Bandresten kaum abgrenzbar ist.

oder femoralen Bandabschnitts. Meist nähert sich dabei der tibiale Bandabschnitt der Horizontalen. Bei frischen Verletzungen sind im T$_2$-gewichteten Bild diffuse oder fokale Signalerhöhungen im Band und in dessen Umgebung sowie eine unscharfe Begrenzung und Auftreibung des Bands (Abb. 7.24) nachweisbar (119). Für die direkten Zeichen der vorderen Kreuzbandruptur wird eine Sensitivität von 93% und eine Spezifität von 97% angegeben (3, 68, 91, 94, 126). Besonders kontrastreich werden diese Veränderungen mit fettgesättigten T$_2$-gewichteten und STIR-Sequenzen dargestellt. Als Ausdruck begleitender Kapselverletzungen können Signalerhöhungen in den Weichteilen dorsal des Gelenkkavums auftreten.

Zu den *indirekten Zeichen* der Ruptur des vorderen Kreuzbands zählen die vermehrte Angulation oder Biegung des hinteren Kreuzbands (Abb. 7.25–7.27) und die Dorsalverlagerung des lateralen Meniskus über die dorsale Begrenzung des Tibiakopfs hinaus. Diese Veränderungen sind Ausdruck der vorderen Instabilität und beruhen letztlich auf der ventralen Verlagerung des Tibiakopfs in Relation zu den Femurkondylen (114). Wird eine vertikale Tangente an die dorsale Begrenzung des lateralen Femurkondylus und des Tibiakopfs angelegt, so spricht eine anteriore Subluxation der Tibia von mehr als 5 mm für eine komplette Ruptur des vorderen Kreuzbands (Abb. 7.28 u. 7.29).

Bei akuten Verletzungen des vorderen Kreuzbands sind häufig subchondrale Kontusionsherde (bone bruise) im mittleren Abschnitt des lateralen Femurkondylus und im dorsolateralen Abschnitt des Tibiakopfs feststellbar (Abb. 7.30). Diese entstehen bei einer passageren Subluxation und Einstauchung des mittleren Abschnitts des lateralen Femurkondylus am dorsolateralen Tibiakopf. Neben den subchondralen Kontusionsherden können auch osteochondrale und chondrale Impressionsfrakturen am lateralen Femurkondylus auftreten. Besonders empfindlich werden die subchondralen Kontusionsherde mit fettgesättigten T$_2$-gewichteten SE- und mit STIR-Sequen-

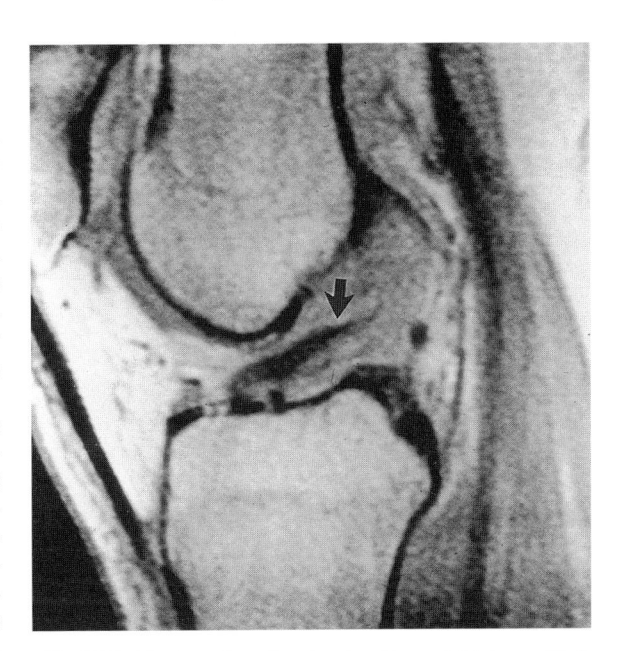

Abb. 7.23 Vordere Kreuzbandruptur. T$_1$-gewichtete sagittale SE-Sequenz am 0,2 T dedizierten Extremitäten-MR-System. Der tibiale Rest des vorderen Kreuzbands ist nach kaudal verlagert (Pfeil). Relativ signalarme Formation im femoralen Ursprungsbereich um den hinteren Kapselraum des Kniegelenks.

zen erfaßt (98). Bisweilen ist auch im Ansatz- und Ursprungsbereich des vorderen Kreuzbands ein fokales Knochenödem festzustellen (Tab. 7.4).

Auch die Patellarsehne kann bei Rupturen des vorderen Kreuzbands fokale Signalerhöhungen zeigen, die häufiger im tibialen als im patellaren Bandabschnitt lokalisiert sind.

Ganz überwiegend können die Rupturen des vorderen Kreuzbands aufgrund der direkten Zeichen diagnostiziert werden. Die indirekten Zeichen sind seltner als

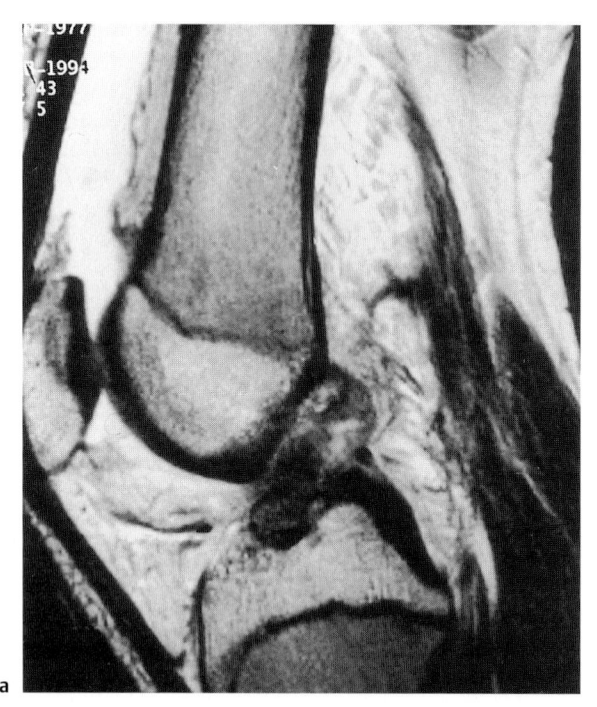

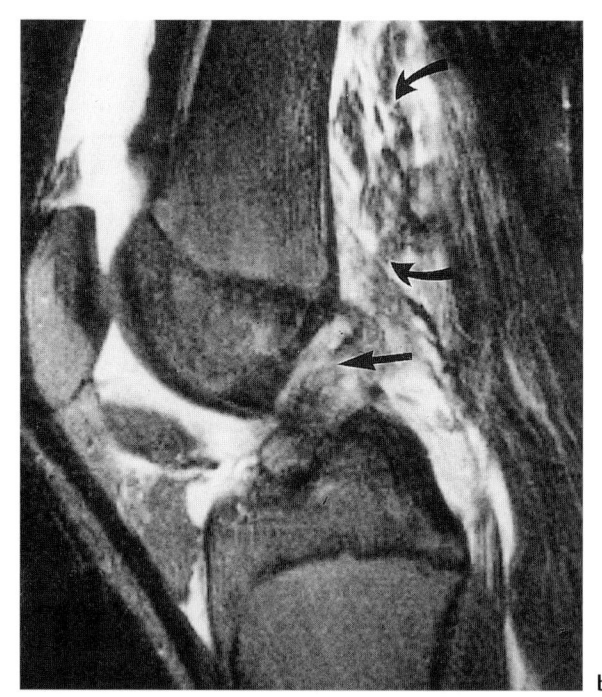

Abb. 7.24 a u. b 17jähriger Patient mit schwerem Kniegelenktrauma und komplexen Verletzungen der Binnenstrukturen des Kniegelenks. **a** T_2-gewichtete TSE-Sequenz. **b** T_2-gewichtete TSE-Sequenz mit Fettsättigung.
Ausgedehnte Ergußbildung im Kniegelenk und im Recessus suprapatellaris. Flüssigkeitsansammlung in den Weichteilen dorsal der Fossa poplitea und des distalen Femurs (gebogene Pfeile) als Hinweis auf eine Kapselläsion. Frische Ruptur des vorderen Kreuzbands mit Auftreibung, irregulärer Begrenzung und Inhomogenität der Signalverteilung. Insbesondere im femoralen Abschnitt des Bands ist eine deutliche Signalintensitätserhöhung und eine Kontinuitätsunterbrechung der Bandstrukturen feststellbar (Pfeil). Die Inhomogenitäten der Signalverteilung im vorderen Kreuzband kommen besonders deutlich auf der fettgesättigten Aufnahme zur Darstellung.

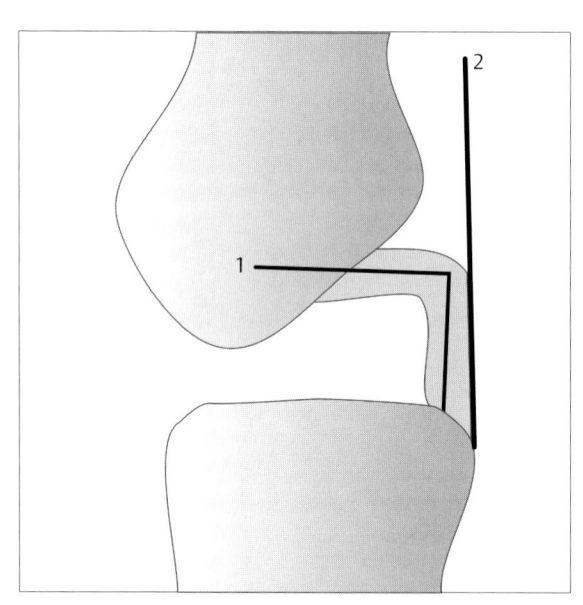

Abb. 7.25 Veränderungen am hinteren Kreuzband als indirekte Zeichen der Ruptur des vorderen Kreuzbands.
1 = hinterer Kreuzbandwinkel vermindert (normal: ca. 123 Grad, bei vorderer Kreuzbandruptur ca. 106 Grad)
2 = hintere Kreuzbandlinie schneidet nicht den distalen Femur (in den distalen 5 cm)

einziger Hinweis auf einen vorderen Kreuzbandriß nachweisbar. Sie sind aber eine wertvolle Bestätigung der Diagnose und erhöhen so die Zuverlässigkeit des Befunds. Robertson u. Mitarb. (98) analysierten insgesamt 22 verschiedene Zeichen der vorderen Kreuzbandruptur in der MRT und fanden für folgende Zeichen den höchsten prädiktiven Wert (in absteigender Reihenfolge):

- Kontinuitätsunterbrechung des vorderen Kreuzbands,
- Unterbrechung einzelner Faserbündel,
- Bone bruise im posterolateralen Tibiaabschnitt,
- Angulation des hinteren Kreuzbands,
- positives Zeichen der hinteren Kreuzbandlinie.

Neben den sagittalen Schichten mit Außenrotation des Beins sind, vor allem in Zweifelsfällen und bei Verdacht auf partielle Rupturen, schräg koronar in den Verlauf des vorderen Kreuzbands angulierte Schichten hilfreich (Abb. 7.**32**) (49). Insbesondere im femoralen Ursprungsbereich des vorderen Kreuzbands können auf den sagittalen Schichten Partialvolumeneffekte zu falsch positiven oder falsch negativen Befunden führen, die mit den schräg koronaren Schichten auszuschließen sind.

Die Erkennung von partiellen Rupturen des vorderen Kreuzbands ist klinisch bedeutsam, da sie zu einem kompletten Riß fortschreiten und eine Instabilität des Kniegelenks nach sich ziehen können. Diese schwerwiegenden Folgeschäden können durch eine frühzeitige operative Intervention verhindert werden (101).

Verletzungen der Kreuzbänder **183**

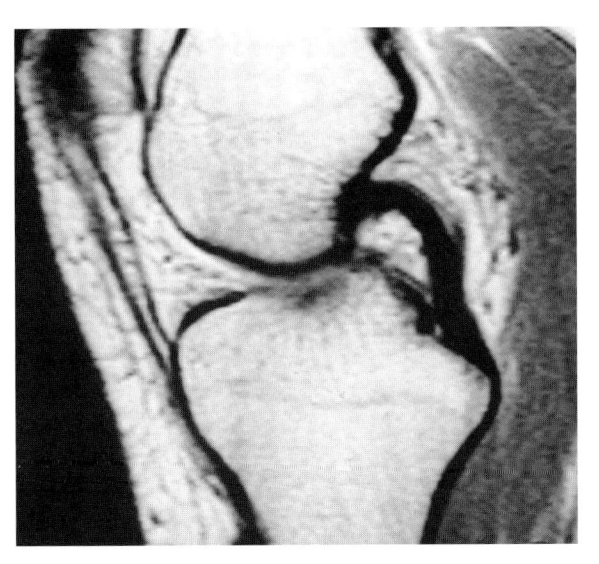

Abb. 7.**26** Ruptur des vorderen Kreuzbands. Mäßig vermehrte Angulation des hinteren Kreuzbands.

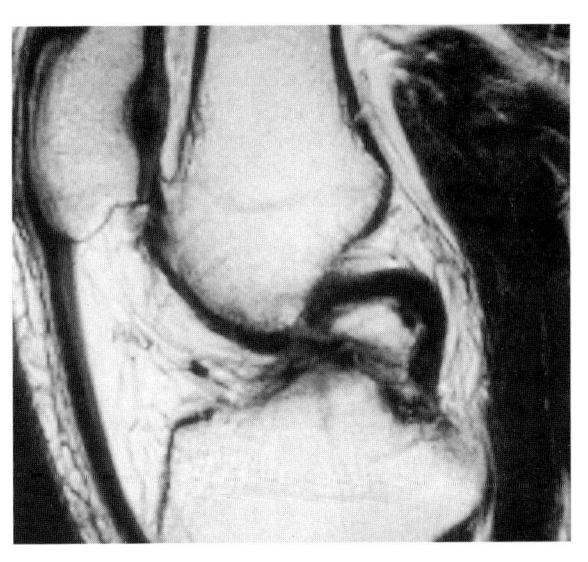

Abb. 7.**27** Ruptur des vorderen Kreuzbands. Ausgeprägte Angulation des hinteren Kreuzbands.

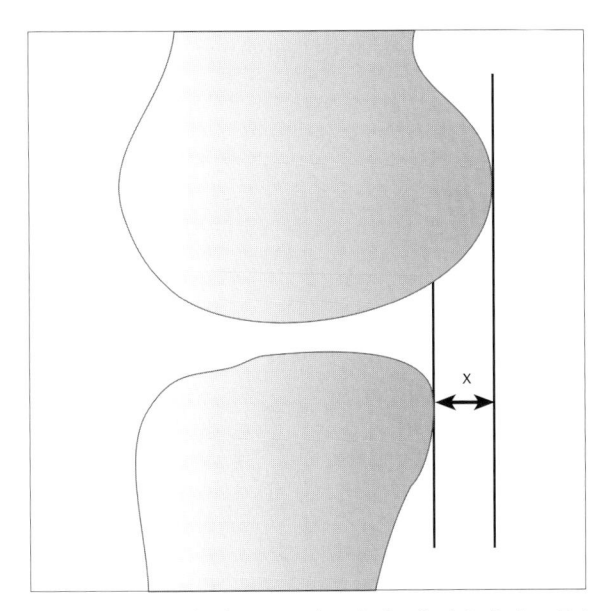

Abb. 7.**28** Ventralverlagerung des Tibiakopfs als indirektes Zeichen einer Ruptur des vorderen Kreuzbands (x < 5 mm spricht für eine Ruptur).

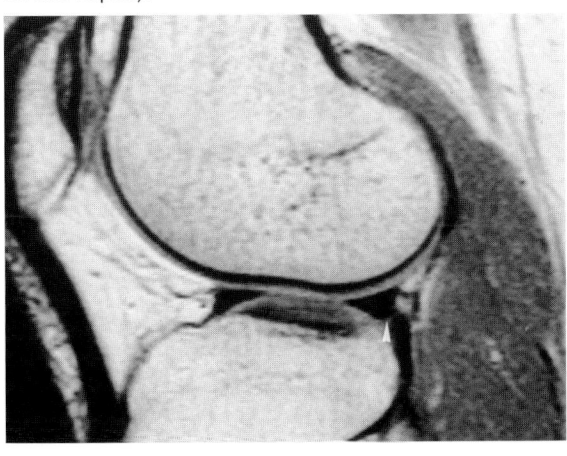

Abb. 7.**30** Patient mit Ruptur des vorderen Kreuzbands. Sagittale T_2-gewichtete SE-Sequenz mit Fettsättigung. Die Schicht durch den lateralen Femurkondylus zeigt Kontusionsherde im mittleren Abschnitt des Femurkondylus (Pfeilspitzen) sowie im dorsalen Abschnitt des Tibiaplateaus (Pfeil) als indirekte Zeichen der Ruptur des vorderen Kreuzbands.

◄ Abb. 7.**29** Ruptur des vorderen Kreuzbands. Dorsalverlagerung des Hinterhorns des Außenmeniskus (Pfeilspitze).

Tabelle 7.4 Sensitivität der indirekten Zeichen (Abb. 7.**31**) der vorderen Kreuzbandruptur (42)

	Normaler vKB-Riß	Akuter vKB-Riß	Chronischer vKB-Riß	Sensitivität (%)	
				akut	chronisch
vKB-Winkel	55 Grad	30,7 Grad	27,2 Grad	87	100
Winkel vKB-Blumensaat-Linie	− 1,6 Grad	26,6 Grad	27 Grad	87	100
Knochenkontusionen	NA	NA	NA	76	100
hKB-Linie	NA	NA	NA	45	76
hKB-Winkel	123 Grad	109 Grad	95 Grad	42	84
Dorsalverlagerung des AM (mm)	0,5	2,1	5,1	30	76
Vordere Schublade (mm)	2,2	5,4	8,7	27	61
vKB-Winkel =	Winkel zwischen der Tangente an die vordere Begrenzung des vKB und das Tibiaplateau				
Winkel vKB-Blumensaat-Linie =	Winkel zwischen der Tangente an die vordere Begrenzung des vKB und der Blumensaat-Linie				
hKB-Linie =	Tangente dorsal an den distalen Abschnitt des hKB, schneidet bei intaktem vKB den Femur maximal 5 cm über dem distalen Femurende				
hKB-Winkel =	Linie durch die Mitte des proximalen und des distalen Anteils des hKB				
Dorsalverlagerung des AM =	Verlagerung der dorsalen Begrenzung des Tibiaplateaus				
Vordere Schublade =	Tangente an die dorsale Begrenzung des lateralen Femurkondylus und an die Tibia (20)				

NA = nicht anwendbar
AM = Außenmeniskus
vKB = vorderes Kreuzband
hKB = hinteres Kreuzband

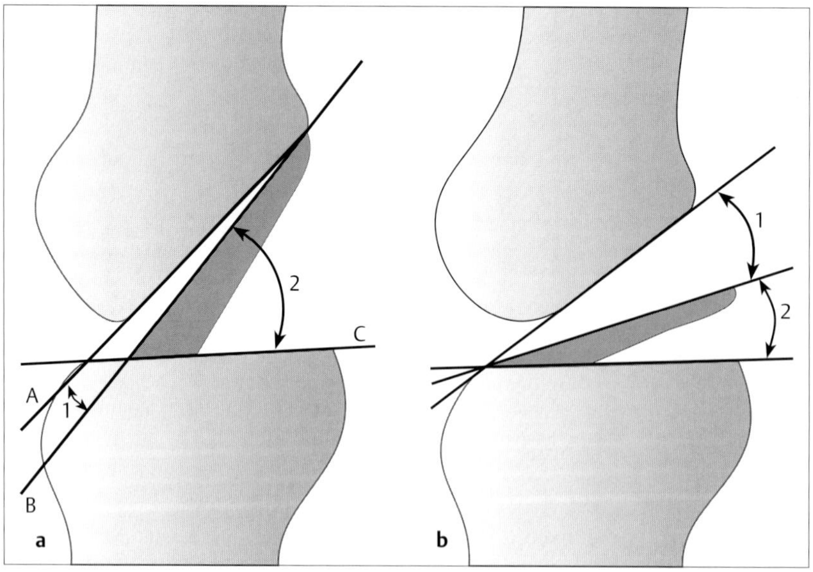

Abb. 7.**31 a** u. **b** Indirekte Zeichen der vorderen Kreuzbandruptur. **a**
A = Tangente an Blumensaat-Linie
B = Tangente an die vordere Kontur des vorderen Kreuzbands
C = Tangente an die Kontur des Tibiaplateaus
1 = Winkel zwischen vorderem Kreuzband und Blumensaat-Linie
2 = vorderer Kreuzbandwinkel
b Vordere Kreuzbandruptur
1 = der Winkel zwischen vorderem Kreuzband und Blumensaat-Linie ist normalerweise ca. −1,6 Grad; bei der vorderen Kreuzbandruptur ist er positiv > 26 Grad
2 = der vordere Kreuzbandwinkel ist von normalerweise ca. 55 Grad deutlich vermindert auf ca. 30 Grad

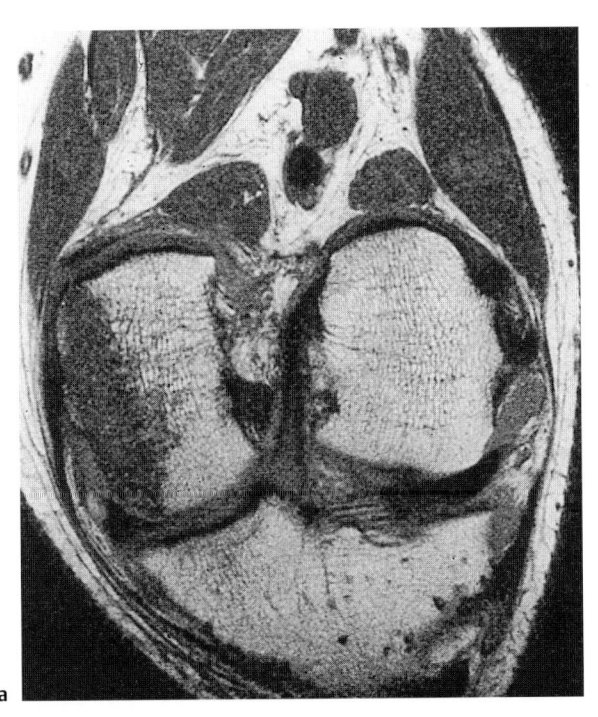

Abb. 7.32 a u. b Partielle Ruptur des vorderen Kreuzbands. Schräg koronar angulierte Schichten im Verlauf des vorderen Kreuzbands. **a** T$_1$-gewichtete SE-Sequenz. **b** T$_2$-gewichtete SE-Sequenz.
Im Bereich des medialen Femurkondylus ist eine ausgedehnte Knochenmarkkontusion mit Signalminderung im T$_1$-gewichteten Bild feststellbar. Dieser Kontusionsherd ist im T$_2$-gewichteten Bild nicht abgrenzbar. Signalerhöhung insbesondere im tibialen Bandabschnitt, die auf den T$_2$-gewichteten Sequenzen besonders deutlich erkennbar ist (Pfeil). Die Kontinuität des Bandverlaufs ist erhalten.

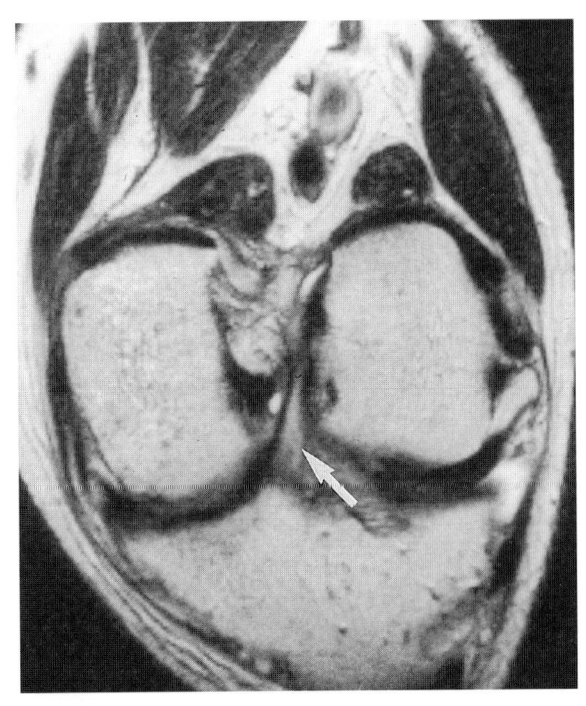

In der MRT ist die partielle Ruptur des vorderen Kreuzbands durch folgende Befunde gekennzeichnet (117):

- Signalerhöhung im Band, wobei auch intakte Bandanteile erkennbar sind, die vom femoralen Ursprung bis zum tibialen Ansatz zu verfolgen sind,
- gebogene oder wellige Kontur des vorderen Kreuzbands,
- fehlende Darstellung im T$_1$-gewichteten Bild bei Nachweis intakter Fasern im STIR- oder GRE-Bild,
- fehlende sekundäre Zeichen der vorderen Kreuzbandruptur.

Insbesondere der Ausschluß einer ventralen Subluxation der Tibia von mehr als 5 mm ist ein wichtiges Indiz gegen eine komplette Ruptur des vorderen Kreuzbands (20).

Es hat sich allerdings gezeigt, daß die MRT-Diagnose der partiellen Ruptur des vorderen Kreuzbands schwierig ist und mit einer Sensitivität von 40–75% und einer Spezifität von 62–89% keine ausreichende diagnostische Sicherheit bietet (117).

Hinteres Kreuzband. Rupturen des hinteren Kreuzbands sind wesentlich seltener als die des vorderen Kreuzbands. Folgende Verletzungsmechanismen (Abb. 7.33) sind bekannt:

- direkte Krafteinwirkung gegen den proximalen und ventralen Anteil der Tibia bei gebeugtem Kniegelenk mit Dorsalverlagerung der Tibia; diese Verletzung führt meist zu einem Riß im mittleren Bandabschnitt und zu einer Läsion der dorsalen Gelenkkapsel,
- Hyperextension; dabei kommt es oft zu einem knöchernen Ausriß im tibialen Ansatzbereich des hinteren Kreuzbands,
- schwere Abduktions- und Adduktionstraumen mit Rotationskomponente.

Der arthroskopische Nachweis von Verletzungen des hinteren Kreuzbands kann von ventralen Zugängen aus schwierig sein, wenn das vordere Kreuzband intakt ist (74). Häufig sind sie mit komplexen Schäden der übrigen Binnenstrukturen, vor allem des posterolateralen Kapselkomplexes und der Seitenbänder, kombiniert, so daß eine ausgeprägte Instabilität resultiert.

Mit der MRT können die Rupturen des hinteren Kreuzbands meist eindeutig diagnostiziert werden, wobei prinzipiell die gleichen Kriterien wie bei den Rupturen des vorderen Kreuzbands angewandt werden können (Abb. 7.34 u. 7.35) (43, 110). Indirekte Hinweise auf frische Rupturen des hinteren Kreuzbands sind oft Kontusionsherde im vorderen Anteil des Tibiaplateaus (Abb. 7.36 u. Tab. 7.5) (56).

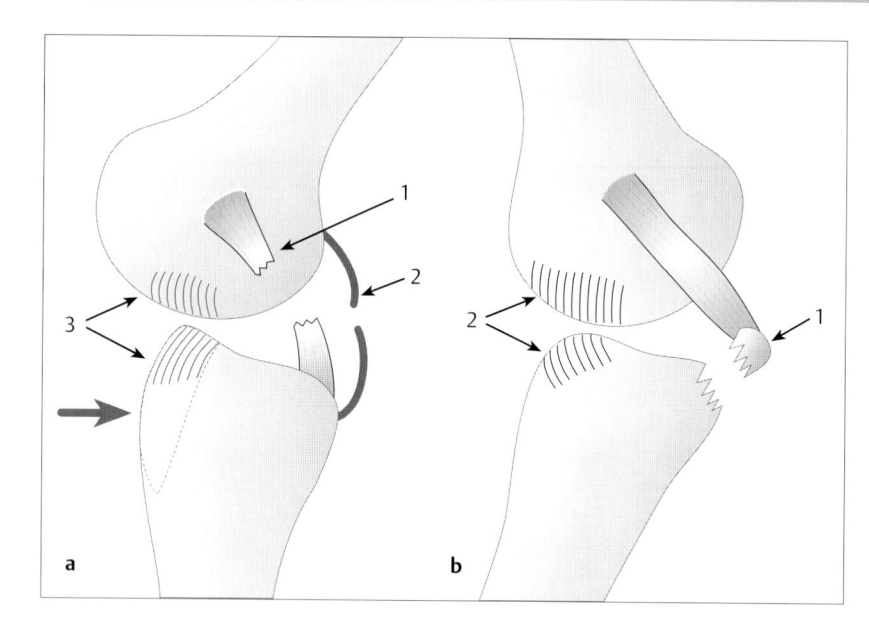

Abb. 7.**33a** u. **b** Verletzungsmechanismen und Befundmuster bei Ruptur des hinteren Kreuzbands.
a Krafteinwirkung auf die proximale Tibia bei gebeugtem Kniegelenk.
1 = Ruptur des hinteren Kreuzbands im mittleren Bandabschnitt
2 = Ruptur der hinteren Gelenkkapsel
3 = Kontusionsherde im vorderen Abschnitt des Tibiaplateaus und des (lateralen) Femurkondylus
b Hyperextensionsverletzung.
1 = knöcherner Ausriß im tibialen Ansatzbereich des hinteren Kreuzbands
2 = Kontusionsherde im vorderen Abschnitt des Tibiaplateaus und Femurkondylus

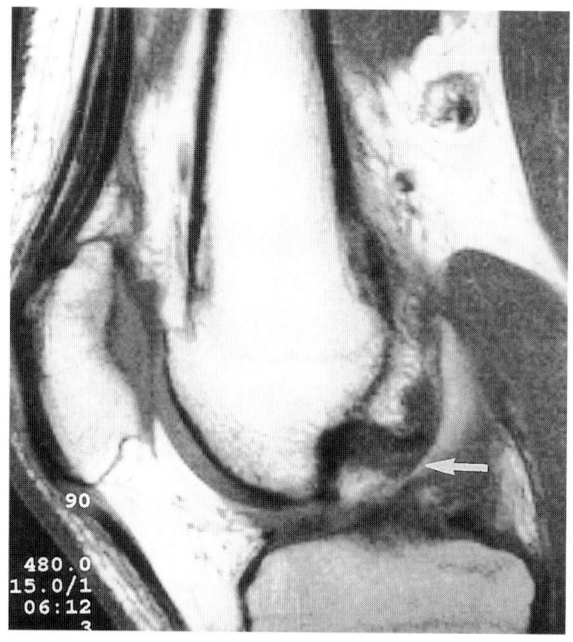

Abb. 7.**34a** u. **b** Ruptur des hinteren Kreuzbands. **a** Sagittale T_1-gewichtete SE-Sequenz. **b** Sagittale T_2-gewichtete SE-Sequenz.

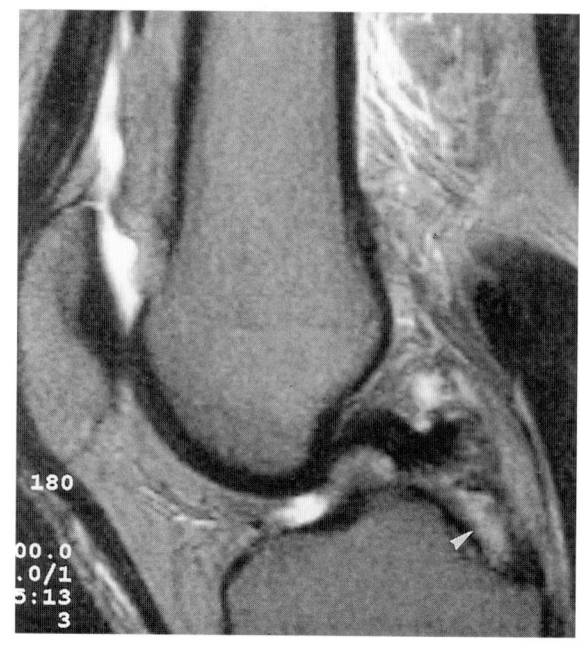

Kontinuitätsunterbrechung des hinteren Kreuzbands im tibialen Abschnitt (Pfeil). Deutliche Signalerhöhung im Ansatzbereich des hinteren Kreuzbands, insbesondere auf der T_2-gewichteten Aufnahme (Pfeilspitze).

Verletzungen der Kreuzbänder **187**

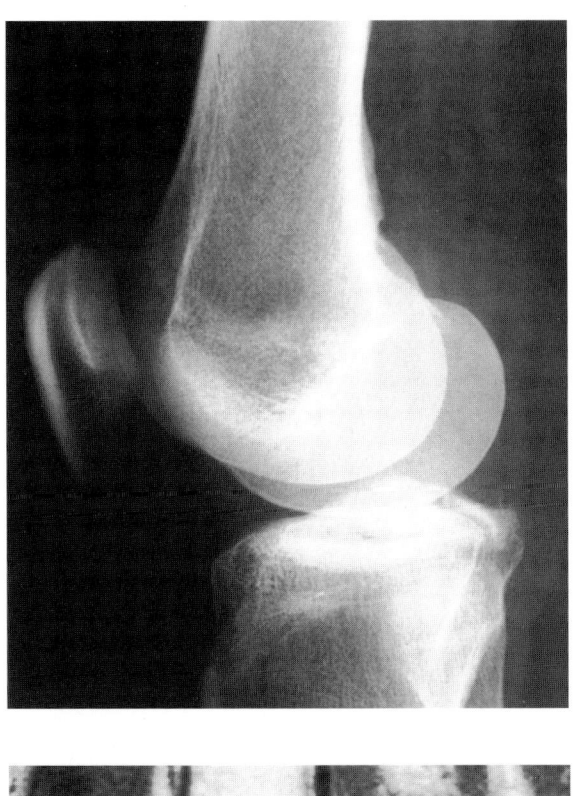

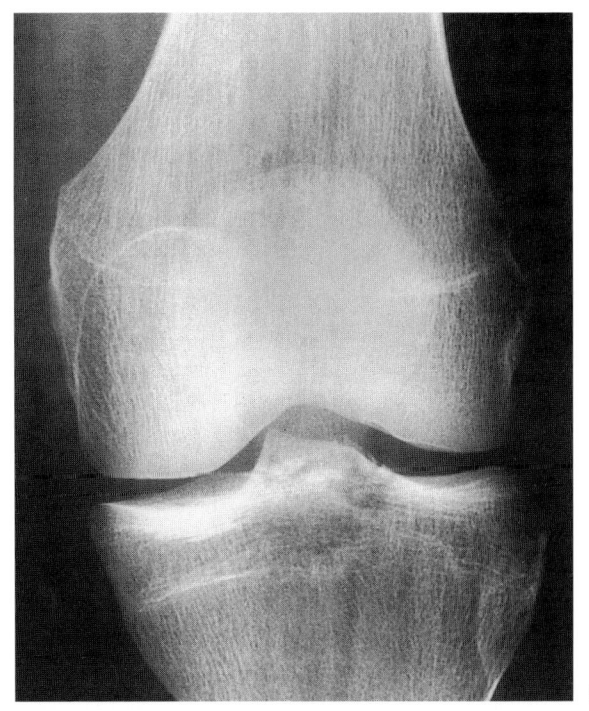

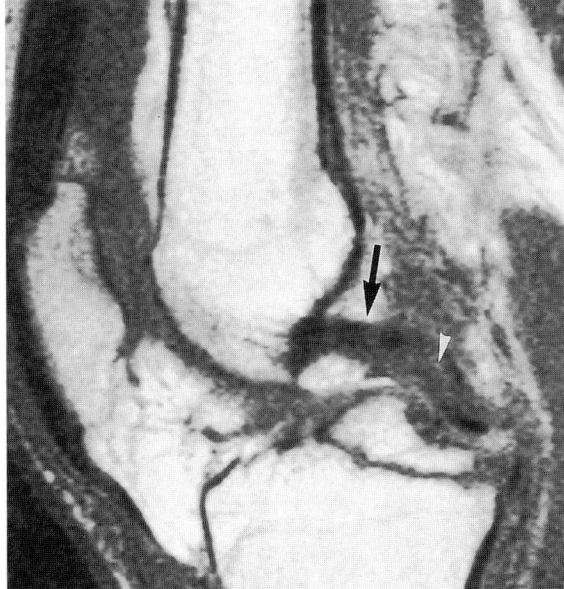

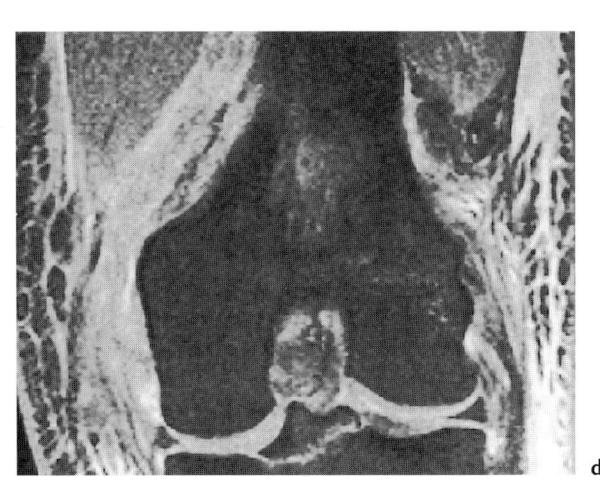

Abb. 7.35 a–d Knöcherner Ausriß des hinteren Kreuzbands mit beiden Interkondylarhöckern. **a** u. **b** Röntgenaufnahme a.-p. und seitlich. **c** Sagittale T₁-gewichtete Aufnahme. **d** Koronare GRE-Aufnahme.

Der Verlauf des hinteren Kreuzbands (Pfeil) nähert sich der horizontalen Ebene. Der tibiale Abschnitt des hinteren Kreuzbands ist verdickt, irregulär und zeigt eine deutliche Signalintensitätserhöhung (Pfeilspitze). Ausgedehntes Ödem und Blutung in den paraartikulären Weichteilen.

Tabelle 7.5 Assoziierte Befunde bei Verletzungen des hinteren Kreuzbands (n = 47) (nach 110)

Begleitverletzung	Häufigkeit (%)
Gelenkerguß	64
Knochenkontusionen	36
Innenmeniskus	32
Außenmeniskus	30
Innenband	23
Vorderes Kreuzband	17
Außenband	6

◀ Abb. 7.36 Schwere Kniegelenkverletzung mit Ruptur des vorderen und hinteren Kreuzbands. Sagittale T_2-gewichtete SE-Sequenz mit Fettsaturation. Im Interkondylenraum sind irregulär verlaufende Bandreste feststellbar. Ausgedehnte Flüssigkeitsansammlungen in der Fossa poplitea und dorsal des distalen Femurs als Hinweis auf eine dorsale Kapselverletzung. Kontusionsherd im anterioren Abschnitt der Tibia (Pfeil).

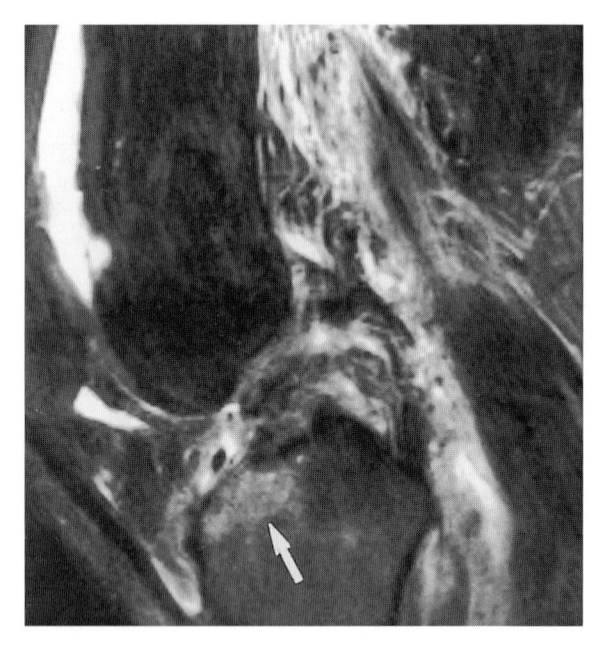

■ Postoperative Veränderungen der Kreuzbänder

Rupturierte Kreuzbänder können plastisch rekonstruiert werden. Dazu kommen synthetische oder körpereigene Materialien zum Einsatz. Eine mögliche Entnahmestelle ist die Patellarsehne. Zur Rekonstruktion werden in dem entsprechenden Femurkondylus sowie im Tibiaplateau Bohrkanäle angebracht, durch die die Bandrekonstruktion nebst Knochenplombe geführt wird. Die Kanäle werden mit Spongiosaschrauben verschlossen. In der MRT sind mitunter multiple fokale Signalauslöschungen durch Knochen- oder Metallabrieb sowie die metallischen Schrauben zu erkennen. Die Bohrkanäle stellen sich signalfrei dar und die Verlaufsrichtung bzw. Angulation des Kanals kann wie auf Röntgenaufnahmen beurteilt werden. Das rekonstruierte Band kommt auf allen Sequenzen signalarm zur Darstellung. Abweichend davon werden fokale oder lineare Signalanhebungen beobachtet, die als fibröses und teilweise auch fetthaltiges Gewebe gedeutet werden und nicht mit einer erneuten Ruptur verwechselt werden dürfen (21, 100). Auch eine wellige Kontur des Kreuzbandersatzes kann als normaler postoperativer Befund beobachtet werden. Ein sicheres Zeichen für eine erneute Ruptur stellt der Nachweis einer Kontinuitätsunterbrechung dar.

Verletzungen der Seitenbänder

Die Kollateralbänder sind bei komplexen Verletzungen des Kniegelenks, ebenso wie die dorsalen Anteile der Gelenkkapsel häufig beteiligt (50, 54). Bei der klinischen Untersuchung kann nicht zuverlässig zwischen einem Riß des Innenmeniskus und einer isolierten Innenbandverletzung unterschieden werden. Es können 3 Schweregrade bei den Verletzungen der Seitenbänder (Abb. 7.37) unterschieden werden:

- Grad I: Zerrung mit lokalem Druckschmerz, keine Instabilität,
- Grad II: partielle Zerreißung des Bands, lokaler Druckschmerz, mäßige Aufklappbarkeit bei Valgusstreß mit festem Anschlag,
- Grad III: komplette Zerreißung des Bands, deutliche Instabilität.

Verletzungen des Innenbands sind wesentlich häufiger als die der lateralen ligamentären Strukturen. Sie resultieren aus übermäßigem Valgusstreß bei gleichzeitiger Beugung. Meist reißt zunächst die tiefe Schicht des Innenbands, wobei es zu einer meniskokapsulären Separation des Innenmeniskus kommen kann. Ganz überwiegend sind die Läsionen im femoralen Anteil des Innenbands lokalisiert, die gelegentlich bis in Höhe des Gelenkspalts reichen. Seltener finden sie sich im tibialen Abschnitt.

Für die MRT sind bei Seitenbandläsionen T_2-gewichtete, koronare Aufnahmen am besten geeignet (134). Abhängig vom Schweregrad der Verletzung sind folgende Befunde (Abb. 7.38–7.41) zu erheben (103):

- unscharf begrenzte, lokalisierte Signalerhöhung im Innenband (Ödem, Einblutung),
- Kontinuitätsunterbrechung des Bands, wellige Bandkonturen, Ablösung von dem knöchernen Ursprung oder Ansatz des Bands,
- Verlust der Abgrenzbarkeit von Innenband und subkutanem Fettgewebe,
- Knochenmarködem (bone bruise) im medialen Femur- (Abb. 7.42) oder Tibiabereich.

Wichtig ist es auch, Begleitverletzungen wie die Ruptur des vorderen Kreuzbands, meniskokapsuläre Separationen und Kontusionsherde im lateralen Abschnitt von Tibia oder/und Femur zu beachten. Insbesondere Rupturen des vorderen Kreuzbands treten häufig gemeinsam mit Innenbandrupturen auf.

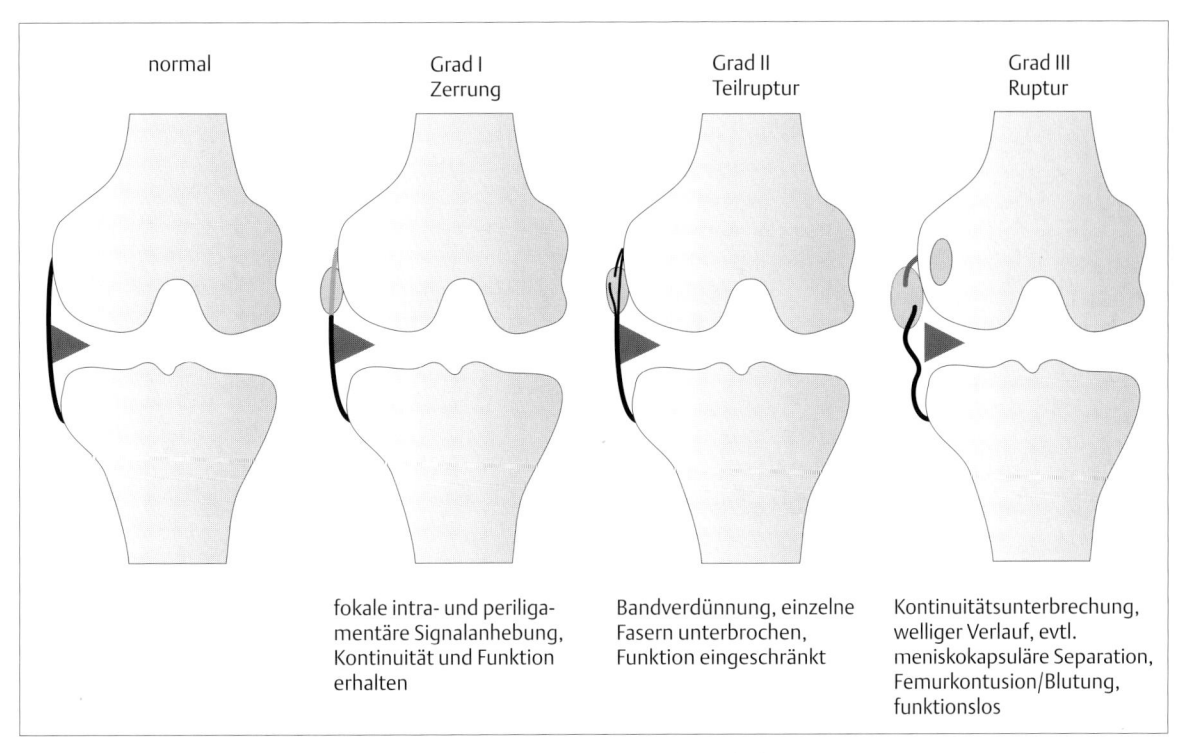

normal	Grad I Zerrung	Grad II Teilruptur	Grad III Ruptur
	fokale intra- und periligamentäre Signalanhebung, Kontinuität und Funktion erhalten	Bandverdünnung, einzelne Fasern unterbrochen, Funktion eingeschränkt	Kontinuitätsunterbrechung, welliger Verlauf, evtl. meniskokapsuläre Separation, Femurkontusion/Blutung, funktionslos

Abb. 7.**37** Schematische Darstellung der Verletzungen der Kollateralbänder in der koronaren MRT.

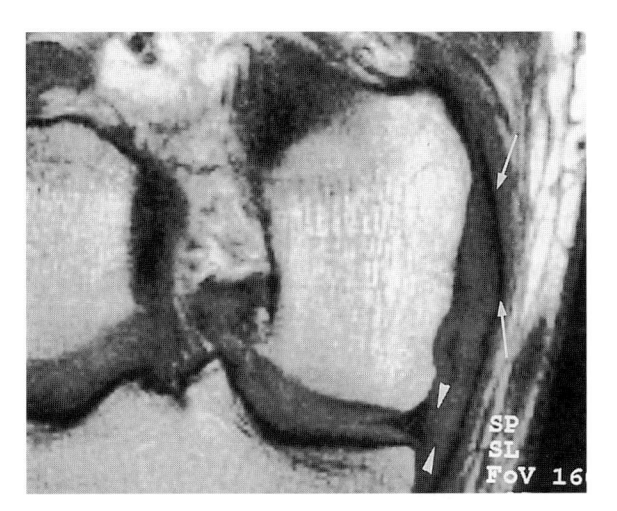

Abb. 7.**38** Koronare T_1-gewichtete SE-Sequenz. Schädigung der tiefen Schicht des medialen Kollateralbands. Signalarme Zone (Pfeilspitzen) zwischen Meniskusbasis und Innenband sowie hypointense Zone um den Bandverlauf (Pfeile).

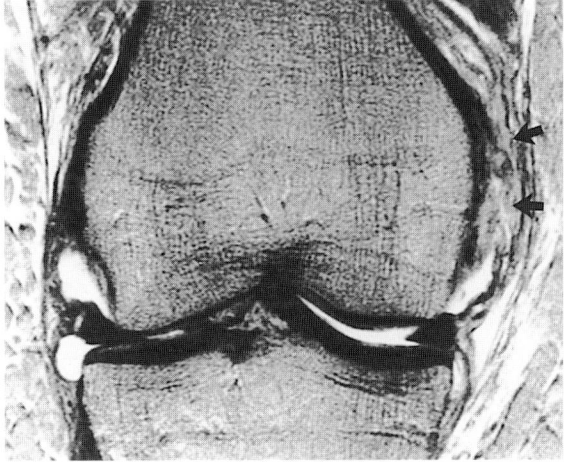

Abb. 7.**39** Koronare T_2-gewichtete SE-Sequenz. Vollständige Auffaserung und Volumenzunahme mit irregulär erhöhter Signalintensität (Pfeile) im Bereich des medialen Kollateralbands.

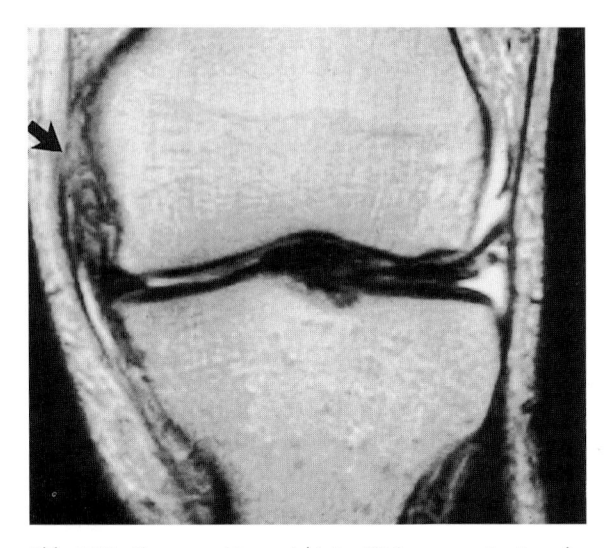

Abb. 7.**40** Koronare T$_2$-gewichtete SE-Sequenz. Ruptur des medialen Kollateralbands, das aufgetrieben ist und, insbesondere im femoralen Bandabschnitt, nicht mehr identifiziert werden kann (Pfeil). Signalerhöhungen im Bereich des Verlaufs des Innenbands.

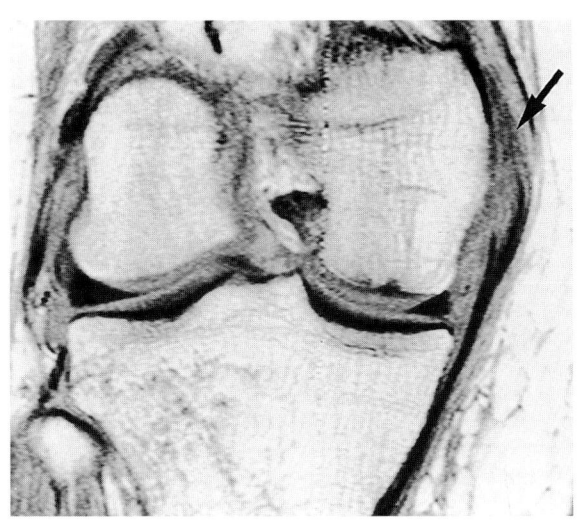

Abb. 7.**41** Protonendichtegewichtetes koronares SE-Bild. Komplette Ruptur des Innenbands mit Ablösung des Bands in der femoralen Ursprungsregion (Pfeil).

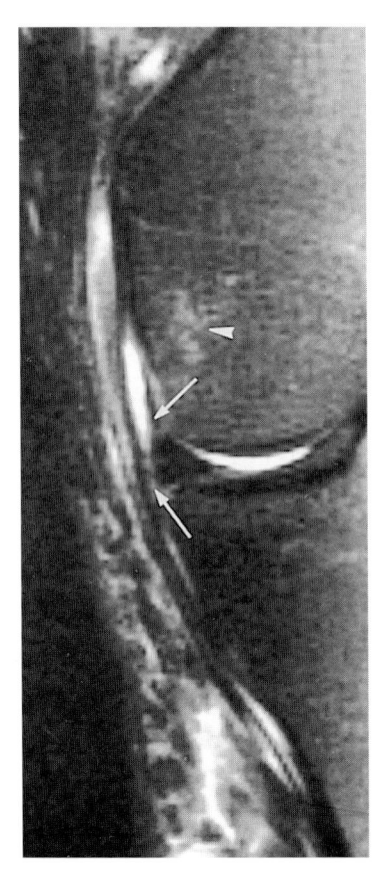

Abb. 7.**42** Meniskokapsuläre Separation mit Schädigung der tiefen Schicht des Innenbands. Signalerhöhte Zone (Pfeile) zwischen der Basis des Innenmeniskus und dem Seitenband, das seinerseits Signalerhöhungen in der Umgebung aufweist. Diskretes Knochenmarködem im medialen Abschnitt des Femurkondylus (Pfeilspitze).

Bone bruises medialseitig an Tibia und Femur, und zwar im Insertionsbereich des Innenbands, sind bei etwa $^1/_4$ der Patienten zu beobachten. Sie sind am deutlichsten auf fettgesättigten T$_2$-gewichteten SE- und auf STIR-Bildern zu erkennen.

Beim Vergleich von klinischem Befund und der Gradeinteilung von Innenbandläsionen durch die MRT fanden Schweitzer u. Mitarb. (103) eine Zunahme von Schmerz, Schwellung und Instabilität von Grad I zu II, nicht jedoch von Grad II nach Grad III. Die Autoren führen dies auf ein traumabedingtes Ödem und Abwehrspannung bei der Untersuchung zurück und schließen daraus, daß die MRT für die Beurteilung des Schweregrads von Innenbandverletzungen wenig geeignet ist. Im Gegensatz dazu konnten Yao u. Mitarb. (134) in 87% der Fälle eine korrekte Beurteilung des Schweregrads von Innenbandverletzungen erzielen (Tab. 7.**6**).

Verletzungen des Außenbands sind wesentlich seltener als solche des Innenbands und entstehen bei übermäßigem Varusstreß. Die Befunde in der MRT entsprechen denen bei Innenbandverletzungen.

Tabelle 7.**6** Zeichen der Innenbandverletzung in der MRT (103)

	Sensitivität (%)	Spezifität (%)
Proximale Kontinuitätsunterbrechung	7	98
Distale Kontinuitätsunterbrechung	12	100
Interne Signalerhöhung im Band	31	98
Subkutanes Ödem	57	96
Faszienödem	76	96
Bone bruise (medial)	53	95

Dyskinesien des Femoropatellargelenks und Patellaluxation

Die Patella gleitet in ihrer Funktion als Sesambein durch eine Gleitbahn des Femurs (Trochlea). Störungen dieses Gleitvorgangs führen zu retropatellaren Schmerzen, Chondropathie und nach langjährigem Verlauf zur Arthrose. Es sind zahlreiche morphologische und funktionelle Ursachen für eine solche Störung bekannt. Auf die morphologischen Ursachen wie Inkongruenzen der knorpeligen Gelenkfacetten (normalerweise eine kleinere mediale und eine größere laterale) durch Patelladysplasien, horizontale und vertikale Dystopien und Trochleadysplasien kann hier nicht näher eingegangen werden. Diese Veränderungen werden hinreichend durch Röntgenaufnahmen dargestellt. Die resultierende Schädigung des Knorpels kann allerdings durch die MRT sichtbar gemacht werden.

Funktionelle Störungen des Gleitvorgangs (Dyskinesien). Sie lassen sich in beschränktem Maße durch Defileeröntgenaufnahmen in 30-, 60- und 90-Grad-Beugestellung nachweisen. Da aber Subluxationen bzw. Hyperpressionen sehr häufig zwischen 0 und 30 Grad Beugung vorkommen, entgehen sie oft dem radiologischen Nachweis. In letzter Zeit haben daher kinematographische MRT-Untersuchungen an Bedeutung gewonnen. Folgende Syndrome werden unterschieden:

- *Laterales Subluxationssyndrom:* Die Patella überragt die laterale Facette der femoralen Gleitbahn bei geringer Beugung (Abb. 7.**43** u. 7.**44**).
- *Laterales Hyperpressionssyndrom:* Die laterale Patellafacette bewegt sich in Richtung auf den Femurkondylus ohne Nachweis einer Subluxation.
- *Mediales Subluxationssyndrom:* Die Patella überragt die mediale Trochlea femoris.
- *Lateral-mediale Patellasubluxation:* Mit zunehmender Kniebeugung bewegt sich die Patella von lateral nach medial und überragt schließlich die Trochlea medial.

Zur Beurteilung des Ausmaßes einer Subluxation stehen qualitative Kriterien, wie relative Position der Patellaspitze zur Trochlea (105), und quantitative Kriterien (Patella-tilt-Winkel, Bisect-offset-Verhältnis, Ausmaß der Lateralverschiebung) (15, 81) zur Verfügung.

Dyskinesien können durch konservative Therapie (mediales oder laterales Muskelaufbautraining) oder Operation (Retinakuluminzision) behandelt werden.

Patellaluxation. Nach traumatischer Patellaluxation und meist spontaner Reposition kann man in der MRT folgende typische Befundkonstellation vorfinden (58, 127): Ruptur des gegenseitigen Retinaculums, Gelenkerguß und/oder Hämarthros, subchondraler Kontusionsherd der kontralateralen Patellafacette (beispielsweise medialer Patellakontusionsherd nach lateraler Luxation) und unterschiedlich stark ausgeprägter Kontusionsherd des ipsilateralen Femurkondylus.

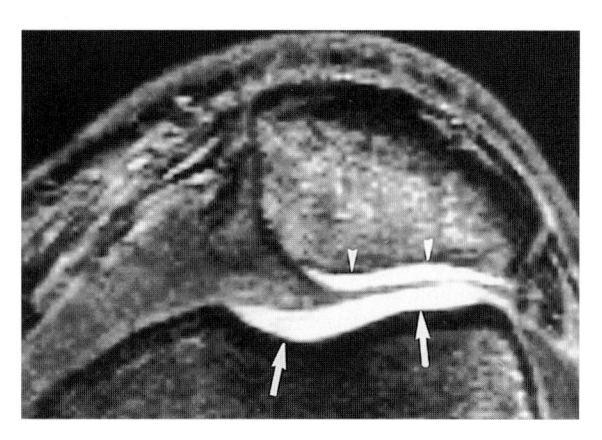

Abb. 7.**43** Fettgesättigte 3-D-FLASH-Sequenz. Hypoplasie der medialen Patellafacette sowie laterale Subluxation der Patella. Hohe Signalintensität des retropatellaren (Pfeilspitzen) und femoralen Gelenkknorpels (Pfeile).

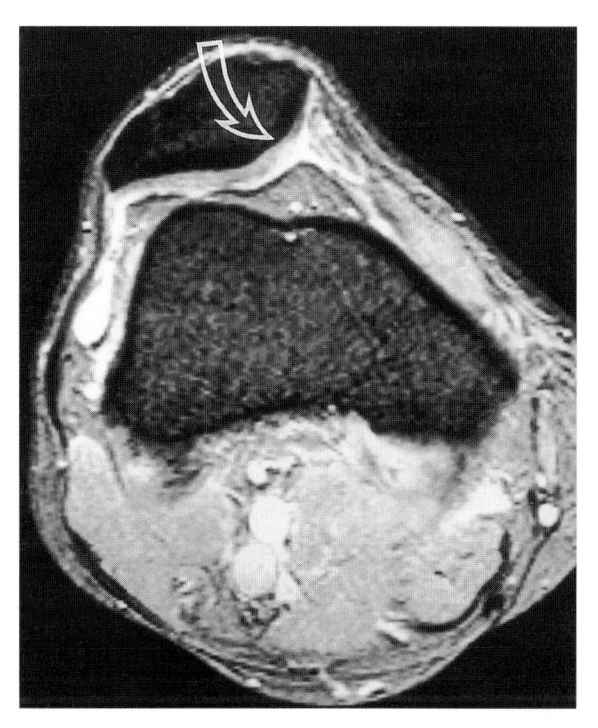

Abb. 7.**44** Laterale Subluxation der Patella und Erosion des Knorpels (gebogener Pfeil) im Bereich der medialen Patellafacette. T_2-gewichtete axiale GRE-Aufnahme, Untersuchung bei Beugung des Kniegelenks um 5 Grad.

Läsionen der Patellarsehne

Die Patellarsehne ist die ligamentäre Verbindung zwischen der Patella und der Tuberositas tibiae als Verlängerung der Quadrizepssehne. Einige ventrale Fasern ziehen über die Oberfläche der Patella hinweg und sind fest mit ihr verbunden. Ein dorsaler Faserbündelanteil inseriert unmittelbar an der Patellaspitze (Apex patellae). Bei chronischer Überlastung der Patellarsehne, typischerweise durch Sportarten wie Hoch- und Weitsprung oder Laufen, kann es zu einer Entzündung der Sehne am patellaren Ansatz kommen (Patellaspitzensyndrom, Patellarsehnentendinitis, engl. auch jumper's knee). Die klinischen Symptome dieses Überlastungsschadens umfassen je nach zeitlichem Verlauf Schmerzen kaudal der Patellaspitze während der sportlichen Aktivität, Schmerzen auch nach dem Sport, Druckschmerz, Atrophie des M. quadriceps, Teilriß oder kompletter Riß der Patellarsehne mit palpablem Defekt, Funktionseinschränkung der Quadrizepsmuskulatur sowie Hochstand der Patella. Die Diagnose wird in der Regel klinisch gestellt und kann meist sonographisch bestätigt werden. Bei unklarer klinischer Symptomatologie kann die Differentialdiagnose gegenüber Erkrankungen wie Femoropatellararthrose, Chondromalazie, Plicasyndrom durch infrapatellare Plica oder Bursitis praepatellaris schwierig sein. In solchen Situationen kann eine Indikation zur MRT gegeben sein.

MR-tomographisch läßt sich die normale Patellarsehne auf sagittalen Medianschnitten als signalfreie, nach kaudal etwas an Dicke zunehmende Struktur abgrenzen. Die Dicke der normalen Sehne soll 7 mm nicht überschreiten.

Bei Entzündungen der Patellarsehne finden sich folgende Zeichen:

- vermehrte Dicke über 7 mm unmittelbar kaudal der Patellaspitze,
- Signalanhebung der Sehne auf allen Sequenzen im dorsalen Anteil,
- dorsale Unschärfe der Sehne,
- Signalreduktion des angrenzenden Hoffa-Fettkörpers im T_1-gewichteten Bild,
- Signalangleichung im T_2- und kontrastmittelverstärkten Bild (begleitende Hoffaitis) (Abb. 7.45).

Bei vollständiger Ruptur findet man eine Kontinuitätsunterbrechung der Sehne, einen welligen Verlauf der residualen distalen Fasern sowie einen Hochstand der Patella (13, 35, 76).

Liegt ein Gelenkerguß vor, so zeigt die normale Patellarsehne gehäuft einen welligen Verlauf. Noch ausgeprägter ist dieser Befund bei Patienten mit Ruptur des vorderen Kreuzbands, da die Tibia häufig nach ventral verlagert ist und sich dadurch der Insertionswinkel der Patellarsehne an der Tuberositas tibiae und die Distanz zwischen Patella und Tuberositas tibiae ändert (102).

Bei der schmerzhaften aseptischen Nekrose der Apophyse der Tuberositas tibiae des Kindes (Morbus Osgood-Schlatter) kann es begleitend zu einer Entzündung der distalen Patellarsehne kommen. Dabei findet man eine unscharfe, aufgetriebene distale Sehne mit Signalerhöhung insbesondere im T_2- und fettunterdrückten Bild.

Knorpelläsionen

Schäden des hyalinen Gelenkknorpels treten bei Arthrose, Chondromalazie, entzündlichen Gelenkerkrankungen sowie bei osteochondralen Verletzungen auf.

Chondromalacia patellae. Nach Shahriaree (104) werden aufgrund des arthroskopischen Aspekts 4 Grade der Chondromalacia patellae unterschieden:

- Grad I: Erweichung des Knorpels infolge Unterbrechung der vertikalen Kollagenfasern,
- Grad II: Blasenbildung im Gelenkknorpel aufgrund einer Separation der oberflächlichen von den tiefen Knorpelschichten,
- Grad III: Ulzeration und Fragmentation der Knorpeloberfläche,
- Grad IV: tiefe Ulzerationen, durch die der subchondrale Knochen freigelegt wird.

Für die Beurteilung von Alterationen der Knorpeloberfläche des retropatellaren Gleitlagers scheinen T_1-gewichtete fettgesättigte 3-D-GRE-Sequenzen besonders aussa-

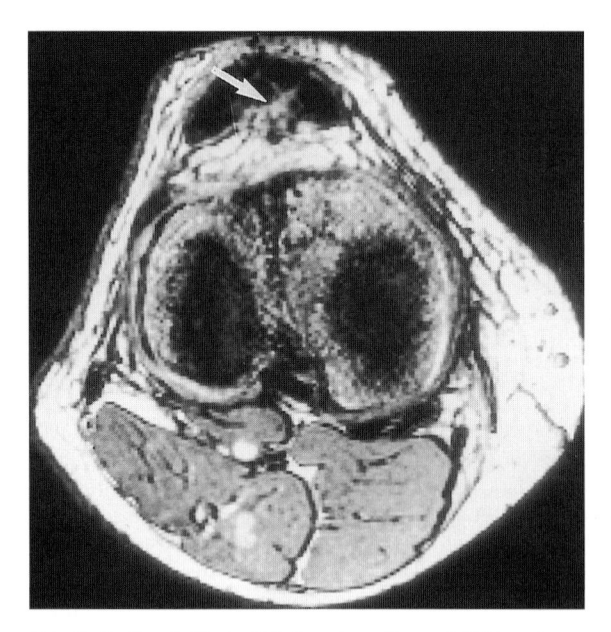

Abb. 7.45 Tendinitis der Patellarsehne, die verdickt ist und zentral und dorsal Areale mit erhöhter Signalintensität enthält (Pfeil).

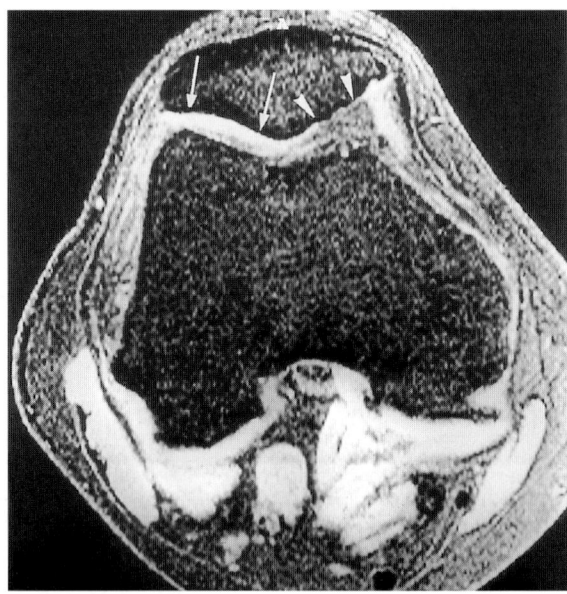

Abb. 7.46 Knorpelulkus an der medialen Patellafacette. Axiale fettgesättigte FLASH-Sequenz. Hohe Signalintensität des hyalinen Gelenkknorpels (Pfeile). Breitflächige Ulzeration an der medialen Patellafacette (Pfeilspitzen).

gekräftig zu sein (Abb. 7.46). Mit dieser Technik kann auch die Knorpeldicke genau erfaßt werden.

Bei der Chondromalacia patellae handelt es sich um eine Degeneration des Gelenkknorpels der Patella, die bevorzugt bei Jugendlichen und jungen Erwachsenen auftritt. In dieser Altersgruppe ist sie eine der häufigsten Ursachen von Knieschmerzen.

Für die Diagnose der Chondromalacia patellae sind stark T_2-gewichtete SE-Sequenzen vorteilhaft, mit denen auch interne Strukturveränderungen des Knorpels als fokale globulare oder lineare Signalerhöhungen dargestellt werden (Abb. 7.47 u. 7.48). Im Vergleich zur Arthroskopie ist die Chondromalacia patellae dadurch mit einer Sensi-

Abb. 7.**47 a–d** Tief reichende Fissur im Bereich der lateralen Facette des patellaren Gelenkknorpels. **a** Die T_1-gewichtete SE-Sequenz zeigt nur eine diskrete Unregelmäßigkeit an der Oberfläche des Knorpels (Pfeil). **b** Die stark T_2-gewichtete SE-Sequenz zeigt eine Zone erhöhter Signalintensität, die bis zum subchondralen Knochen reicht (Pfeilspitze). **c** Fettgesättigte T_2-gewichtete SE-Sequenz. Inhomogene und inkomplette Fettsättigung. Die Signalerhöhung im Bereich der lateralen Patellafacette (Pfeilspitze) kommt kontrastreicher zur Darstellung. **d** 3-D-FLASH-Sequenz mit Fettsättigung (TR = 60 ms, TE = 11 ms, Flip-Winkel = 30 Grad). Die Fissur im Bereich der lateralen Patellafacette (Pfeilspitze) ist kaum erkennbar.

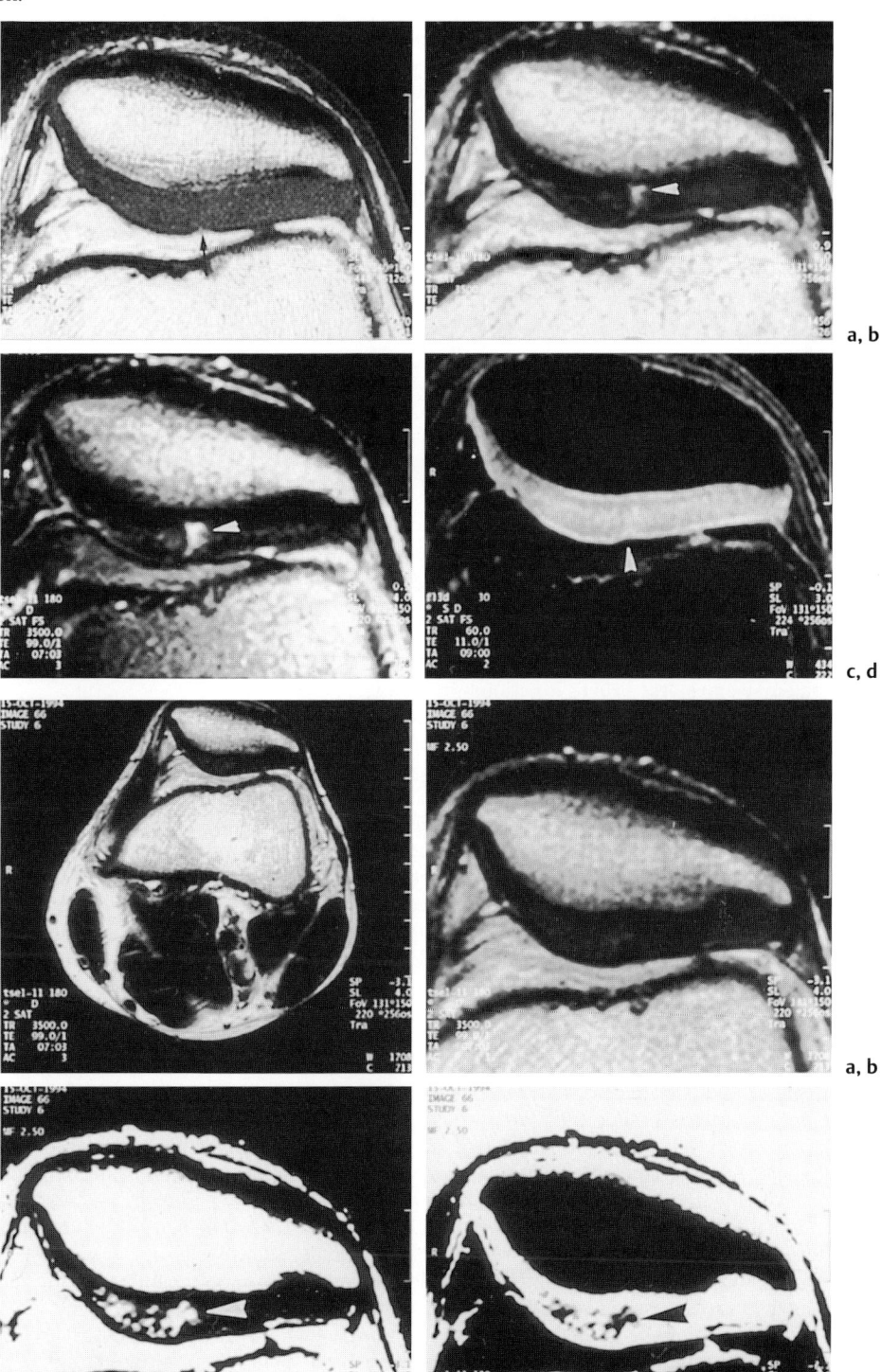

Abb. 7.**48 a–d** Strukturelle Veränderungen im hyalinen Gelenkknorpel. Retropatellarer Gelenkknorpel. T_2-gewichtete SE-Sequenz. Bei der normalen Ausspielung kommen nur diskrete Signalerhöhungen im Bereich der Crista patellae und der lateralen Patellafacette zur Darstellung. Bei sehr enger Fenstereinstellung werden diese Signalerhöhungen deutlich betont (Pfeilspitzen).

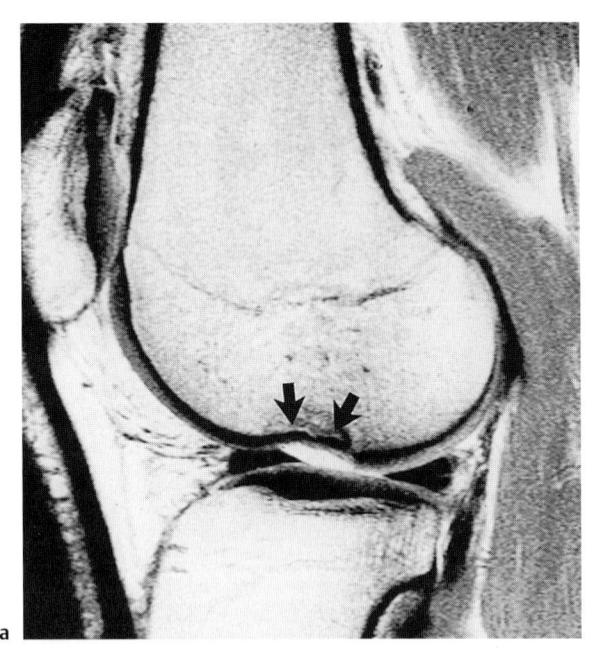

Abb. 7.49 a u. b Osteochondrale Impressionsfraktur im Bereich des lateralen Femurkondylus. **a** Sagittale protonendichtegewichtete SE-Sequenz. **b** Sagittale fettgesättigte T_2-gewichtete SE-Sequenz.

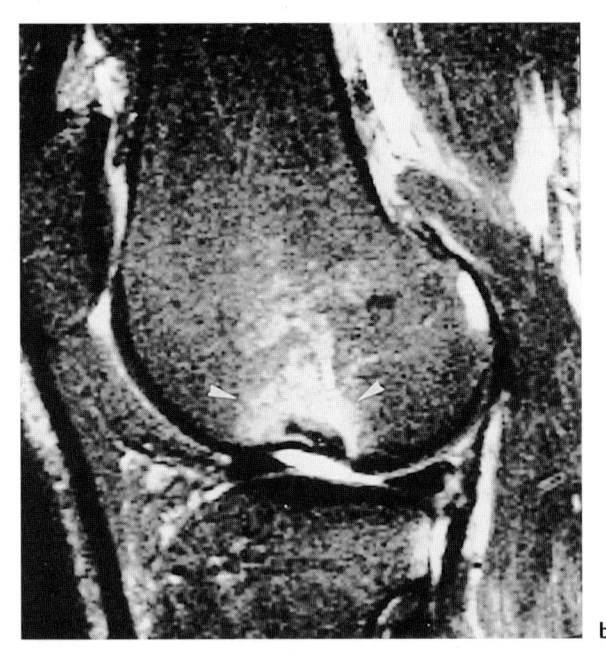

Impression und Verdünnung des hyalinen Gelenkknorpels im Bereich des lateralen Femurkondylus (Pfeile). Subchondrales Knochenmarködem mit niedriger Signalintensität im protonendichtegewichteten und hoher Signalintensität im fettgesättigten T_2-gewichteten Bild (Pfeilspitzen).

tivität von 86%, einer Spezifität von 74% und einer Treffsicherheit von 81% zu erfassen (75).

Chondrale und osteochondrale Verletzungen. Sie treten ein, wenn starke Scher-, Rotations- oder tangentiale Kräfte auf den Knorpel einwirken. Bei diesen Traumen kann nur der hyaline Gelenkknorpel (chondrale Läsionen) oder auch der subchondrale Knochen mit dem bedeckenden Knorpel (osteochondrale Verletzung) betroffen sein. Der subchondrale Knochen kann imprimiert oder als Fragment teilweise oder vollständig abgelöst sein (Abb. 7.49). Die chondralen und osteochondralen Verletzungen sind meist mit Veränderungen des subchondralen Knochenmarks vergesellschaftet, die als Knochenmarkkontusionen (bone bruises) bezeichnet werden und durch ein „Ödemmuster" gekennzeichnet sind (s. Kap. 7, Knochenmarkkontusionen des Kniegelenks).

Degenerative Gelenkerkrankungen. Diese sind durch eine asymmetrische Verschmälerung des hyalinen Gelenkknorpels gekennzeichnet. In fortgeschrittenen Stadien der Arthrose sind oft alle Kompartimente des Kniegelenks (mediales und laterales Femorotibialgelenk, Femoropatellargelenk) betroffen, wobei der Schweregrad der Veränderung unterschiedlich sein kann. Als Gelenk, das das Körpergewicht überträgt, ist das Kniegelenk sehr häufig von arthrotischen Veränderungen betroffen.

Für die klinische Diagnostik sind röntgenologische Untersuchungen meist ausreichend. Charakteristische Veränderungen sind Gelenkspaltverschmälerung, subchondrale Sklerosierung, Osteophyten und Geröllzysten. Zur Vorbereitung des endoprothetischen Kniegelenkersatzes wird von manchen Orthopäden eine präoperative Arthroskopie gefordert, um detaillierte Informationen über den Status des Kniegelenks zu erhalten. In diesen Fällen könnte die MRT eine nichtinvasive Alternative sein.

So erlaubt die MRT eine reproduzierbare Darstellung der Knorpeldicke und den Nachweis fokaler Knorpelerosionen (Abb. 7.50–7.52). Wenn die Röntgendiagnostik nur die Beteiligung eines oder zweier Gelenkkompartimente zeigt, vermag die MRT oft einen bi- oder trikompartimentalen Befall nachzuweisen (Abb. 7.53 u. 7.54) (19). Die dünnen MRT-Schichten zeigen auch mehr Osteophyten und Geröllzysten als die Röntgenübersichtsaufnahmen. In den Osteophyten ist meist ein reguläres Knochenmarksignal erkennbar. Die subchondrale Sklerosierung führt zu einer Signalminderung des Knochenmarks. Besonders ausgeprägt sind diese Signalminderungen bei T_2^*-gewichteten GRE-Sequenzen, die Suszeptibilitätsänderungen besonders empfindlich anzeigen. Bergmann u. Mitarb. (9) fanden bei Patienten mit Arthrose im subchondralen Knochen eine niedrige bis intermediäre Signalintensität im T_1- und T_2-gewichteten Bild, die hemisphärisch konfiguriert war und einem fibrösen Gewebe entsprach, das das Knochenmark ersetzte. Daneben war eine Verdickung der Knochentrabekel nachweisbar.

Sehr häufig wird bei Patienten mit schwerer Kniegelenkarthrose auch eine Schädigung der Menisken, besonders des Hinterhorns des Innenmeniskus, und des vorderen Kreuzbands gefunden.

Hämophile Arthropathie. Hier sind durch die MRT *Knorpelschäden* in Gestalt fokaler Knorpelerosionen, ei-

Knorpelläsionen

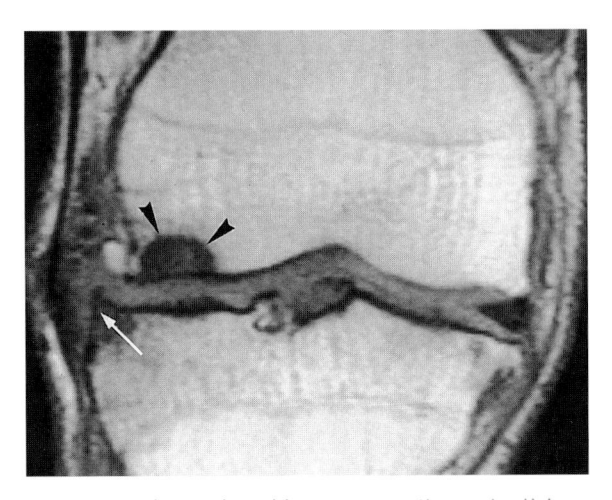

Abb. 7.50 Schwere, lateral betonte Gonarthrose des Kniegelenks. Koronare protonendichtegewichtete SE-Aufnahme. Osteophytäre Knochenausziehungen (Pfeil), Gelenkspaltverschmälerung und subchondrale Geröllzyste (Pfeilspitzen).

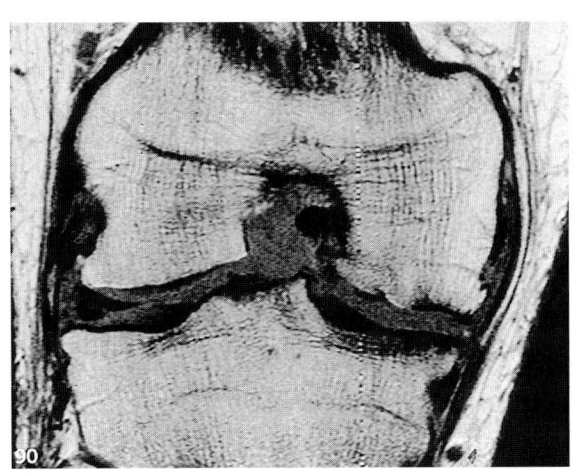

Abb. 7.51 Schwere, medialseitig betonte Kniegelenkarthrose. Koronare T_1-gewichtete SE-Sequenz. Der mediale Meniskus ist nicht mehr erkennbar. Lateral ist ein schräg verlaufender Riß erkennbar, der zur Unterfläche des Meniskus reicht. Der hyaline Gelenkknorpel ist, insbesondere am medialen Femurkondylus, völlig destruiert.

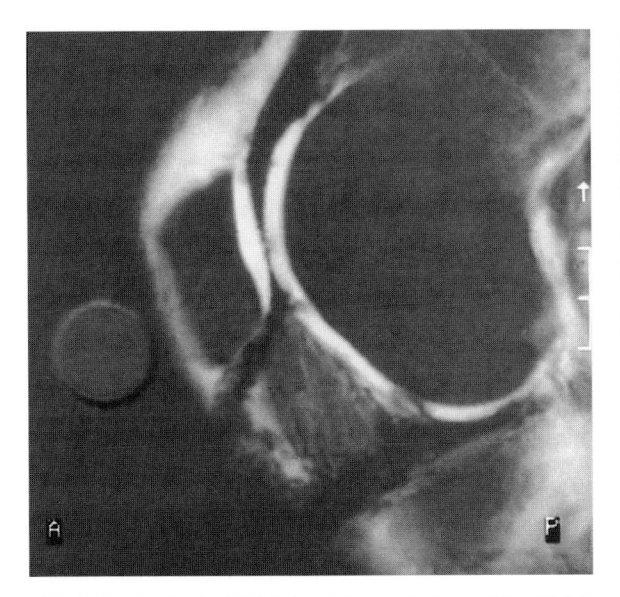

Abb. 7.52 Sagittale MTC-Subtraktionsaufnahme. Oberflächliche Knorpelerosionen im Bereich des femoralen Gelenkknorpels.

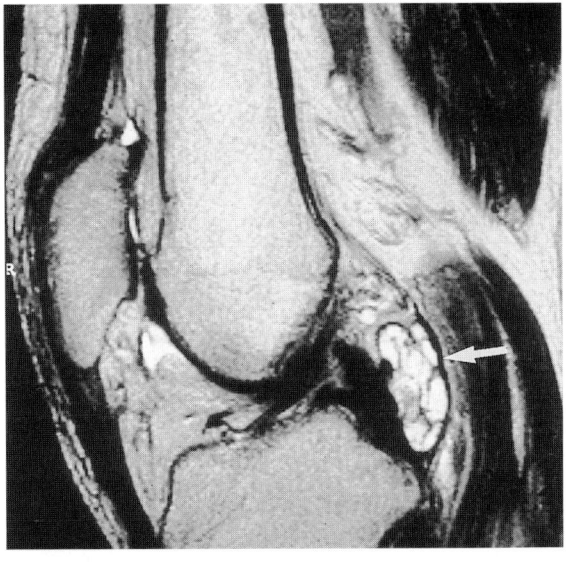

Abb. 7.53 Sagittale T_2-gewichtete SE-Sequenz. Hochgradige Verdünnung des retropatellaren Gelenkknorpels. Geringer Erguß retropatellar. Der hyaline Gelenkknorpel hat bei dieser Untersuchungstechnik eine niedrige Signalintensität und ist nicht vom subchondralen Knochen differenzierbar. Daneben ist ein dorsales intraartikuläres Ganglion (Pfeil) erkennbar.

ner diffusen Verdünnung oder eines kompletten Knorpelschwunds nachweisbar (Abb. 7.55). Darüber hinaus vermag die MRT bei der hämophilen Arthropathie synoviale Proliferationen nachzuweisen, die durch rezidivierende Gelenkblutungen entstehen. Aufgrund von Hämosiderineinlagerungen sind diese synovialen Proliferationen signalarm im T_1- und T_2-gewichteten SE-Bild. Im T_2^*-gewichteten GRE-Bild verursachen die durch Hämosiderin bedingten Suszeptibilitätsartefakte teilweise exzessive Signalauslöschungen (Abb. 7.56).

Knorpel- und Knochenerosionen bei rheumatischen Gelenkerkrankungen. Sie werden durch die MRT zuverlässiger dargestellt als durch Röntgenaufnahmen (8). Dies ist auf die tomographische Natur und die inhärent hohe Kontrastauflösung der MRT zurückzuführen.

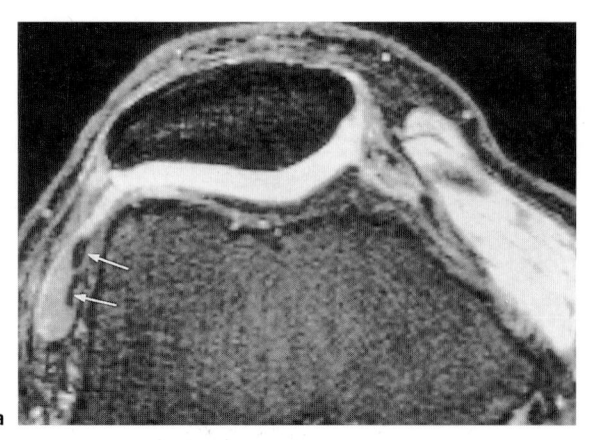

Abb. 7.54a u. b Schwere Chondromalacia patellae. **a** Axiale fettgesättigte 3-D-FLASH-Aufnahme. Hohe Signalintensität des retropatellaren Gelenkknorpels, der eine normale Dicke aufweist. Lateral im Gelenkkavum finden sich 2 signalarme Formationen (Pfeile), die freien Gelenkkörpern entsprechen. **b** Stark T$_2$-gewichtete axiale SE-Aufnahme mit Fettsättigung. Es zeigen sich jetzt deutliche Knorpelschäden in der medialen Patellafacette (Pfeile) und eine ausgedehnte Ödemzone im Knochenmark der Patella (Pfeilspitzen).

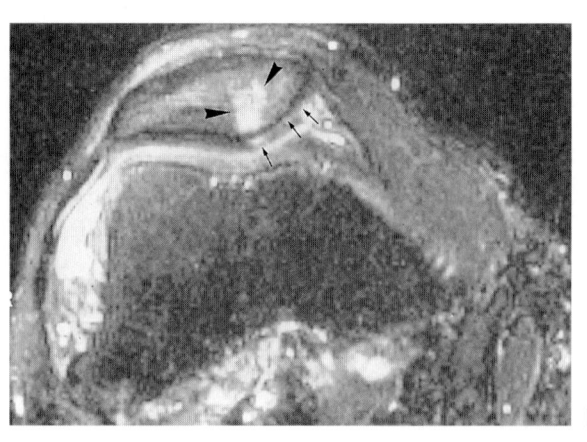

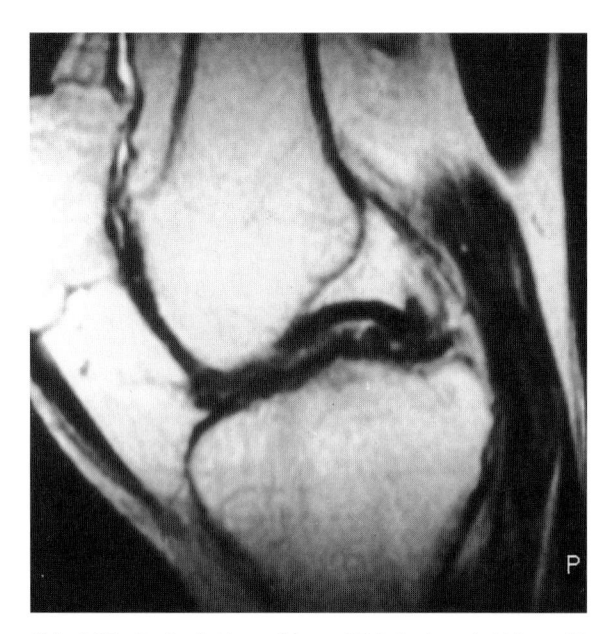

Abb. 7.55 Sagittale T$_2$-gewichtete SE-Aufnahme bei hämophiler Osteoarthropathie des Kniegelenks. Hochgradige Schädigung des retropatellaren Gelenkknorpels und ossäre Veränderungen im Sinne von Wachstumsstörungen.

Knochenmarködem

Kontusionen des Knochens wurden erstmals durch die MRT nachweisbar und haben neuartige Einblicke eröffnet. Einerseits erklären sie nicht selten zunächst unklare posttraumatische Beschwerden, andererseits können sie den Verdacht auf Läsionen der Gelenkbinnenstrukturen erhärten.

Die Knochenkontusionen beruhen auf trabekulären Mikrofrakturen mit Ödem und Blutung in das Knochenmark. Üblicherweise erfolgt keine histologische Sicherung. In einem Fall wurde im Rahmen einer Kreuzbandrekonstruktion biopsiert und ein Ödem mit Einblutung im Knochenmark gefunden. In der MRT ist das sog. „Ödemmuster" festzustellen: Signalminderung im T$_1$- und Signalerhöhung im T$_2$-gewichteten Bild (Abb. 7.57). Besonders deutlich sind sie auf fettgesättigten T$_2$-gewichteten Aufnahmen und mit STIR-Sequenzen zu erkennen (Abb. 7.58) (6, 121, 122). Mit fettgesättigten T$_1$-gewichteten Sequenzen kann oft ein deutliches Kontrastmittelenhancement nachgewiesen werden.

Die Knochenkontusionen können durch ein direktes stumpfes Trauma oder durch komplexe Unfallmechanismen mit Kapsel-Band-Schäden entstehen (Abb. 7.59). Bei stumpfen Traumen ist das Knochenmarködem im Bereich der Krafteinwirkung lokalisiert. Kontusionsherde bei Kapsel-Band-Verletzungen zeigen ein typisches Verteilungsmuster. Bei frischen Rupturen des vorderen Kreuzbands ist in etwa der $^1/_2$ der Fälle eine Ödemzone im lateralen Femurkondylus und lateral im dorsolateralen Anteil des Tibiakopfs nachweisbar (73, 79, 133).

Bei akuten Verletzungen des hinteren Kreuzbands werden Kontusionsherde im vorderen Anteil des Tibiaplateaus und in den Femurkondylen beobachtet.

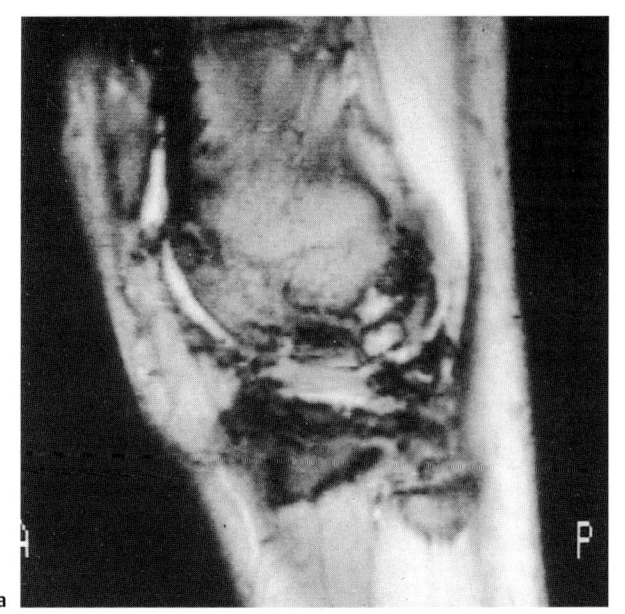

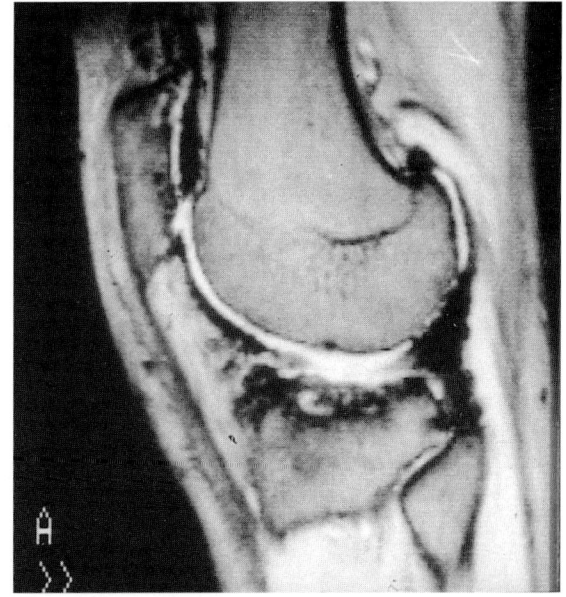

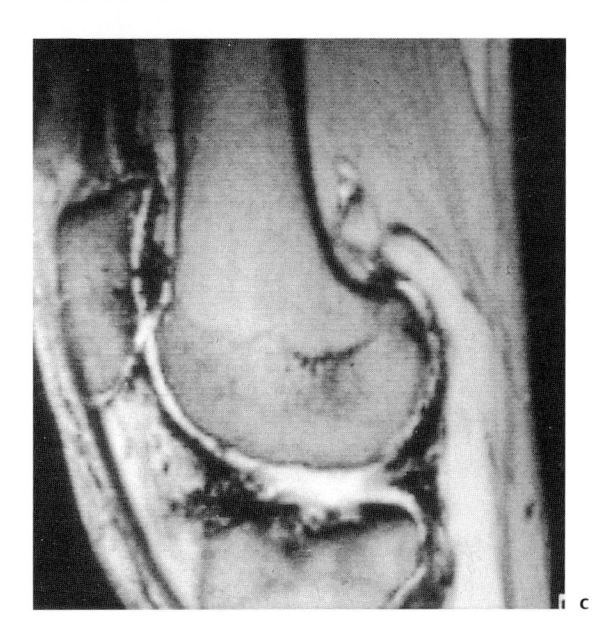

Abb. 7.**56a–c** Hämophile Arthropathie des Kniegelenks. T_2^*-gewichtete GRE-Aufnahmen. Die Eisenablagerungen in der Synovialmembran verursachen ausgeprägte Suszeptibilitätsveränderungen mit Signalauslöschungen.

Virolainen u. Mitarb. (127) fanden nach akuten Patellaluxationen Kontusionsherde im lateralen Femurkondylus (100%), im medialen Anteil der Patella (33%) und im lateralen Anteil des Tibiakopfs. In allen Fällen war eine Zerreißung des medialen Retinaculum patellae und ein Hämarthros nachweisbar. Osteochondrale und chondrale Läsionen waren in der MRT nicht mit ausreichender Sicherheit festzustellen.

Ein subchondrales Knochenmarködem wird auch bei chondralen und osteochondralen Verletzungen gefunden. Während geographische Formen gehäuft zu einer frühzeitigen Arthrose führen (125), ist bei retikulären Veränderungen meist mit einer folgenlosen Ausheilung zu rechnen (Abb. 7.**60**).

Okkulte Frakturen, d.h. Frakturen, die bei adäquater Röntgenaufnahmetechnik und fachkundiger Bewertung im Röntgenbild nicht erkennbar sind, können durch die MRT sicher erkannt werden. Neben linearen Frakturlinien ist auch hier das „Ödemmuster" diagnostisch richtungweisend.

Die Erkennung von Knochenkontusionen kann für die Behandlung der Patienten außerordentlich bedeutsam sein. Durch eine wirksame Entlastung können osteochondrale Folgeschäden bzw. das Fortschreiten zu manifesten Frakturen verhindert werden. Nach 6–8 Wochen bilden sich die Knochenkontusionen üblicherweise zurück.

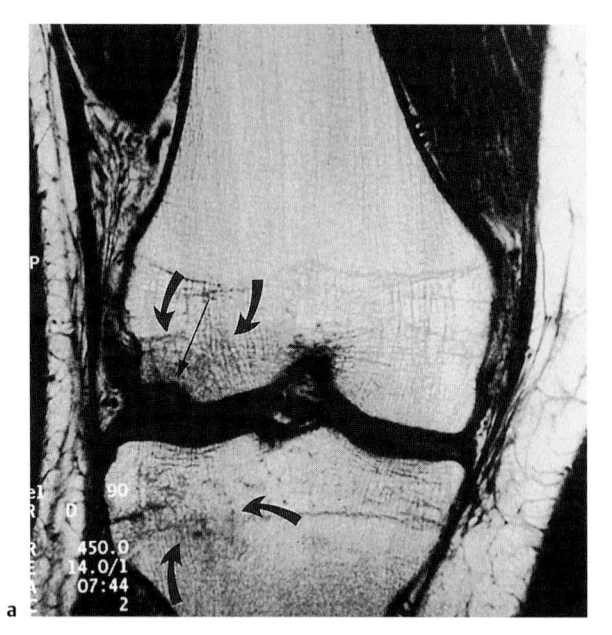

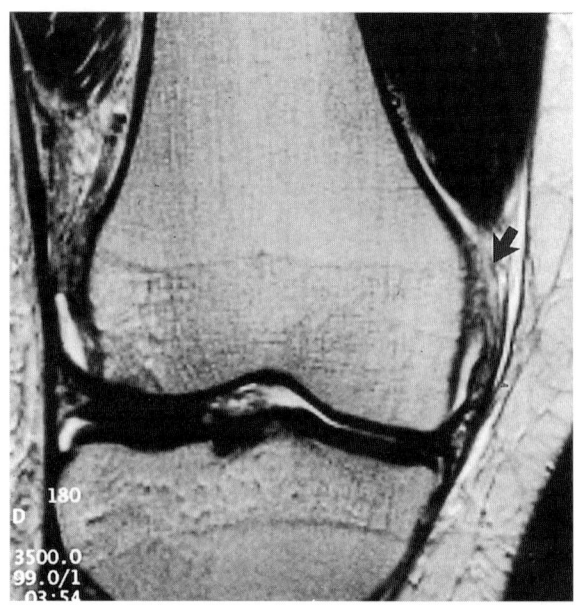

198 7 Kniegelenk

Abb. 7.**57a** u. **b** Läsion des Innenbands und Kontusionsherd im Bereich des lateralen Femurkondylus und der Tibia. **a** Koronare T$_1$-gewichtete SE-Sequenz. **b** Koronare T$_2$-gewichtete SE-Sequenz.
Im femoralen Bandabschnitt des Innenbands ist im T$_2$-gewichteten Bild eine erhöhte Signalintensität sowie eine Kontinuitätsunterbrechung des Bands festzustellen (dicker Pfeil). Im Bereich des lateralen Femurkondylus findet sich eine subchondrale Zone verminderter Signalintensität (langer Pfeil) im T$_1$-gewichteten Bild sowie retikuläre Strukturen verminderter Signalintensität im angrenzenden Abschnitt des Tibia- und Femurkondylus (gebogene Pfeile). Im T$_2$-gewichteten Bild sind diese subchondralen Veränderungen des Knochens nur noch als diskrete Signalerhöhungen zu ahnen.

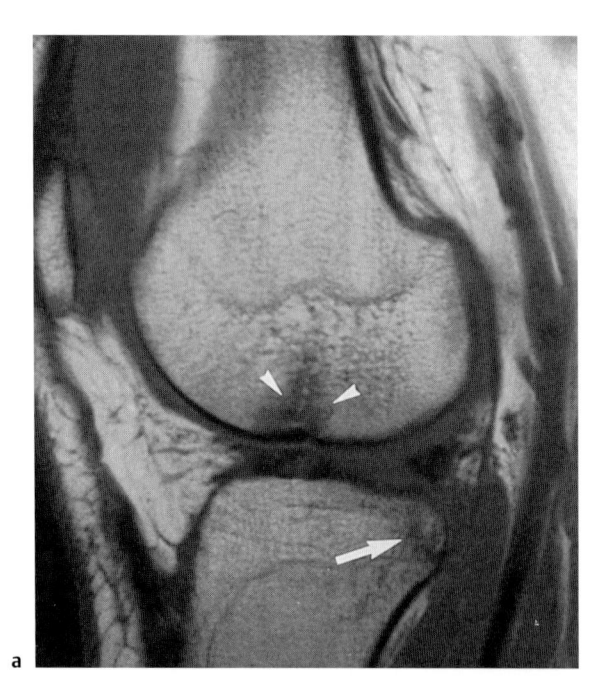

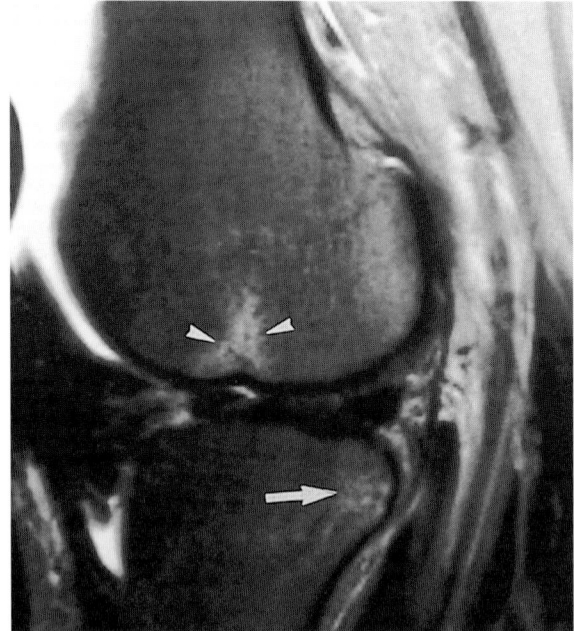

Abb. 7.**58a** u. **b** Patient mit Ruptur des vorderen Kreuzbands und Kontusionsherden im lateralen Femurkondylus (Pfeilspitzen) und im laterodorsalen Abschnitt des Tibiakopfs (Pfeile). **a** Sagittale T$_1$-gewichtete SE-Sequenz. **b** Sagittale T$_2$-gewichtete SE-Sequenz mit Fettsättigung.
Sagittale Schichten durch den lateralen Abschnitt des Kniegelenks. Die Kontusionsherde zeigen eine niedrige Signalintensität im T$_1$- und eine hohe Signalintensität in dem fettgesättigten, T$_2$-gewichteten SE-Bild.

Abb. 7.59 a u. b Komplexes Kniegelenktrauma mit Ruptur des vorderen Kreuzbands und Kontusionsherden im medialen Femurkondylus (Pfeilspitzen) und im Bereich des medialen Interkondylenhöckers (Pfeil). **a** Niedrige Signalintensität der Kontusionsherde im T_1-gewichteten koronaren SE-Bild. **b** Hohe Signalintensität im T_2-gewichteten fettgesättigten Bild.

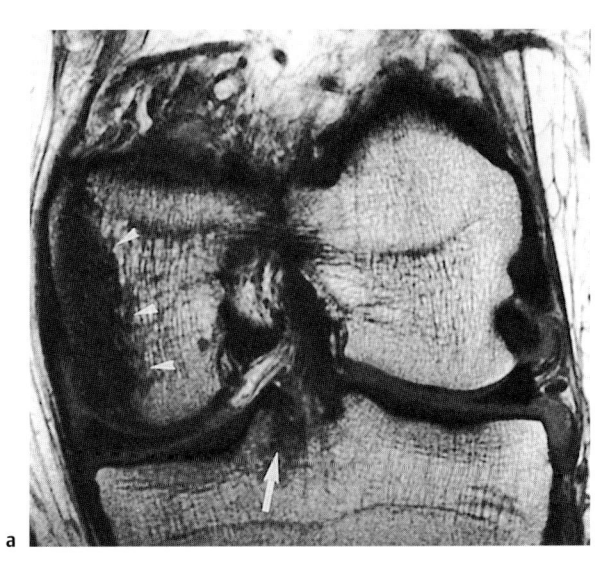

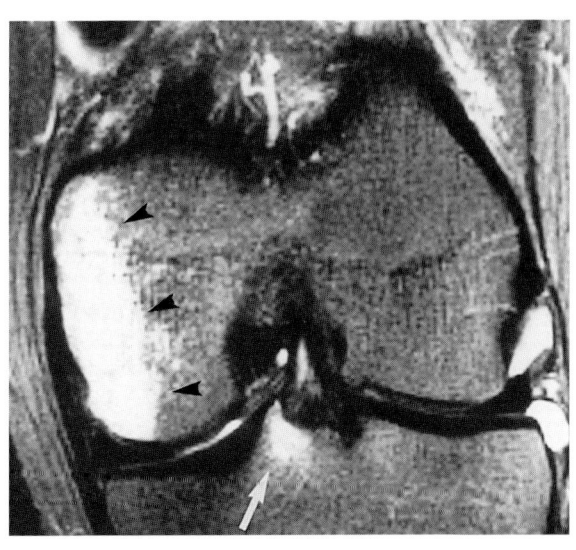

Abb. 7.60 a u. b Kontusion im Bereich des lateralen Tibiakondylus. Ausgedehnter Gelenkerguß. Niedrige Signalintensität des ausgedehnten Kontusionsherds (Pfeile u. gebogene Pfeile) im **a** T_1-gewichteten SE-Bild, **b** hohe Signalintensität im T_2-gewichteten fettsaturierten Bild. Dieses zeigt zusätzlich einen subchondralen Kontusionsherd im lateralen Femurkondylus (Pfeilspitzen).

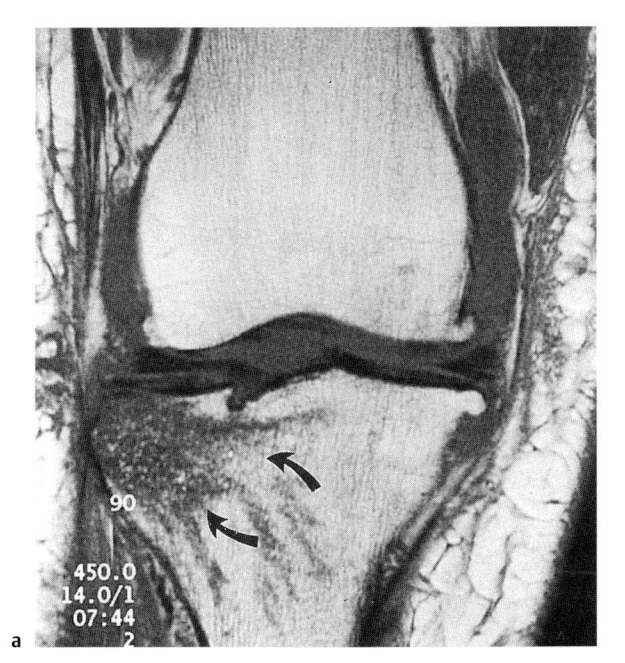

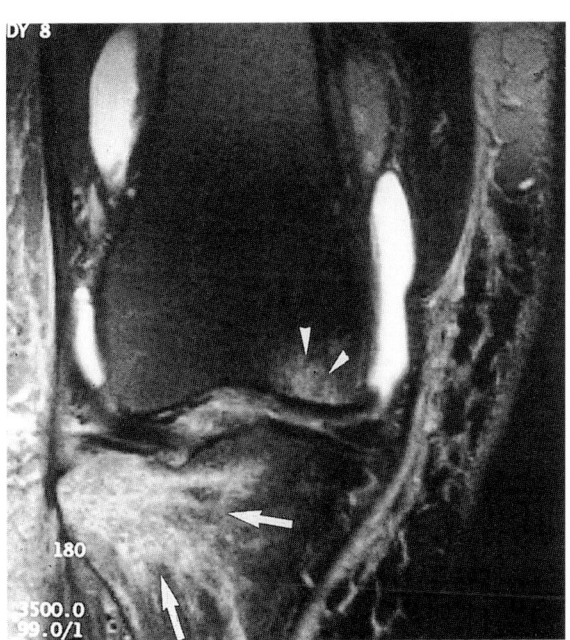

Osteochondrosis dissecans und aseptische Nekrosen

Osteochondrosis dissecans. Die Ätiologie der Osteochondrosis dissecans ist nicht endgültig geklärt. Rezidivierende Traumen, fokale Ischämien und Störungen der normalen Ossifikationen werden diskutiert. Die frühzeitige Erkennung und Behandlung der Osteochondrosis dissecans ist prognostisch bedeutsam, da andernfalls eine frühzeitige Arthrose droht. Weitaus am häufigsten sind Jugendliche von der Osteochondrosis dissecans betroffen. Am Kniegelenk ist der interkondyläre Abschnitt des medialen Femurkondylus die bevorzugte Lokalisation (71).

Für die Therapieentscheidung ist der Zustand des hyalinen Gelenkknorpels und die Stabilität des osteochondralen Fragments entscheidend (77). Clanton u. DeLee (22) schlagen folgende *Stadieneinteilung* vor, die von Kramer u. Mitarb. (64) mit den charakteristischen MRT-Befunden ergänzt wurde (Abb. 7.**61** u. Tab. 7.**7**):

Die Osteochondrosis dissecans vom *Typ I* ist in der MRT durch eine linsenförmige oder oväläre, subchondrale Signalminderung im T_1-gewichteten Bild gekennzeichnet. Da der bedeckende Gelenkknorpel nicht verändert ist, sind arthroskopisch keine Auffälligkeiten festzustellen. Auch das Röntgenbild ist in diesem Stadium normal. Im *Stadium II* beginnt sich das Dissekat durch eine signalfreie Zone zu demarkieren (Abb. 7.**62**). Erst der *Typ III* ist arthroskopisch nachweisbar, da zirkumskripte Knorpelläsionen auftreten und eine partielle Separation des Dissekats vorliegt. Im Knochenlager können kleine Zysten vorkommen. Flüssigkeit bzw. Kontrastmittel dringt in den Spalt zwischen Dissekat und Knochenlager ein (Abb. 7.**63**).

Hat das Dissekat vollständig die Verbindung mit seinem Knochenlager eingebüßt *(Typ IV)*, so ist es von Flüssigkeit umgeben (25). Schließlich verläßt das Dissekat das Mausbett *(Typ V)* und ist als freier Gelenkkörper im Gelenkkavum nachweisbar. Bei der Differenzierung von stabilen und instabilen Dissekaten wird mit der nativen MRT eine Sensitivität von 92% und eine Spezifität von 90% erreicht.

Die Signalintensität des Dissekats ist im Vergleich mit dem normalen Knochenmark unterschiedlich verändert. Dies hängt wesentlich von dem Gehalt an Fettgewebe, der Sklerosierung und dem Ödem ab (Abb. 7.**64**). Allgemein ist in den höheren Stadien ein zunehmender Signalverlust zu beobachten, der mit der zunehmenden Verdichtung im Röntgenbild korreliert. Auf fettgesättigten T_2-gewichteten SE- und auf STIR-Aufnahmen ist bisweilen ein ausgedehntes Knochenmarködem in den Anteilen des Knochenmarks feststellbar, die das Dissekat umgeben (Abb. 7.**65**).

Von einigen Autoren wird die Untersuchung mit i.v. bzw. intraartikulärer Kontrastverstärkung empfohlen. Ist an der Grenzzone zwischen Dissekat und Knochenlager nach Gabe von i.v. Kontrastmittel ein Enhancement nachzuweisen, so weist dies auf eine fibröse Gewebebrücke, durch die das Dissekat fixiert wird (1). Mit der

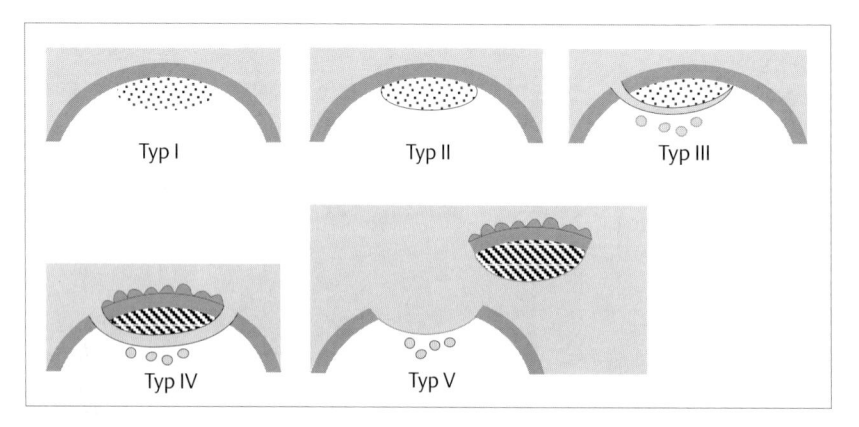

Abb. 7.**61** Typen der Osteochondrosis dissecans (modif. nach 64).

Tabelle 7.**7** Stadieneinteilung der Osteochondrosis dissecans (nach 22, 64)

Typ	MRT	Arthroskopie/Arthrotomie	Therapie
I	subchondrale Signalminderung	unauffällig	Entlastung
II	Demarkierung	unauffällig	Bohrung
III	Knorpeldefekt, partielle Separation, Zysten	Knorpeldefekt, partielle Separation	Bohrung, Kürettage, Stabilisierung (Pins)
IV	Knorpeldefekt, komplette Separation, Zysten	Knorpeldefekt, komplette Separation	Kürettage, Bohrung, Entfernung, Transplantation
V	freier Gelenkkörper	freier Gelenkkörper	Entfernung des freien Gelenkkörpers, Transplantation

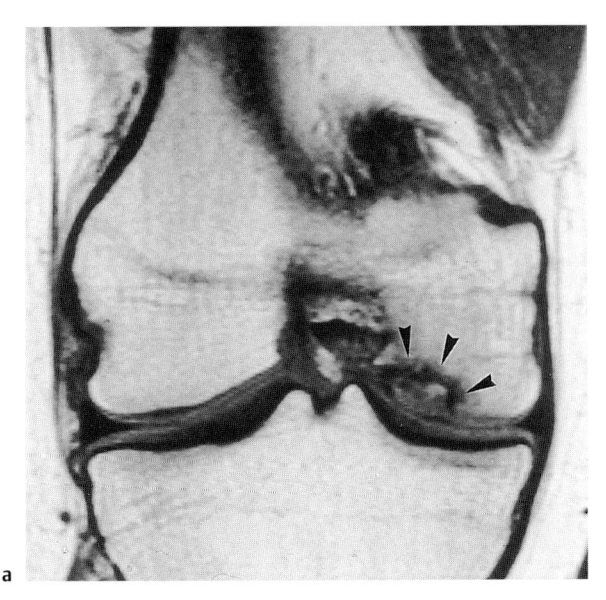

Abb. 7.62 a u. b Osteochondrosis dissecans des medialen Femurkondylus. **a** Koronare T$_1$-gewichtete SE-Aufnahme. Das Dissekat zeigt eine erniedrigte Signalintensität und ist durch einen Skleroseraum vom Knochenmark abgegrenzt (Pfeilspitzen).

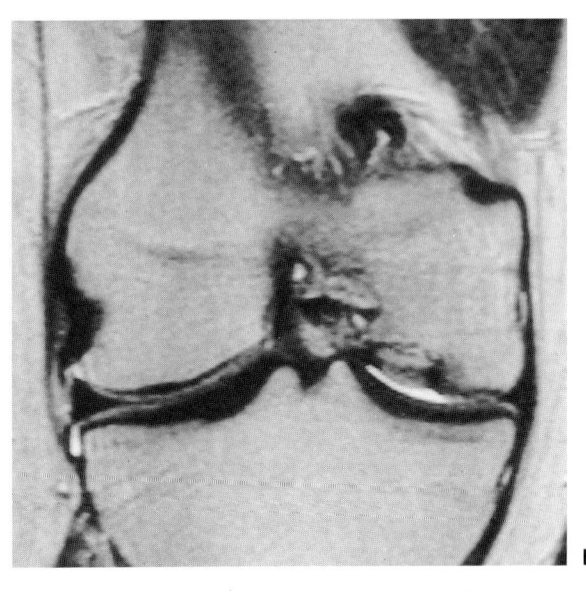

b Koronare T$_2$-gewichtete SE-Aufnahme. Die Signalintensität in dem Dissekat entspricht der des übrigen Knochenmarks. Der signalreiche Gelenkerguß dringt nicht zwischen Dissekat und Mausbett ein. Irreguläre Begrenzung der Knorpeloberfläche.

MR-Arthrographie kann die partielle und vollständige Separation des Dissekats sehr genau bestimmt werden, so daß das Stadium der Erkrankung präziser erfaßt wird, als durch die native MRT (62).

Spontane Osteonekrose des Femurkondylus (Morbus Ahlbäck). Diese betrifft überwiegend den medialen Femurkondylus und tritt überwiegend im mittleren und höheren Lebensalter auf (2). Die Patienten klagen über einen plötzlich auftretenden, starken Schmerz, oft lange bevor Veränderungen im Röntgenbild erkennbar sind.

Mit Fortschreiten der Erkrankung entwickelt sich eine subchondrale Aufhellungslinie im betroffenen Femurkondylus, der sich zunehmend abflacht und arthrotisch verändert. Oft ist gleichzeitig eine Schädigung des Innenmeniskus zu beobachten.

Die MRT erlaubt eine frühzeitige Diagnose und genaue Beurteilung der Ausdehnung der Nekrosezone (66). Die Prognose ist ungünstig, wenn die Nekrose eine Fläche von mehr als 5 cm^2 bzw. mehr als 40% der Breite des Kondylus einnimmt (11).

Im T$_1$-gewichteten Bild ist eine band- oder linsenförmige subchondrale Zone erniedrigter Signalintensität festzustellen. Im T$_2$-gewichteten Bild, insbesondere wenn eine fettgesättigte Pulssequenz zum Einsatz kommt, und auch auf STIR-Bildern findet sich oft eine ausgedehnte, unscharf begrenzte Signalerhöhung im angrenzenden Knochenmark. Selbst in den Weichteilen wurden ausgedehnte Ödemzonen festgestellt.

Weitere Osteonekrosen im Bereich des Kniegelenks. Diese sind in Tab. 7.8 zusammengefaßt. Die Signalintensitätsveränderungen bei diesen relativ seltenen Erkrankungen entsprechen den oben beschriebenen.

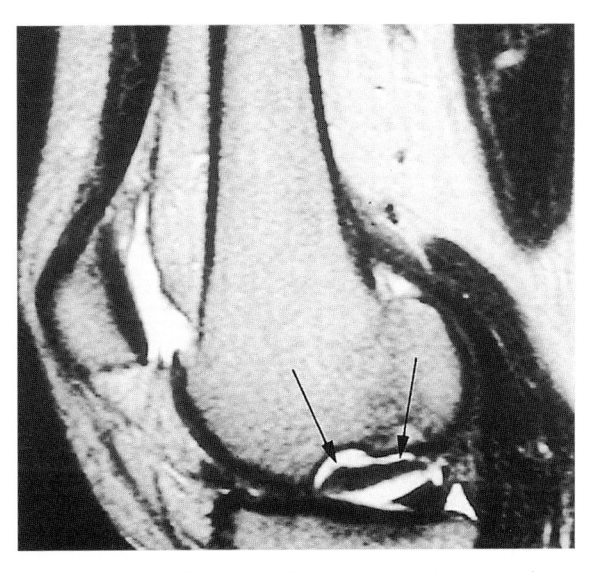

Abb. 7.63 Osteochondrosis dissecans. Sagittale T$_2$-gewichtete SE-Aufnahme. Das Dissekat ist aus dem Mausbett gelöst. Es zeigt eine niedrige Signalintensität. Gelenkerguß zwischen Mausbett und Dissekat (Pfeile).

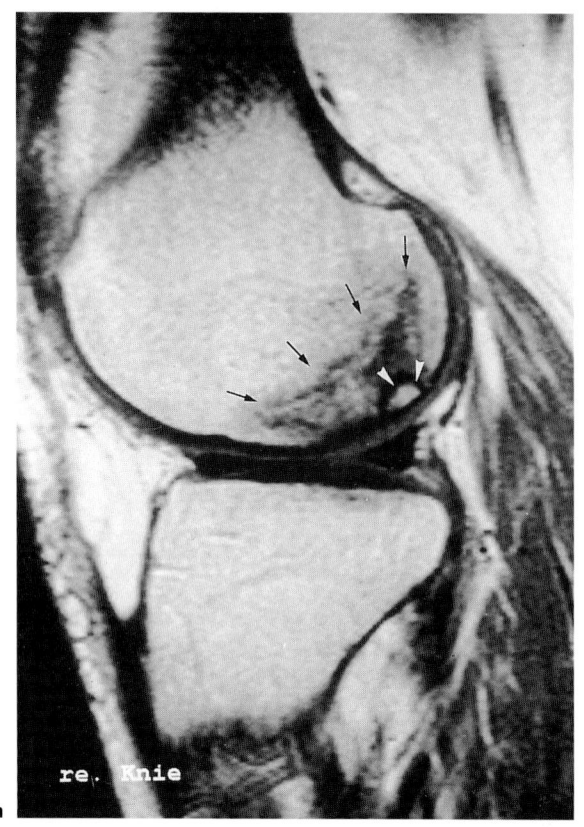

Abb. 7.64 a u. b Kortikoinduzierte Femurkondylennekrose, in der sich zusätzlich eine Osteochondrosis dissecans entwickelt hat. **a** Sagittale T$_1$-gewichtete SE-Aufnahme. Die Nekrose des Femurkondylus ist als irregulär begrenzte Zone niedriger Signalintensität dargestellt (Pfeile). Das Dissekat hat eine normale fettäquivalente Signalintensität und ist durch einen dunklen Randsaum demarkiert (Pfeilspitzen). **b** Sagittale T$_2$-gewichtete SE-Aufnahme. Die Nekrose des Femurkondylus zeigt weiterhin eine niedrige Signalintensität. Das Dissekat ist von einem signalreichen Flüssigkeitssaum (Pfeilspitzen) umgeben.

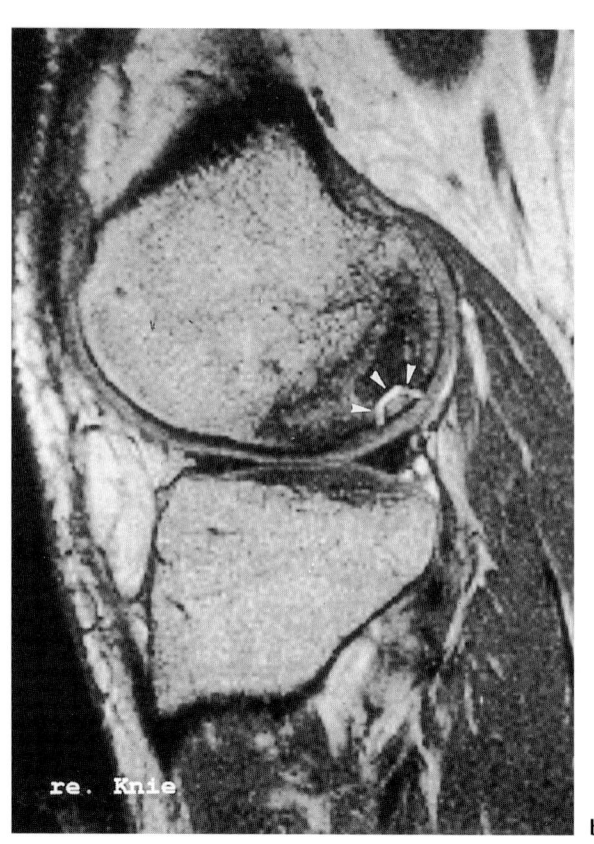

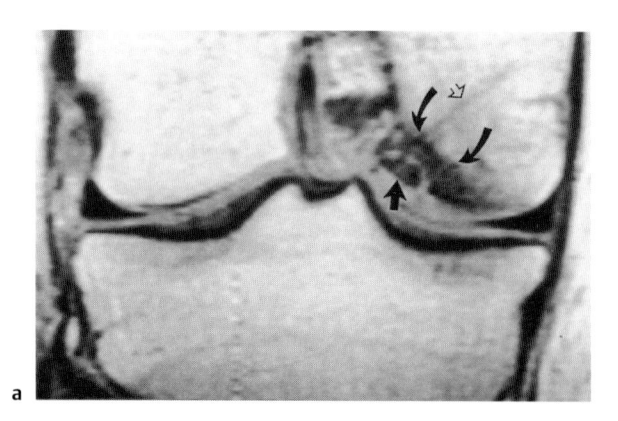

Abb. 7.65 a u. b Osteochondrosis dissecans nach Anbohrung. **a** Koronare T$_1$-gewichtete SE-Aufnahme. Das Dissekat (Pfeil) und die angrenzenden Abschnitte des Knochenmarks des Femurkondylus (gebogene Pfeile) zeigen eine niedrige Signalintensität, ebenso der Bohrkanal (offener Pfeil). **b** Koronare STIR-Aufnahme. Deutlich erhöhte Signalintensität in dem Dissekat und dem Femurkondylus.

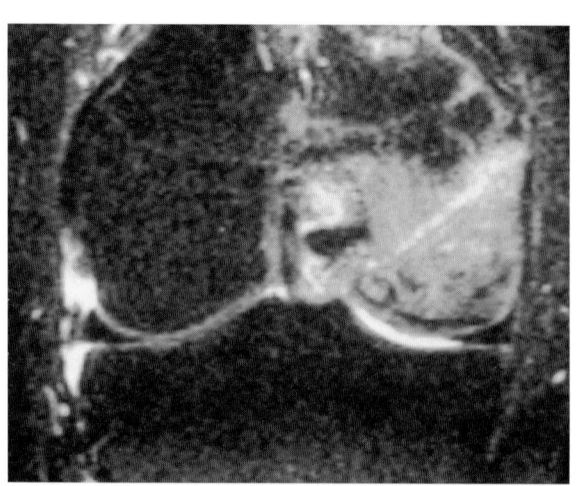

Tabelle 7.8 Osteonekrosen im Kniegelenkbereich

Eigenname	Lokalisation	Prädilektionsalter
Morbus Köhler	Patella	Kindheit
Morbus Sinding-Larsen	sekundäres Ossifikationszentrum an der Patellaunterseite	Jugend
Morbus Caffey	Eminentia intercondylaris tibiae	Jugend
Morbus Blount	medialer Tibiakondylus	Kleinkind
Morbus Osgood-Schlatter	Tuberositas tibiae	Kindheit, Jugend

Veränderungen der Synovialmembran und der Gelenkkapsel

Die normale Synovialmembran ist im MRT-Bild nicht identifizierbar, während sich die Gelenkkapsel als lineare signalarme Struktur demarkiert.

Bei einer Vielzahl von Gelenkaffektionen ist eine Verdickung und ein vermehrtes Kontrastmittelenhancement der Synovialmembran zu beobachten, die häufig mit einem Gelenkerguß einhergehen. Besonders ausgeprägt sind die Veränderungen bei rheumatisch entzündlichen Gelenkerkrankungen, der hämophilen Arthropathie und der PVNS.

Rheumatische Gelenkerkrankungen. Hier entwickelt sich eine Hypertrophie und villöse Transformation der Synovialmembran. Diese synovialen Proliferationen werden als entscheidender pathogenetischer Faktor für die progressive Gelenkzerstörung angesehen („Synovialisarthropathien"). In der aktiven Phase der Erkrankung sind die synovialen Proliferationen hypervaskularisiert, während sie in der chronisch inaktiven Phase fibrosieren.

Im nativen T_1-gewichteten MRT-Bild zeigen die synovialen Proliferationen eine niedrige Signalintensität und sind nur schwer vom Gelenkerguß zu unterscheiden. Im T_2-gewichteten Bild können die synovialen Proliferationen signalarm, -reich oder gemischtförmig sein. Aktive, hypervaskularisierte synoviale Proliferationen sollen eine hohe Signalintensität im T_2-gewichteten Bild haben.

Nach i.v. Injektion gadoliniumhaltiger Kontrastmittel zeigen die synovialen Proliferationen einen deutlichen Signalanstieg, so daß ein deutlicher Kontrast zum Gelenkerguß erreicht wird (Abb. 7.**66**). Besonders klar kommt dieses Enhancement bei fettgesättigten Untersuchungen zur Darstellung (Abb. 7.**67**).

Dynamische, kontrastverstärkte Untersuchungen zeigten in den synovialen Proliferationen einen schnellen Anstieg der Signalintensität (Abb. 7.**68** u. 7.**69**). Hypervaskularisierter aktiver Pannus wies dabei einen schnelleren Anstieg mit einem Maximum nach ca. 60 s auf, während fibröser Pannus sein Maximum erst nach 120 s erreichte (59). Der Enhancementfaktor von hypervaskularisiertem Pannus war 145 % und von fibrösem Pannus 25 %.

In verschiedenen Studien konnte auch gezeigt werden, daß durch die dynamische kontrastverstärkte MRT der Erfolg einer antirheumatischen Therapie adäquat dokumentiert werden kann. Unkar ist derzeit noch, ob diese Technik für das Therapiemonitoring vorteilhaft ist. Bislang ist unklar, ob sich aus den Parametern der dynamischen kontrastverstärkten MRT Informationen ableiten lassen, die für die Prognose der rheumatischen Gelenkerkrankungen tatsächlich relevant sind. Unbestritten ist aber schon jetzt, daß die MRT für die Planung der Synovialektomie und in diagnostischen Problemfällen äußerst hilfreich sein kann. Popliteale Zysten, die häufig gleichfalls von synovialen Proliferationen ausgekleidet sind, der Befall von Sehnenscheiden und Bandrupturen bzw. -destruktionen sind mit der MRT eindeutig zu dokumentieren.

Pigmentierte villonoduläre Synovitis (PVNS). Sie ist durch zottige oder/und noduläre synoviale Proliferationen gekennzeichnet, die sich in den großen Gelenken, Bursae und Sehnenscheiden manifestieren können. Mit 60–80 % ist ein monoartikulärer Befall des Kniegelenks ausgesprochen häufig. Die Ätiologie der PVNS ist unklar. Die synovialen Proliferationen der PVNS sind stark vaskularisiert und neigen zur Blutung. Der hyaline Gelenkknorpel und der subchondrale Knochen der korrespondierenden Gelenkkörper wird von der PVNS infiltriert, so daß polyzyklische sklerotisch begrenzte Knochendestruktionen resultieren.

Bei der PVNS werden in der MRT charakteristische Befunde erhoben: Das Gelenkkavum ist durch eine synoviale Masse aufgeweitet, die infolge ihres hohen Hämosideringehalts eine niedrige Signalintensität bei allen Pulssequenzen zeigt (53, 61). Infolge der starken Suszeptibilitätseffekte des Hämosiderins sind insbesondere bei T_2^*-gewichteten GRE-Sequenzen auffällige Signalausfälle (Abb. 7.**70**) festzustellen (111).

Hämophile Arthropathie. Hier finden sich häufig gleichfalls ausgedehnte synoviale Proliferationen mit Einlagerung von Hämosiderin. Die übrigen morphologischen Veränderungen und die Anamnese erlauben aber eine eindeutige Differentialdiagnose.

Sarkoidose. Eine Beteiligung der Synovialis ist neben dem Knochenbefall auch für die Sarkoidose beschrieben. Dabei wurde in der MRT eine gleichmäßige Verdickung der Synovialis mit deutlicher Kontrastmittelaufnahme beschrieben (85).

Lipoma arborescens, Gelenkkapsellipomatose. Eine seltene Erkrankung der Synovialis führt zu einer Zotten-

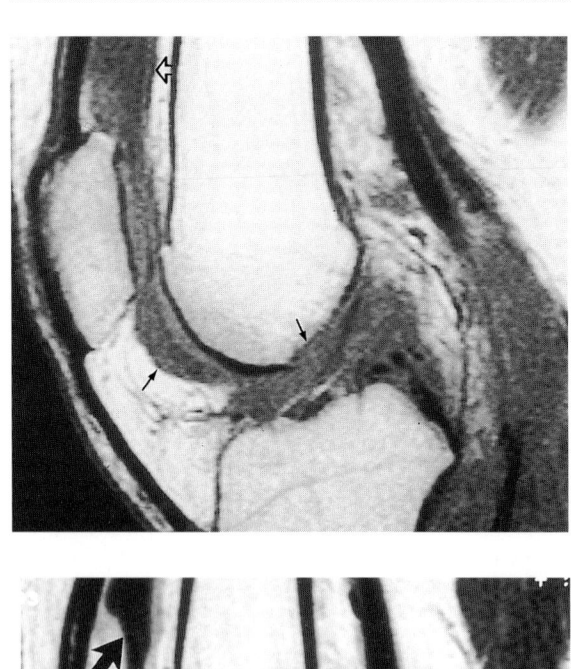

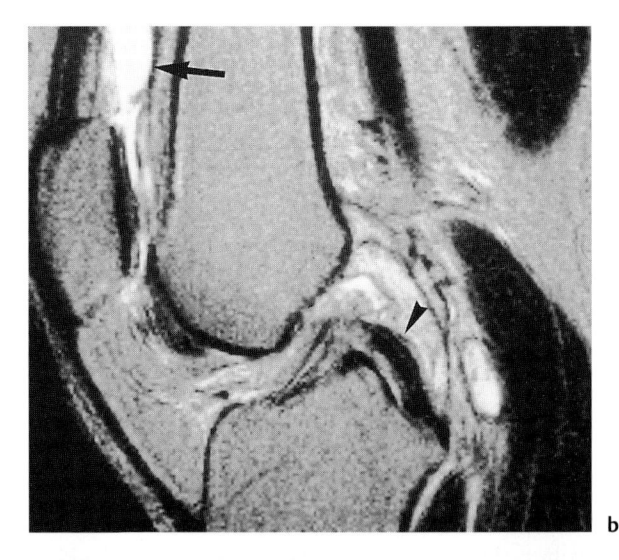

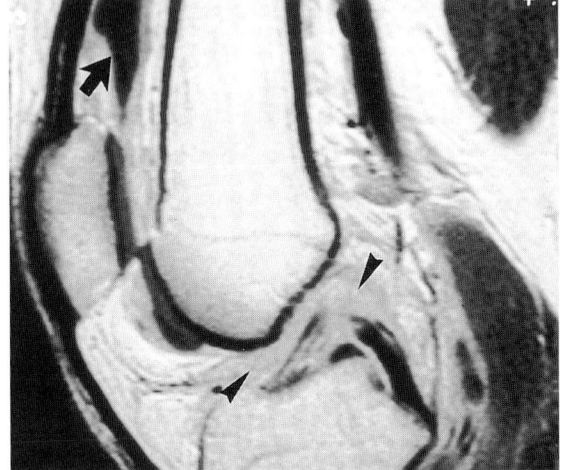

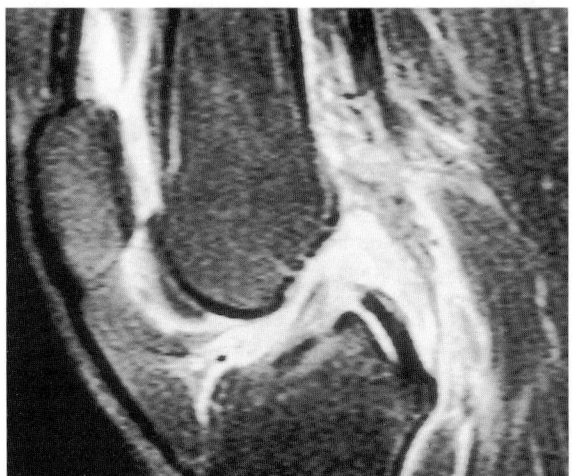

Abb. 7.66 a–d Rheumatoide Arthritis des Kniegelenks. **a** T$_1$-gewichtete sagittale SE-Aufnahme. Intermediäre Signalintensität der synovialen Proliferationen (Pfeile) und des Ergusses (offener Pfeil) im Recessus suprapatellaris. Deutlicher Kontrast zu den fetthaltigen Umgebungsstrukturen, z. B. dem Hoffa-Fettkörper. **b** T$_2$-gewichtete sagittale SE-Aufnahme. Hohe Signalintensität des Gelenkergusses im Recessus suprapatellaris (Pfeil). Die synovialen Proliferationen haben eine inhomogene relativ hohe Signalintensität. Geringer Kontrast gegenüber dem Fettgewebe. Die ligamentären Strukturen sind jetzt deutlich abgrenzbar (Pfeilspitze = hinteres Kreuzband). **c** Kontrastverstärkte T$_1$-gewichtete sagittale SE-Aufnahme. Starkes Enhancement der synovialen Proliferationen (Pfeilspitzen). Deutlicher Kontrast zu dem Gelenkerguß im Recessus suprapatellaris (dunkel, Pfeil). Die synovialen Proliferationen sind vom Fettgewebe nicht abgrenzbar. **d** Kontrastverstärkte T$_1$-gewichtete sagittale SE-Aufnahme mit Fettsättigung. Die synovialen Proliferationen werden mit hoher Signalintensität abgebildet, während alle anderen Strukturen eine niedrige Signalintensität besitzen.

hypertrophie mit einer vermehrten Fetteinlagerung. Die Erkrankung soll gehäuft in Zusammenhang mit posttraumatischen Arthrosen auftreten und führt zu Einklemmungserscheinungen des betroffenen Gelenks, Ermüdbarkeit des Gelenks sowie am Knie zur Atrophie des M. quadriceps. Die MRT weist die Erkrankung nahezu pathognomonisch als im T$_1$-Bild signalreiche und durch Fettunterdrückung signalfreie girlanden- oder farnkrautartige Auftreibung der Gelenkkapsel nach. Am Kniegelenk sind die Veränderungen im Recessus suprapatellaris am auffälligsten. Therapeutisch wird eine totale Synovektomie durchgeführt (38).

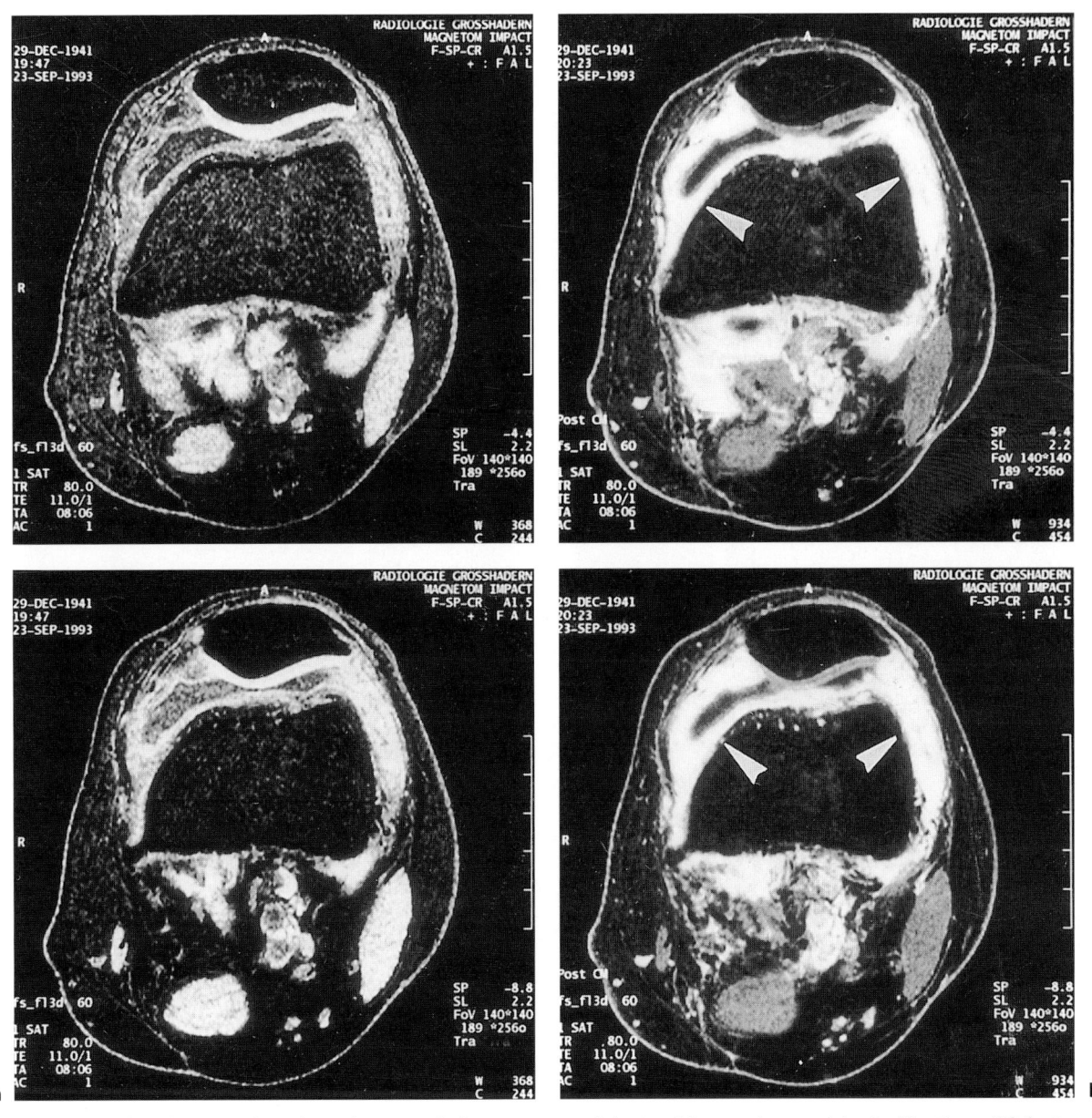

Abb. 7.67 a u. b   Rheumatoide Arthritis des Kniegelenks. Fettgesättigte 3-D-FLASH-Sequenz (a ohne, b mit Kontrastmittel). Deutliche Anreicherung der synovialen Proliferationen (Pfeilspitzen).

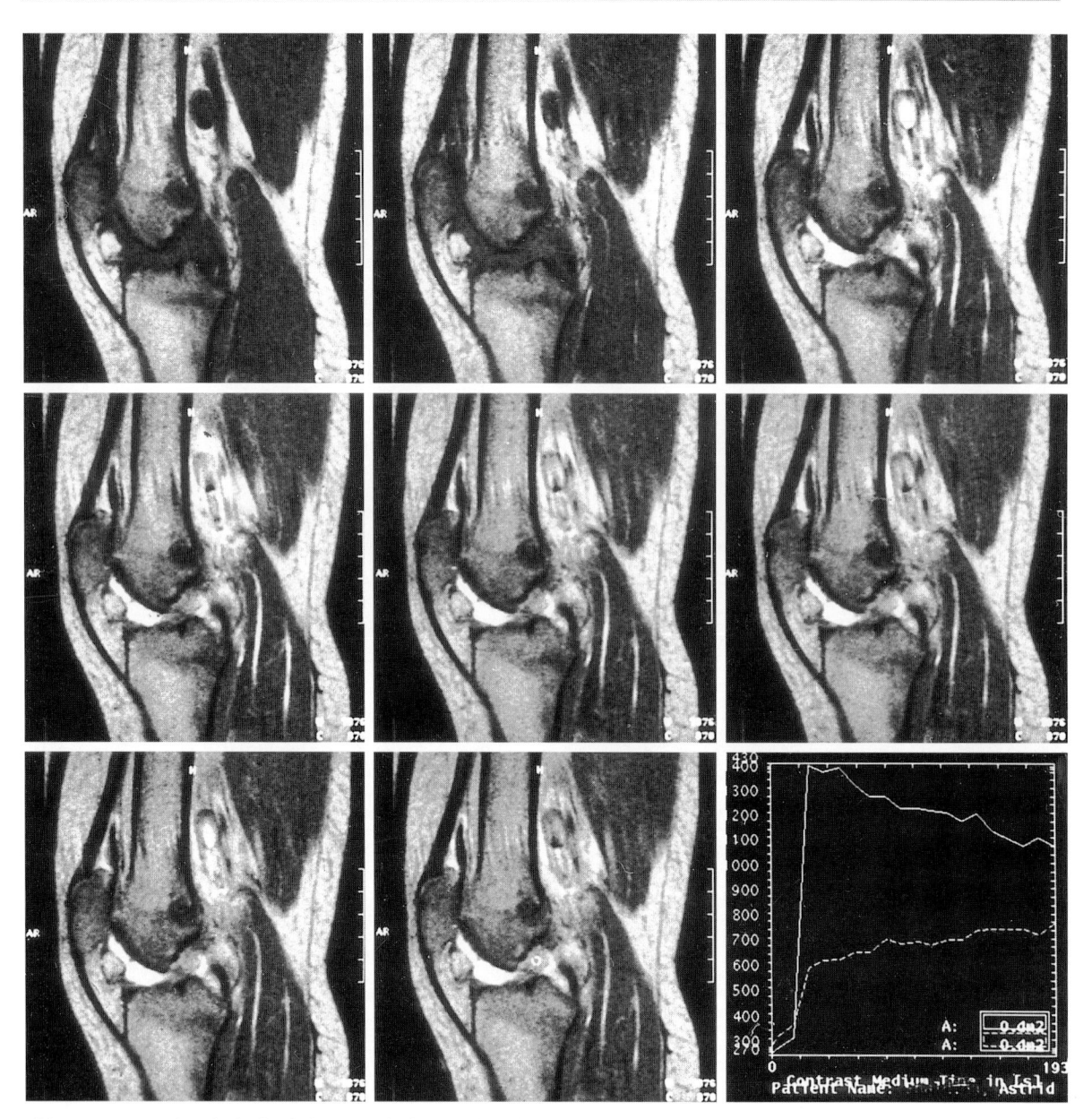

Abb. 7.68 Sagittale Schicht durch das Kniegelenk vor und nach intravenöser Injektion von Kontrastmittel bei rheumatoider Arthritis. Deutliche Erhöhung der Signalintensität im Bereich der synovialen Proliferationen des Kniegelenks. Die Darstellung der zeitabhängigen Veränderungen der Signalintensität (unten rechts) zeigt ein unterschiedlich starkes Anreicherungsverhalten. Stark anreichernde Komponente entsprechend hypervaskularisiertem aktiven Pannus, langsam anreichernde Komponente entsprechend fibrösem Pannus.

Veränderungen der Synovialmembran und der Gelenkkapsel **207**

Abb. 7.**69** Kontrastverstärkte FLASH-Aufnahme bei rheumatoider Arthritis des Kniegelenks. Die synovialen Proliferationen im Gelenkkavum und die Infiltrationen in der Tibia (Pfeilspitzen) sind signalreich dargestellt.

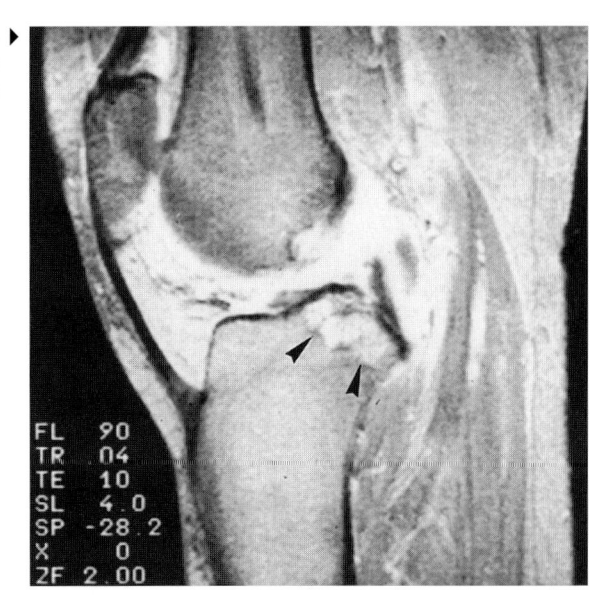

Abb. 7.**70a** u. **b** Pigmentierte villonoduläre Synovitis des Kniegelenks mit Manifestation in einer Baker-Zyste. **a** Sagittale T_2-gewichtete TSE-Aufnahme. Gelenkerguß im Gelenkkavum, im Recessus suprapatellaris und in der Baker-Zyste, die noduläre Auflagerungen zeigt. **b** Sagittale FLASH-Aufnahme nach Kontrastmittelinjektion. Intensives Enhancement der verdickten Synovialmembran (Pfeile). Infolge Eiseneinlagerung suszeptibilitätsbedingte Signalauslöschungen in der Baker-Zyste (Pfeilspitzen).

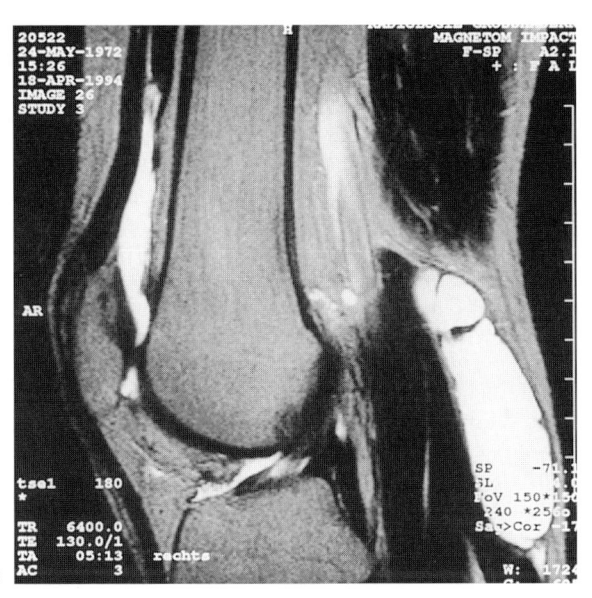

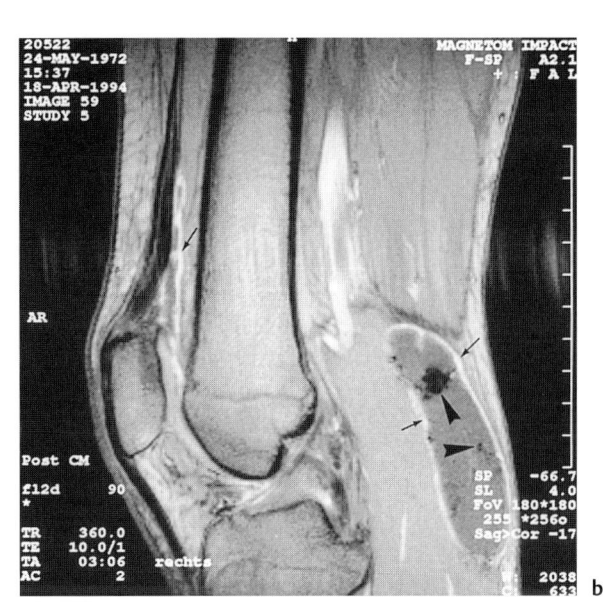

Plicae synoviales

Das Kniegelenk besteht in der Embryonalphase aus 3 separaten synovialen Kompartimenten: 1 suprapatellares und 2 infrapatellare (laterales und mediales) Kompartimente. Im Laufe der normalen Embryogenese bilden sich die unterteilenden Septen zurück, so daß ein großer synovialer Binnenraum entsteht. Relikte dieser embryonalen Membranen sind beim Erwachsenen normalerweise als synoviale Umschlagsfalten (Plicae synoviales) sichtbar. Diese liegen zum einen beidseits neben der Patella bis zum Hoffa-Fettkörper verlaufend (Plicae alares) (Abb. 7.71) und zum anderen zwischen Fossa intercondylaris und Spitze des Hoffa-Fettkörpers, parallel zum vorderen Kreuzband (Plica infrapatellaris). Die Plicae alares sind mittels MRT insbesondere bei Vorliegen eines Ergusses als signalfreie lineare Strukturen auf axialen und koronaren Bildern sichtbar. Die Plica infrapatellaris ist in der MRT normalerweise nicht sichtbar.

Bei Abweichungen von der normalen Entwicklung können unterschiedlich stark ausgeprägte Residuen der embryonalen Septen erhalten bleiben. Diese sind dann ebenfalls als Plicae synoviales sichtbar und können auf MR-Bildern, besonders gut bei Vorliegen eines Ergusses, als signalfreie Strukturen erkannt werden. Die Persistenz des Septums zwischen infra- und suprapatellaren Kompartimenten führt zur *Plica suprapatellaris* (Abb. 7.72 u. 7.73), die vollständig erhalten sein kann und dann auch beim Erwachsenen das Knie in 2 separate Kompartimente unterteilt. Häufiger jedoch findet man partiell rückgebildete Formen mit unterschiedlich großer zentraler Öffnung (Porta) und randständigen Resten. Die Plica suprapatellaris ist meist asymptomatisch. In der MRT ist sie besonders gut auf sagittalen Schnitten zu erkennen.

Bei fehlender Rückbildung des infrapatellaren Septums kann das Kniegelenk auch beim Erwachsenen in 2 infrapatellare Kompartimente unterteilt bleiben. Meist sieht man jedoch partielle Rückbildungen mit unterschiedlich großen Plicae infrapatellares (auch: Lig. mucosum). Die Rückbildungsstörungen der *infrapatellaren Plica* sind meist asymptomatisch und in der MRT meist nicht zu erkennen. Eine verdickte Plica infrapatellaris kann mit dem vorderen Kreuzband verwechselt werden und dadurch die Diagnose von Rupturen des Kreuzbands erschweren.

Die Persistenz kompletter embryonaler Kniegelenkkompartimente kann für die Ausbreitung von Infekten, die Operationsplanung sowie die Erklärung asymmetrischer Gelenkergüsse von Bedeutung sein. Sie lassen sich am besten mittels Arthrographie nachweisen. Bei vollständiger Persistenz der Plica suprapatellaris kann die dann isolierte Bursa suprapatellaris bei Bursitiden eine palpable suprapatellare Raumforderung verursachen.

Verdickte Plicae können darüber hinaus im medialen und lateralen Kniegelenkanteil im Bereich der auch normalerweise zu beobachtenden Plicae alares vorkommen. Dabei ist die *Plica mediopatellaris* sehr viel häufiger als die Plica lateralis patellae. Diese Plicae sind besonders bei Vorliegen von Ergüssen gut auf axialen und paramedianen sagittalen MRT-Bildern zu erkennen. Die Plica

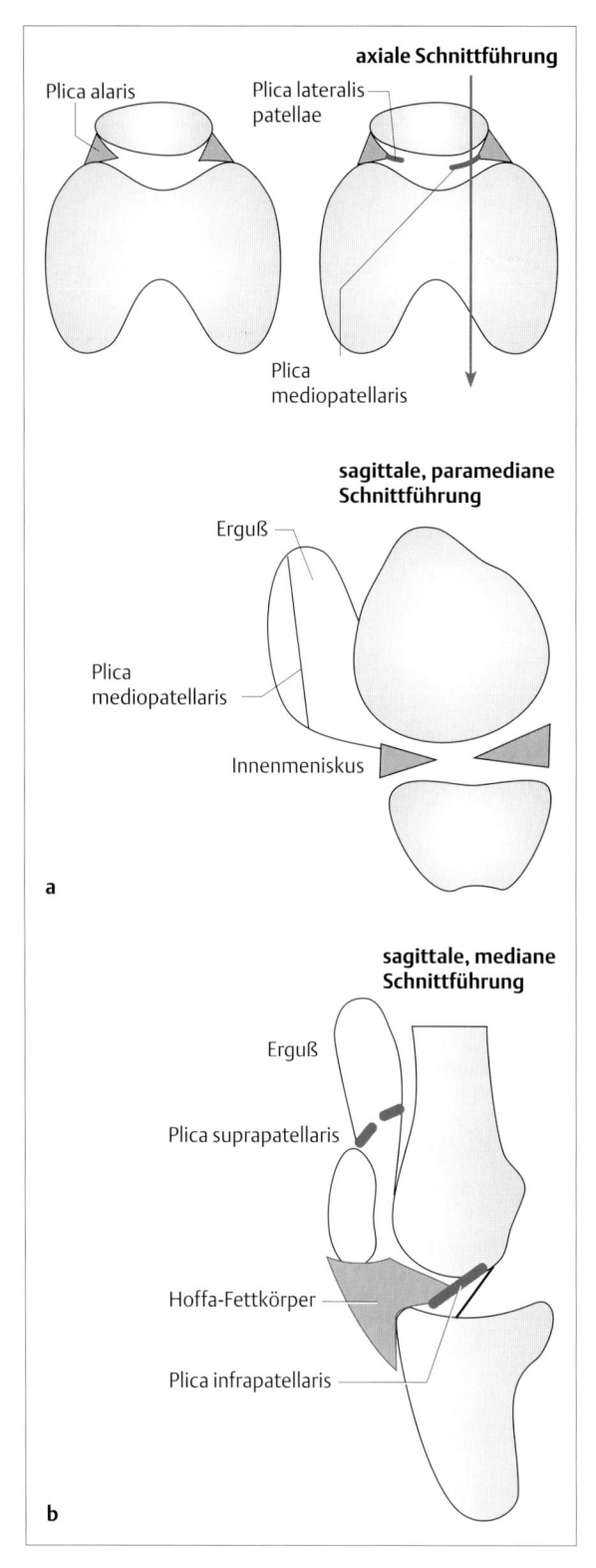

Abb. 7.71 a u. b   Schematische Darstellung der synovialen Plicae des Kniegelenks. **a** Normale Darstellung der Plicae alares im axialen Bild (links). Persistierende verdickte Plica lateralis patellae und Plica mediopatellaris im axialen Bild (rechts oben) und Plica mediopatellaris im sagittalen Bild (rechts unten). **b** Plica suprapatellaris mit kleiner Restöffnung (Porta) und Plica infrapatellaris im sagittalen Bild.

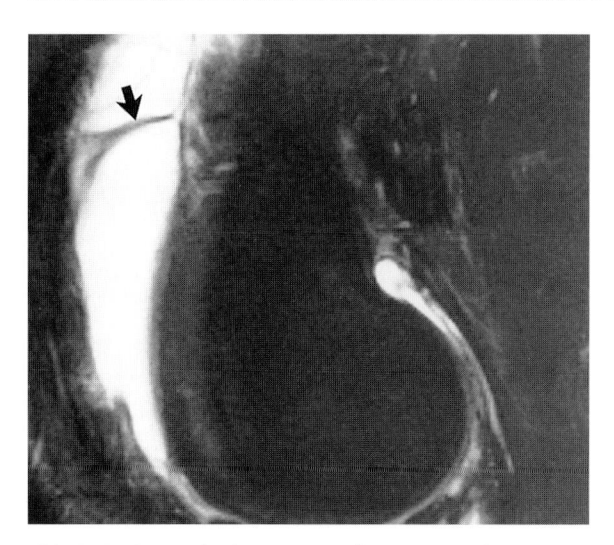

Abb. 7.72 Synoviale Plica suprapatellaris. T₂-gewichtete SE-Sequenz mit Fettsättigung. Hohe Signalintensität der synovialen Flüssigkeit, in der sich die Plica (Pfeil) deutlich demarkiert. Im Bereich des mit dargestellten Innenmeniskushinterhorns ist eine grobe Fragmentierung feststellbar.

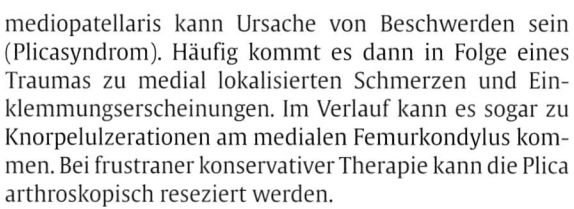

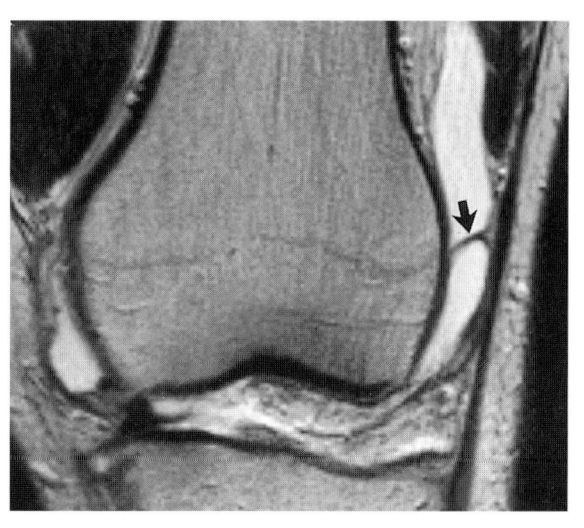

Abb. 7.73 Koronares T₂-gewichtetes SE-Bild. Die synoviale Plica suprapatellaris (Pfeil) ist in dem signalreichen Gelenkerguß abgrenzbar.

mediopatellaris kann Ursache von Beschwerden sein (Plicasyndrom). Häufig kommt es dann in Folge eines Traumas zu medial lokalisierten Schmerzen und Einklemmungserscheinungen. Im Verlauf kann es sogar zu Knorpelulzerationen am medialen Femurkondylus kommen. Bei frustraner konservativer Therapie kann die Plica arthroskopisch reseziert werden.

Die Inzidenz persistierender synovialer Plicae wird zwischen 20 und 60 % angegeben.

Synoviale popliteale Zysten und Bursitiden

Synoviale popliteale Zysten. Hiermit werden mit Synovialis ausgekleidete zystische Raumforderungen der Kniekehle bezeichnet, die typischerweise mit dem Gelenkbinnenraum kommunizieren. Der genaue Entstehungsmechanismus ist unklar. Vermutlich kommt es durch eine umschriebene Perforation der Gelenkkapsel im Bereich benachbarter Bursae zu einer Verbindung zwischen Bursa und Gelenk (Abb. 7.74 u. Tab. 7.9). Durch einen erhöhten Druck in der Bursa kann sich diese dann

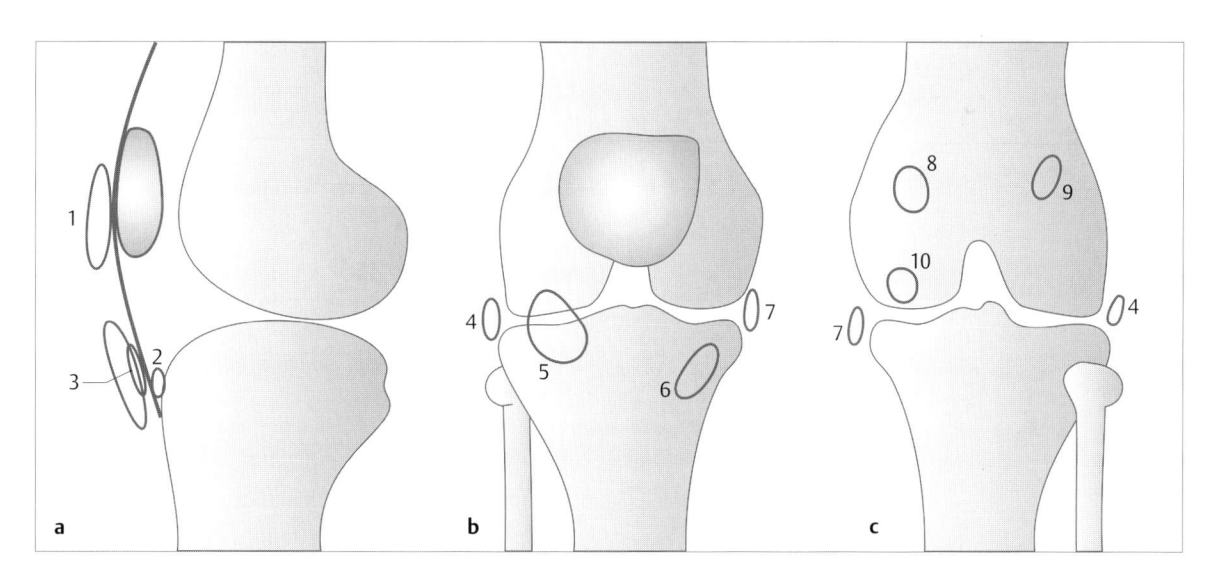

Abb. 7.74 a–c Schematische Darstellung der Bursae am und um das Kniegelenk. **a** Sagittale, **b** ventrale und **c** dorsale Ansicht des Knies.

1 = Bursa praepatellaris
2 = Bursa infrapatellaris profunda
3 = Bursa subcutanea infrapatellaris
4 = Bursae des Lig. collaterale laterale
5 = Bursa iliotibialis
6 = Bursa des Pes anserinus
7 = Bursae des Lig. collaterale mediale
8 = Bursa gastrocnemia mediale
9 = Bursa gastrocnemia laterale
10 = Bursa semimembranosus

Tabelle 7.9 Übersicht über Bursae am Knie und deren Entzündungen

Bursa	Lokalisation	Ursache einer Entzündung	Differentialdiagnosen
Bursa praepatellaris	zwischen Patella und Subkutis	knieende Tätigkeit	Tendinitis Lig. patellae
Bursa infrapatellaris profunda und Bursa subcutanea infrapatellaris	um den tibialen Ansatz des Lig. patellae	Springen, Laufen	Morbus Osgood-Schlatter
Bursae gastrocnemius mediale et laterale sowie Bursa semimembranosus	s. Abschnitt popliteale synoviale Zysten (S. 209)		
Bursa anserina	zwischen Pes anserinus und medioventraler Tibia	Läufer	Ganglion
Bursae des Lig. collaterale laterale et mediale	unter den Kollateralbändern		Meniskusschädigung, Kollateralbandverletzungen
Bursa iliotibialis	unter der Insertion des Tractus iliotibialis an der lateroventralen Tibia	Läufer, Varusstreß	

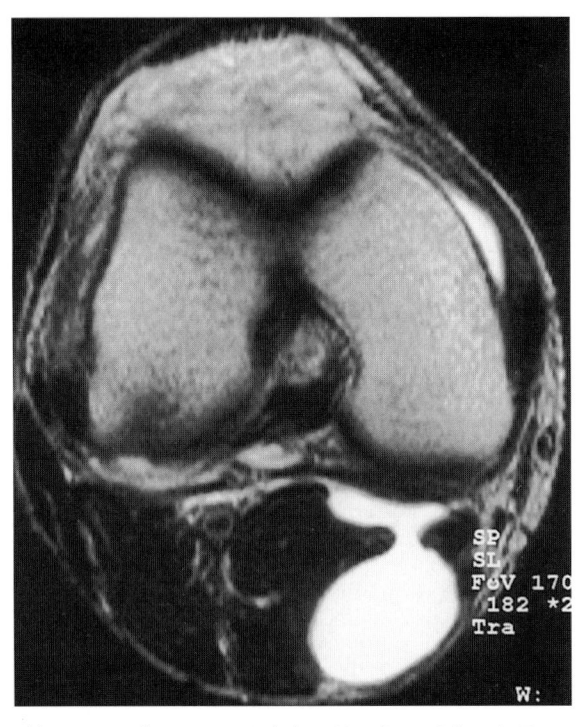

Abb. 7.75 Baker-Zyste mit hoher Signalintensität mit T_2-gewichteter SE-Sequenz. Kommunikation der Baker-Zyste mit dem Gelenkkavum.

zystisch aufweiten. Durch diesen Mechanismus ließe sich das gehäufte Vorkommen poplitealer Zysten mit zunehmendem Alter sowie die häufige Koinzidenz mit Traumata (typischerweise Meniskusrisse und Läsionen des vorderen Kreuzbands) erklären. Auch das gehäufte Vorkommen von großen Baker-Zysten bei Patienten mit rheumatoider Arthritis kann durch eine intraartikuläre Druckerhöhung infolge von Gelenkergüssen erklärt werden.

Die am häufigsten betroffene Bursa ist die Bursa gastrocnemio-semimembranosa am medialen Femurkondylus (Abb. 7.75 – 7.77). Die membranartige Gewebsschicht zwischen dieser Bursa und dem Gelenk ist sehr dünn, wodurch möglicherweise eine Prädisposition zur Ruptur erklärt werden kann. Die Kommunikation zwischen Bursa und Gelenk wird mit einer Inzidenz von 35 bis 55 % angegeben. Die Inzidenz einer störenden Raumforderung der Bursa (sog. *Baker-Zyste*) bei bestehender Kommunikation liegt bei 5 %. Bei persistierender Druckerhöhung in der Bursa bzw. Zyste durch Ventilmechanismen oder chronische Arthritiden kann sie sich weit in die Weichteile des Unterschenkels ausdehnen (sog. Dissektion). Bei plötzlicher Druckerhöhung kann es zur Ruptur kommen.

Differentialdiagnostisch sind abzugrenzen: Bursitis gastrocnemio-semimembranosa, Poplitealarterienaneurysma, Varixknoten, Hämatom, Tumoren der Weichteile und des Knochens.

Bursitiden. Die Entzündung eines Schleimbeutels *(Bursitis)* entsteht meist durch eine chronische Überlastung der dazugehörigen Sehne oder des myotendinösen Übergangs durch sportliche Betätigung oder Einengung des Gleitraums beispielsweise durch Osteophyten. Klinisch imponiert ein Belastungs-, Ruhe- und Druckschmerz an typischer Stelle (Tab. 7.9). Schmerzfreiheit nach Steroidinjektion in die betreffende Bursa ist beweisend für das Vorliegen einer Bursitis. Infektiöse Bursitiden werden durch Erregernachweis im Aspirat nachgewiesen. Bei nicht eindeutiger klinischer Beschwerdesymptomatik

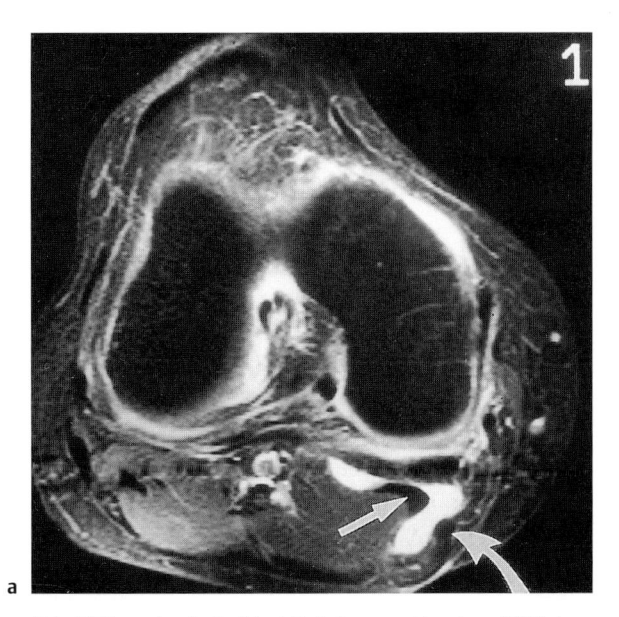

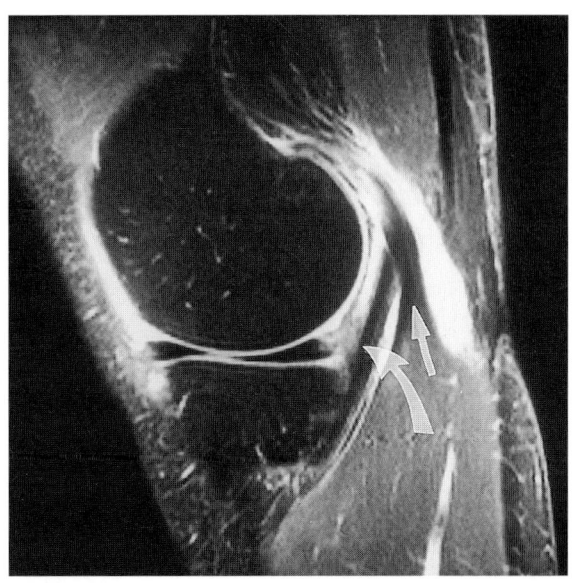

Abb. 7.76a u. b Indirekte MR-Arthrographie einer 30jährigen Patientin mit Schmerzen in der Kniekehle. **a** Axiale Schnittführung. **b** Sagittale Schnittführung.
Eine noch relativ kleine Baker-Zyste erstreckt sich kontrastmittelhaltig sehr signalreich zwischen medialem Gastrocnemiuskopf (gerader Pfeil) und der Sehne des M. semimembranosus (gebogener Pfeil) sowie nach dorsal. Die Kommunikation zum Gelenkspalt kann medial erahnt werden.

kann die Differentialdiagnose zu anderen Erkrankungen mittels MRT abgeklärt werden (52, 67).

Magnetresonanztomographisch sind normale Bursae nicht abgrenzbar. Im Falle der Bursitis findet man eine vermehrte Flüssigkeitsansammlung mit Auftreibung der Bursa und niedriger Signalintensität im T_1-gewichteten Bild und Signalanhebung im T_2-gewichteten Bild. Bei chronischen Bursitiden kann man mitunter eine im T_1-gewichteten Bild etwas signalangehobene Wandverdickung sowie signalfreie Aussparungen im Erguß durch Debris erkennen. Im Fall der chronischen Bursitis kann durch einen erhöhten Proteingehalt auch die Signalintensität bereits im T_1-gewichteten Bild etwas angehoben sein. Bei der Bursitis praepatellaris findet sich im Gegensatz zu anderen Bursitiden typischerweise eine unscharf begrenzte subkutane Signalveränderung, da die umgebenden Bindegewebsstrukturen entzündlich mitreagieren und so zur Unschärfe führen (Abb. 7.78).

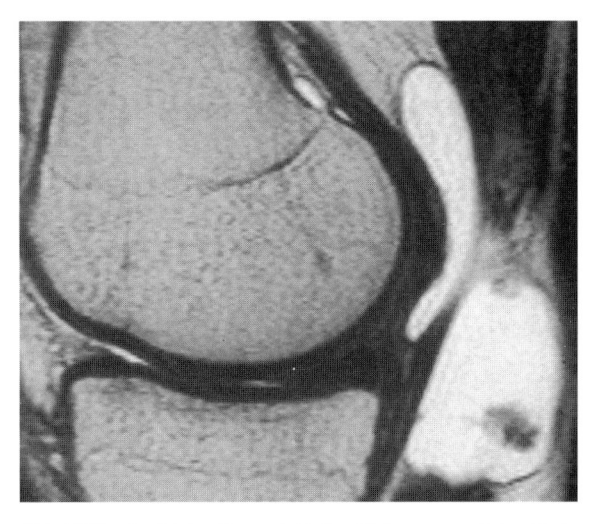

Ganglien (außer sog. Meniskusganglien)

Ganglien (engl. auch ganglion-cyst) sind gallerthaltige Raumforderungen, die von Sehnen, Bändern, Sehnenscheiden, Gelenkkapseln, Bursae, subchondralem Knochen, Menisken oder Disken ausgehen können. Sie können durch Druck auf benachbarte Strukturen zu Schmerzen führen. Auch Nervenlähmungen mit Atrophie des versorgten Muskels können durch Ganglien verursacht werden.

In der MRT sind Ganglien signalarm im T_1-gewichteten Bild sowie homogen signalreich im T_2-gewichteten Bild. Oft sieht man einen Stiel zu der anatomischen Struktur, von der das Ganglion ausgeht sowie lineare signalfreie Septierungen. Durch diese Kriterien können

Abb. 7.77 Sagittale T_2-gewichtete SE-Sequenz. Baker-Zyste mit hoher Signalintensität der synovialen Flüssigkeit und einer nach kranial und einer nach dorsal ausgedehnten Komponente. Signalarmer Körper im Inneren der Baker-Zyste.

Ganglien relativ sicher von anderen Raumforderungen unterschieden werden (18, 52).

Von den Kreuzbändern ausgehende intraartikuläre Ganglien des Kniegelenks können vor, hinter sowie innerhalb des Kreuzbands liegen und werden bei Beschwerden arthroskopisch oder durch Arthrotomie entfernt (Abb. 7.79). Am häufigsten liegen sie vor dem tibialen Ende des vorderen Kreuzbands.

Ganglien der tibiofibularen Gelenkkapsel können zu einer Peronäuslähmung führen. Meniskusganglien sind im Gegensatz zu Meniskuszysten nicht mit Rissen vergesellschaftet (s. oben).

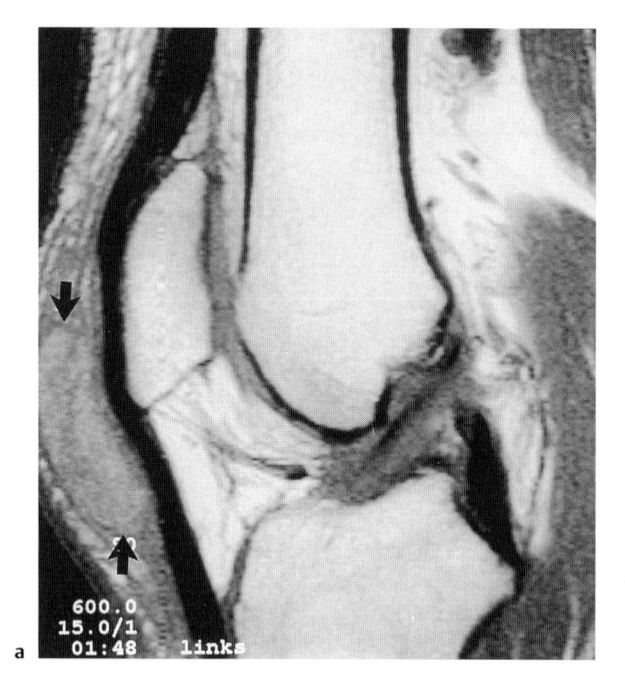

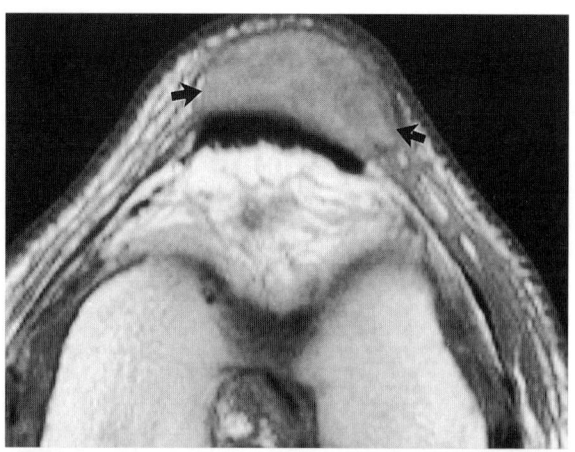

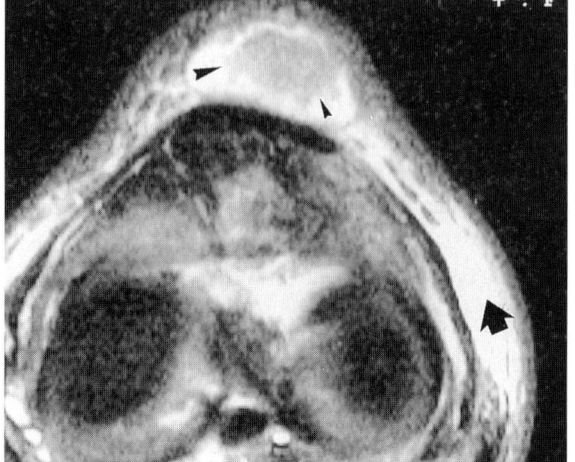

Abb. 7.78 a–c Chronische Bursitis der Bursa subcutanea infrapatellaris. **a** Sagittale T$_1$-gewichtete SE-Aufnahme. **b** Axiale T$_1$-gewichtete SE-Aufnahme. Oväläre Formation intermediärer Signalintensität subkutan und ventral der Patellarsehne (Pfeile). Netzige Signalminderungen in den angrenzenden Abschnitten des subkutanen Fettgewebes.
c Axiale STIR-Aufnahme. Hohe Signalintensitäten peripher in der Bursa subcutanea infrapatellaris und in dem subkutanen Fettgewebe (Pfeil) als Ausdruck eines entzündlichen Reizzustands. Intermediäre Signalgebung zentral in der Bursa (Pfeilspitzen).

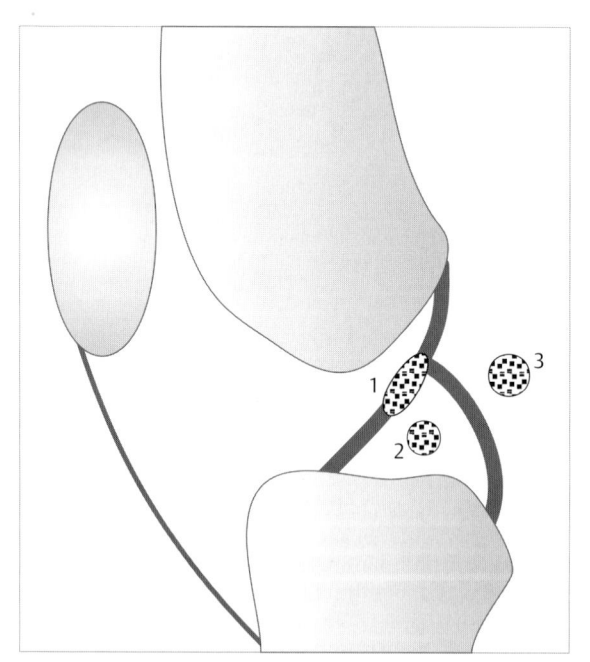

Abb. 7.79 Schematische Darstellung der intraartikulären Ganglien der Kreuzbänder. Die Relevanz dieser Einteilung ergibt sich für die Planung der arthroskopischen oder arthrotomischen Resektion.
1 = Ganglion im Kreuzband
2 = Ganglion zwischen den Kreuzbändern
3 = Ganglion hinter den Kreuzbändern

Fehlermöglichkeiten bei der Bildinterpretation

Von den intrameniskalen Signalerhöhungen sind *Signalanhebungen im Randbereich* des Meniskus zu differenzieren, die durch fibrovaskuläre Bündel zu erklären sind. Diese Signalerhöhungen sind gleichmäßiger konfiguriert, symmetrisch und strahlen vom Meniskusrand her ein. An der Insertionsstelle des Lig. transversum genus am Vorderhorn des Außenmeniskus wird in ¹/₃ der Fälle auf sagittalen Bildern eine lineare Signalerhöhung beobachtet, die nicht mit einem Meniskusriß verwechselt werden darf. Selten wird eine solche Signalerhöhung durch die Insertion des Lig. transversum auch am Vorderhorn des Innenmeniskus gesehen. Möglicherweise steht diese Veränderung mit Ästen der begleitenden A. geniculatum inferior laterale oder dem das Ligament umgebenden Fett in Zusammenhang (Abb. 7.**80**).

Am kranialen Teil des Hinterhornes des Außenmeniskus kann in ¹/₃ der Fälle auch die Insertion der Ligg. meniscofemoralia einen Riß auf sagittalen Bildern vortäuschen.

Die Pars intermedia des Außenmeniskus ist nicht am Lig. collaterale laterale angeheftet. Die Sehne und Sehnenscheide des M. popliteus verlaufen zwischen Meniskus und Gelenkkapsel. Dadurch kann ebenfalls ein vertikaler Riß des Hinterhorns des Außenmeniskus bzw. eine meniskokapsuläre Separation besonders auf koronaren Aufnahmen vorgetäuscht werden.

Pulsationsartefakte der A. poplitea können eine Fragmentation des Hinterhorns des Außenmeniskus vortäuschen. In Zweifelsfällen kann durch Veränderung der Fensterung ein Pulsationsartefakt als bandförmige Verwischung durch das gesamte Bild in Phasenkodierrichtung erkannt werden. Auch eine Änderung der Phasenkodierrichtung ermöglicht die sofortige Erkennung eines solchen Artefakts.

Bei Verwendung einer 128 × 256 Matrix kann es zu einem *Linienartefakt* kommen (truncation artefact), welcher auch von anderen Untersuchungsregionen bekannt ist, und am Meniskus Längsrisse vortäuschen kann (115). Diese Problematik stellt sich heute praktisch nicht mehr, da für die Meniskusdiagnostik heutzutage eine höher auflösende Matrix benutzt wird.

Wie auch in der konventionellen Röntgendiagnostik kann eine persistierende Teilung der Patella *(Patella bi-, tri- und multipartita)* mit Frakturen verwechselt werden. Im Unterschied zu Frakturen, findet man bei persistierender Fragmentierung kein Knochenmarködem, und die Verbindung zwischen den Fragmenten ist als Synchondrose mit knorpeligem Material im T_2-gewichteten Bild signalreich abzugrenzen. Der Knorpelüberzug ist intakt. Die persistierende Fragmentierung liegt drüber hinaus – im Gegensatz zur Fraktur – an typischer Stelle. Bei der Patella bipartita beispielsweise findet sich das kleine Fragment oben außen. Die Patella bipartita kommt bei 1% der Bevölkerung vor und ist meist bilateral vorhanden. Das zweite Fragment kann auch fehlen, wodurch es zu einer Eindellung der Patella (Patella emarginata) kommt. Eine solche Formvariante darf nicht mit Abrißfrakturen verwechselt werden.

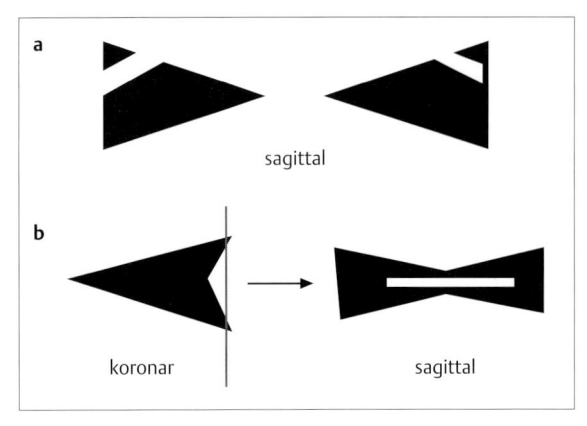

Abb. 7.**80 a** u. **b** Artefakte bei der MRT des Kniegelenks: mögliche Fehlerquellen bei der Beurteilung der Menisken. **a** Signalanhebung an der Oberkante der Vorderhörner der Menisken durch das Lig. transversum genus, am Hinterhorn durch das Lig. meniscofemorale posterius. **b** Lineare Signalanhebung im Randbereich des Meniskus im sagittalen Bild durch Teilvolumenartefakte.

Akzessorische dorsale Sesambeine (Fabellae, kleine Bohne) dürfen nicht mit freien Gelenkkörpern oder Frakturfragmenten verwechselt werden. Aufgrund der typischen Lokalisation und Größe von 5–20 mm lassen sie sich bereits auf dem Röntgenbild leicht erkennen. 10 bis 20% der Bevölkerung weisen eine laterale Fabella auf. Dieses Sesambein liegt im lateralen Gastrokemiuskopf und artikuliert mit dem lateralen Femurkondylus. In etwa 75% findet man sie bilateral. Selten beobachtet man eine mediale Fabella im medialen Gastrocnemiuskopf oder eine distale Fabella in der Popliteussehne dorsomedial des Fibulaköpfchens. Im Gegensatz zu freien Gelenkkörpern weisen Fabellae an der mit dem Femur bzw. der Fibula artikulierenden Seite einen in der MRT identifizierbaren Überzug mit hyalinem Gelenkknorpel auf.

Klinische Wertigkeit und Vergleich mit anderen bildgebenden Verfahren

Neben den konventionellen Röntgenaufnahmen wurden und werden teilweise auch heute noch eine Vielzahl von radiologischen Verfahren zur Diagnostik der Kniegelenkschäden angewandt:

- Mono- und Doppelkontrastarthrographie,
- CT und CT-Arthrographie,
- Sonographie,
- gehaltene Aufnahmen.

Für eine differenzierte und genaue Beurteilung der Binnenstrukturen des Kniegelenks sind diese Verfahren jedoch nicht geeignet bzw. zu aufwendig. Wenngleich auch die MRT verschiedenen Einschränkungen unterworfen ist, kann sie doch als Verfahren der Wahl zur nichtinvasiven oder gering invasiven (MR-Arthrographie, 36, 44 bis 46) Diagnostik von Schäden der Binnenstrukturen des Kniegelenks angesehen werden. Generell ist zu empfehlen, daß vor der MRT Röntgenübersichtsaufnahmen angefertigt werden. So können unter Umständen kniegelenknahe Knochentumoren oder Streßfrakturen klinisch als Binnenschäden fehlgedeutet werden, während sie durch Röntgenaufnahmen eindeutig identifiziert werden können. Es ist völlig inakzeptabel, wenn bei einem Osteosarkom des distalen Femurs mehrfache MRT-Untersuchungen des Kniegelenks durchgeführt werden, ehe die erste Röntgenaufnahme angefertigt wird. Auch zum Nachweis oder Ausschluß von Frakturen der gelenknahen Knochenabschnitte sind Röntgenaufnahmen indiziert.

Auch eine sachkundige klinische Diagnostik ist als unabdingbar zu fordern!

Nicht selten werden Beschwerden, die von pathologischen Veränderungen des Hüftgelenks ausgehen, in das Kniegelenk projiziert. Die Glaubwürdigkeit des Radiologen kann nur leiden, wenn ohne vorherige sachkundige klinische Untersuchung eine MRT durchgeführt wird oder auch geeignete therapeutische Konsequenzen unterbleiben. Eine wichtige Konkurrenz zur MRT des Kniegelenks ist die Arthroskopie, die in den letzten Jahren einen dramatischen Anstieg in seiner Anwendung erfahren hat.

Durch mehrere Studien konnte gezeigt werden, daß die MRT für die Abklärung von akuten Kniegelenkverletzungen und chronischen Schäden therapeutisch relevante Ergebnisse zu erbringen vermag, die die Aussagekraft der klinischen Untersuchung deutlich übertreffen. Weniger eindeutig ist die Situation bei chronisch entzündlichen Gelenkerkrankungen. In diesem Indikationsgebiet wird die Therapierelevanz nicht von allen Rheumatologen positiv beurteilt. Weitgehend unbestritten ist dagegen der Einsatz der MRT in diagnostischen Problemfällen.

Die bisher publizierten Studien zur Kosten-Nutzen-Analyse stammen aus den USA und bestätigen, daß der Einsatz der MRT auch unter dem Aspekt der Behandlungskosten vorteilhaft ist. Ruwe u. Mitarb. (99) führten bei 103 Patienten mit akuten Kniegelenkverletzungen und Hämarthros eine MRT durch. Daraufhin mußten 44 Patienten sofort arthroskopiert werden. Aufgrund des klinischen Verlaufs war bei weiteren 6 Patienten dann noch eine Arthroskopie erforderlich. Insgesamt konnte nach 22 Monaten bei 51,4% der Patienten eine Arthroskopie vermieden werden. Dies war mit einer Einsparung von 103 700 Dollar verbunden.

Natürlich sind diese Berechnungen nicht zwangsläufig auf die Gesundheitssysteme anderer Länder übertragbar. Zudem lassen sie die Folgen einer längeren Arbeitsunfähigkeit und die Morbidität der Arthroskopie unberücksichtigt. Daher dürfte sich unter dem Aspekt der gesamten Gesundheitskosten der gezielte Einsatz der MRT noch günstiger darstellen. Dies allerdings nur unter der Voraussetzung, daß die Indikation zur MRT sorgfältig und fachkundig gestellt wird und andererseits die Bewertung gleichfalls von erfahrenen und kritischen Radiologen vorgenommen wird.

Literatur

1 Adam, G., J. Neuerburg, J. Peiß, K. Bohndorf, R. W. Günther: Magnetresonanztomographie der Osteochondrosis dissecans des Kniegelenkes nach intravenöser Gadolinium-DTPA-Gabe. Fortschr. Röntgenstr. 160 (1994) 459–464
2 Ahlbäck, S., G. C. H. Bauer, W. H. Bohne: Spontaneous osteonecrosis of the knee. Arthr. u. Rheum. 11 (1968) 705–733
3 Allgayer, B., Y. Gewalt, K. Flock, A. I. Henze, K. Lehner, R. Gradinger, G. Luttke: Diagnostische Treffsicherheit der KST bei Kreuzbandverletzungen. Fortschr. Röntgenstr. 155 (1991) 159–164
4 Applegate, G. R., B. D. Flannigan, B. S. Tolin, J. M. Fox, W. Del Pizzo: MR diagnosis of recurrent tears in the knee: value of intraarticular contrast material. Amer. J. Roentgenol. 161 (1993) 821–825
5 Araki, Y., F. Ootani, I. Tsukaguchi, M. Ootani, T. Furukawa, T. Yamaoto, K. Tomoda, M. Mitomo: MR diagnosis of meniscal tears of the knee: Value of axial three-dimensional Fourier transformation GRASS images. Amer. J. Roentgenol. 158 (1991) 587–590
6 Arndt, W. F., A. L. Truax, F. M. Barnett, G. E. Simmons, D. C. Brown: MR diagnosis of bone contusions of the knee: comparison of coronar T2-weighted fast spin-echo with fat saturation and fast spin-echo STIR images with conventional STIR images. Amer. J. Roentgenol. 166 (1996) 119–124
7 Bassett, L. W., J. S. Grover, L. L. Seeger: Magnetic Resonance Imaging of the knee trauma. Skelet. Radiol. 19 (1990) 401–405
8 Beltran, J., J. L. Caudill, L. A. Herman, S. M. Kaontor, P. N. Hudson, A. M. Noto, A. S. Baran: Rheumatoid arthritis: MR Imaging manifestations. Radiology 165 (1987) 153–157
9 Bergmann, A. G., H. K. Willén, L. Lindstrand, H. T. A. Pettersson: Osteoarthritis of the knee: Correlation of subchondral MR signal abnormalities with histopathologic and radiographic features. Skelet. Radiol. 23 (1994) 445–448
10 Berlin, R. C., E. M. Levinsohn, H. Chrisman: The wrinkled patellar tendon: an indication of abnormality in the extensor mechanism of the knee. Skelet. Radiol. 20 (1991) 181–185
11 Björkengren, A. G., A. Al Rowaik, A. Lindstrand, H. Wingstrand, K.-G. Thorngren, H. Petterson: Spontaneous osteonecrosis of the knee: value of MR Imaging in determining prognosis. Amer. J. Roentgenol. 154 (1990) 331–336
12 Bloem, J. L., M. F. Reiser, D. Vanel: Magnetic Resonance contrast agents in the evaluation of the musculoskeletal system. Magn. Reson. Q 6 (1990) 136–163
13 Bodne, D., S. F. Quinn, W. T. Murray: Magnetic Resonance Images of chronic patellar tendonitis. Skelet. Radiol. 17 (1988) 24–28
14 Boeree, N. R., A. F. Watkinson, C. E. Ackroyd, C. Johnson: Magnetic Resonance Imaging of meniscal and cruciate injuries of the knee. J. Bone Jt Surg. 73-B (1991) 452–457
15 Brossmann, J., C. Muhle, C. Schröder, U. H. Melchert, C. C. Büll, R. P. Spielmann, M. Heller: Patellar tracking patterns during active and passive knee extension: evaluation with motion-triggered cine MR Imaging. Radiology 187 (1993) 205–212
16 Buckwalter, K. A., E. M. Braunstein, D. B. Janizek, T. N. Vahey: MR Imaging of meniscal tears: narrow versus conventional window with photography. Radiology 187 (1993) 827–830
17 Buirski, J. P. P.: MR Imaging of the knee: a prospective trial using a low field strength magnet. Aust. Radiol. 34 (1990) 59–63
18 Burk, B. L., M. K. Dalinka, E. Kanal, M. L. Schiebler, E. K. Cohen, R. J. Prorok, W. B. Gefter, H. Y. Kressel: Meniscal and ganglion cysts of the knee: MR evaluation. Amer. J. Roentgenol. 150 (1987) 331–336
19 Chan, W. P., P. Lang, M. P. Stevens, K. Sack, S. Majambar, D. W. Stoller, G. Brasch, H. D. Genant: Osteoarthritis of the knee: comparison of radiography, CT, and MR Imaging to assess extent and severity. Amer. J. Roentgenol. 157 (1991) 799–806
20 Chan, W. P., C. Peterfy, R. C. Fritz, H. K. Genant: MR diagnosis of complete tears of the anterior cruciate ligament of the knee: importance of anterior subluxation of the tibia. Amer. J. Roentgenol. 162 (1994) 355–360

21 Cheung, Y., T. H. Magee, S. Z. Rosenberg, D. J. Rose: MRI of anterior cruciate ligament reconstruction. J. Comput. assist. Tomogr. 16 (1992) 134–137

22 Clanton, T. O., C. DeLee: Osteochondritis dissecans: history, pathophysiology and current treatment concepts. Clin. Orthop. 167 (1982) 50–64

23 Crues, J. V., J. Mink, T. Levy, M. Lotysch, D. W. Stoller: Meniscal tears of the knee: accuracy of MR Imaging. Radiology 164 (1987) 445–448

24 Davies, S. G., C. J. Boudonin, J. B. King, J. D. Perry: Ultrasound, Computed Tomography and Magnetic Resonance Imaging in patellar tendonitis. Clin. Radiol. 43 (1991) 52–56

25 De Smet, A. A., D. R. Fisher, B. K. Graf, R. H. Lange: Osteochondritis dissecans of the knee: value of MR Imaging in determining lesions stability and the presence of articular defects. Amer. J. Roentgenol. 155 (1990) 549–553

26 DeSmet, A. A., M. A. Norris, D. R. Yandows, F. A. Quintana, B. K. Graf, J. S. Keene: MR diagnosis of meniscal tears of the knee: importance of high signal in the meniscus that extends to the surface. Amer. J. Roentgenol. 161 (1993) 101–107

27 De Smet, A. A., M. J. Tuite, M. A. Norris, J. S. Swan: MR diagnosis of meniscal tears: analysis of causes of errors. Amer. J. Roentgenol. 163 (1994) 1419–1423

28 Deutsch, A. L., J. H. Mink, J. M. Fox, S. P. Arnoczky, B. J. Rothmann, D. W. Stoller, W. D. Cannon: Peripheral meniscal tears: MR findings after conservative treatment and arthroscopic repair. Radiology 176 (1990) 485–488

29 Dillon, E. H., C. F. Pope, P. Jokl, K. Lynch: The clinical significance of stage 2 meniscal abnormalities on Magnetic Resonance knee images. Magn. Reson. Imag. 8 (1990) 411–415

30 Disler, D. G., S. V. Kattapuram, F. S. Chews, D. I. Rosenthal, D. Patel: Meniscal tears of the knee: preliminary comparison of three dimensional MR reconstruction with two dimensional MR Imaging and arthroscopy. Amer. J. Roentgenol. 160 (1993) 343–345

31 Eckstein, F., H. Sittek, S. Milz, R. Putz, M. Reiser: The morphology of articular cartilage assessed by Magnetic Resonance Imaging (MRI) – reproducibility and anatomical correlation. Surg. radiol. Anat. 16 (1994) 429–438

32 Eckstein, F., H. Sittek, A. Gavazzeni, S. Milz, B. Kiefer, R. Putz, M. Reiser: Der Kniegelenksknorpel in der Magnetresonanztomographie. MR-Chondrovolumetrie (MR-CVM) mittels fettunterdrückter FLASH-3 D-Sequenz. Radiologe 35 (1995) 87–93

33 Eckstein, F., H. Sittek, S. Milz, E. Schulte, B. Kiefer, M. Reiser, R. Putz: The potential of Magnetic Resonance Imaging (MRI) for quantifying articular cartilage thickness – a methodological study. Clin. Biomech. 10 (1995) 434–440

34 Eckstein, F., H. Sittek, A. Gavazzeni, E. Schulte, S. Milz, B. Kiefer, M. Reiser, R. Putz: Magnetic Resonance Chondro-Crassometry (MR CCM): a method for accurate determination of articular cartilage thickness? Magn. Reson. Med. 35 (1996) 89–96

35 El-Koury, G. Y., R. L. Wira, R. S. Berbaum, T. L. Tope, T. U. V. Monu: MR Imaging of patellar tendinitis. Radiology 184 (1992) 849–855

36 Engel, A., P. C. Hajek, J. Kramer et al.: Magnetic Resonance knee arthrography. Enhanced contrast by gadolinium complex in the rabbit and in humans. Acta orthop. scand. 61, Suppl. 240 (1990) 1–57

37 Erickson, S. J., I. H. Cox, G. F. Correra, J. A. Strandt, L. D. Estokowski: Effect of tendon orientation on MR Imaging signal intensity: a manifestation of the „magic angle" phenomenon. Radiology 181 (1991) 389–392

38 Feller, J. F., M. Rishi, E. C. Hughes: Lipoma arborescens of the knee. MR demonstration. Amer. J. Roentgenol. 163 (1994) 162–164

39 Fisher, S. P., J. M. Fox, W. Del Pizzo, M. J. Friedman, S. J. Snyder, R. D. Ferkel: Accuracy of diagnoses from Magnetic Resonance Imaging of the knee: a multicenter analysis of one thousand and fourteen patients. J. Bone Jt Surg. 73-A (1991) 2–10

40 Fullerton, G. D., I. L. Cameron, V. A. Ord: Orientation of tendons in the magnetic field and its effect on T2 relaxation times. Radiology 155 (1985) 433–435

41 Gavazzeni, A., F. Eckstein, H. Sittek, S. Milz, E. Schulte, B. Kiefer, R. Putz, M. Reiser: Die Bestimmung der quantitativen Verteilung des hyalinen Knorpelgewebes mittels Magnetresonanztomographie. Sportorthop. Sporttraumatol. 11 (1995) 176–182

42 Gentili, A., L. L. Seeger, L. Yao, H. M. Do: Anterior Cruciate ligament tear: indirect signs at MR Imaging. Radiology 193 (1994) 835–840

43 Grover, J. S., L. W. Bassett, M. L. Gross, L. L. Seeger, G. A. M. Finerman: Posterior cruciate ligament: MR Imaging. Radiology 174 (1990) 527–530

44 Gylys-Morin, V. M., P. C. Hajek, D. J. Sartoris, D. Resnick: Articular cartilage defects: detectability in cadaver knees with MR. Amer. J. Roentgenol. 148 (1987) 1153–1157

45 Hajek, P. C., D. J. Sartoris, D. H. Neumann, D. Resnick: Potential contrast agents for MR arthrography: in vitro evaluation and practical observations. Amer. J. Roentgenol. 149 (1987 a) 97–104

46 Hajek, P. C., L. L. Baker, D. J. Sartoris, C. Neumann, D. Resnick: MR arthrography: anatomic pathologic investigation. Radiology 163 (1987 b) 141–147

47 Hayes, C. W., R. W. Swyer, W. F. Conway: Patellar cartilage lesions: in vitro detection and staging with MR Imaging and pathological correlation. Radiology 176 (1990) 479–483

48 Herman, L. J., J. Beltran: Pitfalls in MR Imaging of the knee. Radiology 167 (1988) 775–781

49 Heuck, A., B. Allgayer, H. Sittek, J. Scheidler: Oblique coronal sequences increase the accuracy of MR Imaging of the anterior cruciate ligament. Radiology 193 (1994) 290

50 Howe, J., R. J. Johnson: Knee injuries in skiing. Orthop. Clin. N. Amer. 16 (1995) 303–313

51 Iversen, B. F., J. Stürup, K. Jacobsen, K. Andersen, J. Andersen: Implications of muscular defense in testing for the anterior drawer sign in the knee. Amer. J. Sports Med. 5 (1989) 409–413

51 a Jackson, D. W., L. D. Jennings, R. M. Maywood, P. E. Berger: Magnetic Resonance Imaging of the knee. Amer. J. Sports Med. 16 (1988) 29–38

52 Janzen, D. L., C. G. Peterfy, J. R. Forbes, P. F. Tirman, H. K. Genant: Cystic lesions around the knee joint: MR Imaging findings. Amer.J. Roentgenol. 163 (1994) 155–161

53 Jelinek, J. S., M. J. Kransdorf, J. A. Utz, B. H. Berrey, J. D. Thomson: Imaging of pigmented villonodular synovitis with emphasis on MR Imaging. Amer. J. Roentgenol. 152 (1989) 337–342

54 Just, M., M. Runkel, J. Ahlers, P. Grebe, K.-F. Kreitner, M. Thelen: MR-Tomographie bei Innenbandverletzungen des Kniegelenkes. Fortschr. Röntgenstr. 156 (1992) 555–558

55 Justice, W. W., S. F. Quinn: Error patterns in the MR Imaging evaluation of menisci of the knee. Radiology 196 (1995) 617–621

56 Kapelow, S. R., L. M. Teresi, W. G. Bradley, N. R. Bucciarelli, D. M. Murakami, W. J. Mulin, J. E. Jordan: Bone contusions of the knee: Increased lesion detection with fast spin-echo MR Imaging with spectroscopic fat saturation. Radiology 189 (1993) 901–904

57 Kennedy, J. C., H. W. Weinberg, A. S. Wilson: The anatomy and function of the anterior cruciate ligament. J. Bone Jt Surg. 56-A (1974) 223–235

58 Kirsch, M. D., S. W. Fitzgerald, H. Friedman, L. F. Rogers: Transient lateral patellar dislocation: diagnosis with MR-Imaging. Amer. J. Roentgenol. 161 (1993) 109–113

59 König, H., J. Sieper, K.-J. Wolf: Rheumatoid Arthritis: Evaluation of hypervascular and fibrous pannus with dynamic MR Imaging enhanced with Gd-DTPA. Radiology 176 (1990) 473–477

60 Kornick, J., E. Trefelner, S. McCarthy, R. Lange, K. Lynch, P. Joki: Meniscal abnormalities in the asymptomatic population at MR Imaging. Radiology 177 (1990) 463–465

61 Kottal, R. A., J. B. Volger, A. Matamoros et al.: Pigmented villonodular synovitis: a report of MR Imaging in two cases. Radiology 163 (1987) 551

62 Kramer, J., R. Stiglbauer, A. Engel, L. Prayer, H. Imhof: MR Contrast Arthrography (MRA) in osteochondrosis dissecans. J. Comput. assist. Tomogr. 16 (1992) 254–260
63 Kramer, J., M. P. Recht, H. Imhof, R. Stiglbauer, A. Engel: Postcontrast MR arthrography in assessment of cartilage lesions. J. Comput. Assist. Tomogr. 18 (1994) 218–224
64 Kramer, J., A. Scheurecker, E. Mohr: Osteochondrale Läsionen. Radiologe 35 (1995) 109–116
65 Kursunoglu-Brehme, S., B. Schwaighofer, L. Gundry, C. Ho, D. Resnick: Jogging causes acute changes in the knee joint: a restudy in normal volunteers. Amer. J. Roentgenol. 154 (1990) 1233–1235
66 Lang, P., S. Grampp, M. Vahlensieck, M. Mauz, E. Steiner, H. Schwickert, A. Gindele, R. Felix, H. K. Genant: Spontane Osteonekrose des Kniegelenkes: MRT im Vergleich zur CT, Szintigraphie und Histologie. Fortschr. Röntgenstr. 162 (1995) 469–477
67 Lee, J. K., L. Yao: Tibial collateral ligament bursa: MR Imaging. Radiology 178 (1991) 855–857
68 Lee, J. K., L. Yao, C. T. Phelps, C. R. Wirth, J. Czajka, J. Lozmann: Anterior cruciate ligament tears: MR Imaging compared with arthroscopy and clinical tests. Radiology 166 (1988) 861–864
69 Lehner, K. B., H. P. Rechl, J. K. Gmeinwieser, A. F. Heuck, H. P. Lukas, H. P. Kohl: Structure, function, and degeneration of bovine hyaline cartilage: assessment with MR Imaging in vitro. Radiology 170 (1989) 495–499
70 Leutner, C., M. Vahlensieck, U. Wagner, F. Dombrowski, M. Reiser: Hochauflösende axiale Kernspintomographie arthrotomisch gesetzter Meniskusläsionen am Kniegelenk. Osteologie 2 (1993) 27
71 Lotke, P. A., M. L. Ecker: Osteonecrosis of the knee. J. Bone Jt Surg. 70-A (1988) 470–473
72 Lotysch, M., J. Minck, C. V. Crues, S. A. Schwartz: Magnetic Resonance Imaging in the detection of meniscal injuries. Magn. Reson. Imag. 4 (1986) 185
73 Lynch, T. C., J. Crues III, F. W. Morgan, W. E. Sheehan, L. P. Harter, R. Ryu: Bone abnormalities of the knee: prevalence and significance at MR Imaging. Radiology 171 (1989) 761–766
74 Lysholm, J., J. Gillquist: Arthroscopic examination of the posterior cruciate ligament. J. Bone Jt Surg. 63-A (1981) 363–366
75 McCauley, T. R., R. Kier, K. J. Lynch, P. Jokl: Chondromalacia patellae. Diagnosis with MR Imaging. Amer. J. Roentgenol. 158 (1992) 101–105
76 McLaughlin, R. F., E. L. Raber, A. D. Vallet, J. P. Wiley, R. C. Bray: Patellar tendinitis: MR Imaging features, with suggested pathogenesis and proposed classification. Radiology 197 (1995) 843–848
77 Mesgarzadek, M., A. A. Sapega, A. Bonakdarpour, G. Revesz, R. A. Moyer, H. A. Maurer, P. D. Alburger: Osteochondritis dissecans. Analysis of mechanical stability with radiography, scintigraphy and MR Imaging. Radiology 165 (1987) 775–780
78 Mink, J. H., T. Levy, J. V. Crues III: Tears of the anterior cruciate ligament and menisci of the knee: MR Imaging evaluation. Radiology 167 (1988) 769–774
79 Mink, J. H., Al. Deutch: Occult cartilage and bone injuries of the knee: detection, classification, and assessment with MR Imaging. Radiology 170 (1989) 823–829
80 Modl, J. M., L. A. Sether, V. M. Haughton, J. B. Kneeland: Articular cartilage: correlation of histologic zones with signal intensity at MR Imaging. Radiology 181 (1991) 853–855
81 Muhle, C., J. Brossmann, M. Heller: Funktionelle MRT des Femoropatellargelenkes. Radiologe 35 (1995) 117–124
82 Munk, P. L., C. A. Helms, H. K. Genant, R. G. Holt: Magnetic resonance Imaging of the knee: current status, new directions. Skelet. Radiol. 18 (1989) 569–577
83 Nägele, M., M. F. Reiser, A. I. Vellet, P. L. Munk: Synovial structure of the knee and arthritis. In Munk, P., C. A. Helms: MRI of the Knee. Aspen, Gaithersburg 1992
84 Patten, R. M.: MRI of the postoperative knee: meniscal appearances. MRI Decisions 10 (1993) 17–25
85 Powers, T. A., T. J. Limbbird: MRI of the knee in sarcoidosis: synovial and marrow involvement. J. Comput. assist. Tomogr. 18 (1994) 313–314
86 Quinn, S. F., T. F. Brown: Meniscal tears diagnosed with MR Imaging versus arthroscopy: how reliable a standard is arthroscopy? Radiology 181 (1991) 843–847
87 Quinn, S. F., T. R. Brown, J. Szumowski: Menisci of the knee: radial MR Imaging correlated with arthroscopy in 259 patients. Radiology 185 (1992) 577–580
88 Recht, M. P., J. Kramer, S. Marcelis, M. N. Pathria, D. Trudell, P. Haghighi, D. J. Sartoris, D. Resnick: Abnormalities of articular cartilage in the knee: analysis of available MR techniques. Radiology 187 (1993) 473–478
89 Reicher, M. A., S. Hartzman, G. R. Duckwiler, L. W. Basset, L. J. Anderson, R. H. Gold: Meniscal injuries: detection with MR Imaging. Radiology 59 (1986) 753–757
90 Reiser, M., N. Rupp, B. Heimhuber, W. Haller, O. Paar, A. Breit: Bildgebende Verfahren in der Kniegelenksdiagnostik. Prakt. Sport-Traumatol. Sportmed. 4 (1985) 14–18
91 Reiser, M., N. Rupp, K. Pfändner, S. Schepp, P. Lukas: Die Darstellung von Kreuzbandläsionen durch die MR-Tomographie. Fortschr. Röntgenstr. 145 (1986) 193–198
92 Reiser, M., G. Bongartz, R. Erlemann, M. Strobel, T. Pauly, K. Gaebert, U. Stoeber, P. E. Peters: Magnetic resonance in cartilaginous lesions of the knee joint with three-dimensional gradient-echo imaging. Skelet. Radiol. 17 (1988) 465–471
93 Reiser, M. F., G. P. Bongartz, R. Erlemann, M. Schneider, Th. Pauly, H. Sittek, P. E. Peters: Gadolinium DTPA in rheumatoid arthritis and related diseases: first results with dynamic Magnetic Resonance Imaging. Skelet. Radiol. 18 (1989) 591–597
94 Reiser, M., M. Vahlensieck, H. Schüller: Imaging of the knee joint with emphasis on Magnetic Resonance Imaging. Europ. Radiol. 2 (1992) 87–94
95 Reiser, M., H.-J. Refior, A. Stäbler, A. Heuck: MRT in der Orthopädie: Gelenkdiagnostik. Orthopäde 23 (1994) 342–348
96 Reiser, M., A. Heuck, A. Stäbler: Überlegungen zur Kosten-Nutzen-Relation in der Skelettradiologie. In Buck: Radiologie – Träger des Fortschritts. Springer, Berlin 1995
97 Remig, J. W., E. R. McDevitt, P. N. Ove: Progression of meniscal degenerative changes in college football players: evaluation with MR Imaging. Radiology 181 (1991) 255–257
98 Robertson, P. L., M. E. Schweitzer, A. R. Bartolozzi, A. Ugoni: Anterior cruciate ligament tears: evaluation of multiple signs with MR Imaging. Radiology 193 (1994) 829–834
99 Ruwe, P. A., J. Wright, R. L. Randall, K. J. Lynch, P. Jokl, S. McCarthy: Can MR Imaging effectively replace diagnostic arthroscopy? Radiology 183 (1992) 335–339
100 Sanchis-Alfonso, V., V. Martinez-Sanjuan, E. Gastaldi-Orquin: The value of MRI in the evaluation of the ACL deficient knee and in the postoperative evaluation after ACL reconstruction. Europ. J. Radiol. 16 (1993) 126–130
101 Sandberg, R., B. Balkfors: Partial rupture of the anterior cruciate ligament. Clin. Orthop. 220 (1987) 176–178
102 Schweitzer, M. E., D. G. Mitchell, S. M. Ehrlich: The patellar tendon: thickening, internal signal buckling, and other MR variants. Skelet. Radiol. 22 (1993) 411–416
103 Schweitzer, M. E., D. Tran, D. M. Deely, E. L. Hume: Medial collateral ligament injuries: evaluation of multiple signs, prevalence and location of associated bone bruises, and assessment with MR Imaging. Radiology 194 (1995) 825–829
104 Shahriaree, H.: Chondromalacia. Contemp. Orthop. 11 (1985) 27–39
105 Shellock, F. G., J. H. Mink, A. L. Deutsch, J. M. Fox: Patellar tracking abnormalities: clinical experience with kinematic MR Imaging in 130 patients. Radiology 172 (1989) 799–804
106 Silverman, J. M., J. H. Mink, A. L. Deutsch: Discoid menisci of the knee: MR Imaging appearance. Radiology 173 (1989) 351–354
107 Sittek, H., A. Heuck, F. Eckstein, M. Reiser: Magnetresonanztomographie bei Traumen des Kniegelenkes. Radiologe 35 (1995) 101–108
108 Sittek, H., F. Eckstein, A. Gavazzeni, S. Milz, B. Kiefer, E. Schulte, M. Reiser: Assessment of normal patellar cartilage volume and thickness using MRI: an analysis of currently available pulse sequences. Skelet. Radiol. 25 (1996) 55–62

109 Smith, D., W. G. Totty: The knee after partial meniscectomy: MR Imaging features. Radiology 176 (1990) 141–144
110 Sonin, A. H., S. W. Fitzgerald, H. Friedman, F. L. Hoff, R. W. Hendrix, L. F. Rogers: Posterior cruciate ligament injury: MR Imaging diagnosis and patterns of injury. Radiology 190 (1994) 455–458
111 Steinbach, L. S., C. H. Neumann, D. W. Stoller, et al.: MRI of the knee in diffuse pigmented villonodular synovitis. Clin. Imag. 13 (1989) 305–316
112 Stoller, D. W., C. Martin, J. V. Crues, L. Kaplan, J. Mink: MR Imaging – pathologic correlations of meniscal tears. Radiology 163 (1987) 731–735
113 Tolin, B., A. Sapega: Arthroscopic visual field mapping at the medial meniscus: a comparison of different portal approaches. Arthroscopy 9 (1993) 265–271
114 Tung, G. A., L. M. Davis, M. E. Wiggins, P. D. Fadale: Tears of the anterior cruciate ligament: primary and seccondary signs at MR Imaging. Radiology 188 (1993) 661–667
115 Turner, D. A., M. I. Rapaport, W. D. Erwin, M. McGould, R. I. Silvers: Truncation artifact: a potential pitfall in MR Imaging of the Menisci of the knee. Radiology 179 (1991) 629–633
116 Tyrell, R. L., K. Gluckert, M. Pathria, M. T. Modic: Fast three-dimensional imaging of the knee: comparison with arthroscopy. Radiology 166 (1988) 865–872
117 Umans, H., O. Wimpfheimer, N. Haramati, Y. H. Applbaum, M. Adler, J. Bosco: Diagnosis of partial tears of the anterior cruciate ligament of the knee: value of MR Imaging. Amer. J. Roentgenol. 165 (1995) 893–897
118 Vahey, T. N., H. T. Bennet, L. E. Arrington, K. D. Shelbourne, J. Ng: MR Imaging of the knee: pseudotear of the lateral meniscus caused by the meniscofemoral ligament. Amer. J. Roentgenol. 154 (1990) 1237–1239
119 Vahey, T. N., D. R. Broome, K. J. Kayes, K. D. Shelbourne: Acute and chronic tears of the anterior cruciate ligament. Differential features at MR Imaging. Radiology 181 (1991) 251–253
120 Vahlensieck, M.: Schnelle und ultraschnelle Bildgebung des muskuloskelettalen Systems. Radiologe 35 (1995) 973–980
121 Vahlensieck, M., M. Reiser: Knochenmarködem in der MRT. Radiologe 32 (1992) 509–515
122 Vahlensieck, M., K. Seelos, F. Träber, J. Gieseke, M. Reiser: Magnetresonanztomographie mit schneller STIR-Technik: Optimierung und Vergleich mit anderen Sequenzen an einem 0,5-Tesla-System. Fortschr. Röntgenstr. 159 (1993) 288–294
123 Vahlensieck, M., F. Dombrowski, C. Leutner, U. Wagner, M. Reiser: Magnetization Transfer Contrast (MTC) and MTC-subtraction: enhancement of cartilage lesions and intracartilaginous degeneration in vitro. Skelet. Radiol. 23 (1994) 535–539
124 Vahlensieck, M., T. Wischer, A. Schmidt, K. Steuer, T. Sommer, E. Keller, J. Gieseke, M. Hansis, H. Schild: Indirekte MR-Arthrographie: Optimierung der Methode und erste klinische Erfahrung bei frühen degenerativen Gelenkschäden am oberen Sprunggelenk. Fortsch. Röntgenstr. 162 (1995) 338–341
125 Vellet, A. D., P. Marks, P. Fowler, P. H. Munro: Occult post-traumatic osteochondral lesions of the knee: prevalence, classification, and shortterm sequelae evaluated with MR Imaging. Radiology 178 (1991) 271–276
126 Vellet, A. D., D. H. Lee, P. L. Munk, L. Hewett, M. Eliasziw, S. Dunlavy, L. Vidito, P. J. Fowler, A. Miniasci, A. Amendola: Anterior cruciate ligament tear: prospective evaluation of diagnostic accuracy of middle- and highfield strength MR Imaging at 1.5 and 0.5 T. Radiology 197 (1995) 826–830
127 Virolainen, H., T. Visur, T. Kuusela: Acute dislocation of the patella: MR findings. Radiology 89 (1993) 243–246
128 Wacker, F., X. Bolze, H. Mellerowicz, K. J. Wolf: Diagnostik von Veränderungen des Kniegelenkes bei Leistungssportlern. Radiologe 35 (1995) 94–100
129 Watanabe, A. T., B. C. Carter, G. P. Teitelbaum, W. G. Bradley: Common pitfalls in Magnetic Resonance Imaging of the knee. J. Bone Jt Surg. 71-A (1989) 857–862
130 Weiss, K. L., H. T. Morehouse, I. M. Levy: Sagittal MR images of the knee: a low signal band parallel to the posterior cruciate ligament caused by a displaced bucket-handle tear. Amer. J. Roentgenol. 156 (1991) 117–119
131 Winalski, C. S., P. Aliabadi, R. J. Wright, S. Shortkroff, C. B. Sledge, B. N. Weissman: Enhancement of joint fluid with intravenously administered gadopentetate dimeglumine: technique, radionale and implications. Radiology 187 (1993) 179–185
132 Wright, D. H., A. A. De Smet, M. Norris: Bucket-Handle Tears of the medial and lateral menisci of the knee: value of MR Imaging in detecting displaced fragments. Amer. J. Roentgenol. 165 (1995) 621–625
133 Yao, L., J. K. Lee: Occult intraosseous fracture: detection with MR Imaging. Radiology 167 (1988) 749–751
134 Yao, L., D. Dungan, L. L. Seeger: MR Imaging of tibial collateral ligament injury: comparison with clinical examination. Skelet. Radiol. 23 (1994) 521–524
135 Yulish, B. S., J. Montanez, D. B. Goodfellow, P. J. Bryan, G. P. Mulopulos, M. T. Modic: Chondromalacia patellae: assessment with MR Imaging. Radiology 167 (1987) 763–766

8 Sprunggelenk und Fuß

M. Steinborn und M. Vahlensieck

Einleitung

Das Sprunggelenk und der Fuß stellen mit ihren vielen knöchernen Elementen und ihren passiven und aktiven Stabilisatoren eine anatomisch kompliziert aufgebaute Einheit dar, die den unterschiedlichen Bewegungsabläufen beim Stehen, Gehen und Laufen angepaßt ist.

Das obere Sprunggelenk ist neben dem Kniegelenk das am häufigsten von Verletzungen betroffene Gelenk. Oftmals treten Sprunggelenkbeschwerden aber auch ohne ein erinnerliches Trauma auf. Dabei lassen sich sowohl akute als auch chronische Schmerzen klinisch häufig nur unzureichend lokalisieren und diagnostizieren.

Da mit der MRT sowohl die knöchernen und knorpeligen Anteile des Fußes als auch die Weichteilstrukturen exzellent dargestellt werden können, ist sie bei vielen Fragestellungen inzwischen zu einer unverzichtbaren diagnostischen Methode geworden.

Untersuchungstechnik

■ Patientenlagerung

Der Patient wird in *Rückenlage* mit den Füßen voran untersucht. Der Fuß sollte in *Neutralstellung* oder *leichter Plantarflexion* gelagert werden und durch Lagerungsmaterialien in dieser Position fixiert werden. Zur Darstellung der Bandverbindungen des oberen Sprunggelenks (OSG) kann eine Lagerung in extremer Dorsal- oder Plantarflexion vorteilhaft sein.

■ Spulenwahl

Um bei der erforderlichen Auflösung ein ausreichend hohes Signal zu erhalten, sollte die Untersuchung des Sprunggelenks mit einer *Extremitätenspule (Kniespule)* erfolgen. Bei Fragestellungen, die einen Seitenvergleich erforderlich machen, können beide Extremitäten gleichzeitig in einer *Kopfspule* untersucht werden.
Zur Darstellung der Zehen kann alternativ auch eine *flexible Oberflächenspule* verwendet werden.

■ Sequenzfolge und -parameter

Aufgrund ihrer hohen anatomischen Auflösung sollte die Untersuchung des Sprunggelenks in der Regel mit einer axialen T_1-*gewichteten SE-Sequenz* beginnen. Anschließend sollten T_2-gewichtete SE-, TSE- oder GRE-Sequenzen in *axialer, sagittaler* und *koronarer* Schnittführung durchgeführt werden. Dabei sollte eine dieser Sequenzen in *STIR-Technik* erfolgen. Mit einem solchen Protokoll wird man die meisten pathologischen Veränderungen erfassen. Bei Patienten mit konkreten Fragestellungen und Verdachtsdiagnosen muß das Protokoll mitunter erweitert werden. Spezielle Angulationstechniken werden beispielsweise zur Darstellung der Bandstrukturen eingesetzt. Das *Meßfeld (FOV)* liegt typischerweise zwischen *120 und 160 mm²* mit *Schichtdicken* von *3–4 mm*. Empfehlungen für die übrigen technischen Parameter sind der Tabelle im Kap. 15, Anhang zu entnehmen.

Die Untersuchung des Vorfußes und der Zehen erfolgt in der Regel in *axialer* und *sagittaler* Schichtführung. Im Vergleich zur Untersuchung des Sprunggelenks ist vor allem auf eine *Schichtdickenreduktion (3 mm)* und eine Verkleinerung des FOV auf 80–120 mm² zu achten.

■ Besondere Untersuchungstechniken

Bei unklaren Knochen- und Weichteilprozessen und zur Abgrenzung entzündlicher Veränderungen kann der Einsatz von *i. v. Kontrastmitteln* erforderlich sein. Nach Kontrastmittelgabe können zusätzlich zu den T_1-gewichteten SE-Sequenzen *kontrastverstärkte T_1-gewichtete fettsaturierte Sequenzen* mit frequenzselektiver Fettunterdrückung angefertigt werden.

Zur Untersuchung der Bandstrukturen können Sequenzen mit Aquisition eines *3dimensionalen Datensatzes* eingesetzt werden, welche eine Rekonstruktion in beliebiger Schichtführung erlauben.

Aufgrund der meist geringeren Auflösung und des schlechteren Bildkontrasts der aus diesen Datensätzen rekonstruierten Bilder kann jedoch auf die zusätzliche Anfertigung von SE-Sequenzen zur exakten Bandbeurteilung meist nicht verzichtet werden. Die rekonstruierten Schichten können jedoch zur Darstellung des Bandverlaufs und zur exakten geometrischen Planung der SE-Sequenzen hilfreich sein.

Anatomie

■ Allgemeine Anatomie

Im *OSG* artikulieren Fibula, Tibia und Talus miteinander. Fibula und Tibia bilden die Malleolengabel, die durch straffe vordere (Lig. tibiofibulare anterius) und hintere (Lig. tibiofibulare posterius) Bandstrukturen, gemeinsam Syndesmosis tibiofibularis genannt, stabilisiert wird. Die *Gelenkkapsel* inseriert ventral etwa 1 cm proximal des Gelenkspalts an der Tibia sowie am mittleren Talushals. In den übrigen Gelenkabschnitten inseriert sie nahe der

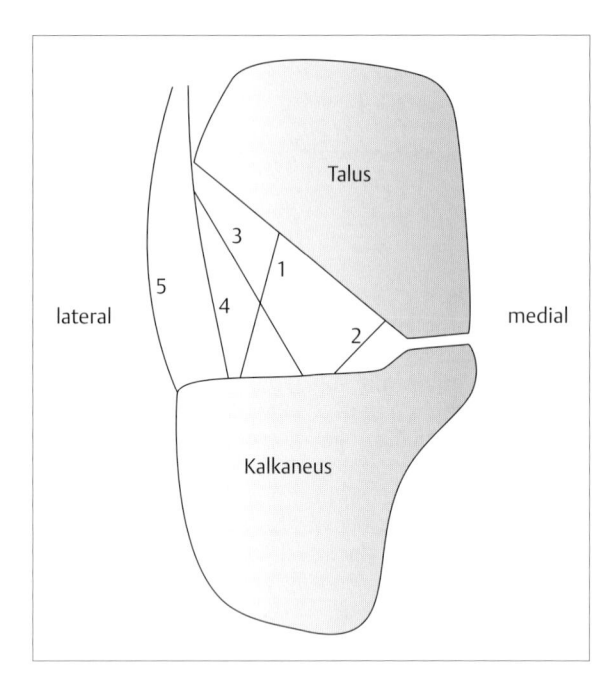

Abb. 8.1 Schemazeichnung zur Darstellung der Ligamente im Sinus tarsi. Koronare Schnittführung (nach Klein u. Spreitzer).
1 = Lig. cervicale
2 = Lig. talocalcaneum interosseum
3 = medialer Faserzug des Retinaculum extensorum inferius
4 = intermediärer Faserzug des Retinaculum extensorum inferius
5 = lateralter Faserzug des Retinaculum extensorum inferius

Knochen-Knorpel-Grenze. Am äußeren Unterrand formt der Talus eine tiefe Rinne (Sulcus tali), die das Dach eines fetthaltigen Raums, *Sinus tarsi*, bildet. Durch den Sinus tarsi zieht das Lig. talocalcaneum interosseum und das Lig. cervicale. Der laterale Rand des Sinus tarsi wird durch das inferiore Extensorenretinaculum begrenzt (Abb. 8.**1** u. 8.**25**).

Das *mediale Seitenband* besteht aus 4 Bandzügeln, die an der Spitze des Malleolus medialis entspringen und von der Tuberositas ossis navicularis über das Collum tali und das Sustentaculum talare calcanei bis hin zum Processus posterior tali reichen.

Der *laterale Bandapparat* besteht aus 3 Bändern, dem Lig. fibulotalare anterius, dem Lig. fibulotalare posterius und dem Lig. fibulocalcaneare. Das Lig. fibulotalare anterius entspringt an der ventralen Zirkumferenz der Fibulaspitze und inseriert lateroventral am Collum tali. Bei dorsalextendiertem Fuß nimmt es eine nahezu transversale Verlaufsrichtung ein. Das Band ist häufig zweigeteilt, hemmt die Translation des Talus nach ventral und, insbesondere bei Plantarflexion, die Varusdeviation. Das Lig. fibulotalare posterius entspringt an der dorsalen Innenseite der Fibulaspitze und zieht in transversaler Richtung zum Processus posterior tali, um am Tuberculum laterale zu inserieren. Das Lig. fibulocalcaneare entspringt medialseitig nahe der Spitze des Malleolus lateralis und zieht schräg nach dorsoplantar zur lateralen Fläche des Kalkaneus. Es verläuft extraartikulär und wird durch eine Gleitschicht aus Fettgewebe von der Gelenkkapsel getrennt. Funktionell hemmt das Lig. fibulocalcaneare vornehmlich die Supination.

Die *vordere Extensorengruppe* des Unterschenkels wird in ihrer Reihenfolge von medial nach lateral vom M. tibialis anterior, dem M. extensor hallucis longus und dem M. extensor digitorum longus gebildet. Die Sehne des M. tibialis anterior inseriert an der Plantarfläche des Os metatarsale I und des Os cuneiforme I. Die Sehne des M. extensor hallucis longus inseriert an der Basis der Grund- und Endphalanx der 1. Zehe, während der M. extensor digitorum longus über 4 Sehnenzügel zur Mittel- und Endphalanx der 2.–5. Zehe zieht. In der *lateralen Extensorengruppe* verlaufen der M. peronaeus longus und brevis. Die Sehnen der beiden Muskeln verlaufen dorsal des Malleolus lateralis in einer gemeinsamen Sehnenscheide und werden in ihrer Lage durch das Retinaculum mm. peronaeorum superius fixiert. Der M. peronaeus longus inseriert an der Tuberositas ossis metatarsalis I und am Os cuneiforme II. Der M. peronaeus brevis setzt an der Tuberositas ossis metatarsalis V an. In der *oberflächlichen Flexorenloge* verläuft der M. triceps surae, der von M. gastrocnemius, M. soleus und dem variabel angelegten M. plantaris gebildet wird. Der M. gastrocnemius und der M. soleus inserieren über eine kräftige Endsehne, die Achillessehne, am Tuber calcanei.

Die *tiefe Flexorenloge* wird in ihrer Reihenfolge von medial nach lateral von dem M. flexor digitorum longus, dem M. tibialis posterior und dem M. flexor hallucis longus gebildet. Im distalen Unterschenkeldrittel überkreuzt die Sehne des M. flexor digitorum longus die des M. tibialis posterior, so daß letzterer oberhalb des Sprunggelenks am weitesten medial zu liegen kommt. Zwischen dem Malleolus medialis und dem Kalkaneus finden sich schräg verlaufende Faserzüge in der Fascia cruris, die die Sehnen bedecken und in ihrer Lage fixieren (Retinaculum mm. flexorum). Der *Tarsaltunnel* wird von der Spitze des Malleolus medialis, der medialen Wand des Talus und Kalkaneus und dem Retinaculum mm. flexorum begrenzt. Durch den Tarsaltunnel ziehen von ventral nach dorsal die Sehnen des M. tibialis posterior, des M. flexor digitorum longus, die Vasa tibiales posteriores, der N. tibialis und am weitesten dorsal die Sehne des M. flexor hallucis longus (Abb. 8.**33**).

Auf der *Dorsalseite des Fußes* verlaufen der M. extensor digitorum brevis und der M. extensor hallucis brevis. In den Zwischenknochenräumen der Metatarsalia verlaufen dorsal die Mm. interossei dorsales und plantar die Mm. interossei plantares. Die Muskeln der Fußsohle lassen sich in 3 längsverlaufende Kammern unterteilen, die durch Bindegewebssepten unvollständig voneinander getrennt werden. In der medialen Kammer befinden sich der M. abductor hallucis, der M. adductor hallucis und der M. flexor hallucis brevis. In der mittleren Kammer verlaufen der M. flexor digitorum longus, der M. flexor hallucis longus, der M. flexor digitorum brevis, der M. quadratus plantae und die Mm. lumbricales. Die laterale Muskelkammer wird vom M. abductor digiti minimi, dem M. flexor digiti minimi brevis und dem M. opponens digiti minimi ausgefüllt.

Im *unteren Sprunggelenk* (USG) artikulieren Talus, Kalkaneus und Os naviculare miteinander. Anatomisch besteht das USG aus 2 vollständig durch eine Gelenkkapsel und durch das Lig. talocalcaneum interosseum getrennten Gelenkkammern.

In der hinteren Kammer, Articulatio subtalaris, artikuliert die Facies articularis calcanea posterior des Talus mit der hinteren Gelenkfläche des Kalkaneus. In der vorderen Kammer, Articulatio talcocalcaneonavicularis, artikuliert der kugelige Gelenkkopf von Caput und Collum tali mit den Gelenkflächen des Kalkaneus und Os naviculare.

In den oberflächlichen Gewebeschichten der *Fußsohle* verläuft langstreckig das Lig. plantare longum. Es entspringt an der Plantarfläche des Kalkaneus und zieht oberflächlich über die Insertion der Sehne des M. peronaeus longus hinweg zu den Basen der Metatarsalia II–V.

■ Spezielle MR-Anatomie

Transversale Schnittführung (Abb. 8.2–8.4)

OSG und USG: Auf axialen Schichten, proximal der Gelenkspaltebene des OSG, kommen in der anterioren Muskelgruppe von medial nach lateral die Sehnen des M. tibialis anterior, des M. extensor hallucis longus, des M. extensor digitorum longus sowie des M. peronaeus tertius zur Darstellung.

Im posterioren Kompartiment stellen sich von medial nach lateral die Muskelsehnen des M. tibialis posterior, des M. flexor digitorum longus und des M. flexor hallucis longus dar. Um sich die Reihenfolge der Muskeln im posterioren Kompartment für die tägliche Routinearbeit besser merken zu können, hat sich insbesondere in den USA das Mnemonic (Merksatz): Tom, Dick and Harry (Tibialis posterior, Flexor digitorum longus, Arterie, Flexor hallucis longus) eingebürgert. Am weitesten dorsal läßt sich die kräftigste aller Sehnen, die querovale Achillessehne abgrenzen. Die hintere Abgrenzung der Achillessehne besitzt charakteristischerweise eine konvexbogige Form während die anteriore Fläche abgeflacht ist.

Dorsal des Malleolus lateralis verlaufen in der lateralen Muskelgruppe Muskel und Muskelsehne des M. peronaeus brevis sowie dorsolateral davon gelegen die Sehne des M. peronaeus longus. Der anteriore Gefäß-Nerven-Strang (A./V. tibialis anterior, N. peronaeus profundus) verläuft dorsal der Extensorensehnen, während der posteriore Gefäß-Nerven-Strang (A./V. tibialis posterior, N. tibialis) sich als im T_1-gewichteten Bild signalarme Struktur anteromedial des M. flexor hallucis longus abbildet. Dorsal der Peronäalsehnen läßt sich der N. suralis als signalarme Struktur im signalreichen Fettgewebe abgrenzen.

Axiale Schichten in Höhe der distalen Fibulaspitze zeigen neben den bereits erwähnten Muskel-, Band- und Gefäß-Nerven-Strukturen medialseitig Anschnitte des Lig. deltoideum (mediales Kollateralband bestehend aus:

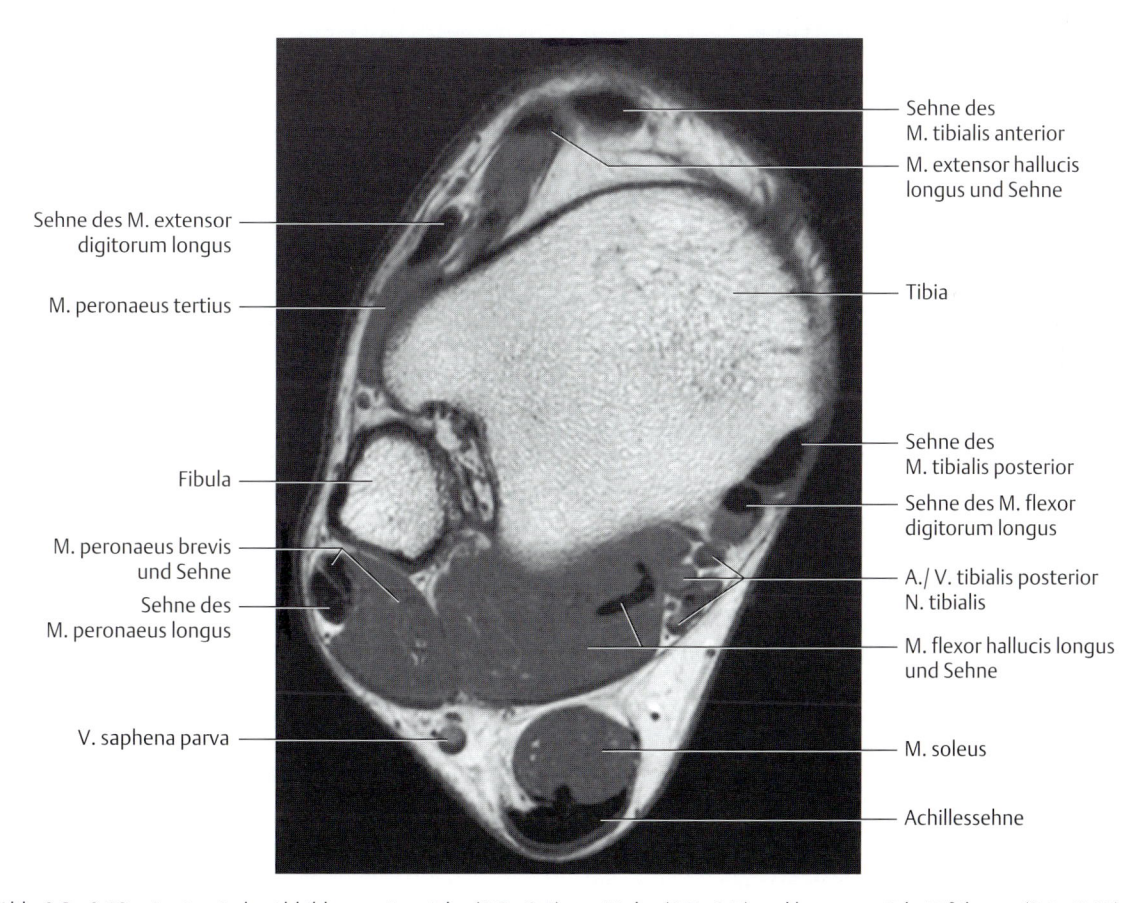

Abb. 8.2–8.10 Anatomische Abbildungen in axialer (8.2–8.4), sagittaler (8.5–8.7) und koronarer Schnittführung (8.8–8.10).

Abb. 8.3

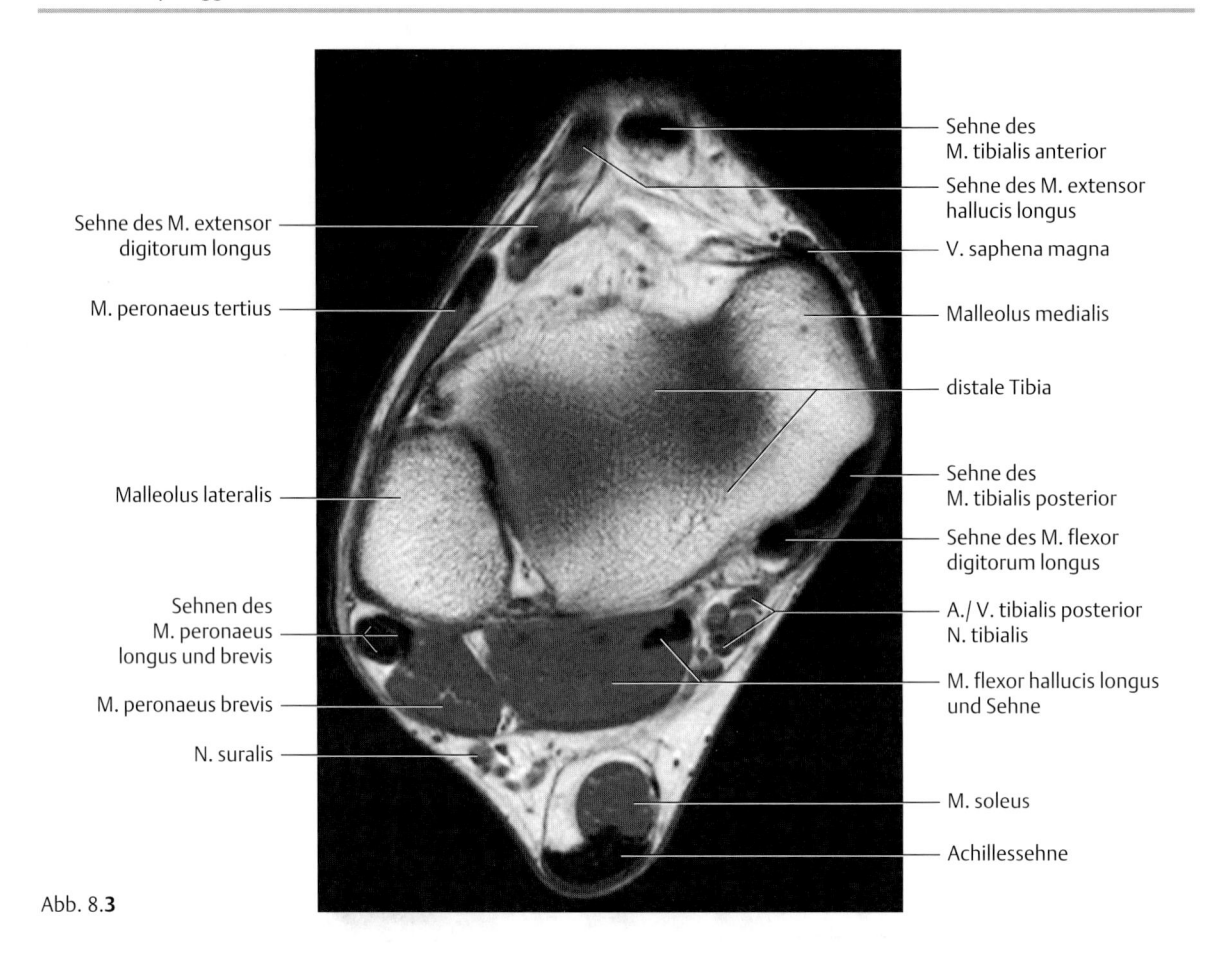

Pars tibionavicularis, Pars tibiotalaris anterior, Pars tibiocalcanea). Das Lig. fibulotalare posterius läßt sich in seinem gesamten Verlauf als kräftige signalarme Struktur abgrenzen, während die Ligg. fibulotalare anterius und fibulocalcaneare nur in Abschnitten abgebildet sind. Zur Darstellung des kompletten Verlaufs muß die Fußposition oder die Schichtführung variiert werden.

Fuß

Bei axialer Schichtführung im Fußbereich auf Höhe der Metatarsalia stellen sich dorsal der Knochen die Extensorensehnen als signalarme Strukturen im signalreichen subkutanen Fettgewebe dar. Zwischen den Knochen lassen sich die Mm. interossei abgrenzen, während lateral des Os metatarsale V die Muskelbäuche und Sehnen des M. abductor digiti minimi und des M. flexor digiti minimi brevis zur Darstellung kommen. Plantar finden sich von medial nach lateral der M. abductor hallucis, der M. flexor hallucis brevis, die Sehne des M. flexor hallucis longus, der M. adductor hallucis und die Sehnen der Mm. flexor digitorum longus und brevis und die Mm. lumbricales.

Sagittale Schnittführung (Abb. 8.5 – 8.7)

OSG und USG: In sagittaler Schichtführung werden die Sehnen der langen Fußmuskeln in ihrem longitudinalen Verlauf abgebildet. Die sagittale Schichtführung bietet zudem eine übersichtliche Darstellung der knöchernen Strukturen des OSG und USG und eignet sich besonders zur Beurteilung der Artikulationsflächen inklusive der Knorpelverhältnisse.

Medial gelegene sagittale Schichten zeigen die Sehnen des M. tibialis posterior und des M. flexor digitorum longus, welche hinter dem Malleolus medialis verlaufen. Der M. flexor hallucis longus verläuft an der Hinterfläche des Talus und an der Unterfläche eines Vorsprungs des Kalkaneus (Sustentaculum tali) im Sulcus tendinis m. flexoris hallucis longi. Seine Sehne unterkreuzt auf der Plantarfläche des Fußes die Sehne des M. flexor digitorum longus, an die sie Sehnenzipfel zur Endphalanx der 2. und 3. (seltener 4.) Zehe abgibt.

Plantar zeigt sich der kräftige M. quadratus plantae, der von der Plantarfläche des Fersenbeins entspringt und sich distal an die Sehnen des M. flexor digitorum longus anheftet.

Zentral gelegene sagittale Schichten eignen sich besonders zur Darstellung der Artikulationsflächen des oberen und unteren Sprunggelenks. In beiden Gelenken läßt sich der Gelenkknorpel als eine im T_1-gewichteten Bild lineare Zone intermediärer Signalintensität abgrenzen.

Anatomie **223**

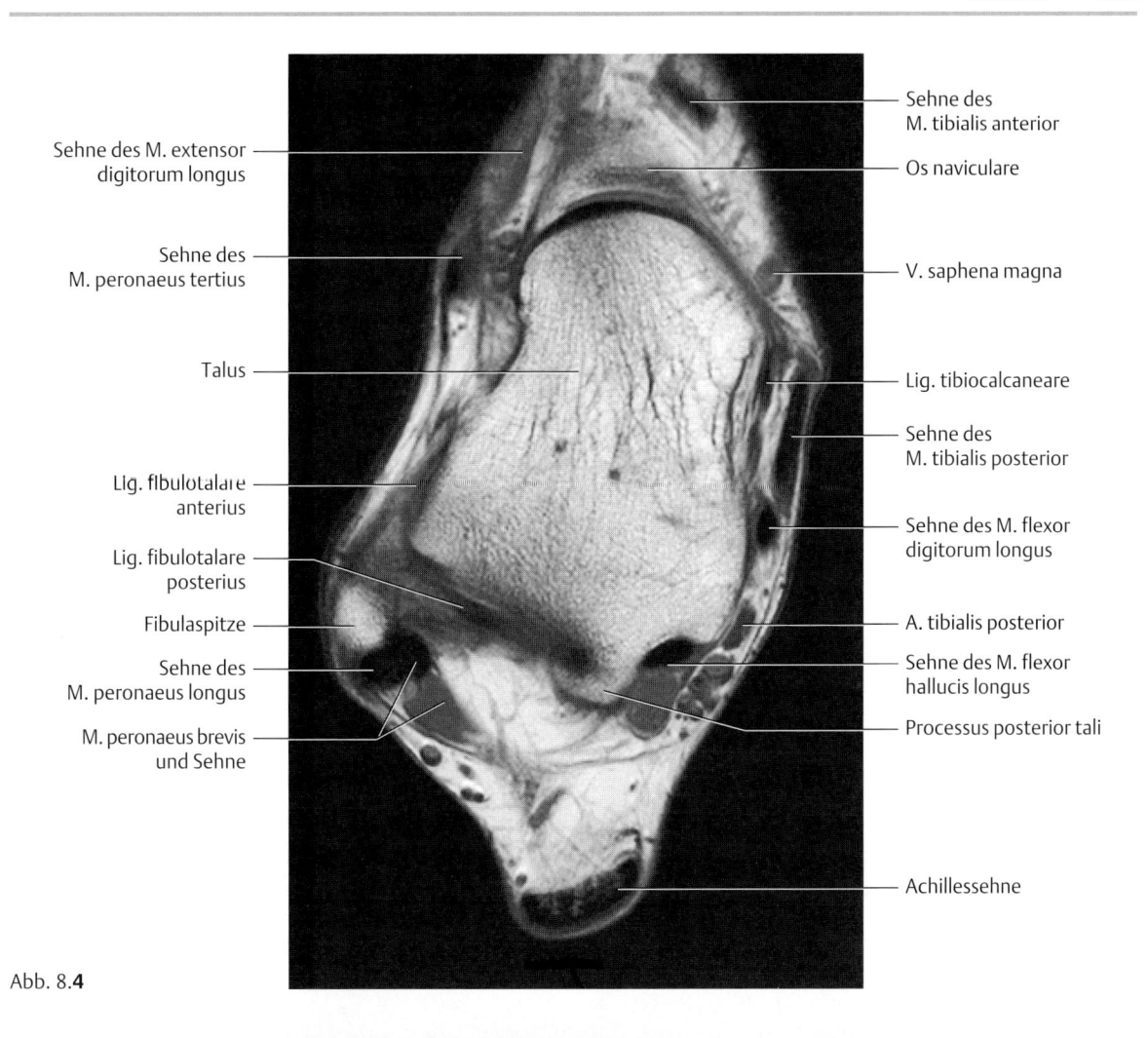

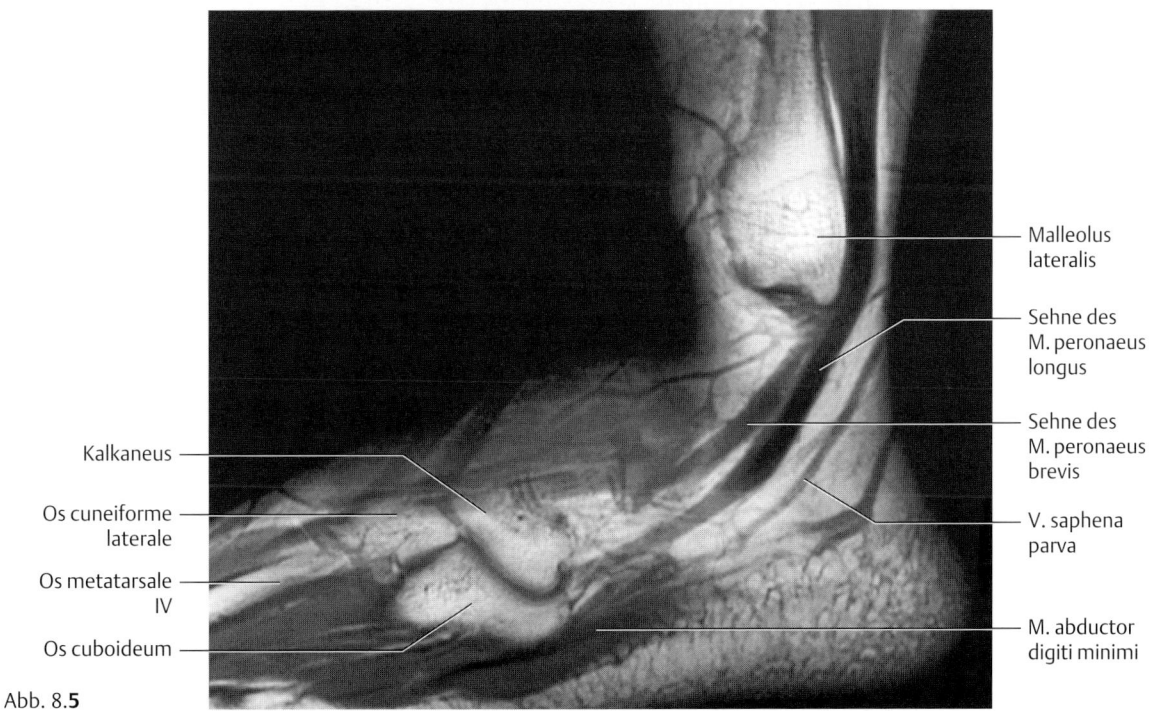

Abb. 8.4

Abb. 8.5

224 8 Sprunggelenk und Fuß

Sehne des M. tibialis anterior — Tibia
— M. flexor hallucis longus
Talus — Achillessehne
Os naviculare — Sinus tarsi
Os cuneiforme intermedium — Lig. talocalcaneum interosseum
Os cuneiforme laterale — Kalkaneus
Os cuboideum — Lig. plantare longum
M. quadratus plantae — M. abductor digiti minimi
M. flexor digitorum brevis — Plantaraponeurose

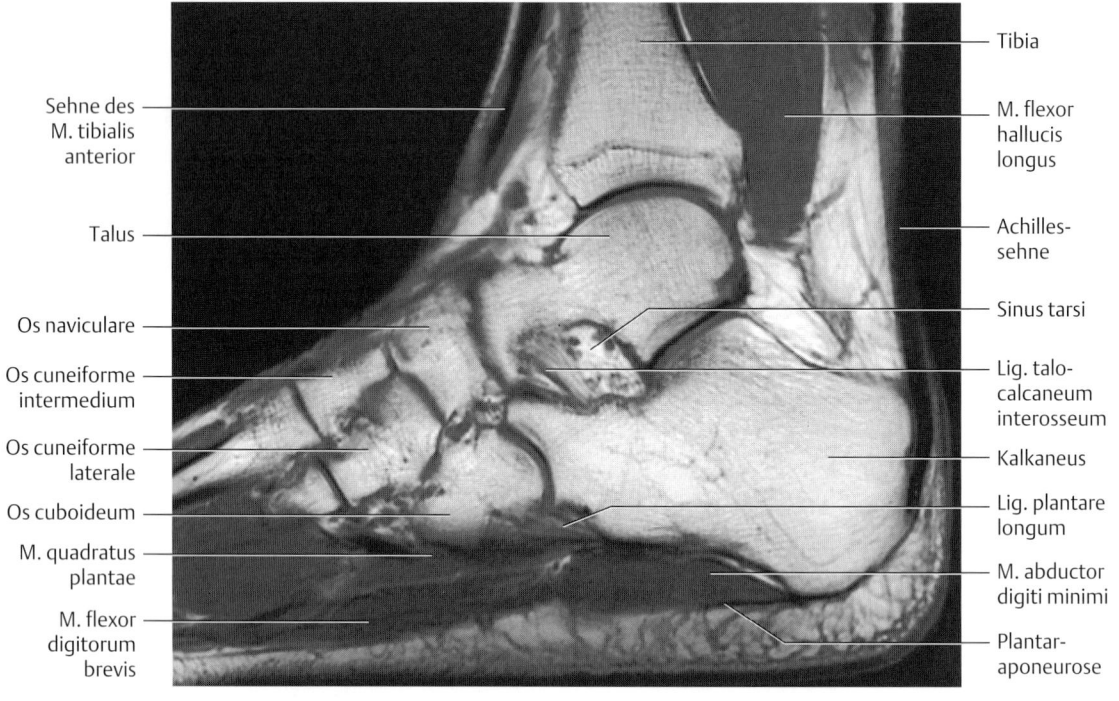

Abb. 8.**6**

Sehne des M. tibialis anterior — Malleolus medialis
— Sehne des M. tibialis posterior
Talus
Os naviculare — M. quadratus plantae
Os cuneiforme mediale — M. flexor digitorum brevis

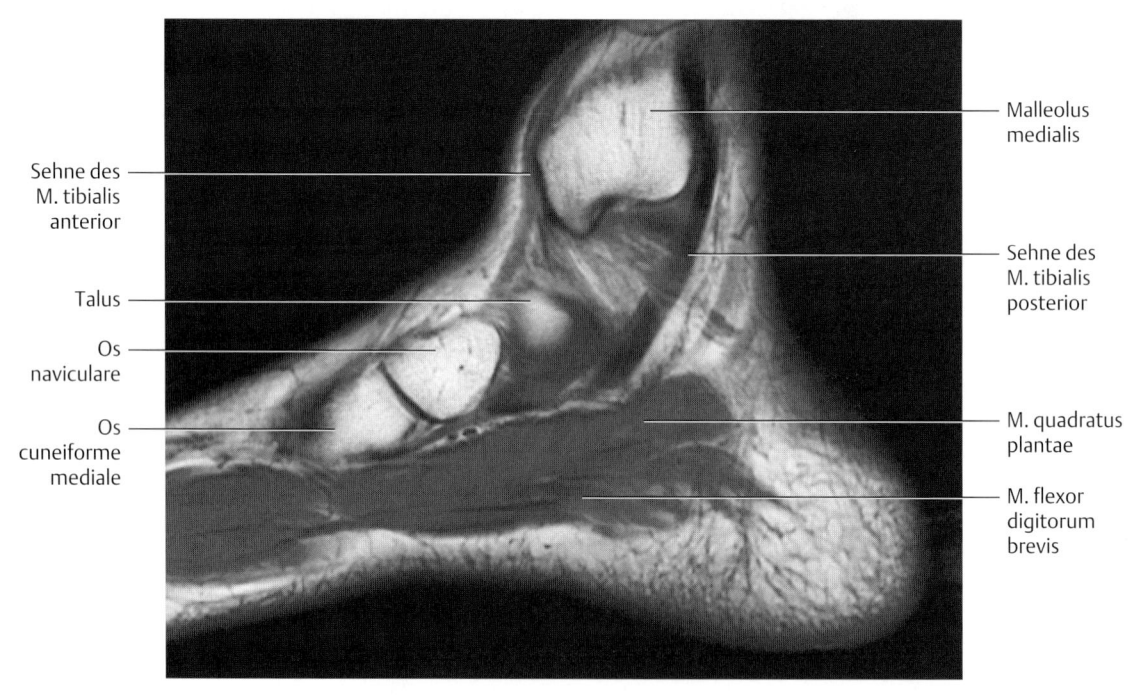

Abb. 8.**7**

Im USG lassen sich eine hintere und eine vordere Kammer unterscheiden, die durch den Sinus tarsi voneinander getrennt werden. Der Sinus tarsi wird nahezu vollständig durch das Lig. talocalcaneum interosseum ausgefüllt, welches in signalreiches Fettgewebe eingebettet ist. Dorsal der Tibia sind Muskel- und Muskelsehne des M. flexor hallucis longus angeschnitten.

Unmittelbar dahinter liegen Achillessehnenfettkörper und Achillessehne. Am Fußrücken kommt die Sehne des M. tibialis anterior zur Darstellung.

Sagittale Schichten durch die distale Fibula dienen vor allem der longitudinalen Darstellung der Peronäalsehnen. Die Sehne des M. peronaeus brevis liegt ventral der Sehne des M. peronaeus longus und verläuft nach distal zur Basis des Os metatarsale V. Die Muskelsehne des posterior gelegenen M. peronaeus longus verläßt die Schnittebene frühzeitig auf Höhe der Seitenfläche des Kalkaneus und verläuft nach medial zum Os metatarsale I und Os cuneiforme II.

Koronare Schnittführung (Abb. 8.8 – 8.10)

OSG und USG: Koronare Schichten durch den posterioren Anteil von Tibia und Fibula zeigen medial der Tibia Abschnitte der Sehnen des M. tibialis posterior und des M. flexor digitorum longus. Die Sehne des M. flexor hallucis longus liegt medial des mitangeschnittenen Talus. Medial des Kalkaneus kommen Teile des M. quadratus plantae zur Darstellung. Unterhalb der Fibulaspitze sind die Peronäalsehnen als signalarme Strukturen zu erkennen.

Zentrale koronare Schichten eignen sich, wie sagittale Schichten, besonders zur Beurteilung der talaren und tibialen Gelenkfläche und des Gelenkknorpels. Das kräftige Lig. tibiotalare posterius läßt sich als signalarme Struktur zwischen Malleolus medialis und medialer Talusfläche abgrenzen. Im subtalaren Gelenkspalt erkennt man den Sinus tarsi mit seinem signalreichen Fettkörper und Anschnitte des Lig. talocalcaneum interosseum (Abb. 8.**30**). Unterhalb des Sustentaculum tali ist die Sehne des M. flexor hallucis longus quer getroffen.

Von den Muskeln der Fußsohle liegt der M. abductor hallucis am weitesten medial. Zu den Muskeln der Soh-

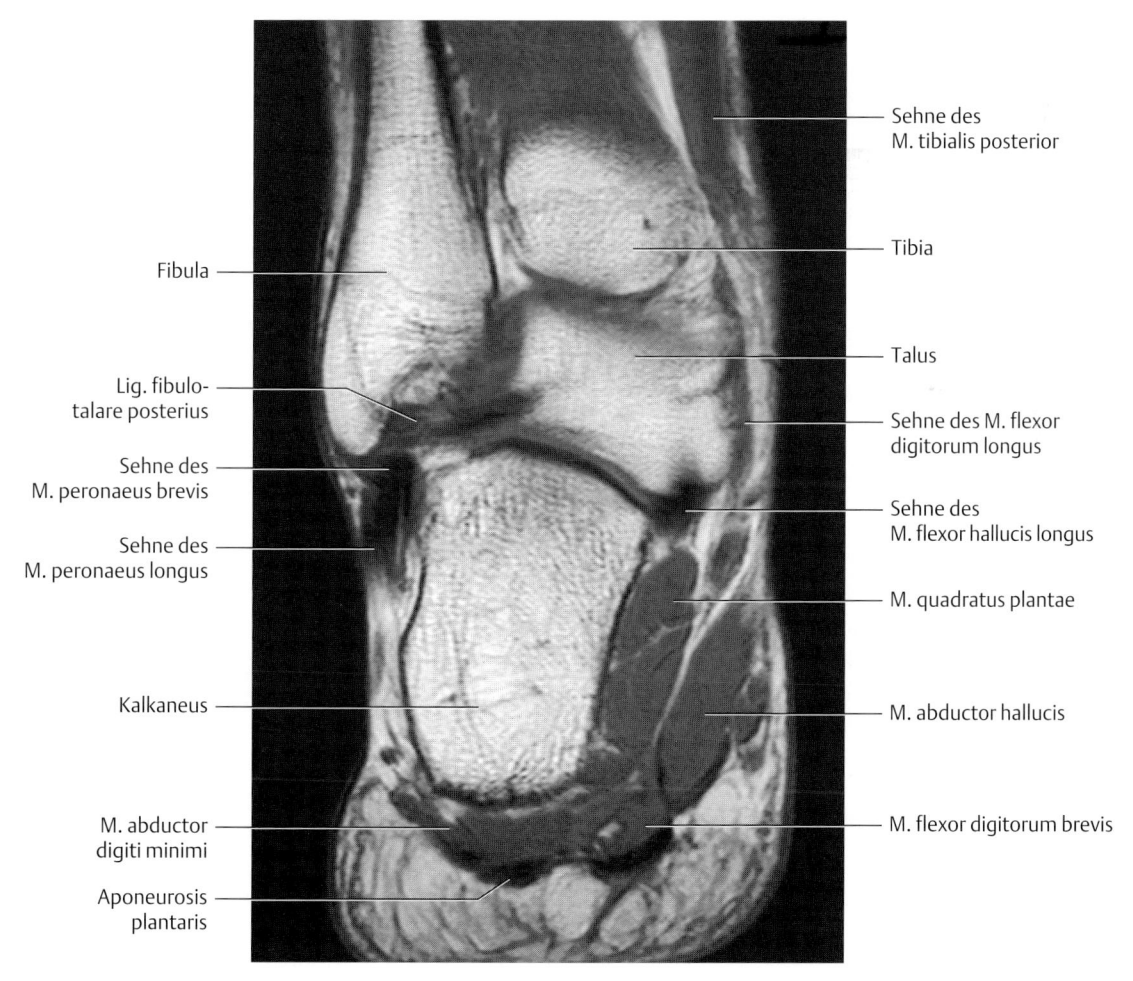

Abb. 8.**8**

Abb. 8.**9**

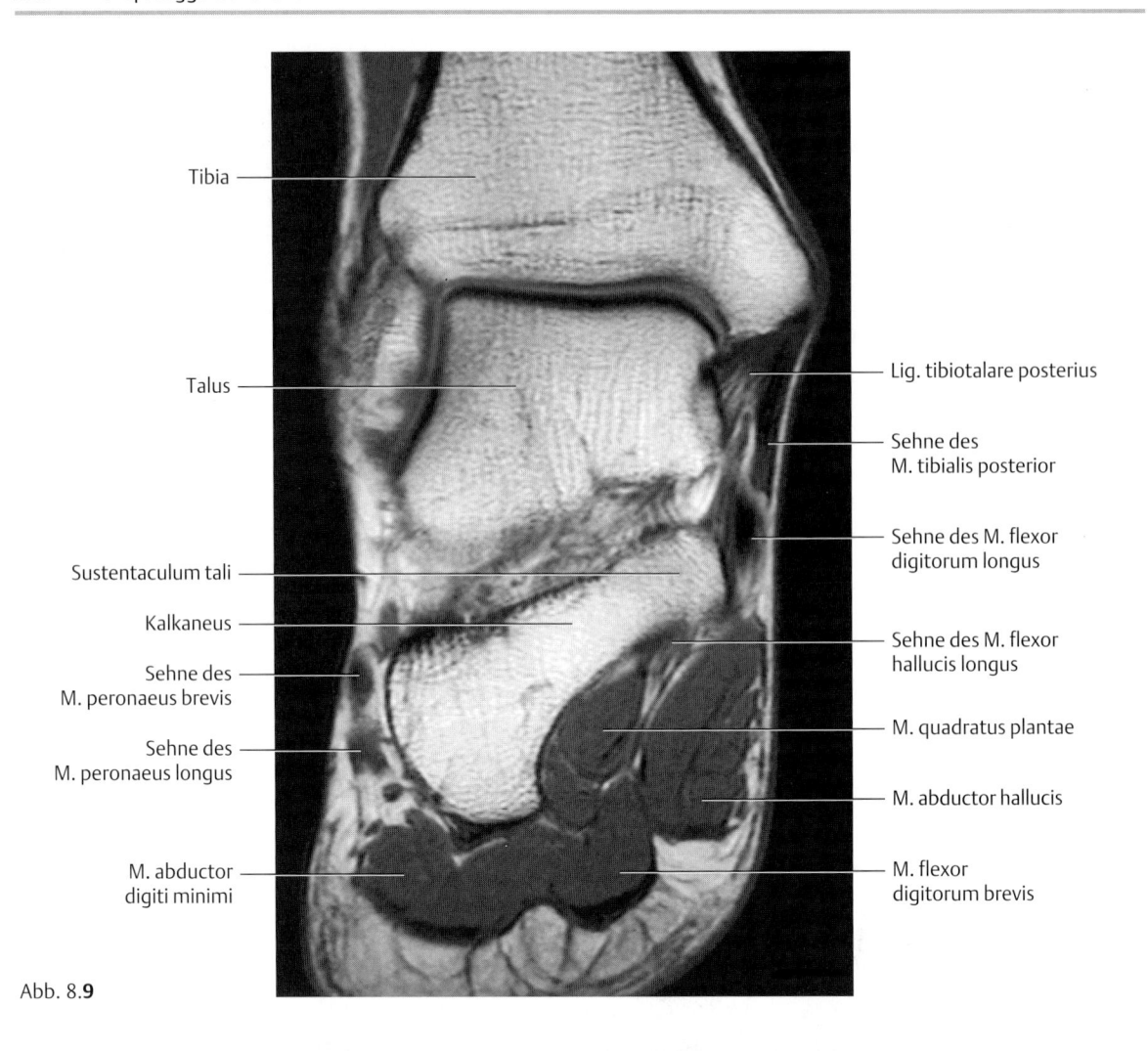

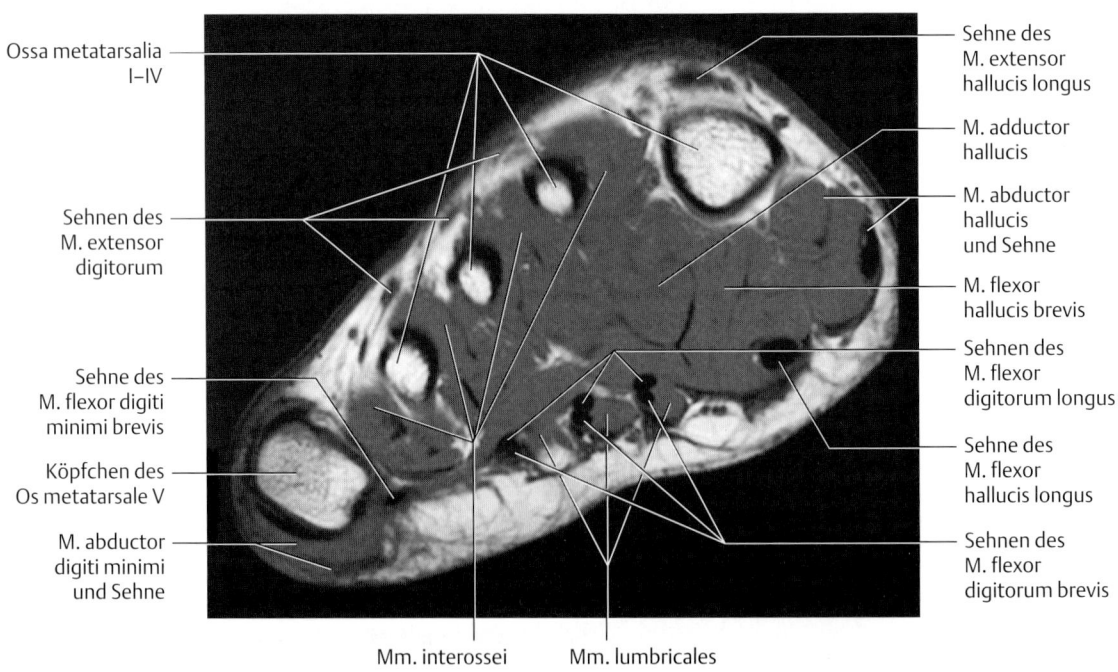

Abb. 8.**10**

lenmitte werden der oberflächliche M. flexor digitorum brevis und der darunter gelegene M. quadratus plantae gezählt.

Im Bereich der lateralen Fußsohle findet sich der M. abductor digiti minimi.

Erkrankungen der Knochen

■ Osteochondrale Verletzungen und Osteochondrosis dissecans

Der Talus ist häufig von spontanen oder posttraumatischen Osteonekrosen betroffen. Die spontane Osteonekrose (Osteochondrosis dissecans) ist meist medial lokalisiert, während posttraumatische Nekrosen häufiger nach lateralen Abscherfrakturen beobachtet werden.

Aufgrund des fehlenden Ödems lassen sich alte abgesprengte Fragmente oder akzessorische Knochen von frischeren Frakturen und einer Osteochondrosis dissecans unterscheiden. Nach Frakturen und Luxationen des Talus mit Verletzung der Nutritialgefäße kann es zu partieller oder totaler Nekrose des Talus kommen, ein Befund, der sich nativradiologisch an der fehlenden Entkalkung bei Immobilisation zu erkennen gibt und magnetresonanztomographisch durch ein ausgedehntes territoriales oder vollständiges Knochenmarködem gekennzeichnet ist (Abb. 8.11).

Die MRT ist eine exzellente Methode zur frühzeitigen Erkennung osteochondraler Läsionen im Bereich der talaren Gelenkfläche des OSG. *Traumatische osteochondrale Verletzungen* entstehen in der Regel bei schweren Supinationstraumen. Dabei kommt es unter gleichzeitiger Dorsalflexion zu einer Verletzung im Bereich der late-

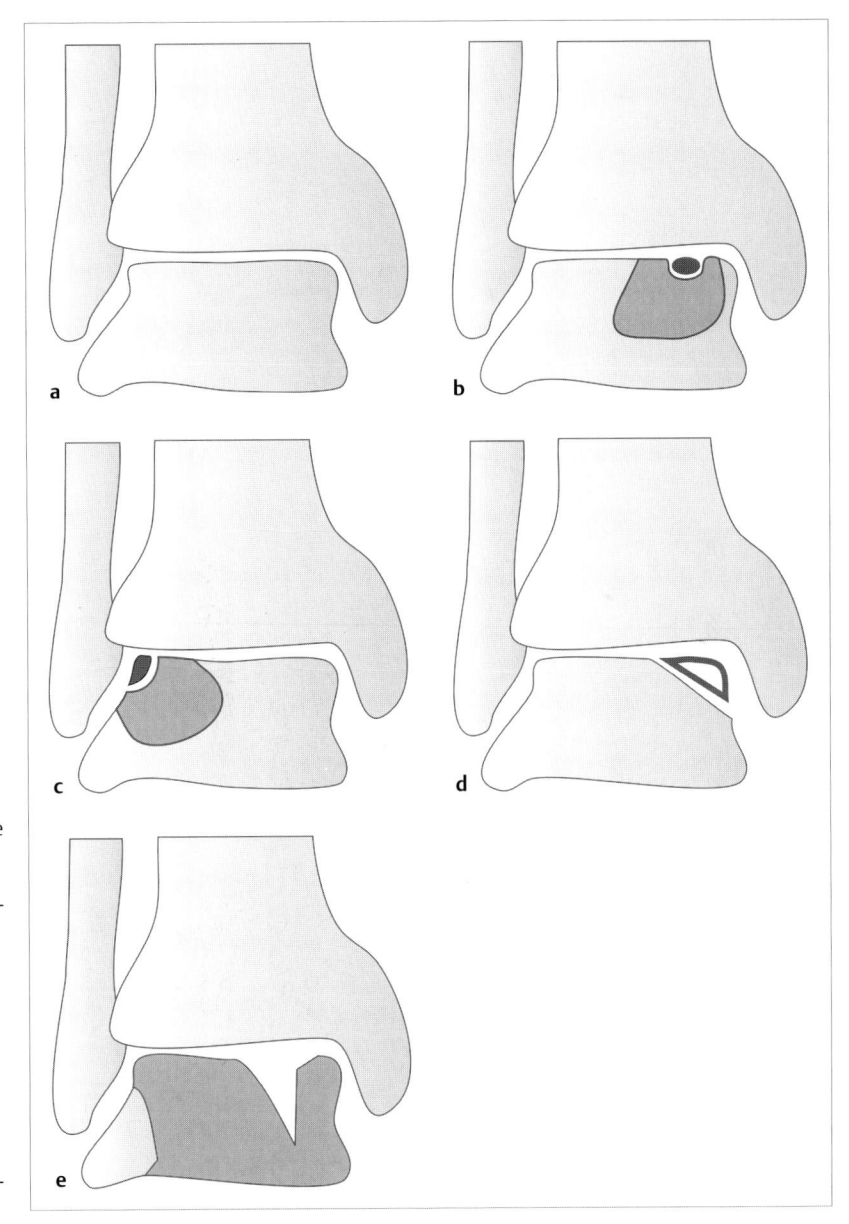

Abb. 8.**11 a–e** Nekrosen. Koronare Schemazeichnungen des OSG. **a** Normalbefund. **b** Osteochondrosis dissecans, typischerweise im medialen hinteren Drittel der Talusrolle in einem weit fortgeschrittenen Stadium. Dissekat im Mausbett. Umschriebenes perifokales Ödem. **c** Nekrotisches Fragment, nichtdisloziert, nach relativ akutem Trauma und Fraktur (engl. flake fracture) typischerweise an der lateralen Talusrolle mit umschriebenem perifokalem Ödem. **d** Knöchernes Fragment an der medialen Talusrolle mit fettmarkäquivalenter Signalintensität und ohne perifokales Ödem, als Zustand nach alter nichtdislozierter Fraktur oder akzessorisches Knochenelement zu werten. **e** Ausgedehnte Signalveränderungen im Talus oder weiten Teilen des Talus durch totale oder partielle Talusnekrose bei Verletzung der Gefäße im Sinus tarsi oder Tarsaltunnel bei Frakturen oder Luxationen. Der Taluskörper ist häufiger betroffen als der Talushals.

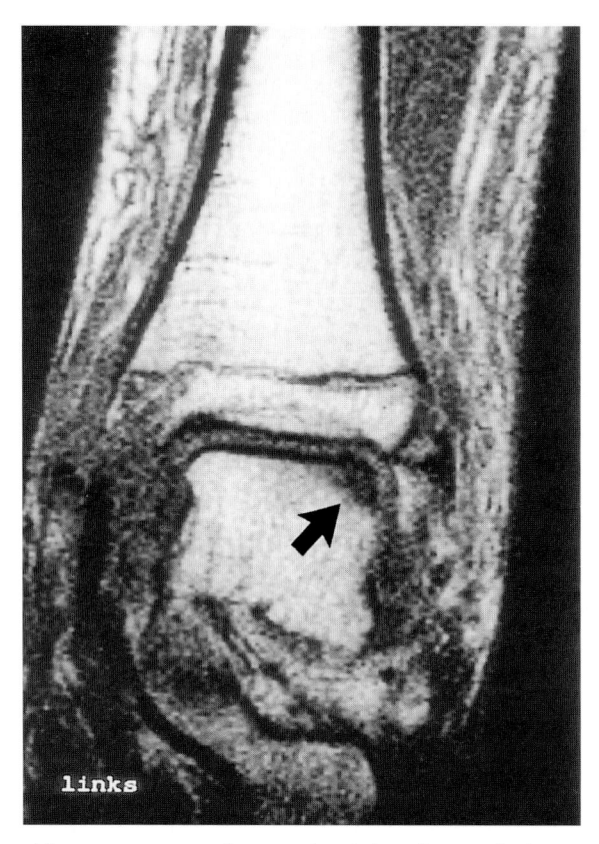

8 Sprunggelenk und Fuß

Abb. 8.12 Traumatische osteochondrale Verletzung der lateralen Talusschulter bei gleichzeitiger Fraktur des Malleolus medialis. Subchondrale Signalminderung im T$_1$-gewichteten koronaren Schnitt (TR = 520 ms, TE = 20 ms) im Bereich der lateralen Talusschulter bei intakter Kortikalis (Pfeil), perifokales Ödem mit diffuser Signalminderung („bone bruise", Knochenprellung). Deutliche Signalerniedrigung auch im Bereich des Malleolus medialis.

ralen Taluskante, während eine gleichzeitige Plantarflexion zu Verletzungen der medialen Taluskante führt (Abb. 8.**12**).

Die *Osteochondrosis dissecans* ist definitionsgemäß eine Erkrankung des jüngeren Patienten (typisch 20–40 Jahre alt), bei der es aus nicht eindeutig geklärter Ursache – diskutiert werden vaskuläre Ursachen und Mikrotraumen – zu einer avaskulären Nekrose meist im Bereich der medialen Talusschulter kommt. Die Erkrankung kann bilateral auftreten.

Zur Beurteilung der talaren Gelenkfläche sollten sagittale und koronare Schichtführungen gewählt werden. Damit lassen sich sowohl der knöcherne Defekt als auch die Integrität des Knorpelüberzugs beurteilen. Für die Beurteilung der Knorpelintegrität haben sich fettunterdrückte Bilder bewährt (Abb. 8.**13**). Mittels direkter MR-Arthrographie (intraartikuläre Kontrastmittelinjektion) läßt sich ein Kontrastmittelübertritt vom Gelenkspalt in das Mausbett direkt nachweisen. Mittels indirekter MR-Arthrographie (i.v. Kontrastmittelinjektion, Belastung des Gelenks) gelingt ebenfalls eine Füllung des Mausbetts mit Kontrastmittel. Hierbei muß allerdings berücksichtigt werden, daß Granulationsgewebe um das Dissekat ebenfalls signalreich erscheint und mit dieser Technik dann als Kontrastmittelübertritt bei Knorpeldefekt fehlgedeutet werden kann. Unserer Erfahrung nach ist jedoch die Signalintensität von kontrastmittelaufnehmendem Granulationsgewebe niedriger als die des Gelenkspalts bei ausreichendem Zuwarten nach der i.v. Injektion (Abb. 8.**13**) (s. Kap. 1).

Nelson u. Mitarb. (19) korrelieren in ihrer Einteilung der osteochondralen Läsionen die Veränderungen in der MRT mit denen der Arthroskopie und unterteilen 4 Schweregrade:

Abb. 8.**13a–c** Osteochondrosis dissecans. **a** Fettunterdrücktes SE-Bild (TR = 600 ms, TE = 18 ms), koronare Schnittführung, Ausschnittsvergrößerung. Die Integrität des Knorpels ist relativ gut zu erkennen. **b** Mittels indirekter MR-Arthrographie zeigt sich kein Kontrastmittelübertritt in das Mausbett. Granulationsgewebe um das Dissekat zeigt eine nur geringgradige Signalintensitätszunahme.

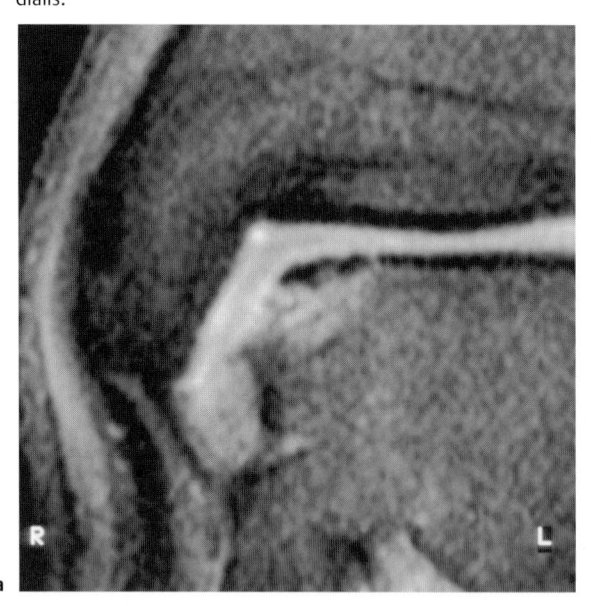

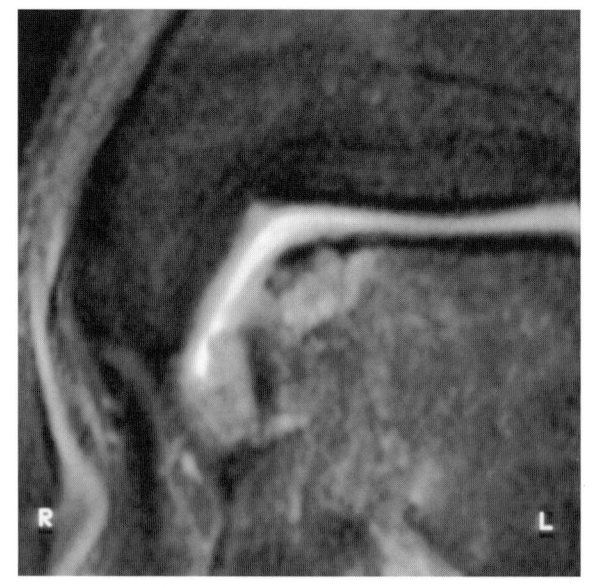

Abb. 8.**13c** ▶

- Subchondrale Läsionen im Stadium I zeigen in der MRT einen unauffälligen Knorpelüberzug. Der knöcherne Defekt stellt sich im T_1-gewichteten Bild in der Regel signalarm dar. Im T_2-gewichteten Bild kann der Defekt sowohl signalarm (Sklerose) als auch signalreich (Blut, Gelenkflüssigkeit) erscheinen. Häufig wird in der knöchernen Umgebung ein reaktives Knochenmarködem beobachtet, welches vor allem in STIR-Sequenzen signalreich zur Darstellung kommt (Abb. 8.14).
- Im Stadium II demarkiert sich die osteochondrale Läsion durch eine Grenzzone vom umliegenden Knochen. Die Grenzzone kann einer rektiven Sklerose oder einem fibrovaskulären Bindegewebe entsprechen und daher unterschiedliche Signalintensitäten aufweisen. Während sich die Sklerose in allen Sequenzen signalarm darstellt, zeigt das fibrovaskuläre Bindegewebe eine hohe Signalintensität in T_2-gewichteten Sequenzen, wodurch die Unterscheidung zu Flüssigkeit schwierig sein kann (Abb. 8.15 a u. b). Hier kann der Einsatz von i.v. Kontrastmittel hilfreich sein, da das fibrovaskuläre Bindegewebe in den meisten Fällen eine deutliche Kontrastmittelaufnahme zeigt (Abb. 8.15 c).
- Im Stadium III kann Gelenkflüssigkeit durch Einrisse im Gelenkknorpel in den Spalt zwischen subchondralem Defekt und umliegendem Knochen eindringen. Ein den knöchernen Defekt umgebender Flüssigkeitssaum kann somit als indirektes Zeichen für eine Knorpelläsion und eine Instabilität des Fragments gesehen werden (Abb. 8.13 c).
- Im Stadium IV ist der Gelenkknorpel komplett unterbrochen, und der subchondrale knöcherne Defekt ist mit Gelenkflüssigkeit aufgefüllt. Das losgelöste knöcherne Fragment kann in diesem Fall auch als freier Gelenkkörper imponieren.

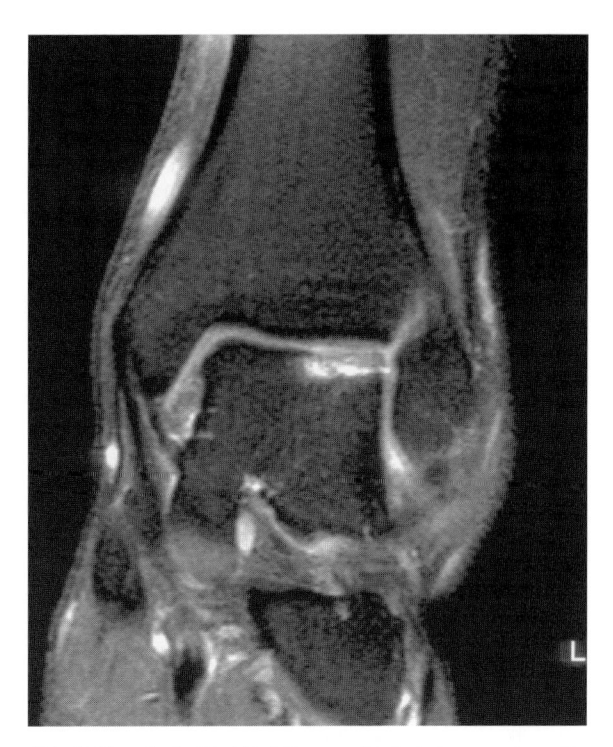

Abb. 8.13 c Indirekte MR-Arthrographie bei einem anderen Patienten. Sehr hohe Signalintensität im Mausbett, vergleichbar mit der intraartikulären Signalintensität im lateralen Gelenkspalt. Der Befund ist als Kontrastmittelübertritt vom Gelenkkavum in das Mausbett bei Kontinuitätsunterbrechung des Knorpels zu werten.

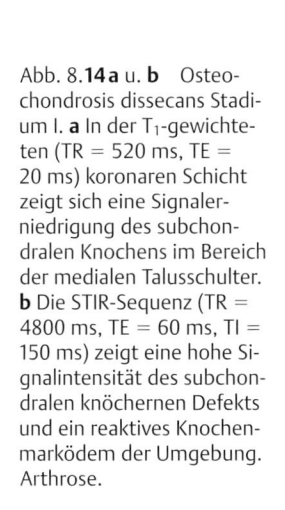

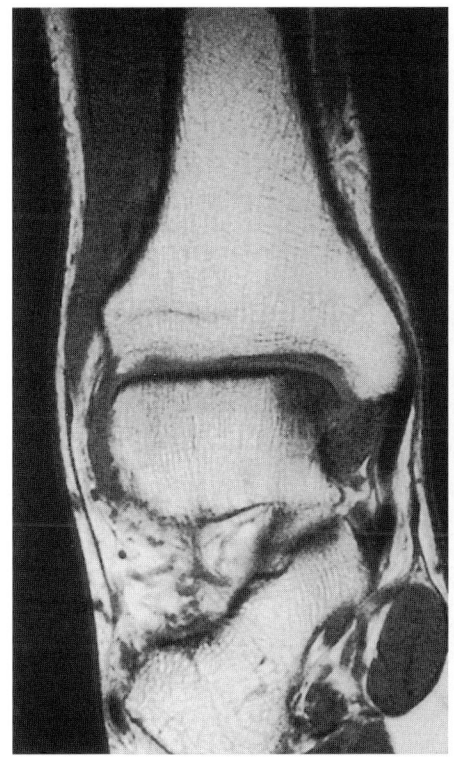

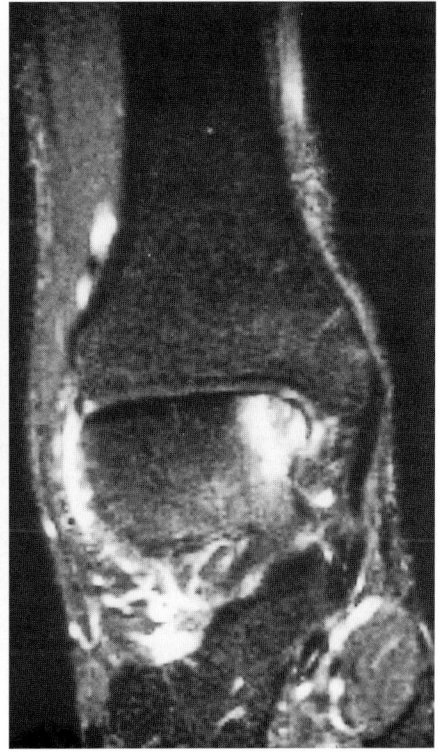

Abb. 8.14 a u. b Osteochondrosis dissecans Stadium I. a In der T_1-gewichteten (TR = 520 ms, TE = 20 ms) koronaren Schicht zeigt sich eine Signalerniedrigung des subchondralen Knochens im Bereich der medialen Talusschulter. b Die STIR-Sequenz (TR = 4800 ms, TE = 60 ms, TI = 150 ms) zeigt eine hohe Signalintensität des subchondralen knöchernen Defekts und ein reaktives Knochenmarködem der Umgebung. Arthrose.

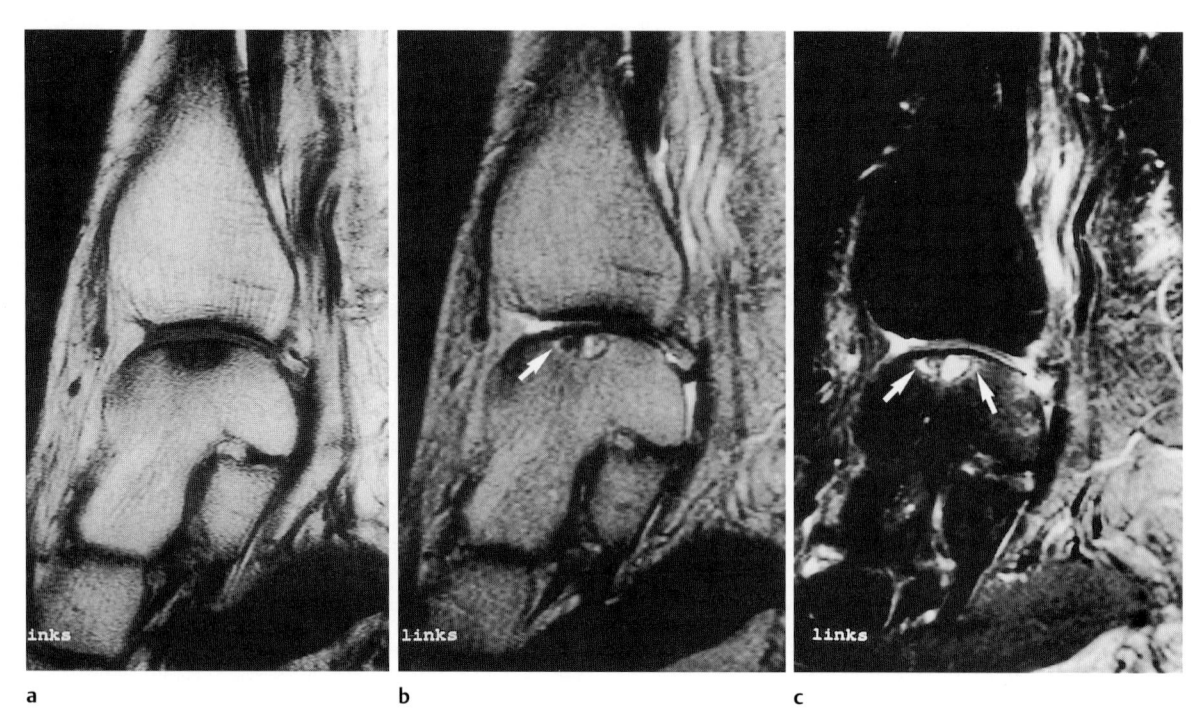

Abb. 8.15a–c Osteochondrosis dissecans Stadium II. **a** Niedrige Signalintensität des osteochondralen Defekts im Bereich der medialen Talusrolle im T_1-gewichteten sagittalen Bild (TR = 520 ms, TE = 20 ms). **b** Die entsprechende T_2-gewichtete Schicht (TR = 3500 ms, TE = 80 ms) zeigt eine dunkle Grenzzone mit zum Teil hoher Signalintensität (Pfeil). Das knöcherne Fragment besitzt in seinen dorsalen Anteilen ebenfalls eine hohe Signalintensität als Hinweis auf zystische Veränderungen. **c** Zur Differenzierung zwischen Flüssigkeit und fibrovaskulärem Granulationsgewebe in der Grenzzone zeigt die kontrastverstärkte, fettunterdrückte T_1-gewichtete Sequenz (TR = 950 ms, TE = 20 ms) eine deutliche Kontrastmittelaufnahme im Bereich der Grenzzone, die auf ein gut vaskularisiertes Granulationsgewebe hinweist (Pfeile).

■ Weitere Osteonekrosen

Neben der avaskulären Nekrose der Talusrolle sind noch zahlreiche weitere seltenere spontane Osteonekrosen des Fußskelettes bekannt:

- Os naviculare (Morbus Köhler I),
- Metatarsale-II-Köpfchen (Morbus Köhler II),
- Kalkaneusapophyse (Morbus Sever),
- Phalangenbasis (Morbus Thiemann),
- Basis des V. Metatarsale (Morbus Iselin),
- Os tibiale externum (Morbus Haglund).

Diese Erkrankungen finden sich hauptsächlich bei Kindern und Jugendlichen. Einige Formen wie die Osteonekrosen der Metatarsaleköpfchen finden sich auch beim Erwachsenen. Klinisch zeigen sich mitunter starke Schmerzen. Osteonekrosen weisen allgemein eine frühe subchondrale Signalreduktion im T_1-Bild und eine Signalanhebung im T_2- und besonders im STIR-Bild auf. Dies kann durch das Vorliegen eines Knochenmarködems erklärt werden. Im weiteren Verlauf kann es durch Überwiegen der sklerotischen Veränderungen zur Signalreduktion in T_1- und T_2-gewichteten Sequenzen kommen. Zeichen der Revaskularisation ist der Nachweis eines vor allem in T_2- und T_2^*-gewichteten Sequenzen signalreichen Granulationsgewebes (29).

Dieses bildet sich in der Grenzzone zwischen dem Nekroseareal und dem intakten Knochen aus und zeigt einen 2schichtigen Aufbau mit einer in T_2-gewichteten Sequenzen signalreichen inneren und signalarmen äußeren Zone, dem sog. Double line sign (18) (Abb. 8.16). Die MRT hat eine hohe Sensitivität und kann die Osteonekrose früher nachweisen als andere bildgebende Verfahren.

■ Streßfrakturen und okkulte Frakturen

Mit der MRT ist es möglich, röntgenologisch okkulte, nicht dislozierte Frakturen und Streßfrakturen zu diagnostizieren.

Streßfrakturen sind Frakturen des gesunden Knochens, bei denen es durch wiederholte Mikrotraumen zu einer schleichenden Kontinuitätsunterbrechung des Knochens bei gleichzeitigen Reparationsvorgängen kommt. Am Sprunggelenk und Fuß treten sie vor allem in der distalen Tibia und Fibula, im Kalkaneus, im Os naviculare und in den Metatarsalia auf.

Charakteristisch ist ein linearer signalarmer Bereich, der komprimierten Trabekelstrukturen entspricht und von einem reaktiven Knochenmarködem umgeben wird. Dieses erscheint in den T_1-gewichteten Sequenzen signalarm (Abb. 8.17). Die T_2-gewichteten und vor allem die STIR-Sequenzen zeigen ein hohes Signal (Abb. 8.18) (4). Zeigt die MRT nach einem Trauma lediglich ein diffuses Knochenmarködem ohne lineare Signalerniedrigung, spricht man von einer knöchernen Kontusion (engl. bone bruise) oder einer trabekulären Mikrofraktur (17).

Erkrankungen der Knochen **231**

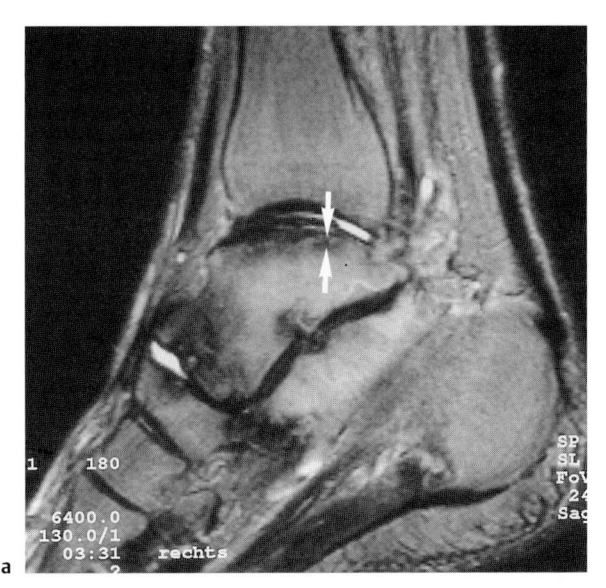

Abb. 8.**16 a** u. **b** Osteonekrose der Talusrolle. **a** Die sagittale T$_2$-gewichtete Sequenz (TR = 6400 ms, TE = 130 ms) zeigt ein dunkles Knochenmarksignal im Bereich der Talusrolle, welches nekrotischem Knochen entspricht. Der nekrotische subchondrale Knochen wird durch ein signalreiches Granulationsgewebe vom übrigen Knochen abgegrenzt. Das Granulationsgewebe zeigt eine innere Zone hoher Signalintensität und eine äußere Zone niedriger Signalintensität (Pfeile), das sog. Double line sign. Knochenmarködem des gesamten Talus, teilweise auch des angrenzenden Kalkaneus. **b** T$_1$-gewichtete Sequenz nach Kontrastmittelgabe (TR = 480 ms, TE = 15 ms) zeigt keine Kontrastaufnahme des nekrotischen Knochens und hohe Kontrastaufnahme des Granulationsgewebes.

Die STIR-Sequenz ist aufgrund der Unterdrückung des Fettmarksignals und der signalreichen Darstellung der Ödemzone besonders sensitiv in der Detektion von Kontusionsherden, okkulten Frakturen und Streßfrakturen.

■ Synostosen der Fußwurzelknochen (Coalitiones tarsi)

Angeborene Synostosen (Koalitionen) können prinzipiell zwischen allen Fußwurzelknochen vorkommen. Man beobachtet sie in einer Häufigkeit von 1–2 %, in 50 % der Fälle bilateral, und es können verschiedene Typen an ein und demselben Fuß vorkommen. Sie sind häufig Ursache eines schmerzhaften Plattfußes bei Kindern und werden in einem Alter symptomatisch, in dem die initial knorpelige Verbindung (Synchondrose) zwischen den betroffenen Knochen zu ossifizieren beginnt. Eine korrekte Diagnose ist wichtig, um durch rechtzeitige Therapie in Form einer Orthesenanlage, operativen Resektion oder Arthrodese einer Arthrosenbildung mit zunehmend schmerzhafter Bewegungseinschränkung vorzubeugen.

Am häufigsten kommen Synostosen zwischen Kalkaneus und Os naviculare (Coalitio calcaneonavicularis) sowie zwischen Kalkaneus und Talus (Coalitio talocalcanea) vor. Tarsale Koalitionen werden in der Regel mittels konventioneller Röntgenbilder oder der CT nachgewiesen. In der MRT findet sich im Stadium der zunehmend verknöchernden Synchondrose eine knorpelige Verbindung zwischen den entsprechenden Knochen. Der zwischen den Knochen gelegene Spalt ist schmaler als ein normaler Gelenkspalt und unregelmäßig konfiguriert. Der Befund läßt sich vor allem mit GRE-Sequenzen gut darstellen. Die Schichten sollten möglichst senkrecht

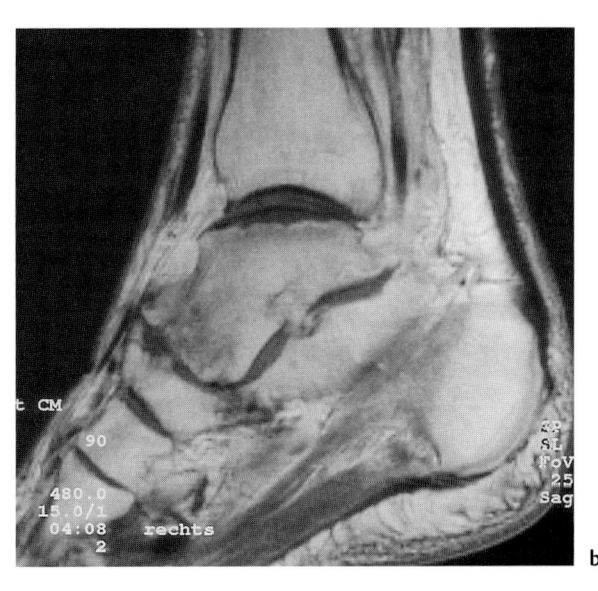

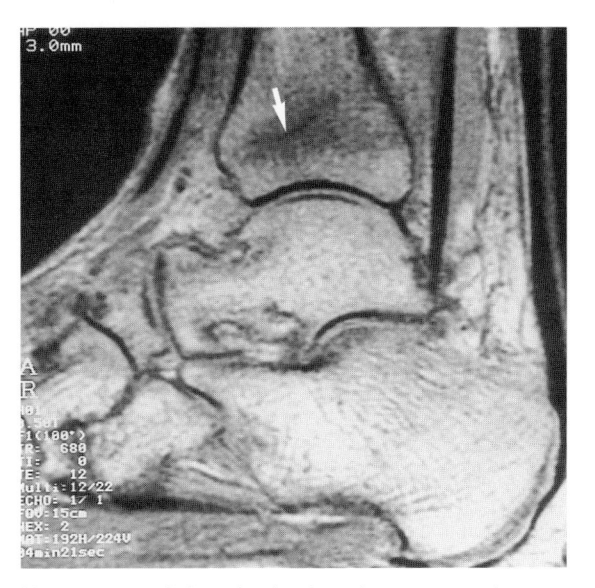

Abb. 8.**17** Streßfraktur der distalen Tibia. Die sagittale T$_1$-gewichtete GRE-Sequenz (TR = 680 ms, TE = 12 ms) zeigt im Bereich der distalen Tibia eine lineare, scharf begrenzte Signalintensitätserniedrigung, die der Frakturlinie entspricht (Pfeil). In der Umgebung findet sich eine inhomogene Signalminderung, die dem reaktiven Knochenmarködem entspricht.

zum entsprechenden Gelenk orientiert werden. Nach Abschluß der Verknöcherung bildet sich spongiöser Knochen mit Nachweis von inaktivem, fettigen Knochenmark, das in der MRT fettäquivalente Signalintensitäten zeigt. Bleibt die Verknöcherung aus, spricht man von einer fibrösen oder kartilaginären Koalition.

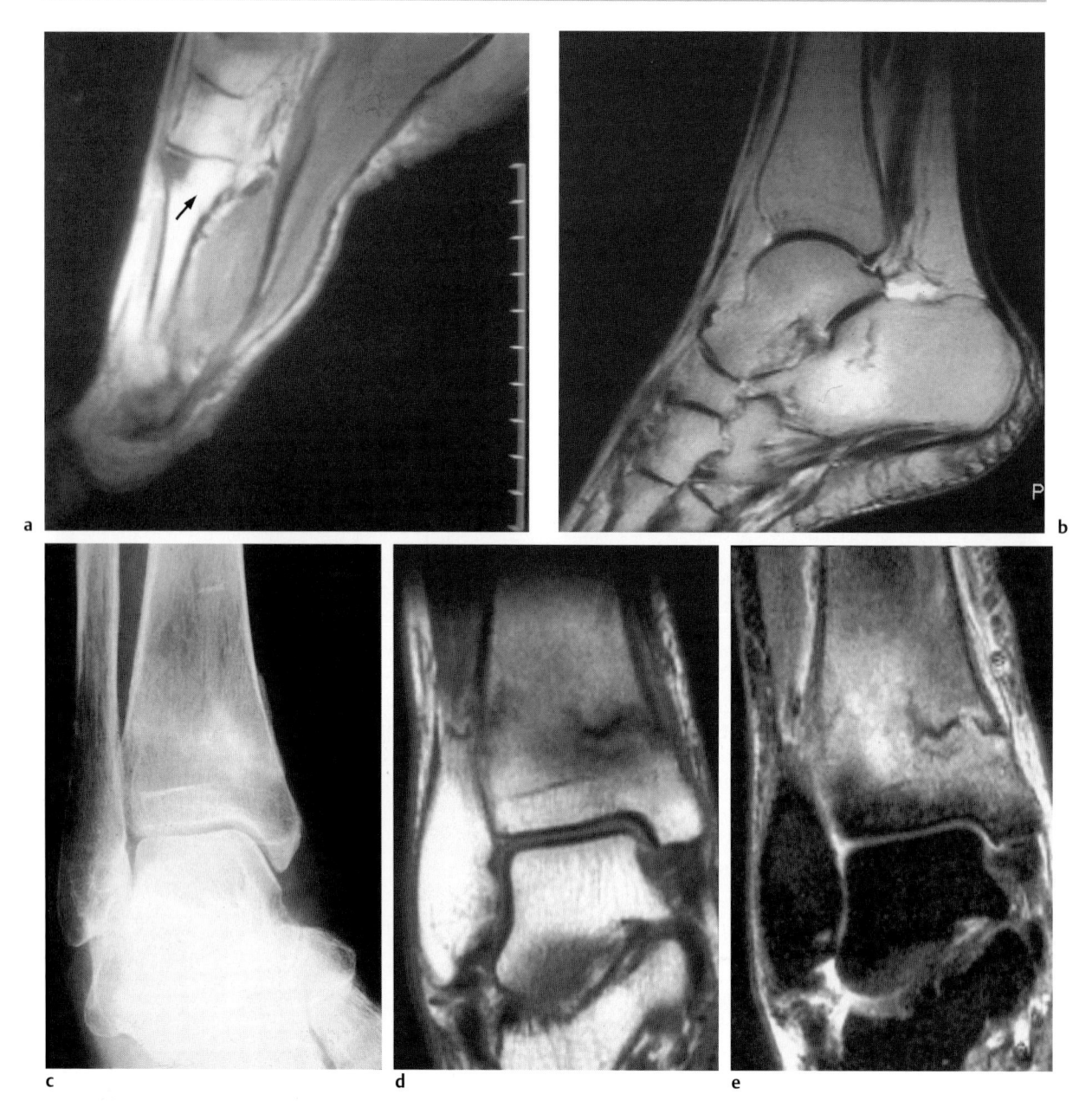

Abb. 8.**18 a–e** **a** Streßfraktur der Basis des Os metatarsale I mit fokal und linear verlaufendem signalarmem Ödem (Pfeil). Sagittales T_1-gewichtetes SE-Bild. **b** Streßfraktur des Kalkaneus mit signalarmer Frakturlinie und umgebendem signalreichem Ödem. Sagittale T_2-gewichtete TSE-Aufnahme. **c–e** Streßfraktur der distalen Tibiametaphyse. **c** Röntgenbild mit bandartigem Sklerosesaum und periostaler Knochenneubildung. **d** Koronares T_1-gewichtetes SE-Bild mit signalfreier Frakturlinie und signalarmem Ödem. **e** Koronares STIR-Bild mit signalfreier Frakturlinie und signalreichem Ödem. Signalreiches Ödem in den angrenzenden Weichteilen.

Bei der *Coalitio calcaneonavicularis* liegt eine Synostose zwischen der Basis des Os naviculare und dem vorderen oberen Kalkaneus vor. Diese Form der Blockbildung läßt sich am besten mit Schrägaufnahmen röntgenologisch dokumentieren. Beschwerden treten zwischen dem 8. und 12. Lebensjahr auf. Neben dem schmerzhaften Plattfuß findet man eine Prominenz der Sehnen der Mm. peronaei durch chronische reflektorische Verkürzung.

Bei der *Coalitio talocalcanea* gibt es verschiedene Ausprägungen, je nachdem, welche der 3 Gelenkflächen (dorsale, mediale und ventrale Fläche) zwischen Kalkaneus und Talus synostieren. Die Synostosen der dorsalen und medialen Gelenkfläche lassen sich durch schrägaxiale Röntgenaufnahmen (Skispringeraufnahme, Harris-Technik) besser beurteilen. Der Nachweis kann aber sehr schwierig sein. Am häufigsten ist die mediale Gelenkfläche betroffen. Die Coalitio talocalcanea macht in der Regel ab dem 20. Lebensjahr Beschwerden.

Sekundäre Arthrodesen nach Infektion oder Trauma können nach einem gewissen Zeitraum ebenfalls fettiges Knochenmark aufweisen (Abb. 8.**19**).

Erkrankungen der Sehnen

Sehnen bestehen überwiegend aus dichten Kollagenfaserbündeln, die in eine amorphe Grundsubstanz eingebettet sind. Aufgrund ihrer extrem kurzen T_2-Relaxationszeit stellen sich Sehnen in allen Pulssequenzen signalarm dar. Degenerative Veränderungen, Entzündungen und inkomplette und komplette Rupturen führen zu einer Aufhebung der ursprünglichen Sehnenstruktur und können daher mit der MRT sichtbar gemacht werden. Lipidablagerungen bei Sehnendegenerationen und Einblutungen führen zu einem erhöhten intratendinösen Signal im T_1-gewichteten Bild. Hohe Signalintensitäten im T_2-gewichteten Bild weisen je nach Ausdehnung und Anordnung auf entzündliche Veränderungen oder Rupturen hin. Sehnenverdickungen werden im Rahmen chronisch entzündlicher Veränderungen beobachtet, während lokalisierte Querschnittsreduktionen auf partielle Rupturen hinweisen können.

■ Achillessehne

Achillessehnenrupturen treten bevorzugt bei Männern zwischen dem 30. und 50. Lebensjahr auf. Zu den prädisponierenden Faktoren zählen neben der rheumatoiden Arthritis und dem Lupus erythematodes verschiedene Stoffwechselstörungen (Diabetes mellitus, Gicht, Hyperparathyreoidismus, chronisches Nierenversagen), eine längerfristige Kortisoneinnahme sowie sportliche Überlastung. Partielle und komplette Rupturen finden sich bevorzugt in der am geringsten vaskularisierten Zone, die etwa 2–6 cm oberhalb des kalkanearen Ansatzes liegt (25).

Die meisten Rupturen lassen sich bereits klinisch durch Palpation der Sehnendehiszenz sicher diagnostizieren. Einblutungen und ödematöse Veränderungen können jedoch auch zu einem negativen Palpationsbefund führen. Dies wird in der Literatur mit einer Häufigkeit von etwa 25 % angegeben (6, 25).

Neben der klinischen Untersuchung werden daher zusätzliche Untersuchungsverfahren eingesetzt, wobei der Ultraschall und die MRT im Vordergrund stehen.

Dabei bietet der Ultraschall den Vorteil der dynamischen Untersuchung, während die MRT exaktere Aussagen zum Nachweis diskreter Strukturveränderungen erlaubt.

Ruptur

Zeichen der kompletten Achillessehnenruptur ist der Nachweis einer vollständigen Kontinuitätsunterbrechung der ursprünglichen Sehnenstruktur, die sich vor allem in sagittaler Schichtführung gut darstellen läßt. Die Retraktion der Sehnenstümpfe führt zu einem korkenzieherartigen Aspekt des proximalen Anteils und zu einer vermehrten Bucklung des distalen Abschnitts in sagittaler Schichtführung (Abb. 8.20). Häufig kommt es im Rupturbereich zu einer Interposition von Fett oder Flüssigkeit (Ödem, Blut). Veränderungen des peritendinösen Gewebes lassen sich in axialer Schichtführung darstellen. Dabei zeigt nicht mehr ganz frisches Blut ein hohes Si-

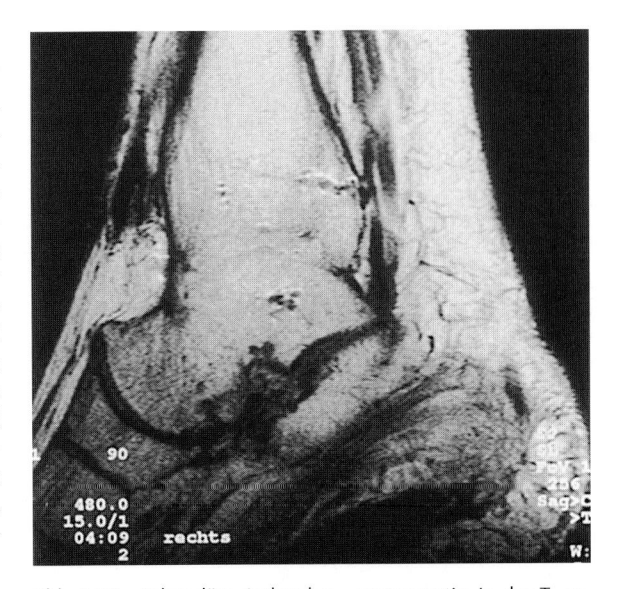

Abb. 8.19 Sekundäre Arthrodese, postoperativ. In der T_1-gewichteten sagittalen Schicht (TR = 480 ms, TE = 15 ms) zeigt sich ein homogenes, hohes Fettmarksignal der distalen Tibia und des angrenzenden Talus, ohne Nachweis eines residualen Gelenkspalts.

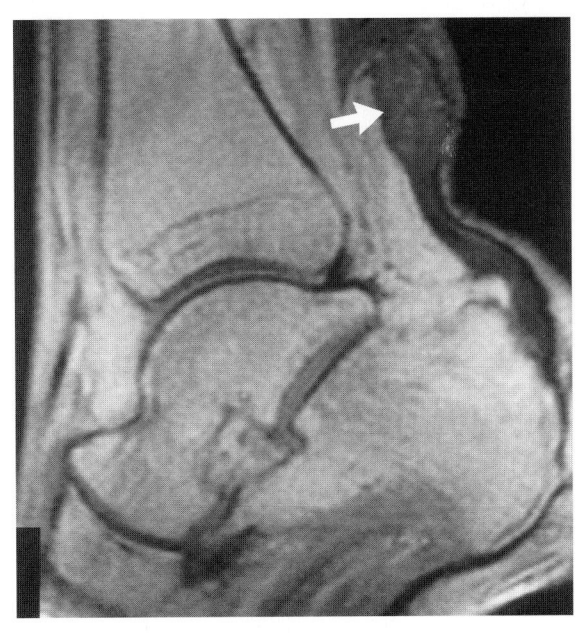

Abb. 8.20 Komplette Achillessehnenruptur. Sagittale T_1-gewichtete Sequenz (TR = 600 ms, TE = 20 ms) zeigt eine Verdickung und Bucklung des distalen Sehnenstumpfs bei insgesamt erhöhter Signalintensität der Sehne (Pfeil).

gnal im T_1-gewichteten Bild, während ödematöse und entzündliche Veränderungen hohe Signalintensitäten im T_2-gewichteten Bild aufweisen (Abb. 8.21).

Die MRT kann neben der Diagnostik auch wichtige Informationen zur Therapie liefern, da der Abstand der Sehnenstümpfe zueinander ein entscheidendes Kriterium für eine erfolgreiche konservative Therapie darstellt (7).

Die MRT eignet sich außerdem als Kontrollmethode konservativ behandelter Patienten (16).

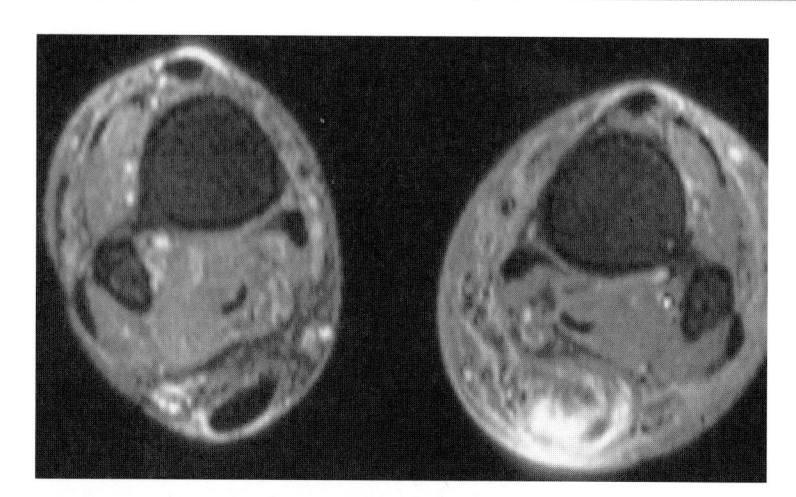

Abb. 8.21 Vollständige Ruptur der linken Achillessehne. Axiale STIR-Aufnahme. Die Sehne ist nur in Teilen abgrenzbar und man sieht eine signalreiche Flüssigkeitsansammlung mit deutlicher Schwellung.

Zeichen der Reruptur nach operativer Therapie sind intratendinöse Signalintensitätserhöhungen im T_1- und T_2-gewichteten Bild.

Teilruptur

Teilrupturen lassen sich von kompletten Rupturen durch den Nachweis einer Restkontinuität in axialen oder sagittalen Schichten unterscheiden. Die Sehnenstruktur zeigt fokale Signalintensitätserhöhungen im T_1-gewichteten Bild und Areale hoher Signalintensität in T_2-gewichteten Sequenzen, die Blut- und Flüssigkeitseinlagerungen entsprechen. Ähnliche Veränderungen werden bei degenerativen Veränderungen und bei der Tendinitis beobachtet, welche magnetresonanztomographisch oft nicht eindeutig von der Teilruptur abgrenzbar sind. Teilrupturen treten oft im Rahmen einer chronisch degenerativen Entzündung auf (Abb. 8.23).

Tendinitis

Aufgrund der ödematösen Veränderungen, die im Rahmen einer Tendinitis auftreten, zeigen sich in T_2-, T_2^*- und fettunterdrückten Sequenzen fokale und/oder diffuse Signalerhöhungen des Sehnengewebes (Abb. 8.22). Aufgrund der Sehnenverdickung stellt sich die vordere Sehnenkontur im axialen und sagittalen Bild konvex dar (Abb. 8.23). Da die Achillessehne keine Sehnenscheide besitzt, lassen sich Begleitreaktionen im peritendinösen Bindegewebe finden. Zur besseren Darstellung und Differenzierung entzündlicher Veränderungen kann die i. v. Kontrastmittelgabe beitragen.

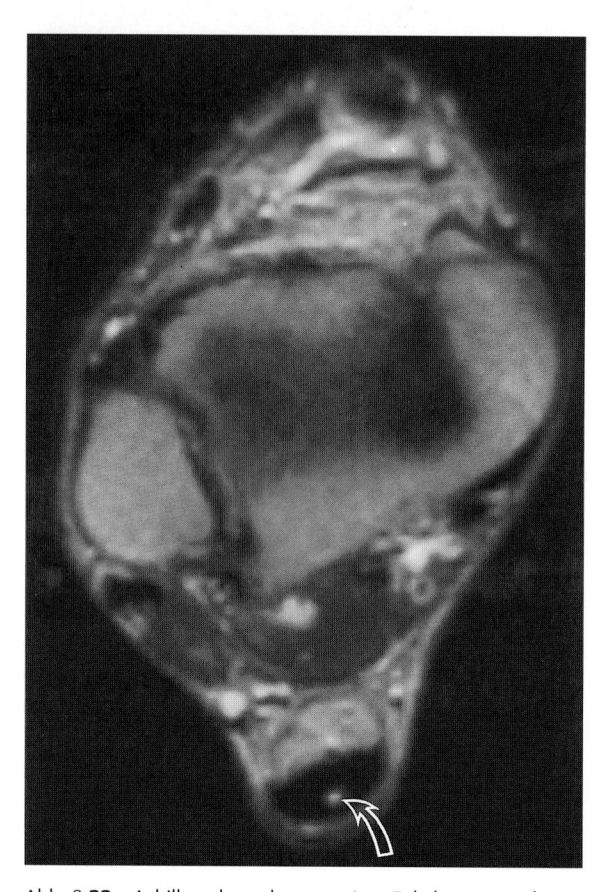

Abb. 8.22 Achillessehnendegeneration. Fokale intratendinöse Signalintensitätserhöhung im axialen T_2-gewichteten Bild (TR = 3800 ms, TE = 90 ms) als Hinweis auf beginnende degenerative Veränderungen (Pfeil).

■ Peronäussehnen

Komplette oder partielle Rupturen der Peronäussehnen sind äußerst selten. Komplette Rupturen betreffen meist den M. peronaeus longus in Höhe des Os cuboideum (21).

Partielle Rupturen finden sich bevorzugt in der Sehne des M. peronaeus brevis. Sie treten vor allem im Zusammenhang mit einer Peronäussehnenluxation und in Form eines intratendinösen, longitudinalen Einrisses auf und sind meist in Höhe der Fibulaspitze gelegen (30).

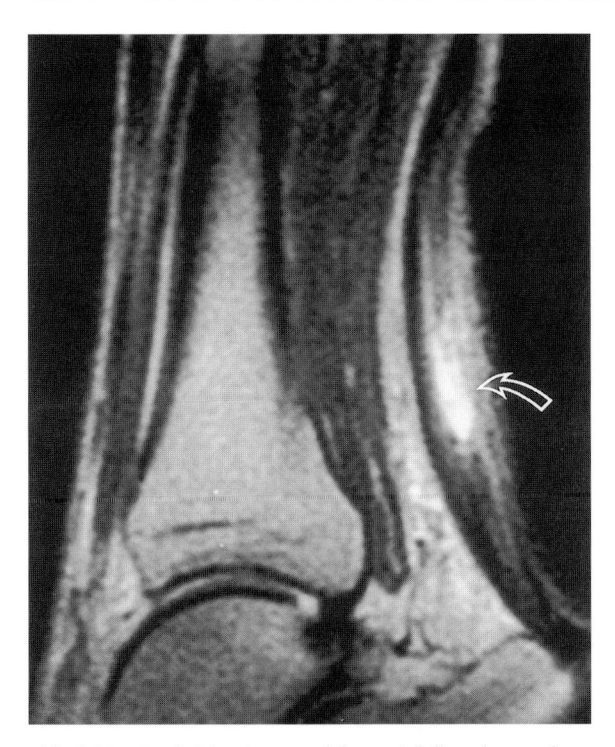

Abb. 8.23 Tendinitis mit ausgedehnter Achillessehnenteilruptur. Diffuse Signalerhöhung des Sehnengewebes im T_2-gewichteten sagittalen Bild (TR = 3000 ms, TE = 80 ms) (Pfeil). Flüssigkeitsisointense Signalintensitäten als Hinweis für Teilruptur. Konvexe Darstellung der vorderen Sehnenkontur aufgrund der ödematösen Sehnenverdickung.

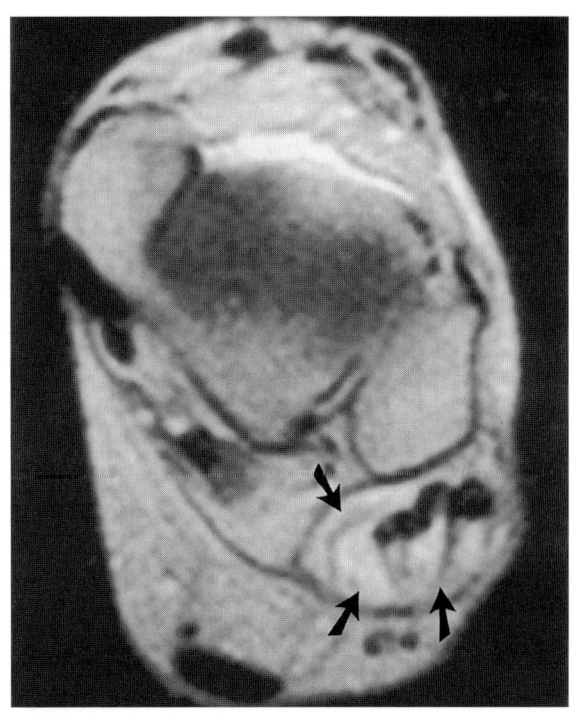

Abb. 8.24 Chronische Tendovaginitis der Peronäalsehnen. Die axiale T_2-gewichtete Schicht (TR = 3000 ms, TE = 80 ms) in Höhe des Gelenkspalts des OSG zeigt Flüssigkeit im Bereich der narbig verdickten Sehnenscheiden (Pfeile).

Magnetresonanztomographisch zeigt der Sehnenquerschnitt eine zentrale Signalintensitätserhöhung und eine Aufspaltung des regulären dunklen Sehnensignals (36).

Bei einer Tendinitis kommt es meist zu einer diffusen Verdickung der Sehne. In der Regel wird die Sehne von Flüssigkeit umgeben, die innerhalb der Sehnenscheide lokalisiert ist und sich im T_2-gewichteten Bild als signalintenser, die Sehne umgebender Saum darstellt und auf eine entzündliche Mitbeteiligung der Sehnenscheide im Sinne einer Tendovaginitis hinweist (Abb. 8.24).

Die *Peronäalsehnenluxation* ist häufig mit einer traumatischen Dehnung oder Ruptur des Retinaculum mm. peronaeorum superius assoziiert. Dabei gleiten die Peronäalsehnen aus ihrer anatomischen Lage an der dorsalen Fläche des Malleolus lateralis nach lateroventral über die Fibulaspitze hinaus. Begünstigt wird die Peronäalsehnenluxation durch das Fehlen oder eine flache Anlage ihrer knöchernen Gleitrinne auf der Außenfläche des Malleolus lateralis (Sulcus malleolaris) (22).

Die Diagnose kann magnetresonanztomographisch gestellt werden, wenn die Sehnen anstelle ihrer ursprünglichen posterioren Lage lateral des Malleolus lateralis gefunden werden. Zusätzlich wird häufig ein Weichteilödem entdeckt. Die korrekte Diagnosestellung kann durch den Vergleich mit der gesunden Gegenseite vereinfacht werden (24).

■ Tiefe Flexorsehnen

Musculus tibialis posterior

Der Sehne des M. tibialis posterior kommt bei der Stabilisierung des medialen Längsgewölbes des Fußes eine wesentliche Funktion zu. Rupturen treten bevorzugt bei Frauen jenseits des 50. Lebensjahrs auf und sind meist degenerativer Natur. Prädisponierende Faktoren sind die rheumatoide Arthritis, eine längerfristige Kortisoneinnahme und ein Senkfuß (15).

Inkomplette und komplette Rupturen der Sehne des M. tibialis posterior finden sich meist im Ansatzbereich der Sehne am Os naviculare (27). Da die Diagnose häufig erst verspätet gestellt wird, wird die Rupturlokalisation aufgrund der Retraktion der Sehnenstümpfe häufig auf Höhe des Malleolus medialis vermutet (23). Indirekte Zeichen, die bei einer Ruptur der M.-tibialis-posterior-Sehne gefunden werden können sind eine Steilstellung des Talus, ein akzessorisches Os naviculare und eine Hypertrophie des Tuberculum naviculare mediale (27).

Bei vollständiger Ruptur der Sehne kommt es zum hochgradigen Plattfuß und zur Unfähigkeit des Zehenstands. MR-tomographisch lassen sich 3 *Stadien der Sehnenruptur* unterscheiden:

- Im Stadium I liegt eine inkomplette Ruptur mit Sehnenverdickung und vereinzelten longitudinalen Einrissen vor, die sich im T_1- und T_2-gewichteten Bild als

Areale erhöhter Signalintensität darstellen. In der Regel zeigt sich im T$_2$-gewichteten Bild signalreiche Flüssigkeit in der Sehnenscheide (Abb. 8.25).
- Im Stadium II findet man eine partielle Ruptur mit lokaler Reduktion des Sehnenquerschnitts, so daß der Sehnenquerschnitt geringer ist als der der M.-flexor-digitorum-longus-Sehne.
- Das Stadium III bezeichnet die komplette Ruptur mit Diskontinuitätsnachweis. Zwischen den retrahierten Sehnenstümpfen findet sich Flüssigkeit oder bei älteren Verletzungen Granulationsgewebe (24).

Eine exakte Klassifikation ist wichtig, da die therapeutische Vorgehensweise durch das Ausmaß und die Lokalisation der Verletzung bestimmt wird.

Musculus flexor digitorum longus

Rupturen der Sehne des M. flexor digitorum longus sind äußerst selten und sind an der charakteristischen Klauenfußstellung zu erkennen. Häufiger werden Tendovaginitiden angetroffen, die magnetresonanztomographisch anhand des vermehrten Flüssigkeitsgehalts der Sehnenscheide erkannt werden können.

Musculus flexor hallucis longus

Teilrupturen, Rupturen und Tendinitiden und Tendovaginitiden der Sehne des M. flexor hallucis longus treten vor allem bei Ballettänzern auf (Abb. 8.26).

Da die Sehnenscheide häufig mit dem Gelenkkavum des oberen Sprunggelenks kommuniziert, muß die Bewertung einer Flüssigkeitsansammlung in der Sehnenscheide von der Menge des Gelenkergusses abhängig gemacht werden.

■ Extensorengruppe

Eine Tendinitis oder Tendovaginitis des M. tibialis anterior tritt hauptsächlich bei chronischer Belastung durch Bergablaufen oder -gehen oder bei Tänzern auf. Die seltenen Rupturen sind meist auf Höhe des 1. Tarsometatarsalgelenks lokalisiert und werden durch ein Reiben der Sehne an osteophytären Randleistenausziehungen und Exostosen begünstigt.

Pathologische Veränderungen der Sehnen des M. extensor hallucis longus und des M. extensor digitorum longus sind ebenfalls selten. Ihr MRT-Erscheinungsbild entspricht dem der zuvor beschriebenen Sehnen.

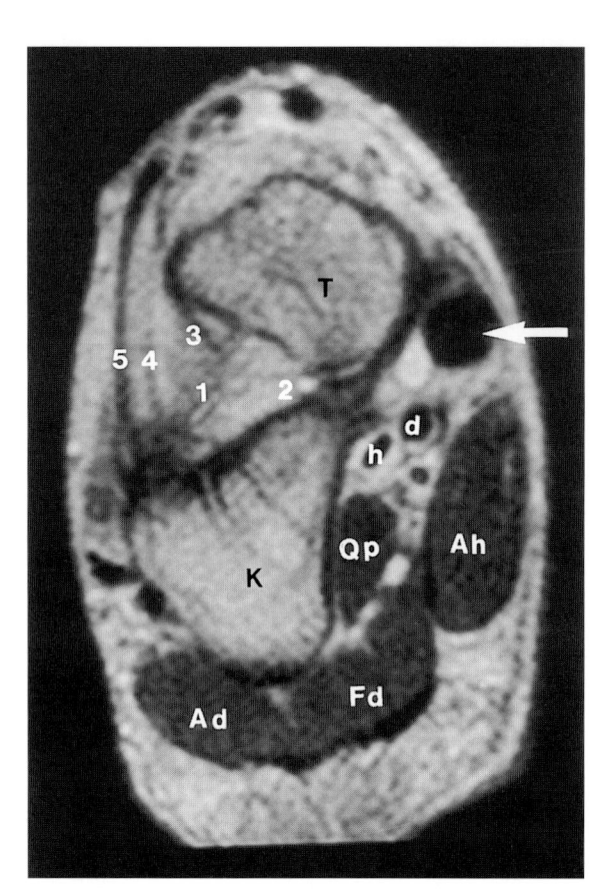

Abb. 8.25 Stadium I der Sehnenruptur des M. tibialis posterior. Deutliche Verdickung des Sehnenquerschnitts im koronaren T$_2$-gewichteten Bild (TR = 3000 ms, TE = 80 ms) mit flüssigkeitsgefüllter Ausstülpung der Sehnenscheide (Pfeil).
T = Talus
K = Kalkaneus
Qp = M. quadratus plantae
Ah = M. abductor hallucis
Ad = M. abductor digiti minimi
Fd = M. flexor digitorum brevis
d = Sehne des M. flexor digitorum longus
h = Sehne des M. flexor hallucis longus
1–5 = Ligamente des Sinus tarsi:
 1 = Lig. cervicale
 2 = Lig. talocalcaneum interosseum
 3 = medialer Faserzug des Retinaculum extensorum inferior
 4 = intermediärer Faserzug des Retinaculum extensorum inferior
 5 = lateraler Faserzug des Retinaculum extensorum inferior

Abb. 8.26a u. b Tendovaginitis der tiefen Flexorsehnen a vor und b nach Kontrastmittelgabe (axiale Schnittführung). Nach Kontrastmittelgabe zeigt sich eine deutliche Aufnahme der Sehnenscheiden des M. flexor hallucis longus (H), M. flexor digitorum longus (D) und M. tibialis posterior (T) (T_1-SE; TR = 450 ms, TE = 15 ms).

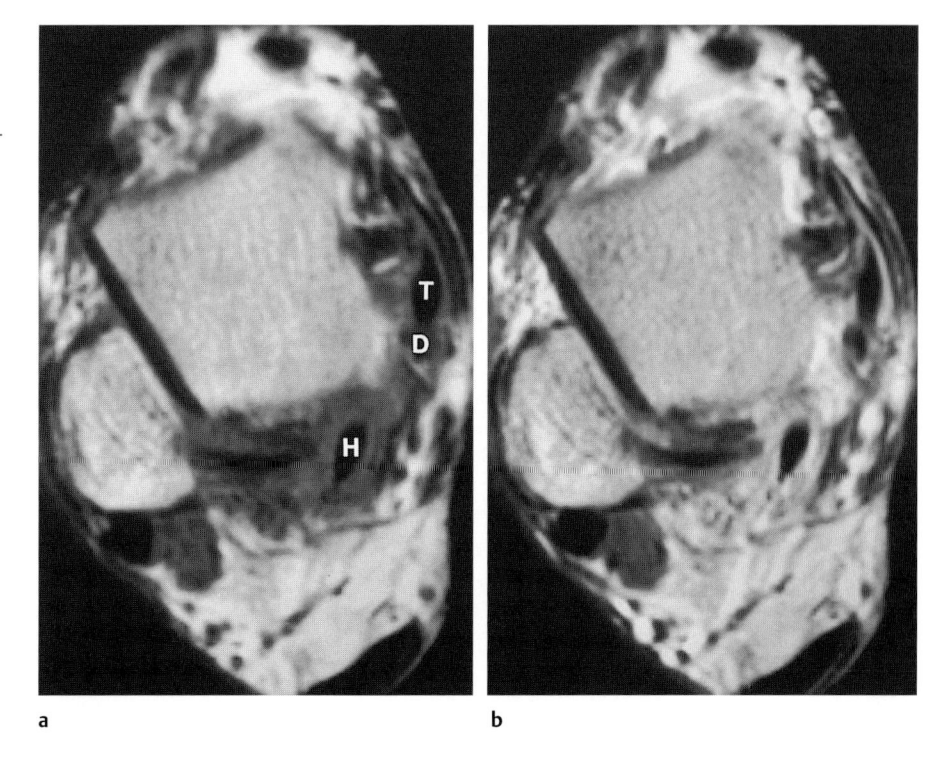

Bandverletzungen

■ Oberes Sprunggelenk

Im Bereich des OSG unterscheidet man 3 Bandkomplexe, die für die Stabilität und Integrität des Gelenkes von Bedeutung sind:

- Das mediale Kollateralband (Lig. deltoideum) wird in 4 Abschnitte unterteilt (Pars tibionavicularis, Pars tibiocalcanea, Pars tibiotalaris anterior, Pars tibiotalaris posterior).
- Die mit einem Anteil von etwa 85 % am häufigsten auftretende Bandverletzung betrifft die lateralen Kollateralbänder. Als Unfallmechanismus liegt meist ein Supinationstrauma zugrunde, das je nach Schweregrad zunächst zu einer Läsion des Lig. fibulotalare anterius, dann des Lig. fibulocalcaneare und zuletzt des Lig. fibulotalare posterius führt.
- Den dritten Bandkomplex bildet die Syndesmosis tibiofibularis, die der Stabilisierung der Malleolengabel dient und aus den Ligg. tibiofibulare anterius und posterius besteht.

Die Diagnostik der ligamentären Verletzungen umfaßt neben der klinischen Untersuchung eine Röntgenaufnahme in 2 Ebenen zum Ausschluß assoziierter knöcherner Läsionen sowie gehaltene Aufnahmen. Aufgrund der reflektorischen Muskelanspannung und eines häufig ausgeprägten posttraumatischen Ödems kann es mit dieser Methode jedoch zu falsch negativen Ergebnissen kommen (31).

Mit der MRT ist es möglich, die Bandverbindungen des OSG darzustellen und das Ausmaß ligamentärer Verletzungen zu beurteilen (18, 19).

Ähnlich den Muskelsehnen zeigen intakte Bänder ein niedriges Signal in allen Sequenzen (Abb. 8.27a u. 8.28a).

Streifige, signalreiche Areale, die intraligamentären Fetteinlagerungen entsprechen, werden für die Ligg. tibiofibulare und talofibulare posterius und tiefe Anteile des Lig. deltoideum beschrieben (12).

Zur Beurteilung eines Bands müssen Signalverhalten, Dicke, Kontur und Kontinuität berücksichtigt werden (26). Dazu sollten T_2- oder T_2^*-gewichtete Sequenzen angefertigt werden. Bei Distorsionen oder Teilrupturen kommt es zum Auftreten eines intraligamentären Ödems oder einer intraligamentären Einblutung und einem damit verbundenen Signalanstieg in T_2-gewichteten Untersuchungssequenzen. Bei einer kompletten Ruptur ist keine durchgängige Bandstruktur mehr nachweisbar (Abb. 8.27b, 8.28b u. 8.29). Eine Verdickung oder wellige Kontur des Bands kann auf ein älteres Trauma oder eine chronische Bandverletzung hinweisen, die häufig mit einer Insuffizienz der entsprechenden Bandstruktur einhergeht.

Zur exakten Beurteilung sollten die Bänder möglichst in ihrem kompletten Verlauf dargestellt werden (26). Aufgrund der unterschiedlichen Verlaufsrichtungen der einzelnen Bänder sind dazu unterschiedliche Schichtführungen erforderlich. In Anbetracht der relativ geringen Dicke der meisten Bänder sollte die Schichtdicke nicht mehr als 3 mm betragen.

■ Sinus-tarsi-Syndrom

Der Sulcus tali bildet zusammen mit dem Sulcus calcanei eine anatomische Rinne, die sich nach lateral zum Sinus tarsi erweitert und das hintere subtalare Gelenk vom Ta-

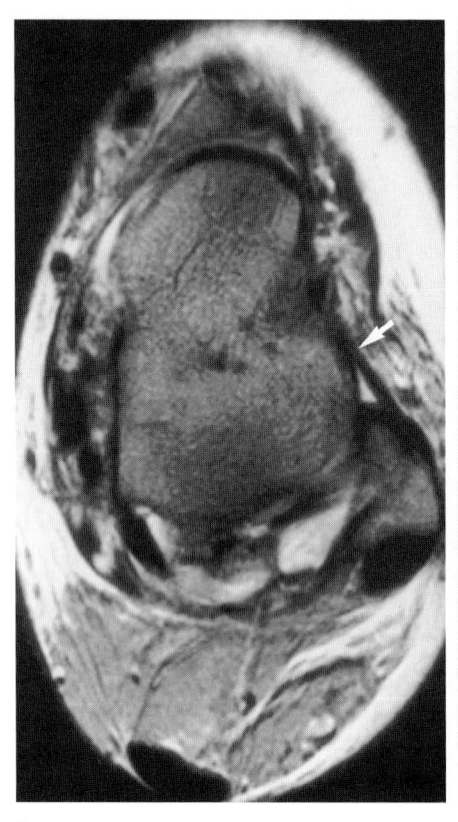

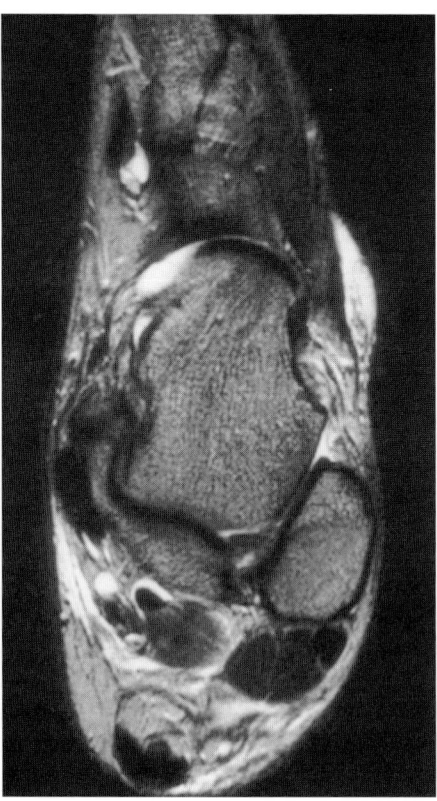

Abb. 8.27 a u. b Darstellung des Lig. fibulotalare anterius in axialer T_2-gewichteter Schichtführung (TR = 3500 ms, TE = 110 ms). **a** Das intakte Band verläuft als dunkle, signalarme Struktur von der Fibulaspitze zum Talushals (Pfeil). **b** Das Beispiel einer kompletten Bandruptur bei einem anderen Patienten nach Supinationstrauma zeigt eine hohe Signalintensität im Bereich des ursprünglichen Bandverlaufs ohne Nachweis einer kontinuierlichen Bandstruktur (T_2-gewichtetes TSE-Bild).

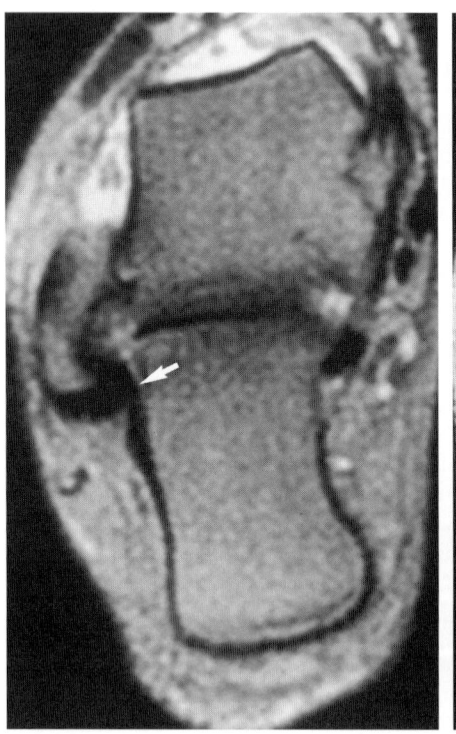

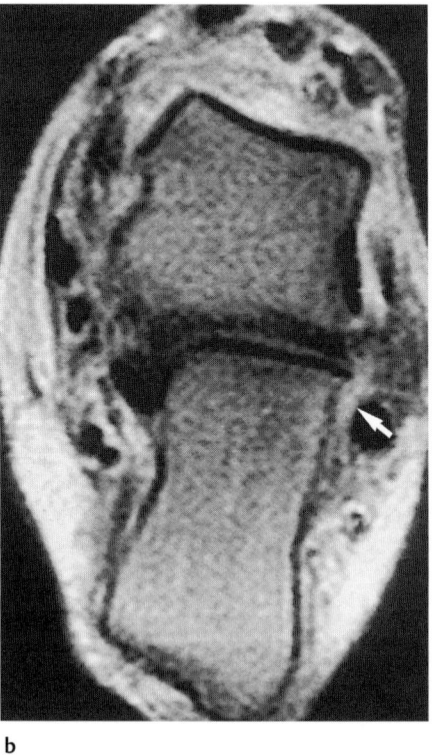

Abb. 8.28 a u. b Darstellung des Lig. fibulocalcaneare in axialer T_2-gewichteter Schichtführung (TR = 3000 ms, TE = 80 ms). **a** Das intakte Band verläuft als dunkle Struktur medial der Peronäalsehnen (Pfeil). **b** Komplette Ruptur des Lig. fibulocalcaneare.
Hohe Signalintensität im Bandverlauf ohne Nachweis einer regelrechten Bandstruktur (Pfeil).

Erkrankungen der Aponeurosis plantaris **239**

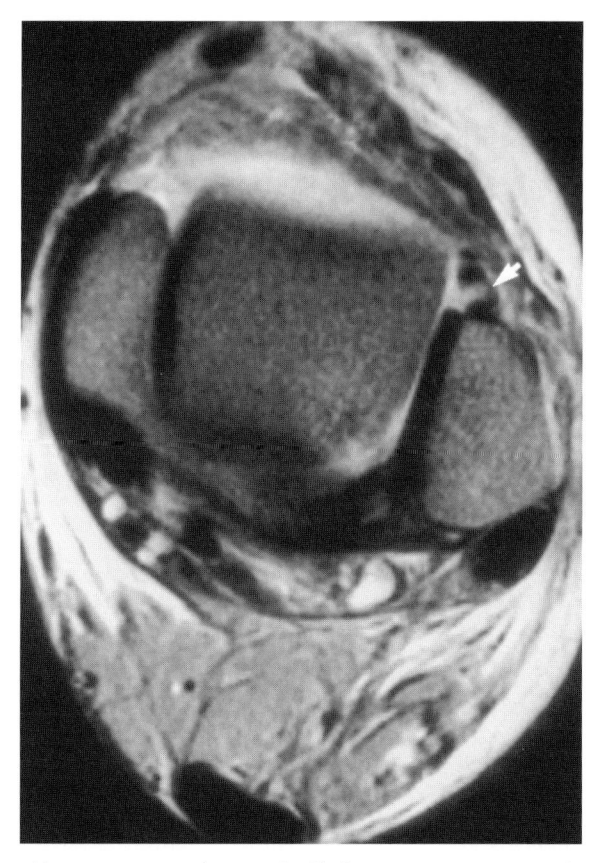

Abb. 8.**29**   Ruptur des Lig. tibiofibulare anterius. In T_2-gewichteter (TR = 4500 ms, TE = 120 ms) axialer Schichtführung zeigt sich eine Verdickung und signalreiche Kontinuitätsunterbrechung des Lig. tibiofibulare anterius fibulanah (Pfeil).

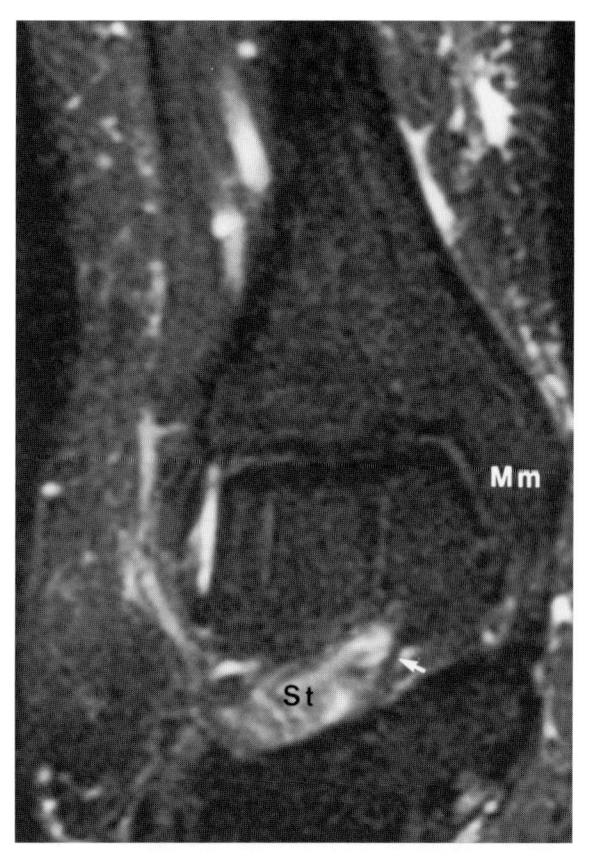

Abb. 8.**30**   Sinus-tarsi-Syndrom. Bei diesem Patienten mit dem klinischen Bild eines posttraumatischen Sinus-tarsi-Syndroms finden sich im koronaren STIR-Bild (TR = 4800 ms, TE = 60 ms, TI = 150 ms) ödematöse Veränderungen im Bindegewebsraum des Sinus tarsi. Das Lig. talocalcaneum interosseum läßt sich als durchgängige Struktur abgrenzen (Pfeil).
Mm = Malleolus medialis
St = Sinus tarsi

lokalkaneonavikulargelenk trennt. Im Sinus tarsi verlaufen Nerven, Gefäße und Bandstrukturen, die in Fettgewebe eingebettet sind (Abb. 8.**1**, 8.**6**, 8.**25** u. 8.**30**). Der Sinus tarsi ist gut auf axialen und koronaren Schnitten beurteilbar.

Als Sinus-tarsi-Syndrom wird ein Beschwerdebild bezeichnet, das meist nach einem Supinationstrauma auftritt und durch Schmerzen am lateralen Fußrand, eine Druckschmerzhaftigkeit über dem Sinus tarsi, ein Instabilitätsgefühl und eine Besserung der Beschwerden nach Injektion von Lokalanästhetika in die Region des Sinus tarsi gekennzeichnet ist (9). In der MRT können Signalveränderungen der Ligamente oder eine Kontinuitätsunterbrechung auf T_1- oder T_2-gewichteten Bildern sichtbar sein. Darüber hinaus kann man unspezifisch entzündliche Veränderungen mit niedrigem Signal im T_1- und Signalanhebung im T_2-gewichteten Bild oder Narbengewebe mit niedriger Signalintensität im T_1- und T_2-gewichteten Bild vorfinden (Abb. 8.**30**). Auch synoviale Zysten können ein Sinus-tarsi-Syndrom verursachen (Abb. 8.**31**). Häufig tritt es in Assoziation mit Außenbandrupturen oder Verletzungen der M.-tibialis-posterior-Sehne auf

(10, 14). Versagt eine konservative Therapie, kann eine operative Revision des Sinus tarsi notwendig werden.

Erkrankungen der Aponeurosis plantaris

■ Fascitis plantaris

Bei der Fascitis plantaris kommt es durch chronische Belastung und Mikrotraumen zu kleinen Einrissen und entzündlichen Veränderungen im Bereich der Plantaraponeurose.

Die normale Plantaraponeurose stellt sich in allen MRT-Sequenzen signalarm dar und läßt sich am besten in sagittaler und koronarer Schnittführung darstellen.

Berkowitz u. Mitarb. (2) beobachteten bei Patienten mit Plantarfaszitis eine signifikante Dickenzunahme der Aponeurosis plantaris gegenüber asymptomatischen Probanden. Gelegentlich können auch Areale erhöhter Signalintensität beobachtet werden. Ödematöse Veränderungen im subkutanen Fettgewebe sind seltener. Bei etwa 50% dieser Patienten findet sich ein Fersensporn,

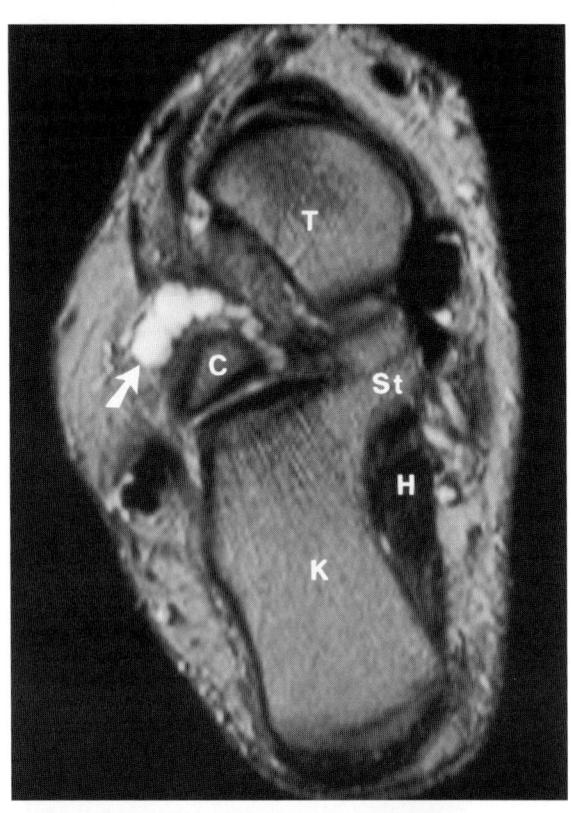

Abb. 8.**31** Bei diesem Patienten zeigt das axiale T$_2$-gewichtete Bild (TR = 3800 ms, TE = 120 ms) als Ursache des Sinus-tarsi-Syndroms signalreiche, zystische Veränderungen, die synovialen Zysten entsprechen (Pfeil).
St = Sustentaculum tali
H = M. flexor hallucis longus
K = Kalkaneus
C = Os cuboideum
T = Talus

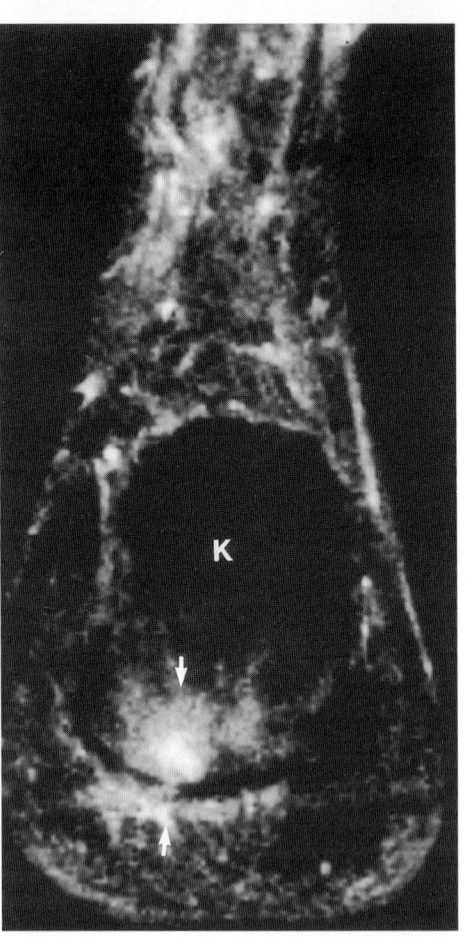

der in T$_1$-gewichteten sagittalen Schichten am besten zur Darstellung kommt (2) (Abb. 8.**32**).

■ Plantarfibromatose

Bei der Plantarfibromatose kommt es in den medialen Anteilen der Plantaraponeurose zu einer vermehrten Einlagerung von fibrösen Bindegewebsanteilen. In den meisten Fällen findet sich ein einzelnes ca. 2–3 cm großes Fibrom. Nur in etwa 10% der Fälle finden sich multiple Knoten (1). Die MRT zeigt knotige Strukturen im subkutanen Weichteilgewebe der medialen Fußsohle, die sich sowohl in T$_1$- als auch in T$_2$-gewichteten Sequenzen signalarm darstellen. In manchen Fällen zeigen fettunterdrückte T$_2$-gewichtete Sequenzen Areale hoher Signalintensität im Zentrum der Noduli (35).

◄ Abb. 8.**32** Plantarfaszitis bei bekanntem Fersensporn. Die koronare STIR-Sequenz zeigt ein Knochenmarködem des Kalkaneus (Pfeil oben) und ödematöse Veränderungen oberhalb der Plantaraponeurose (Pfeil unten).
K = Kalkaneus

Erkrankungen der Nerven

■ Tarsaltunnelsyndrom

Unter dem Tarsaltunnelsyndrom versteht man eine Kompressionsneuropathie des N. tibialis posterior oder einer seiner Äste im Bereich des Tarsaltunnels.

Das Dach des Tarsaltunnels wird durch das Retinaculum flexorum und weiter distal durch den M. abductor hallucis gebildet (Abb. 8.33). In Höhe des Retinaculums wird der Tarsaltunnel durch bindegewebige Septen in mehrere Kompartimente unterteilt in denen mediale Muskelsehnen, Gefäße und Nerven zur Fußsohle ziehen. Dadurch bleiben den Nervenästen bei raumfordernden Prozessen im Bereich des Tarsaltunnels wenig Ausweichmöglichkeiten.

Klinisch klagen die Patienten meist über unbestimmte, brennende Schmerzen und Parästhesien im Bereich der Fußsohle oder des lateralen Fußrands.

Zur Abgrenzung der antomischen Strukturen des Tarsaltunnels sind axiale und koronare Schichten am besten geeignet (37). Als Ursache eines Tarsaltunnelsyndroms werden tumoröse oder tumorähnliche Raumforderungen, Ganglien, variköse Venen, Peritendinitiden, Muskelhypertrophien, akzessorische Muskeln, fibröse Narbenstränge, knöcherne Ausziehungen oder eine Valgusdeformität des Rückfußes gefunden (8).

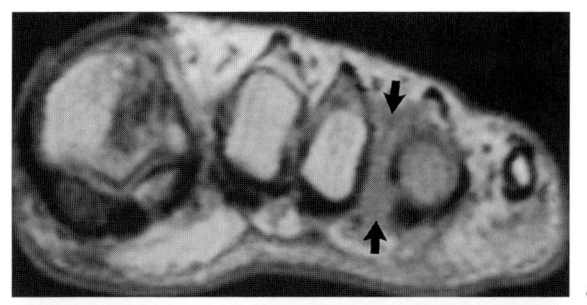

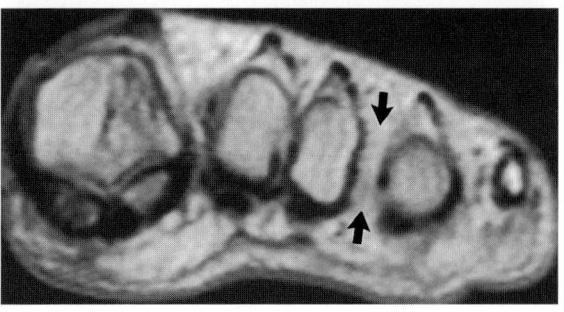

Abb. 8.**34a** u. **b** Patient mit Morton-Neuralgie. Die axiale T_1-gewichtete Sequenz **a** vor und **b** nach Kontrastmittelgabe (TR = 600 ms, TE = 20 ms) zeigt zwischen dem Os metatarsale III und IV eine mäßig Kontrastmittel aufnehmende Raumforderung, die einer perineuralen Fibrose des Interdigitalnervs entspricht (Pfeile).

■ Morton-Neuralgie

Unter der Morton-Neuralgie versteht man eine Schmerzsymptomatik im Vorfußbereich, die typischerweise zwischen dem 3. und 4. Metatarsale, seltener auch zwischen dem 2. und 3. Metatarsale auftritt. Ursache ist meist ein gutartiger Pseudotumor, der durch eine perineurale Fibrose eines plantaren Interdigitalnervenasts entsteht. Die Veränderungen lassen sich vor allem in axialer und sagittaler Schichtführung darstellen. In T_1- und T_2-gewichteten Sequenzen stellen sich die Läsionen aufgrund des hohen Gehalts an dichtem, kollagenem Bindegewebe isointens bis signalarm dar. Eine bessere Detektion und Darstellung der häufig kleinen Strukturen kann durch den Einsatz T_1-gewichteter fettunterdrückter Sequenzen nach i.v. Kontrastmittelgabe erreicht werden (32) (Abb. 8.34).

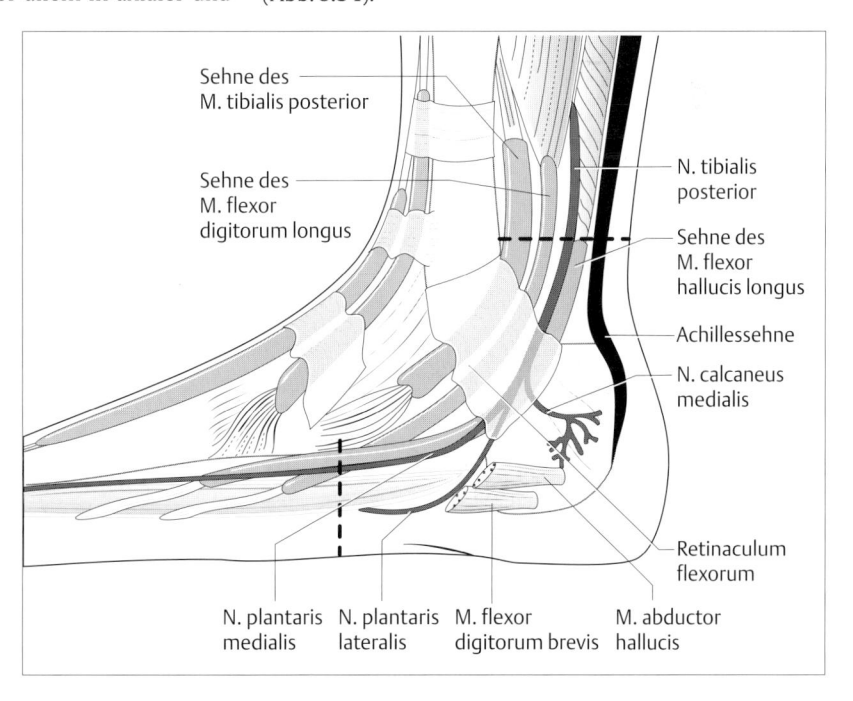

Abb. 8.**33** Zeichnung des Fußes von medial zur Veranschaulichung der anatomischen Verhältnisse des Tarsaltunnels (nach Kerr u. Frey). gestrichelte Linien = Ausdehnung des Tarsaltunnels

Diabetischer Fuß

Zur Beurteilung der Fußarthropathie durch diabetische Neuropathie spielt die MRT eine untergeordnete Rolle. Der klinische Eindruck und konventionelle Röntgenaufnahmen reichen in der Regel zum Patientenmanagement aus. Zur Operationsplanung kann die MRT zur genaueren Bestimmung der Ausdehnung der Knochen- und Weichteilveränderungen allerdings sinnvoll eingesetzt werden. Die neuropathische Arthropathie kann zu ausgedehnten Signalveränderungen der Knochen und Weichteile meist mit Signalreduktion im T_1- und T_2-gewichteten Bild führen. Es kann jedoch auch zu einer Signalerhöhung im T_2-gewichteten Bild kommen. Insbesondere bei pathologischen Streßreaktionen des Knochens, einer häufigen Komplikation beim diabetischen Fuß, kommt es zu einem Knochenmarködem mit erhöhter Signalintensität im T_2-gewichteten Bild. Die Unterscheidung solcher Veränderungen von Osteomyelitis und Weichteilinfektion ist mit der MRT wie auch mit anderen Methoden aufgrund des ähnlichen Signalverhaltens nicht sicher möglich. Für das Vorliegen einer Osteomyelitis spricht eine unscharfe Begrenzung des signalveränderten Areals sowie eine perifokale Flüssigkeitsansammlung. Eine randständige Kontrastmittelaufnahme um ein liquides Zentrum spricht für einen Abszeß.

Über 90% der Osteomyelitiden bei diabetischen Füßen gehen von Hautulzerationen aus. Diese finden sich vor allem an Druckstellen, insbesondere unterhalb der Köpfchen der Metatarsalia 1 und 5. Gegenüber anderen bildgebenden Verfahren besitzt die MRT die höchste Sensitivität und Spezifität in der Diagnostik der Osteomyelitis bei diabetischer Arthropathie (5, 34) (Abb. 8.**35**).

Bursitis

Akute oder chronische Entzündungen der Bursae kommen isoliert oder im Rahmen von entzündlichen Gelenk- und Weichteilerkrankungen vor. Druck- und/oder Ruheschmerz an den typischen Stellen führen bereits klinisch zur Diagnose. In der MRT findet man eine flüssigkeitsgefüllte Bursa mit signalarmer Darstellung im T_1- und hoher Signalintensität im T_2-gewichteten Bild. Bei Blutbeimengungen oder chronischen Ergüssen mit hohem Proteingehalt kann das Signal im T_1-gewichteten Bild auch erhöht sein. Bei chronischen Bursitiden kommt es außerdem zu einer besonders im T_1-Bild signalangehobenen (relativ zur Ergußflüssigkeit) sichtbaren Wandverdickung. Bursitiden im Rahmen arthritischer Erkrankungen können durch Synovialishypertrophie mit Zottenbildung zu kleinen rundlichen signalgeminderten Arealen innerhalb der flüssigkeitsgefüllten Bursa führen. Im Bereich des OSG ist insbesondere die Bursa tendinis calcanei, ventral der Achillessehne am kalkanearen Ansatz betroffen (Abb. 8.**36**). Eine Entzündung dieser Bursa wird häufig bei Exostosenbildung am Kalkaneus (Haglund-Exostose) beobachtet. Seltener betroffen sind die Bursa subcutanea calcanea (dorsal der Achillessehne in Höhe des kalkanearen Ansatzes) und die Bursa subcutanea malleoli medialis und lateralis (medial bzw. lateral des Innen- und Außenknöchels).

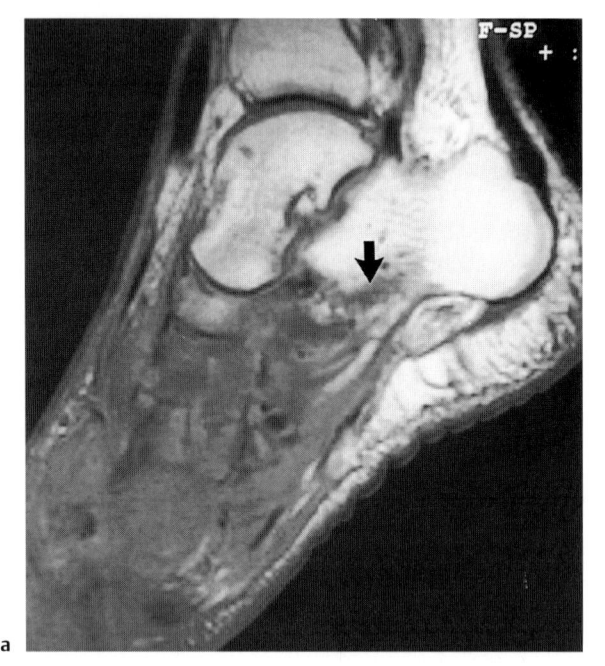

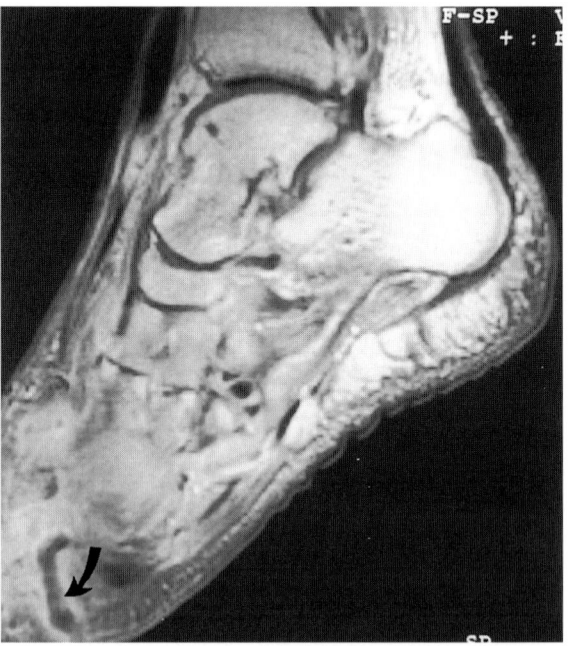

Abb. 8.**35a** u. **b** Chronische Osteomyelitis bei diabetischem Fuß. Sagittale T_1-gewichtete Sequenzen (TR = 500 ms, TE = 15 ms) **a** vor und **b** nach Kontrastmittelgabe zeigen diffuse Weichteilinfektion und ausgedehnte Osteomyelitis des Mittel- und Vorfußes. Beginnende Infiltration des Kalkaneus (Pfeil). Nach Kontrastmittelgabe grenzt sich plantar ein randständig Kontrastmittel aufnehmender Fistelgang ab (gebogener Pfeil).

Fehlermöglichkeiten in der Bildinterpretation

Um Fehler bei der Interpretation von MRT-Untersuchungen zu vermeiden, muß auf einige Besonderheiten im Signalverhalten einzelner anatomischer Strukturen hingewiesen werden.

Ähnlich dem vorderen Kreuzband können die Ligg. tibiofibulare und fibulotalare posterius und tiefe Anteile des Lig. deltoideum aufgrund von Fetteinlagerungen Signalintensitätserhöhungen in T_1- und T_2-gewichteten Sequenzen zeigen, die mit Distorsionen oder Teilrupturen verwechselt werden können. Ähnliche Signalerhöhungen können außerdem als Normvariante im Ansatzbereich der Sehne des M. tibialis posterior am Os naviculare auftreten (20).

Intraartikuläre und peritendinöse Flüssigkeit ist nicht immer gleichbedeutend mit pathologischen Veränderungen. Insbesondere im Bereich der posterioren Sehnen, vor allem der des M. flexor hallucis longus, werden größere Flüssigkeitsansammlungen auch bei asymptomatischen Patienten gefunden. Zusätzlich bestehen Verbindungen der einzelnen Kompartimente miteinander, die eine exakte anatomische Zuordnung der Veränderungen erschweren (28).

Auf sagittalen Schichten dürfen die Ligg. tibiofibulare und fibulotalare posterius nicht mit freien Gelenkkörpern verwechselt werden.

Intakte Sehnen stellen sich normalerweise in allen Sequenzen signalarm dar. In Abhängigkeit von der Ausrichtung zum stationären Magnetfeld kann es jedoch zu Signalintensitätsveränderungen kommen, die Rupturen oder Entzündungen vortäuschen können. Dieses Phänomen des Magic angle tritt bei SE- und GRE-Sequenzen mit kurzen TE-Zeiten auf, wenn die Sehne in einem Winkel von etwa 55 Grad zum statischen Magnetfeld verläuft. Da die Signalveränderungen bei langen TE-Zeiten (> 60 ms) wieder verschwinden, ist eine Differenzierung zu pathologischen Veränderungen unter Berücksichtigung der T_2-gewichteten Untersuchung meist möglich. Eine Differenzierung kann außerdem durch eine Untersuchung in unterschiedlicher Lagerung erfolgen.

Die am Fuß an unterschiedlichsten Stellen vorkommenden akzessorischen Knochen und Sesambeine dürfen nicht mit freien Gelenkkörpern oder Knochenabsprengungen verwechselt werden. Vor der Interpretation der MR-Befunde sollte daher immer eine sorgfältige Analyse des konventionellen Röntgenbilds erfolgen (12).

■ Akzessorische Muskeln (Abb. 8.37)

Angeborene Normvarianten von Muskeln sind in den meisten Körperregionen bekannt. Man beobachtet Variationen im Verlauf der Muskelbäuche und Sehnen, Spaltbildungen, Ursprungs- und Insertionsvarianten und fehlende (Minusvarianten) oder überzählige oder gedoppelte Muskelbäuche (Plusvarianten). Die Kenntnis der häufigen Variationen ist nicht nur für die operativen Fachgebiete wichtig. Für den Diagnostiker ist es insbesondere wichtig Plusvarianten der Muskeln zu kennen, da überzählige Muskelbäuche nicht selten als tumoröse Raumforderungen fehlgedeutet werden. In der MRT sind überzählige Muskeln am muskelisointensen Signalverhalten, an der Fiederung und Interposition von Fettgewebe innerhalb der intramuskulären Bindegewebssepten sowie dem Übergang in eine signalarme Sehne zu erkennen. Häufigere Varianten sind darüber hinaus an der typischen Lokalisation auszumachen.

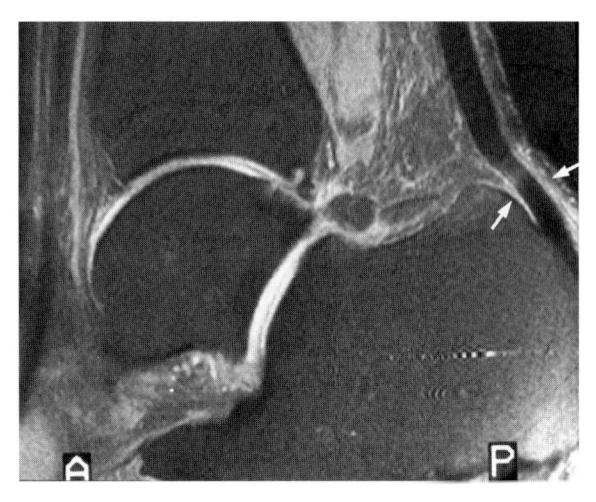

Abb. 8.**36** Bursitis der Bursa tendinis calcanei und der Bursa subcutanea calcanea. Sagittales fettunterdrücktes SE-Bild. Die Bursae sind wegen diskreter entzündlicher Flüssigkeitsansammlung signalreich ventral und dorsal der Achillessehne abgrenzbar (Pfeile).

Der akzessorische Muskel kommt typischerweise einseitig vor. Die Inzidenz ist nicht bekannt. Im allgemeinen sind akzessorische Muskeln jedoch selten. Im Bereich des Unterschenkels bzw. Sprunggelenks sind die folgenden 3 Plusvarianten von Bedeutung:

- akzessorischer Soleusmuskel,
- M. flexor digitorum longus accessorius,
- M. peronaeus quartus (Abb. 8.**37**).

Als *akzessorischen Soleusmuskel* bezeichnet man einen dritten Kopf des normalerweise paarig angelegten M. soleus. Er findet sich ventromedial bzw. ventrotibial des myotendinösen Übergangs des Soleusmuskels, hat seinen Ursprung an der Fascia transversalis oder am Hinterrand der Tibia und inseriert anteromedial der Achillessehne am Oberrand des Fersenbeins (4, 13).

In der MRT findet man Muskulatur im sonst fetthaltigen Raum ventromedial der Achillessehne. Klinisch imponiert eine Schwellung oberhalb der Ferse, die mitunter Belastungsschmerzen verursachen kann (33). Weiterhin ist eine Variante eines dritten Soleuskopfs mit Insertion an der Achillessehne bzw. Vereinigung mit der Achillessehne bekannt.

Als *M. peronaeus quartus* wird eine akzessorische Muskelmasse im Bereich der distalen Peronäusloge bezeichnet (3). Diese Variante der Peronäusmuskulatur soll in bis zu 15% der Bevölkerung vorkommen.

Der *M. flexor digitorum longus accessorius* entspringt mit einem langen Kopf an der Fascia transversalis und mit einem kurzen Kopf an der medialen und plantaren Fläche des Kalkaneus und inseriert an der Sehne des M.

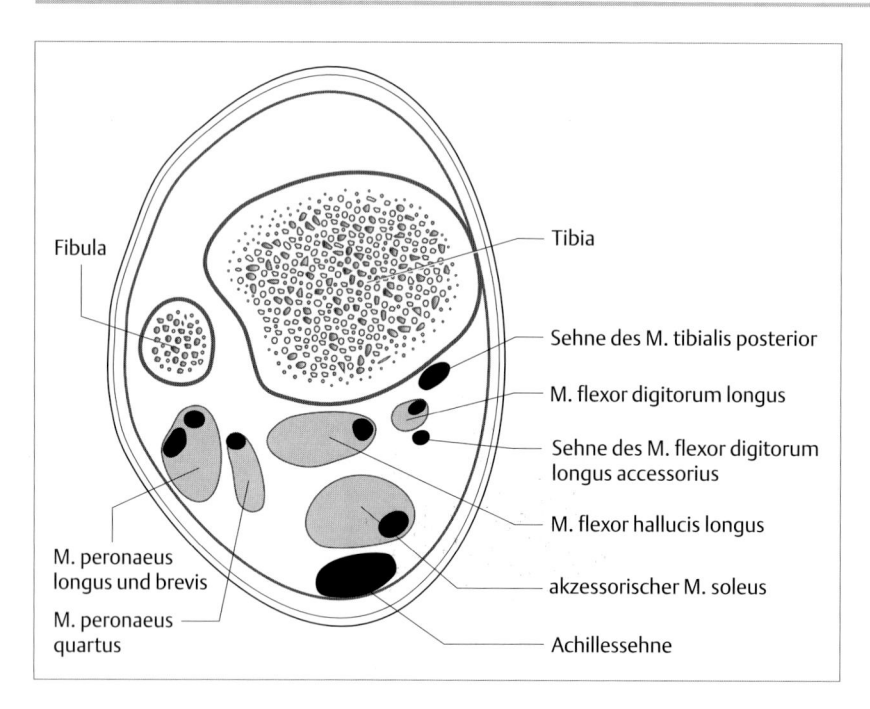

Abb. 8.**37** Axiale Schemazeichnung zur Verdeutlichung der Position akzessorischer Muskeln bzw. deren Sehnen im Bereich des OSG (M. peronaeus quartus, M. Soleus akzessorius und M. flexor digitorum longus accessorius).

flexor digitorum longus plantarseitig nach Durchtritt durch die mediale Beugeloge. Die Muskelbäuche sind klein. In der MRT sieht man in der medialen Beugeloge eine sonst nicht vorhandene Sehne medial der Sehne des M. flexor hallucis longus.

Literatur

1. Allen, R. A., L. B. Woolner, R. K. Ghormely: Soft tissue tumors of the sole. With special reference to plantar fibromatosis. J. Bone Jt Surg. 37-A (1955) 14–26
2. Berkowitz, J. F., R. Kier, S. Rudicel: Plantar fasciitis: MR Imaging. Radiology 179 (1991) 665–667
3. Buschmann, W. R., Y. Cheung, M. H. Jahss: MRI of anomalous leg muscles: accessory soleus, peroneus quartus and the flexor digitorum longus accessorius. Foot and Ankle 12 (1991) 109–113
4. Faller, A.: Zur Deutung der akzessorischen Köpfe des Schollenmuskels. Anat. Anz. 93 (1942) 161–179
5. Gold, R. H., D. J. F. Tong, J. R. Crim, L. L. Seeger: Imaging of the diabetic foot. Skelet. Radiol. 24 (1995) 563–571
6. Inglis, A. E., W. N. Scott, T. P. Sculco et al.: Ruptures of the tendo achilles. J. Bone Jt Surg. 58-A (1976) 990–993
7. Keene, J. S., E. G. Lash, D. R. Fisher et al.: Magnetic Resonance Imaging of achilles tendon ruptures. Amer. J. Sports Med. 17 (1989) 333–337
8. Kerr, R., C. Frey: MR Imaging in tarsal tunnel syndrome. J. Comput. assist. Tomogr. 15 (1991) 280–286
9. Kjaersgaard-Anderson, P., K. Anderson, K. Soballe, S. Pilgaard: Sinus tarsi syndrome: presentation of seven cases and review of the literature. J. Foot Surg. 28 (1989) 3–6
10. Klein, M. A., A. M. Spreitzer: MR Imaging of the tarsal sinus and canal: normal anatomy, pathologic findings, and features of the sinus tarsi syndrome. Radiology 186 (1993) 233–240
11. Lee, J. K., L. Yao: Stress fractures: MR Imaging. Radiology 169 (1988) 217–220
12. Link, S. C., S. J. Erickson, M. E. Timins: MR Imaging of the ankle and foot: normal structures and anatomic variants that may simulate disease. Amer. J. Roentgenol. 161 (1993) 607–612
13. Loetzke, H. H., K. Trzenschik: Beitrag zur Frage der Varianten des M. soleus beim Menschen. Anat. Anz. 124 (1969) 28–36
14. Lowe, A., J. Schilero, I. O. Kanat: Sinus tarsi syndrome: a postoperative analysis. J. Foot Surg. 24 (1985) 108–112
15. Mann, R. A., F. M. Thompson: Rupture of the posterior tibial tendon causing flat foot. J. Bone Jt Surg. 67-A (1985) 556–561
16. Marcus, D. S., M. A. Reicher, L. E. Kellerhouse: Achilles tendon injuries: the role of MR Imaging. J. Comput. assist. Tomogr. 13 (1989) 480–486
17. Mink, J. H., A. L. Deutsch: Occult cartilage and bone injuries of the knee: detection, classification and assessment with MR Imaging. Radiology 170 (1989) 823–829
18. Mitchell, D. G., V. M. Rao, M. K. Dalinka et al.: Femoral head avascular necrosis: correlation of MR Imaging, radiographic staging, radionuclide imaging and clinical findings. Radiology 162 (1987) 709–715
19. Nelson, D. W., J. Di Paola, M. Colville: Osteochondritis dissecans of the talus and knee: prospective comparison of MR and arthroscopic classifications. J. Comput. assist. Tomogr. 14 (1990) 804–808
20. Noto, A. M., Y. Cheung, Z. S. Rosenberg, A. Norman, N. E. Leeds: MR Imaging of the ankle: normal variants. Radiology 170 (1989) 121–124
21. Peacock, K. C., E. J. Resnick, J. J. Thoder: Fracture of the Os peronaeum with rupture of the peroneus longus tendon: a case report and review of the literature. Clin. Orthop. 202 (1986) 223–226
22. Rosenberg, Z. S., F. Feldman, R. D. Singson: Peroneal tendon injuries: CT analysis. Radiology 161 (1986) 743–748
23. Rosenberg, Z. S., M. H. Jahss, A. M. Noto et al.: Rupture of the posterior tibial tendon: CT and surgical findings. Radiology 167 (1988) 489–493
24. Rosenberg, Z. S., Y. Cheung, M. H. Jahss: Computd tomography scan and Magnetic Resonance Imaging of ankle tendons: an overview. Foot and Ankle 8 (1988) 297–307
25. Scheller, A. D., J. R. Kasser, T. B. Quigley: Tendon injuries about the ankle. Orthop. Clin. N. Amer. 11 (1980) 801–811
26. Schneck, C. D., M. Mesgarzadeh, A. Bonakdarpour, G. J. Ross: MR Imaging of the most commonly injured ankle ligaments. Radiology 184 (1992) 499–512
27. Schweitzer, M. E., R. Caccese, D. Karasick, K. L. Wapner, D. G. Mitchell: Posterior tibial tendon tears: utility of secondary signs for MR Imaging diagnosis. Radiology 188 (1993) 655–659
28. Schweitzer, M. E., M. v. Leersum, S. S. Ehrlich, K. Wapner: Fluid in normal and abnormal ankle joints: amount and distribution as seen on MR images. Amer. J. Roentgenol. 162 (1994) 111–114

29 Sierra, A., E. J. Potchen, J. Moore et al.: High field Magnetic Resonance Imaging of aseptic necrosis of the talus. J. Bone Jt Surg. 68 (1986) 927–928
30 Sobel, M., E. F. Di Carlo, W. H. O. Bohne, L. Collins: Longitudinal splitting of the peroneus brevis tendon: an anatomic and histologic study of cadaveric material. Foot and Ankle 12 (1991) 165–170
31 Strong, W. B., C. L. Stanitski, R. E. Smith, J. H. Wilmore: Diagnosis and treatment of ankle sprains. Sports Med. 144 (1990) 809–814
32 Terk, M. R., P. K. Kwong, M. Suthar, B. C. Horvath, P. M. Colletti: Morton neuroma: evaluation with MR Imaging performed with contrat enhancement and fat suppression. Radiology 189 (1993) 239–241
33 Urhahn, R., K. C. Klose: Schmerzhafte präachilläre Raumforderung – MR-Diagnose. Radiologe 32 (1992) 91–93
34 Weinstein, D., A. Wang, R. Chambers, C. A. Stewart, H. A. Motz: Evaluation of Magnetic Resonance Imaging in the diagnosis of osteomyelitis in diabetic foot infections. Foot and Ankle 14 (1993) 18–22
35 Wetzel, L. H., E. Levine: Soft-tissue tumors of the foot: value of MR Imaging for specific diagnosis. Amer. J. Roentgenol. 155 (1990) 1025–1030
36 Yao, L., D. J. F. Tong, A. Cracchiolo, L. L. Seeger: MR findings in peroneal tendonopathy. J. Comput. assist. Tomogr. 19 (1995) 460–464
37 Zeiss, J., P. Fenton, N. Ebraheim, R. J. Coombs: Normal Magnetic Resonance anatomy of the tarsal tunnel. Foot and Ankle 10 (1990) 214–218

9 Kiefergelenk

R. Fischbach

Einleitung

Ziel der Untersuchung des Kiefergelenks mit bildgebenden Verfahren ist die Erfassung von klinisch vermuteten Anomalien und Funktionsstörungen. Mit konventionellen radiologischen Methoden ist dieses komplexe Gelenk nur bedingt untersuchbar, da lediglich ossäre Läsionen mit ausreichender Sicherheit zu diagnostizieren sind. Solche Veränderungen finden sich jedoch erst im späten Stadium von Erkrankungen dieser Region. Zur Diagnostik von diskoligamentären Erkrankungen fand in den 70er und 80er Jahren die Arthrotomographie Verbreitung (13, 25). Die CT ermöglicht zwar eine sehr gute Darstellung von ossären Veränderungen, in der Diagnostik von Diskuserkrankungen konnte sie sich aufgrund der unzureichenden Sensitivität nicht etablieren (11).

Mit der Einführung der MRT wurden auch die Weichteilstrukturen des Gelenks, im wesentlichen der Discus articularis, der bildgebenden Diagnostik nichtinvasiv zugänglich, so daß die MRT die invasive und schmerzhafte Arthrographie fast vollständig verdrängt hat und nun einen führenden Platz in der Diagnostik von Kiefergelenkpathologien einnimmt.

Untersuchungstechnik

■ Patientenlagerung

Die Untersuchung erfolgt in Rückenlage des Patienten. Der Patient wird zunächst mit geschlossenem Mund in habitueller Interkuspidation, also der normalerweise eingenommenen Mundschlußstellung untersucht. Anschließend erfolgt die Untersuchung mit geöffnetem Mund, wobei die Mundöffnung ca. 30 mm SKD betragen sollte, um eine ausreichende Bewegung von Diskus und Kiefergelenkköpfchen zu erzielen. Zur Mundöffnung können neben einfachen Aufbißkeilen aus Kunststoff oder Holz auch verstellbare Mundöffnungsgeräte verwendet werden (2). Insbesondere zur Anfertigung von dynamischen Bewegungsstudien sind derartige Mundöffnungsgeräte mit einer inkrementalen Verstellbarkeit erforderlich (32).

■ Spulenwahl

Zur Untersuchung des Kiefergelenks ist eine Oberflächenspule mit kleinem Spulendurchmesser (6–12 cm) zu verwenden, da nur so eine adäquate räumliche Auflösung bei gutem Signal-Rausch-Verhältnis erreicht wird. Die Spule wird mit ihrem Zentrum 1–2 cm rostral des äußeren Gehörgangs positioniert und sicher fixiert. Da bei Erkrankungen eines Kiefergelenks aufgrund der funktionellen Einheit des Kauapparats in bis zu 80% der Fälle die Gegenseite ebenfalls betroffen ist, ist die Untersuchung beider Gelenke zu fordern. Die simultane Darstellung beider Gelenke läßt sich mit einer speziellen Dualspule, die für die meisten Geräte erhältlich ist, verwirklichen.

■ Sequenzfolge und -parameter

Die Untersuchung beginnt mit einer schnellen, T_1-gewichteten transversalen Übersicht durch die Kiefergelenkregion mittels Körperspule und großem Meßfeld (FOV) zur Lokalisation des Gelenks und zur Bestimmung der transversalen Kondylenachse. Anhand einer Schicht durch die Kiefergelenkkondylen werden die weiteren hochauflösenden Sequenzen zur Untersuchung bei geöffnetem und geschlossenem Mund geplant (Abb. 9.1).

Das Meßfeld (FOV) bei Verwendung von Oberflächenspulen sollte 8–12 cm betragen. Kontinuierliche Schichten von 3 mm Dicke bei 4 Signalmittelungen unter Verwendung von SE-Bildern sind für eine ausreichende Detailgenauigkeit notwendig. Eine Verminderung der Schichtdicke von 3 auf 1,5 mm verbessert insbesondere die Abgrenzbarkeit der Gelenkstrukturen im koronaren Bild (37). Eine reduzierte Schichtdicke ist für die Darstellung komplexer Deformierungen wichtig und unter Verwendung von 3-D-GRE-Techniken erzielbar. In der Regel reichen bei 3 mm Schichtdicke 7–9 Schichten zur kompletten Erfassung der Gelenkregion.

Zunächst wird eine parasagittale Schnittführung senkrecht zur anhand des Planungsscans ermittelten transversalen Achse des Kiefergelenkköpfchens gewählt (Abb. 9.1). Der Bildausschnitt umfaßt den Meatus acusticus externus, den Boden der Fossa temporalis und kaudal den aufsteigenden Unterkieferast. In der parasagittalen Ebene sind der Discus articularis sowie die übrigen Gelenkstrukturen am besten abzugrenzen. T_1-gewichtete SE-Sequenzen (TR = 600 ms, TE = 15–30 ms) ergeben eine gute anatomische Auflösung der Diskusstruktur bei gleichfalls guter Differenzierbarkeit von Muskeln, ligamentären und ossären Gelenkanteilen.

Für die Beurteilung der Diskusposition ist die Einhaltung der Interkuspidationsstellung wichtig, da bereits bei geringen Mundöffnungsgraden eine Reposition bei Diskusverlagerung eintreten kann (5, 21). Da der signalarme Diskus bei Interkuspidationsstellung unmittelbar zwischen der ebenfalls signalarmen Kortikalis des Kondylus und der Fossa articularis liegt, kann die Beurteilung von Diskusform und -signalintensität erschwert sein. Die

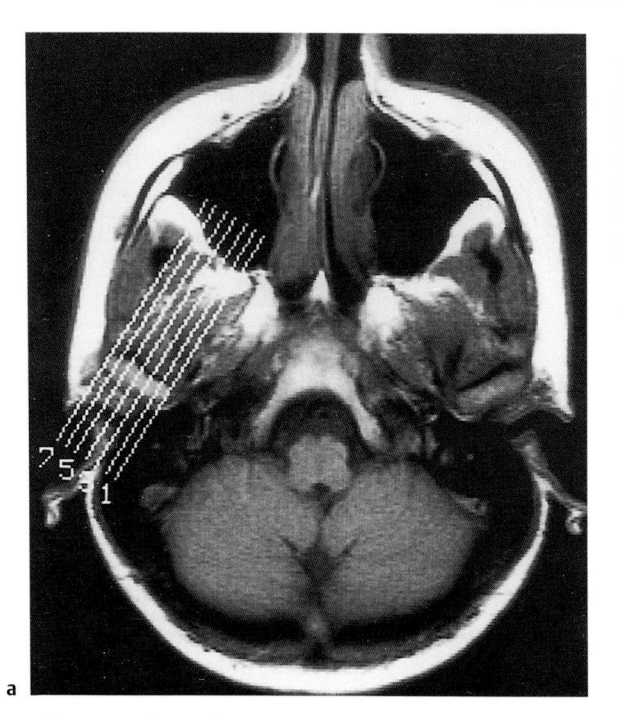

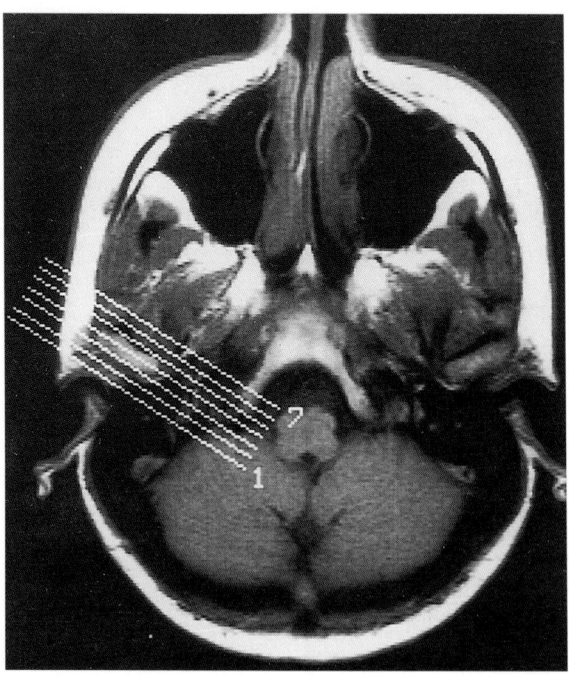

Abb. 9.1 a u. b   Axiale Schicht in Höhe der Kiefergelenkkondylen mit eingezeichneter Schichtorientierung für die **a** schräg-sagittale und **b** schräg-koronare Schnittführung.

Abgrenzbarkeit des Diskus läßt sich in solchen Fällen durch eine partielle Mundöffnung verbessern (5). Auch kommt eine anteriore Verlagerung des Diskus mit zunehmender Translation stärker ausgeprägt zur Darstellung (21). Anschließend erfolgt die Untersuchung bei geöffnetem Mund. Hierbei werden ebenfalls T_1-gewichtete SE-Sequenzen bevorzugt. Da die Untersuchung bei Mundöffnung überwiegend der Beurteilung der Diskusposition und der Verschieblichkeit des Kondylus dient, kann mit geringem Qualitätsverlust die Anzahl der Signalmittelungen zur Meßzeitverkürzung verringert werden. Zudem ist eine längere Mundöffnung für den Patienten unbequem und der sich im Pharynx sammelnde Speichel führt zu Schluckbewegungen, so daß auch zur Vermeidung von Bewegungsartefakten eine möglichst kurze Akquisitionszeit günstig ist.

Verfügt der Patient über eine Aufbißschiene, ist die Untersuchung durch eine sagittale Übersicht mit eingelegter Schiene zur Dokumentation der erreichten Diskusreposition oder der resultierenden Diskusposition zu ergänzen.

Eine semikoronare Schichtung parallel zur transversalen Achse des Kondylus sollte für die beiden untersuchten Gelenke angeschlossen werden (Abb. 9.1). In dieser Ebene ist das Ausmaß medialer oder lateraler Diskusverlagerungen besser zu beurteilen (14). Insbesondere wenn der Diskus auf den sagittalen Schichten nicht sicher zu identifizieren ist, ist eine koronare Untersuchung obligat.

T_2-gewichtete SE-Bilder ergeben eine schlechtere topographische Auflösung als T_1-gewichtete Sequenzen. T_2-gewichtete SE-Sequenzen (TR = 1800–2000 ms, TE = 80–120 ms) eignen sich aber aufgrund ihrer guten Gewebecharakterisierung zum Nachweis eines Gelenkergusses bei arthritischen oder infektiösen Prozessen oder nach Gelenktrauma (27). Auch lassen T_2-gewichtete Aufnahmen eine Bewertung der Diskushydratation zu, wobei deren klinische Bedeutung noch offen ist (8).

Besteht die Untersuchungsindikation in einer tumorösen Raumforderung, ist die gesamte Region des Temporomandibulargelenks in transversaler Schichtführung mittels T_2-gewichteten Sequenzen (TR = 2000, TE = 25 ms, 90 ms) und einer T_1-gewichteten SE-Sequenz nativ zu untersuchen. Nach Gabe von Gadolinium-DTPA 0,1 mmol/kg Körpergewicht werden T_1-gewichtete SE-Bilder in transversaler und frontaler Schichtorientierung ergänzt. Eine Kontrastmittelgabe hat sich auch bei der Diagnostik der Beteiligung des Kiefergelenks im Rahmen rheumatischer Erkrankungen als vorteilhaft erwiesen.

Besondere Untersuchungstechniken

Die Anwendung von schnellen GRE-Sequenzen erlaubt eine deutliche Reduktion der Untersuchungszeiten. Zwar ist der Diskus auf den GRE-Bildern meist gut abgrenzbar, die anatomische Auflösung der Umgebungsstrukturen und der Diskussubstruktur ist aber deutlich schlechter als bei SE-Bildern. GRE-Bilder eignen sich somit weniger für die Beurteilung von degenerativen Veränderungen des Diskus. Auch ist die Anfälligkeit dieser Sequenzen gegen Pulsations- und Bewegungsartefakte und gegen Suszeptibilitätsartefakte (Zahnfüllungen) von Nachteil.

Dynamische Studien

Die schnellen Sequenzen (FISP-2D, FFE usw.), eignen sich gut für die Anfertigung von dynamischen Bewegungsstudien mit phasenhafter Erfassung verschiedener Mandibulastellungen (CINE-Technik) in vertretbarer Zeit (2, 33). Ein Nachteil der statischen MRT in 2 Mandibulapositionen besteht in der eingeschränkten Bewertung der Reposition des Diskus bei Mundöffnung, insbesondere bei ausgeprägten Diskusverlagerungen. Auch ist die Dynamik und der Zeitpunkt einer Diskusreposition für einige Kliniker von Bedeutung.

Mittels sequentieller Erfassung mehrerer statischer Mandibulapositionen, die durch einen mechanischen Mundöffner kontrolliert eingestellt werden, läßt sich durch Verknüpfung der Einzelbilder zu einem CINE-Loop eine pseudodynamische Darstellung der Mundöffnungsbewegung erreichen. Bei Untersuchungszeiten unter 1 Minute – je nach apparativer Ausstattung – sind auch endgradige Mandibulastellungen zu dokumentieren. Die Zuordnung von Translation, Rotation und Zeitpunkt der Diskusreposition sind ebenso wie kondyläre Hypermobilitäten zu erfassen. Mit der statischen MRT in konventioneller SE-Technik waren insbesondere kondyläre Subluxation vor den Scheitelpunkt der Eminentia articularis bei Gelenkhypermobilität kaum zu provozieren (18).

Eine CINE-Darstellung der Kiefergelenkbewegung ist zwar insbesondere für den Kliniker eindrucksvoll, aber die therapeutische Bedeutung einer dynamischen MRT ist noch nicht abschließend zu bewerten (1). Ein Nachteil der Methode ist die externe, passive Mundöffnung, wodurch die intrinsische Funktion nur verzerrt wiedergegeben wird. Die Qualität der Einzelbilder ist auch noch relativ schlecht.

Anatomie

Allgemeine Anatomie

Das Kiefergelenk (Temporomandibulargelenk) ist eine Diarthrose und stellt die gelenkige Verbindung zwischen Mandibula und Os temporale dar. Der aufsteigende Unterkieferast trägt den bohnenartig konkavokonvex bis ellipsoid geformten Gelenkkopf (Kondylus). Sein Transversaldurchmesser ist größer als der Sagittaldurchmesser. Die Transversalachse des Gelenkköpfchens ist senkrecht zum aufsteigenden Mandibulaast orientiert, wodurch sich eine Neigung der Kondylustransversalachse sowie der Fossa articularis von rostral-lateral nach okzipitalmedial von 15–25 Grad gegenüber der Frontalebene ergibt. Die konkave Fossa articularis ist nach rostral durch die Eminentia articularis und okzipital durch die knöcherne Wand des äußeren Gehörgangs begrenzt (Abb. 9.2 a). Die Tiefe der Gelenkgrube sowie der Neigungswinkel des dorsalen Abhangs der Eminentia articularis sind variabel.

Die knöchernen Artikulationsflächen der Fossa articularis, der Eminentia articularis und des Caput mandibulae sind von dünnem Faserknorpel überzogen. Das Gelenk ist durch einen kollagenfaserigen, verschieblichen

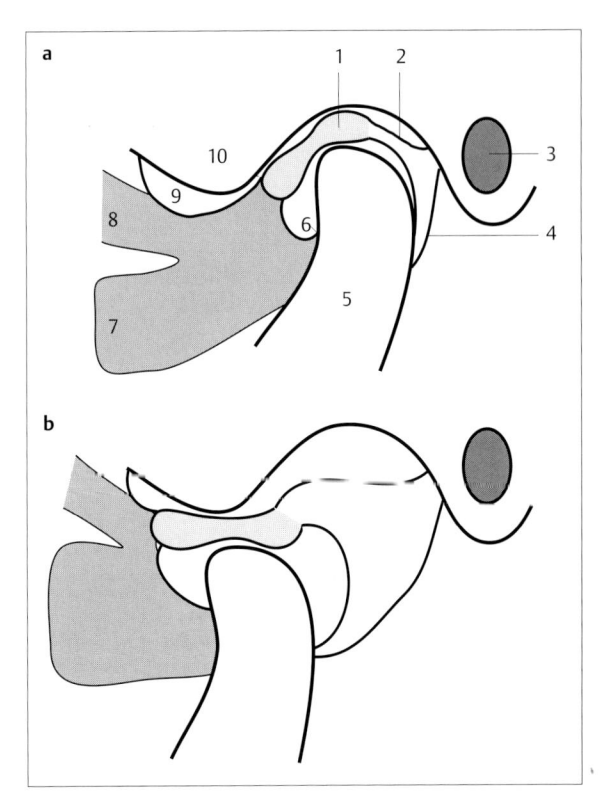

Abb. 9.2 a u. b Schemazeichnung zur schräg-sagittalen Schnittführung bei **a** geschlossenem und **b** geöffnetem Mund mit physiologischer Diskusposition. Bei Mundöffnung erreicht der Kondylus den Scheitelpunkt der Eminentia articularis.

1 = Diskus
2 = bilaminäre Zone
3 = äußerer Gehörgang
4 = Gelenkkapsel
5 = Kondylus
6 = untere Gelenkkammer
7 = unterer Bauch des M. pterygoideus lateralis
8 = oberer Bauch des M. pterygoideus lateralis
9 = obere Gelenkkammer
10 = Eminentia articularis

Meniskus, den Discus articularis, in 2 vollständig getrennte Kompartments geteilt. Die obere, meniskotemporale Kammer ist größer als die untere, meniskokondyläre Kammer. Eine vordere und eine hintere Verdickung des Diskus, auch anteriores und posteriores Band genannt, werden durch die schlanke Intermediärzone verbunden, so daß der Diskus eine bikonkave Konfiguration erhält. Anterior ist der Diskus mit der Gelenkkapsel und dem superioren Bauch des M. pterygoideus lateralis verwachsen. In kontinuierlicher Fortsetzung des hinteren Diskusbauchs liegt die bilaminäre Zone bestehend aus 2 bindegewebigen Blättern, von denen das kraniale an der rückwärtigen Fossa articularis an der Glaser-Spalte vor dem Meatus acusticus externus inseriert und das untere am posterioren Abschnitt des Collum mandibulae gemeinsam mit der Gelenkkapsel ansetzt.

Die Gelenkkapsel ist eine dünne, lockere Struktur, deren Anheftung vom Rand der Fossa mandibularis des Os temporale bis zum vorderen Abhang der Eminentia articularis reicht. Die Kapsel umfaßt den Kondylus und setzt am Collum mandibulae an. Sie wird lateral und medial durch Bindegewebsfasern verstärkt, während anterior und posterior die Kapsel eher schlaff ist. Medial befindet sich getrennt von der Kapsel das dünne, flache sphenomandibuläre Ligament mit der kranialen Anheftung an der Spina sphenoidalis des Os temporale und der kaudalen Ansatzstelle in Höhe des Foramen mandibulae. Als weitere stabilisierende Bandstruktur ist das Lig. stylomandibulare zu nennen. Die Gruppe der Kaumuskeln im engeren Sinne besteht aus 4 Muskeln. Der M. temporalis entspringt breit an der Schläfe und setzt am Processus coronoideus an. Er ist der stärkste Heber des Unterkiefers. Der M. masseter entspringt vom Jochbogen und inseriert am Unterkieferwinkel. Als mediales Pendant zum M. masseter wirkt der M. pterygoideus medialis, der von der Fossa pterygoidea des Sphenoids medial zum Angulus mandibulae zieht. Diese 3 Muskeln fungieren im wesentlichen als Mundschließer.

Der 2bäuchige M. pterygoideus lateralis wirkt bei allen Gelenkbewegungen mit und wird als Führungsmuskel für das Kiefergelenk gewertet. Der obere Bauch spielt die wichtigste Rolle in der Mundöffnung. Er entspringt medial vom großen Keilbeinflügel und erreicht in lateral und okzipital gerichtetem Verlauf mit einigen seiner Fasern den Discus articularis. Aufgrund seiner anteromedialen Zugrichtung besteht so die Tendenz einer anteromedialen Verlagerung des Diskus bei einer anterioren Diskussubluxation. Der untere Bauch des M. pterygoideus lateralis entspringt von der Außenseite der Lamina lateralis des Processus pterygoideus und setzt am Kieferköpfchen an.

■ Spezielle MR-Anatomie und Varianten

Schräg-sagittale Schnittführung. Die schräg-sagittale Schnittebene, parallel zum aufsteigenden Unterkieferast, erfaßt den Kondylus im parasagittalen Schnitt meist als hakenartig konfigurierte Struktur. Im T_1-gewichteten SE-Bild sind die signalarme Kortikalis und der ebenfalls signalarme faserknorpelige Überzug von Kondylus und Fossa articularis gut gegen den fettreichen spongiösen Knochen abzugrenzen. Kondylus und temporale Gelenkgrube sind glatt konturiert und abgerundet. Bei Mundschluß steht der Kondylus zentriert in der Fossa articularis (Abb. 9.**2**). Der bikonkave, längliche Diskus ist in T_1-gewichteten SE-Sequenzen aufgrund seines Aufbaus aus dicht gepackten, vernetzten Kollagenfaserbündeln mit nur vereinzelt eingestreuten Knorpelzellen als signalarme, homogene Struktur abzugrenzen. Eine geringe Signalanhebung im posterioren Band ist bei mehr als 50% der normalen Disken nachweisbar (8) und darf nicht ohne den gleichzeitigen Nachweis von Form- oder Lageanomalien als pathologisch gewertet werden.

Bei habitueller Interkuspidationstellung ist der Diskus zwischen Kieferköpfchen und der temporalen Gelenkfläche gelegen. Der dünnere vordere Diskusbauch befindet sich gegenüber dem dorsalen Abhang der Eminentia articularis. Die schlanke Intermediärzone liegt zwischen der vorderen Zirkumferenz des Kondylus und der temporalen Gelenkfläche (Abb. 9.**4**). Der Übergang zwischen dem hinteren Diskusbauch, dem posterioren Band und der signalreichen bilaminären Zone weicht bei 95% der asymptomatischen Gelenke nicht mehr als 10 Grad von einer Lage vertikal über dem kranialen Kondyluspol (Abb. 9.**3**), der sog. 12-Uhr-Position, ab (5). Eine geringe anteriore Position wird häufiger beobachtet als eine posteriore.

Die aus fibrovaskulärem Bindegewebe bestehende bilaminäre Zone schließt an den hinteren Diskusbauch an und verbindet den Diskus mit der hinteren Gelenkkapsel. Der Übergang zwischen dem signalarmen Diskus und signalreicher bilaminärer Zone ist im T_1-gewichteten SE-Bild scharf und erleichtert so die Identifikation des Diskus. Ist die Lokalisation des Diskus im SE-Bild unsicher, ist das posteriore Band nach Gabe von Gadolinium-DTPA durch die erreichbare Signalintensitätszunahme des retroartikulären vaskulären Plexus verbessert abgrenzbar (28). Die Indikation zur Kontrastmittelgabe ist allerdings in unserer Erfahrung nur selten bei der Frage nach Diskusverlagerungen zu stellen.

Das obere, aus elastischen Fasern bestehende Blatt der bilaminären Zone heftet an der Fossa articularis an. Der Anteil elastischer Fasern erklärt die manchmal erkennbaren signalarmen Strukturen in der bilaminären Zone (12).

Kiefergelenkfunktion. Funktionell entspricht das Kiefergelenk mit seinen beiden Kompartimenten einer Kombination zweier Gelenke. Im unteren Gelenk kommt es bei der Mundöffnung zunächst zu einer Rotationsbewegung, wobei der Diskus für das Kieferköpfchen eine verschiebliche Pfanne bildet. Hat der Scheitelpunkt des Kondylus die Intermediärzone des Diskus erreicht, wird die Mundöffnung durch eine horizontale Schiebebewegung nach vorne, die Translation, im oberen temporomeniskalen Gelenk erweitert. Diese horizontale Schiebebewegung wird überwiegend durch den M. pterygoideus lateralis bewirkt. Am Ende der Mundöffnung erreicht der Kondylus den Scheitelpunkt der Eminentia articularis. Der Diskus überdeckt in dieser Position den Kondylus so, daß die Intermediärzone des Diskus zwischen Eminentia articularis und Kondylus liegt. Der hintere Diskusbauch befindet sich dann in einer Position von 2–3 Uhr (Abb. 9.**2b**).

Schräg-koronare Schnittführung. Die koronare Ebene erlaubt eine Beurteilung von seitlichen Diskusverlagerungen nach medial oder lateral. Der Diskus sitzt im koronaren Bild dem Kondylus als signalarme Struktur zentriert kappenartig auf (Abb. 9.**4c**). Seine seitliche Anheftung am Kondylus ist normalerweise nicht sicher abzugrenzen. Die koronare Abbildung eignet sich gut zur Dokumentation der Stellung des Kondylus in der Gelenkgrube, zum Nachweis von Schliffmarken oder osteophytären Ausziehungen am Gelenkkopf.

Anatomie **251**

Abb. 9.**3** Schemazeichnung mit Darstellung der physiologischen Diskusposition. 95% der normalen Disken liegen innerhalb von +/− 10 Grad der 12-Uhr-Position.

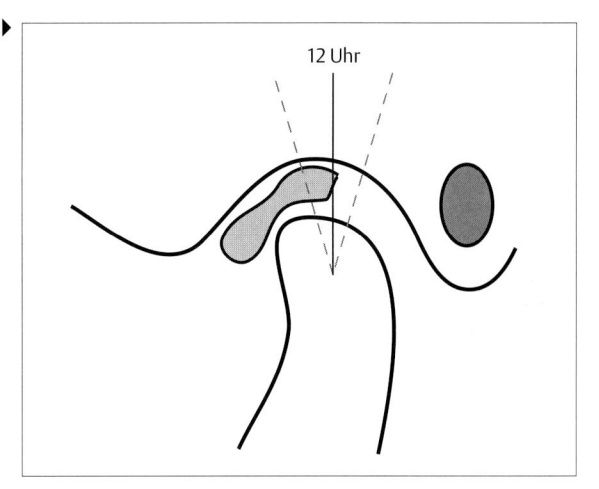

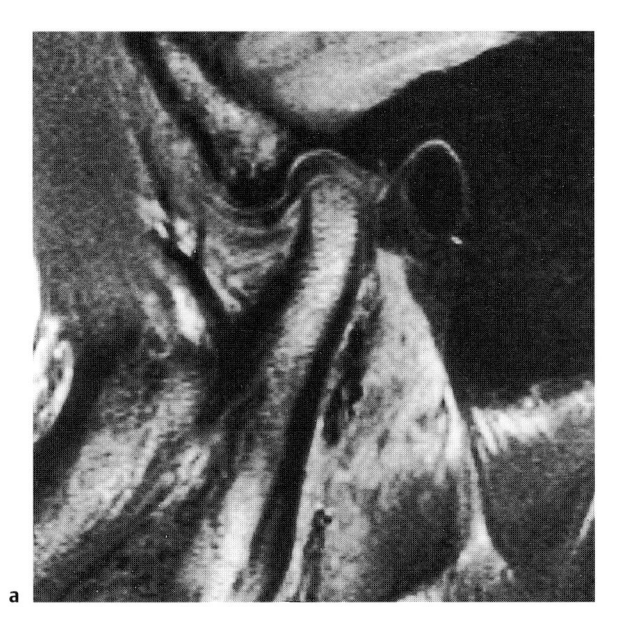

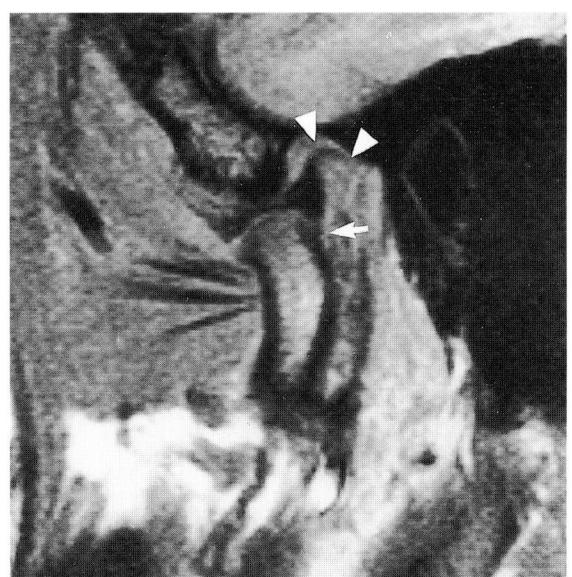

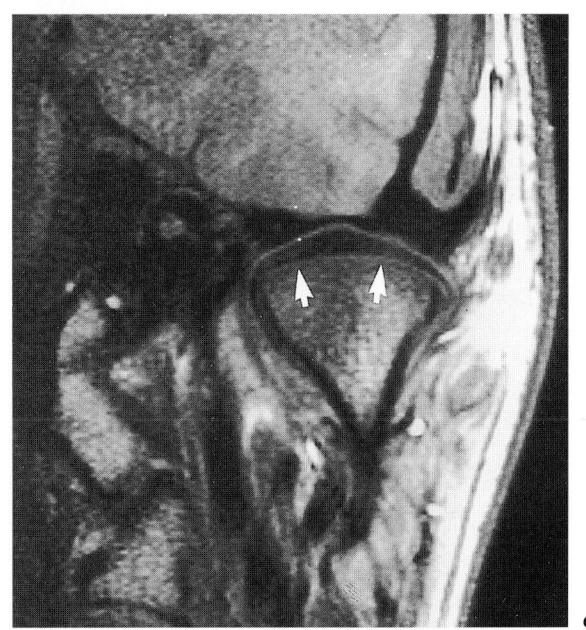

Abb. 9.**4a–c** Normales Kiefergelenk in schräg-koronarer Schnittführung bei **a** geschlossenem Mund und **b** 30 mm Mundöffnung. Zentrische Stellung des Kondylus, posteriores Band des Diskus in 12-Uhr-Position. Signalreiche bilaminäre Zone mit oberem (Pfeilspitzen) und unterem (Pfeil) Blatt. **c** In der schräg-koronaren Schnittführung liegt der Diskus kappenartig dem Kondylus auf (Pfeil).

Erkrankungen des Discus articularis

Der häufigste Grund für klinische Beschwerden des Kiefergelenks sind degenerative Veränderungen und verschieden ausgeprägte Stadien von Diskusverlagerungen, auch als Internal derangement bezeichnet. Funktionsstörungen des Kiefergelenks manifestieren sich durch Gelenkgeräusche, Schmerzen und Mundöffnungsbehinderung. Das Internal derangement bezieht sich typischerweise auf eine anteriore Diskusverlagerung. Es ist anzunehmen, daß bis zu 28 % aller Erwachsenen eine Diskusverlagerung aufweisen (30), wobei jedoch nur ein kleiner Anteil aufgrund klinischer Beschwerden therapeutische oder diagnostische Konsequenzen hat. Unter den symptomatischen Patienten ist der Anteil von Diskusverlagerungen bei 66–80 % anzusiedeln (22, 23). Neben Gelenktraumen, iatrogener Hyperextension des Gelenks im Rahmen zahnärztlicher oder kieferchirurgischer Behandlungen und muskulären Dyskoordinationen werden auch Streß und psychische Belastungen als auslösende Faktoren für Diskusverlagerungen genannt (5, 22). Form- und Lageänderungen des Discus articularis verursachen Funktionsstörungen aufgrund einer mechanischen Behinderung der harmonischen Öffnungs- und Schließbewegungen der Mandibula. Das Internal derangement ist dabei ein dynamischer, fortschreitender Prozeß, der nach seinem Ausprägungsgrad zu beurteilen ist. Die geläufigste klinisch-radiologische Stadieneinteilung stammt von Wilkes (38) und ist in Tab. 9.1 zusammengefaßt.

■ Struktur- und Formveränderungen des Diskus

Pathologische Veränderungen des Diskus sind anhand von Form und Signalveränderungen im MRT-Bild nachweisbar. Degenerative Prozesse beginnen aufgrund der hier stärksten mechanischen Belastung meist im hinteren Diskusbauch am Übergang zur bilaminären Zone. Diese Region ist auch am häufigsten von Perforationen oder Diskusabrissen betroffen (20). Der normalerweise homogen signalarme Diskus kann bei mukoiden Umbauprozessen signalreichere Areale aufweisen (Abb. 9.5) (26). Zonen verminderter Signalintensität werden als Mikroverkalkungen interpretiert (12). Häufig sind Signaländerungen bereits zusammen mit einem Verlust der harmonischen, bikonkaven Konfiguration nachweisbar. Frühe Formveränderungen äußern sich in einer Verdickung des posterioren Bands. Mit Fortschreiten der Alterationen kommt es zu einem progressiven Formverlust mit fehlender Unterscheidbarkeit von Intermediärzone und Diskusbauch. Die Strukturveränderungen gehen klinisch mit einem Elastizitätsverlust einher (35). Ausgeprägte bikonvexe oder sichelartige Deformierungen treten in Verbindung mit chronischen, irreponiblen Diskusverlagerungen auf. Aus dem Ausmaß der Deformierung sind Hinweise auf die Chronizität der Erkrankung, die für

Tabelle 9.1 Stadieneinteilung des Internal derangements des Temporomandibulargelenks (nach Wilkes)

	Stadium I (Frühphase)	**Stadium II** (Früh-/ Intermediärphase)	**Stadium III** (Intermediärphase)	**Stadium IV** (Intermediär-/Spätphase)	**Stadium V** (Spätphase)
Klinik	bis auf reziprokes Gelenkknacken keine signifikanten mechanischen Symptome	1–2 durchgemachte Schmerzepisoden; lautes Knacken, beginnende mechanische Mundöffnungsbehinderung	multiple Schmerzepisoden, Funktionsbehinderung bis zur Kieferklemme	Zunahme der Symptome gegenüber dem Stadium III	Gelenkknirschen, variabler, episodenartiger Schmerz; Funktionsbehinderung mit chronischer Bewegungseinschränkung
Radiologie	geringe anteriore Diskusverlagerung, erhaltene Diskusform	geringe anteriore Verlagerung, beginnende Diskusdeformierung mit Verdickung des posterioren Bands	anteriore Verlagerung mit signifikanter Deformierung	Zunahme der Diskusveränderungen, erste degenerative Umformung von Kondylus und Fossa articularis erkennbar	grobe Diskusdeformierung, Perforation von Diskus oder Diskusanheftung; deutliche degenerative Deformierung der knöchernen Gelenkanteile mit Abflachung des Kondylus und Eminentia articularis, subkortikale Zysten
Anatomie	wie Radiologie	anteriore Verlagerung und leichte Diskusdeformierung	wie Radiologie	Zunahme der Diskusdeformierung, ossäres Remodelling mit Osteophytenbildung; multiple Adhäsionen im vorderen und hinteren Recessus der Gelenkkammer	wie Radiologie, Nachweis multipler Adhäsionen

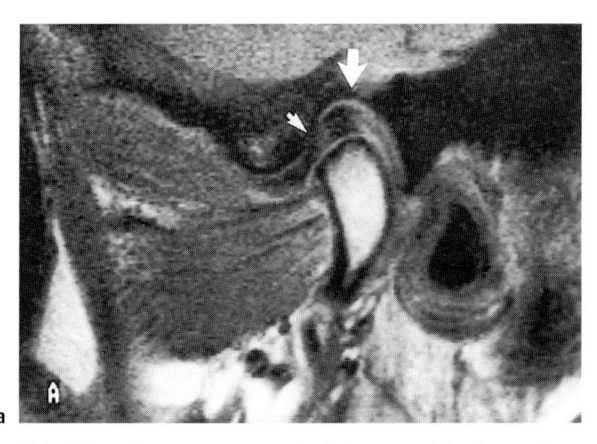

Abb. 9.5 a u. b Geringe Signalanhebung und leichte Auftreibung der Intermediärzone (kleiner Pfeil) bei unauffälliger Diskusposition (großer Pfeil). Gute Abgrenzbarkeit des 2bäuchigen M. pterygoideus lateralis. **b** Partielle anteriore Verlagerung des Diskus mit Auftreibung und Signalanhebung des posterioren Bands (gebogener Pfeil).

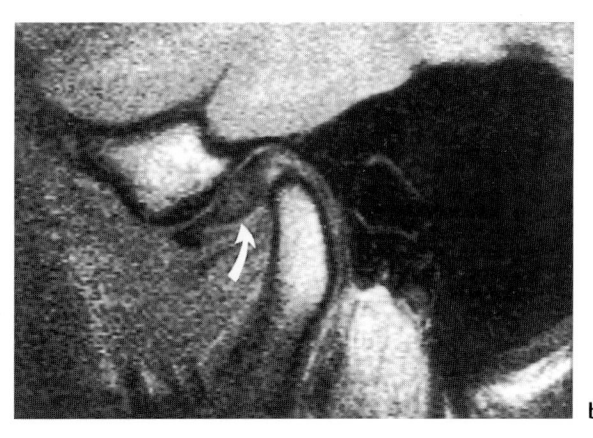

eine Therapieentscheidung relevant sein können, zu entnehmen.

■ Diskusverlagerungen

Anteriore Diskusverlagerungen

Am häufigsten finden sich Diskusverlagerungen nach rostral. Liegt der hintere Diskusbauch vor der 11-Uhr-Position, hat aber noch Kontakt zum Kondylus spricht man von einer partiellen Diskusverlagerung (Abb. 9.6). Zeigt der Diskus keinen Kontakt mehr zum anterioren Kondyluspol, liegt eine komplette Diskusverlagerung vor (Abb. 9.7). Eine weitere Unterteilung der partiellen Diskusverlagerungen in Grad 1 und 2 anhand des Ausmaßes der partiellen Verlagerung (31) oder dem Vorhandensein von Deformierungen und Signalintensitätsänderungen (8) ist möglich, hat aber auf das therapeutische Vorgehen keinen Einfluß.

Eine Beschränkung auf die Unterscheidung

- partielle Diskusverlagerung,
- komplette Diskusverlagerung

bei geschlossenem Mund ist ausreichend.

Klinisch von großer Bedeutung ist allerdings der Nachweis einer Reposition des verlagerten Diskus in die anatomisch regelrechte Position zwischen Kondylus und Eminentia articularis im Rahmen der Mundöffnung. Bei partieller Diskusverlagerung ist eine Diskusreposition in der Regel möglich, während bei einer kompletten Diskusverlagerung nur im Ausnahmefall eine Reposition eintritt. Die Reposition des Diskus über den Kondylus bei Unterkiefervorschub oder bei der Mundöffnung geht meist mit einem auskultierbaren Knackgeräusch einher. Bei der Schließbewegung kommt es dann kurz vor Erreichen der Interkuspidation wieder zur Diskusverlagerung, die durch ein Schließknacken angezeigt wird. Im typischen Fall einer Diskusverlagerung mit Reposition zeigt der Patient ein reziprokes Knacken (initiales bis terminales exkursives Knacken und initiales bis terminales Geräusch bei der Inkursivbewegung).

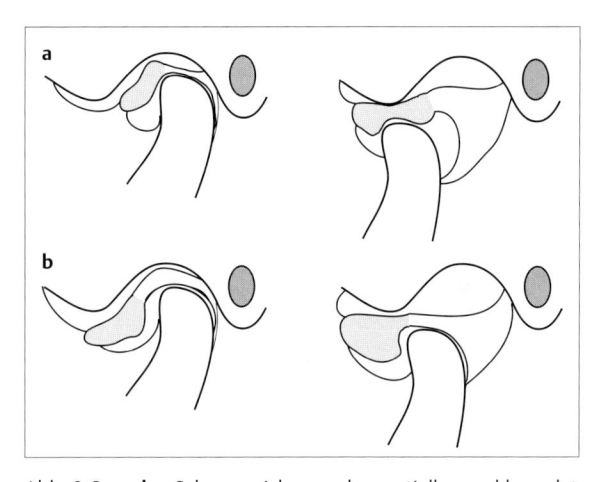

Abb. 9.6 a u. b Schemazeichnung der partiellen und kompletten anterioren Diskusverlagerung. **a** Der deformierte Diskus liegt rostral verlagert aber in Kontakt zum Kondylus. Bei Mundöffnung erfolgt die Reposition. **b** Komplette Diskusverlagerung ohne Reposition bei Mundöffnung. Verringertes Ausmaß der Translation des Kondylus.

Zum MRT-Nachweis der Diskusreposition ist eine möglichst maximale Mundöffnung erforderlich, die allerdings von einigen Patienten aufgrund von Muskelspasmen oder Schmerzen nicht ausreichend lange für eine MRT-Untersuchung eingehalten werden kann. So konnte bei fast $1/3$ der symptomatischen Patienten mit MRT-Diagnose einer Diskusverlagerung ohne Reposition durch eine Funktionsarthrographie eine Diskusreposition im Grenzbereich der Mundöffnung dokumentiert werden (7).

Bei einer anterioren Diskusverlagerung ohne Reposition verbleibt der Diskus bei der Mundöffnung unter zunehmender Deformierung rostral des Kondylus. Knackgeräusche sind bei diesen Patienten seltener nachweisbar. Die Reposition kann durch fehlende Rückstellkräfte bei Erschlaffung des Bandapparats oder durch mechanische Behinderung ausbleiben. Selten kann auch ein

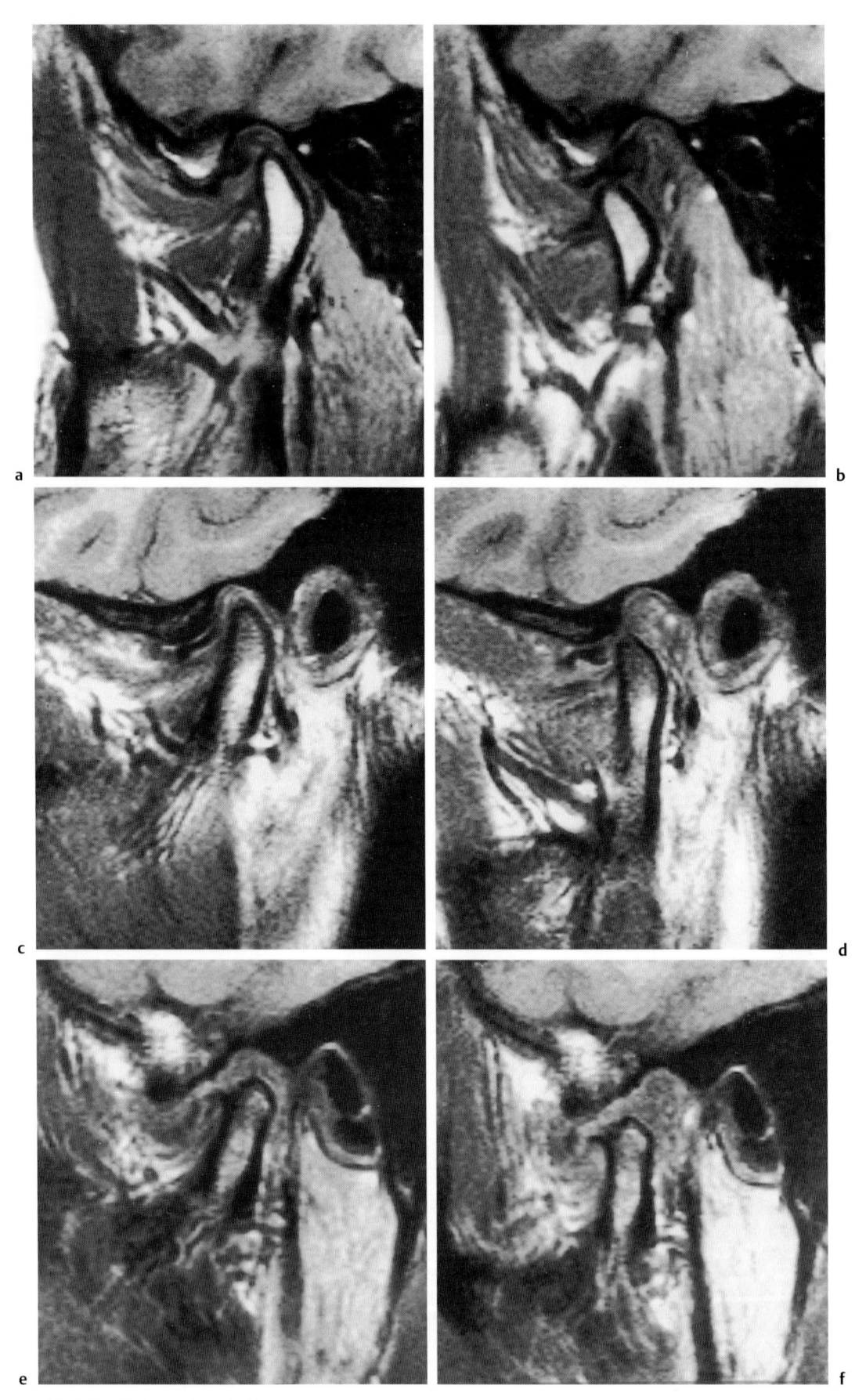

Abb. 9.7 a–f (Legende siehe ▶)

Diskusabriß bestehen. Der vorverlagerte Diskus stellt ein Hindernis für die Mundöffnung dar, so daß auch das Ausmaß der Translation des Kondylus zu bewerten ist. Bei länger bestehender Diskusverlagerung ohne Reposition nimmt das Ausmaß der Mundöffnungsbehinderung durch zunehmende Dehnung der posterioren Diskusanheftung erfahrungsgemäß ab.

Transversale Diskusverlagerungen

Neben den rein anterioren Diskusverlagerungen können anterolaterale und anteromediale Diskusverschiebungen, sowie reine Seitverlagerungen oder Seitrotationen in der MRT nachgewiesen werden (Abb. 9.8 u. 9.9). Die Häufigkeit von mediolateralen Verlagerungen wird mit 26–68 % angegeben (6, 14). In bis zu 11 % der Fälle wurden reine mediolaterale Verlagerungen ohne gleichzeitige anteriore Verlagerungskomponente beobachtet (6). Zeigt die parasagittale Schnittführung in den parallelen Schichten unterschiedliche Diskusanschnitte, so ist eine transversale Verlagerungskomponente bereits im Sagittalscan zu diagnostizieren (Abb. 9.9). Die genaue Zuordnung ist durch parakoronare Bilder, die den Diskus im Verhältnis zur temporalen Gelenkfläche und dem Kondylus abbilden, erleichtert.

Posteriore Diskusverlagerungen

Verlagerungen des Discus articularis hinter die 13-Uhr-Position sind sehr selten. Gering ausgeprägte Verlagerungen sind meist symptomlos, während ausgeprägte Verlagerungen mit Kieferklemme und Schmerzen einhergehen. Häufiger als bislang angenommen dürften exzentrisch-posteriore Diskusverlagerungen, die aber nur mit CINE-MRT oder Funktionsarthrographie ausreichend sicher zu erfassen sind, vorliegen (7).

Nomenklatur der Diskusverlagerung

Neben der funktionellen Unterscheidung in eine Diskusverlagerung mit oder ohne Reposition ergibt sich aus der Verlagerungsrichtung des Diskus in bezug auf das Kieferköpfchen (anterior, posterior, medial, lateral) und der Stellung des Kieferköpfchens (zentrisch, exzentrisch) die genaue Beschreibung der vorliegenden Situation (Tab. 9.2). Bei geschlossenem Mund, also zentrischer Stellung des Kondylus in der Fossa articularis und Verla-

◀ Abb. 9.7 a–f a Partielle anteriore Diskusverlagerung mit Retrallage des Kondylus. Die bikonkave Diskuskonfiguration ist erhalten, der posteriore Diskusbauch ist aufgetrieben. b Bei Mundöffnung erfolgt die Reposition. c Komplette anteriore Diskusverlagerung. Der Diskus liegt deutlich rostral des Kondylus. d Bei Mundöffnung verbleibt der Diskus ohne Reposition deformiert rostral des Kondylus, reduziertes Ausmaß der Translationsbewegung. e Grobe Diskusdeformierung, degenerative Abflachung und rostraler Osteophyt des Kondylus, Abflachung der Eminentia articularis. f Bei Mundöffnung keine Reposition. Keine erkennbare Kontinuität zwischen Diskusstrukturen und der posterioren Diskusanheftung. Arthrographisch Bestätigung der vermuteten Perforation.

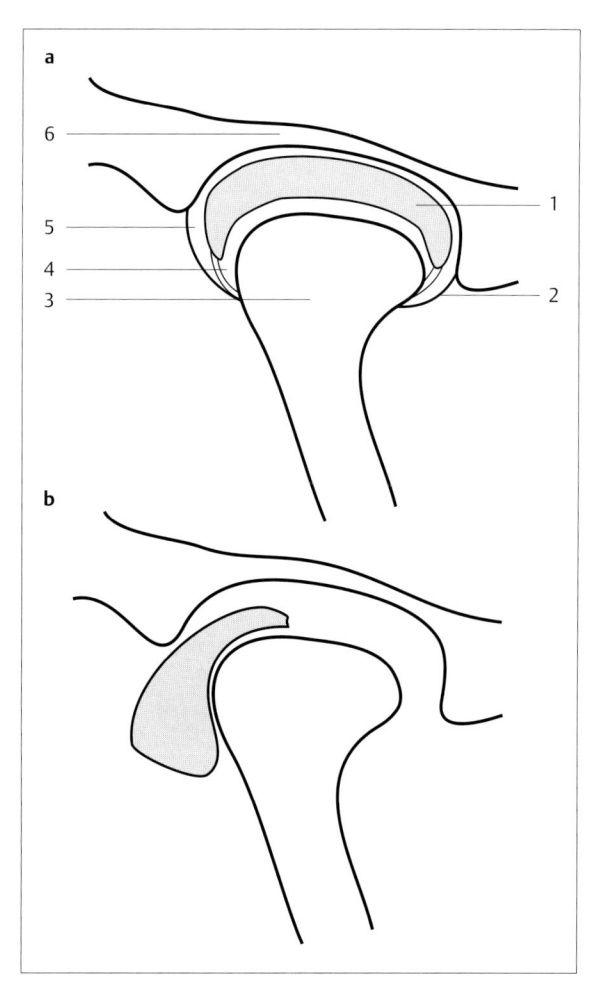

Abb. 9.8 a u. b Schemazeichnung zur schräg-koronaren Schnittführung bei geschlossenem Mund. a Normale Diskusposition. b Laterale Diskusverlagerung.
1 = Diskus
2 = Gelenkkapsel
3 = Kondylus
4 = untere Gelenkkammer
5 = obere Gelenkkammer
6 = Fossa articularis

Tabelle 9.2 Beschreibung der Diskusverlagerung

Kondylusposition	Ausmaß der Verlagerung	Verlagerungsrichtung	Reposition bei Mundöffnung
Zentrisch	partiell	anterior	mit Reposition
Exzentrisch	komplett	anteromedial	ohne Reposition
		anterolateral	
		medial	
		lateral	
		posterior	

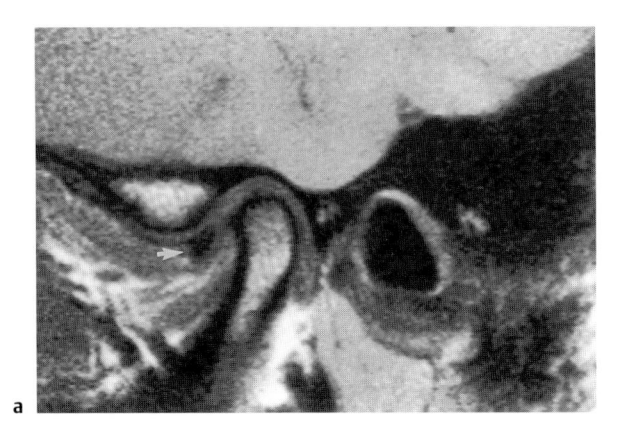

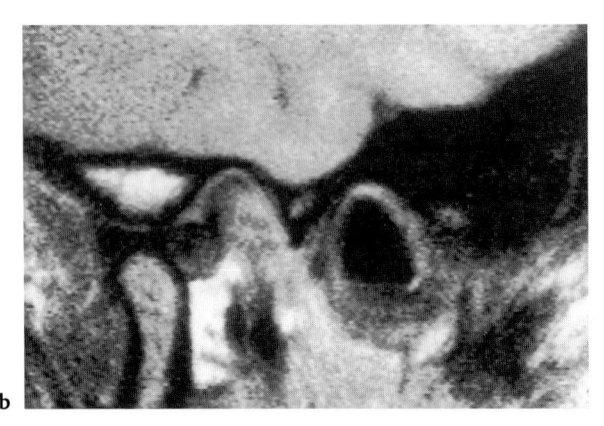

Abb. 9.9a–c Laterale Diskusverlagerung mit Reposition bei Mundöffnung. **a** In Interkuspidation Gelenkspaltverschmälerung bei fehlendem Nachweis des Diskus über der Kondyluskonvexität. Signalarmer Diskusanschnitt rostral des Kondylus (Pfeil). **b** Bei Mundöffnung Diskus in regelrechter Lokalisation und unauffälliger Konfiguration. **c** Schräg-koronare Schnittführung mit deutlich erkennbarer zentrisch lateraler Diskusverlagerung (Pfeile).

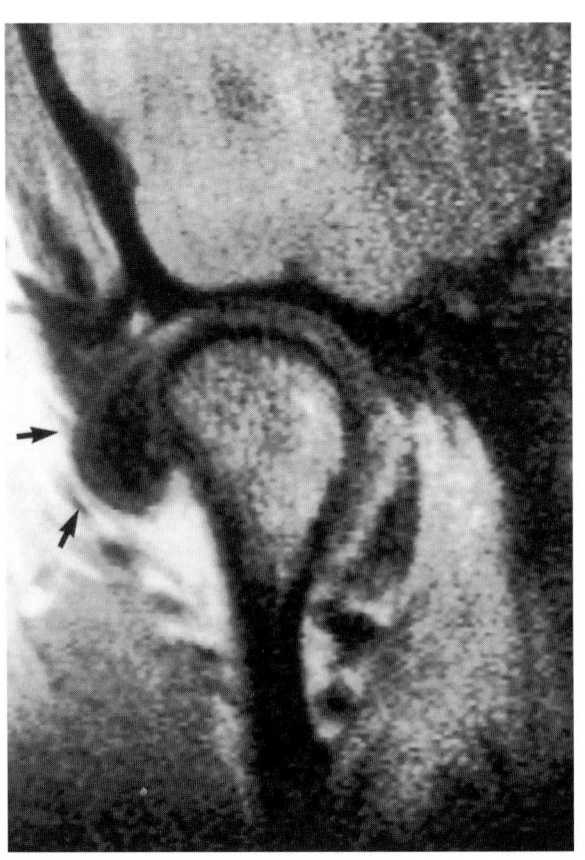

gerung des Diskus nach rostral handelt es sich um eine zentrisch-anteriore Diskusverlagerung. Luxiert der Diskus bei der Mundöffnung z. B. hinter den Kondylus liegt eine exzentrisch-posteriore Verlagerung vor. Kombinationen aus zentrischen und exzentrischen Verlagerungen sind möglich.

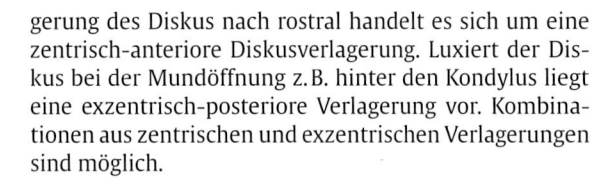

Diskusadhäsion

Feine fibröse Adhäsionen entgehen dem MRT-Nachweis und sind nur in der Doppelkontrastarthrographie und arthroskopisch faßbar (24). Bei ausgeprägten, breiten Adhäsionen ist der Diskus meist in der oberen Gelenkkammer fixiert. In solchen Fällen ist der obere Gelenkraum durch signalreicheres Gewebe ausgefüllt und der Diskus zeigt bei Mundöffnung keine Verschiebung relativ zu Kondylus oder Fossa temporalis (Abb. 9.**10**).

Diskusperforation

Eine Diskusperforation kann durch die MRT nur bei einer breiten Kontinuitätsunterbrechung, die auf mehreren Scans erfaßt ist, direkt nachgewiesen werden (9). Knirschen und Reibegeräusche zeigen fortgeschrittenere arthrotische Zustände, oft in Kombination mit einer Diskusperforation, an. Eine Befundkonstellation mit einer deutlichen anterioren Verlagerung des Diskus, ausgeprägten Signalinhomogenitäten des Diskus und degenerativen ossären Veränderungen am Kondylus lassen eine Verdachtsdiagnose zu. Der sichere Nachweis einer Diskusperforation kann jedoch nur arthrographisch oder arthroskopisch erfolgen (24, 34).

Fehlstellungen des Kondylus

Bei habitueller Interkuspidation steht der Kondylus zentriert in der Fossa articularis. Abweichungen von dieser Normalstellung sind möglich und in der MRT gut zu erkennen. Eine Zusammenfassung der häufigen Fehlstellungen findet sich in Abb. 9.**11**.

Arthritis und andere Erkrankungen der Synovialis

■ Arthritis

Eine akute pyogene Infektion des Kiefergelenks kann hämatogen, durch ein lokales Trauma oder fortgeleitet entstehen. Neben den typischen klinischen Entzündungszeichen kann eine Kieferklemme oder eine Schonhaltung mit leichter Mundöffnung vorliegen. Typisch ist der im

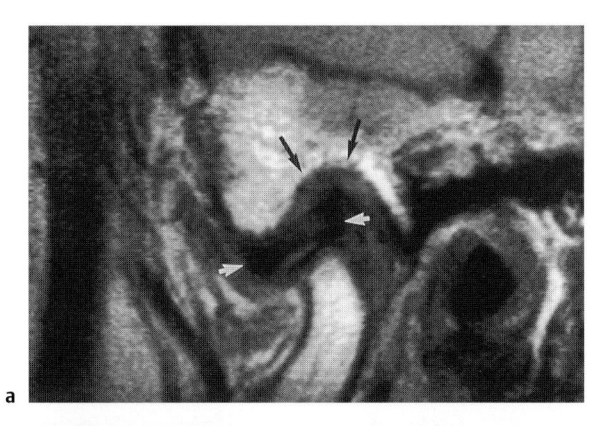

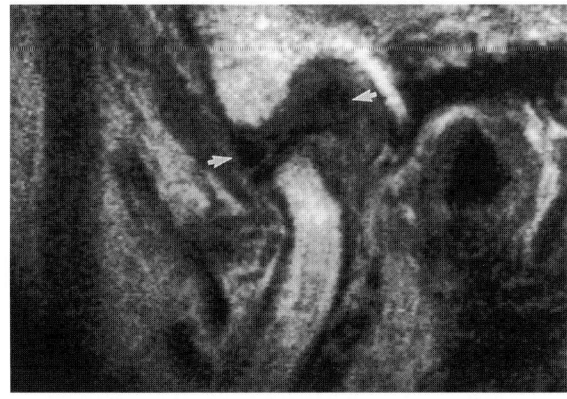

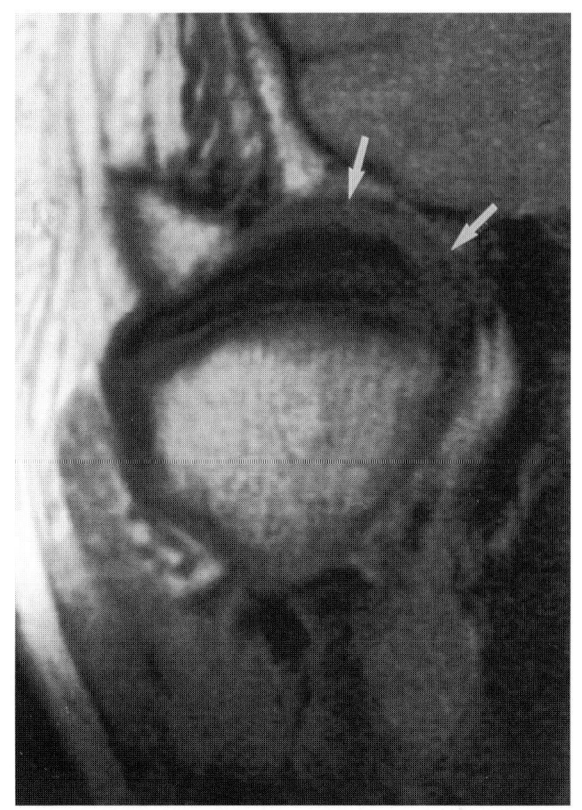

Arthritis und andere Erkrankungen der Synovialis **257**

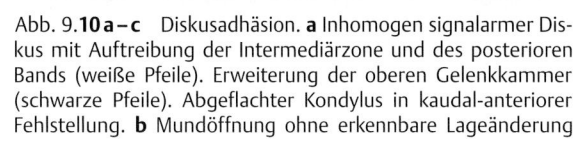

Abb. 9.**10a–c** Diskusadhäsion. **a** Inhomogen signalarmer Diskus mit Auftreibung der Intermediärzone und des posterioren Bands (weiße Pfeile). Erweiterung der oberen Gelenkkammer (schwarze Pfeile). Abgeflachter Kondylus in kaudal-anteriorer Fehlstellung. **b** Mundöffnung ohne erkennbare Lageänderung des Diskus (Pfeile) bei mäßiger Translationsbewegung des Kondylus. **c** Schräg-koronare Schnittführung mit Darstellung des aufgetriebenen Diskus und Nachweis von Gewebe mittlerer Signalintensität im oberen Gelenkspalt (Pfeile).

T_2-gewichteten Bild nachweisbare Erguß, der beide oder nur eine Gelenkkammer betrifft (Abb. 9.**12**). Bei längerer Anamnese oder lokal fortgeleiteten Prozessen sind ausgeprägte Destruktionen der ossären und diskoligamentären Strukturen die Folge. Neben den infektiösen Entzündungen ist das Kiefergelenk auch im Rahmen von Erkrankungen des rheumatischen Formenkreises beteiligt. Wegweisend ist hier die Beteiligung mehrerer Gelenke. Am häufigsten findet sich eine Beteiligung bei der primär chronischen Polyarthritis. Es sollen bis zu 50% aller Patienten nachweisbare Veränderungen am Kiefergelenk aufweisen. Die Anzahl der symptomatischen Fälle ist jedoch deutlich geringer (15). In der MRT sind geringe Ergußmengen, die meist im anterioren Recessus nachweisbar sind, Formveränderungen des Diskus (Abflachung, Fragmentierung, inhomogene Signalgebung, fehlende Abgrenzbarkeit) und Erosionen oder Deformierungen des Kondylus nachzuweisen (15). Bei arthritisch veränderten Gelenken scheint die Prävalenz von anterioren Diskusverlagerungen gegenüber der Normalbevölkerung erhöht. Die als Frühveränderungen bislang nur arthrotomographisch und arthroskopisch sicher faßbaren synovialen Proliferationen sind in der MRT nach Gadoliniumgabe in T_1-gewichteten SE-Sequenzen gut zu dokumentieren (29). Bei Verdacht auf eine Beteiligung des Kiefergelenkes im Rahmen einer rheumatischen Erkran-

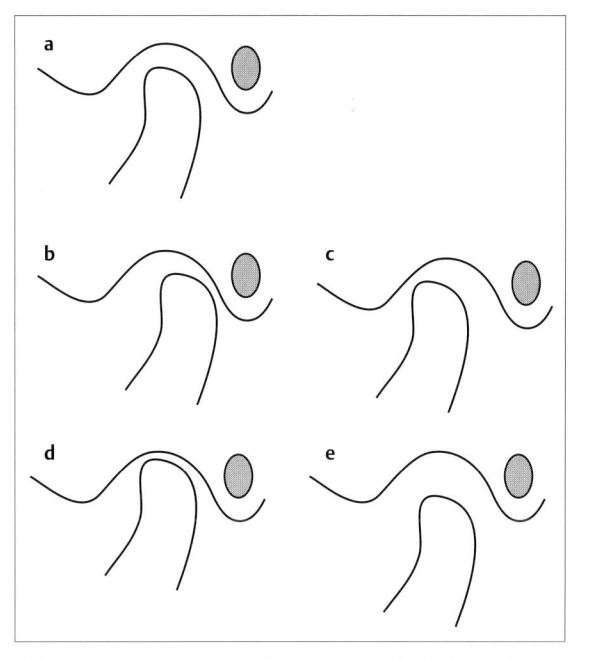

Abb. 9.**11a–e** Schemazeichnung zur Verdeutlichung der verschiedenen Kondylusfehlstellungen. **a** Normale Position. **b** Retrallage. **c** Anteriore Fehlstellung. **d** Kompression. **e** Distraktion.

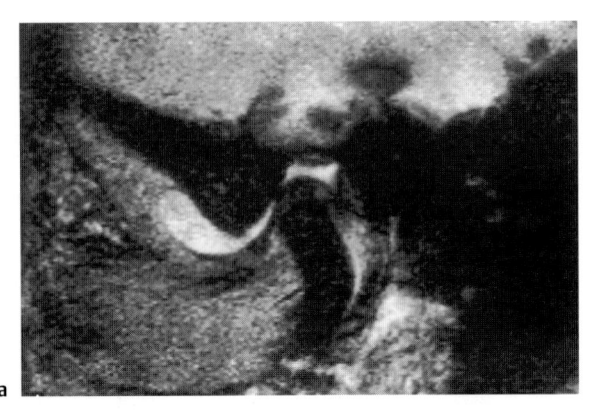

Abb. 9.12 a u. b a T$_2$-gewichtetes GRE-Bild (FFE) mit Nachweis einer signalreichen Flüssigkeitsansammlung im oberen Gelenkkompartment. Diskus in normaler Position. b Nach Punktion des pyogenen Ergusses und antibiotischer Therapie zeigt die Verlaufskontrolle nur noch einen diskreten Resterguß.

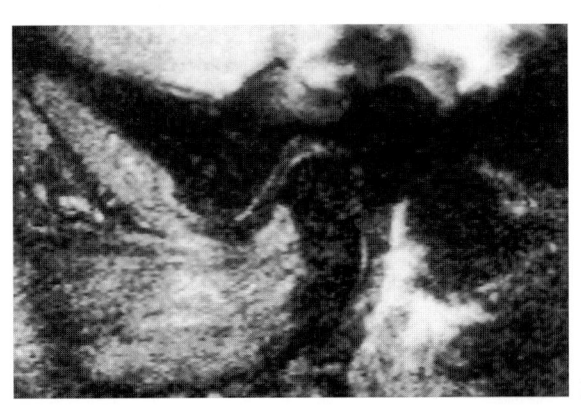

kung sollten T$_1$- und T$_2$-gewichtete Nativaufnahmen in habitueller Interkuspidation durch eine T$_1$-Serie nach Gadoliniumgabe vervollständigt werden.

■ Synoviale Chondromatose

Diese seltene Erkrankung betrifft Patienten ab der 4. Dekade und ist meist monoartikulär. Es handelt sich um eine benigne Proliferation der Synovialmembran, bei der multiple intraartikuläre lose oder an der Synovia fixierte kartilaginäre, teilverkalkte Knötchen eine oder beide Gelenkkammern obliterieren, was zur Funktionsbehinderung des Gelenks führt.

Kortikaliserosionen und intraartikuläre Verkalkungen sind am besten mit der CT zu erfassen. Die MRT zeigt eine Verbreiterung der Gelenkkapsel und eine Expansion der Gelenkkammern durch einen im T$_2$-Bild signalreichen Erguß mit nachweisbaren intraartikulären signalarmen Knoten (4, 10).

Erkrankungen der Knochen

■ Arthrosis deformans

Das Internal derangement gilt als wesentlicher Faktor in der Entwicklung degenerativer Veränderungen des Kiefergelenks. Erkrankungen des temporomandibulären Gelenks bei Diskusverlagerung haben in Follow-up-Untersuchungen sowohl einen konstanten Progreß der diskoligamentären als auch der im späteren Stadium faßbaren ossären Veränderungen gezeigt (38). In einer Studie von Rao u. Mitarb. hatten nur die Hälfte aller Patienten mit in der MRT nachgewiesener Diskusverlagerung eine unauffällige Konfiguration des Kondylus (23). In dieser Studie war der Anteil degenerativ veränderter Kieferköpfchen bei Diskusverlagerungen ohne Reposition größer als bei reponierbaren Verlagerungen. Nur 4 % der Patienten mit nachweisbaren ossären Veränderungen des Kondylus zeigten eine normale Diskusposition. Die morphologischen Veränderungen sind prinzipiell zu unterscheiden in:

- proliferative degenerative Umbauvorgänge mit Abflachungen, osteophytärer Spornbildung, Sklerosierung und subchondralen Zysten,
- regressive Remodellierung mit resultierendem hypoplastischem Kondylus oder kleinem, giebelartig zugespitztem Gelenkkopf ohne wesentliche Spornbildung.

Ein regressives Remodelling ist insgesamt häufiger zu beobachten. MRT-Frühzeichen eines kondylären Remodellings sind ein vermindertes Signal im T$_1$-gewichteten Bild und eine erhöhte Signalintensität im T$_2$-Bild durch Flüssigkeitseinlagerung im Knochenmark als Ausdruck einer vermehrten metabolischen Aktivität (9). Das Ausmaß von ossären Veränderungen kann für eine Therapieentscheidung wesentlich sein, da der Erfolg von chirurgischen Eingriffen am diskoligamentären System mit dem Grad der degenerativen Umbauten des Kondylus, insbesondere dem Ausmaß osteophytärer Deformierungen, negativ korreliert (8).

Andere, seltenere Veränderungen am Kiefergelenk, wie Ostechondrosis dissecans, avaskuläre Nekrosen oder auch eine Beteiligung im Rahmen einer Hyperurikämie, sind beschrieben (16, 26) und in ihrem MRT-Erscheinungsbild den größeren Gelenken analog.

Tumoren

Tumoren der Kiefergelenkregion sollen hier nur kurz angesprochen werden. Spezielle Aspekte der Tumordiagnostik werden im Kap. 13 behandelt.

■ Benigne Tumoren

Bei den Zysten sind die odontogenen Zysten als Derivate der Zähne von den nichtodontogenen Zysten zu unterscheiden. Odontogene Zysten kommen in der Maxilla und der Mandibula vor und können ein erhebliches Volumen erreichen. T$_2$-gewichtete Aufnahmen eignen sich gut zum Nachweis des signalreichen Zysteninhalts.

Ein spezieller Tumor dieser Region ist das Ameloblastom, ein epithelialer, odontogener Tumor ausgehend von den Ameloblasten. Die expansiv wachsende Raumforderung von hoher Signalintensität im T_2-gewichteten Bild betrifft Corpus und Ramus mandibulae. Als weitere kieferspezifische Raumforderung ist der Pindborg-Tumor zu nennen, ein ebenfalls odontogener und epithelialer, kalzifizierender Tumor. Die kalzifizierten Areale imponieren durch die verminderte Signalintensität.

Exostosen, Osteome und Raumforderungen ausgehend von den Weichteilgeweben des Gelenks, also Synovia, Diskus und Kapsel, sind ebenfalls bekannt.

Bei einer Beteiligung der Kiefergelenkregion bei der fibrösen Dysplasie sind die Sklerosierungsareale im T_1- und T_2-Bild inhomogen signalarm. Weniger dunkel erscheinen die vaskularisierten fibrösen Zonen, die nach Gadoliniumgabe kräftig anreichern.

Neurinome, Neurofibrome und traumatische Neurome sind als signalarme Raumforderungen im T_1-gewichteten Bild mit typischer, kräftiger Signalanreicherung nach Gadoliniumgabe nachzuweisen.

■ **Maligne Tumoren**

Bei den malignen Tumoren handelt es sich um primäre Tumoren von Mandibula oder Maxilla, lokal infiltrierende Tumoren der umgebenden Weichteile von Oro- und Nasopharynx sowie um Metastasen.

Die MRT kommt als ergänzende Untersuchung nach Durchführung einer CT in Betracht, um eine bessere Weichteilabgrenzung zu ermöglichen und die lokale Ausdehnung der Läsion genau zu erfassen.

Unter den Sarkomen ist das Osteosarkom der häufigste Tumor. Fibrosarkome und das Ewing-Sarkom sind wesentlich seltener. Plattenepithelkarzinome ausgehend vom Oro- und Nasopharynx infiltrieren das Kiefergelenk durch direkte Arrosion. Eine verlängerte T_1- und T_2-Zeit sowie eine Anreicherung im T_1-Bild nach Gadoliniumgabe lassen den Tumor gut identifizieren. Infiltrationen der Spongiosa sind durch Signalabschwächungen gut nachzuweisen. Maligne Lymphome und andere hämatogene Systemerkrankungen können das Kiefergelenk einbeziehen.

Posttherapeutische Befunde

Ein Internal derangement wird typischerweise konservativ mittels Protrusionsaufbißschiene (Splint) behandelt. Die MRT eignet sich gut aufgrund der Nichtinvasivität und der fehlenden Strahlung zur Verlaufskontrolle der Diskusposition bei einer Schienenbehandlung (19).

Die operative Behandlung des Internal derangements besteht in der arthroskopischen oder offenen Diskusreposition, Meniskoplastik, Diskektomie und Diskektomie mit Implantation von synthetischem oder autologem Gewebe (3, 17, 36). In den bisher vorliegenden Untersuchungen ließ sich keine einheitliche Korrelation zwischen Diskusposition und klinischem Erfolg der Intervention fassen (17, 36). Die Bewertung von MRT-Befunden sollte bei postoperativen Untersuchungen daher nur in Kenntnis der angewendeten Operationsmethode, intraoperativer Befunde und in Zusammenschau mit den klinischen Ergebnissen vorgenommen werden.

Residuelle oder rezidivierte Diskusverlagerungen sind mit der MRT verläßlich nachzuweisen. Postoperativ ist häufig trotz klinischem Therapieerfolg mit Diskusadhäsionen zu rechnen, so daß die Untersuchung in mindestens 2 Mandibulapositionen erfolgen muß.

Oft zeigt sich nach chirurgischen Eingriffen fibröses Gewebe in der Gelenkkapsel und im Gelenkspalt, wobei Fibrosierungen in asymptomatischen Gelenken meist auf die laterale Gelenkkapsel begrenzt sind. Bei postoperativ persistierenden Gelenksymptomen waren in 60% der Fälle ausgedehntere Fibrosierungen mit Ausdehnung auf Gelenkspalt und mediale Kapsel nachweisbar (36). Die MRT muß in diesen Fällen das Ausmaß der Läsion dokumentieren um eine weitere Operationsentscheidung treffen zu können. Autologe dermale Implantate waren bei einer Untersuchung von 21 Gelenken in keinem Fall magnetresonanztomographisch abzugrenzen (17). Silikonimplantate sind hingegen als glatt begrenzte signalarme Strukturen erkennbar.

Klinische Wertigkeit und Vergleich mit anderen bildgebenden Verfahren

Eine detaillierte klinische Untersuchung ist erster und wichtigster Bestandteil in der Beurteilung eines Patienten mit einer Erkrankung des Kiefergelenkapparats. Die Auswahl der bildgebenden Techniken ist von dem klinischen Untersuchungsergebnis und der klinischen Notwendigkeit zur weiteren Abklärung abhängig. Das Ziel muß sein, spezifische anatomische Veränderungen, die die Beschwerden des Patienten verursachen, nachzuweisen und zu dokumentieren.

Konventionelle Röntgenübersichts- und Panoramaaufnahmen haben eine geringe Sensitivität sowohl für knöcherne als auch weichteilbedingte Erkrankungen.

Die konventionelle Tomographie des Kiefergelenks erlaubt relativ exakte Aussagen über die ossären Veränderungen, jedoch sind derartige Befunde meist das Resultat eines länger währenden Geschehens im Bereich der Gelenkweichteile. Ein negativer Tomographiebefund schließt Pathologien der Weichteile keinesfalls aus. Die hochauflösende CT ist der Tomographie durchaus ebenbürtig.

Insbesondere in der Beurteilung des Internal derangements hat die Arthrographie des Kiefergelenkes eine große Bedeutung erlangt. In den 40er Jahren wurde dieses Verfahren eingeführt, erlangte aber erst in den 80er Jahren weitere Verbreitung. Die Arthrographie gestattet eine gute Abgrenzbarkeit des Discus articularis und ermöglicht ebenfalls eine Beurteilung der funktionellen Komponente der Diskusverlagerung. Zudem ist die Arthrographie die Methode der Wahl für den positiven Nachweis einer Diskusperforation. Die einzige relevante Alternative zur Arthrographie ist die MRT.

Die CT ist der MRT eindeutig im Nachweis von Weichteilpathologien unterlegen. Die MRT ist nichtinvasiv und stellt technisch geringere Ansprüche an den Untersucher als die Arthrographie. Die Darstellbarkeit des Gelenks in mehreren Ebenen ist besonders unter Berücksichtigung der medialen und lateralen Verlagerungen des Diskus von Vorteil. Bei der Untersuchung von Patienten nach operativer Diskusreposition oder Meniskektomie ist die MRT aufgrund der guten Weichteildarstellung allen anderen radiologischen Methoden überlegen. Die Arthrographie, als einzige weitere Methode zur Darstellung des Discus articularis, ist in diesen Fällen häufig erschwert (36).

In den meisten klinischen Situationen ist die MRT somit die bildgebende Methode der ersten Wahl in der Abklärung von Kiefergelenkerkrankungen (Tab. 9.3).

Tabelle 9.3 Stufendiagnostik des Temporomandibulargelenkes

	Konventionelles Röntgen	Arthrotomographie	CT	MRT
Diskusverlagerung	4	2	3	1
Diskusperforation		1		2
Adhäsionen		1		2
Arthrose	1		2	
Arthritis	3	2	2	1
Tumoren	3		1	2
Synoviale Chondromatose		3	1	2
Fraktur	1		2	

1 = bildgebende Verfahren mit höchster Priorität
2–4 = untergeordnete Priorität

Literatur

1 Bell, K. A., K. D. Miller, J. P. Jones: Cine magnetic resonance imaging of the temporomandibular joint. J. craniomandib. Pract. 10 (1992) 313–317
2 Burnett, K. R., C. L. Davis, J. Read: Dynamic display of the temporomandibular joint meniscus by using „fast-scan" MR Imaging. Amer. J. Roentgenol. 149 (1987) 959–962
3 Conway, W. F., C. W. Hayes, R. L. Campbell, D. M. Laskin, K. S. Swanson: Temporomandibular joint after meniscoplasty: appearance at MR Imaging. Radiology 180 (1991) 749–753
4 Dolan, E. A., J. B. Vogler, J. C. Angelillo: Synovial chondromatosis of the temporomandibular joint diagnosed by Magnetic Resonance Imaging: report of a case. J. oral. max.-fac. Surg. 47 (1989) 411–413
5 Drace, J. E., D. R. Enzmann: Defining the normal temporomandibular joint: closed-, partially open-, and open-mouth MR Imaging of asymptomatic subjects. Radiology 177 (1990) 67–71
6 Duvoisin, B., E. Klaus, P. Schnyder: Coronal radiographs and videoflouroscopy improve the diagnostic quality of temporomandibular joint arthrography. Amer. J. Roentgenol. 155 (1990) 105–107
7 Fischbach, R., W. Heindel, Y. Lin, R. Friedrich, H. G. Brochhagen: Vergleich von Kernspintomographie und Arthrographie bei Funktionsstörungen des Kiefergelenkes. Fortschr. Röntgenstr. 162 (1995) 216–223
8 Helms, C. A., L. B. Kaban, C. McNeill, T. Dodson: Temporomandibular joint: morphology and signal intensity characteristics of the disk at MR Imaging. Radiology 172 (1989) 817–820
9 Hermans, R., J. L. Termote, G. Marchal, A. L. Baert: Temporomandibular joint imaging. Curr. Opin. Radiol. 4 (1992) 141–147
10 Herzog, S., M. Maffee: Synovial chondromatosis of the TMJ: MR and CT findings. Amer. J. Neuroradiol. 11 (1990) 742–745
11 Jend, H. H., I. Jend-Rossmann, H. J. Triebel: Computertomographie der anterioren Diskusdislokation des Kiefergelenkes. Fortschr. Röntgenstr. 146 (1987) 386–390
12 Katzberg, R. W., F. A. Burgener: Arthrotomographie des pathologischen Kiefergelenkes. Zweiter Teil. Fortschr. Röntgenstr. 140 (1984) 317–321
13 Katzberg, R. W., R. W. Bessette, R. H. Tallents, D. B. Plewes, J. V. Manzione, J. F. Schenck, T. H. Foster, H. R. Hart: Normal and abnormal temporomandibular joint: MR Imaging with surface coil. Radiology 158 (1986) 183–189
14 Katzberg, R. W., P. L. Westesson, R. H. Tallents, R. Anderson, K. Kurita, J. J. Manzione, S. Totterman: Temporomandibular joint: MR assessment of rotational and sideways disk displacements. Radiology 169 (1988) 741–748
15 Larheim, T. A., H. J. Smith, F. Aspestrand: Temporomandibular joint abnormalities associated with rheumatic disease: comparison between MR imaging and arthrotomography. Radiology 183 (1992) 221–226
16 Laskin, D. M.: Diagnosis of pathology of the temporomandibular joint. Radiol. Clin. N. Amer. 31 (1993) 135–147
17 Lieberman, J. M., J. P. Bradrick, A. T. Indresano, A. S. Smith, E. M. Bellon: Dermal grafts of the temporomandibular joint: postoperative appearance on MR images. Radiology 176 (1990) 199–203
18 Lin, Y., R. Friedrich, R. Fischbach: Vergleichende Untersuchung von MRT und Kontrastmittelarthrographie bei Patienten mit Kiefergelenkgeräuschen. Dtsch. zahnärztl. Z. 48 (1993) 339–342
19 Maeda, M., S. Itou, Y. Ishii, Y. Yamamoto, T. Matsuda, N. Hayashi, Y. Ishii: Temporomandibular joint movement. Evaluation of protrusive splint therapy with GRASS MR Imaging. Acta radiol. 33 (1992) 410–413
20 Norer, B., A. Pomaroli, O. Dietze: Zu den Degenerationsvorgängen am Diskus artikularis des Kiefergelenkes. Dtsch. Z. Mund-, Kiefer- u. Gesichtschir. 13 (1989) 278–286
21 Orwig, D. S., C. A. Helms, G. W. Doyle: Optimal mouth position for magnetic resonance imaging of the temporomandibular joint disk. J. craniomandib. Disord. 3 (1989) 138–142
22 Paesani, D., P. L. Westesson, M. Hatala, R. H. Tallents, K. Kurita: Prevalence of temporomandibular joint internal derangement in patients with craniomandibular disorders. Amer. J. Orthodont. 101 (1992) 41–47
23 Rao, V. M., A. Babaria, A. Manoharan, S. Mandel, N. Gottehrer, H. Wank, S. Grosse: Altered condylar morphology associated with disc displacement in TMJ dysfunction: observations by MRI. Magn. Reson. Imag. 8 (1990 a) 231–235
24 Rao, V. M., A. Farole, D. Karasick: Temporomandibular joint dysfunction: correlation of MR imaging, arthrography, and arthroscopy. Radiology 174 (1990 b) 663–667

25 Reich, R. H.: Zur Indikation der Arthrographie des Kiefergelenkes. Dtsch. zahnärztl. Z. 41 (1986) 36–42
26 Schellhas, K. P.: Internal derangement of the temporomandibular joint: radiologic staging with clinical, surgical, and pathologic correlation. Magn. Reson. Imag. 7 (1989) 495–515
27 Schellhas, K. P., C. H. Wilkes: Temporomandibular joint inflammation: comparison of MRT fast scanning with T1 and T2 weighted imaging techniques. Amer. J. Roentgenol. 153 (1989) 93–98
28 Schimmerl, S., J. Kramer, R. Stiglbauer, E. Piehslinger, R. Slavicek, H. Imhof: MRT des Kiefergelenks. Darstellbarkeit des retroartikulären vaskulären Plexus. Fortschr. Röntgenstr. 158 (1993) 192–196
29 Smith, H. J., T. A. Larheim, F. Aspestrand: Rheumatic and nonrheumatic disease in the temporomandibular joint: gadolinium-enhanced MR imaging. Radiology 185 (1992) 229–234
30 Solberg, W. K., M. W. Woo, J. B. Housten: Prevalence of mandibular dysfunction in young adults. J. Amer. dent. Ass. 98 (1979) 25–34
31 Vogl, T. J., D. Eberhard: MR-Tomographie Temporomandibulargelenk. Thieme, Stuttgart 1993
32 Vogl, T. J., D. Eberhard, C. Bergman, J. Lissner: Incremental hydraulic jaw opener for MR imaging of the temporomandibular joint. J. Magn. Reson. Imag. 2 (1992a) 479–482
33 Vogl. T. J., D. Eberhard, P. Weigl, J. Assal, J. Randzio: Die Anwendung der „Cine-Technik" in der MRT-Diagnostik des Kiefergelenkes. Fortschr. Röntgenstr. 156 (1992b) 232–237
34 Watt-Smith, S., A. Sadler, H. Baddeley, P. Renton: Comparison of arthrotomographic and magnetic resonance images od 50 temporomandibular joints with operative findings. Brit. J. oral. max.-fac. Surg. 31 (1993) 139–143
35 Westesson, P. L., S. L. Bronstein, J. L. Liedberg: Internal derangement of the temporomandibular joint: morphologic description with correlation to function. Oral Surg. 59 (1985) 323–331
36 Westesson, P. L., J. M. Cohen, R. H. Tallents: Magnetic resonance imaging of temporomandibular joint after surgical treatment of internal derangement. Oral Surg. 71 (1991) 407–411
37 Westesson, P. L., E. Kwok, J. B. Barsotti, M. Hatala, D. Paesani: Temporomandibular joint: improved MR image quality with decreased section thickness. Radiology 182 (1992) 280–282
38 Wilkes, C. H.: Internal derangement of the temporomandibular joint. Arch. Otolaryngol. 115 (1989) 469–477

10 Muskulatur

M. Vahlensieck und G. Layer

Einleitung

Die Forschung auf dem Gebiet der Myopathien sowie der Muskelphysiologie mittels MRT ist in den letzten Jahren besonders intensiv betrieben worden. Einige interessante Aspekte in der Muskelphysiologie und -anatomie konnten erstmals durch ein nichtinvasives Verfahren sichtbar gemacht werden. In diesem Kapitel wird daher besonders auch auf die spezielle Anatomie und Physiologie mit Relevanz für die MRT eingegangen.

Untersuchungstechnik

Zur Untersuchung der Extremitätenmuskulatur hat sich die axiale Schnittführung bewährt. Man wählt für die untere Extremität ein angepaßtes Meßfeld zur gleichzeitigen Abbildung beider Beine. Der Seitenvergleich liefert wichtige differentialdiagnostische Hinweise bezüglich der Symmetrie eines Erkrankungsprozesses. Bei Verdacht auf eine fokale Erkrankung nur einer Extremität kommen Oberflächenspulen wie beispielsweise flexible Rechteckspulen, Kniespulen oder Ringspulen zum Einsatz, um höher aufgelöste Bilder erzeugen zu können. Als Untersuchungssequenz sollten T_1-gewichtete SE-Sequenzen zur Beurteilung der Fettverteilung und Identifizierung der fettigen Muskelatrophie bei chronischen Myopathien zum Einsatz kommen. Eine T_2-gewichtete Sequenz ermöglicht die Identifizierung des Muskelödems bei Myositis oder nach Überlastung sowie tumoröser und einschmelzender Prozesse als signalreiche Veränderungen. Besonders sensitiv im Nachweis ödematöser Muskelveränderungen sind fettunterdrückende Sequenzen wie die STIR-Sequenz. Wie in Kap. 1 erläutert, zeichnet sich die STIR-Sequenz durch den sog. additiven T_1-/T_2-Bildkontrast aus und ist allen anderen Techniken im Nachweis ödematöser Veränderungen überlegen. Fettunterdrückung kann weiterhin die Unterscheidung zwischen Fett und Blut ermöglichen. Da sowohl Fett als auch Blut hohe Signalintensitäten auf T_1- und/oder T_2-gewichteten Aufnahmen verursachen können, ist oft keine Unterscheidung zwischen diesen beiden Komponenten möglich. Die STIR-Technik sollte daher bei Muskeluntersuchungen ebenso wie die T_1-gewichtete Sequenz routinemäßig eingesetzt werden. Koronare und sagittale Schichtführungen kommen in der Muskeldiagnostik gelegentlich zur Anwendung, um die Ausdehnung eines Krankheitsprozesses übersichtlicher darzustellen.

Spezielle MR-Spektroskopie des Muskels

Die MR-Spektroskopie ist die einzige bisher bekannte nichtinvasive Untersuchungsmethode, die unmittelbar in vivo Konzentrationen von Metaboliten des Muskelenergiestoffwechsels auf zellulärer Ebene darstellen kann. Außerdem ermöglicht die MR-Belastungsspektroskopie die Erfassung der Stoffwechseldynamik des Muskels unter Belastung. Dennoch hat die Methode bisher nur geringen Eingang in klinische Routineuntersuchungen gefunden. Dies liegt zum einen an der Komplexität der Untersuchungstechniken, zum anderen an der großen Variationsbreite physiologischer Muskelreaktionsmuster in Abhängigkeit vom Fasertyp und genutztem Energiestoffwechselweg. Probleme bereiten oft auch die Interpretationen der Meßdaten, da viele bisher gemessenen Untersuchungen die Methode zwar als sensitiv erkennen lassen, jedoch Zweifel an der Möglichkeit einer spezifischen Zuordnung von pathologischen Stoffwechselmustern wecken.

■ Grundlagen des Muskelenergiestoffwechsels

Die wesentlichen beobachtbaren Metaboliten im Phosphorspektrum sind Phosphokreatin, anorganisches Phosphat, γ-, α- und β-Phosphatgruppen der Nukleosidtriphosphate sowie Phosphodiester (Glyzerophosphorylcholin und Glyzerophosphoryläthanolamin) sowie Phosphomonoester aus dem Phospholipidstoffwechsel. Phosphokreatin dient als Referenzsubstanz für die chemische Verschiebung der weiteren Phosphormetaboliten. Aus der chemischen Verschiebung des anorganischen Phosphats im Verhältnis zum Phosphokreatin läßt sich der intrazelluläre pH-Wert nichtinvasiv exakt berechnen.

Die Muskelzelle nutzt grundsätzlich zur unmittelbaren Spannungsentwicklung ATP als Energiequelle. Die ATP-Bereitstellung der Muskelstränge kann dabei über verschiedene Stoffwechselwege erfolgen, die aerob oder anaerob ablaufen können. Phosphokreatin stellt eine weitere Form eines energiereichen Phosphatspeichers dar, der zur Deckung einer kurzfristig erhöhten Energieleistung dient oder zur Überbrückung der Energieversorgung bis zum Anlaufen der Glykolyse. Die energiereiche Phosphatbindung im Phosphokreatin kann dabei jedoch nicht unmittelbar für die Energieversorgung zellulärer Reaktionen genutzt werden. Sie muß über die Phosphatgruppe durch die Kreatinkinasereaktion auf ADP übertragen werden. Faßt man die ATP-Bildung aus Phosphokreatin und die Energiefreisetzung aus ATP zusammen, so erhält man formelhaft die Gleichung:

- Phosphokreatin^{2-} ⇒ Kreatin + P$_i^{2-}$ + Energie

Bei Belastung der Muskelfasern kommt es also im Sinne einer Aufrechterhaltung des ATP-Spiegels zur Spaltung des Phosphokreatins mit entsprechendem Abfall des Phosphokreatins und proportionalem Anstieg der P$_i$-Konzentration.

Glykolyse. Die Glykolyse bezeichnet die Oxidation von Glukose zu Pyruvat. Dabei werden pro Mol Glukose 2 Mol NADH$_2$ sowie 4 Mol ATP gewonnen. Da jedoch initial zur Phosphorylierung von Glukose bzw. Glukose-1-phosphat 2 Mol ATP gebraucht werden, bleibt beim Abbau von Glukose zu Pyruvat ein Nettogewinn von nur 2 Mol ATP. Bei der Nutzung von muskeleigenem Glykogen als Kohlehydrat wird die Bilanz um 50% verbessert. Hierbei werden pro Mol Glukoserest insgesamt 3 Mol ATP produziert, da der erste Phosphorylierungsschritt entfällt. Der weitere Abbauweg des Pyruvats hängt direkt von der Verfügbarkeit von Sauerstoff in der Muskelzelle ab. Unter anaeroben Bedingungen, der sog. anaeroben Glykolyse, wird das Pyruvat durch die Laktatdehydrogenasereaktion zu Laktat abgebaut. Der Zweck der Laktatbildung unter anaerober Glykolyse ist die Regenerierung des Wasserstoffakzeptors NAD$^+$, der für die Aufrechterhaltung der Glykolyse unentbehrlich ist. Unter aeroben Bedingungen (aerobe Glykolyse) wird Pyruvat unter Energiegewinnung weiter abgebaut und in der Atmungskette unter Bildung von insgesamt 36 Mol ATP zu CO_2 und Wasser oxidiert.

Oxidation von Fettsäuren. Nach der Hydrolyse von Triazylglyzeriden im Zytoplasma werden freie Fettsäuren durch die intramitochondrial lokalisierte β-Oxidation in ihre Azetyl-CoA-Anteile aufgespalten und daraufhin über den Zitrat- oder Zitronensäurenzyklus und die Atmungskette aerob abgebaut. Der Zitratzyklus und die Atmungskette bilden die gemeinsame Endstrecke für die Verstoffwechselung aus der aeroben Glykolyse, der β-Oxidation oder auch vom Abbau glukoplastischer Aminosäuren stammendem Azetyl-CoA. Die Oxidation von Fettsäuren ist die ökonomischste Art der Energiefreisetzung. Die Aktivität der Atmungskette wird durch die intramitochondriale ATP-Konzentration reguliert. Dadurch stellt sich die oxidative Phosphorylierung sensitiv auf den aktuellen Energiebedarf der Zelle ein. Als limitierender Faktor für ihre Verfügbarkeit tritt der Sauerstoff auf. Welches Substrat von einer Muskelzelle bevorzugt verstoffwechselt wird, hängt zum einen von ihrem Aktivierungsgrad, zum anderen vom jeweiligen Muskelfasertyp ab. Im Ruhestoffwechsel wird der weitaus größte Teil der benötigten Energie für aerobe Stoffwechselwege produziert. Da durch den relativ niedrigen ATP-Bedarf auch bei geringer Perfusion noch ausreichend Sauerstoff und Substrate zur Verfügung stehen, herrscht der oxidative Abbau von Blutglukose und von Fettsäuren vor. Anders stellen sich die Verhältnisse unter Belastung dar. In der Anfangsphase einer Belastung steigt der ATP-Bedarf sofort auf ein vielhundertfaches des Ruhewerts. Im Gegensatz dazu braucht es jedoch einige Minuten bis Adaptationsvorgänge, wie Vasodilatation, Steigerung des Herz-Zeit-Volumens und Atemfrequenz, die Sauerstoffzufuhr verbessern.

In der Initialphase einer Muskelbelastung muß der Muskel den gesteigerten Energiebedarf durch den Metabolismus endogener Substrate, also Phosphokreatin und Glykogen, decken, die unabhängig von der Sauerstoffverfügbarkeit unter anaeroben Bedingungen verstoffwechselt werden können. Abb. 10.1 zeigt den zeitlichen Verlauf der Energiebereitstellung im Muskel bei Belastung. Initial wird in den ersten Sekunden der Energiebedarf vor allem über die Kreatinphosphatspaltung gedeckt, während die oxidative Energiebereitstellung langsam anläuft und die Glykolyse die Energiebereitstellung von der Kreatinphosphatspaltung nach ca. $^1\!/_2$ Minute übernimmt. Erst bei fortgesetzter Belastung nehmen die oxidativen Stoffwechselvorgänge einen immer größeren Teil der Energieversorgung ein. Nach ca. 100 Sekunden beträgt der Anteil anaerober und oxidativer Stoffwechselleistungen jeweils ca. 50%.

Die Unterteilung der Muskelfasern in Typ-I- oder auch Slow-twitch-Fasern und verschiedene Typen der Typ-II-Fasern (fast twitch fibers) korreliert ebenfalls direkt mit dem eingeschlagenen Stoffwechselweg des Muskels. Während die Typ-I-Fasern weitgehend einen aeroben Metabolismus nutzen und somit als ermüdungsfrei gelten, weisen Typ-II-Fasern eine hohe glykolytische anaerobe Potenz auf und ermöglichen daher eine hohe maximale Kontraktionsgeschwindigkeit und sind mit einer relativ schnellen Ermüdungsbereitschaft belastet. Inwieweit die muskuläre Fasertypverteilung genetisch festgelegt wird oder das Ergebnis von Adaptationsvorgängen darstellt, kann derzeit noch nicht mit ausreichender Sicherheit beantwortet werden.

Die MR-Belastungsspektroskopie des Phosphorstoffwechsels bietet die ideale Technik zum Studium solcher muskelphysiologischer bzw. sportphysiologischer Fragestellungen. Sie hat im Vergleich zum Goldstandard der Biopsie insbesondere den Vorteil der absoluten Nichtinvasivität und beliebiger Wiederholbarkeit. Zahlreiche Studien beschäftigen sich derzeit mit der Diskussion genetischer Fasertypfestlegung oder Adaptation. Die Diskussion darüber ist allerdings noch nicht abgeschlossen. Für beide Standpunkte ergeben sich derzeit zahlreiche Argumente. In einer eigenen Studie konnte deutlich die Nutzung der unterschiedlichen Stoffwechselmuster

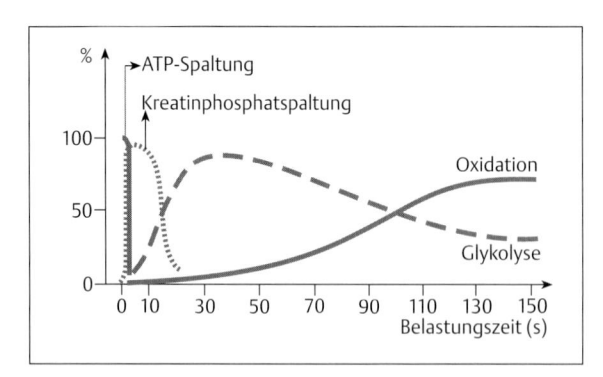

Abb. 10.**1** Zeitlicher Verlauf der Energiebereitstellung im Muskel bei Belastung.

und ihre Korrelation zur Zusammensetzung der Muskulatur aus verschiedenen Fasertypen nachgewiesen werden (5). Dabei korrelierte ein deutlicher pH-Abfall mit der höheren Konzentration an Typ-IIb-Fasern und eine fehlende pH-Verschiebung unter Belastung mit dem Überwiegen von Typ-I-Muskelfasern. Die bisher vorliegenden Ergebnisse sprechen dafür, daß überwiegend genetische Faktoren für das Reaktionsmuster Verantwortung tragen und daß Training jedoch eine wenn auch untergeordnete Umverteilung herbeiführen kann.

■ MR-Spektroskopie bei Störungen des muskulären Energiestoffwechsels

Untersucht wurden bisher diverse Störungen des muskulären Energiestoffwechsels, wobei vor allem die MR-Belastungsspektroskopie interessante und klinisch verwertbare Ergebnisse zeigte.

McArdle-Syndrom

Hierbei handelt es sich um eine Glykogenose, bei der das Enzym Myophosphorylase fehlt. Das muskeleigene Glykogen kann nicht zu Glukose-1-phosphat abgebaut werden. Die ^{31}P-Belastungsspektroskopie konnte dabei die theoretisch zu erwartenden Manifestationen überzeugend nachweisen. Unter Belastung kommt es zu einem massiven Abfall von Phosphokreatin bei ausbleibender Azidose. Eine Infusion von Glukose hebt die beobachteten Veränderungen auf und sorgt dafür, daß die Patienten auch bei abfallendem pH-Wert zu einer erheblichen Leistungssteigerung des Muskelenergiestoffwechsels in der Lage sind (3, 26, 33).

Phosphofruktokinasemangel

Hier ist die Überführung von Fruktose-1-phosphat in Fruktose-1,6-bisphosphat gestört. Das Enzym katalysiert somit einen Schritt der Glykolyse. MR-spektroskopisch konnte ein erhöhter PME-Peak nachgewiesen werden, der das sich in der Glykolyse anstauende Fruktose-1-phosphat repräsentiert. Begleitet wurde dies von einer mangelhaften intrazellulären Azidose, die durch den Funktionsausfall mit reduzierter Laktatproduktion erklärt werden kann. Ganz ähnliche Ergebnisse zeigten sich bei Patienten mit Phosphoglyzeratmutasemangel, einem anderen Enzym der Glykolyse, das die Phosphatgruppenverschiebung von 3-Phosphoglyzerat nach 2-Phosphoglyzerat katalysiert (7, 32).

Atmungskettendefekte

Ausgedehnte Erfahrungen liegen bei Patienten mit Atmungskettendefekten bei spektrokopischen Untersuchungen vor. Hierzu gehört z. B. der *NADH-CoQ-Reduktasemangel,* für den mehrfach eine verlangsamte Phosphokreatinerholung nach Belastung beschrieben wurde. Ein Mangel an dem Atmungskettenenzymkomplex III verursacht MR-spektroskopisch einen reduzierten Phosphokreatin-/anorganischen Phosphatgehalt und eine verlangsamte Erholung der Metaboliten nach Belastung. Die Besserung der Symptomatik nach Gabe von Vitamin K_3 und Vitamin C, die das fehlende Redoxmittel ersetzen, konnte spektroskopisch erfaßt werden (2).

Mitochondriale Myopathien

Andere Formen von mitochondrialen Myopathien zeigen Auffälligkeiten, die verminderte Phosphokreatin-/anorganische Phosphatverhältnisse und/oder erhöhtes anorganisches Phosphat im Ruhespektrum bis zu prolongierter Azidose nach Belastung umfassen. Ausgedehnte eigene Untersuchungen bei mitochondrialen Enzephalomyopathien zeigen recht variable MR-spektroskopische Ergebnisse. Die Belastungsspektroskopie erwies sich dabei der reinen Muskelruhespektroskopie deutlich überlegen. In Ruhe zeigten sich lediglich leicht reduzierte Signalintensitäten des Phosphokreatinpeaks. Myopathische Veränderungen konnten in der belastungsspektroskopischen Untersuchung außerordentlich sensitiv nachgewiesen werden. Dabei war vor allem ein verzögerter und unvollständiger Phosphokreatinabfall unter Belastung und eine reduzierte Erholungsgeschwindigkeit sowie nach Belastungsabschluß das Fehlen eines belastungsinduzierten pH-Abfalls mit Tendenz zur Alkalose charakteristisch für die Patienten. Die Veränderungen korrelierten mit dem klinischen Schweregrad der Erkrankung und sind sensitiver im Vergleich zu klinischen Tests (22).

Muskeldystrophien

Bisher wurden auch diverse Muskeldystrophien vom Typ Duchenne, Werdnig-Hoffmann und Kugelberg-Welander MR-spektroskopisch untersucht. Die Auswertung der spektroskopisch gemessenen Metabolitenkonzentrationen erbrachten ein im Ruhespektrum erniedrigtes PCr/NTP- und PCr/P_i-Verhältnis, einen abnorm hohen pH-Wert und einen pathologisch erhöhten Phosphodiesterpeak. Dieser PDE-Peak wurde noch erheblich während der Muskelbelastung erhöht.

Myositiden

Diese wurden sowohl protonenspektroskopisch als auch mit Hilfe der Phosphorspektroskopie untersucht (37). Die Protonenspektroskopie ergibt dabei insbesondere Hinweise auf die Verteilung zwischen Fett und Wasser in der Muskulatur. Normalerweise findet sich im gesunden Beinmuskel ein Fettgehalt von 5–7% und die Resonanzen der Fettsäuren sind nur schwer mit Hilfe der Protonenspektroskopie ohne Wasserunterdrückung nachweisbar.

Folgerichtig beobachtet man bei akuten Myositiden keine wesentliche Änderung der Fett- und Wasserresonanzen. Dagegen findet sich eine mäßige T_1-Zeit-Verlängerung, die die entzündlichen und ödematösen Gewebeveränderungen repräsentiert. Bei chronischen Myositiden finden sich entsprechende fettige Degenerationen des Muskels, zusätzliche H_1-spektroskopische Komponenten von ein- und mehrfach ungesättigten Fettsäuren bei 5,4 ppm, von Karbonylgruppen bei 2,3 ppm und von endständigen Methylgruppen bei 1,1 ppm.

Im Phosphorspektrum zeigen Patienten, die an akuten Myositiden leiden, eine deutliche Absenkung des Phosphokreatins in Relation zum NTP, während das anorganische Phosphat im Normalbereich liegt und zusätzliche Peaks von Phosphomonoestern und Phosphodiestern auftauchen. Diese Linien dürften Zuckerphosphaten zuzuordnen sein, die im anaeroben Teil des glykolytischen Stoffwechselwegs metabolisiert werden. Die Reduktion des Phosphokreatins zeigt die verstärkte Ausnutzung des Phosphokreatinpools bei der ATP-Synthese an. Bei chronischen Myositiden sind alle Phosphormetaboliten deutlich reduziert, so daß das Spektrum auf den ersten Blick normal erscheint. Lediglich das anorganische Phosphat behält seine normale Höhe praktisch bei, so daß insgesamt das Verhältnis von anorganischem Phosphat zu konstantem β-NTP erhöht ist. Die Signalreduktion der Phosphorkomponenten verhält sich proportional zum Ausmaß der Muskeldegenerationen, ist jedoch unabhängig von der zugrundeliegenden Störung.

Anatomie

■ Allgemeine Anatomie

Die Abb. 10.2a–l zeigen schematisch die Anatomie der Extremitäten im Querschnitt. Neben den Muskeln wurden zur leichteren Identifizierung der Muskellogen die Faszien eingezeichnet. Die Muskellogen stellen die Ausbreitungsräume entzündlicher und nekrotischer Muskelerkrankungen dar. Am Oberarm wird die Beuge- von der Streckerloge unterschieden. Die Teilung erfolgt durch das Septum intermusculare brachii. Am Unterarm bilden die Septen der Unterarmfaszie sowie die Membrana interossea 4 Hauptlogen (dorsale und radiale Streckerlogen, tiefe und oberflächliche Beugerlogen) sowie Kompartimente für den M. flexor carpi ulnaris und den M. flexor carpi radialis. Der Oberschenkel wird durch intermuskuläre Septen der Fascia lata in 3 Hauptlogen geteilt (Beuger-, Strecker-, Adduktorenloge). Durch die Membrana vastoadductoria wird noch die Loge des M. sartorius abgegrenzt. Der Unterschenkel wird durch die Fascia cruris mit einem oberflächlichen und tiefen Blatt sowie einem vorderen und hinteren intermuskulären Septum und der Membrana interossea in 4 Logen untergliedert (oberflächliche und tiefe Beugerlogen, Strecker-, Peronäusloge).

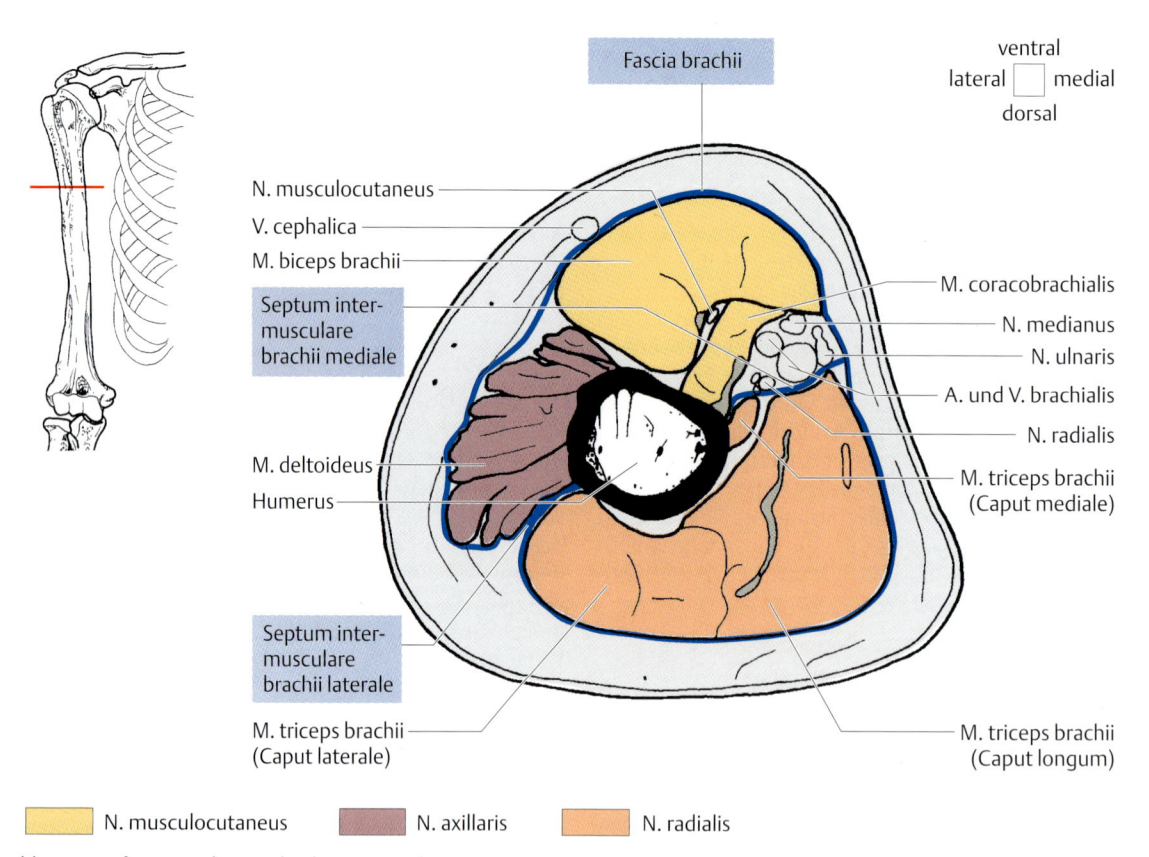

Abb. 10.2a–l Querschnitte durch Arme und Beine zur Verdeutlichung der Muskelanatomie in der MRT. Hervorhebung der Faszienlogen als potentielle Ausbreitungsräume von Entzündungen. Farbkodierung gleichinnervierter Muskeln, um Signalveränderungen aufgrund von Muskelinnervationsstörungen leichter erkennen zu können (modifiziert nach Möller, T. B., E. Reif: MR-Atlas des muskuloskelettalen Systems. Blackwell Wissenschaft, Berlin 1993).

Anatomie 267

10.2b

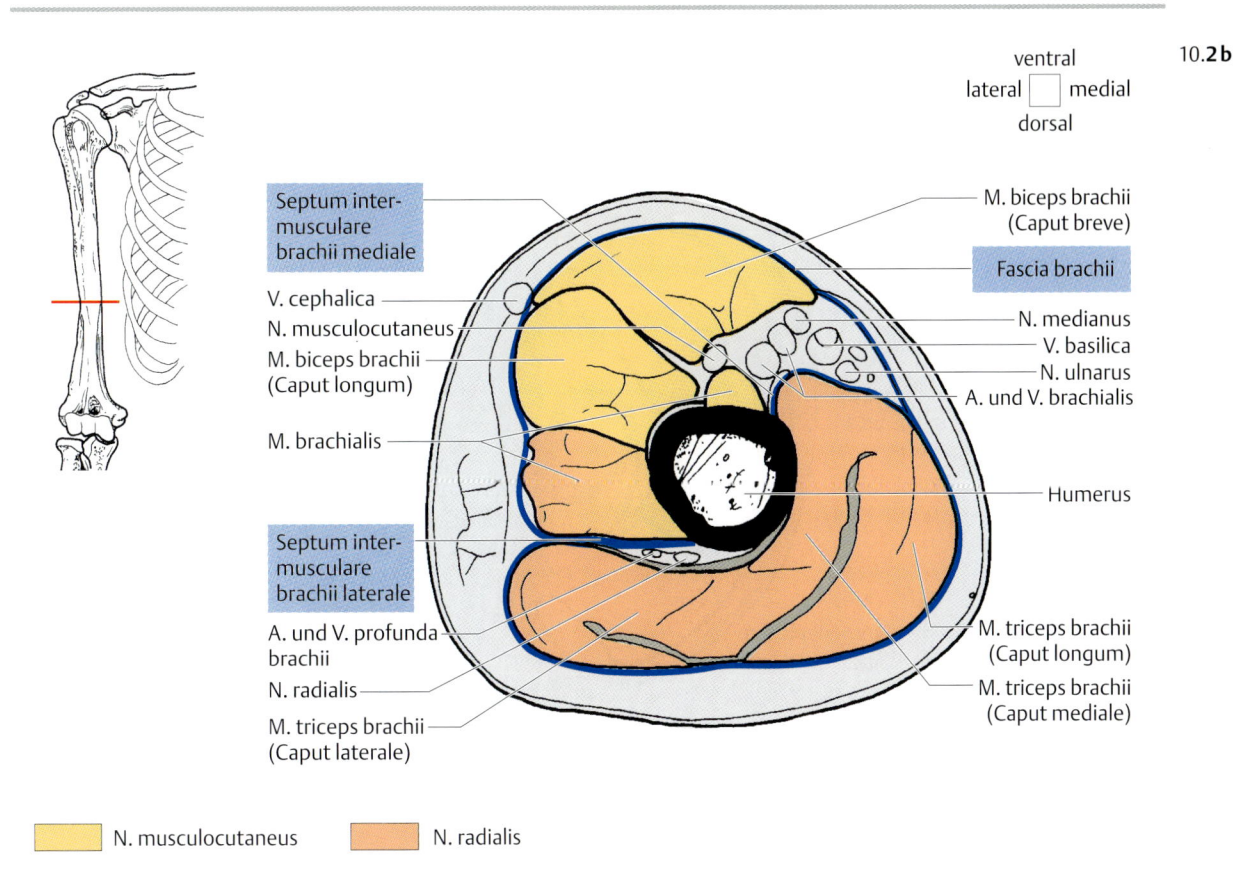

ventral
lateral ☐ medial
dorsal

- Septum intermusculare brachii mediale
- V. cephalica
- N. musculocutaneus
- M. biceps brachii (Caput longum)
- M. brachialis
- Septum intermusculare brachii laterale
- A. und V. profunda brachii
- N. radialis
- M. triceps brachii (Caput laterale)
- M. biceps brachii (Caput breve)
- Fascia brachii
- N. medianus
- V. basilica
- N. ulnaris
- A. und V. brachialis
- Humerus
- M. triceps brachii (Caput longum)
- M. triceps brachii (Caput mediale)

☐ N. musculocutaneus   ☐ N. radialis

10.2c

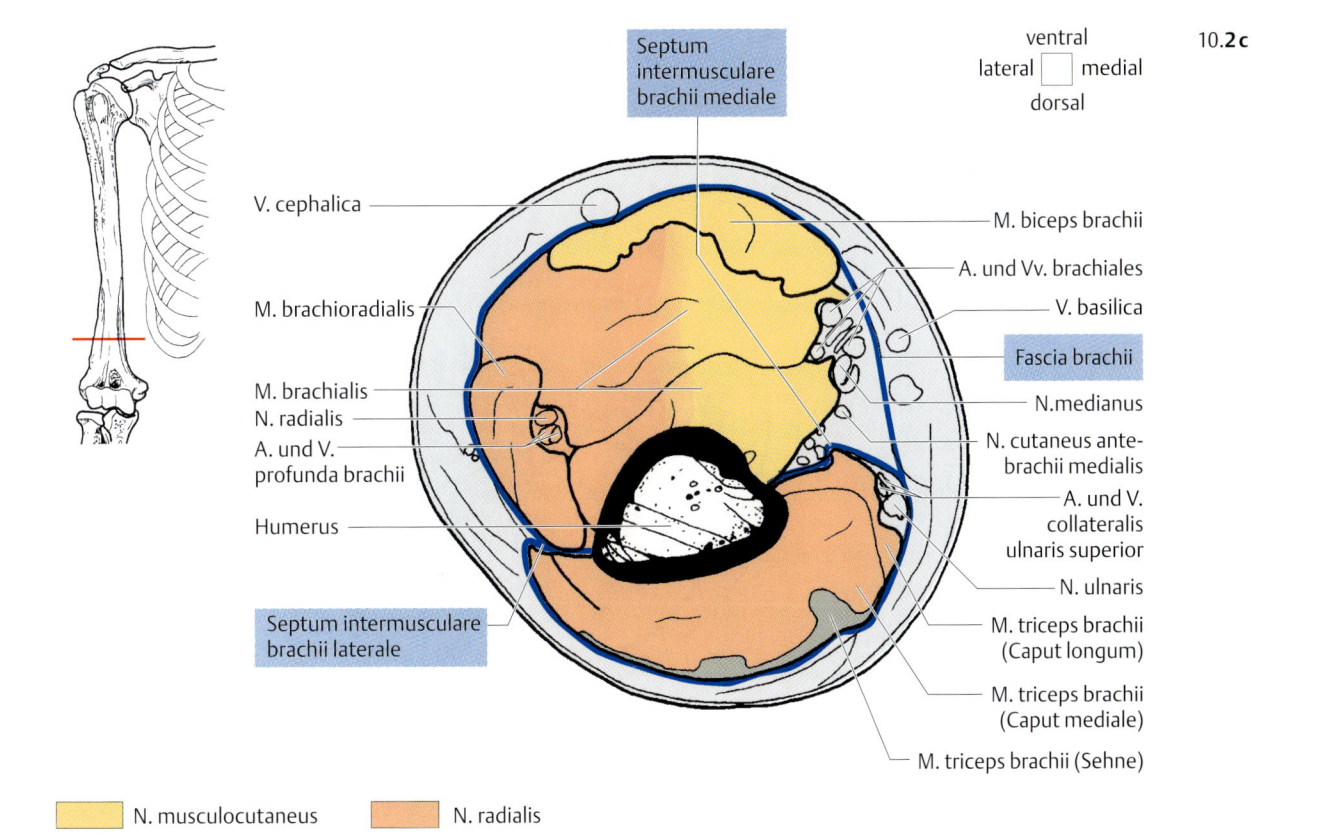

ventral
lateral ☐ medial
dorsal

- V. cephalica
- M. brachioradialis
- M. brachialis
- N. radialis
- A. und V. profunda brachii
- Humerus
- Septum intermusculare brachii laterale
- Septum intermusculare brachii mediale
- M. biceps brachii
- A. und Vv. brachiales
- V. basilica
- Fascia brachii
- N. medianus
- N. cutaneus antebrachii medialis
- A. und V. collateralis ulnaris superior
- N. ulnaris
- M. triceps brachii (Caput longum)
- M. triceps brachii (Caput mediale)
- M. triceps brachii (Sehne)

☐ N. musculocutaneus   ☐ N. radialis

10.2 d

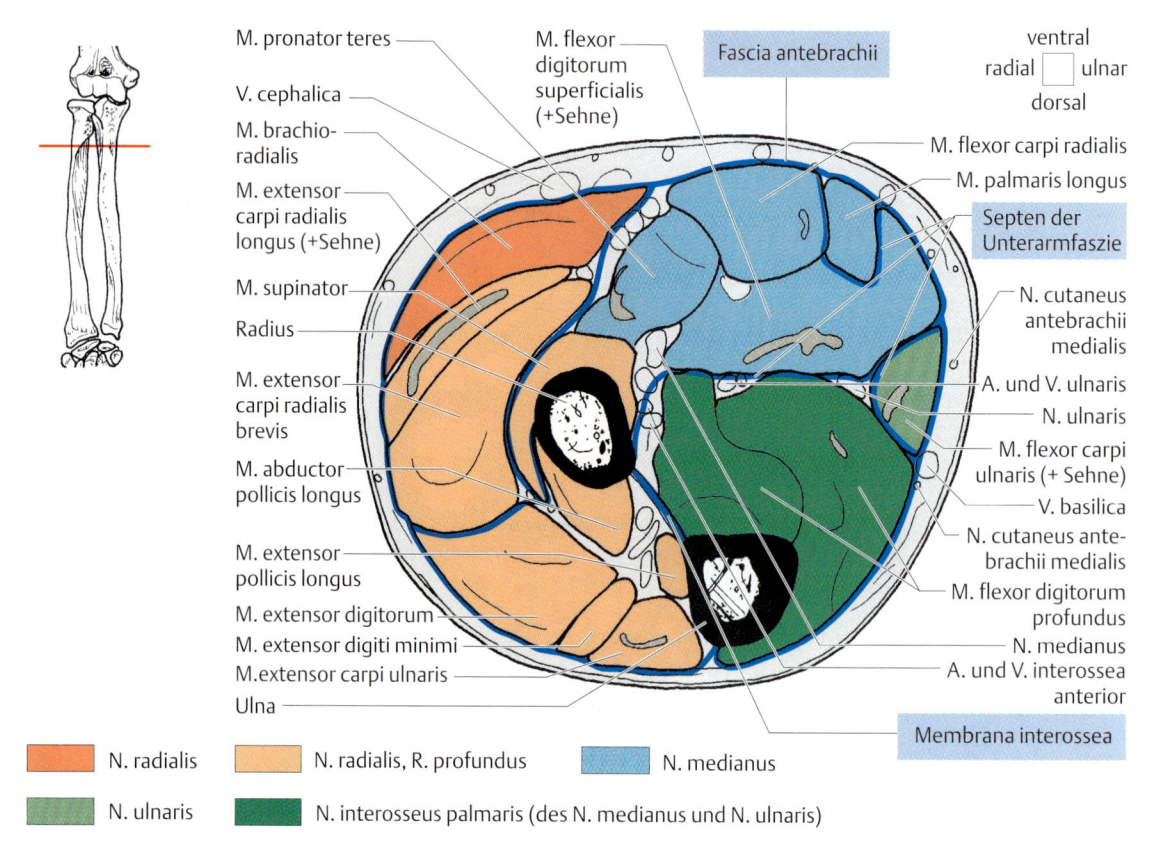

Querschnitt durch den Unterarm (proximal)

Beschriftungen:
- M. pronator teres
- V. cephalica
- M. brachioradialis
- M. extensor carpi radialis longus (+Sehne)
- M. supinator
- Radius
- M. extensor carpi radialis brevis
- M. abductor pollicis longus
- M. extensor pollicis longus
- M. extensor digitorum
- M. extensor digiti minimi
- M. extensor carpi ulnaris
- Ulna
- M. flexor digitorum superficialis (+Sehne)
- Fascia antebrachii
- M. flexor carpi radialis
- M. palmaris longus
- Septen der Unterarmfaszie
- N. cutaneus antebrachii medialis
- A. und V. ulnaris
- N. ulnaris
- M. flexor carpi ulnaris (+ Sehne)
- V. basilica
- N. cutaneus antebrachii medialis
- M. flexor digitorum profundus
- N. medianus
- A. und V. interossea anterior
- Membrana interossea

Orientierung: ventral / radial – ulnar / dorsal

Legende:
- N. radialis
- N. radialis, R. profundus
- N. medianus
- N. ulnaris
- N. interosseus palmaris (des N. medianus und N. ulnaris)

10.2 e

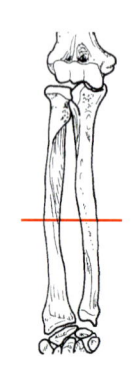

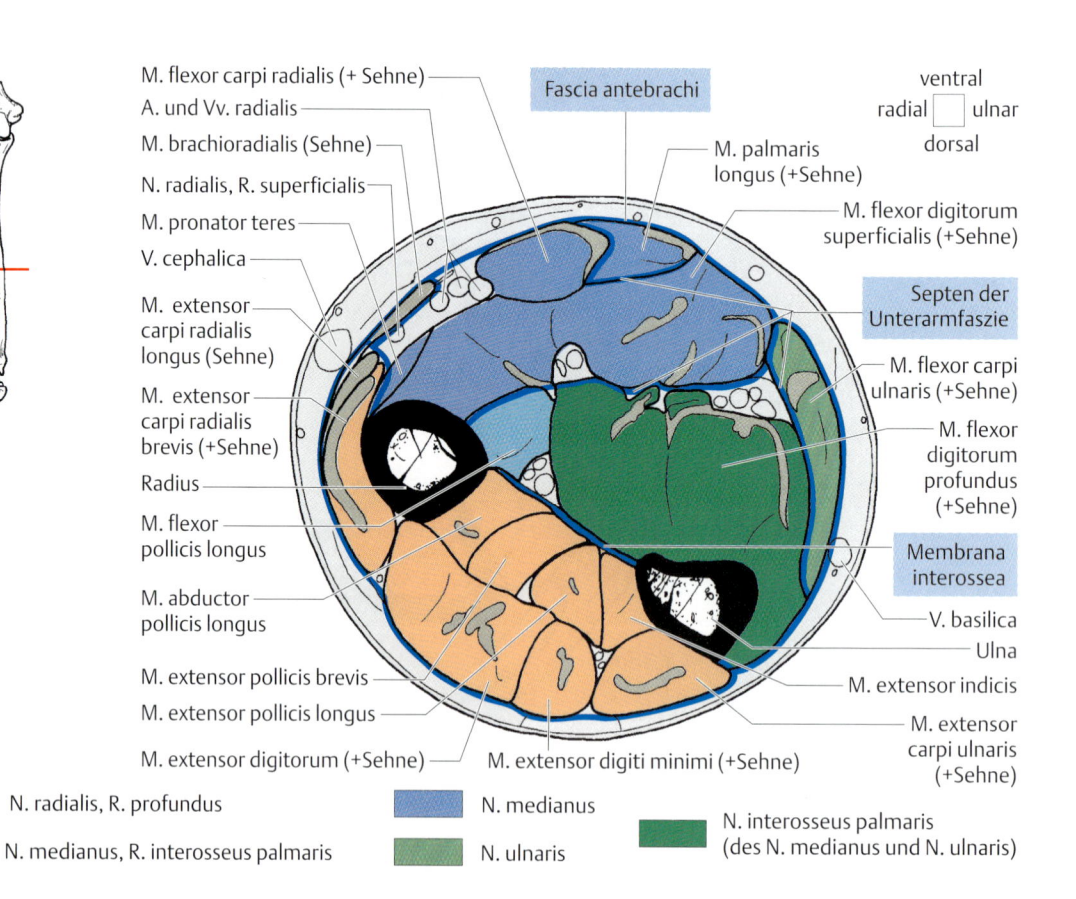

Querschnitt durch den Unterarm (distal)

Beschriftungen:
- M. flexor carpi radialis (+ Sehne)
- A. und Vv. radialis
- M. brachioradialis (Sehne)
- N. radialis, R. superficialis
- M. pronator teres
- V. cephalica
- M. extensor carpi radialis longus (Sehne)
- M. extensor carpi radialis brevis (+Sehne)
- Radius
- M. flexor pollicis longus
- M. abductor pollicis longus
- M. extensor pollicis brevis
- M. extensor pollicis longus
- M. extensor digitorum (+Sehne)
- M. extensor digiti minimi (+Sehne)
- Fascia antebrachi
- M. palmaris longus (+Sehne)
- M. flexor digitorum superficialis (+Sehne)
- Septen der Unterarmfaszie
- M. flexor carpi ulnaris (+Sehne)
- M. flexor digitorum profundus (+Sehne)
- Membrana interossea
- V. basilica
- Ulna
- M. extensor indicis
- M. extensor carpi ulnaris (+Sehne)

Orientierung: ventral / radial – ulnar / dorsal

Legende:
- N. radialis, R. profundus
- N. medianus, R. interosseus palmaris
- N. medianus
- N. ulnaris
- N. interosseus palmaris (des N. medianus und N. ulnaris)

Anatomie **269**

10.2f

ventral
radial ⬜ ulnar
dorsal

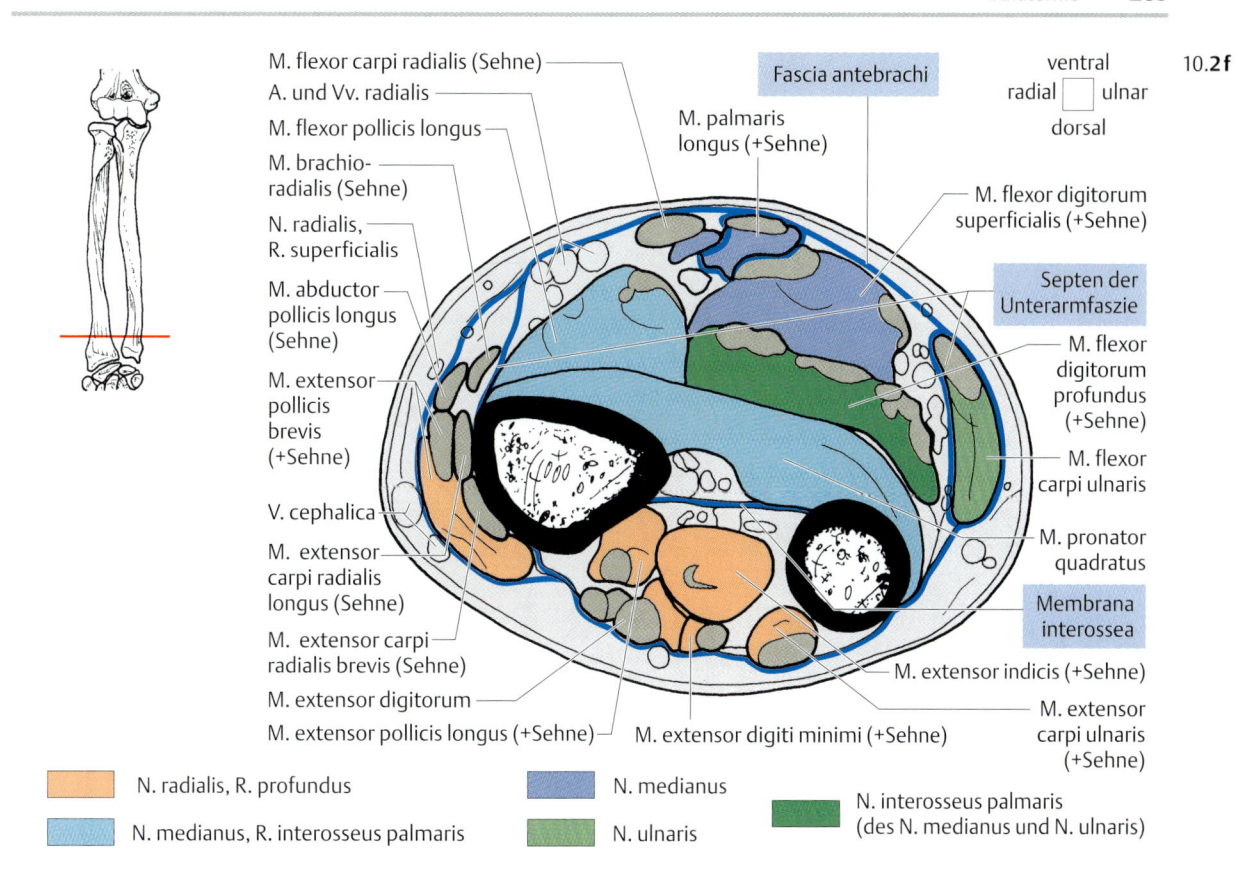

- M. flexor carpi radialis (Sehne)
- A. und Vv. radialis
- M. flexor pollicis longus
- M. brachioradialis (Sehne)
- N. radialis, R. superficialis
- M. abductor pollicis longus (Sehne)
- M. extensor pollicis brevis (+Sehne)
- V. cephalica
- M. extensor carpi radialis longus (Sehne)
- M. extensor carpi radialis brevis (Sehne)
- M. extensor digitorum
- M. extensor pollicis longus (+Sehne)
- Fascia antebrachi
- M. palmaris longus (+Sehne)
- M. flexor digitorum superficialis (+Sehne)
- Septen der Unterarmfaszie
- M. flexor digitorum profundus (+Sehne)
- M. flexor carpi ulnaris
- M. pronator quadratus
- Membrana interossea
- M. extensor indicis (+Sehne)
- M. extensor carpi ulnaris (+Sehne)
- M. extensor digiti minimi (+Sehne)

Legende:
- 🟧 N. radialis, R. profundus
- 🟦 N. medianus, R. interosseus palmaris
- 🟪 N. medianus
- 🟩 N. ulnaris
- 🟢 N. interosseus palmaris (des N. medianus und N. ulnaris)

10.2g

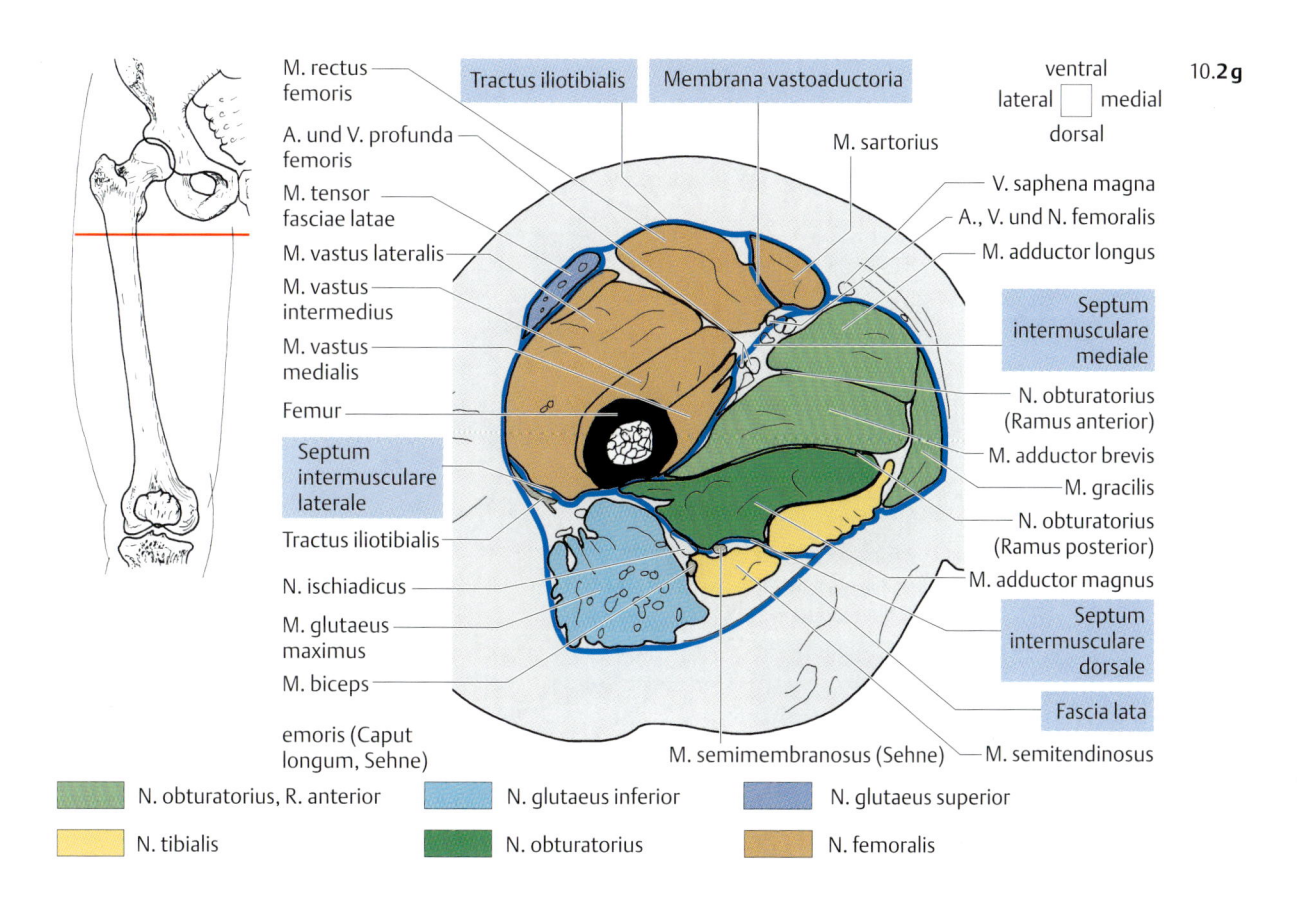

ventral
lateral ⬜ medial
dorsal

- M. rectus femoris
- Tractus iliotibialis
- Membrana vastoaductoria
- M. sartorius
- A. und V. profunda femoris
- V. saphena magna
- A., V. und N. femoralis
- M. tensor fasciae latae
- M. adductor longus
- M. vastus lateralis
- Septum intermusculare mediale
- M. vastus intermedius
- N. obturatorius (Ramus anterior)
- M. vastus medialis
- M. adductor brevis
- Femur
- M. gracilis
- Septum intermusculare laterale
- N. obturatorius (Ramus posterior)
- Tractus iliotibialis
- M. adductor magnus
- N. ischiadicus
- Septum intermusculare dorsale
- M. glutaeus maximus
- Fascia lata
- M. biceps femoris (Caput longum, Sehne)
- M. semimembranosus (Sehne)
- M. semitendinosus

Legende:
- 🟩 N. obturatorius, R. anterior
- 🟨 N. tibialis
- 🟦 N. glutaeus inferior
- 🟢 N. obturatorius
- 🟪 N. glutaeus superior
- 🟫 N. femoralis

270 10 Muskulatur

10.2h

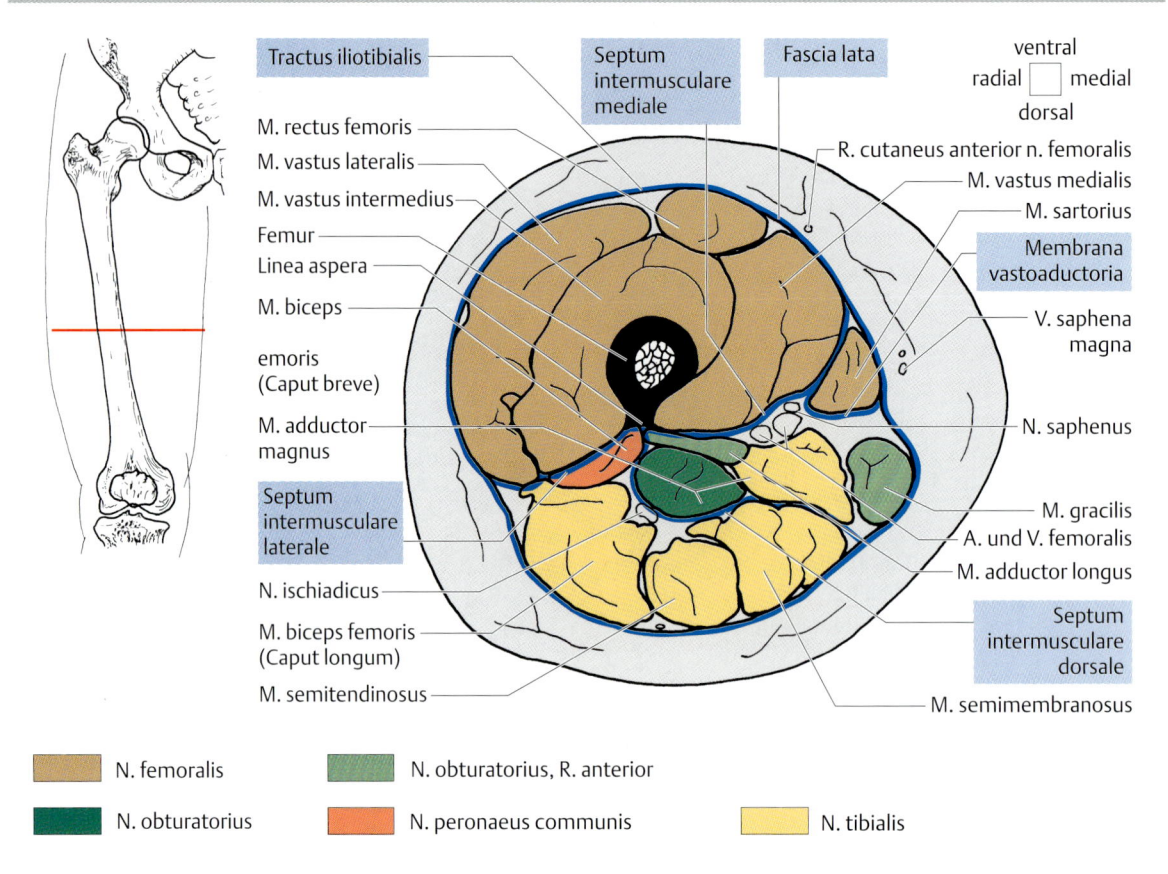

Tractus iliotibialis
Septum intermusculare mediale
Fascia lata

ventral
radial ☐ medial
dorsal

M. rectus femoris
M. vastus lateralis
M. vastus intermedius
Femur
Linea aspera
M. biceps femoris (Caput breve)
M. adductor magnus
Septum intermusculare laterale
N. ischiadicus
M. biceps femoris (Caput longum)
M. semitendinosus

R. cutaneus anterior n. femoralis
M. vastus medialis
M. sartorius
Membrana vastoaductoria
V. saphena magna
N. saphenus
M. gracilis
A. und V. femoralis
M. adductor longus
Septum intermusculare dorsale
M. semimembranosus

- ▉ N. femoralis
- ▉ N. obturatorius
- ▉ N. obturatorius, R. anterior
- ▉ N. peronaeus communis
- ▉ N. tibialis

10.2i

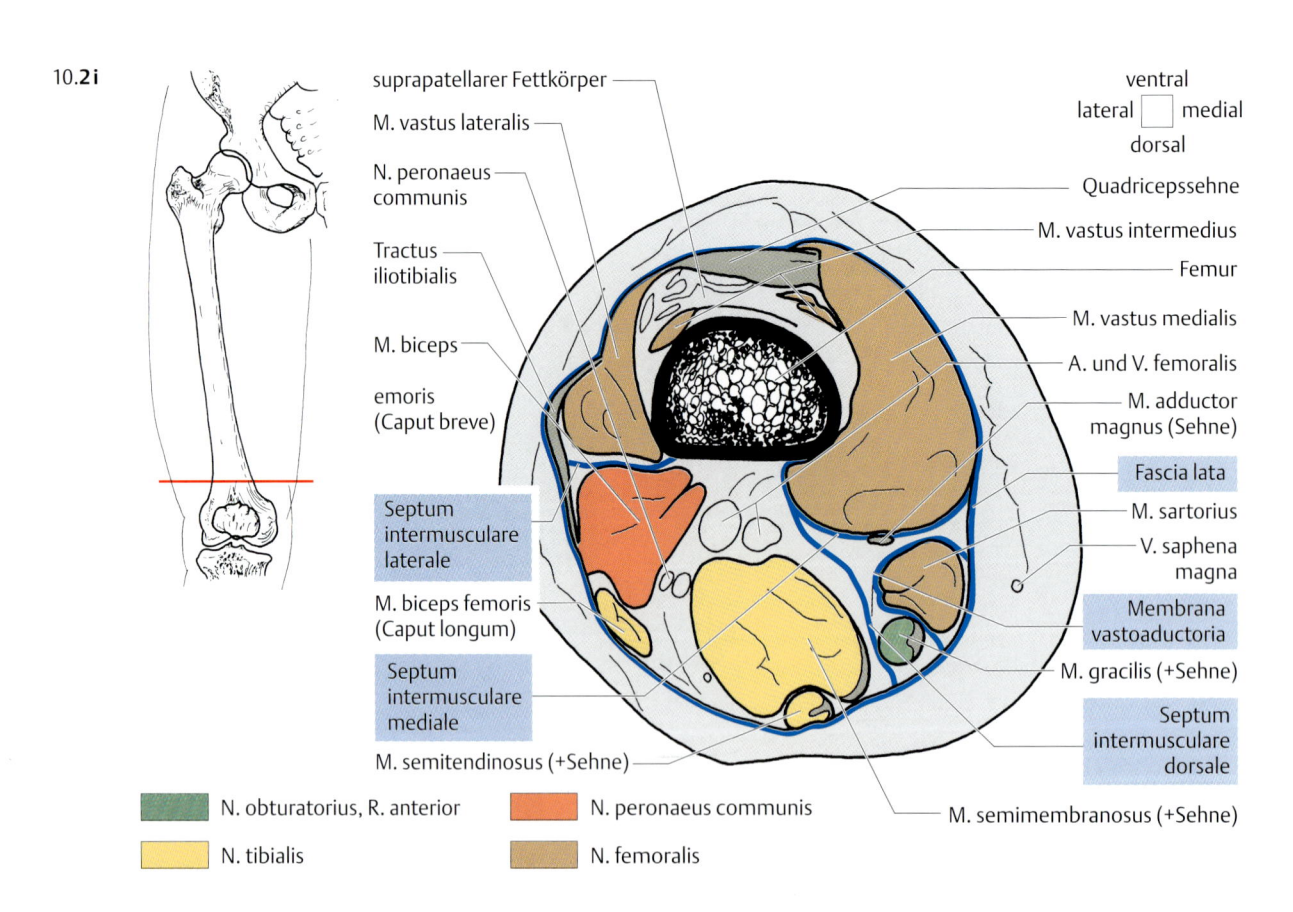

suprapatellarer Fettkörper
M. vastus lateralis
N. peronaeus communis
Tractus iliotibialis
M. biceps femoris (Caput breve)
Septum intermusculare laterale
M. biceps femoris (Caput longum)
Septum intermusculare mediale
M. semitendinosus (+Sehne)

ventral
lateral ☐ medial
dorsal

Quadricepssehne
M. vastus intermedius
Femur
M. vastus medialis
A. und V. femoralis
M. adductor magnus (Sehne)
Fascia lata
M. sartorius
V. saphena magna
Membrana vastoaductoria
M. gracilis (+Sehne)
Septum intermusculare dorsale
M. semimembranosus (+Sehne)

- ▉ N. obturatorius, R. anterior
- ▉ N. tibialis
- ▉ N. peronaeus communis
- ▉ N. femoralis

Anatomie **271**

10.2**j**

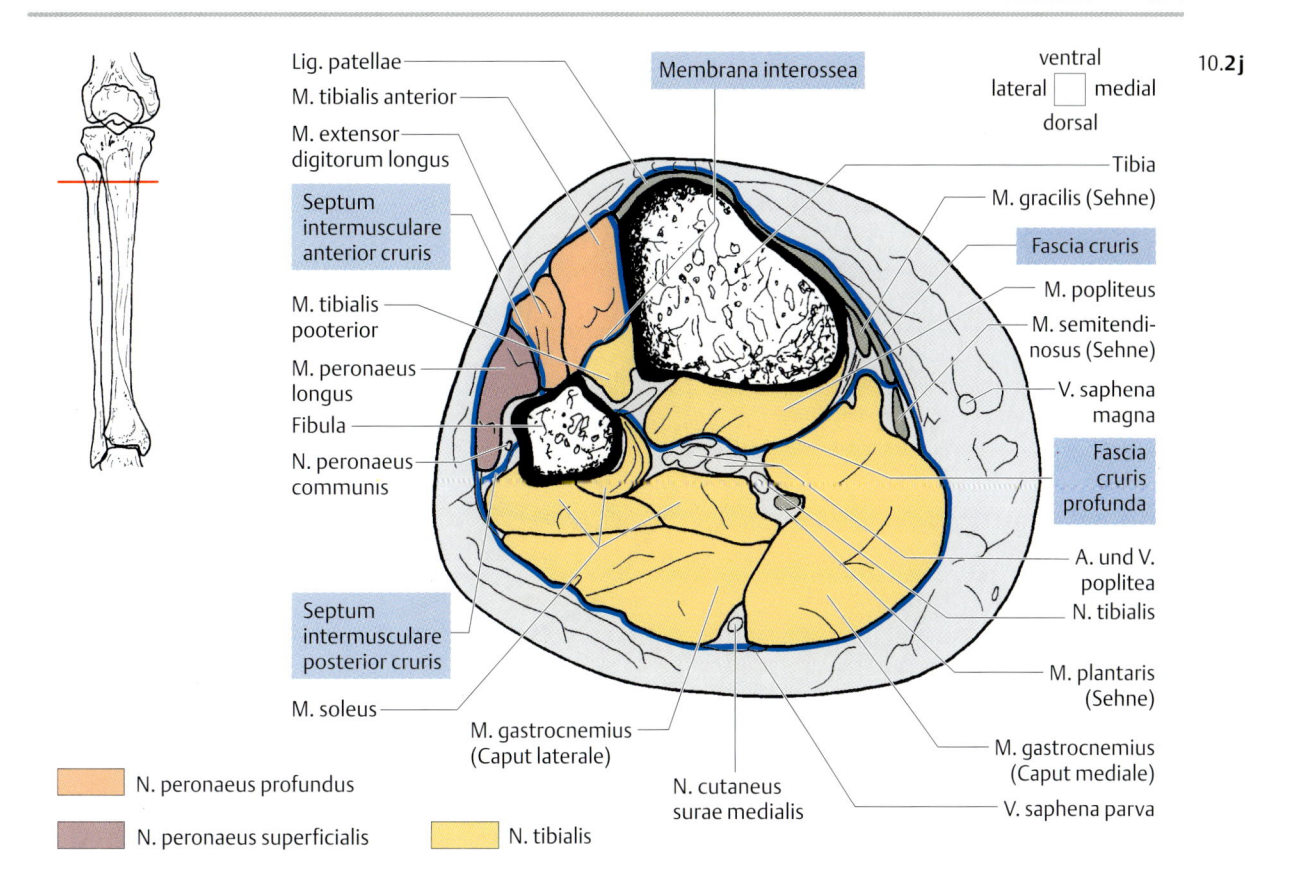

ventral
lateral ☐ medial
dorsal

- Lig. patellae
- M. tibialis anterior
- M. extensor digitorum longus
- Septum intermusculare anterior cruris
- M. tibialis posterior
- M. peronaeus longus
- Fibula
- N. peronaeus communis
- Septum intermusculare posterior cruris
- M. soleus
- M. gastrocnemius (Caput laterale)
- N. cutaneus surae medialis
- Membrana interossea
- Tibia
- M. gracilis (Sehne)
- Fascia cruris
- M. popliteus
- M. semitendinosus (Sehne)
- V. saphena magna
- Fascia cruris profunda
- A. und V. poplitea
- N. tibialis
- M. plantaris (Sehne)
- M. gastrocnemius (Caput mediale)
- V. saphena parva

☐ N. peronaeus profundus
☐ N. peronaeus superficialis
☐ N. tibialis

10.2**k**

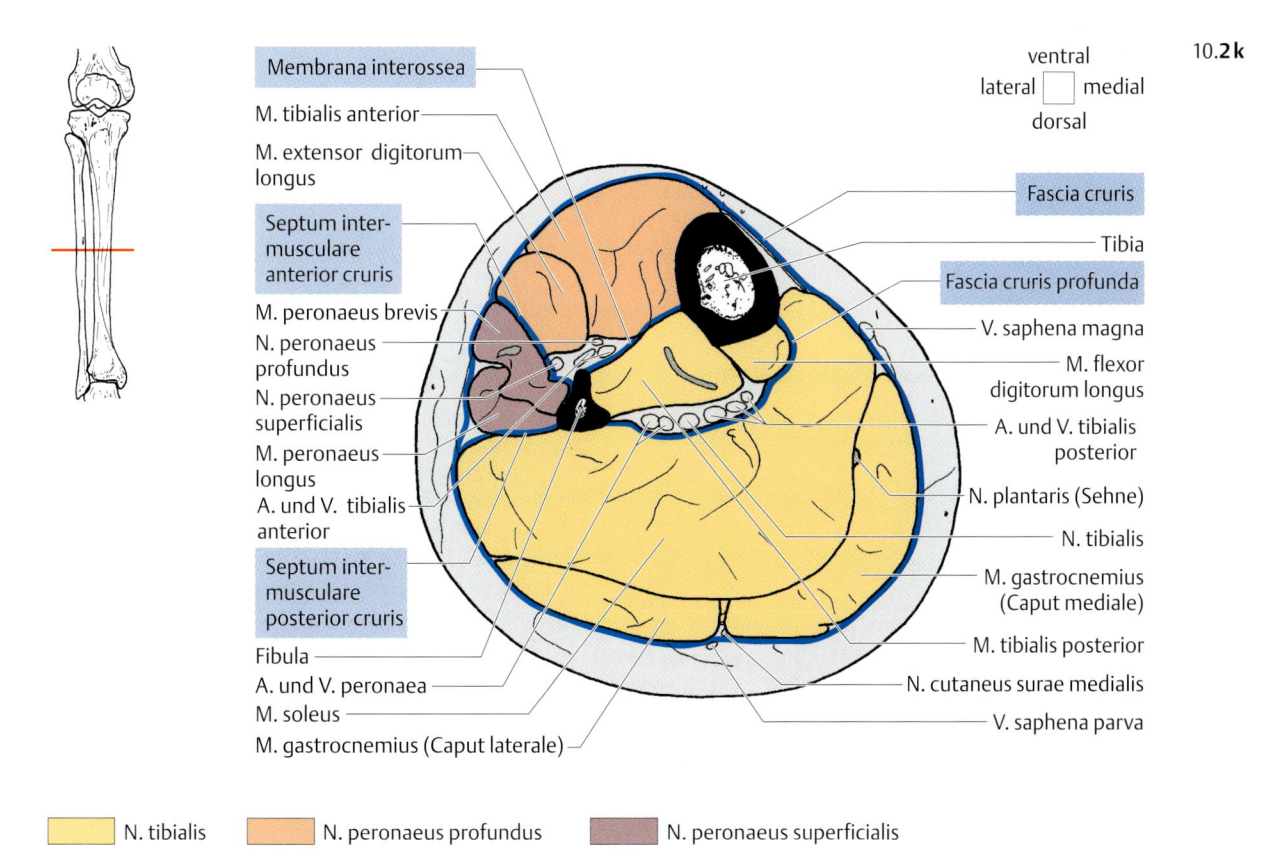

ventral
lateral ☐ medial
dorsal

- Membrana interossea
- M. tibialis anterior
- M. extensor digitorum longus
- Septum intermusculare anterior cruris
- M. peronaeus brevis
- N. peronaeus profundus
- N. peronaeus superficialis
- M. peronaeus longus
- A. und V. tibialis anterior
- Septum intermusculare posterior cruris
- Fibula
- A. und V. peronaea
- M. soleus
- M. gastrocnemius (Caput laterale)
- Fascia cruris
- Tibia
- Fascia cruris profunda
- V. saphena magna
- M. flexor digitorum longus
- A. und V. tibialis posterior
- N. plantaris (Sehne)
- N. tibialis
- M. gastrocnemius (Caput mediale)
- M. tibialis posterior
- N. cutaneus surae medialis
- V. saphena parva

☐ N. tibialis
☐ N. peronaeus profundus
☐ N. peronaeus superficialis

10.21

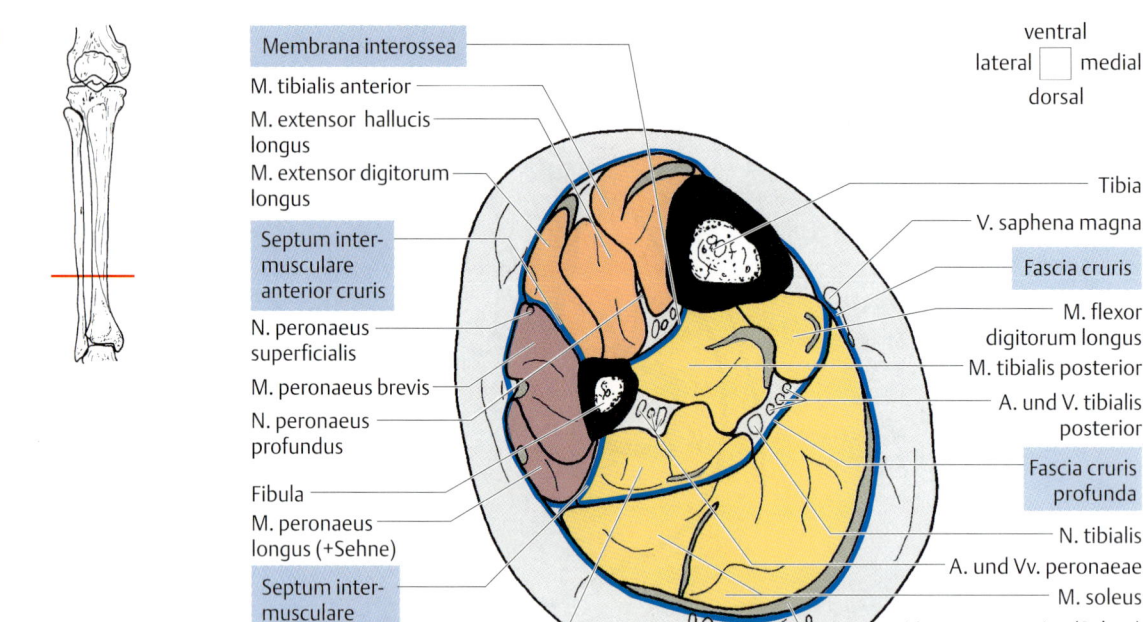

Membrana interossea
M. tibialis anterior
M. extensor hallucis longus
M. extensor digitorum longus
Septum intermusculare anterior cruris
N. peronaeus superficialis
M. peronaeus brevis
N. peronaeus profundus
Fibula
M. peronaeus longus (+Sehne)
Septum intermusculare posterior cruris
M. flexor hallucis longus
N. suralis

ventral
lateral medial
dorsal

Tibia
V. saphena magna
Fascia cruris
M. flexor digitorum longus
M. tibialis posterior
A. und V. tibialis posterior
Fascia cruris profunda
N. tibialis
A. und Vv. peronaeae
M. soleus
M. gastrocnemius (Sehne)
V. saphena parva

■ N. tibialis   ■ N. peronaeus profundus   ■ N. peronaeus superficialis

Die Farbdarstellung der Muskeln spiegelt deren Innervation wieder und ist im unteren Bildteil definiert. So kann anhand der Abbildungen jeder Muskel rasch seinem versorgenden Nerv zugeordnet werden. Eine Unterscheidung zwischen Neuropathien auf der einen Seite und entzündlichen Myopathien auf der anderen kann somit durch die Zuordnung einer Signalveränderung entweder zu einer Muskelloge (dem Ausbreitungsweg von Entzündungen und Nekrosen) oder dem Innervationsgebiet eines Nervs erleichtert werden.

■ Spezielle MR- und funktionelle Anatomie

Bei der quergestreiften Skelettmuskulatur unterscheidet man *2 unterschiedliche Fasertypen*:

- mitochondrienreiche Typ-I-Fasern,
- mitochondrienarme Typ-II-Fasern.

Typ-I-Fasern. Sie sind für langsame Dauerleistungen konzipiert. Sie gewinnen ihre Energie aus der Oxidation und sehen makroskopisch aufgrund des hohen Mitochondriengehalts rot aus (Abb. 10.**3**). Aufgrund dieses Organellenreichtums weisen sie wahrscheinlich auch einen relativ hohen Wassergehalt auf. Magnetresonanztomographisch zeigen Muskeln mit überwiegend Typ-I-Fasern daher auf T_2-gewichteten Aufnahmen eine relativ hohe Signalintensität (11).

Typ-II-Fasern. Sie sind für schnelle, kurze und große Kraftentwicklungen konzipiert. Sie gewinnen ihre Energie überwiegend aus der anaeroben Glykolyse und erscheinen makroskopisch aufgrund des niedrigen Organellengehalts weißlich (Abb. 10.**3**). Magnetresonanztomographisch sind Typ-II-Fasern auf T_2-Bildern signalärmer als Typ-I-Fasern.

Die MRT-Unterschiede zwischen den Fasertypen sind bei Tieren deutlich sichtbar. Beim Menschen sind die Signalunterschiede zwischen einzelnen Muskeln unterschiedlicher Faserdominanz intraindividuell gering ausgeprägt, da die Fasertypen in den einzelnen Muskeln gemischt vorkommen. Interindividuell lassen sich aber deutliche Unterschiede feststellen. Bestimmte Muskeln von Ausdauersportlern (z.B. Marathonläufer) weisen beispielsweise einen hohen Gehalt an Typ-I-Fasern auf. Kurzleistungssportler (z.B. Sprinter) weisen überwiegend Muskeln mit Typ-II-Fasern auf. Durch Relaxometrie konnte eine signifikante Korrelation der Relaxationszeiten mit dem Gehalt an Typ-II-Fasern beim Menschen gezeigt werden (23).

Unabhängig vom dominierenden Fasertyp des Muskels zeigt die *normale Muskulatur* auf T_1-gewichteten Aufnahmen eine relativ niedrige Signalintensität. Bei T_2-gewichteten Sequenzen findet man eine ähnlich niedrige Signalintensität. Bindegewebige Septen kommen signalfrei zur Darstellung. Auf fettunterdrückten Bildern zeigt sich eine höhere Signalintensität normaler Muskulatur.

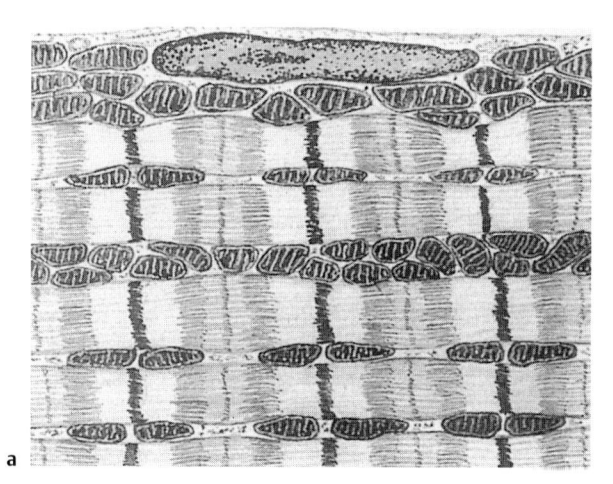

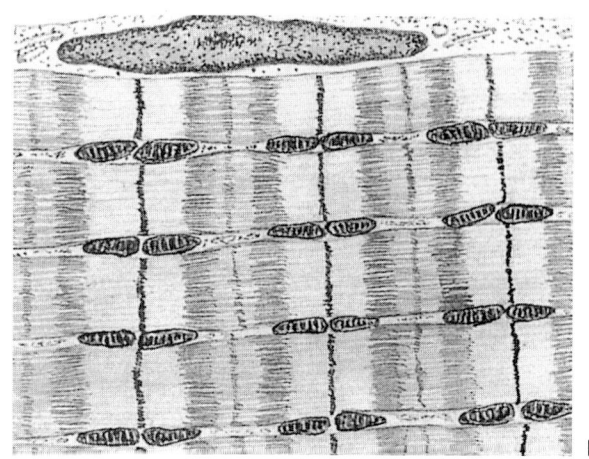

Abb. 10.3 a u. b Muskelfasertypen, Elektronenmikroskopie (aus 28). a Typ I, sog. rote bzw. dunkle Muskelfaser, reich an großen Mitochondrien. b Typ II, helle bzw. weiße, mitochondrienarme Muskelfaser.

Durch die *physiologische Muskelaktivität* kommt es beim Gesunden zu einer verstärkten Durchblutung der Muskulatur und zu einem Anstieg des extrazellulären freien Wassers. Dies resultiert in einer Signalerhöhung auf T_2-gewichteten Aufnahmen. Die Intensität der Signalerhöhung hängt von der Dauer und Art der durchgeführten Übung ab und beträgt zwischen 20 und 40% des Ausgangswerts. Nach Beendigung der Übung kommt es innerhalb von 45–60 Minuten zu einer Normalisierung der Signalintensitäten. Dabei zeigt sich ein rascher initialer Signalrückgang, der wahrscheinlich durch rasche Normalisierung der Durchblutung bedingt ist, und ein langsamer zweiter Teil durch Rückgang des extrazellulären Wassers (21) (Abb. 10.4). Bei der Beurteilung von Signalerhöhungen durch die physiologische Muskelaktivität muß berücksichtigt werden, daß es Varianten in der funktionellen Anatomie von Muskelgruppen gibt. So konnte beispielsweise gezeigt werden, daß bei ca. 25% der Untersuchungspersonen Teile des M. flexor digitorum superficialis nicht zur Fingerbeugung, sondern nur zur Handgelenksbeugung gebraucht werden. Die nach Übungen resultierenden Signalerhöhungen können daher sehr unterschiedliche Verteilungsmuster aufweisen. Als weiteres Beispiel zeigten alle Untersuchungspersonen nach der Durchführung von Faustschlußübungen zwar eine Signalerhöhung des M. flexor digitorum superficialis und profundus sowie des M. flexor carpi ulnaris, aber 50% dieser Personen zeigten nur eine Signalerhöhung des M. extensor carpi ulnaris und M. supinator (8).

Die MR-Untersuchung zum Nachweis und zur Charakterisierung von Myopathien sollte aufgrund der dargestellten physiologischen Phänomene daher nicht nach sportlichen Betätigungen durchgeführt werden. Physiologische Signalerhöhungen könnten sonst evtl. mit einem pathologischen Muskelödem verwechselt werden.

MRT-Muster bei Muskelläsionen

Muskelveränderungen und -erkrankungen können in der MRT bestimmte Grundmuster verursachen (Abb. 10.5):

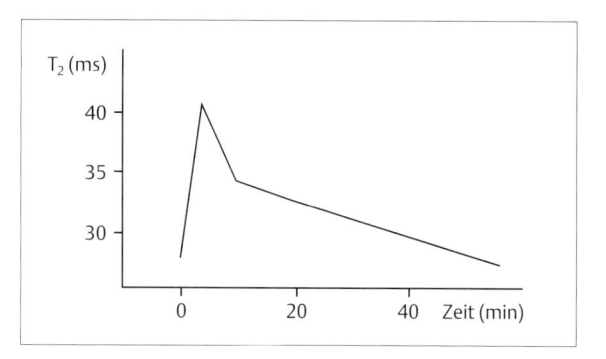

Abb. 10.4 T_2-Relaxationszeiten der Fingerbeugemuskulatur (Flexor digitorum profundus und superficialis) nach Faustschlußübungen für 5 Minuten. Rascher Anstieg der T_2-Zeit innerhalb der ersten Minuten nach Beendigung der Übung (über 40%). 2phasiger Rückgang in der Erholungsphase: rasche, initiale Normalisierung (Rückgang der Hyperämie) und langsame Normalisierung in der Spätphase (Rückresorption des extrazellulären Wassers) bis 50 Minuten nach Beendigung der Übung (nach 21).

- normal,
- Hypertrophie,
- Hypotrophie,
- Atrophie,
- Pseudohypertrophie,
- Ödem,
- Nekrose,
- Fibrose.

Das Erkennen solcher Muskelveränderungen kann insbesondere zur Planung einer Histologiegewinnung und zur Beurteilung des Therapieverlaufs wichtig sein. Eine spezifische Diagnose ist allerdings aufgrund der MRT allein oft nicht möglich. Neben dem Erkennen des Grundmusters einer Muskelveränderung in der MRT muß beschrieben werden, ob der Prozeß

- fokal, multifokal oder diffus,
- proximal, distal oder beides,
- symmetrisch oder asymmetrisch oder
- im Verlauf zentrifugal oder zentripetal progredient ist.

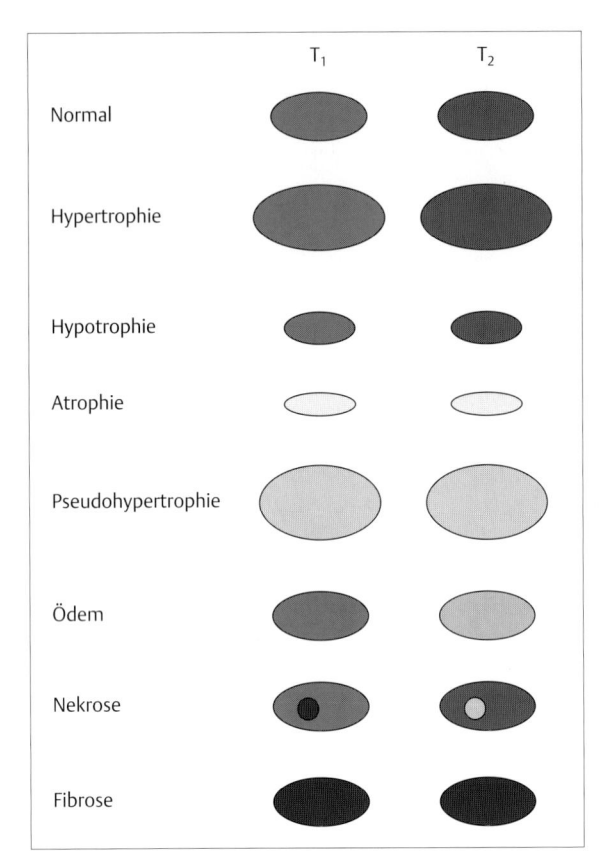

Abb. 10.5 MRT-Darstellung gesunder Muskulatur und pathologischer Grundmuster auf T_1- und T_2-gewichteten Aufnahmen.

■ Hypertrophie

Eine Vergrößerung der Muskelzelle, beispielsweise durch vermehrte Arbeit, führt zum Bild der Hypertrophie. Der Muskeldurchmesser ist dabei vermehrt, ohne daß Signalveränderungen in der MRT sichtbar sind. Die intermuskulären Bindegewebsschichten sind in ihrer Dicke reduziert und in der MRT sind daher kaum intermuskuläre Fettlinien zu sehen. Im Rahmen von Erkrankungen verursacht die Muskelbeteiligung bei endokriner Orbitopathie in der MRT das Bild einer Hypertrophie. Weitere Beispiele stellen die asymmetrische Hypertrophie der Kaumuskulatur bei Zähneknirschern (34) und Muskelveränderungen bei Hypothyreose dar (11).

■ Hypotrophie

Eine Verkleinerung der Muskelzelle bei verringertem Gebrauch führt zum Bild der Hypotrophie. Der Muskeldurchmesser ist dann verringert und die MRT zeigt eine regelrechte Signalintensität der Muskulatur. Die intermuskulären Bindegewebsräume sind vergrößert und vermehrt mit Fett aufgefüllt. In der MRT, besonders auf T_1-gewichteten Aufnahmen, zeigt sich daher eine vermehrte signalreiche Streifung des Muskels.

■ Atrophie

Zahlreiche Erkrankungen sowie Nichtgebrauch der Muskulatur führen zum Bild der Atrophie. Dabei ist der Muskelquerdurchmesser stark verringert. Inter- und intramuskulär kommt es zu einer vermehrten Fetteinlagerung. Dies führt in der MRT zu einer diffusen bis multifokal-fleckigen Signalerhöhung auf T_1- und T_2-gewichteten Aufnahmen. Da der Muskel relativ einheitlich auf unterschiedliche Noxen reagiert, können zahlreiche Erkrankungen zum Bild der Atrophie führen:

- Denervierung im Spätstadium,
- Entzündung,
- Dystrophien,
- Nekrosen,
- Trauma.

Je nach Dauer der Schädigung, der Ausprägung und der Therapie kommt es zur irreversiblen Muskelschädigung.

■ Pseudohypertrophie

Bei den Muskeldystrophien kann das Bild der Pseudohypertrophie beobachtet werden. Dabei ist die Vakatfetteinlagerung inter- und intramuskulär nach Untergang der Muskelzelle so stark, daß es trotz Muskelschwund zu einer Zunahme des Muskelquerschnitts kommt. In der MRT ist der vermehrte Durchmesser sichtbar sowie eine vermehrte homogene bis multifokal-fleckige Signalerhöhung aufgrund der intramuskulären Fetteinlagerung.

■ Ödem

Zahlreiche Erkrankungen führen zu einem Ödem des Muskels mit einer vermehrten Flüssigkeitsansammlung im Extrazellulärraum:

- Trauma,
- Nekrose,
- intramuskuläre Blutung,
- Tumor,
- Polymyositis,
- Denervierung im Frühstadium,
- sonstige Myositiden,
- Bestrahlung,
- Überlastung.

Das führt zu einer Signalerhöhung auf T_2-gewichteten und insbesondere fettunterdrückten Sequenzen. Auf den T_1-Bildern sind oft keine Signalveränderungen sichtbar oder es zeigt sich eine diskrete Signalreduktion. Das Muskelvolumen ist normal oder kann gering vermehrt sein.

■ Nekrose

Sind Muskelschädigungen durch Infekt, Trauma oder Kompression mit Ischämie sehr stark ausgeprägt, so kann es durch Rhabdomyolyse zum Bild der Nekrose kommen. Eine Muskelnekrose führt meist zu einer fokalen Signalreduktion oder keiner Signalveränderung auf T_1-gewichteten Aufnahmen und einer Signalanhebung auf T_2-gewichteten Aufnahmen. Ob eine infizierte Nekrose vorliegt (Abszeß), ist aufgrund der Signalcharakteristik und Morphologie oft nicht zu klären. Bei dieser Frage ist die Applikation von paramagnetischen Kontrastmitteln hilfreich. Ein starkes randständiges Kontrastmittelenhancement spricht eher für einen Abszeß. Um die eigentliche Nekrose sieht man meist eine breite Ödemzone in der angrenzenden Muskulatur mit entsprechender Signalcharakteristik (s. oben). Eine exakte Abgrenzung ist mit der MRT oft nicht möglich.

■ Fibrose

Eine chronische oder sehr starke Muskelläsion kann noch neben Atrophie und Nekrose zu einer dritten Reaktion des Muskels führen. Diese beinhaltet eine Reduktion der Muskelmasse und eine Vermehrung des fibrösen Bindegewebes. Diese relativ seltene Form der narbigen Fibrose eines Muskels sieht man beispielsweise beim angeborenen Schiefhals. Der Muskel zeigt dann einen verringerten Querdurchmesser und eine Signalreduktion auf T_1- und T_2-gewichteten Aufnahmen.

Neuropathien

Die Schädigung des *peripheren Nervs* durch Trauma, chronische oder akute Kompression u.a. wird nach Seddon in 3 Grade eingeteilt:

- Neuropraxie (Grad I) durch leichte, regenerationsfähige Schädigung des Nervs ohne elektromyographisch nachweisbare Denervierungspotentiale im betroffenen Muskel.
- Axonotmesis (Grad II) durch regenerationsfähige Verletzung des Axons und der Markscheide mit elektromyographisch nachweisbaren Denervierungspotentialen im betroffenen Muskel, 1–2 Wochen nach der Schädigung.
- Neurotmesis (Grad III) durch meist nicht regenerationsfähige totale oder subtotale Durchtrennung der Nervenfasern und der Hüllstrukturen mit elektromyographisch nachweisbaren Denervierungspotentialen des betroffenen Muskels.

Bei Grad II und III der Nervenläsion lassen sich magnetresonanztomographisch Veränderungen in der betroffenen Muskulatur nachweisen.

Durch die Denervierung kommt es wahrscheinlich zu einer relativen Schrumpfung der Myofibrillen des betroffenen Muskels mit kompensatorischer Vergrößerung des extrazellulären wasserhaltigen Raums. Dies führt zu einer Verlängerung der T_1- und T_2-Relaxationszeit des Muskels (30). Bei irreversibler Denervierung kommt es nach einem längeren Zeitraum zu einer kompensatorischen Fetteinlagerung. Dies führt wiederum zu einer T_1-Relaxationszeitverkürzung. Aus diesen Relaxationszeitveränderungen resultieren folgende Signalveränderungen in der MRT:

Akute bis subakute Denervierung. Hier sieht man eine homogene Signalerhöhung auf T_2-gewichteten Aufnahmen und keine wesentlichen Signalveränderungen auf den T_1-Bildern. Die STIR-Sequenz ist besonders sensibel im Nachweis dieser Veränderungen und zeigt eine deutliche Signalerhöhung. Die betroffenen Muskeln zeigen entsprechend der nervalen Innervation ein bestimmtes Verteilungsmuster. Bei der Bildinterpretation ist daher die genaue Kenntnis der nervalen Innervation wichtig. Je nach Verteilungstyp kann man zwischen Wurzel-, Plexus- und peripherer Läsion unterscheiden.

Nach experimentellen Untersuchungen und der bisher vorliegenden Erfahrung beim Menschen lassen sich frühestens nach einem Zeitintervall von 2–4 Wochen nach der Nervenläsion Signalerhöhungen nachweisen (38). Besteht die Läsion fort, so findet man eine progrediente Signalerhöhung. Bei Wiederherstellung einer regelrechten Innervation findet man eine Normalisierung der Signalintensitäten innerhalb eines Zeitraums von wahrscheinlich 2–3 Monaten (Abb. 10.**6**). Die MRT ist daher potentiell zur Therapieverlaufskontrolle nach Nervenläsionen gut geeignet. Bei fortbestehender Denervierung kommt es bereits relativ früh zu einer Volumenabnahme des betroffenen Muskels (Hypotrophie). Die Kombination von Hypotrophie, Ödem und nervalem Innervationsmuster einer Muskelschädigung in der MRT sollte daher den Verdacht auf eine Nervenläsion anstatt auf eine primäre Muskelläsion lenken.

Chronische Denervierung. Hier kommt es zur Muskelatrophie mit kompensatorischer Vermehrung des Fettgewebes. Diese Veränderungen führen insbesondere auf den T_1-gewichteten Aufnahmen zu einer Signalerhöhung. Eine mäßige Signalerhöhung ist auch auf T_2-gewichteten Aufnahmen sichtbar. Auf STIR-Bildern erscheinen die verfetteten Areale signalarm. Eine Ursache für eine chronisch progrediente Nervenläsion stellt die Kompression durch Tumoren dar. Sieht man also beispielsweise Muskelatrophien, die einem Denervierungsmuster entsprechen können, so sollte man im Verlauf des versorgenden Nervs nach Tumoren suchen (34).

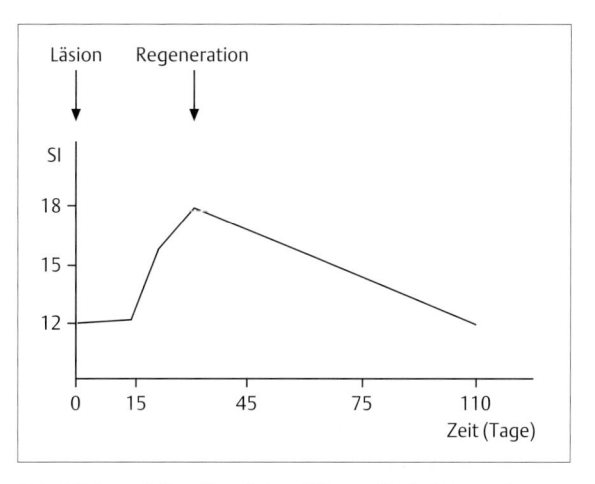

Abb. 10.**6** Relative Signalintensität von Muskulatur nach reversibler Denervierung (T_2-gewichtete MR-Sequenzen). 15 Tage nach Denervierung deutlicher Signalanstieg. Nach Regeneration bis über 100 Tage nach der Läsion langsame Signalnormalisierung.
SI = Signalintensität

Weitere Erkrankungen, die das MRT-Bild der Denervierung verursachen können, umfassen die Poliomyelitis (Abb. 10.7), Erkrankungen der *neuromuskulären Endplatte,* wie Lambert-Eaton-Syndrom, Botulismus, Myasthenia gravis, sowie komplexe neurologische Erkrankungen, die auch das *obere und untere Motorneuron* betreffen. Beispiele sind die amyotrophe Lateralsklerose oder spinale Muskelatrophie. Man findet bei Erkrankungen des oberen und unteren Motorneurons meist symmetrische Signalveränderungen.

Bei der Schädigung der Vorderhornzellen, beispielsweise bei der Poliomyelitis, kommt es zu oft einseitigen Paresen mit entsprechenden MRT-Veränderungen.

Myotonien

Zu den Myotonien rechnet man Erkrankungen mit verzögerter Muskelerschlaffung nach Aktivität, vermutlich durch Störung in der Muskelfasermembran oder im muskulären Anteil der motorischen Endplatte (z.B. Myotonia congenita [Thomson], Dystrophia myotonica [Curschmann-Steinert]). In der MRT zeigt sich ein Nebeneinander von Hypertrophie und Atrophie, ähnlich wie bei den Dystrophien. Man findet keine spezifischen Veränderungen. Der Prozeß schreitet allerdings im Gegensatz zu den Dystrophien von distal nach proximal fort. Im Endstadium sieht man eine Atrophie mit vermehrter Fetteinlagerung (11).

Myopathien

■ Dystrophische Myopathien

Die progressiven Muskeldystrophien umfassen eine Gruppe von erblichen Muskelerkrankungen, die mit einer progredienten Degeneration von Muskelfasern und einer kompensatorischen Vermehrung von Fett- und Bindegewebseinlagerungen einhergehen. Man kennt zahlreiche Typen, von denen die häufigsten in Tab. 10.1 aufgelistet sind. Ätiologisch liegen diese Erkrankungen wahrscheinlich genetisch-bedingte Struktur- und Stoffwechselstörungen der Muskelzelle zugrunde.

Die Muskelveränderungen bei den Dystrophien rufen MRT-Veränderungen hervor, die besonders auf T_1-gewichteten Sequenzen sichtbar sind. Man sieht eine multifokale bis flächige Signalerhöhung des betroffenen Muskels, die durch die Fettvermehrung bedingt ist. Das Volumen des jeweiligen Muskels ist initial vermehrt, wodurch es zum Bild der Pseudohypertrophie kommt. Im weiteren Krankheitsverlauf nimmt das Muskelvolumen mit dem Bild der Atrophie ab. Die Fettablagerungen im Muskel und initial auch das Muskelödem verursachen auch auf T_2-gewichteten Aufnahmen eine Signalerhöhung. Der Grad der Fettablagerung im Muskel und damit das Ausmaß der Signalerhöhung in der MRT korreliert gut mit dem klinischen Stadium der Erkrankung (35).

Je nach vorliegendem Dystrophietyp und der Dauer der Erkrankung sieht man ein unterschiedliches, meist symmetrisches Verteilungsmuster der betroffenen Muskeln. Bei der Dystrophie vom *Typ Duchenne* finden sich

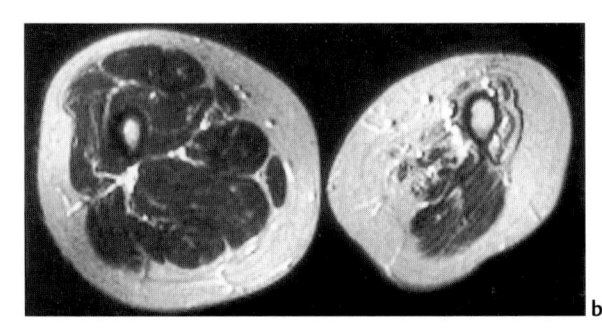

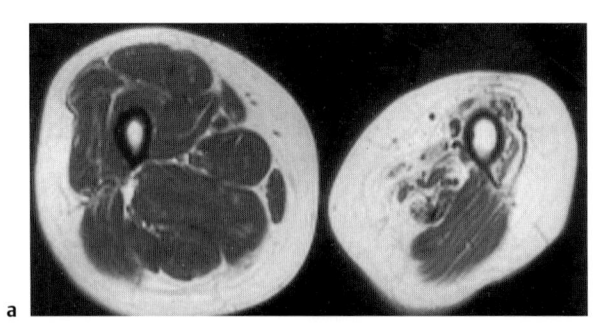

Abb. 10.7a u. b   Zustand nach Poliomyelitis. **a** T_1-gewichtete SE-Sequenz. Signalanhebung und Atrophie aller Oberschenkelmuskeln links. Die rechte Seite ist normal. **b** T_2-gewichtete SE-Sequenz. Ebenfalls leichte Signalanhebung der residualen Muskulatur bei fettiger Atrophie. Noch diskrete Reste normaler Muskulatur im Bereich der Kniebeuger.

Tabelle 10.1   Einige hereditäre Muskeldystrophien im Vergleich

Typ	Erbgang	Häufigkeit	Manifestationsalter	Verteilungstyp
Duchenne	rezessiv, X-chromosomal	1 : 3000	10–30 Jahre	maligne Beckengürtelform, Tod meist vor 20. Lebensjahr
Becker	rezessiv, X-chromosomal	1 : 20000	12–25 Jahre	benigne Beckengürtelform
Leyden	rezessiv, autosomal	1 : 20000	5–15 Jahre 30–40 Jahre	Gliedergürtelform mit aszendierender und deszendierender Form
Erb	dominant, autosomal	1 : 200000	7–25 Jahre	fazioskapulohumerale Form
Welander	dominant, autosomal	selten	40–60 Jahre	distale Extremitäten

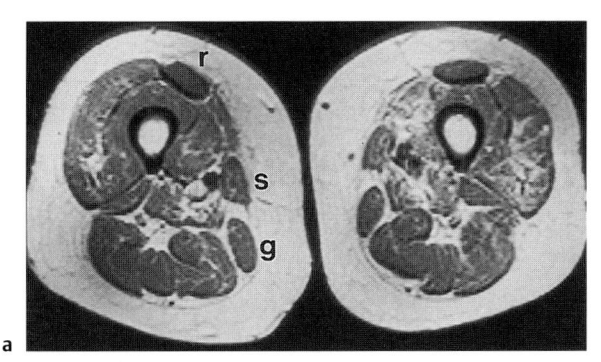

Abb. 10.8 a u. b   Muskeldystrophie Typ Duchenne, Oberschenkelquerschnitt. a Protonendichtegewichtete SE-Sequenz. Symmetrische Signalerhöhung und Volumenabnahme der Oberschenkelmuskulatur durch Fetteinlagerung und Atrophie. b T$_2$-gewichtete SE-Sequenz. Signalanhebung der Oberschenkelmuskulatur durch Fett und teilweise Muskelödem.

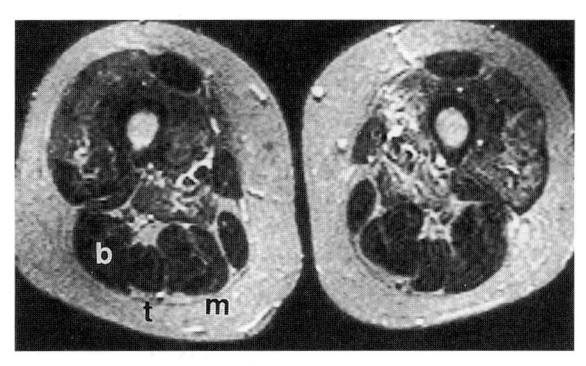

b = M. biceps femoris
g = relative Aussparung des M. gracilis sowie der Kniebeuger
m = M. semimembranosus
r = relative Aussparung des M. rectus femoris
s = relative Aussparung des M. sartorius
t = M. semitendinosus

symmetrische Signalveränderungen am Ober- und Unterschenkel, wobei beim Unterschenkel die dorsalen Kompartimente eine stärkere fettige Infiltration aufweisen als die ventralen. Am Oberschenkel finden sich nur geringgradige Veränderungen an den Mm. gracilis, sartorius, rectus femoris und semitendinosus (24, 35) (Abb. 10.8). Diese Muskeln können initial sogar eine kompensatorische Hypertrophie mit Volumenzunahme und regelrechter Signalintensität aufweisen (Abb. 10.9). Die übrigen Oberschenkelmuskeln sind unterschiedlich stark signalerhöht. Im Verlauf der Erkrankung schreiten die Veränderungen von proximal nach distal fort. Am Unterschenkel zeigen sich erst spät Signalveränderungen und die Mm. tibiales anteriores und posteriores sowie peronaei können weitgehend ausgespart sein. Im Bereich der Rumpfmuskulatur ist der M. psoas oft normal, die Mm. longissimus und iliocostalis dagegen weisen sehr früh Veränderungen auf (15). Die Ausprägung der Fettinfiltration des Muskels bei den Dystrophien korreliert schlecht mit der Dauer der Erkrankung, aber gut mit der klinischen Schwere der Muskelschwäche (27).

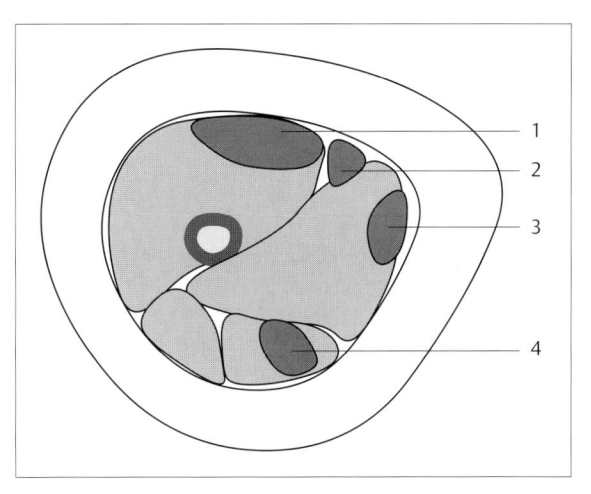

■ **Entzündliche Myopathien**

Muskelentzündungen können zahlreiche Ursachen haben (Tab. 10.2). Durch die entzündlichen Vorgänge im Muskel kommt es zu einer Akkumulation von extrazellulärem Wasser, einem Muskelödem. In der MRT führt dieses Ödem zu unspezifischen Signalveränderungen:

- keine Signalveränderung oder leichte Signalreduktion auf T$_1$-gewichteten Aufnahmen,
- Signalerhöhung auf T$_2$-gewichteten und besonders fettunterdrückende Sequenzen (16).

Bei langbestehender Myositis kommt es durch die chronische Schädigung des Muskels zu einer Atrophie des betroffenen Muskels mit kompensatorischer Vermehrung von Fettgewebe. Lipomatöse Umbauvorgänge sind spätestens nach 1 Jahr nachweisbar (4). Sie zeigen magnetresonanztomographisch eine Signalerhöhung in multifokaler, linearer oder flächiger Form auf T$_1$- und T$_2$-Bildern.

Abb. 10.9   Schemazeichnung Oberschenkelquerschnitt (weiter kranial als Abb. 10.8). Muskeldystrophie Typ Duchenne. Volumenzunahme und Signalerhöhung der Muskulatur (T$_1$- und T$_2$-Kontrast) durch fettige Infiltration (Pseudohypertrophie) (nach 35).
1 = Aussparung des M. rectus femoris
2 = Aussparung des M. sartorius
3 = Aussparung des M. gracilis
4 = Aussparung des M. semitendinosus

Tabelle 10.2   Übersicht entzündlicher Myopathien

Idiopathisch:
• Dermatomyositis
• Polymyositis
Einschlußkörperchenmyositis
Autoimmunmyositis
Infektiöse Myositis:
• bakteriell
• viral
• parasitär
• mykotisch
Granulomatöse Myositis
Paraneoplastisch
Fokale Myositis
Myositis bei Vaskulitis

Das Befallmuster der signalalterierten Muskeln erlaubt in der Regel keine spezifische Diagnose. Zur Planung einer Biopsie kann das magnetresonanztomographisch nachweisbare Verteilungsmuster allerdings hilfreich sein, da ein aktiver Entzündungsprozeß und eine fettige Atrophie leicht unterschieden werden können. MRT-Besonderheiten sind bisher bei den idiopathischen und infektiösen Myositiden entdeckt worden und werden nachfolgend erörtert:

Polymyositis oder Dermatomyositis. Bisherige Studien bei Patienten mit diesen Erkrankungen zeigten, daß die betroffene Muskulatur diffuse Signalveränderungen aufweist. Am häufigsten wurden Veränderungen im Oberschenkel nachgewiesen. Die Signalerhöhungen auf den T_2-gewichteten Aufnahmen betreffen alle Muskeln und sind beidseits nachweisbar. Die Signalerhöhung der unterschiedlichen Muskelgruppen ist uneinheitlich, wobei die ventralen Muskeln, insbesondere der M. quadriceps und die Adduktorengruppe am stärksten alteriert sind (Abb. 10.**10**) (4, 18). Auf den T_1-gewichteten Aufnahmen sind meist keine Signalveränderungen zu erkennen (16).

Durch vermutlich begleitende subkutane und perimuskuläre Ödeme können bei der Dermatomyositis in einigen schweren Fällen extramuskuläre Signalveränderungen im T_2-Bild beobachtet werden. Diese Signalveränderungen können perimuskulär („Halozeichen") und/oder subkutan linear angeordnet sein.

Die MRT-Signalveränderungen korrelieren mit den klinischen und laborchemischen Aktivitätszeichen der Erkrankung, wie Muskelschwäche und Enzymerhöhung. Allerdings können MRT-Veränderungen mitunter noch längere Zeit nach einer Enzymnormalisierung nachweisbar sein (18).

Virale Myositiden. Hier zeigt sich eine diffuse Signalerhöhung der betroffenen Muskelgruppe auf T_2-gewichteten Aufnahmen (17). Meist ist nur eine Muskelgruppe betroffen (Abb. 10.**10**). Eine virale Myositis kann Begleitsymptom einer anderen Virusinfektion (z.B. „Grippe") sein.

Pyomyositis. Bei der eitrigen bakteriellen Myositis (Pyomyositis) kommt es zu einzelnen oder multiplen konfluierenden intramuskulären Abszessen (Abb. 10.**11**). Betroffen sind meist immunsupprimierte Patienten. Die Muskelenzyme können normal sein. In der MRT sieht man auf T_1-Aufnahmen multiple, teils konfluierende polyzyklische signalarme Areale (1). Diese können selten von einem signalreichen Rand umgeben sein oder insgesamt etwas signalreicher sein als normaler Muskel (Abb. 10.**12**). Die Ursache für diesen signalintensen Rand ist unklar. Es könnte sich um die Akkumulation von paramagnetischen Substanzen am Abszeßrand handeln (9). Die umliegende Muskulatur zeigt eine regelrechte Signalintensität. Auf den T_2-Bildern zeigen sich die Abszedierungen als signalreiche Herde. Die umliegende Muskulatur kann homogen geringgradig signalerhöht oder normal sein (Abb. 10.**12**). Nach Kontrastmittelinjektion kann man ein peripheres Enhancement sehen (Abb. 10.**12**).

Sarkoidose. Ein Muskelbefall durch Sarkoidose ist relativ selten und meist ohne Symptome. Symptomatische Formen umfassen einen nodulären und einen diffusen Typ. Sarkoidotische Noduli sind in der MRT sowohl auf T_1- als auch auf T_2-gewichteten Bildern hyperintens, oft mit einer zentralen hypointensen Zone. Eine diffuse Myositis bzw. Myopathie durch Sarkoidose ist in der MRT oft erst spät durch die resultierende Muskelatrophie zu erkennen (29).

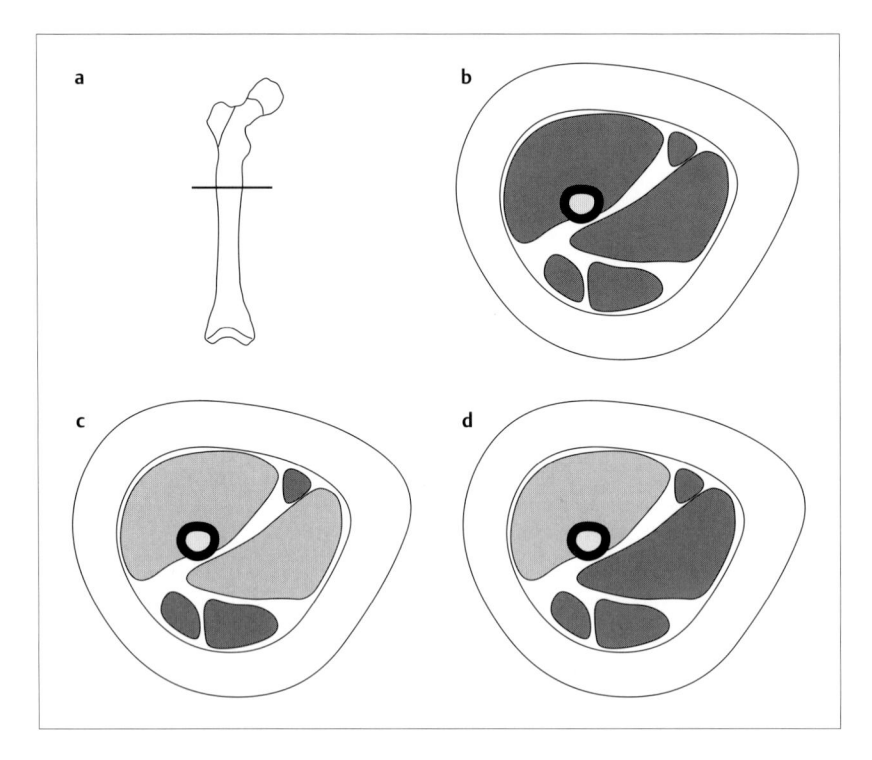

Abb. 10.**10a–d** Schemazeichnung Oberschenkelquerschnitt. T_2-gewichtete Sequenzen. **a** Verdeutlichung der Schnittebene. **b** Normalbefund. **c** Polymyositis mit Signalerhöhung des M. quadriceps, der Adduktoren, der Kniebeuger sowie der Glutäalmuskulatur. Die Signalerhöhungen sind homogen und in den verschiedenen Gruppen unterschiedlich stark ausgeprägt. **d** Virusmyositis. Homogene Signalerhöhung nur im M. quadriceps.

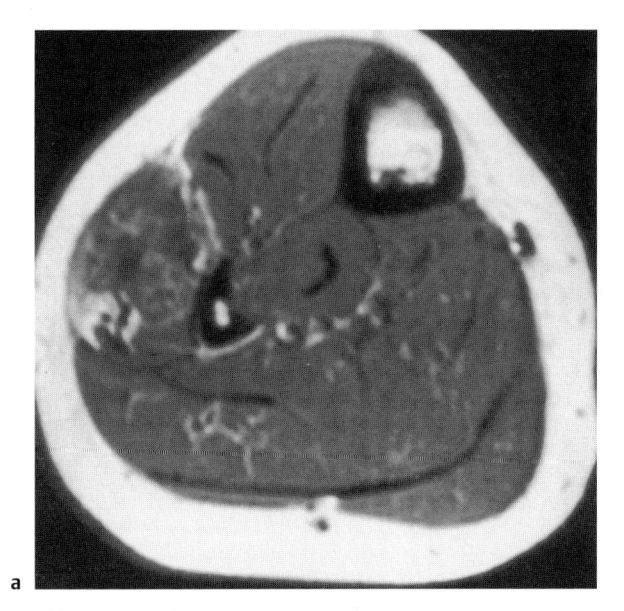

Myopathien **279**

Abb. 10.11a u. b Eitrige Myositis der Mm. peronaei. **a** T$_1$-gewichtete SE-Sequenz. Inhomogene Signalintensität der betroffenen Muskulatur mit signalreduzierten und signalangehobenen Arealen. **b** T$_2$-gewichtete SE-Sequenz. Signalanhebung der betroffenen Muskulatur. Sehr signalreiche Herde, vereinbar mit Abszessen (Pfeil).

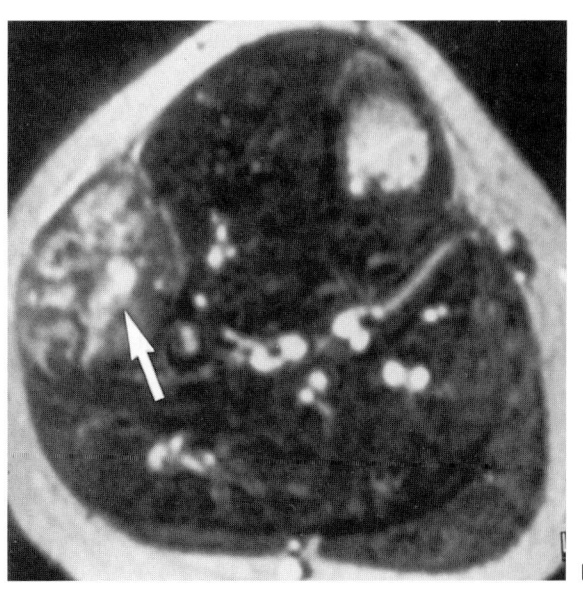

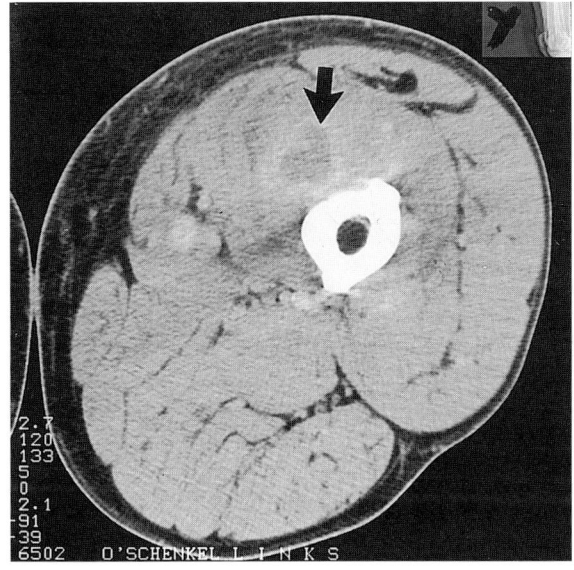

Abb. 10.12a–d Eitrige (pyogene) Myositis am Oberschenkel (bioptisch gesichert) 4 Wochen nach Stripping-Operation der V. saphena magna. **a** Die CT nach Kontrastmittelinjektion zeigt eine zentrale ringförmige Kontrastmittelaufnahme (Pfeil) im Verlauf des M. vastus intermedius sowie eine Inhomogenität des M. vastus intermedius und M. vastus medialis. Die genaue Ausdehnung des Prozesses läßt sich nicht bestimmen. Lineare Verdichtungen im subkutanen Fettgewebe sind mit einem Ödem vereinbar. **b** In der MRT weist der zentrale Herd auf dem T$_1$-Bild (sagittale Schnittführung) eine höhere Signalintensität als die umgebende Muskulatur, als Hinweis auf einen Eiterherd, auf (Pfeil). **c** Nach Kontrastmittelinjektion findet sich eine deutliche Signalzunahme der entzündeten Muskulatur sowie eine zentrale Zone ohne Kontrastmittelaufnahme, vereinbar mit einer Abszedierung (Pfeil). **d** Das T$_2$-gewichtete Bild in der transversalen Schnittführung zeigt die Ausdehnung der Entzündung sehr gut. Man sieht eine Mitreaktion des M. rectus femoris und M. vastus lateralis (diskrete randständige Signalerhöhung) sowie den zentralen Abszeß (Pfeil).

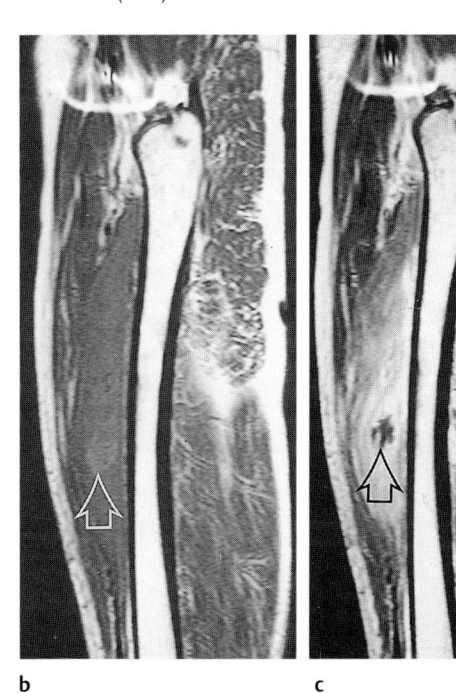

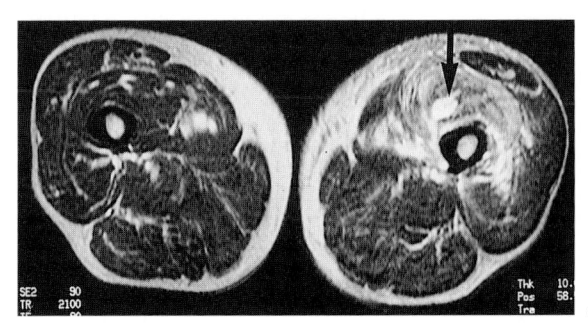

■ Muskelveränderungen nach Bestrahlung und lokaler Chemotherapie

Bestrahlung. Durch diese verursachte Muskel- und Hautveränderungen sind ebenfalls magnetresonanztomographisch sichtbar. In einer Studie zeigten sich ab 6 Wochen nach der Strahlentherapie von primären Knochen- und Weichteiltumoren mit Dosen zwischen 59 und 65 Gy Signalveränderungen der Muskulatur und der Haut und Unterhaut (13). Diese bestanden aus einer Signalerhöhung auf T_2-gewichteten und STIR-Bildern sowie einem Kontrastmittelenhancement. Die strahleninduzierten Signalveränderungen zeigten entsprechend der Feldgrenzen eine relativ scharfe Begrenzung. Alle Patienten aus dieser Studie zeigten darüber hinaus akute oder subakute Hautreaktionen. Strahlenbedingte Signalveränderungen in der Muskulatur und anderen Weichteilen dürfen nicht mit einem Tumorprogreß verwechselt werden. Die magnetresonanztomographisch sichtbaren Veränderungen lassen sich mit einer entzündlich-ödematösen Reaktion und erhöhter Konzentration an extrazellulärem Wasser erklären. Noch bis zu 1 Jahr nach Beendigung der Bestrahlung können Signalveränderungen sichtbar bleiben (13).

Lokale Chemotherapie. Ähnliches wie für Muskelveränderungen durch Bestrahlung gilt für Veränderungen nach lokaler intraarterieller Chemotherapie, die beispielsweise zur Behandlung des fortgeschrittenen Mammakarzinoms oder von Rektumrezidivtumoren eingesetzt wird. Dabei kann das eigentliche Ziel der ausschließlichen Tumorbehandlung fast nie erreicht werden. Kleinere muskel- oder hautversorgende Gefäße werden regelmäßig mitperfundiert und führen ebenfalls zu den oben beschriebenen Veränderungen. Diese chemischen Myositiden erschweren die MRT-Beurteilung eines Behandlungsverlaufs oft erheblich, da die Differenzierung zwischen Tumorinfiltration und myositischer Begleitreaktion sehr schwierig sein kann.

■ Traumatische Myopathien

Akute Überlastung. Muskelschäden durch akute Überlastung werden häufig bei untrainierten Menschen beobachtet. Verletzungen entstehen vor allem bei exzentrischen sportlichen Belastungen, d. h. bei Überlastung und Dehnung des Muskels. Konzentrische Belastungen, die mit einer Verkürzung des Muskels einhergehen, führen dagegen kaum zu Verletzungen (36). Man unterscheidet Verletzungen, die sofort bei der Belastung zu Beschwer-

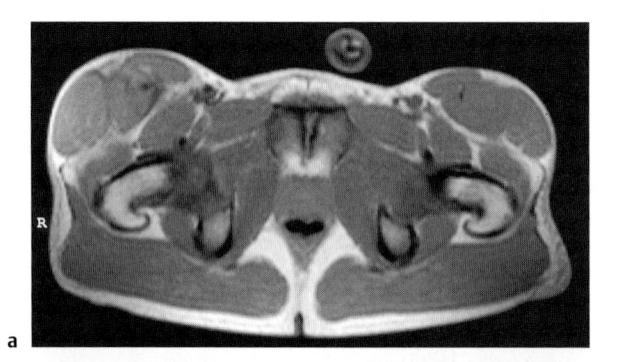

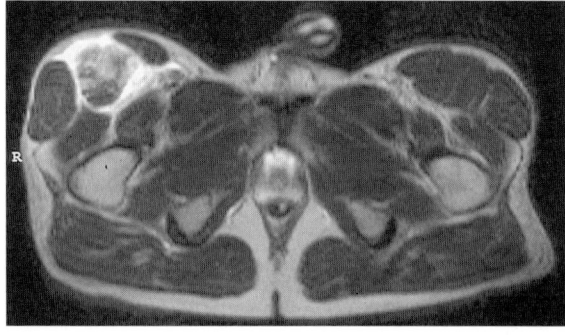

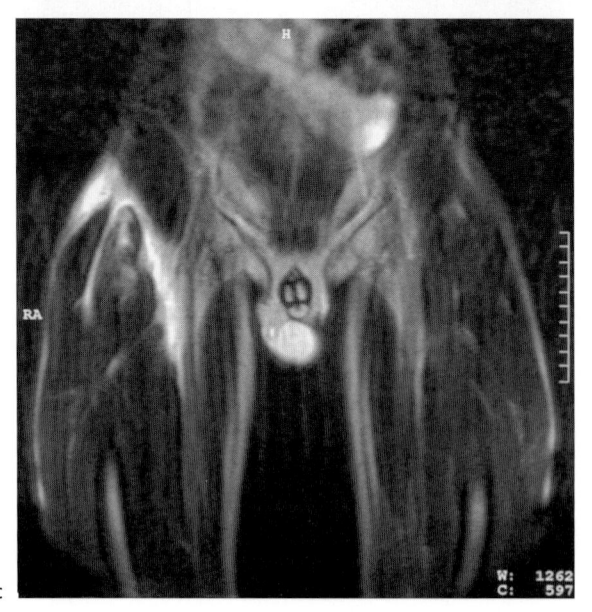

Abb. 10.**13 a – c** Teilruptur und Zerrung des M. rectus femoris rechts nach Sportunfall. **a** Axiales T_1-gewichtetes SE-Bild. Muskelisointense Schwellung mit diskreten zentralen Signalanhebungen im Verlauf des M. rectus femoris als Hinweis auf die Schädigung mit Einblutung. **b** T_2-gewichtetes TSE-Bild. Signalangehobener, geschwollener Muskel mit ringförmig umgebendem Ödem als Hinweis mindestens auf eine schwere Zerrung. **c** Koronares T_2-gewichtetes TSE-Bild. Der angedeutet wellige Verlauf und die Konturunterbrechungen deuten auf eine Teilruptur des M. rectus femoris. Etwas eingeschränkte Beurteilbarkeit durch Bewegungsartefakte.

den führen („Zerrung", „Prellung") von später, 1–2 Tage nach der Überlastung, zu Beschwerden führenden Verletzungsformen („Muskelkater"). Beide Formen der Muskelverletzung sind magnetresonanztomographisch nachweisbar.

Bei der *Zerrung* sieht man auf T_2-gewichteten Aufnahmen zunächst eine fokale oder inhomogen multifokale, meist zentral im betroffenen Muskel lokalisierte Signalerhöhung. Die Signalveränderungen bilden sich innerhalb von bis zu 12 Tagen zurück, wobei in vielen Fällen nach 2–3 Tagen auch eine periphere, ringartige Signalerhöhung zu beobachten ist. Diese periphere, ringartige Signalerhöhung kann sich bis in das perimuskuläre Bindegewebe erstrecken (Abb. 10.13).

Bei den mit einem „*Muskelkater*" einhergehenden, spät auftretenden Überlastungsformen (engl. *delayed-onset muscle soreness*) zeigen die T_2-gewichteten Bilder vermutlich durch ödematöse Veränderungen eine homogene Signalerhöhung des betroffenen Muskels (Abb. 10.14):

- zunächst sieht man nach 1–3 Tagen eine diffuse, überwiegend homogene Signalerhöhung,
- die Signalintensität steigt dann weiter an und erreicht nach 3–6 Tagen ein Maximum,
- im folgenden bilden sich die Signalveränderungen innerhalb von bis zu 10 Wochen langsam zurück (36).

Die Signalerhöhungen korrelieren somit zeitlich wenig mit der klinischen Beschwerdesymptomatik. Die maximale Signalerhöhung wird erreicht, wenn die Schmerzen bereits abklingen. Lange nach völliger Normalisierung der Beschwerden und evtl. erhöhter Enzymspiegel sind noch Signalerhöhungen im Muskel sichtbar.

Die Signalveränderungen müssen nicht die gesamte Muskelgruppe betreffen, mit der die entsprechende Übung ausgeführt wurde, sondern es kann nur ein Muskel oder Muskelbauch betroffen sein (9). Dies hängt wahrscheinlich mit der unterschiedlich starken Beanspruchung einzelner Muskeln innerhalb der gesamten Gruppe zusammen. Darüber hinaus sind die Signalerhöhungen in der Nähe der Sehnenansätze der jeweiligen Muskeln am höchsten (36). In schweren Fällen lassen sich auch extramuskuläre Signalveränderungen nachweisen, die möglicherweise durch Mikroblutungen oder ein extramuskuläres Ödem verursacht werden (Abb. 10.14). Diese extramuskulären Signalveränderungen sind oft ringförmig um den betroffenen Muskel angeordnet und ähneln extramuskulären Veränderungen bei Zerrungen und Faserrupturen. Durch Variation in der funktionellen Anatomie und Innervation gibt es eine große interindividuelle Variabilität des Verteilungsmusters der Signalerhöhungen bei vergleichbaren Belastungen.

Bei einzelnen Sportarten werden bestimmte Muskeln häufig von Verletzungen betroffen. Beispielsweise findet sich bei Athleten mit Beanspruchung der Beine in bis zu 40 % der Fälle nach Verletzungen eine Beteiligung des M. rectus femoris (sog. „Sprintermuskel") (14).

Der Stellenwert der MRT im Nachweis eines Überlastungsschadens der Muskulatur liegt neben dem Nachweis der Schädigung an sich im Ausschluß von Hämatomen oder Faszienherniation als Differentialdiagnosen bei posttraumatischen Schmerzzuständen.

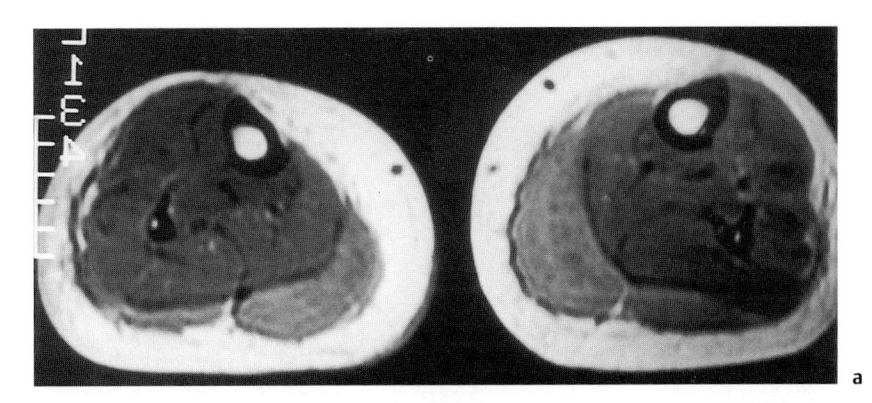

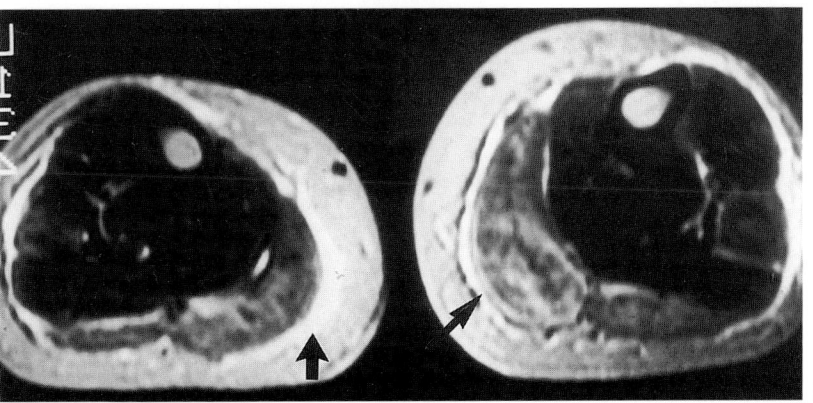

Abb. 10.14 a u. b Schmerzen im Unterschenkel, 3 Tage nach starker sportlicher Betätigung. **a** Protonendichtegewichtete SE-Sequenz. Bilaterale Signalerhöhung der Gastrocnemiusköpfe. **b** T_2-gewichtete SE-Sequenz. Deutliche Signalanhebung der Gastrocnemiusköpfe. Darüber hinaus perimuskuläre Signalerhöhung (Pfeile).

Bei schwereren Traumata kommt es zu *partiellen Muskelrupturen*. Durch Faserrupturen entstehen intramuskuläre Einblutungen und ödematöse Flüssigkeit sammelt sich an. Daraus resultiert ein Signalverhalten, welches sich von reinem Blut kaum unterscheidet. Man sieht auf T_1-gewichteten Aufnahmen eine fokale Schwellung des Muskels sowie eine multifokale, kleinfleckige geringgradige Signalerhöhung (6). Auf T_2-gewichteten Aufnahmen stellt sich ebenfalls ein signalreiches, umschriebenes inhomogenes Areal innerhalb des Muskelbauchs dar (Abb. 10.**13**).

Intermuskuläre *Hämatome* weisen die typische Signalcharakteristik von Blut auf. Je nach Alter erscheinen sie signalreich auf T_1- und T_2-Bildern. Sie liegen in den intermuskulären Septen und sonstigen Gewebsschichten.

Ältere Hämatome weisen einen signalfreien Rand auf. Im weiteren Verlauf ändert sich die Signalintensität, und zuletzt kann eine signalarme Darstellung in allen Sequenzen resultieren. Neben Ferritin können auch posttraumatische Verkalkungen zu einer Signalauslöschung führen.

Vollständige Rupturen verursachen eine größere Defektbildung im Muskel, die sich mit blutiger Flüssigkeit füllt. Die Signaleigenschaften dieses Defekts sind inhomogen und uneinheitlich, überwiegend jedoch signalreicher als normale Muskulatur in allen Sequenzen.

Chronische Überlastung. Diese kann zu einer entzündlichen Reaktion führen, die meist den muskulotendinösen Übergang betrifft. Diese „Myotendinitis" führt zu umschriebenen Signalerhöhungen auf T_2-gewichteten Auf-

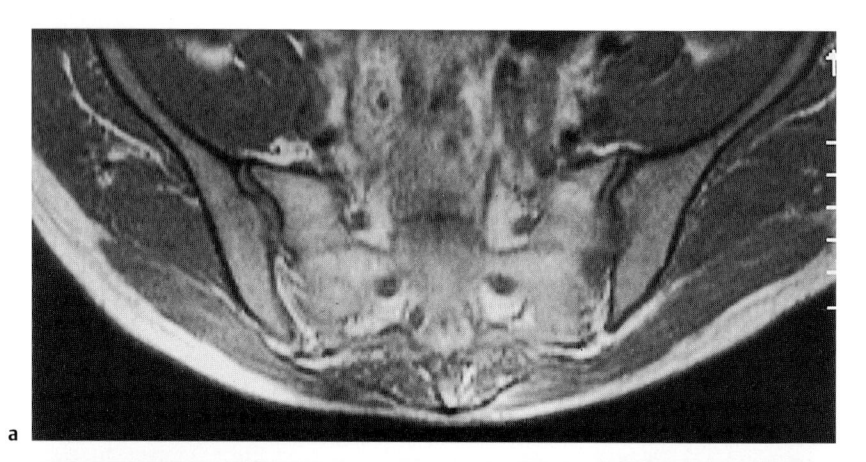

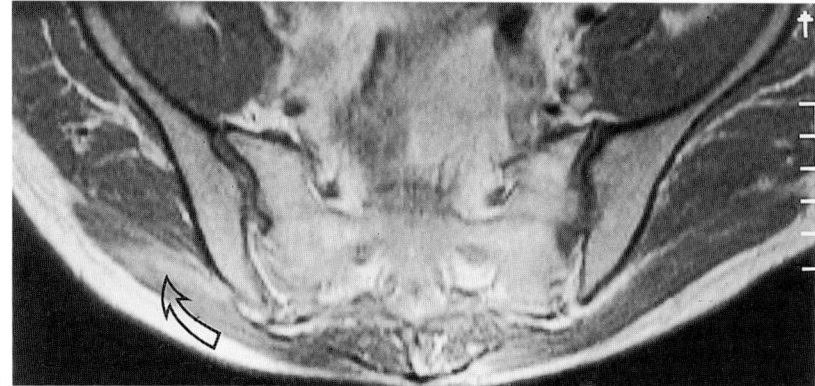

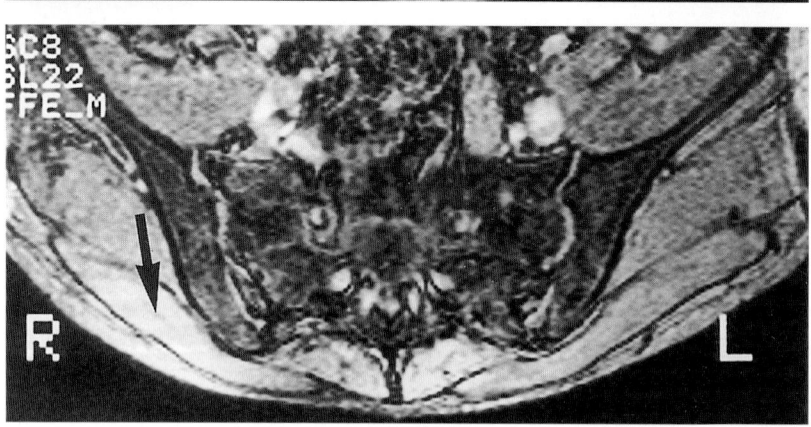

Abb. 10.**15 a–d** Myotendinitis des M. glutaeus maximus rechts am Ursprung seines oberflächlichen Anteils von der Crista iliaca. Die Patientin beklagte belastungsabhängige Schmerzen, die sich nach antiphlogistischer Therapie besserten. **a** Die transversale MRT im T_1-Kontrast zeigt keine wesentliche Signalveränderung. **b** Nach Kontrastmittelinjektion sieht man eine lineare Signalerhöhung im Verlauf des M. glutaeus maximus (Pfeil). **c** u. **d** Im T_2-gewichteten (FFE) transversalen und fettunterdrückten (STIR) koronaren Bild findet sich eine deutliche Signalerhöhung des Muskelursprungs (Pfeile).

Abb. 10.**15 d** ▶

nahmen innerhalb des betroffenen Muskels und/oder der Muskelsehne (Abb. 10.**15**). Typische Beispiele sind der „Tennisellenbogen" oder das „Schreibmaschinenhandgelenk".

Die *Myositis ossificans traumatica* ist eine mögliche Folgeerscheinung von Verletzungen der Weichteile. Dabei kommt es 7–10 Tage nach einem Trauma zu einer Periostreaktion und Weichteilschwellung die 2–6 Wochen nach dem Trauma zunehmend verkalkt und nach 6–8 Wochen von der Peripherie ausgehend verknöchert. Durch Degeneration und Nekrose können große Areale der Läsion mit zunehmender Reifung Fettbestandteile aufweisen (31). Nach 5–6 Monaten ist die Reifung abgeschlossen und man findet bizarre Knochenformationen (Abb. 10.**16**). Die Läsion kann schrumpfen und selten auch resorbiert werden. Bei zystischer Umwandlung des Zentrums kann eine eierschalenartige Verkalkung der Weichteile nachgewiesen werden. In der MRT weist die initiale Weichteilschwellung niedrige Signalintensitäten im T_1- und hohe Signalintensitäten im T_2-Bild auf. Zentrale Verkalkungen verursachen inhomogene signalreduzierte Areale, und Verknöcherungen weisen Signalfreiheit auf. Da die Verknöcherung in der Peripherie beginnt, findet sich typischerweise eine Läsion mit signalfreiem Saum und inhomogenem signalerhöhtem Zentrum. Je nach Ausmaß der Fettbestandteile des Myositisherds finden sich besonders im T_1-gewichteten Bild signalreiche Anteile (Abb. 10.**17**). Der Nachweis von Fett sowie die Schichtung der Läsion sind wichtige differentialdiagnostische Kriterien in der Abgrenzung gegenüber parossalen, periostalen und extraossären Osteosarkomen, Chondrosarkomen, Osteomen oder Chondromen.

Im folgenden sollen 2 in letzter Zeit gehäuft diskutierte Muskelverletzungen erörtert werden. Zum einen die Verletzung der *Kniegelenkbeuger*. Dazu rechnet man die Mm. semimembranosus, semitendinosus et biceps

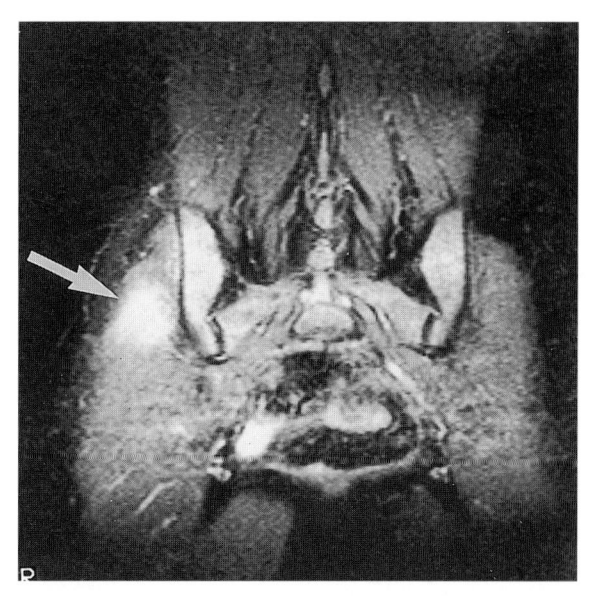

Abb. 10.**15 d**

femoris. Diese Muskeln und der M. quadratus femoris sowie ein Teil des M. adductor magnus werden im Englischen als *„Hamstring muscles"* bezeichnet und sind häufig durch Sportverletzungen betroffen. Die Verletzungen sind meist proximal lokalisiert und umfassen das ganze Spektrum der möglichen Muskelschäden je nach Schweregrad der Verletzung, bis hin zur Avulsionsfraktur des Os ischium bzw. beim Jugendlichen der Apophysiolyse. Plötzliche Kniebeugung beim Sprinten, Ballsport oder Gewichtheben können zur Verletzungen führen (5a, 30a).

Ein anderes Beispiel ist die Verletzung des *M. plantaris*. Dieser Muskel liegt mediodorsal des medialen Gastrocnemiuskopfs und wird häufig bei Rotationstraumata des Knies verletzt. Typische Sportarten, bei denen es

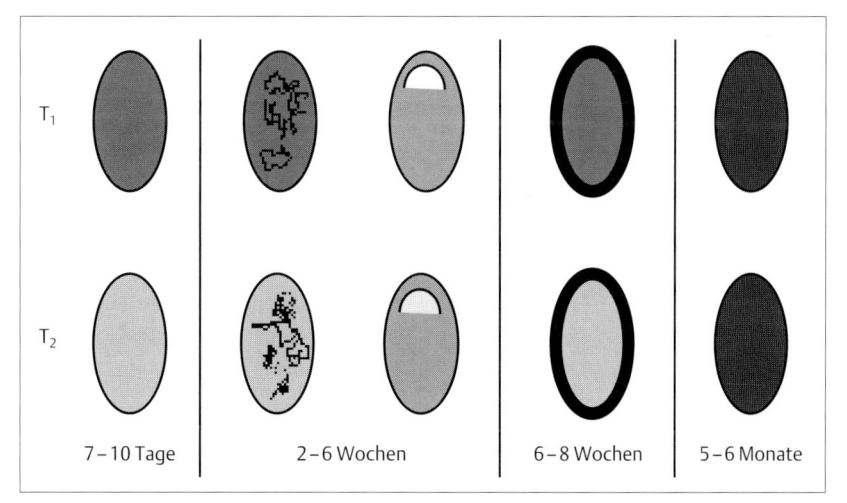

Abb. 10.**16** Myositis ossificans traumatica. Schemazeichnung von MRT-Veränderungen (T_1- und T_2-Kontrast) während des „Reifungsprozesses". Initial, 7–10 Tage nach dem Trauma zeigt sich eine im T_1-Bild dunkle und im T_2-Bild helle Läsion innerhalb der knochennahen Weichteile. Im Verlauf kann man Verkalkungen als signalfreie inhomogene Areale und/oder Verfettung als diffuse oder umschriebene Signalanhebung im T_1-Bild und geringe Signalveränderung im T_2-Bild beobachten. Nach 6–8 Wochen kann eine periphere Verknöcherung zu einem signalfreien Saum führen, und nach 5–6 Monaten sind oft ausgedehnte Verknöcherungen als signalfreie Zonen zu verzeichnen.

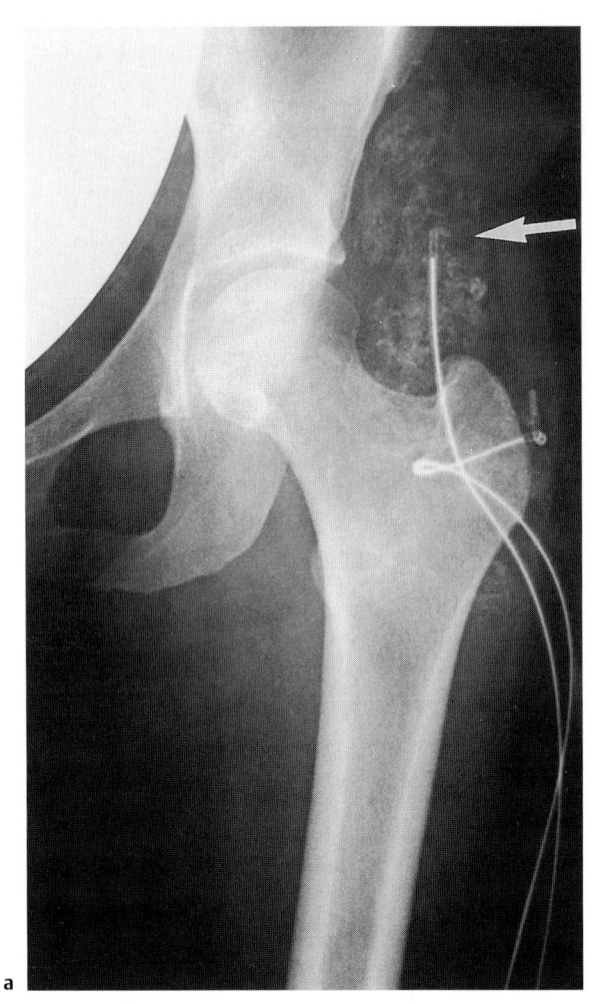

Abb. 10.**17 a–c** Myositis ossificans traumatica. **a** 4 Wochen nach einem Unfall findet sich auf dem konventionellen Röntgenbild eine Schwellung mit ausgedehnten Verkalkungen sowie fettdichten Arealen im Bereich der linken Hüfte (Pfeil). **b** In der CT zeigt sich eine Raumforderung mit kalk- (gebogener Pfeil) und fettäquivalenten Dichtewerten (Pfeil). **c** Die MRT (T_1-gewichtete SE-Sequenz) weist eine Raumforderung mit fast signalfreien kalkäquivalenten (gebogener Pfeil) und signalreichen fettäquivalenten (Pfeil) Signalintensitäten auf. Der Fettgehalt spricht für eine in der Reifung relativ weit fortgeschrittene Myositis ossificans.

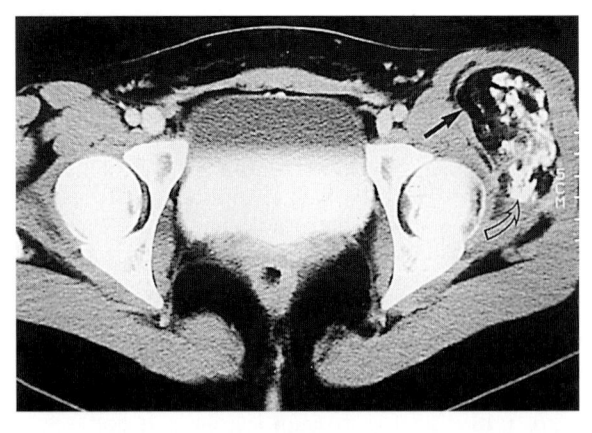

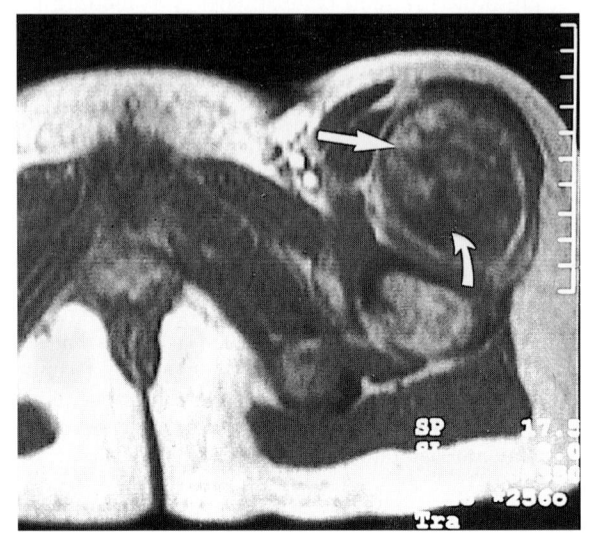

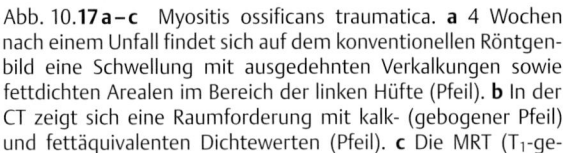

zu Verletzungen kommt, stellen Tennis (daher auch der Terminus „*Tennisbein*" für Verletzungen des M. plantaris), Skilaufen und Ballsportarten dar. Häufig vorkommende Begleitverletzungen sind die Ruptur des vorderen Kreuzbands, die Knochenkontusion des lateralen Tibiaplateaus sowie die Verletzung des medialen Gastrocnemiuskopfs (15 a).

■ Muskelfibrose

Rezidivierende oder sehr schwere Muskelverletzungen können zu einer Fibroblastenproliferation mit nachfolgender intramuskulärer fibröser Bindegewebsvermehrung führen. Man findet solche Veränderungen beispielsweise im M. sternocleidomastoideus beim angeborenen Schiefhals. Man vermutet Geburtstraumen oder Traumen während der Schwangerschaft als Ursache (39). In der MRT zeigen die Muskeln eine diffuse, homogene Signalreduktion in allen Sequenzen bei oft verringertem Muskelquerdurchmesser.

■ Kompartmentsyndrom

Durch eine Druckerhöhung innerhalb einer Muskelloge, z. B. nach Trauma oder Operationen, kommt es zur Ischämie der Muskulatur. Dies führt zu einem Ödem und kann schließlich ohne Druckentlastung zu einer Rhabdomyolyse führen. In der MRT sieht man auf T_2-gewichteten Aufnahmen und besonders auf fettunterdrückten Aufnahmen eine Signalerhöhung und Volumenzunahme der Muskulatur innerhalb der betroffenen Loge (z. B. M.-tibialis-anterior-Syndrom) (Abb. 10.**18**). Die T_1-Bilder zeigen allenfalls eine leichte Signalreduktion.

■ Rhabdomyolyse

Mögliche Ursachen für eine Muskelnekrose sind Überlastung, Trauma, Verbrennung, Kompartmentsyndrome, Vergiftungen oder Überdosierung bestimmter Medikamente. Eine frühe Diagnosestellung der Rhabdomyolyse ist aufgrund von möglichen Komplikationen wie Nieren-

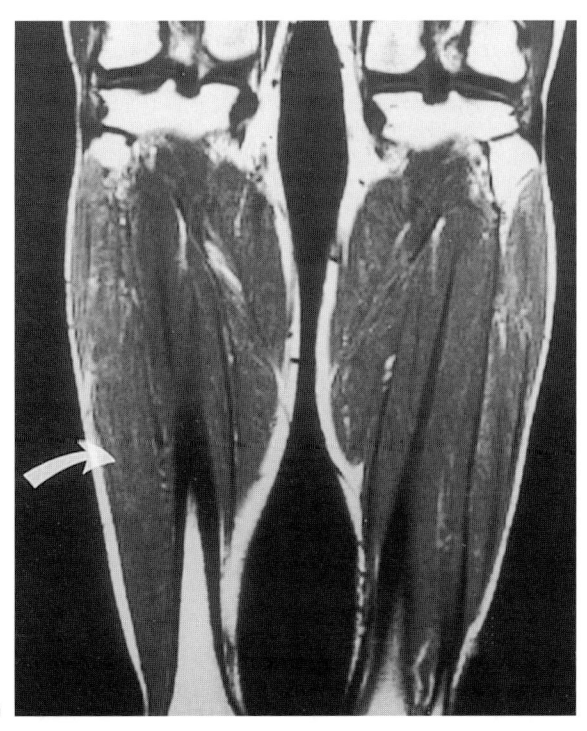

Abb. 10.**18a** u. **b**   M.-Tibialis-anterior-Kompartmentsyndrom. Koronare Schnittführung. **a** T_1-gewichtete SE-Sequenz. Leichte Auftreibung der vorderen Unterschenkelmuskeln des rechten Beins (Pfeil), keine wesentlichen Signalveränderungen. **b** Fettunterdrückende STIR-Sequenz. Deutliche Signalanhebung der Mm. tibialis anterior, extensor hallucis longus und extensor digitorum longus (Pfeil).

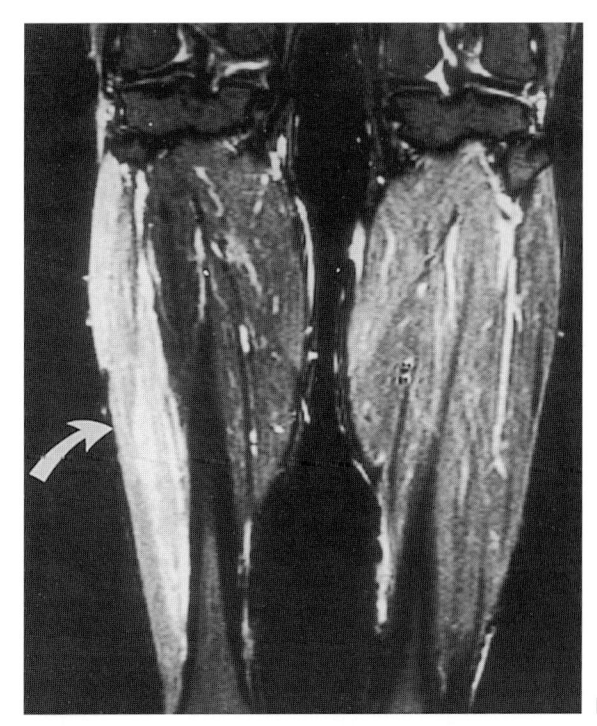

insuffizienz, Hyperkaliämie und Hypokalzämie wichtig. Die MRT zeigt im T_1-gewichteten Bild keine Signalveränderung oder eine homogene Signalreduktion und auf T_2-gewichteten Bildern eine Signalerhöhung der betroffenen Muskeln oder Muskelteile (40). Die MRT weist eine sehr hohe Sensitivität im Nachweis der Muskelnekrose auf, die bis zu 100% betragen kann (25). Die Spezifität ist allerdings gering und andere Erkrankungen mit hoher Signalintensität auf T_2-gewichteten Aufnahmen müssen abgegrenzt werden.

■ Symptomatische Myopathien

Unter dem Begriff symptomatische Myopathien werden hier Muskelveränderungen zusammengefaßt, die im Rahmen endokriner und metabolischer Erkrankungen sowie bei Vergiftungen beobachtet werden (Tab. 10.**3**). Die MRT-Veränderungen sind anfangs meist minimal ausgeprägt und noch nicht gut erforscht. Bei persistierender Schädigung kann es zur Muskelatrophie kommen.

Bei der Myopathie im Rahmen der Glykogenose Typ V (McArdle-Krankheit) zeigt sich im T_1-gewichteten Bild eine regelrechte Signalintensität. Auf den T_2-gewichteten Aufnahmen kann eine leichte homogene Signalerhöhung der Muskulatur zu beobachten sein. Der normalerweise bei Muskelgebrauch zu beobachtende Anstieg der T_2-Relaxationszeit um 20–40% ist bei dieser Erkrankung deutlich auf 0–10% reduziert (20). Reduzierter Signalintensitätsanstieg auf T_2-Bildern nach Muskelgebrauch zeigte sich allerdings auch in einigen Fällen von mitochondrialer Myopathie sowie in einem Fall von Glykogenose Typ VII (20).

Bei Patienten mit Morbus Cushing kann es zu ausgeprägter symmetrischer Muskelatrophie kommen (11).

Im Rahmen von Schilddrüsenerkrankungen kann es ebenfalls zu einer Beteiligung der Muskulatur kommen (Abb. 10.**19**). So wurden Muskelveränderungen in Form einer Hypertrophie sowohl bei der Hyperthyreose als auch der Hypothyreose beschrieben. Ein Beispiel für eine endokrine Myopathie stellt die endokrine Orbitopathie mit muskelisointenser Schwellung der Orbitamuskulatur dar.

Tabelle 10.**3**   Übersicht symptomatischer Myopathien

Endokrine Myopathien:
- thyreotoxische Myopathie
- Hypothyreose
- Kortisonmyopathie

Metabolische Myopathien:
- Myopathie bei Glykogenose (z. B. Typ V: McArdle-Krankheit)
- mitochondriale Myopathie

Toxische Myopathien:
- Alkoholismus
- medikamenteninduzierte Myopathien

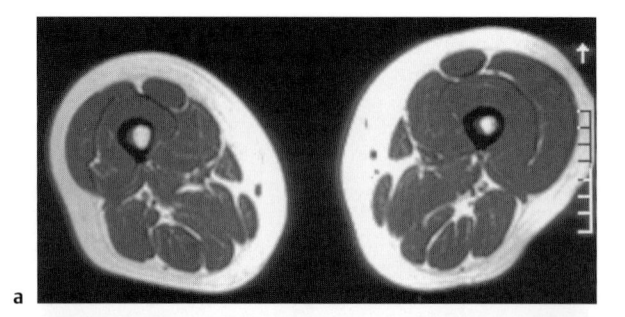

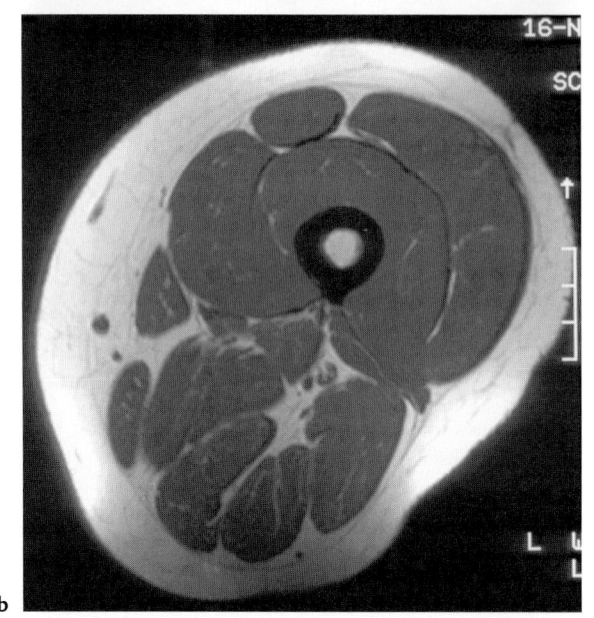

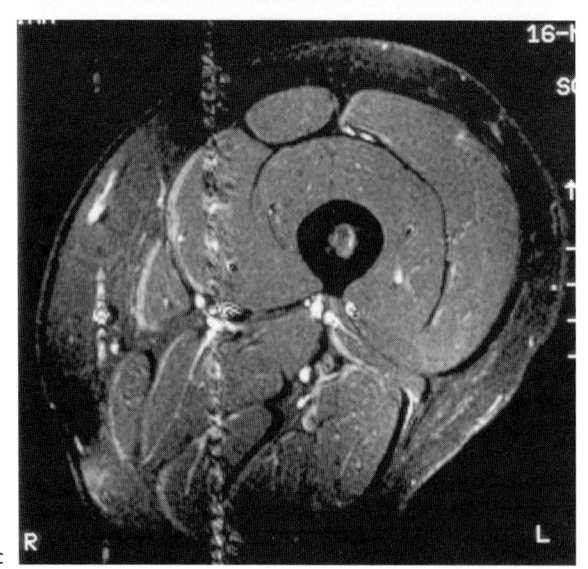

Abb. 10.**19 a–c** Unklare Myopathie bei einer Patientin mit autonomen Schilddrüsenadenom. Die 48jährige Patientin litt an seit 1 Jahr zunächst progredienter, dann wechselhafter Schwellung beider Beine, besonders der Oberschenkel, links mehr als rechts. Eine Muskelbiopsie im Rahmen der Abklärung hatte keinen pathologischen Befund erbracht. Die Muskelenzyme waren im Normbereich. Der TSH-Test fiel bei szintigraphischem Nachweis eines autonomen Adenoms pathologisch aus. Die MRT wurde zum Nachweis bzw. Ausschluß ödematöser Veränderungen zur Planung einer etwaigen erneuten Biopsie oder einer Pseudohypertrophie mit Fettansammlung durchgeführt. **a** Axiale T_1-gewichtete Übersicht, zum Seitenvergleich. Man sieht eine sehr kräftige Oberschenkelmuskulatur insbesondere links mit Rarefizierung der intramuskulären üblicherweise fetthaltigen Septen wie beispielsweise bei einem sportlich gut trainierten Patienten. Die Frau betrieb aber keinen Sport und außerdem fällt die dazu diskrepante Dicke des subkutanen Fetts auf. **b** Axiale hochaufgelöste T_1-gewichtete SE-Sequenz. Die Rarefizierung der intramuskulären Septen wird deutlich. Keine fettige Atrophie von Muskeln. **c** Axiale Fast-STIR-Sequenz. Kein Ödemnachweis. Teilweise Überlagerung durch Pulsationsartefakte. Die Befunde werden als linksbetonte Muskelhypertrophie, möglicherweise im Rahmen einer endokrinen Myopathie gedeutet.

Muskeltumoren

Muskeltumoren sind relativ selten. Ein Problem in der MRT-Diagnostik ist das oft ausgeprägte tumorbegleitende Ödem, das oft nicht sicher von einer Tumorinfiltration abzugrenzen ist. Die Tumoren werden im Kap. 12 behandelt.

Fehlermöglichkeiten in der Bildinterpretation

Signalvariationen oberflächlich gelegener Muskeln. Hier sollte bei der Verwendung von Oberflächenspulen auf eine artefizielle Signalerhöhung durch die unmittelbare Nachbarschaft zur Spule geachtet werden. Oberflächenspulen sollten keinen direkten Kontakt zur Haut haben. Eine exakte Positionierung von Oberflächenspulen ist insbesondere für die Spektroskopie von Wichtigkeit (8).

Inversion-recovery-Sequenz. Bei der Verwendung von Inversion-recovery-Sequenzen, insbesondere von STIR-Sequenzen, sollte der Schichtabstand 20% der Schichtdicke betragen, da es sonst zu schichtabhängigen artefiziellen Signalvariationen kommen kann, die nicht als reale Signalerhöhung der Muskulatur gedeutet werden dürfen. Da mit der STIR-Technik Gefäße besonders signalreich zur Darstellung kommen, kann es besonders bei koronarer und sagittaler Schnittführung durch Teilvolumenartefakte zu umschriebenen Signalerhöhungen kommen, die nicht mit pathologischen Veränderungen verwechselt werden dürfen.

Fehlinterpretationen bei einer Denervierung. Um dies zu vermeiden, muß berücksichtigt werden, daß eine Signalerhöhung von Muskulatur auf T_2-Bildern ein unspezifisches Zeichen ist und bei zahlreichen Erkrankungen vorkommt. Bei posttraumatischen Zuständen muß insbesondere die Muskelprellung und die Rhabdomyolyse von der akuten Denervierung abgegrenzt werden. Im Gegensatz zur Denervierung finden sich bei den direkten Traumafolgen allerdings häufig zusätzlich subkutane Ödeme und die Signalveränderungen folgen nicht dem Versorgungsmuster eines Nervs. Subkutane Ödeme nach direktem Trauma bilden sich nach wenigen Wochen zurück, Signalerhöhungen nach Denervierung bei bestehender Nervenläsion nehmen dagegen zu. Weiterhin kann die Interpretation einer akuten Denervierung beim Vorliegen anatomischer Varianten der nervalen Innervation erschwert werden (19). Außerdem hat sich gezeigt, daß im zeitlichen Verlauf einer Nervenschädigung nicht alle Muskeln im Versorgungsgebiet eines Nervs zeitgleiche Signalveränderungen aufweisen, sondern daß einzelne Gruppen erst später verändert erscheinen können. Dies wurde besonders für die Handmuskulatur im Versorgungsgebiet des N. ulnaris beschrieben, wo es nach Ulnarisläsion zunächst zu einer Signalerhöhung der ulnaren Mm. lumbricales und erst spät zu einer Signalerhöhung des dorsalen M. interosseus I und des M. abductor digitus V kam (12). Dieses Phänomen kann möglicherweise durch eine kollaterale Nervenversorgung erklärt werden.

Klinische Wertigkeit und Vergleich mit anderen bildgebenden Verfahren

Die MRT der Muskulatur zeichnet sich durch eine sehr hohe Sensitivität aus. Die Spezifität dagegen ist relativ gering. Zur definitiven Diagnosefindung läßt sich daher eine Muskelbiopsie oft nicht vermeiden. Um eine Biopsie zu planen, kann anhand der MRT-Bilder eine Region ausgesucht werden, die eindeutig pathologische Signalveränderungen aufweist. Angestrebt werden sollte die Probeentnahme aus einem pathologisch veränderten Muskelareal, wobei jedoch reine Nekrosen oder Verfettungen zu meiden sind. Der Anteil falsch negativer Biopsien läßt sich unter Beachtung dieser Kautelen deutlich verringern. In Zukunft wird es durch die Entwicklung neuer MR-Geräte und nichtparamagnetischer Biopsiesysteme möglich sein, Biopsien problemlos direkt interventionell radiologisch im Magnet zu entnehmen, was zu einer weiteren Verbesserung der Ergebnisse führen wird.

Ein weiteres Einsatzgebiet der MRT stellt der Therapieverlauf dar. Bei zahlreichen Muskelerkrankungen korreliert die Signalveränderung gut mit dem Therapieergebnis und kann mitunter sensitiver sein als andere Untersuchungen und Laborwerte. Die Anzahl von EMG- und Laboruntersuchungen kann so gesenkt werden.

Im Vergleich mit konkurrierenden radiologischen Verfahren besitzt die MRT einige entscheidende Vorteile, die sie in den vergangenen Jahren schnell zum bildgebenddiagnostischen Verfahren der ersten Wahl bei Muskelerkrankungen werden ließ. Durch den hohen Weichteilkontrast besitzt die MRT von allen Schnittbildverfahren die beste Detailerkennbarkeit in der Muskeldiagnostik. Gegenüber der Sonographie dominiert vor allem die bessere Objektivierbarkeit, geringere Untersucherabhängigkeit und bessere Vergleichbarkeit des Verfahrens sowie die Untersuchungsmöglichkeit auch in Körperregionen, die der Ultraschalldiagnostik nur schwer zugänglich sind. Die CT konnte diese Mängel zwar überwinden, besitzt jedoch nur geringe Weichteilauflösung, wird in der Extremitätendiagnostik durch ausgeprägte Aufhärtungsartefakte an Knochen beeinträchtigt und ist mit der Exposition von ionisierender Strahlung belastet. Die MRT verbindet in vieler Hinsicht die Vorteile der beiden Verfahren, ohne an ihren Nachteilen zu leiden.

Literatur

1 Applegate, G. R., A. J. Cohen: Pyomyositis: early detection utilizing multiple imaging modalities. Magn. Reson. Imag. 9 (1991) 187–193
2 Argov, Z., W. J. Bank, J. Maris, S. Eleff, N. G. Kennaway, R. E. Olson, B. Chance: Treatment of mitochondrial myopathy due to complex III deficiency with vitamins K3 and C: A 31 P-NMR follow-up study. Ann. Neurol. 19 (1986) 598–602
3 Argov, Z., W. J. Bank, J. Maris, B. Chance: Muscle energy metabolism in McArdle's syndrome by in vivo phosphorus Magnetic Resonance Spectroscopy. Neurology 37 (1987) 1720–1724
4 Beese, M. S., G. Winkler, V. Nicolas, R. Maas, D. Kress, K. Kunze, E. Bücheler: Diagnostik entzündlicher Muskel- und Gefäßerkrankungen in der MRT mit STIR-Sequenzen. Fortschr. Röntgenstr. 158 (1993) 542–549
5 Block, W., F. Träber, C. K. Kuhl, G. Layer, F. Zierz, H. Riuk, H. Schild: 31 PMR Spektroskopie der gesunden Wadenmuskulatur unter Belastung im Vergleich zur Biochemischen Analyse

des femoralen Blutes. Fortschr. Röntgenstr. 161 (1994) 260–261

5a Brandser, E. A., G. El-Khoury, M. M. Kuthol, J. J. Callaghan, D. S. Tearse: Hamstring injuries: radiographic, conventional tomographic CT, and MR Imaging characteristics. Radiology 197 (1995) 257–262

6 Dooms, G. C., M. R. Fisher, H. Hricak, C. B. Higgins: MR Imaging of intramuscular hemorrhage. J. Comput. assist. Tomogr. 9 (1985) 908–913

7 Edwards, R. H. T., J. M. Dawson, D. R. Wilkie, D. E. Gordon, D. Shaw: Clinical use of NMR in the investigation of myopathy. Lancet I (1982) 725–732

8 Fleckenstein, J. L., L. A. Bertocci, R. L. Nunnally, R. W. Parkey, R. M. Peshock: Exercise-enhanced MR imaging of variations in forearm muscle anatomy and use: importance in MR Spectroscopy. Amer. J. Roentgenol. 153 (1989) 693–698

9 Fleckenstein, J. L., P. T. Weatherall, R. P. Parkey, J. A. Payne, R. M. Peshock: Sportsrelated muscle injuries: evaluation with MR imaging. Radiology 172 (1989) 793–798

10 Fleckenstein, J. L., D. K. Burns, F. K. Murphy, H. T. Jayson, F. J. Bonte: Differential diagnosis of bacterial myositis in AIDS: evaluation with MR Imaging. Radiology 179 (1991) 653–658

11 Fleckenstein, J. L., P. T. Weatherall, L. A. Bertocci, M. Ezaki, R. G. Haller, R. Greenlee, W. W. Bryan, R. M. Peshock: Locomotor system assessment by muscle Magnetic Resonance Imaging. Magn. Reson. Quart. 7 (1991) 79–103

12 Fleckenstein, J. L., D. Watumull, K. E. Conner, M. Ezaki, R. G. Greenlee, W. W. Bryan: Denervated human skeletal muscle: MR Imaging evaluation. Radiology 187 (1993) 213–218

13 Fletcher, B. D., S. L. Hanna, L. E. Kun: Changes in MR signal intensity and contrast enhancement of therapeutically irradiated soft tissue. Magn. Reson. Imag. 8 (1990) 771–777

14 Fornage, B. D., D. H. Touche, P. Segal, M. D. Rifkin: Ultrasonography in the evaluation of muscular trauma. J. Ultrasound Med. 2 (1993) 549–554

15 Hadar, H., N. Gadoth, M. Heifetz: Fatty replacement of lower paraspinal muscles: normal and neuromuscular disorders. Amer. J. Roentgenol. 141 (1983) 895–893

15a Helms, C. A., R. C. Fritz, G. J. Garvin: Plantaris muscle injury: evaluation with MR Imaging. Radiology 195 (1995) 201–203

16 Hernandez, R. J., D. R. Keim, D. B. Sullivan, T. L. Chenevert, W. Martel: Magnetic Resonance imaging appearance of the muscles in childhood dermatomyositis. J. Pediat. 117 (1990) 546–550

17 Hernandez, R. J., D. R. Keim, T. L. Chenevert, D. B. Sullivan, A. M. Aisen: Fat-suppressed MR Imaging of myositis. Radiology 182 (1992) 217–219

18 Hernandez, R. J., D. B. Sullivan, T. L. Chenevert, D. R. Keim: MR imaging in children with dermatomyositis: muskuloskeletal findings and correlation with clinical and labaratoy findings. Amer. J. Roentgenol. 161 (1993) 359–366

19 Jabaley, M. E., W. H. Wallace, F. R. Heckler: Internal topography of major nerves of the forearm and hand: a current view. J. Hand Surg. 5 (1980) 1–18

20 Jehenson, P., A. Leroy-Willig, E. de Kerviler, D. Duboc, A. Syrota: MR imaging as a potential diagnostic test for metabolic myopathies: importance of variations in the T2 of muscle with exercise. Amer. J. Roentgenol. 161 (1993) 347–351

21 Kerviler, E., A. Leroy-Willig, P. Jehenson, D. Duboc, B. Eymard, A. Syrota: Exercise-induced muscle modifications: study of healthy subjects and patients with metabolic myopathies with MR Imaging and P-31 spectroscopy. Radiology 181 (1991) 259–264

22 Kuhl, C. K., G. Layer, F. Träber, S. Ziers, W. Block, M. Reiser: Mitochondrial encephalomyopathy: correlation of P-31 exercise MR Spectroscopy with clinical findings. Radiology 192 (1994) 223–230

23 Kuno, S., S. Katsuta, T. Inouye, T. Anno, K. Matsumoto, M. Akisada: Relationship between MR relaxation time and muscle fiber composition. Radiology 169 (1988) 567–568

24 Lamminen, A. E.: Magnetic Resonance Imaging of primary skeletal muscle diseases: patterns of distribution and severity of involvement. Brit. J. Radiol. 63 (1990) 946–950

25 Lamminen, A. E., P. E. Hekali, E. Tiula, I. Suramo, O. A. Korhola: Acute rhabdomyolysis: evaluation with Magnetic Resonance Imaging compared with computed tomography and ultrasonography. Brit. J. Radiol. 62 (1989) 326–331

26 Lewis, S. F., R. G. Haller, J. D. Cook, R. L. Nunaly: Muscle fatigue in McArdle's disease studied by 31-P NMR: effect of glucose infusion. J. appl. Physiol. 59 (1984) 1991–1994

27 Murphy, W. A., W. G. Totty, J. E. Carroll: MRI of normal and pathologic skeletal muscle. Amer. J. Roentgenol. 146 (1986) 565–574

28 Netter, F. H.: Farbatlanten der Medizin. Band 7. Bewegungsapparat I. Thieme, Stuttgart 1992

29 Otake, S., T. Banno, S. Ohba, M. Noda, M. Yamamoto: Muscular sarcoidosis: findings at MR Imaging. Radiology 176 (1990) 145–148

30 Polak, J. F., F. A. Joresz, D. F. Adama: Magnetic Resonance Imaging of skeletal muscle: prolongation of T1 and T2 subsequent to denervation. Invest. Radiol. 23 (1988) 365–369

30a Pomeranz, S. J., R. S. Heidt: MR Imaging in the prognostication of Harmstring injury. Radiology 189 (1993) 897–900

31 Resnick, D.: Diagnosis of Bone and Joint Disorders. Saunders, Philadelphia 1995

32 Ross, B. D., G. K. Radda: Application of 31-P NMR to inborn errors of muscle metabolism. Biochem. Soc. Trans. 11 (1983) 627–630

33 Ross, B. D., G. K. Radda, D. G. Gardian: Examination of a case of suspected McArdle's syndrome by 31-P NMR. New Engl. J. Med. 304 (1981) 1338–1342

34 Schellhas, K. P.: MR Imaging of muscles of mastication. Amer. J. Radiol. 153 (1989) 847–855

35 Schreiber, A., W. L. Smith, V. Ionasescu, H. Zellweger, E. A. Franken, V. Dunn, J. Ehrhardt: Magnetic Resonance Imaging of children with Duchenne muscular dystrophy. Pediat. Radiol. 17 (1987) 495–497

36 Shellock, F. G., T. Fukunaga, J. H. Mink, V. R. Edgerton: Exertional muscle injury: evaluation of concentric versus eccentric actions with serial MR Imaging. Radiology 179 (1991) 659–664

37 Träber, F., W. A. Kaiser, G. Layer, C. Kuhl, M. Reiser: Magnetic Resonance Spectroscopy of skeletal muscle. In Baert, A. C., F. Heuck: Frontiers in European Radiology. Springer, Berlin 1993 (pp. 23–43)

38 Uetani, M., K. Hayashi, N. Matsunaga, K. Imamura, N. Ito: Denervated skeletal muscle: MR Imaging. Radiology 189 (1993) 511–515

39 Whyte, A. M., R. B. Lufkin, J. Bredenkamp, L. Hoover: Sternocleidomastoid fibrosis in congenital muscular torticollis: MR appearance. J. Comput. assist. Tomogr. 13 (1989) 163–164

40 Zagoria, R. J., N. Karstaedt, T. D. Koubek: MR Imaging of rhabdomyolysis. J. Comput. assist. Tomogr. 10 (1986) 268–270

11 Knochenmark

M. Vahlensieck und G. Layer

Untersuchungstechnik

Die Bildeigenschaften der Knochenmarkräume in speziellen MRT-Sequenzen hängen von folgenden Punkten ab:

- Verteilung von rotem, hämatopoetisch aktivem Mark und gelbem Fettmark.
- Anzahl von Knochentrabekeln,
- Alter, Geschlecht und der Untersuchungsregion.

Deshalb ist eine generelle Empfehlung zur Untersuchungstechnik nur schwer abzugeben.

T_1-gewichtete SE-Sequenzen. Sie haben sich in der Untersuchung von Knochenmark bewährt und zeigen einen hohen Kontrast von signalreichem fettigem Mark zu signalärmerem Hämatopoesemark und pathologischen Läsionen. Pathologische Läsionen innerhalb von hämatopoetischem Mark zeigen allerdings auf T_1-Bildern einen geringeren Kontrast, da beide signalarm erscheinen.

T_2-gewichtete SE-Sequenzen. Im Gegensatz zu fast allen anderen Untersuchungsregionen sind T_2-gewichtete SE-Sequenzen grundsätzlich diagnostisch nur selten aussagekräftiger als T_1-gewichtete Sequenzen. Dies liegt zum einen am geringen Kontrast zwischen Fett- und Hämatopoesemark, zum anderen an der Angleichung der Signalintensitäten zwischen pathologischem Prozeß und fettreichem Mark mit jeweils hoher Signalintensität. Knochen mit Anteilen von rotem und gelbem Mark erscheint auf T_2-Bildern homogener als auf T_1-Bildern. Pathologische Läsionen verursachen auf den T_2-Bildern zwar eine Signalerhöhung, jedoch mit geringerer Kontrastierung zum umgebenden Knochenmark als auf T_1-Aufnahmen. Dies gilt auch für die neuen TSE-Sequenzen. Im Rahmen der Untersuchung von Knochenmarkmetastasen wurden beispielsweise sowohl hyper- als auch hypointense Metastasen im Vergleich zum umgebenden gesunden Markraum nachgewiesen (28).

Anwendung von Kontrastmitteln. Sie ist in der Regel zum Nachweis pathologischer Knochenmarkveränderungen nicht sinnvoll. Im Einzelfall sollte sie zur näheren Charakterisierung einer pathologischen Veränderung eingesetzt werden. Durch den Signalanstieg pathologischer Prozesse nach Kontrastmittelinjektion kommt es oft zu einer weitgehenden Signalangleichung des primär eher signalreichen Markraums und der vormals signalärmeren Läsion, was die Sensitivität des Nachweises verschlechtert. Über ein ausgeprägtes Anreicherungsverhalten kann zwar auf einen sehr frischen entzündlichen, posttraumatischen oder tumorösen Prozeß rückgeschlossen werden, eine weitere Differenzierung ist dagegen meist nicht möglich.

Gegenphasierte GRE-Sequenzen. Zum Nachweis hämatopoetischen Marks weisen gegenphasierte GRE-Sequenzen eine hohe Sensitivität auf (26). Mit dieser Technik kommt hämatopoetisches Mark signalarm bis -frei zur Darstellung. Das liegt zum einen an den gegensinnigen Phasenlagen der Fett- und Wasserprotonen, zum anderen wahrscheinlich an Suszeptibilitätseffekten eisenhaltiger Verbindungen in hämatopoetischen Zellen. Bei der Beurteilung von GRE-Bildern muß man allerdings berücksichtigen, daß Knochenregionen, die reich an Trabekeln sind, wie Apo- und Epiphysen, aufgrund von Suszeptibilitätseffekten signalärmer erscheinen als trabekelarme Regionen (52). Diese Effekte nehmen mit längerer Echozeit an Intensität zu.

STIR-Sequenzen. Zum Nachweis pathologischer Läsionen sind STIR-Sequenzen von hohem Wert (19). Dabei kommen reguläres Fettmark signalfrei, hämatopoetisches Mark signalarm und Läsionen signalreich zur Darstellung. Diese Technik zeichnet sich durch eine hohe Sensitivität, aber niedrige Spezifität aus.

SE-Phasenkontrastmethode (Chemical-shift-Verfahren). Mit dieser Methode läßt sich das Verhältnis von Fett- zu Wassersignal innerhalb des Knochenmarks quantifizieren (49, 66). Sie beruht ähnlich wie die gegenphasierte GRE-Technik auf der chemischen Verschiebung von Fett und Wasser. Eine Steigerung der Spezifität der Knochenmark-MRT kann mit dieser Methode jedoch ebenfalls nicht erreicht werden (13). Allerdings wird die Sensitivität im Nachweis von Knochenmarkinfiltrationen im Rahmen von Systemerkrankungen wie Morbus Hodgkin, Non-Hodgkin-Lymphombefall oder leukämischen Infiltraten erhöht. Zudem wird eine Therapieverlaufskontrolle mit früher Erhöhung des relativen Fettsignalanteils z. B. bei Leukämien objektivierbar. Für diagnostische Routineuntersuchungen von Knochenmark hat sich die Methode aufgrund der wenig verfügbaren Softwarevoraussetzungen und des erforderlichen Aufwands nur in speziellen Zentren durchgesetzt.

Relaxometrie. Obwohl die meisten pathologischen Läsionen sowie die physiologischen Umbauvorgänge des Knochenmarks zu subtilen Veränderungen der Relaxationszeiten führen, hat sich die Relaxometrie, wie auch in anderen Bereichen der MRT, für die Knochenmarkdiagnostik nicht bewährt. T_1-Relaxationszeitbestimmungen können zwar z. B. über spektroskopische Verfahren mit

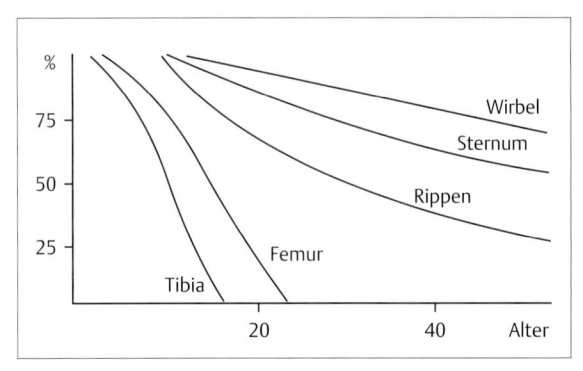

Abb. 11.**1** Prozentualer Anteil von Hämatopoesemark in Abhängigkeit vom Alter in verschiedenen Knochen.

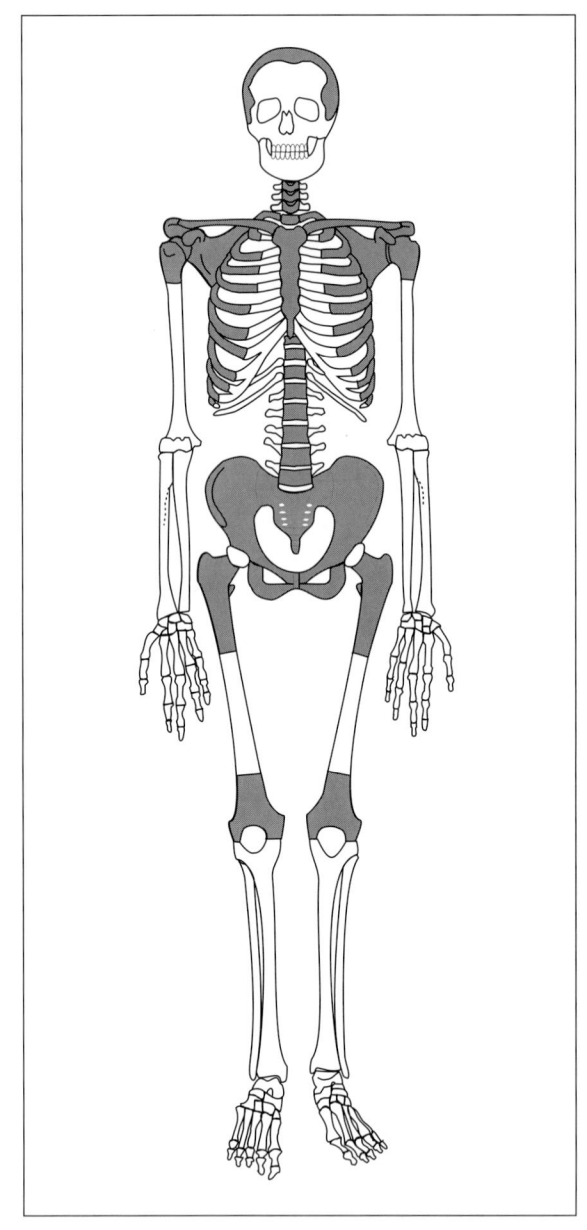

Abb. 11.**2** Hämatopoetisches Knochenmark (schwarz) beim jungen Erwachsenen. In der distalen Femurmetaphyse kommt häufig bereits überwiegend fettreiches Mark vor.

Serien von IR-Sequenzen mit variierender Inversionszeit (TI) genau und reproduzierbar bestimmt werden, der diagnostische Wert konnte bisher aber nicht nachgewiesen werden. T_2-Relaxationszeitbestimmungen sind methodisch sehr viel schwerer zu realisieren. Durch die multikomponente Zusammensetzung der T_2-Zeit sind die gewonnenen Ergebnisse stark methodisch beeinflußt und variieren außerordentlich stark. Aufgrund von dadurch bedingten Überlappungen der Relaxationszeiten bei gesundem Mark und verschiedenen pathologischen Entitäten konnte die gewünschte Spezifität nicht erreicht werden. Dies ist um so bedauerlicher, als eine Alters-, Geschlechts- und Lokalisationsabhängigkeit nur sehr gering gegeben ist. Ein möglicher Einsatz der Technik liegt allenfalls in der Therapiekontrolle bei infiltrierenden Knochenmarkerkrankungen unter identischen Untersuchungsbedingungen (54).

Anatomie

■ Allgemeine Anatomie

Das Knochenmark ist eines der größten Organsysteme des Menschen. Ab dem 4. Embryonalmonat übernimmt das Knochenmark zunehmend die Funktion der *Hämatopoese* (24). Zum Zeitpunkt der Geburt sind alle Knochen an der Hämatopoese beteiligt. Im Verlauf der Kindheit werden zunehmend weniger Knochenmarkanteile für die Hämatopoese benötigt und das Knochenmark dieser Abschnitte wird zunehmend hämatopoetisch inaktiv. Mit dem Rückgang der Hämatopoesezellen wird vermehrt Fett eingelagert. Dabei vermehren sich die Fettzellen und nehmen an Größe zu. Hämotopoetisch aktives Knochenmark erscheint makroskopisch rot, inaktives Mark aufgrund des hohen Fettgehalts gelb. Diese *Konvertierung* von hämatopoetisch aktivem zu inaktivem Mark beginnt in den distalen Phalangen der Hände und Füße und schreitet in den Extremitäten langsam nach proximal fort (Abb. 11.**1**). Innerhalb eines Röhrenknochens ist zunächst die Diaphyse, dann die distale Metaphyse und schließlich die proximale Metaphyse von der Umwandlung zu Fettmark betroffen. Apo- und Epiphysen weisen bereits wenige Monate nach der Verknöcherung inaktives fetthaltiges Mark auf und sind wahrscheinlich nur kurz an der Hämatopoese beteiligt (16). Beim *Erwachsenen* findet sich noch hämatopoetisches Mark in folgenden Bereichen:

- proximale Metaphysen von Humerus und Femur,
- Becken,
- Wirbelkörper,
- Rippen,
- Sternum,
- Scapula,
- Kalkaneus,
- Schädelkalotte (Abb. 11.**2**).

Dieses Verteilungsmuster wird etwa mit dem 20. Lebensjahr erreicht, wobei es eine hohe Schwankungsbreite gibt. Mit zunehmendem Alter beobachtet man eine jetzt langsamer ablaufende weiter progrediente Konvertierung des aktiven roten Marks in inaktives Mark oder zumindest eine Zunahme des prozentualen Fettgehalts des hämatopoetischen Marks. Dieser prozentuale Fettanteil in hämatopoetisch aktivem Mark kann in der 8. Lebensdekade bis auf 70% steigen (59). Die Veränderungen sind individuell sehr unterschiedlich und werden wahrscheinlich von Faktoren wie Krankheiten, sportlicher Aktivität und Therapien beeinflußt.

■ Spezielle MR-Anatomie

Die *Signalintensitäten* von Knochenmark in der MRT ergeben sich aus dem Mischungsverhältnis der Komponenten Wasser, Fett und Protein (Abb. 11.3). Die genauen Zusammenhänge sind aber noch nicht geklärt. Wasser beispielsweise kommt nämlich in unterschiedlich signalgebenden Aggregatzuständen vor:

- komplex-gebunden,
- gebunden,
- frei,
- strukturiert.

Welcher Aggregatzustand in welchem Gewebe überwiegt, ist aber nicht genau bekannt.

Im Fett existieren ebenfalls Bestandteile mit unterschiedlichen Resonanzfrequenzen wie beispielsweise die Protonen in Methylgruppen und in der Nähe von Doppelbindungen ungesättigter Fettsäuren. Auch Proteine besitzen unterschiedliche Relaxationszeiten je nach Lösungszustand (59). Welche dieser unterschiedlichen Komponenten für die Signalintensität letztlich ausschlaggebend ist, ist aufgrund dieser komplexen Gegebenheiten nicht genau bekannt.

Hämatopoetisch *aktives (rotes) Knochenmark* weist auf den T_1-gewichteten Aufnahmen eine niedrige Signalintensität auf, die etwas über der von Muskulatur liegt. Auf T_2-gewichteten Aufnahmen zeigt sich eine leichte Signalanhebung. Mit zunehmendem Alter steigt die Signalintensität von Hämatopoesemark auf T_1-Bildern und liegt dann deutlich über der von Muskulatur. Diese altersabhängigen Veränderungen beruhen auf der Zunahme des Fettgehalts hämatopoetischen Knochenmarks (s. oben). Dadurch verkürzt sich die T_1-Relaxationszeit und das Mark erscheint signalreicher (8).

Hämatopoetisch *inaktives (gelbes) Knochenmark* zeigt aufgrund des hohen Fettanteils hohe Signalintensitäten auf T_1-Bildern und eine geringe Signalreduktion auf T_2-Bildern. Es gleicht damit in der Signalcharakteristik subkutanem Fett. Die MRT ist sensiver im Nachweis von Fett im Knochenmark als das menschliche Auge. Knochenmark wird magnetresonanztomographisch bereits mit einem Fettgehalt von unter 60% und im Kontrast zu jugendlichem Hämatopoesemark vermutlich bereits ab 20% Fettgehalt (34) als inaktiv klassifiziert. Makroskopisch sichtbares „gelbes" Mark liegt erst ab etwa 80% Fettanteil vor. Diese Unterschiede erklären Diskrepanzen zwischen Pathologie und MRT bzgl. der Altersangaben der Knochenmarkentwicklung.

Knochenmark läßt sich vereinfacht in 3 Hauptkomponenten untergliedern: *Wasser, Fett und Proteine*. Die relativen Verhältnisse dieser Komponenten in rotem und gelben Mark betragen:

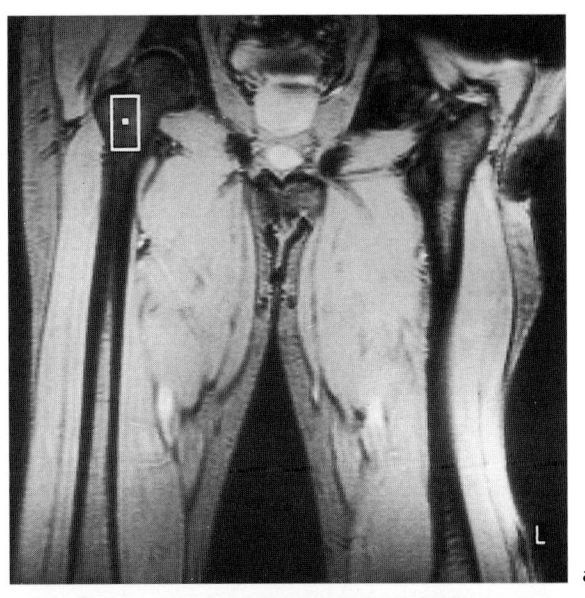

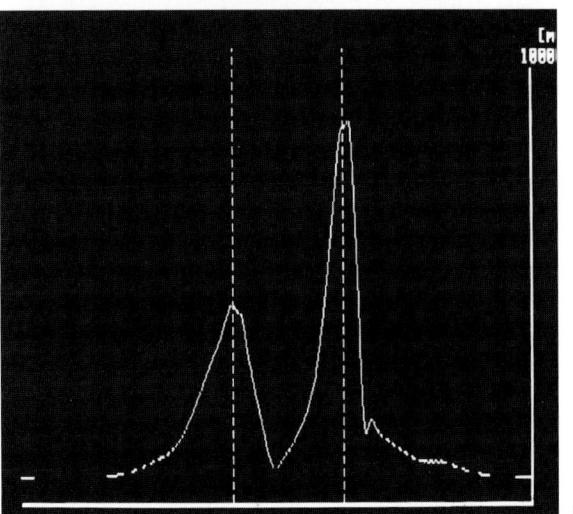

Abb. 11.3 a u. b Protonenspektroskopie hämatopoetischen Knochenmarks. **a** Markierung des Meßvolumens im rechten Femur. **b** Spektrum mit großem Peak der Wasser- und Proteinprotonen sowie mit kleinerem Peak der Fettprotonen.

- ca. 40% Wasser, 40% Fett und 20% Protein für hämatopoetisches Knochenmark,
- ca. 15% Wasser, 80% Fett und 5% Protein in inaktivem Mark (63).

Diese Zahlen gelten für makroskopisch unterscheidbare Knochenmarktypen. Die Mischungsverhältnisse sind nicht konstant, sondern zeigen fließende Übergänge.

Zur Beurteilung der MRT-Bilder ist es wichtig, die *Verteilungsmuster* von fettigem und hämatopoetischem Knochenmark zu kennen, um residuales hämatopoetisches Mark beispielsweise nicht mit infiltrativen Prozessen zu verwechseln. Die altersabhängigen Verteilungstypen einiger wichtiger Knochenregionen sind in den Abb. 11.4–11.10 wiedergegeben. Dabei fällt auf, daß unabhängig vom Geschlecht mit zunehmendem Alter be-

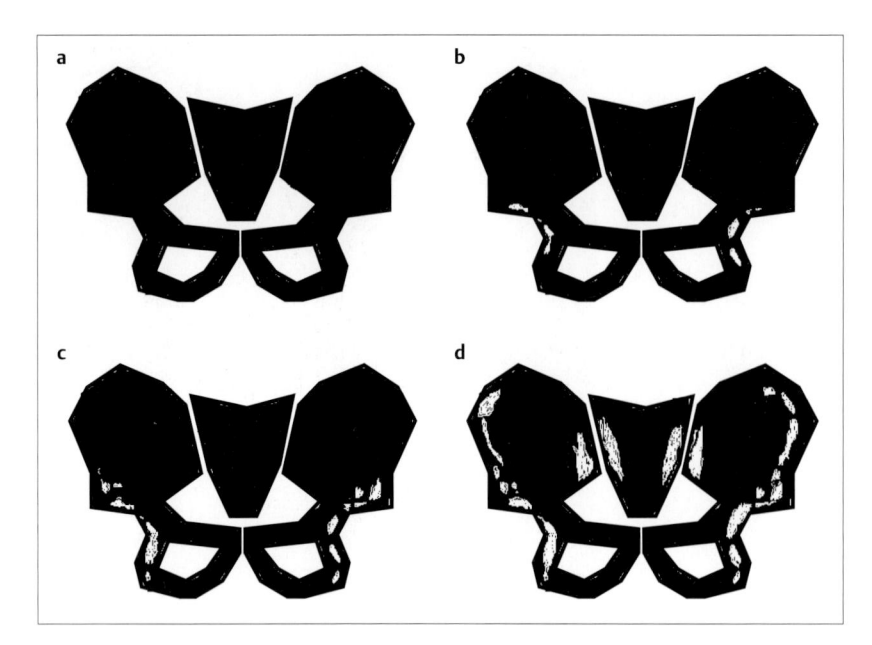

Abb. 11.4a–d Normale, altersabhängige Verteilung von aktivem und inaktivem Knochenmark im Becken. **a** Hämatopoetisches Mark im gesamten Becken beim Kind. **b** Fettmarkinseln im Bereich des Acetabulums beim Jugendlichen. **c** Fettmarkinseln im Bereich des Acetabulums und des Os ileum beim Erwachsenen. **d** Fettmarkinseln im Acetabulum, dem Os ileum sowie um die Iliosakralfugen beim älteren Menschen.

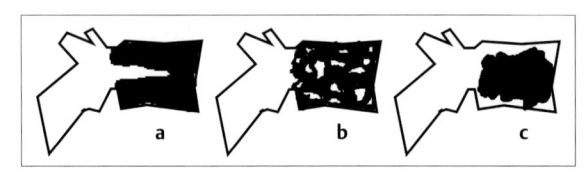

Abb. 11.5a–c Normale, altersabhängige Verteilung von aktivem und inaktivem Knochenmark im Wirbelkörper. **a** Überwiegend hämatopoetisches Mark mit Fettmark um die basisvertebralen Gefäße beim Kind. **b** Fokale Ansammlung von Fettmark im hämatopoetischen Mark beim Erwachsenen. **c** Fettmark unter den Deck- und Bodenplatten beim älteren Menschen.

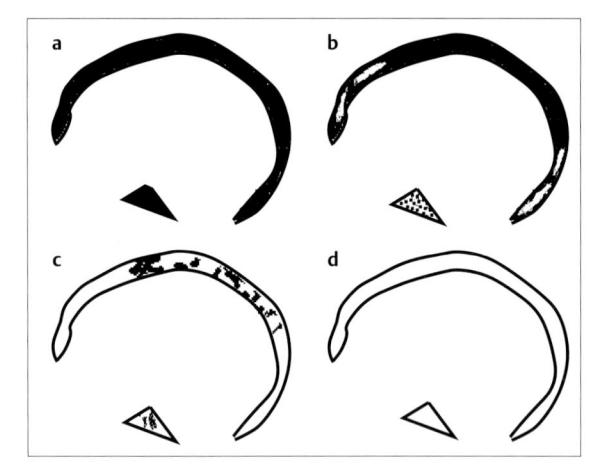

Abb. 11.6a–d Normale, altersabhängige Verteilung von aktivem und inaktivem Knochenmark in der Schädelkalotte und im Clivus. **a** Ausschließlich hämatopoetisches Mark, bei der Geburt. **b** Zunehmend Fettmarkinseln in Os frontale, occipitale et temporale und im Clivus während der Kindheit und Jugend. **c** Erwachsenentyp mit Hämatopoesemarkresten im Os parietale und im Clivus. **d** Alterstyp ohne Hämatopoesemark.

stimmte Verteilungstypen von Fett- zu Hämatopoesemark vorherrschen:

- Im *Becken*knochen zeigen das Acetabulum und das ventrale Os ischium bereits früh Anteile von inaktivem Mark (Abb. 11.4) (6). Mit zunehmendem Alter sieht man auch Fettmark auf beiden Seiten der Iliosakralgelenke.
- In den *Wirbelkörpern* beobachtet man in der Nähe der Endplatten, besonders in den unteren LWK, Inseln oder bandartige Ansammlungen von Fettmark, die im Alter zunehmen (Abb. 11.5) (15). Dieses Phänomen hängt möglicherweise mit der mechanischen Belastung der unteren LWS zusammen. Einen anderen Verteilungstyp von Fettmark in den Wirbelkörpern stellt der multifokale Verteilungstyp dar (48). Durch eine diffuse Fetteinlagerung nimmt bei älteren Menschen die Signalintensität der Wirbelkörper insgesamt kontinuierlich zu und kann deutlich über der von Muskulatur liegen. Die Zwischenwirbelscheiben erscheinen daher auf T_1-gewichteten Aufnahmen im Vergleich zu den Wirbelkörpern zunehmend hypointens.
- Die *Schädelkalotte* zeigt ebenfalls ein typisches Verteilungsmuster von Fett- zu Hämatopoesemark, wobei Os occipitale, temporale et frontale frühzeitig Fettmark aufweisen (Abb. 11.6). Das Os parietale enthält auch beim älteren Menschen noch Hämatopoesemark (48). Der *Clivus* beinhaltet bei der Geburt hämatopoetisches Knochenmark, welches bis zur Erwachsenenperiode in Fettmark umgewandelt wird (41).
- Hämatopoesemark in *Sternum und Klavikula* ist weitgehend homogen verteilt (32,69). Einlagerungen von Fettmark zeigen sich gewöhnlich nicht.
- In der proximalen *Humerusmetaphyse* findet sich im jungen Erwachsenenalter überwiegend homogen verteiltes Hämatopoesemark (Abb. 11.7a). Mit zunehmendem Alter bildet sich das rote Mark zurück, wobei an der medialen Schaftseite am längsten Hämatopoesemark sichtbar bleibt (Abb. 11.7b–d) (61). Frauen zei-

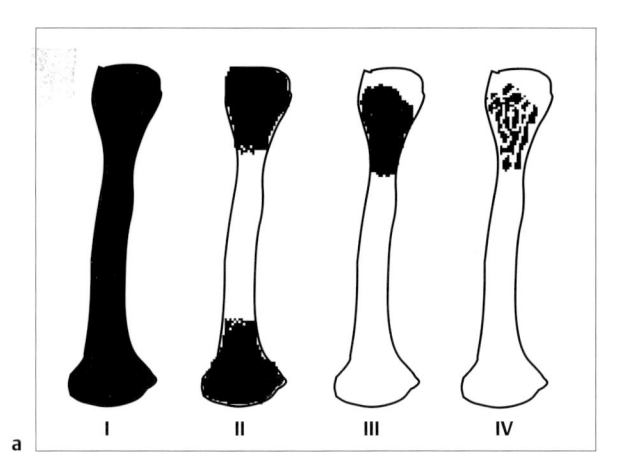

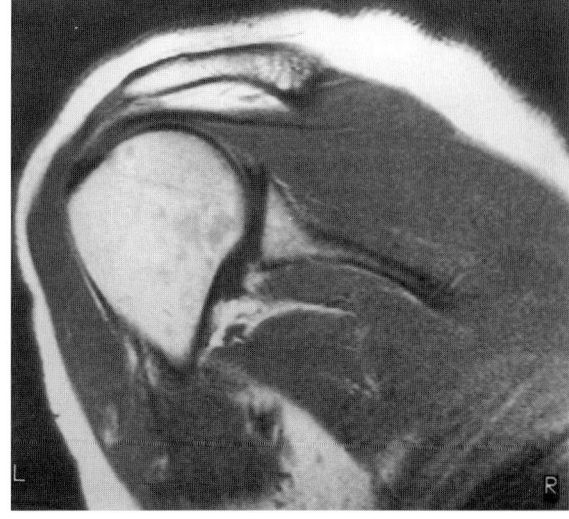

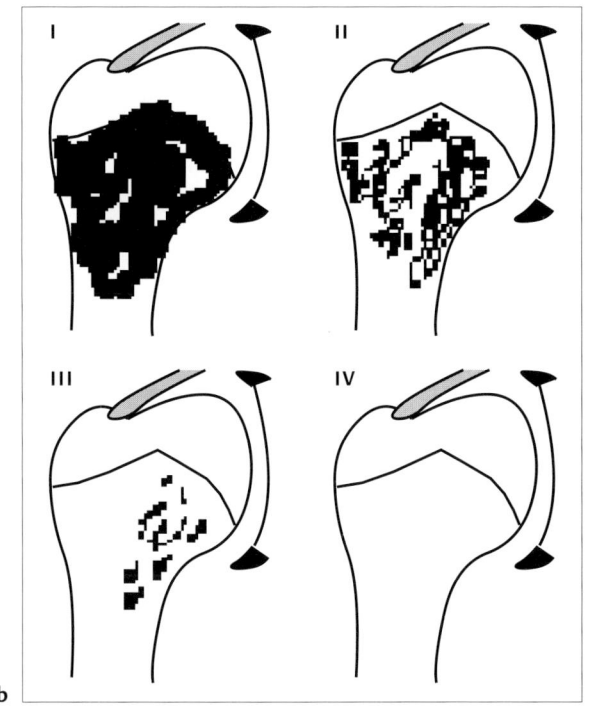

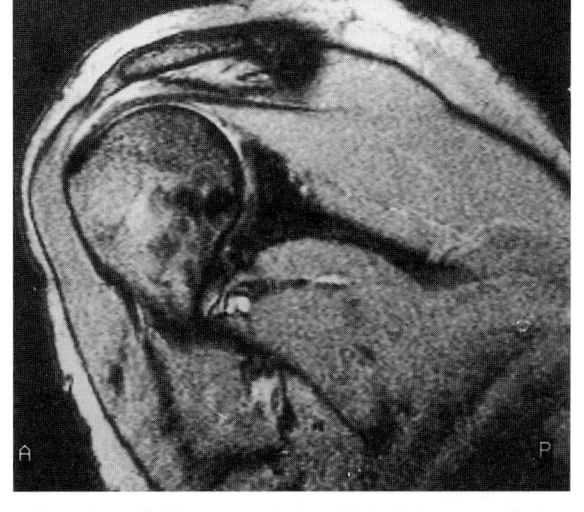

Abb. 11.7a–d a Normale, altersabhängige Verteilung von aktivem und inaktivem Knochenmark im Humerus. **I** hämatopoetisches Mark im gesamten Humerus, **II** hämatopoetisches Mark in der proximalen und distalen Humerusmeta- und Diaphyse beim Kind, **III** hämatopoetisches Mark in der proximalen Humerusmetaphyse beim Erwachsenen, **IV** Reste hämatopoetischen Marks beim älteren Menschen in der proximalen Humerusmetaphyse. **b** Normale, altersabhängige Verteilung von aktivem und inaktivem Knochenmark in der proximalen Humerusmetaphyse.

I überwiegend hämatopoetisches Mark beim Jugendlichen, **II, III** Rückbildung von Hämatopoesemark lateral betont beim Erwachsenen. **IV** kaum noch Hämatopoesemark beim alten Menschen. **c** T_1-gewichtete SE-Sequenz, medial betonte Reste von hämatopoetischem Mark als signalarme konfluierende Veränderungen. **d** Signalfreie Darstellung des hämatopoetischen Marks mit der GRE-Technik.

gen oft mehr rotes Mark im Humerus als Männer. Das scheint auch für starke Raucher zu gelten. In der *Scapula* zeigt sich fast ausschließlich rotes Mark. In über 95 % der Fälle findet sich allerdings unabhängig von Alter und Geschlecht gelbes Mark umschrieben im oberen Anteil der Cavitas glenoidalis. Dies hängt möglicherweise mit mechanischen Faktoren durch die Insertion der langen Bizepssehne zusammen (61) (Abb. 11.**8**). Mit zunehmendem Alter zeigt sich dann auch Fettmark in den gelenknahen mittleren und kaudalen Glenoidabschnitten.

- In der distalen *Femur*metaphyse zeigt sich beim Jugendlichen gelegentlich ein gestreiftes Muster durch eine lineare Verteilung beider Knochenmarktypen (Abb. 11.**9**). Im weiteren Altersverlauf kommt es zur vollständigen Rückbildung von Hämatopoesemark. In der proximalen Femurmetaphyse zeigt sich ein homogenes Muster hämatopoetischen Marks, dessen Ausdehnung mit zunehmendem Alter kleiner wird (34, 48). Fettmark dehnt sich hier ausgehend von der Apophyse des Trochanter major et minor aus (Abb. 11.**10**).

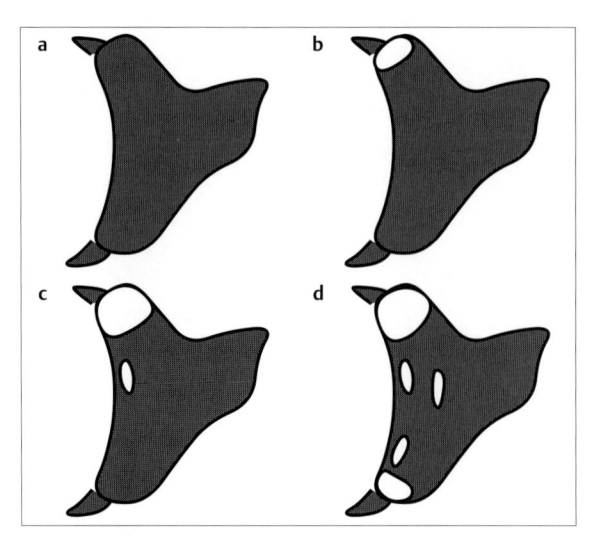

Abb. 11.**8a–d** Knochenmarkverteilung in der Scapula. **a** Nur Hämatopoesemark beim Kleinkind. **b** u. **c** Fettmarkeinlagerung im oberen Abschnitt der Cavitas glenoidalis in über 95% der Fälle, unabhängig vom Alter. **d** Fettmark auch im unteren Abschnitt der Cavitas glenoidalis beim älteren Menschen.

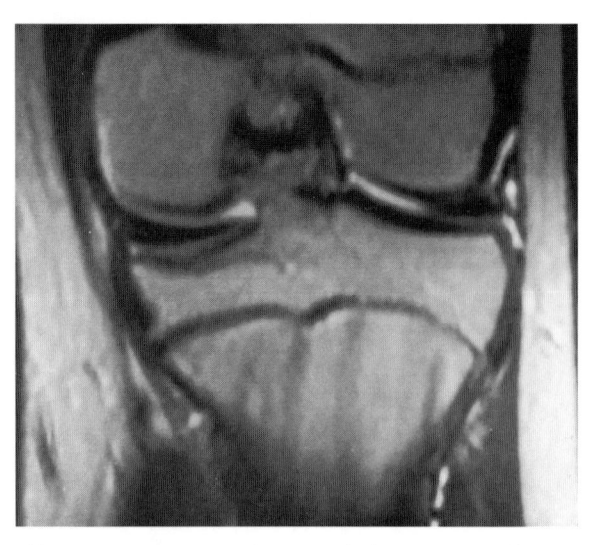

Abb. 11.**9** GRE-Sequenz des Kniegelenks eines gesunden Jungen (12 Jahre). Reste hämatopoetischen Marks in der proximalen Tibiametaphyse sind linear angeordnet.

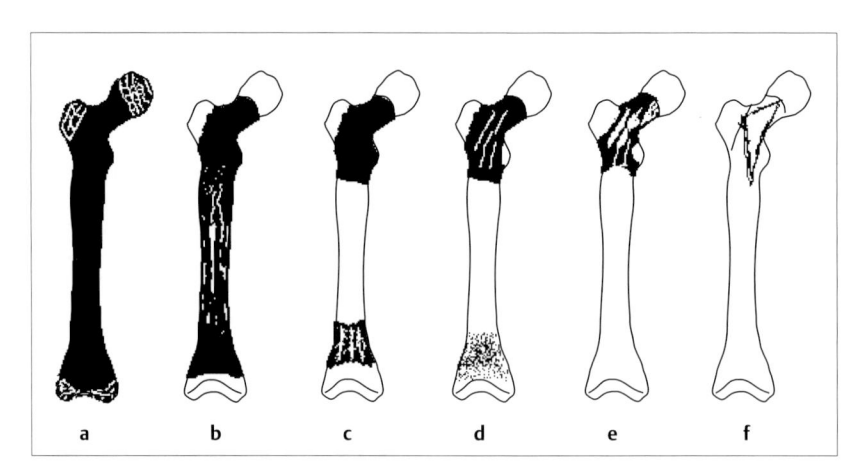

Abb. 11.**10a–f** Normale, altersabhängige Verteilung von aktivem und inaktivem Knochenmark im Femur. **a** Hämatopoesemark im gesamten Femur beim Kind. Epiphysen noch nicht verknöchert. **b** Beginnende Fettmarkeinlagerung in der Femurdiaphyse beim Kind unter 10 Jahren. **c** Reste von Hämatopoesemark in der proximalen und distalen Femurdiaphyse beim Jugendlichen bis 20 Jahre. In der distalen Metaphyse zeigt sich ein gestreiftes Muster. **d** u. **e** Weitere Rückbildung des hämatopoetischen Marks mit zunehmendem Alter beim Erwachsenen. **f** Völlige Rückbildung des hämatopoetischen Marks mit signalarmer Darstellung der Haupttrabekel der proximalen Metaphyse beim älteren Menschen.

Generalisierte Erkrankungen

Die Gliederung von Erkrankungen, die zu diffusen oder multifokalen Veränderungen des Knochenmarks führen, erfolgt hier anhand von MRT-Mustern. Man kann nämlich bestimmte Grundmuster in der MRT des Knochenmarks beobachten, denen verschiedene Erkrankungen zugeordnet werden können (63). Dazu gehören:

- die Umwandlung von Fettmark in Hämatopoesemark mit Hyperplasie des bestehenden Hämatopoesemarks (Rekonvertierung),
- die Infiltration des Markraums mit regulären oder malignen Zellen,
- die Zellverarmung hämatopoetischen Marks mit konsekutiver Verfettung,
- die Zellverarmung mit konsekutiver Fibrose,
- die Ablagerung von Stoffwechselprodukten,
- die Folge einer Knochenmarktransplantation.

■ Rekonvertierung, Hyperplasie

Wenn das vorhandene hämatopoetische Knochenmark durch bestimmte Erkrankungen den Bedarf des Körpers nicht mehr decken kann, kommt es in den inaktiven Knochenmarkregionen zu einem physiologischen Umkehrprozeß von Fettmark zu Hämatopoesemark. Dieser Vorgang wird Rekonvertierung genannt. Er ergreift die inaktiven Knochenmarkregionen in umgekehrter Reihenfolge im Vergleich zu Inaktivierung in der Kindheit. Bei schwerwiegenden oder rasch verlaufenden Formen werden auch die Epi- und Apophysen an der Blutbildung beteiligt. Auch die bestehenden aktiven Regionen beteiligen sich verstärkt an der Hämatopoese, wodurch es hier zu einer Hyperplasie des bestehenden Hämatopoesemarks kommt. Hyperplastisches Knochenmark weist eine Signalintensität wie hämatopoetisches Knochenmark von Neugeborenen auf und ist auf T_1-Bildern iso- bis hypointens im Vergleich zu normaler Muskulatur. Im Bereich des Achsenskeletts kann somit auf T_1-Bildern die Zwischenwirbelscheibe relativ zum Wirbelkörper iso- bis hyperintens erscheinen.

Ursachen für Rekonvertierung und Hyperplasie umfassen Erkrankungen, bei denen

- der Bedarf durch das bestehende rote Mark nicht gedeckt werden kann:
  - chronische Anämien,
  - chronische Infektionen,
  - chronische Herzinsuffizienz,
  - Hyperparathyreoidismus,
  - Leistungssport kann möglicherweise ebenfalls zu Rekonvertierungserscheinungen führen (53),
  - auch bei starken Rauchern wurden vermehrt Rekonvertierungserscheinungen beobachtet (43),
- weite Teile des roten Marks durch zelluläre Infiltration verdrängt sind:
  - Wirbelsäuleninfiltration durch Lymphome, Plasmozytom,
  - diffuse Wirbelsäulenmetastasierung,
  - Leukämie,
- weite Teile des roten Marks durch Fett verdrängt sind:
  - Chemotherapie,
  - ausgedehnte Wirbelsäulenbestrahlung,
- weite Teile des roten Marks durch Bindegewebe verdrängt sind:
  - Osteomyelosklerose.

Während der Therapie mit hämatopoeseaktivierenden Faktoren wird ebenfalls eine Rekonvertierung von gelbem Knochenmark beobachtet (10). Dadurch kann es gelegentlich zu einer erschwerten Abgrenzung von Knochentumoren gegenüber der Markhöhle kommen.

Die Ursache für die Rekonvertierung bleibt aber auch oft unklar. Man nimmt heute an, daß auch hämatopoetisches Mark nach Rekonvertierung an atypischer Stelle persistieren kann, obwohl der auslösende Streßfaktor nicht mehr zu eruieren ist (7, 26).

Um die *Ausprägung* einer Rekonvertierung zu quantifizieren, wurden für die distale Femurmetaphyse 4 Grade des Vorkommens von Hämatopoesemark vorgeschlagen (Abb. 11.**11**) (26):

- Grad I und II stellen ein geringes Vorkommen von Hämatopoesemark dar. Diese Ausprägungen werden häufig ohne erkennbare Ursache beobachtet. In einer Studie wurde diese Ausprägung gehäuft bei übergewichtigen jüngeren Frauen beobachtet.
- Grad III und IV lassen sich in der Regel durch eine zugrunde liegende Erkrankung erklären.

Fokale Herde von rekonvertiertem Knochenmark können besonders bei atypischer Lokalisation, beispielsweise in der Diaphyse langer Röhrenknochen, differentialdiagnostische Probleme gegenüber einer Infiltration durch eine maligne Grunderkrankung ergeben (12). Auch Metastasen innerhalb rekonvertiertem Mark können oft zu diagnostischen Problemen führen (Abb. 11.**12**).

Die *Sichelzellanämie* als mögliche Ursache für eine Knochenmarkrekonvertierung ist magnetresonanztomographisch relativ gut untersucht. Die Rekonvertierungserscheinungen sind bei dieser Erkrankung häufig sehr stark ausgeprägt. Oft findet sich bereits im gesamten Femurschaft hämatopoetisches Mark. Die Hyperplasie des bestehenden hämatopoetischen Marks, besonders des Achsenskeletts, führt zu einer deutlichen Signalreduktion auf T_1-Bildern (45). Komplikationen der Sichelzellanämie umfassen metadiaphysäre Knocheninfarkte (bis 20%) und in den späten Stadien Suszeptibilitätsartefakte verursachende Hämosiderinablagerungen im roten Mark mit signalfreien Arealen in allen Sequenzen.

■ Zellinfiltration, Verdrängung

Ein vermehrter Zellgehalt hämatopoetischen Marks führt in der Regel zu einer Signalreduktion auf T_1-Bildern und gleichbleibender oder erhöhter Signalintensität auf T_2-Bildern. Eine höhere Sensitivität im Nachweis dieser Veränderungen bei meist verlängerten T_2-Relaxationszeit weisen GRE- und STIR-Sequenzen auf.

Polyzythämie

Die Polycythaemia vera wird heute als erworbene klonale Erkrankung der pluripotenten Stammzellen aufgefaßt

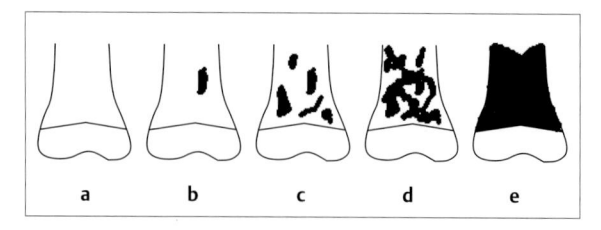

Abb. 11.11 a–e Schematische Darstellung unterschiedlicher Ausprägungen von Knochenmarkrekonvertierung am distalen Femur (nach 26). **a** Kein hämatopoetisches Mark, **b** fokal, **c** multifokal, **d** konfluierend, **e** vollständig rekonvertierte distale Femurmetaphyse.

und ist durch eine erhöhte Konzentration aller Blutzellen und einen erhöhten Umsatz charakterisiert.

In der MRT zeigt sich durch den erhöhten Zellgehalt eine homogene Signalreduktion des hämatopoetischen Marks auf T_1-Bildern sowie keine Signalveränderung oder eine leichte Signalerhöhung auf T_2-Bildern (17). Durch den erhöhten Umsatz kommt es zur Rekonvertierung im peripheren Skelett. MRT-Untersuchungen der Beckenregion sind zur Beurteilung besonders gut geeignet, da sowohl die Wirbelsäule als auch das periphere Mark im Femur beurteilt werden kann.

Unter Therapie zunächst mit Aderlässen und bei mangelndem Erfolg auch chemotherapeutisch sind die MRT-Veränderungen rückläufig. Die Signalintensität der

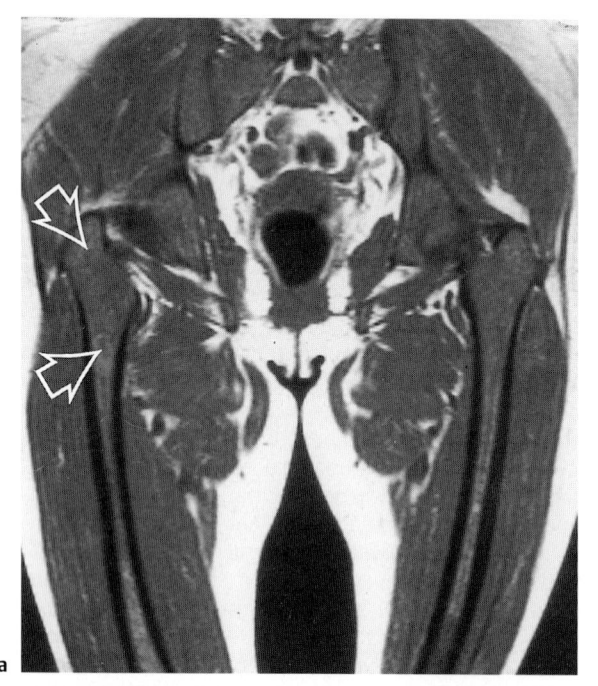

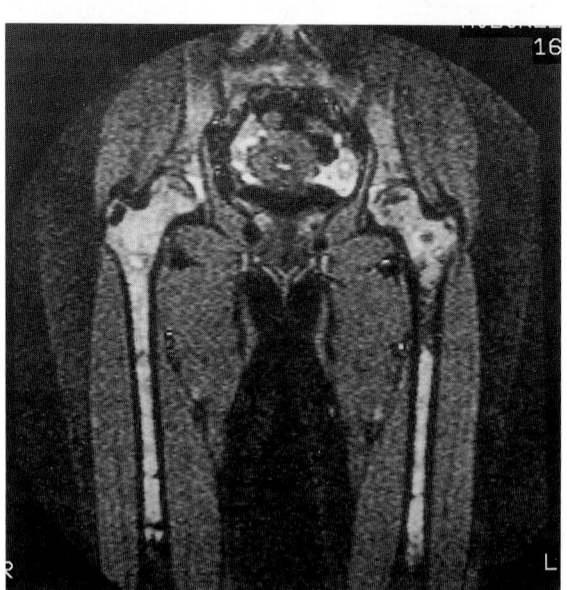

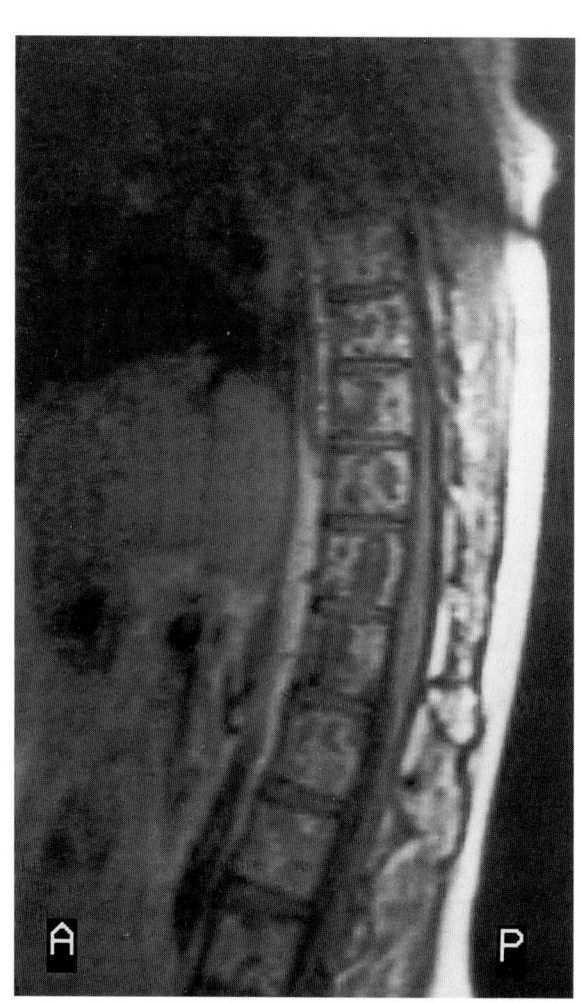

Abb. 11.12 a–c Ausgeprägte Knochenmarkrekonvertierung bei diffuser Metastasierung eines Medulloblastoms. **a** T_1-gewichtete SE-Sequenz, koronare Schnittführung durch Becken und Oberschenkel. Diffuse Signalreduktion der Femura und des Beckens durch Bildung hämatopoetischen Knochenmarks. Vereinzelt Signalinhomogenitäten, vereinbar mit Metastasen (Pfeile). **b** Fettunterdrückende STIR-Sequenz der gleichen Region. Signalreiche Darstellung des Knochenmarks mit einzelnen Signalinhomogenitäten. **c** Sagittale T_1-gewichtete SE-Sequenz der Wirbelsäule nach Kontrastmittelgabe. Diffuse Metastasierung des gesamten Achsenskeletts.

Femurepiphyse scheint mit dem Verlauf klinischer und laborchemischer Ergebnisse gut zu korrelieren (21) (Abb. 11.**13**).

Maligne diffuse Infiltrate

Leukämie. Hier nimmt durch die Infiltration des Marks (bevorzugt rotes Mark) mit Zellen der weißen Reihe der Zellgehalt zu und der Fettgehalt ab. Dadurch kommt es zu einer T_1-Zeit-Verlängerung mit resultierender Signalreduktion auf den T_1-Bildern.

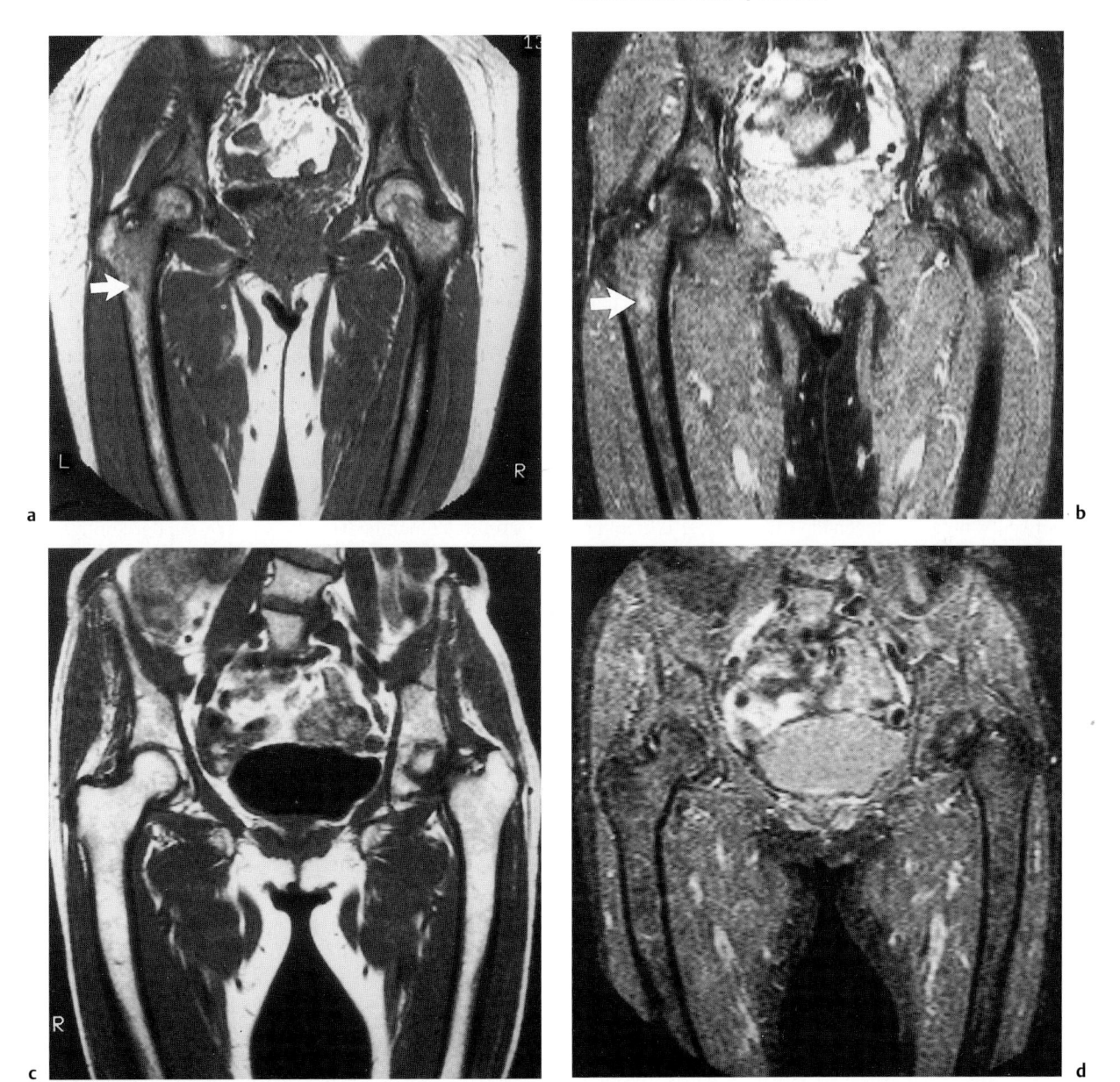

Abb. 11.**13 a–d** 2 Patienten mit Polycythaemia vera. **a** u. **b** Patientin mit unbehandelter Polycythaemia vera und ausgeprägter Polyglobulie im peripheren Blutbild. **a** T_1-gewichtete SE-Sequenz, koronare Schnittführung. Signalreduktion des Femurs, vereinbar mit Knochenmarkrekonvertierung. Relativ niedriges Signal auch in der Epiphyse. Reste normalen Fettmarks in der Trochanter-major-Apophyse und teilweise in der Diaphyse. Fokale Signalreduktion im meta-/diaphysären Übergang, vereinbar mit einem Knocheninfarkt (Pfeil). **b** Fettunterdrückende STIR-Sequenz. Im Vergleich zu subkutanem Fett relativ signalreiche Darstellung des Femurmarks. Fokale Signalerhöhung (Pfeil), vereinbar mit einem Knocheninfarkt. **c** u. **d** Patientin mit Polycythaemia vera. Unter Zytostase mit Litalir (Hydroxycarbamid) normales peripheres Blutbild. **c** T_1-gewichtete SE-Sequenz, koronare Schnittführung. Fettmarkäquivalente Signalintensitäten im gesamten Femur. Keine physiologischen Reste hämatopoetischen Marks in der Femurmetaphyse nachweisbar. Im Vergleich zum subkutanen Fett relativ hohe Signalintensität der Wirbelkörper, vereinbar mit Zellverarmung und beginnender diskreter Vakatfetteinlagerung. **d** Fettunterdrückende STIR-Sequenz. Signalarme Darstellung des Femurs. Etwas signalreichere Darstellung der Wirbelkörper, als Hinweis auf Reste hämatopoetischen Marks.

Leukämische Infiltrate innerhalb von hämatopoetischem Knochenmark können mitunter schwer abgrenzbar sein. Werden die Herde aber von fettigem Knochenmark umgeben, ergibt sich ein hoher Kontrast und eine gute Erkennbarkeit auf T_1-Bildern (2). Bei der *akuten lymphatischen Leukämie* beispielsweise korreliert die T_1-Zeit mit dem Gehalt an Lymphoblasten (18). Je nach Ausprägung des Zellgehalts bleibt die T_2-Zeit unverändert oder nimmt geringgradig zu mit einer leichten Signalerhöhung auf den T_2-Bildern. Besonders deutlich ausgeprägt sind diese Veränderungen bei der *chronisch myeloischen Leukämie* und der *akuten lymphozytären Leukämie* (63). Die Veränderungen sind in der Regel diffus, doch gelegentlich sieht man ein multifokales, inhomogenes Muster. Wenn die Verdrängung des hämatopoetischen Marks durch die malignen Zellen zu einer hämatopoetischen Insuffizienz geführt hat, kann man Rekonvertierungserscheinungen im fettigen Mark beobachten. Eine Unterscheidung zwischen Rekonvertierung und Befall durch die zugrunde liegende Erkrankung kann unmöglich sein.

Die Relaxometrie wurde von verschiedenen Autoren zur nichtinvasiven Therapiekontrolle bei Patienten mit Leukämie vorgeschlagen (18, 34). Sie ist mit den vorbeschriebenen methodischen Problemen behaftet.

Lymphome. Im Gegensatz zu den verschiedenen Formen der Leukämien, bei denen die Diagnose der Erkrankung nicht aus dem Markbefund, sondern aus dem Blutbildbefund gestellt wird, ist die Erkennung eines Knochenmarkbefalls bei Lymphomen von hoher Bedeutung für die Wahl einer risikoadaptierten Therapie und die Prognose der Erkrankung. Derzeitiges Standardverfahren in der Diagnostik ist die Knochenmarkbiopsie, die invasiv ist und aufgrund der hohen Selektivität der untersuchten Markabschnitte bei fokalem Befall häufig falsch negativ sein wird. Beim Morbus Hodgkin tritt der Knochenmarkbefall bevorzugt fokal auf und wird in bezug auf die Häufigkeit sehr kontrovers diskutiert und mit 2–34% angegeben. Die MRT weist fokale Signalabsenkungen im T_1-Bild bzw. Signalanhebungen im GRE- oder STIR-Bild sehr sensitiv nach, ist jedoch mit dem Nachteil häufiger falsch positiver Ergebnisse belastet. Grund dafür sind vor allem inflammatorische Infiltrationen und eine gestörte Erythropoese, die beide mit einer Erhöhung der Zellzahl einhergehen. Eine Verbesserung der Ergebnisse kann erzielt werden, wenn beim Morbus Hodgkin nur fokale Veränderungen als Zeichen des Befalls gewertet werden, während flächige oder diffuse Infiltrationen als unspezifische Begleitreaktionen erkannt werden. In jedem Fall kann die MRT zur Hilfe für eine gezielte Biopsie genutzt werden.

Bei *Non-Hodgkin-Lymphomen* muß davon ausgegangen werden, daß zum Teil mit fokalem Knochenmarkbefall, zum Teil mit diffuser Infiltration gerechnet werden muß. Wie oben beschrieben, ist der Einsatz der MRT in der Primärdiagnostik vorwiegend in den Fällen fokalen Befalls sinnvoll.

Plasmozytom. Die MRT weist in bis zu 70% der Fälle von Plasmozytomen einen Wirbelkörperbefall nach. Neben dem fokalen und multifokalen Befallstyp kommt in etwa 20% der Fälle ein diffuser Befallstyp vor. Dieser Typ zeigt in der MRT ein Muster mit erhöhtem Zellgehalt mit einer Signalreduktion auf T_1-Bildern, einer fehlenden oder geringen Signalerhöhung auf T_2-Bildern sowie einer vermehrten Kontrastmittelaufnahme (38) (Abb. 11.**14**). Wie bei den übrigen Erkrankungen mit erhöhtem Zellgehalt auch, ist die MRT geeignet, früh Therapieerfolge oder eine Befundverschlechterung mit Veränderungen der Zellularität nachzuweisen (39). Als Therapieerfolg wird dabei der Nachweis einer Zunahme des Fettgehalts als diffuse oder multifokale Signalerhöhung auf T_1-gewichteten Bildern sowie eine Verringerung der Kontrastmittelaufnahme angesehen (39).

Morbus Waldenström. Die diffuse Infiltration hämatopoetischen Marks durch Plasmazellen beim Morbus Waldenström verursacht eine höhere Zellularität bei vermindertem Fettgehalt. Die MRT zeigt in über 90% der Fälle der laborchemisch nachgewiesenen Fälle einen Befund der Wirbelsäule. Je nach Zellgehalt beobachtet man auf T_1-Aufnahmen zunächst eine fleckige, in späteren Stadien eine diffuse Signalreduktion.

Das hämatopoetische Mark wird dann muskeliso- oder hypointens und der Discus intervertebralis hyperintens. Die vermehrte Zellularität geht offenbar mit einer erhöhten Perfusion einher, wodurch eine deutliche Kontrastmittelaufnahme bedingt ist. Der Grad der Kontrastmittelaufnahme korreliert mit der Menge der Plasmazellen (37). Die MRT scheint daher zum Staging der Erkrankung gut geeignet. Auf T_2-gewichteten Bildern sieht man gelegentlich eine Signalerhöhung. Oft sind aber keine Veränderungen sichtbar. Nach erfolgreicher Therapie nimmt die Signalintensität des Knochenmarks wieder zu, und es kann wieder der Normalzustand erreicht werden. Die MRT kann somit nicht invasiv zur Beurteilung des Therapieverlaufs hilfreich sein (37). Ein fokaler Befall beim Morbus Waldenström kommt vermutlich nur in unter 10% der Fälle vor.

■ Hypoplasie, Verfettung

Erkrankungen, die mit einem erhöhten Fettgehalt des Knochenmarks einhergehen, müssen von den normalen Alterungsvorgängen abgegrenzt werden. Verlaufskontrollen und das Wissen der normalen Altersveränderungen sind dabei wichtig. Hingewiesen werden muß auch darauf, daß bei einer Vielzahl von Degenerationen begleitenden pathologischen Veränderungen wie Spondylosis, Kyphoskoliose oder Osteochondrosen fokale Fetteinlagerungen beobachtet werden (14, 33). Typische Veränderungen werden im Kap. „Erkrankungen der Wirbelsäule" beschrieben.

Panmyelopathie (aplastische Anämie)

Bei dieser Erkrankung kommt es zu einer Zytopenie der Erythro-, Leuko- und Thrombozyten durch eine verminderte Bildung und einen Rückgang der Stammzellen im hämatopoetischen Knochenmark. Mit der Abnahme des Zellgehalts des hämatopoetischen Marks kommt es zu einer Vermehrung des Fettgehalts. Die Ursache der Er-

Generalisierte Erkrankungen **299**

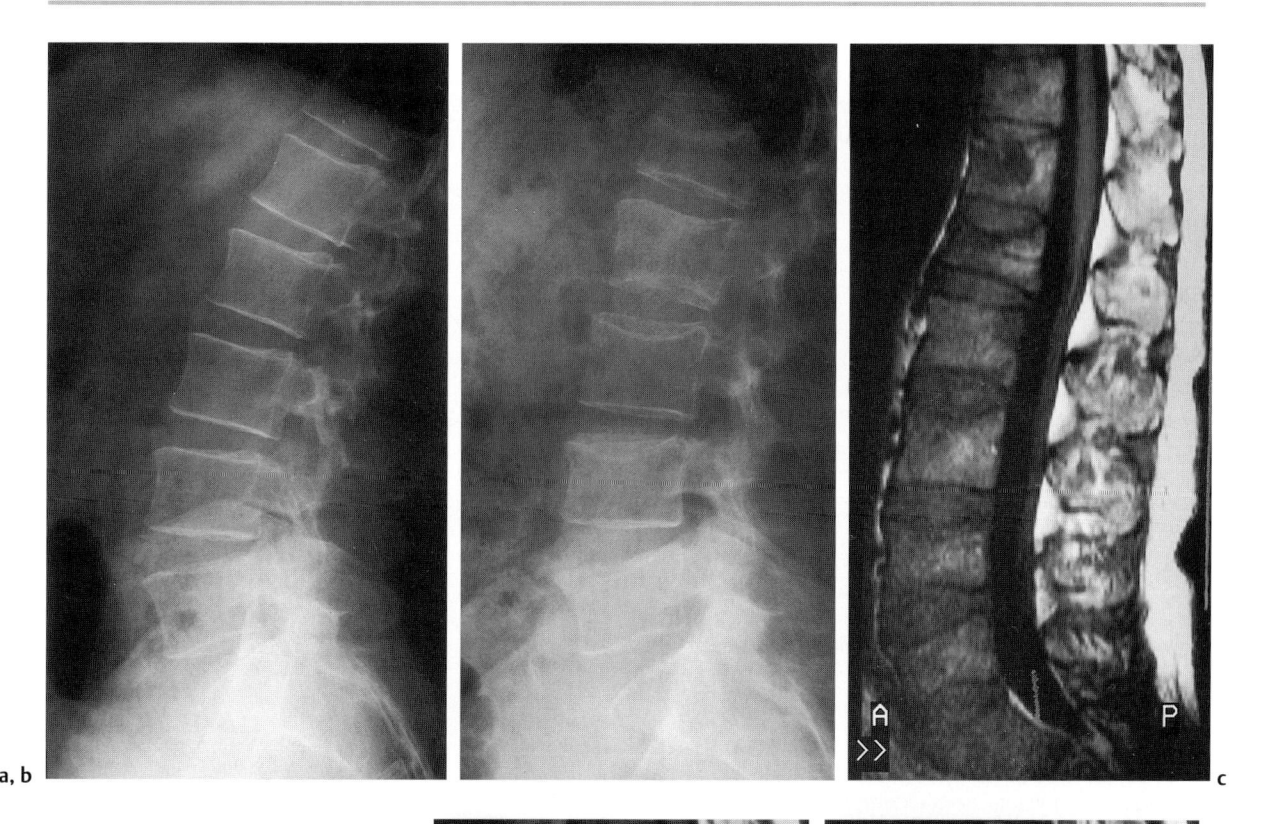

Abb. 11.**14 a–e** Diffuser Plasmozytombefall. **a** Röntgenaufnahme LWS seitlich. Mäßige Reduktion des Mineralsalzgehalts. **b** Röntgenaufnahme LWS seitlich, 4 Monate später. Deutlich progrediente Reduktion des Mineralgehalts sowie multiple pathologische Frakturen. **c** T_1-gewichtete SE-Sequenz, sagittale Schnittführung. Homogene Signalreduktion der Wirbelkörper mit weitgehendem Signalangleich an die Zwischenwirbelscheiben. Kompressionsfrakturen. **d** Kontrastverstärkte T_1-Sequenz. Diffuse Kontrastmittelanreicherung der Wirbelkörper. Ringförmige Anreicherung in BWK 12 um einen Deckplatteneinbruch (Pfeil). **e** T_2-gewichtete Sequenz.

krankung bleibt oft ungeklärt. Drogenabusus, virale Infektionen, Intoxikationen, Hepatitis sind ursächlich mit der Erkrankung in Zusammenhang gebracht worden.

Diese Veränderungen bestimmen die MRT-Darstellung: homogene Signalerhöhung des hämatopoetischen Markraumes auf T_1- und T_2-Bildern mit annähernder Signalintensität wie subkutanes Fett. Die proximalen Metaphysen von Humerus und Femur, Becken und Wirbelkörper können homogen signalreich erscheinen (20).

Unter erfolgreicher Therapie (z. B. Cyclosporin A, Steroide) kommt es zur Rückkehr von hämatopoetisch aktiven Zellnestern vornehmlich im Markraum der Wirbelkörper. In diesem Stadium zeigt sich ein inhomogenes Muster der Wirbelkörper mit multiplen signalarmen Fokussen innerhalb der signalreichen Wirbelkörper bei T_1- und T_2-Wichtung (Abb. 11.15) (20). Bei Ausheilung kommt es zur Normalisierung der MRT-Befunde mit dem regulären Erwachsenenmuster der Knochenmarkverteilung.

Chemotherapiefolgen

Durch Chemotherapie kommt es zu einem Rückgang des Zellgehalts hämatopoetischen Knochenmarks. Kompensatorisch nimmt der Fettgehalt zu. Die MRT zeigt dann eine diffuse Signalzunahme in allen Sequenzen. Nach ausgeprägter Schädigung des Markraums in Spätstadien kann es auch zu einer Fibrose mit erneuter Signalreduktion in allen Sequenzen kommen.

■ Knochenmarkfibrose

Das Knochenmark kann auf eine Reihe von Noxen mit einer Vermehrung des fibrösen Bindegewebes und ggf. dessen Verkalkung reagieren. Diese Fibrose kann verursacht werden durch:

- myeloproliferative Erkrankungen (Polycythaemia vera, Osteomyelosklerose, essentielle Thrombozythämie, chronische myeloische Leukämie) (Abb. 11.16),
- Metastasen,
- Leukämie,
- Lymphome,
- Tuberkulose,
- Toxine.

In der MRT zeigt eine Knochenmarkfibrose eine Signalreduktion in allen Sequenzen (27). Diese Signalreduktion kann diffus aber auch kleinfleckig erscheinen. Nicht fibrotisch veränderte Knochenmarkareale kommen je nach zugrunde liegender Erkrankung unterschiedlich zur Darstellung (s. dort).

■ Substanzablagerungen

Morbus Gaucher

Durch einen Stoffwechseldefekt kommt es zu einem Mangel an dem Enzym Glukozerebrosidase mit vermehrter Ablagerung von Glukozerebrosiden u.a. in Gehirn, Milz und retikuloendothelialen Zellen des Knochenmarkraums. Bevorzugt ist das hämatopoetische Mark. Durch die Verdrängung funktionellen Marks kommt es früh zu Rekonvertierungserscheinungen. Auch das periphere Knochenmark wird dann durch die Ablagerungen betroffen. In der MRT kommt es zu einer T_1-Zeit-Verlängerung sowie T_2-Zeit Verkürzung. Dadurch erscheinen die betroffenen Areale auf T_1- und T_2-Bildern signalarm. Je nach Ausprägung der Ablagerungen kann man ein inhomogenes, fleckiges oder homogenes Muster beobachten. Bei weit fortgeschrittenen Fällen erscheint der gesamte Markraum verändert. Basierend auf der Ausdehnung der Erkrankung in die Peripherie im MRT-Bild, wurde eine Einteilung der Erkrankung in 10 Stadien vorgeschlagen (50).

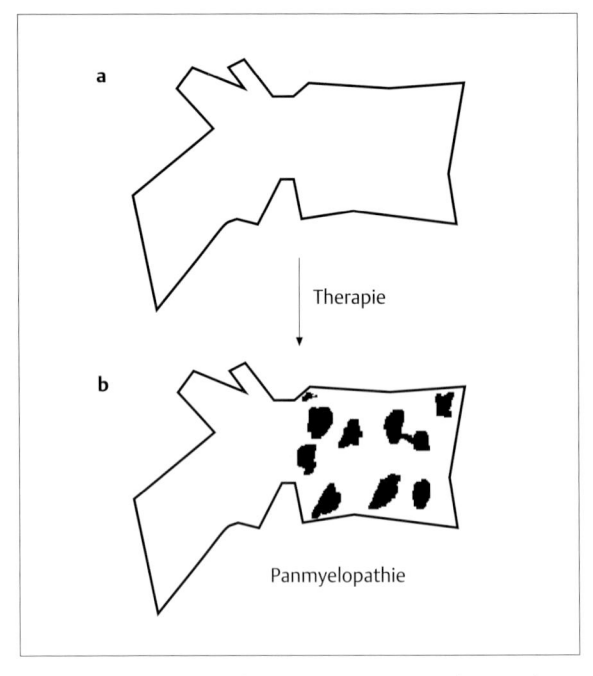

Abb. 11.15 a u. b Verteilung von hämatopoetischem und Fettmark beim Patienten mit Panmyelopathie (aplastische Anämie). **a** Vor der Therapie ausschließlich Nachweis von Fettmark. **b** Nach der Therapie multifokale Einlagerung von Hämatopoesemark.

Eine häufige Komplikation dieser Erkrankung sind Knocheninfarkte. Aufgrund der diffusen Signalreduktion im Markraum kann es mitunter schwer sein, ältere Infarkte in betroffenen Skelettabschnitten zu erkennen.

Hämosiderose

Man unterscheidet primäre und sekundäre Hämosiderosen, beispielsweise durch häufige Bluttransfusionen und hämolytische Anämien (59). Die daraus resultierenden vermehrten Eisenablagerungen im Knochenmark führen zu einer starken Signalreduktion auf T_1- und T_2-Bildern. Die Veränderungen sind meist multifokal, kleinfleckig, können jedoch auch diffus sein und in Fällen mit exzessiver Hämosiderinablagerung zum Bild des „schwarzen Marks" mit fast signalfreier Darstellung in der MRT führen.

Bei mit dem HIV-Virus erkrankten Patienten beobachtet man in fortgeschrittenen Stadien (AIDS) ebenfalls eine vermehrte Hämosiderinablagerung im extrazellulären Raum. Dies führt zu einer multifokal-fleckigen bis diffusen Signalminderung auf T_1- und T_2-gewichteten Aufnahmen. Solche Veränderungen wurden besonders für die Schädelkalotte und den Clivus beschrieben und traten in über 50% der Fälle bei Patienten mit deutlicher Reduktion der CD4-Helfer-Zellen und ausgeprägter AIDS-Symptomatik auf (9).

Amyloidose

Primäre und sekundäre Amyloidosen führen zu diffusen oder fokalen Amyloidablagerungen im Knochenmark. In

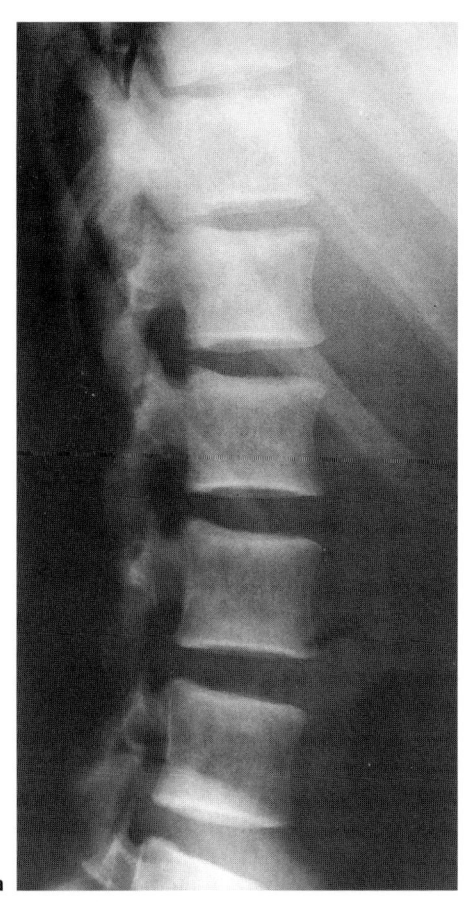

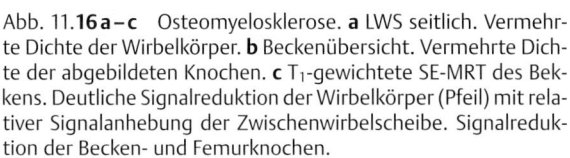

Abb. 11.**16a–c** Osteomyelosklerose. **a** LWS seitlich. Vermehrte Dichte der Wirbelkörper. **b** Beckenübersicht. Vermehrte Dichte der abgebildeten Knochen. **c** T_1-gewichtete SE-MRT des Beckens. Deutliche Signalreduktion der Wirbelkörper (Pfeil) mit relativer Signalanhebung der Zwischenwirbelscheibe. Signalreduktion der Becken- und Femurknochen.

der MRT sieht man eine diffuse oder fokale mäßige Signalreduktion auf T_1-Bildern. Auf T_2-Bildern sieht man ebenfalls eine Signalreduktion oder keine Veränderungen.

■ Transplantationsfolgen

Die Knochenmarktransplantation kommt gelegentlich zur frühen Therapie maligner hämatologischer Erkrankungen zum Einsatz. Um in der ersten Phase maligne Zellen zu zerstören und mögliche Unverträglichkeitsreaktionen zu minimieren, wird zunächst eine Immunsuppression durch eine kombinierte Chemo- und Strahlentherapie (fraktionierte Ganzkörperbestrahlung) durchgeführt. Nach Abschluß dieser Phase werden die zu transplantierenden Knochenmarkzellen infundiert und sollen sich im Markraum ansiedeln.

Die MRT zeigt charakteristische Veränderungen an Wirbelkörpern nach Knochenmarktransplantation (56). Diese beinhalten zunächst Veränderungen durch die Bestrahlung (s. dort), in deren Folge es zu einer Signalerhöhung durch Fettvermehrung kommt. 2–3 Monate nach der Transplantation zeigt sich auf T_1-Bildern eine bandartige Signalreduktion an den Deck- und Bodenplatten der Wirbelkörper mit einem signalreichen zentralen Band (Abb. 11.**17**). Dieses *Bandmuster* kann durch eine Repopulation des Markraums mit hämatopoetischen

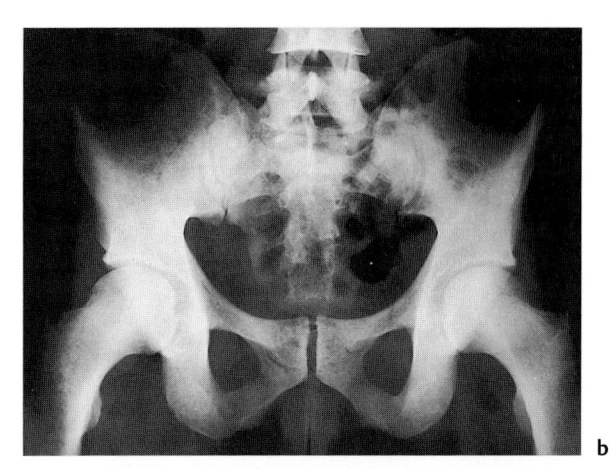

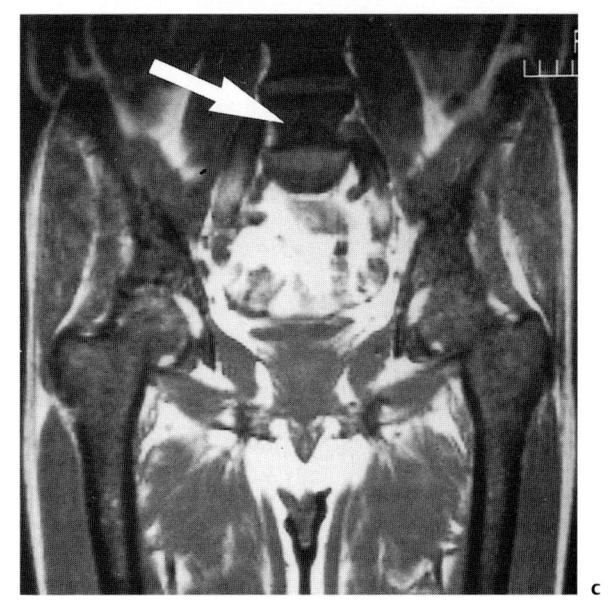

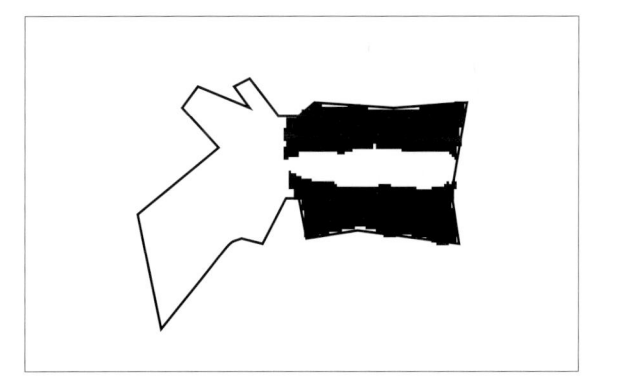

Abb. 11.**17** Bandartige Verteilung von hämatopoetischem (dunkel) und Fettmark (hell) im Wirbelkörper nach Knochenmarktransplantation.

Zellen in der Peripherie und einer zentralen Fettpersistenz erklärt werden. Die Gefäß- und Sinusverteilung in den Wirbelkörpern soll für dieses Muster verantwortlich sein. Auf fettsupprimierenden Sequenzen, besonders STIR-Aufnahmen, ergibt sich ein Bandmuster mit umgekehrten Signalintensitäten: signalarmes, zentrales Band, umgeben von 2 peripheren signalreichen Bändern. Dieses Bandmuster nach einer Transplantation bleibt wahrscheinlich mindestens 8–14 Monate bestehen, bevor sich normale Signalintensitäten einstellen.

Fokale Erkrankungen

■ Ödem

Der Knochen reagiert auf unterschiedliche Noxen mit einem Ödem als Zeichen der Gefäßpermeabilitätsstörung oder Hyperperfusion. Dem Ödem liegt eine vermehrte Flüssigkeitsansammlung im Interstitium zugrunde. Ödemverursachende Knochenerkrankungen wie Trauma, Tumor, Infektion oder Ischämie verursachen radiologisch meistens nachweisbare Veränderungen wie Mineralsalzminderung, Osteodestruktion oder Knochenneubildung. Das begleitende Knochenmarködem konnte bisher nicht sichtbar gemacht werden. Man ist durch die MRT heute in der Lage, ein Knochenmarködem als alleiniges Zeichen einer Knochenerkrankung nachzuweisen oder als Frühzeichen einer Erkrankung zu diagnostizieren, die mit anderen bildgebenden Verfahren erst später zu sichern ist (60). Diese hohe Sensitivität der MRT wird von keinem anderen diagnostischen Verfahren erreicht. Das Knochenmarködem führt durch vermehrte interstitielle Flüssigkeit zu einer Verlängerung der T_1- und T_2-Relaxationszeiten. Diese Veränderungen sind gewöhnlich ausreichend mit konventionellen SE-Sequenzen abgrenzbar. Einen ausgezeichneten Negativkontrast (Ödem dunkel, Fettmark hell) weisen die T_1-gewichteten SE-Sequenzen auf. Ein Positivkontrast (Läsion hell, umgebendes Mark dunkel) wird mit T_2-gewichteten SE-Sequenzen erreicht. Die höchste Sensitivität im Nachweis eines Knochenmarködems weist die STIR-Sequenz auf, bei der das normale Fettgewebe signalarm und das Ödem signalreich zur Darstellung kommt.

■ Ischämie

Eine Ischämie des Knochenmarks führt je nach Ausprägung, Ausdehnung und Lokalisation zu einem Knocheninfarkt oder einer Knochennekrose. Obwohl diese Knochenerkrankungen im Spätstadium typische Röntgenzeichen verursachen, können die Frühstadien radiologisch unauffällig sein. Die MRT dagegen kann bereits sehr früh ein reaktives perifokales Ödem nachweisen. Dieses Ödem wird wahrscheinlich durch eine reaktive Hyperämie verursacht. Es stellt sich auf T_1-Bildern signalarm und auf T_2-Bildern signalreich oder isointens dar.

Knochennekrose

Die Knochennekrosen treten bevorzugt in subchondralen Regionen mit gelbem Knochenmark auf. Dies hängt wahrscheinlich mit der spärlichen Vaskularisation dieser Regionen zusammen (63). Die besonderen Zeichen und Verläufe werden in den Gelenkkapiteln besprochen. Am besten erforscht ist die Hüftkopfnekrose.

Knocheninfarkt

Knocheninfarkte treten bevorzugt in den metadiaphysären Regionen der Röhrenknochen auf, unabhängig vom dort überwiegenden Knochenmarktyp. Dies hängt mit der Blutversorgung und dem Gefäßverlauf im Knochen zusammen. Es gibt zahlreiche prädisponierende Faktoren für diese Veränderung wie Polyglobulie, Sichelzellanämie, Morbus Gaucher u. a. Oft treten Infarkte multipel auf. So sind Knocheninfarkte bei der Sichelzellanämie typischerweise multifokal und werden in bis zu 20% der Fälle beobachtet (46).

Frühstadium des Infarkts. Hier sieht man eine Signalreduktion auf T_1-Bildern und eine Signalerhöhung auf T_2-Bildern vermutlich durch ein Ödem (45). Die Signalveränderungen sind meist linear oder teilweise flächig und haben einen girlandenartigen Aspekt (Abb. 11.**18**). Dieses akute Stadium ist meist schmerzhaft. Akute Knocheninfarkte in hyperplastischem oder infiltriertem Mark können auf T_1-Bildern unsichtbar bleiben, da dann Infarkt und zellreiches umgebendes Mark isointens sind.

Spätstadium des Infarkts. Hier treten Verkalkungen auf und man sieht eine Signalreduktion auf allen Sequenzen. Diese signalarme bis -freie Zone kann außerdem von einem signalfreien Saum umgeben sein, der einer Randsklerose entspricht. Aufgrund der partiellen Blutversorgung der peripheren Markhöhle durch das Periost sieht man gelegentlich bei Knocheninfarkten eine periphere, kortikalisnahe Doppelkontur, die an das Bild eines Knochens im Knochen erinnert. Knocheninfarkte können superinfizieren und zu einer Osteomyelitis führen.

Transiente Osteoporose

Die transiente Osteoporose wird gelegentlich am Hüftgelenk beobachtet. Diese vermutlich ischämische Erkrankung kann ebenfalls ein „Ödemmuster" des Knochenmarks des Femurs und ggf. Acetabulums verursachen (Abb. 11.**19**). Die Ätiologie dieser Entität ist nicht gesichert. Eine Theorie postuliert einen ähnlichen Mechanismus wie bei der Knochennekrose (42). Eine Ischämie der Hüfte führt nach dieser Theorie zur reaktiven Hyperämie mit Knochenmarködem und Osteoporose der Femurepi- und -metaphyse sowie gelegentlich des Acetabulums. Die Trochanter-major-Apophyse ist ausgespart. Das Knochenszintigramm ist positiv. Das Röntgenbild zeigt eine mäßige Osteoporose. Häufig liegt ein begleitender Gelenkerguß vor. Die Erkrankung ist schmerzhaft und bildet sich spontan innerhalb von 6–12 Monaten zurück (1,65). Das Krankheitsbild läßt sich oft nur retrospektiv durch den Verlauf und nach Ausschluß anderer Hüfterkrankungen diagnostizieren.

Abb. 11.18a u. b Ausgedehnte Knocheninfarkte des Femurs und der Tibia. **a** T_1-gewichtete SE-Sequenz. Bandartige Signalreduktionen in der Diaphyse und im dia-/metaphysären Übergang. **b** T_2-gewichtete SE-Sequenz. Teils lineare, teils flächige Signalerhöhungen. Kleiner Kniegelenkerguß.

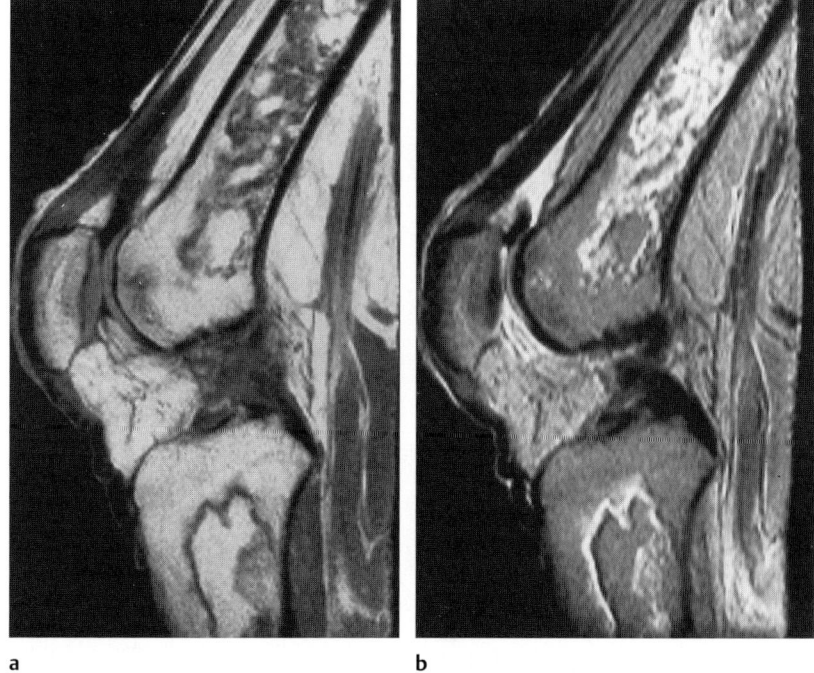

Abb. 11.19a u. b Transiente Hüftosteoporose. **a** T_1-gewichtetes SE-Bild. Diffuse Signalreduktion der Femurmeta- und -epiphyse. Die Trochanter-major-Apophyse ist nicht betroffen und zeigt ein normales fettäquivalentes Signal. **b** T_2-gewichtete SE-Sequenz. Korrespondierende Signalerhöhung. Kleiner Gelenkerguß (Pfeil) (mit freundlicher Genehmigung von Dr. P. Lang und Prof. H. K. Genant).

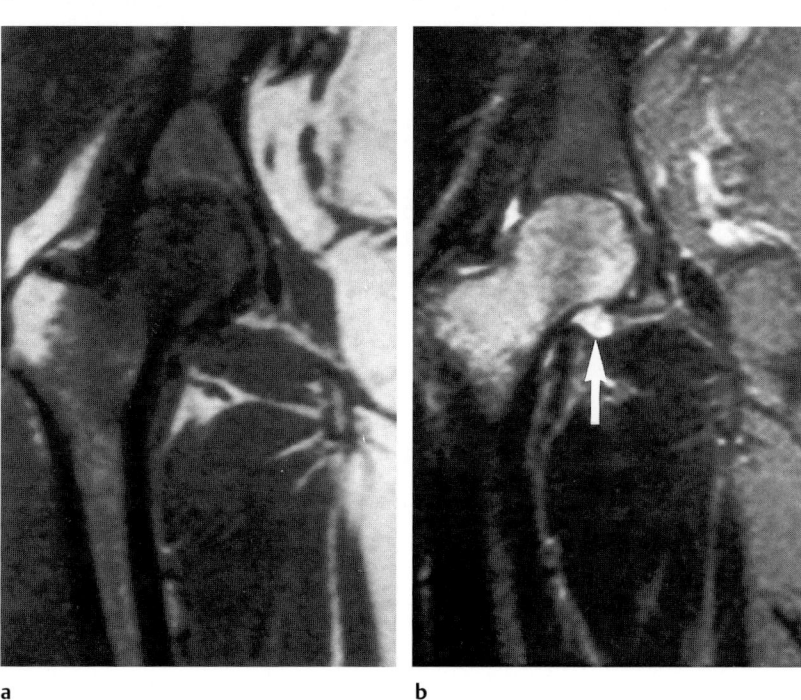

■ Bestrahlungsfolgen

Ionisierende Strahlung führt bei entsprechender Dosis zu einer Schädigung der Zellen und versorgenden Sinusoide und Gefäße besonders im hämatopoetischen Knochenmark. Es kommt initial zu Ödem und Nekrose und in späteren Stadien zu einer kompensatorischen Vermehrung und Hypertrophie der Fettzellen. Die Vakatfettbildung kann je nach Ausmaß der Schädigung der Sinusoide und des Bindegewebes (RHS) irreversibel sein. Diese Veränderungen sind komplex. Der zeitliche Verlauf und die Ausprägung hängen von der vorbestehenden Zusammensetzung des Knochenmarks aus unterschiedlich strahlensensiblen reifen und unreifen zellulären Bestandteilen, der Menge an Fett und damit vom Alter des Patienten sowie der Dauer, Dosis und Bestrahlungsform ab.

Dosen < 2 Gy scheinen keine auf T_1-Bildern sichtbaren Veränderungen zu verursachen (3). Dosen ab wahrscheinlich 8–15 Gy führen zu charakteristischen magnetresonanztomographisch sichtbaren Veränderungen an Wirbelkörpern (47, 57):

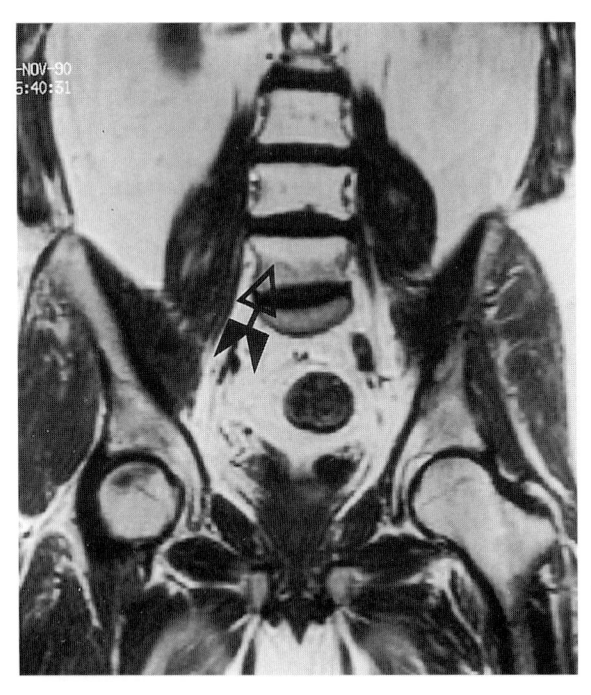

Abb. 11.**20** Bestrahlungsfolgen. T_1-gewichtete SE-Sequenzen. Koronare Schnittführung bei einer Patientin nach Bestrahlung der Paraaortalregion bei Morbus Hodgkin 26 Monate vor der MRT. Fettäquivalente Signalintensität der oberen Wirbelkörper. Normale Signalintensität der unteren Abschnitte. Die Bestrahlungsfeldgrenze läßt sich gut abgrenzen (Pfeil) (aus Kauczor, H. U., B. Dietl: Radiologe 32 [1992] 516–522).

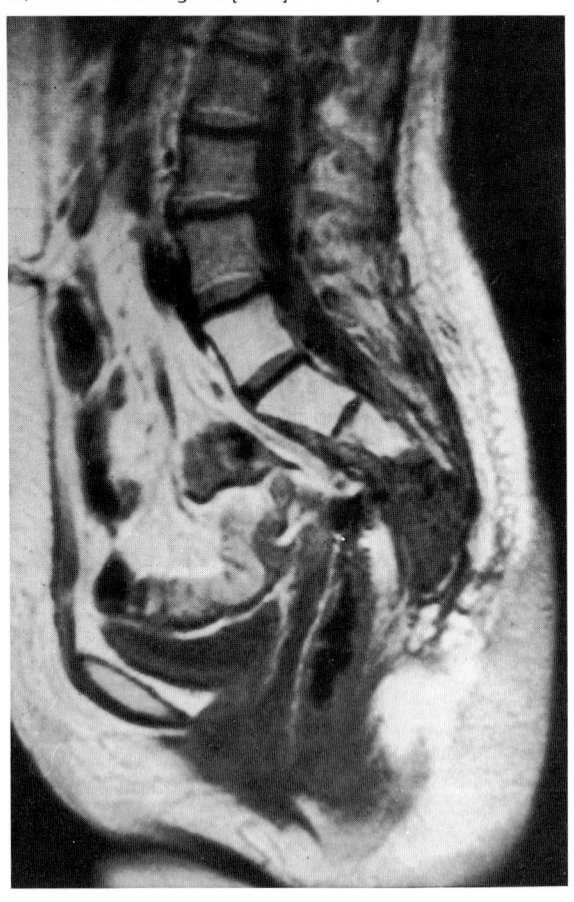

- In der 1. Woche während einer fraktionierten Bestrahlung oder nach Abschluß einer Bestrahlung Ausbildung eines Knochenödems, welches eine mäßige Signalreduktion auf T_1-Bildern, eine leichte Signalerhöhung auf T_2-Bildern und eine deutliche Signalanhebung auf STIR-Aufnahmen verursacht.
- Ab der 2.–3. Woche nach Beendigung der Bestrahlung Rückgang des Ödems und Zunahme des Fettgehalts im Wirbelkörper, insbesondere um die zentralen basivertebralen Gefäße. Dadurch kommt es zu einer zentralen, linearen Signalanhebung und/oder einer vermehrten diffusen Inhomogenität auf T_1-Bildern (67).
- Nach einigen Wochen weitgehender Fettsatz mit einer homogenen Signalanhebung auf T_1-Bildern. In diesem späten Stadium kann auch eine zentrale Signalerhöhung von einer Signalreduktion umgeben sein (57).
- Nach mehreren Jahren wieder normale Darstellung des Wirbelkörpers bei Dosen vermutlich von bis zu 30–40 Gy (3) oder
- peristierende Signalerhöhung durch Fettgewebsersatz, vermutlich ab Dosen von 30–50 Gy (22, 23).

Die sichtbaren Veränderungen beschränken sich auf die Areale, die im Bestrahlungsfeld lagen (Abb. 11.**20** u. 11.**21**). Mitunter sieht man scharfe, horizontale Begrenzungen zwischen normalem und geschädigtem Mark. Quantitative Analysen zeigten allerdings, daß auch unmittelbar benachbarte Knochenmarkanteile durch Streustrahlung eine leichte Erhöhung des Fettgehalts aufweisen können, die mit herkömmlichen T_1-Bildern allerdings nicht sichtbar sind (23). Die Zeitabfolge der Signalveränderungen auf T_1-Bildern ist auch von der verwendeten Feldstärke abhängig. Bei niedrigen Feldstärken sind Signalveränderungen früher sichtbar als bei höheren Feldstärken. Die Resultate bisheriger Untersuchungen sind nur unzureichend miteinander vergleichbar, da unterschiedliche Feldstärken zugrunde lagen und unterschiedliche Bestrahlungsprotokolle verwendet wurden. Die hier angegebenen Zahlen sind daher nur als Richtwerte aufzufassen.

■ Entzündung

Die MRT gilt im Nachweis knochenentzündlicher Veränderungen als ähnlich sensitiv wie die Szintigraphie (bis 100%). Durch die bessere räumliche Auflösung und den hohen Weichteilkontrast ist die MRT jedoch die spezifischere Methode mit einer *Spezifität* von über 90% gegenüber 65% der Szintigraphie (58, 70). Durch fettunterdrückte Kontrastmitteluntersuchungen kann die Nachweisbarkeit der Osteomyelitis mittels MRT noch weiter verbessert werden (36).

◀ Abb. 11.**21** Bestrahlungsfolgen. T_1-gewichtete SE-Sequenzen. Sagittale Schnittführung bei einer Patientin nach Bestrahlung der Beckenregion 12 Monate vor der MRT. Fettäquivalente Signalintensität von LWK 5 und des abgebildeten Os sacrum. Normale Signalintensitäten der weiter kranial gelegenen Wirbelkörper.

Akute Osteomyelitis

Die akute Osteomyelitis weist eine Signalreduktion auf T_1-Bildern und eine Signalerhöhung auf T_2-Bildern auf (Abb. 11.**22**). Außerdem zeigt sich ein deutliches *Kontrastenhancement*, welches oft am Rand des Entzündungsprozesses betont ist (36). Die Begrenzung des Entzündungsherds gegenüber normalem Knochenmark ist unscharf (4,5). *Komplikationen* wie Weichteilabszesse, -entzündungen, Nekrosen und Fisteln sind magnetresonanztomographisch hochsensitiv nachweisbar (Abb. 11.**23**):

- *Hautfisteln* zeigen auf T_2-Bildern eine hohe Signalintensität, nehmen Kontrastmittel auf und verlaufen vom Knochen in Richtung Hautoberfläche,
- *Nekrosen* kommen als homogene, auf T_2 Bildern sehr signalreiche Areale zur Darstellung,
- begleitende *Weichteilentzündungen* zeigen besonders auf T_2-Aufnahmen eine hohe Signalintensität.

Die Veränderungen des Knochenmarks bei der akuten Osteomyelitis können in der nativen MRT hinsichtlich Morphologie und Signalverhalten den Befunden bei Knochenkontusionen und okkulten Frakturen gleichen. Wenn keine eindeutigen klinischen Befunde vorliegen, kann unter Umständen erst durch den Verlauf eine *Differenzierung* erreicht werden. Die zugrunde liegenden pathologisch-anatomischen Veränderungen sind vermutlich ähnlich und bestehen in einem vermehrten Flüssigkeitsgehalt des Knochenmarks.

Abgelaufene Osteomyelitiden im Bereich von hämatopoetischem Mark führen zu einer Verdrängung des Hämatopoesemarks und zu einer Persistenz von Fettmark.

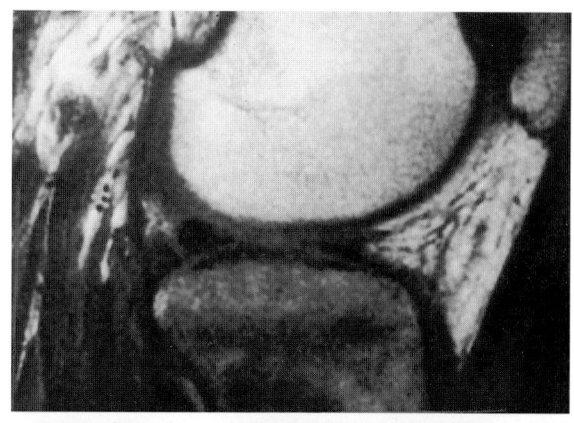

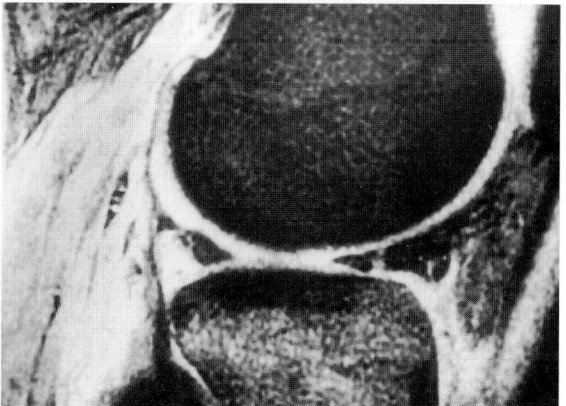

Abb. 11.**22 a** u. **b** Knochenmarködem bei Osteomyelitis. **a** T_1-gewichtete SE-Sequenz, sagittale Schnittführung. Homogene Signalreduktion der Tibia. **b** T_2-gewichtete GRE-Sequenz. Homogene Signalerhöhung der Tibia.

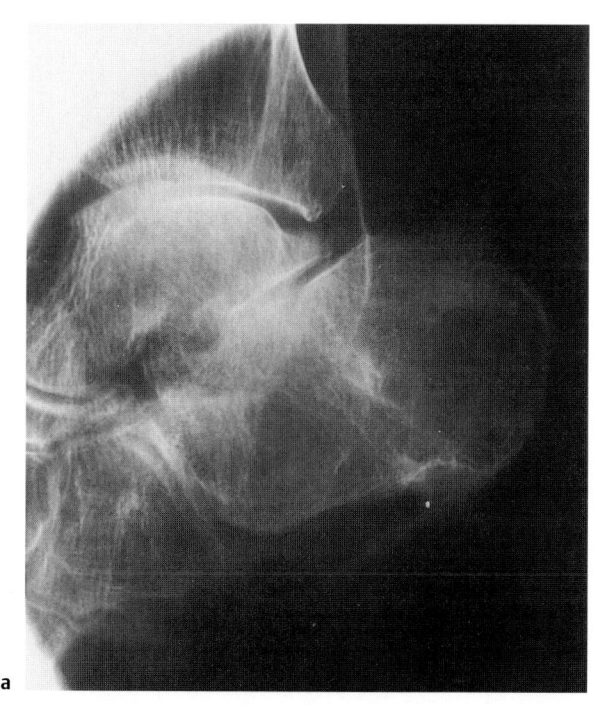

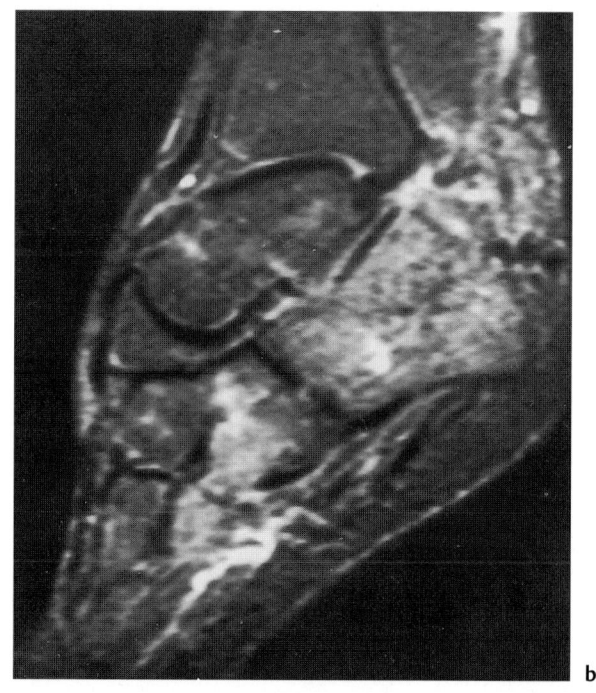

Abb. 11.**23 a** u. **b** Chronische Mittel- und Rückfußosteomyelitis. **a** Tomographie seitlich. Diffuse Osteopenie, teils osteosklerotische, teils osteolytische Veränderungen überwiegend im Kalkaneus. **b** Fettunterdrückende STIR-Sequenz. Signalanhebung infizierter Knochenareale. Begleitende Infektion der umgebenden Weichteile mit deutlicher Signalanhebung.

Chronische Osteomyelitis

Die entzündlichen Herde bei der chronischen Osteomyelitis zeigen das gleiche Signalverhalten wie bei der akuten Osteomyelitis. Die Herde sind in der Regel jedoch durch einen Sklerosesaum, der signalfrei zur Darstellung kommt, schärfer gegenüber normalem Knochenmark abgrenzbar. Das Verteilungsmuster der Entzündungsherde ist variabel, und man sieht multifokale und konfluierende Muster. *Sequester* zeigen unabhängig von der gewählten Sequenz kein Signal. Fisteln und Weichteilreaktionen weisen die gleichen Signalvariationen wie bei der akuten Osteomyelitis auf (30, 44). Für die besonderen Verlaufsformen der chronischen Osteomyelitis, wie den *Brodie-Abszeß* (Abb. 11.**24**) und die *Plasmazellosteomyelitis* (Abb. 11.**25**), sind bisher keine spezifischen MRT-Veränderungen mitgeteilt. Die chronische sklerosierende *Osteomyelitis Garré* führt zu einer diffusen Signalreduktion auf allen Sequenzen.

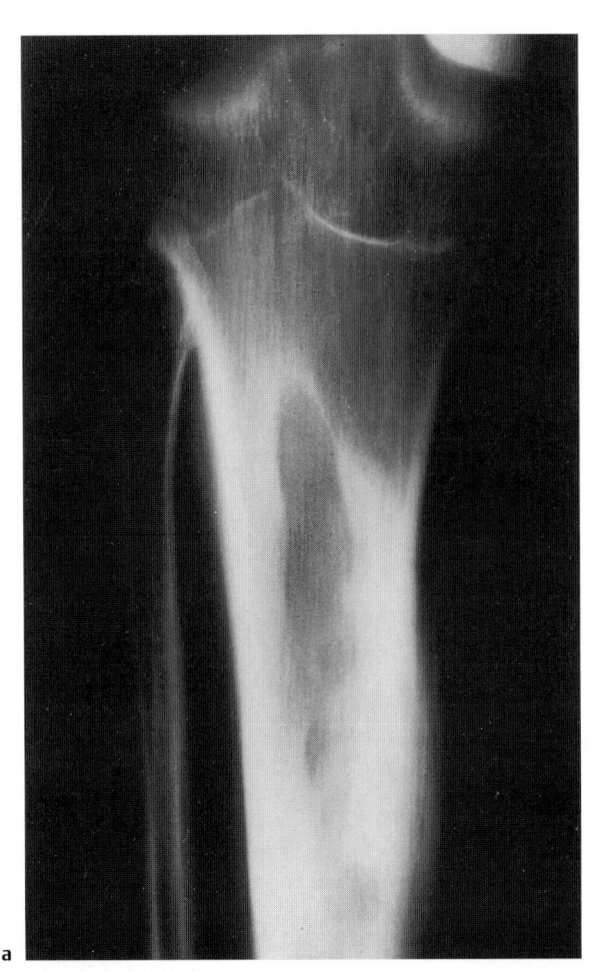

Diese Veränderungen sind besonders an der Wirbelsäule sichtbar.

Abb. 11.**24 a–c** Abszedierende chronische Osteomyelitis.
a Tomographie. Zentrale Aufhellung umgeben von einem breiten Osteosklerosesaum. **b** T$_1$-gewichtete SE-Sequenz. Die zentrale Höhlenbildung kommt signalarm zur Darstellung (Pfeil), umgeben von signalfreier Sklerose. **c** Fettunterdrückende STIR-Sequenz. Die zentrale Höhle weist hohe Signalintensitäten auf (Pfeil).

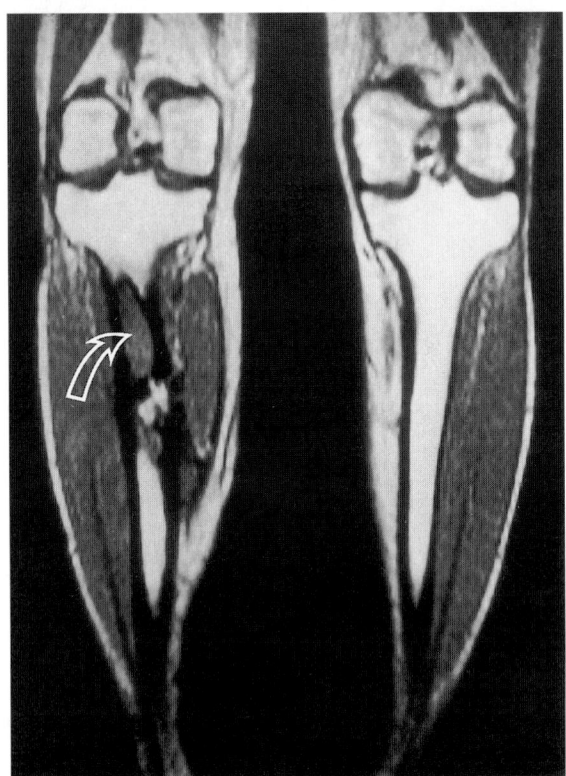

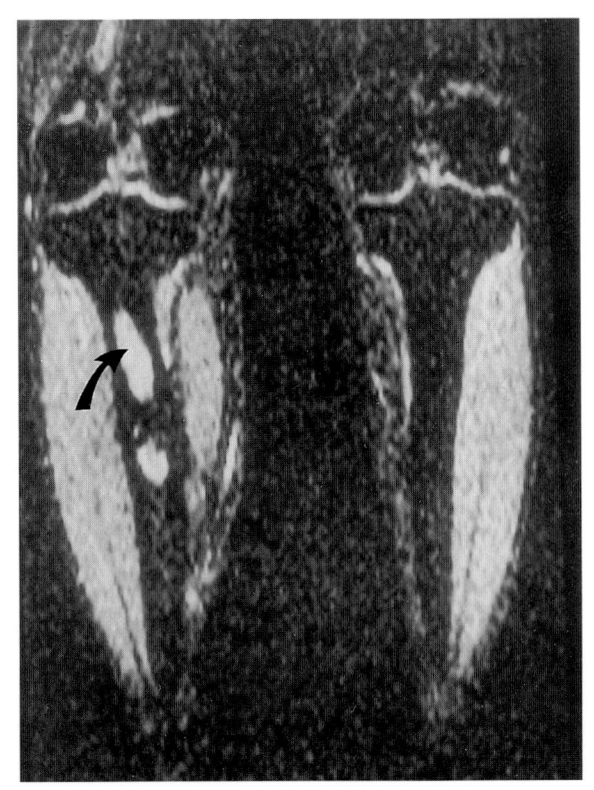

Abb. 11.**25 a** u. **b** Plasmazellosteomyelitis der distalen Tibia. **a** Axiale Schnittführung. T_1-gewichtete SE-Sequenz nach Kontrastmittelgabe. Signalreicher von einem signalfreien Saum (Randsklerose) umgebender Defekt in der Tibia. Diskrete Signalinhomogenitäten der umgebenden Weichteile. **b** Koronare T_2-gewichtete TSE-Sequenz. Signalreicher, von einem dünnen signalfreien Saum umgebender Defekt der distalen Tibiametaphyse, auf die Epiphyse übergreifend.

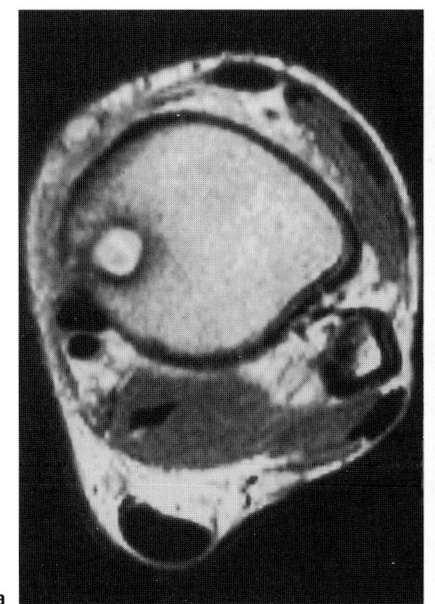

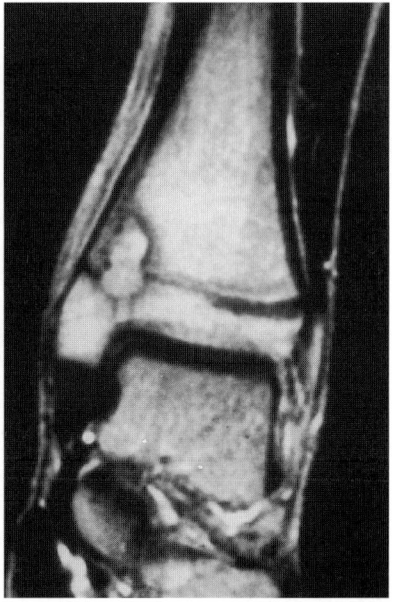

Nichtinfektiöse Entzündungen

Nichtinfektiöse entzündliche Knochenmarködeme können beispielsweise postoperativ nach Arthroskopie und besonders nach Knorpelglättung in den angrenzenden Knochen auftreten (Abb. 11.**26**). In diesem Zusammenhang wurde sogar eine Progredienz zu Knochennekrosen beobachtet (25). Das Signalverhalten entspricht dem des Knochenmarködems mit Signalreduktion auf T_1-Aufnahmen und Signalerhöhung auf T_2-Bildern.

Der *Morbus Sudeck* entsteht vermutlich durch Störungen des autonomen Nervensystems mit Veränderungen der Durchblutung im Gefolge von Frakturen, stumpfen Traumen oder Entzündungen (51). Klinisch-radiologisch werden 4 Stadien unterschieden. Das wichtigste radiologische Zeichen stellt die Osteoporose dar, die definitionsgemäß ab dem Stadium II radiologisch sichtbar wird und in den Stadien III und IV an Ausprägung abnimmt. Die MRT zeigt im Stadium I keine Veränderungen. Im Stadium II findet sich eine überwiegend kleinfleckige, teils konfluierende Signalreduktion des Knochenmarks auf den T_1-gewichteten Aufnahmen sowie eine Signalerhöhung auf T_2-gewichteten Bildern, die einer Hyperperfusion und einem Ödem des Knochenmarks entsprechen (51). Diese Veränderungen der Signalintensität nehmen in Stadium III an Intensität und Ausdehnung ab und sind im Stadium IV nur noch ausnahmsweise nachweisbar. Das Stadium IV der hypertrophen Atrophie weist keine MRT-Veränderungen auf. Im Stadium II und weniger deutlich ausgeprägt auch im Stadium III läßt sich mit paramagnetischen Kontrastmitteln ein Enhancement des Knochenmarks nachweisen.

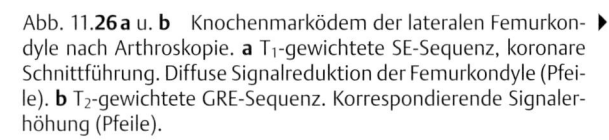

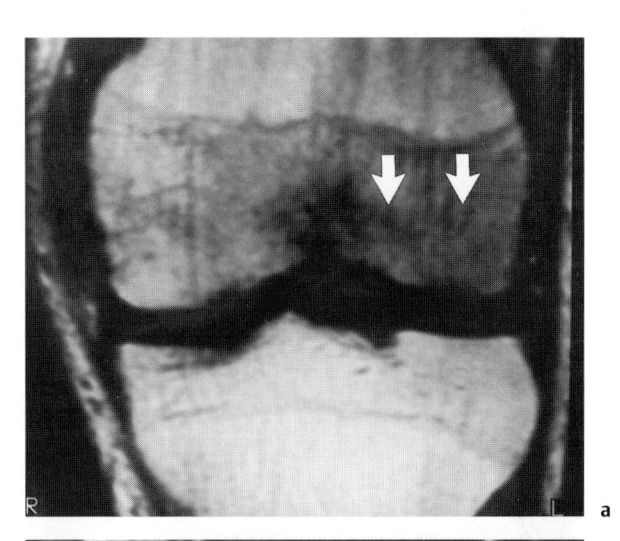

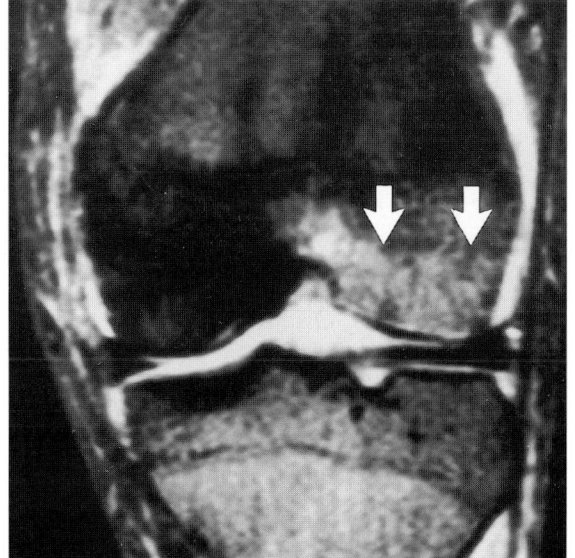

Abb. 11.**26 a** u. **b** Knochenmarködem der lateralen Femurkondyle nach Arthroskopie. **a** T_1-gewichtete SE-Sequenz, koronare Schnittführung. Diffuse Signalreduktion der Femurkondyle (Pfeile). **b** T_2-gewichtete GRE-Sequenz. Korrespondierende Signalerhöhung (Pfeile).

Trauma

Knochenkontusion

Je nach dem Schweregrad einer direkten oder indirekten traumatischen Einwirkung auf den Knochen kommt es zu einer graduell unterschiedlichen Beteiligung des Knochenmarks. In Analogie zu den parenchymatösen Organen werden die Folgen leichterer Traumen als Knochenkontusion bezeichnet. Sie sind durch ein Ödem des Knochenmarks mit Einblutungen, aber ohne Trabekelfrakturen gekennzeichnet. Diese Kontusionsherde stellen sich in der MRT als signalarme (T_1-gewichtetes Bild) oder signalreiche (T_2-gewichtetes Bild) geographische (nichtlineare) Zonen dar (Abb. 11.**27**). Während das Röntgenbild unauffällig ist, kann im Skelettszintigramm eine vermehrte Tracerakkumulation beobachtet werden. Innerhalb von 6–9 Wochen bilden sich die Knochenmarkkontusionen zurück und sind dann auch in der MRT nicht mehr nachweisbar (31).

Knochenkontusionen werden gehäuft in den kniegelenknahen Abschnitten der Femur- und Tibiameta- und -epiphyse sowie subchondral beobachtet. Sie sind gehäuft mit Band- und Meniskusverletzungen assoziiert. Bei Rupturen der Kollateralbänder ist meist ein Kontusionsherd im kontralateralen Femurkondylus nachweisbar (31). Bei einer Innenbandruptur ist häufig ein subchondraler Kontusionsherd im lateralen Femurkondylus festzustellen. Ein zu einer Ruptur des vorderen Kreuzbands führendes Außenrotationstrauma geht typischerweise mit Kontusionsherden des posterolateralen Tibiaplateaus sowie des lateralen Femurkondylus einher (40).

Da Knochenmarkkontusionen bei entsprechender Entlastung spontan ausheilen, ist eine operative Behandlung nicht indiziert.

Okkulte Fraktur

Mit zunehmender Schwere des Traumas können auch die Trabekel brechen bzw. gestaucht werden. Wenn es sich um Mikrofrakturen handelt, die sich in mikroskopischen Dimensionen bewegen, sind sie durch die konventionelle Röntgendiagnostik nicht nachweisbar. Gebräuchlich ist daher auch der Terminus okkulte Fraktur. Die Skelettszintigraphie ist in diesen Fällen gewöhnlich positiv. Die MRT zeigt in allen Sequenzen ein zentrales signalfreies Band, das von einer unregelmäßig begrenzten Zone umgeben ist, die im T_1-gewichteten Bild eine niedrige, im T_2-gewichteten Bild eine hohe Signalintensität aufweist (Abb. 11.**27** u. 11.**28**). Okkulte Frakturen werden gehäuft in der Nähe von Gelenken beobachtet. Sie können bis zum Gelenkspalt verlaufen und mit Knorpelläsionen („Knorpelfraktur") assoziiert sein, die in der MRT ebenfalls sichtbar sind (osteochondrale oder subchondrale okkulte Fraktur) (31, 62, 68).

Das zentrale signalfreie Band könnte durch Dephasierungsartefakte an den irregulären, neu entstandenen Grenzflächen zwischen Trabakel und Knochenmark mit unterschiedlicher Suszeptibilität erklärt werden. Eine andere Theorie postuliert eine trabekuläre Kompression als Ursache (68). Die auf den T_1-gewichteten Sequenzen signalarmen und auf den T_2-gewichteten Sequenzen si-

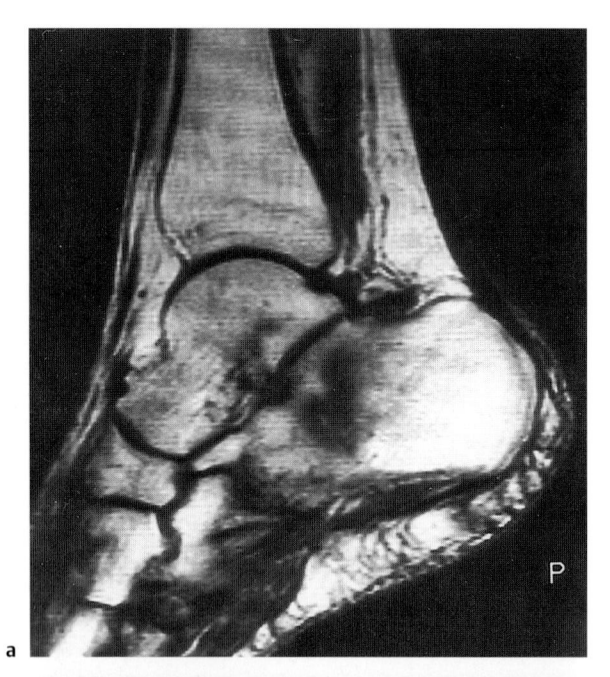

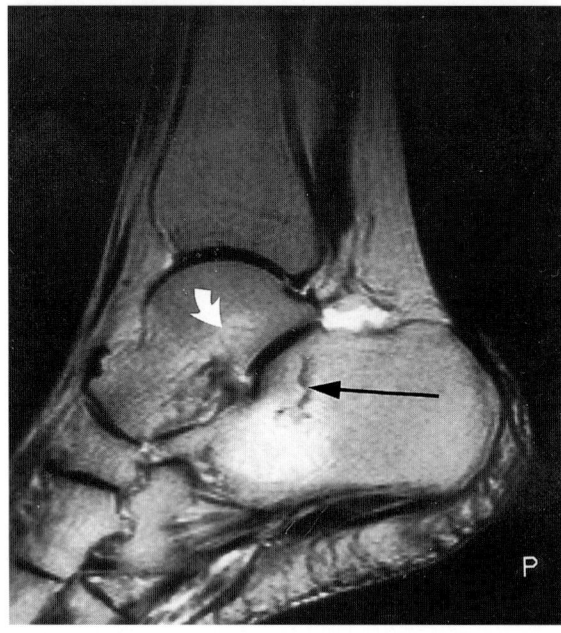

Abb. 11.**27 a** u. **b** Zustand nach Sprunggelenktrauma. Röntgenbild unauffällig. **a** T_1-gewichtete SE-Sequenz. Fokale Signalreduktion im Talus. Lineare Signalreduktion im Kalkaneus. **b** T_2-gewichtete TSE-Sequenz. Fokale Signalerhöhung im Talus, vereinbar mit Knochenprellung (gebogener Pfeil). Signalerhöhung in der Umgebung einer linearen signalfreien Zone, vereinbar mit okkulter Fraktur (Pfeil).

Abb. 11.**28a–c** Fraktur des Femurs. **a** Die Röntgenaufnahme zeigt eine Konturunterbrechung des Trochanter major (Pfeil) sowie eine kurze Aufhellungslinie. Eine konventionelle Tomographie zeigte keine wesentliche Mehrinformation. **b** T$_1$-gewichtete SE-Sequenz. Signalreduktion des rechten Trochanter major sowie lineare Signalreduktion des rechten Femurs bis weit in den meta-/diaphysären Übergang reichend (Pfeil). Normale lineare Signalreduktionen im linken Femur durch Druck und Zugtrajektorien sowie Reste hämatopoetischen Knochenmarks (offener Pfeil). **c** T$_2$-gewichtete GRE-Sequenz. Konturunterbrechung des Trochanter major (gebogener Pfeil) und lineare Signalerhöhung im rechten Femur (Pfeil). Das Ausmaß der Fraktur war MR-tomographisch besser beurteilbar.

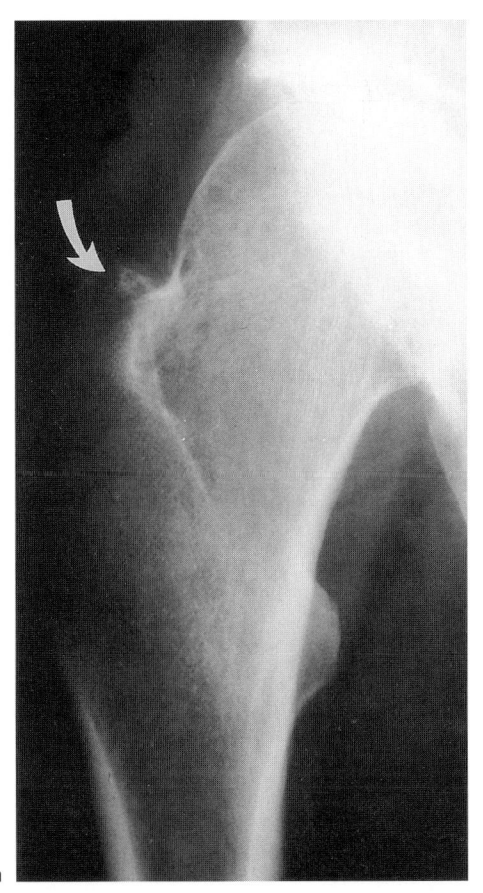

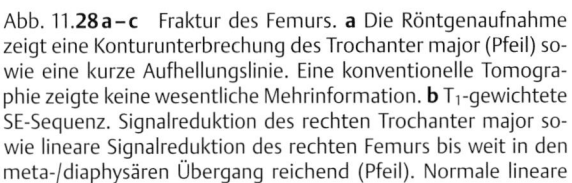

gnalreichen Areale entsprechen einem Knochenmarködem bzw. Einblutungen in der Umgebung der Trabekelfrakturen.

Bei okkulten Frakturen ist eine günstige Prognose gegeben, wenngleich bei osteochondralen Läsionen progrediente Knorpelschäden beobachtet wurden. Eine operative Intervention wird auch in diesen Fällen nicht empfohlen. Dementsprechend fehlt auch eine pathologisch-histologische Verifikation der MRT-Befunde. Ihre Interpretation muß sich auf die Analogie zu eindeutigen Knochenfrakturen und auf Verlaufsbeobachtungen stützen.

Abrißfrakturen. Eine Sonderform der okkulten Frakturen stellen die Abrißfrakturen in Gelenknähe dar. Bei fehlender oder minimaler Dislokation des abgerissenen kortikalen Fragments können Röntgenuntersuchungen negativ sein. Die MRT zeigt dagegen ein subkortikales Ödem mit niedriger Signalintensität auf T$_1$- und hoher Signalintensität auf T$_2$-gewichteten Bildern. Die Frakturlinie bzw. das abgerissene kortikale Fragment ist signalfrei und daher meist nur indirekt abgrenzbar. Ein typisches Beispiel stellt die Abrißfraktur der lateralen proximalen Tibiaepiphyse bei Innenrotations- und Varisierungstrauma („Segondfraktur") dar (64).

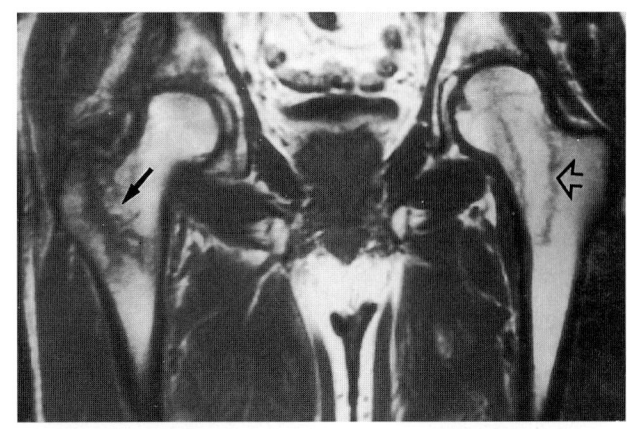

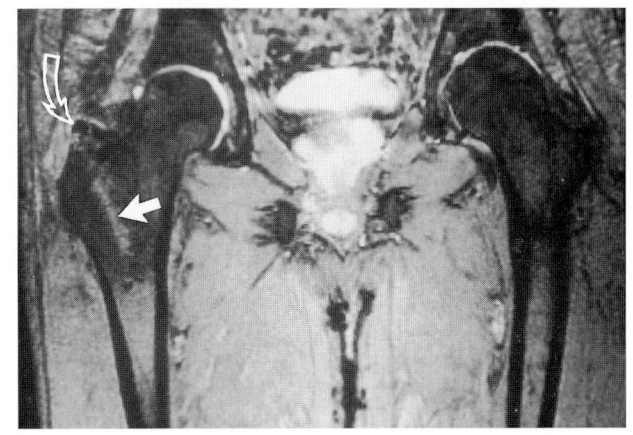

Fraktur

Bei Frakturen mit Unterbrechung der Kortikalis werden durch die MRT die begleitenden Veränderungen in den umgebenden Weichteilen (Frakturhämatom) ebenso dargestellt, wie die Beteiligung des Knochenmarks, die ebenfalls dem „Ödemmuster" entsprechen (Abb. 11.**29**). Frakturen, die radiologisch nicht oder nur indirekt nachzuweisen sind, wie z. B. im Schenkelhals, wurden in der MRT eindeutig diagnostiziert.

Überlastung

Ermüdungsbrüche entstehen bei einem Mißverhältnis von Belastbarkeit des Knochens und mechanischer Belastung. Sie können bei vorbestehenden Knochenerkrankungen (Osteomalazie, Osteoporose, Morbus Paget) durch die normale Alltagsbelastung oder durch chronische Mikrotraumen („Marschfrakturen", Jogging, chronischer Husten) bei normaler Knochenstruktur verursacht werden. Das typische Röntgenzeichen der Ermüdungsfraktur ist die bandförmige, horizontal oder schräg verlaufende Sklerosezone, die mit der Kortikalis in Verbin-

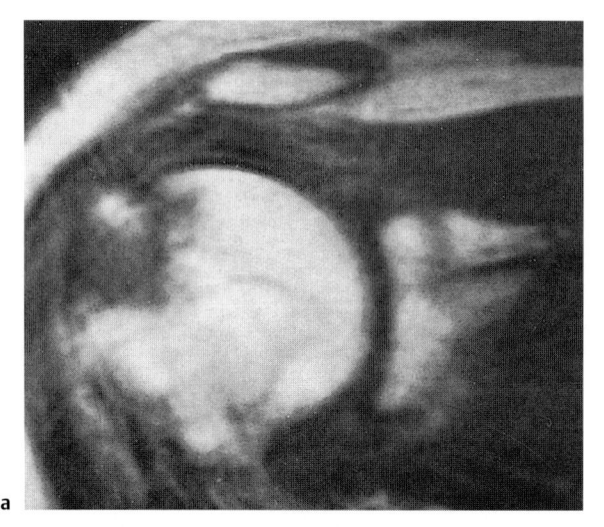

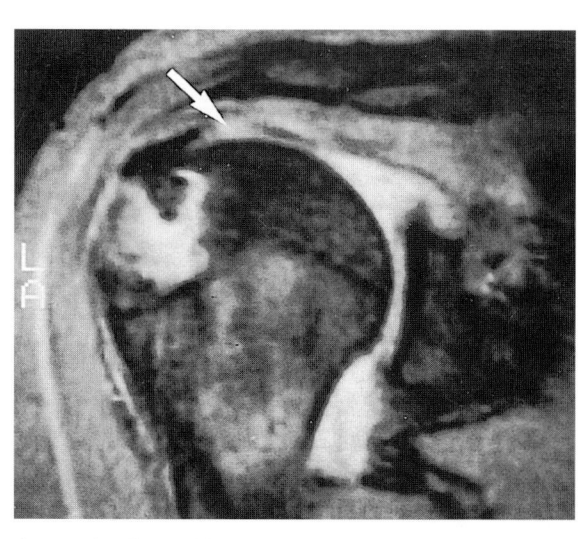

Abb. 11.**29 a** u. **b** Humeruskopffraktur. **a** T$_1$-gewichtete SE-Sequenz. Signalarmer Defekt im Humeruskopf und Dislokation eines Fragments. **b** T$_2$-gewichtete GRE-Sequenz. Korrespondierender signalreicher Defekt im Humeruskopf. Begleitender Gelenkerguß und Ruptur der Rotatorenmanschette (Pfeil).

dung steht und in der eine zentrale Aufhellungslinie nachweisbar sein kann. Es hat sich gezeigt, daß die MRT eine höhere Sensitivität für den Nachweis von Streßfrakturen aufweist, als das konventionelle Röntgenbild und die Tomographie (29). Dies gilt insbesondere für die frühen Stadien, bei denen röntgenologisch eine Sensitivität von nur etwa 30% gegeben ist (11), während in der MRT bereits eindeutige Veränderungen nachweisbar sind. Diese sind durch eine bandförmige, signalfreie Zone gekennzeichnet, die häufig mit einer ausgedehnten Umgebungsreaktion im Knochenmark einhergeht, entsprechend dem „Ödemmuster" (29,55) (Abb. 11.**30**). Die bandförmige, signalfreie Zone beruht auf trabekulären Mikrofrakturen und intraspongiöser Kallusbildung. Bei Ermüdungsbrüchen kann auch ein subperiostales Hämatom und/oder Ödem auftreten, das nicht als Weichteilinfiltration eines Knochentumors fehlgedeutet werden darf. Ein Weichteilödem kann ebenfalls vorliegen.

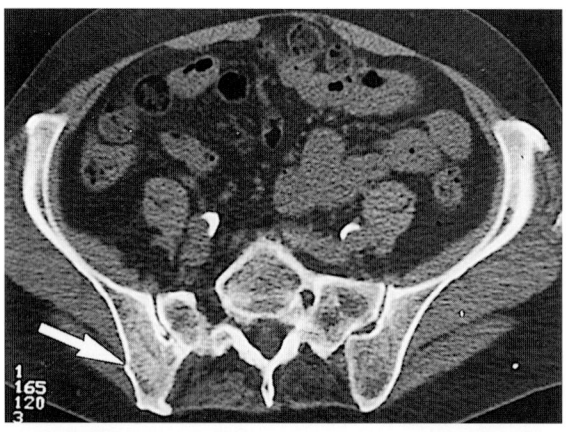

Abb. 11.**30 a–c** Streßfraktur des Os ilium. **a** CT. Diskreter Kortikalisdefekt (Pfeil). **b** T$_1$-gewichtete SE-Sequenz. Teils lineare Signalreduktion (Pfeil). **c** T$_2$-gewichtete GRE-Sequenz. Korrespondierende Signalerhöhung (Pfeil).

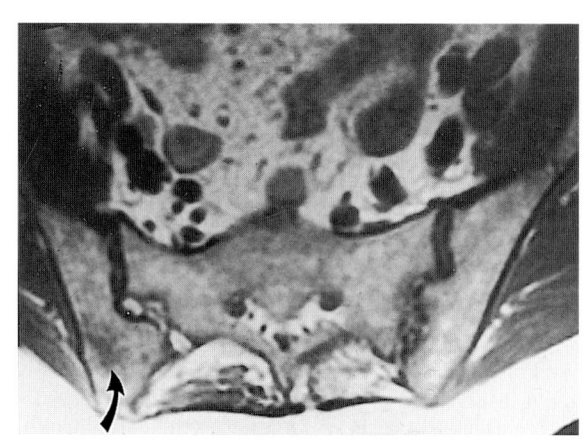

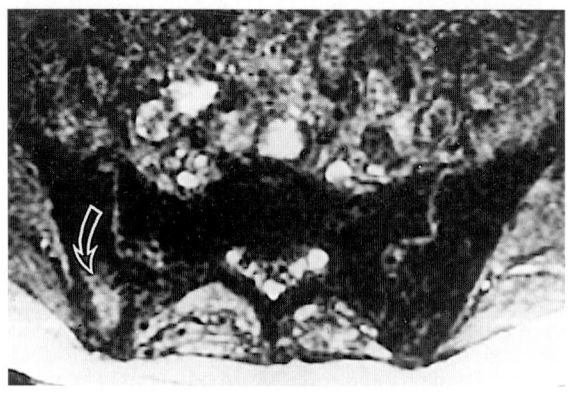

Die bandförmige signalfreie Zone ist in diesen Fällen differentialdiagnostisch wegweisend. Die Abgrenzung von Streßfrakturen gegenüber okkulten Frakturen, insbesondere bei atypischer Anamnese, kann schwierig sein. Streßfrakturen der Röhrenknochen liegen jedoch gewöhnlich dia-/metaphysär, während okkulte Frakturen epiphysär und subchondral lokalisiert sind (29).

Klinische Wertigkeit und Vergleich mit anderen bildgebenden Verfahren

Die MRT von Knochenmarkerkrankungen ist ein hochsensitives Verfahren. Im Gegensatz zum Röntgenbild werden bereits Veränderungen auf zellulärer Ebene sichtbar. Auch im Vergleich zur Szintigraphie weist die MRT bei zahlreichen Erkrankungen eine höhere Sensitivität auf. Das Verfahren ist unter Ausschöpfung der klinischen Möglichkeiten, auch unter Berücksichtigung quantitativer Analysen, das genaueste radiologische Verfahren zur Erfassung pathologischer Veränderungen des Knochenmarks. Leider findet sich bei diffus oder fokal infiltrierenden Erkrankungen oft keine hohe Spezifität. Die Knochenmark-MRT kann prinzipiell als Screeningmethode eingesetzt werden, ist jedoch aufgrund der noch geringen Verfügbarkeit und hohen Kosten meist Problem- und Grenzfällen vorbehalten, bei denen andere Diagnostikverfahren negativ sind, der Verdacht auf eine bestimmte Erkrankung mit klinischen Konsequenzen aber erhalten bleibt, wie beispielsweise aseptische Knochennekrosen, okkulte Frakturen, Metastasen usw. Aus unserer Sicht können folgende *Indikationen* für den Einsatz der MRT zur Knochenmarkdiagnostik angesehen werden:

- Differentialdiagnose zwischen Osteoporose und diffusem Plasmozytom,
- Staging von Lymphomen,
- Metastasenausbreitung in fraglichen Fällen und vor Bestrahlung,
- Diagnostik aseptischer Knochennekrosen,
- akute Osteomyelitis,
- therapierelevante „okkulte" Traumafolgen,
- Streßreaktionen.

Literatur

1 Bloem, J. L.: Transient osteoporosis of the hip: MR imaging. Radiology 167 (1988) 753–755
2 Bohndorf, K., G. Benz-Bohm, W. Gross-Fengels, F. Berthold: MRI of the knee region in leukemic children. Part I. Initial pattern in patients with untreated disease. Pediat. Radiol. 20 (1990) 179–183
3 Casamassina, F., C. Ruggiero, D. Caramella, E. Tinacci, N. Villari, M. Ruggiero: Hematopoetic bone marrow recovery after radiation therapy: MRI evaluation. Blood 73 (1989) 1677–1681
4 Chandnani, V. P., J. Beltran, C. S. Morris, S. N. Khalil, C. F. Mueller, J. M. Burk, W. F. Bennett, P. B. Shaffer, M. S. Vasila, J. Reese, J. A. Ridgeway: Acute experimental osteomyelitis and abscesses: detection with MR imaging versus CT. Radiology 174 (1990) 233–236
5 Cohen, M. D., D. A. Cory, M. Kleiman, J. A. Smith, N. J. Broderick: Magnetic resonance differentiation of acute and chronic osteomyelitis in children. Clin. Radiol. 41 (1990) 53–56
6 Dawson, K. L., S. G. Moore, J. M. Rowland: Age-related marrow changes in the pelvis: MR and anatomic findings. Radiology 183 (1992) 47–51
7 Deutsch, A. L., J. H. Mink, F. P. Rosenfelt, A. D. Waxman: Incidental detection of hematopoietic hyperplasia on routine knee MR imaging. Amer. J. Roentgenol. 152 (1989) 333–336
8 Dooms, G. C., M. R. Fisher, H. Hricak, M. Richardson, L. E. Crooks, H. K. Genant: Bone marrow imaging: magnetic resonance studies related to age and sex. Radiology 155 (1985) 429–432
9 Eustace, S., D. McGrath, M. Albrecht, F. Fogt, B. Buff, H. E. Longmaid: Clival marrow changes in AIDS: findings at MR imaging. Radiology 193 (1994) 623–627
10 Fletscher, B. D., J. E. Wall, S. L. Hanna: Effect of hematopoetic groth factors on MR images of bone marrow in children undergoing chemotherapy. Radiology 189 (1993) 745–751
11 Greaney, R. B., F. H. Gerber, R. L. e. a. Laughlin: Distribution and natural history of stress fractures in U. S. Marine recruits. Radiology 146 (1983) 339–346
12 Gückel, F., W. Semmler, G. Brix, P. Bachert-Baumann, M. Körbling, H. Bihl, G. van Kaick: Knochenmarkveränderungen bei Morbus Hodgkin: MR-Tomographie und Chemical Shift Imaging. Fortschr. Röntgenstr. 150 (1989) 670–673
13 Gückel, F., G. Brix, W. Semmler, I. Zuna, W. Knauf, A. D. Ho, G. v. Kaick: Systemic bone marrow disorders: characterization with proton chemical shift imaging. J. Comput. assist. Tomogr. 14 (1990) 633–642
14 Hajek, P. C., L. L. Baker, J. E. Goobar: Focal fat deposition in axial bone marrow: MR characteristics. Radiology 162 (1987) 245–250
15 Hashimoto, M.: Pathology of bone marrow. Acta haematol. 27 (1962) 193–216
16 Jaramillo, D., T. Laor, F. A. Hoffer, D. J. Zaleske, R. H. Cleveland, B. R. Buchbinder, T. K. Egglin: Epiphyseal marrow in infancy: MR imaging. Radiology 180 (1991) 809–812
17 Jensen, K. E., T. Grube, C. Thomsen, P. G. Sorensen, P. Christoffersen, H. Karle, O. Henriksen: Prolonged bone marrow T1-relaxation in patients with polycythemia vera. Magn. Reson. Imag. 6 (1988) 291–292
18 Jensen, K. E., C. Thomsen, O. Henriksen, H. Hertz, H. K. Johansen, M. Yssing: Changes in T1 relaxation processes in the bone marrow following treatment in children with acute lymphoblastic leukemia. Pediat. Radiol. 20 (1990) 464–468
19 Jones, K. M., E. C. Unger, P. Granstrom, J. F. Seeger, R. F. Carmody, M. Yoshino: Bone marrow imaging using STIR at 0.5 and 1.5 T. Magn. Reson. Imag. 10 (1992) 169–176
20 Kaplan, P., R. J. Asleson, L. W. Klassen, M. J. Duggan: Bone marrow patterns in aplastic anemia: observations with 1.5-T MR imaging. Radiology 164 (1987) 441–444
21 Kaplan, K. R., D. G. Mitchell, R. M. Steiner: Polycythemia vera and myelofibrosis: Correlation of MR-imaging clinical and labaratory findings. Radiology 183 (1992) 329–334
22 Kauczor, H. U., B. Dietl, K. F. Kreitner, G. Brix: Knochenmarkveränderungen nach Strahlentherapie: Ergebnisse der MR-Tomographie. Radiology 32 (1992) 516–522
23 Kauczor, H. U., B. Dietl, G. Brix, K. Jarosch, M. V. Knopp, G. van Kaick: Fatty replacement of bone marrow after radiation therapy for Hodgkin disease: quantification with chemical shift imaging. JMRI 3 (1993) 575–580
24 Kricun, M. E.: Red-yellow marrow conversion: its effect on the location of some solitary bone lesions. Skelet. Radiol. 14 (1985) 10–19
25 Kursunoglu Brahme, S., J. M. Fox, R. D. Ferkel, M. J. Friedman, B. D. Flannigan, D. L. Resnick: Osteonecrosis of the knee after arthroscopy surgery: diagnosis with MR imaging. Radiology 178 (1991) 851–853
26 Lang, P., F. Russel, M. Vahlensieck, S. Majumdar, Y. Berthezene, S. Grampp, H. K. Genant: Residuales und rekonvertiertes hämatopoetisches Knochenmark im distalen Femur. Spin-Echo und gegenphasierte Gradienten-Echo MRT. Fortschr. Röntgenstr. 156 (1992) 89–95

27 Lanir, A., L. E. Aghai, J. S. Simon, G. L. Lee, M. E. Clouse: MR imaging in myelofibrosis. J. Comput. assist. Tomogr. 10 (1986) 634–636
28 Layer, G., I. Boldt, W. Block, J. Gieseke, J. Görich, A. Steudel: T2-gewichtete Turbo-Spin-Echo-Sequenzen: sinnvolle Sequenz-Alternative in der Diagnostik von Skelettmetastasen. Zbl. Radiol. 150 (994) 138
29 Lee, J. K., L. Yao: Stress fractures: MR imaging. Radiology 169 (1988) 217–220
30 Mason, M. D., M. B. Zlatkin, J. L. Esterhai, M. K. Dalinka, M. G. Velchik, H. Y. Kressel: Chronic complicated osteomyelitis of the lower extremity: evaluation with MR imaging. Radiology 173 (1989) 355–359
31 Mink, J. H., A. L. Deutsch: Occult cartilage and bone injuries of the knee: detection, classification, and assessment with MR imaging. Radiology 170 (1989) 823–829
32 Mirowitz, S. A.: Hematopoietic bone marrow within the proximal humeral epiphysis in normal adults: investigation with MR Imaging. Radiology 188 (1993) 689–693
33 Modic, M. T., P. M. Steinberg, J. S. Ross: Degenerative disk disease: assessment of changes in vertebral body marrow with MR imaging. Radiology 166 (1988) 193–199
34 Moore, S. G., C. A. Gooding, R. C. Brasch, R. L. Ehman, H. G. Ringertz, A. R. Ablin, K. K. Matthay, S. Zoger: Bone marrow in children with acute lymphocytic leukemia: MR relaxation times. Radiology 160 (1986) 237–240
35 Moore, S. G., K. L. Dawson: Red an yellow marrow in the femur: age-related changes in appearance at MR imaging. Radiology 175 (1990) 219–223
36 Morrison, W. B., M. E. Schweitzer, G. W. Bock, D. G. Mitchell, E. L. Hume, M. N. Pathria, D. Resnick: Diagnosis of Osteomyelitis: utility of fat-suppressed contrast-enhanced MR imaging. Radiology 189 (1993) 251–257
37 Moulopoulos, L. A.: Waldenström macroglobulinemia: MR imaging of the spine and CT of the abdomen and pelvis. Radiology 188 (1993) 669–673
38 Moulopoulos, L. A., D. G. K. Varma, M. A. Dimopoulos, N. E. Leeds, E. E. Kim, D. A. Johnston, R. Alexian, H. I. Libshitz: Multiple myeloma: spinal MR imaging in patients with untreated newly diagnosed disease. Radiology 185 (1992) 833–840
39 Moulopoulos, L. A., M. A. Dimopoulos, R. Alexanian, N. E. Leeds, H. I. Libshitz: Multiple myeloma: MR patterns of response to treatment. Radiology 193 (1994) 441–446
40 Murphy, B. J., R. L. Smith, J. W. Uribe, C. J. Janecki, K. S. Hechtman, R. A. Mangasarian: Bone signal abnormalities in the posterolateral tibia and lateral femoral condyle in conplete tears of the anterior cruciate ligament: a specific sign? Radiology 182 (1992) 221–224
41 Okada, Y., S. Aoki, A. J. Barkovich, K. Nishimura, D. Norman, B. O. Kjos, R. C. Brasch: Cranial bone marrow in children: assessment of normal development with MR imaging. Radiology 171 (1989) 161–164
42 Pay, N. T., W. S. Singer, E. Bartel: Hip pain in three children accompanied by transient abnormal findings on MR images. Radiology 171 (1989) 147–149
43 Poulton, T. B., W. D. Murphy, J. L. Duerk, C. C. Chapek, D. H. Feiglin: Bone marrow reconversion in adults who are smokers. MR imaging findings. Amer. J. Roentgenol. 161 (1993) 1217–1221
44 Quinn, S. F., W. Murray, R. A. Clark, C. Cochran: MR imaging of chronic osteomyelitis. J. Comput. assist. Tomogr. 12 (1988) 113–117
45 Rao, V. M., M. Fishman, D. G. Mitchell, R. M. Steiner, S. K. Ballas, L. Axel, M. K. Dalinka, W. Gefter, H. Y. Kressel: Painfull sickle cell crisis: bone marrow patterns observed with MR imaging. Radiology 161 (1986) 211–215
46 Rao, V. M., D. G. Mitchell, M. D. Rifkin, R. M. Steiner, D. L. Burk, D. Levy, S. K. Ballas: Marrow infarction in sickle cell anemia: correlation with marrow type and distribution by MRI. Magn. Reson. Imag. 7 (1989) 39–44
47 Remedios, P. A., P. M. Colletti, J. K. Raval, R. C. Benson, L. Y. Chak, W. D. Boswell, J. M. Halls: Magnetic resonance imaging of bone after radiation. Magn. Reson. Imag. 6 (1988) 301–304
48 Ricci, C., M. Cova, Y. S. Kang, A. Yang, A. Rahmouni, W. W. Scott, E. A. Zerhouni: Normal age-related patterns of cellular and fatty bone marrow distribution in the axial skeleton: MR imaging study. Radiology 177 (1990) 83–88
49 Rosen, B. R., D. M. Fleming, D. C. Kushner, K. S. Zaner, R. B. Buxton, W. P. Bennet, G. L. Wismer, T. J. Brady: Hematologic bone marrow disorders: quantitative chemical shift MR imaging. Radiology 169 (1988) 799–804
50 Rosenthal, D. I., J. A. Scott, J. Barranger: Evaluation of Gaucher disease using magnetic resonance imaging. J. Bone Surg. 68-A (1986) 802–808
51 Schimmerl, S., H. Schurawitzki, H. Imhof, G. Canigiani, J. Kramer, V. Fialka: Morbus Sudeck-MRT als neues diagnostisches Verfahren. Fortschr. Röntgenstr. 154 (1991) 601–604
52 Sebag, G. H., S. G. Moore: Effect of trabecular bone on the appearance of marrow in Gradient-Echo imaging of the appendicular skeleton. Radiology 174 (1990) 855–859
53 Shellock, F. G., E. Morris, A. L. Deutsch, J. H. Mink, R. Kerr, S. D. Boden: Hematopoietic bone marrow hyperplasia: high prevalence on MR images of the knee in asymptomatic marathon runners. Amer. J. Roentgenol. 158 (1992) 335–338
54 Smith, S. R., C. E. Williams, J. M. Davies, R. H. T. Edwards: Bone marrow disorders: characterization with quantitative MR imaging. Radiology 172 (1989) 805–810
55 Stafford, S. A., D. I. Rosenthal, M. C. Gebhardt, T. J. Brady, J. A. Scott: MRI in stress fracture. Amer. J. Roentgenol. 147 (1986) 553–556
56 Stevens, S. K., S. G. Moore, M. D. Amylon: Repopulation of marrow after transplantation: MR imaging with pathologic correlation. Radiology 175 (1990a) 213–218
57 Stevens, S. K., S. G. Moore, I. D. Kaplan: Early and late bone marrow changes after irradiation: MR evaluation. Amer. J. Roentgenol. 154 (1990b) 745–750
58 Unger, E., P. Moldofsky, R. Gatenby, W. Hartz, G. Broder: Diagnosis of osteomyelitis by MR imaging. Amer. J. Roentgenol. 150 (1988) 605–610
59 Unger, E. C., T. B. Summers: Bone marrow. Top. Magn. Reson. Imag. 1 (1989) 31–52
60 Vahlensieck, M., M. Reiser: Knochenmarködem in der MRT. Radiology 10 (1992) 509–515
61 Vahlensieck, M., B. Lattka, H. M. Schmidt, H. Schild: Bone marrow distribution in the shoulder girdle: age correlated pattern analysis using MRI and cadaver dissections. SMR 13 (1994)
62 Vellet, A. D., P. H. Marks, P. J. Fowler, T. G. Munro: Occult posttraumatic osteochondral lesions of the knee: prevalence, classification, and short-term sequelae evaluated with MR imaging. Radiology 178 (1991) 271–276
63 Vogler, J. B., W. A. Murphy: Bone marrow imaging. Radiology 168 (1988) 679–693
64 Weber, W. N., C. H. Neumann, J. A. Barakos, S. A. Petersen, L. S. Steinbach, H. K. Genant: Lateral tibial rim (segond) fractures: MR imaging characteristics. Radiology 180 (1991) 731–734
65 Wilson, A. J., W. A. Murphy, D. C. Hardy, W. G. Totty: Transient osteoporosis: transient bone marrow edema? Radiology 167 (1988) 757–760
66 Wismer, G. L., B. R. Rosen, R. Buxton, D. D. Stark, T. J. Brady: Chemical shift imaging of bone marrow: preliminary experience. Amer. J. Roentgenol. 145 (1985) 1031–1037
67 Yankelevitz, D. F., C. I. Henschke, P. H. Knapp, L. Nisce, Y. Yi, P. Cahill: Effect of radiation therapy on thoracic and lumbar bone marrow: evaluation with MR imaging. Amer. J. Roentgenol. 157 (1991) 87–92
68 Yao, L., J. K. Lee: Occult intraosseous fracture: detection with MR imaging. Radiology 167 (1988) 749–751
69 Zawin, J. K., D. Jaramillo: Conversion of bone marrow in the humerus, sternum, and clavicle: changes with age on MR images. Radiology 188 (1993) 159–164
70 Zynamon, A., T. Jung, J. Hodler, T. Bischof, G. K. Schulthess: Das Magnetresonanzverfahren in der Diagnostik der Osteomyelitis. Fortschr. Röntgenstr. 155 (1991) 513–518

12 Knochen- und Weichteiltumoren

P. Lang, M. Vahlensieck, J. O. Johnston und H. K. Genant

Allgemeiner Teil

Vor der Einführung der schnittbildgebenden Verfahren wurden primäre Knochentumoren anhand konventioneller Röntgenaufnahmen sowie der konventionellen Tomographie diagnostiziert und eingeteilt. Selbst heute, nachdem die CT und MRT auf breiter Basis in die klinische Routine eingeführt worden sind, ist die konventionelle Röntgenuntersuchung nach wie vor die Methode der Wahl zur Primärdiagnostik eines Knochentumors. Tumoren des Skelettsystems lassen sich häufig durch den Röntgenbefund histopathologisch einteilen. Tumoren im Bereich des Schulterblatts, der Rippen, der Wirbel und des Beckens sind jedoch vielfach konventionell radiologisch schwierig darzustellen (91).

Heutzutage ist die MRT einer der diagnostischen Stützpfeiler bei der Diagnostik maligner Tumoren des Skelettsystems. Die MRT ist der CT aus mehreren Gründen überlegen:

- die MRT hat einen höheren Weichteilkontrast,
- die MRT erlaubt eine direkt multiplanare Bildgebung,
- die MRT erlaubt eine bessere Gewebedifferenzierung aufgrund des unterschiedlichen Signalverhaltens verschiedener Gewebe in den einzelnen Sequenzen (9).

Die MRT ist genauer als die anderen bildgebenden Verfahren beim Staging von Knochen- und insbesondere Weichteiltumoren (11, 34, 108). Darüber hinaus ist die MRT der CT darin überlegen, eine Tumorinfiltration der Gefäß-Nerven-Stränge nachzuweisen (11, 108).

In diesem Kapitel werden die gegenwärtigen Methoden zur Darstellung von Knochen- und Weichteiltumoren mit der MRT vorgestellt. Das Staging, gewebsspezifische Bildbefunde, Veränderungen unter Chemo- und Bestrahlungstherapie, der Nachweis von Tumorrezidiven sowie charakteristische Bildbefunde einzelner Tumoren werden diskutiert.

■ Spulen, Sequenzprotokoll

Die erste Sequenz sollte mit einer Körperspule akquiriert werden, um das proximale und distale Ausmaß der Läsion adäquat beurteilen zu können und sicherzustellen, daß alle Tumoranteile mitdargestellt werden. Die Untersuchung mit der Körperspule erlaubt es auch, proximale und distale Metastasen (skip-lesions) auszuschließen (Abb. 12.1 u. Tab. 12.1).

Abhängig von der Größe der Läsion kann dann eine Oberflächenspule, eine Torso-phased-array-Spule oder eine zirkumferentielle Extremitätenspule verwendet werden. Generell sollte ein kleines FOV gewählt werden, um eine hohe räumliche Auflösung zu erzielen. Das FOV muß jedoch groß genug sein, um alle Teile des Tumors miteinzuschließen und insbesondere auch eine tumoröse Infiltration von Gefäßen, Nerven und Muskeln aufzuzeigen.

Falls die Wirbelsäule in ihrer ganzen Länge auf Metastasen untersucht werden soll, läßt sich dies mit einer Phased-array-Wirbelsäulenspule durchführen. Wenn das Becken oder beide obere und untere Extremitäten auf Metastasen hin abgeklärt werden sollen, ist dies mit einer Torso-phased-array-Spule oder der Körperspule möglich.

Tabelle 12.1 UCSF-Sequenzprotokoll für Knochen- und Weichteiltumoren

Sequenz	Schichtebene	TR	TE	FOV	Schichtdicke	Skip	Echo Train Length	NEX	Matrix	Optionen
SE	1. axial	600	min	min	5	1		2	256 × 192	NP
FSE	2. axial	3500	60	min	5	1	8	2	256 × 192	Fat. Sat, NP
SE	3. cor/sag	600	min	min	4	1		2	256 × 192	NP
FMPIR	4. cor/sag	3500	55	min	4	1	8	2	256 × 256	TI = 120, NP
SE – post Gd	5. axial	600	min	min	5	4	1	2	256 × 192	Fat Sat, NP
SE – post Gd	6. cor/sag	600	min	min	4			2	256 × 192	NP

cor	koronar	FSE	Fast- oder Turbo-Spin-Echo	sag	sagittal
Fat Sat	Fettunterdrückung	Gd	Gadolinium	SE	Spin-Echo
FMPIR	Fast multiplanar inversion recovery	NEX	Anzahl der Akquisitionen	TI	Inversion time
FOV	Field of view	NP	No phase wrap	min	minimal

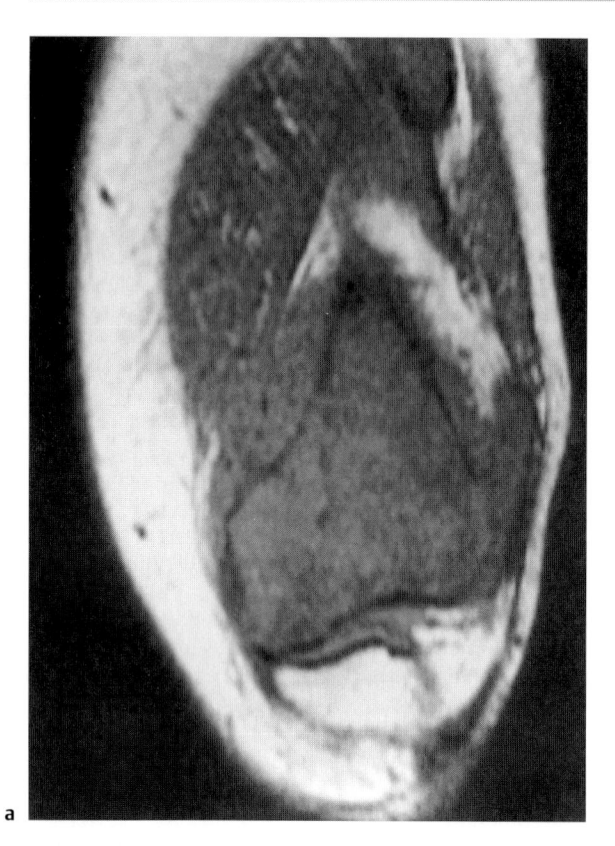

12 Knochen- und Weichteiltumoren

■ Vergleich gutartiger und bösartiger Tumoren

Viele der in der konventionellen Röntgenuntersuchung und in der CT angewendeten Kriterien zur Einstufung des malignen Potentials eines Knochentumors treffen auch für die MRT zu. Gutartige Läsionen haben im allgemeinen eine scharfe Begrenzung zum gesunden, nichtinfiltrierenden Knochenmark sowie dem Weichteilgewebe (73, 108). Bösartige Tumoren sind weniger scharf umrissen und haben die Tendenz, angrenzende Gewebe zu infiltrieren (73).

Wenn eine klar umrissene, signalarme Tumorkapsel vorliegt, ist der Tumor häufig gutartig (108). Der Befund ist jedoch in keiner Weise spezifisch. Eine Tumorkapsel kann auch bei malignen Tumoren beobachtet werden (108).

Petasnick u. Mitarb. (1986) berichteten, daß die Mehrzahl der gutartigen Tumoren eine homogene Signalintensität sowohl bei T_1- wie auch bei T_2-Gewichtung aufweisen; Neurofibrome und Hämangiome hatten jedoch häufig inhomogene Signalintensität bei T_2-Gewichtung. Die meisten malignen Tumoren waren homogen signalarm bei T_1-Gewichtung, zeigten jedoch deutliche Signalinhomogenität in der T_2-gewichteten Aufnahme (73). Nach diesem Bericht ist daher eine homogene Signalintensität bei T_2-Gewichtung ein Zeichen für eine gutartige Läsion. Generell ist zu sagen, daß das Signalverhalten des Tumors Hinweise auf die Dignität des Tumors

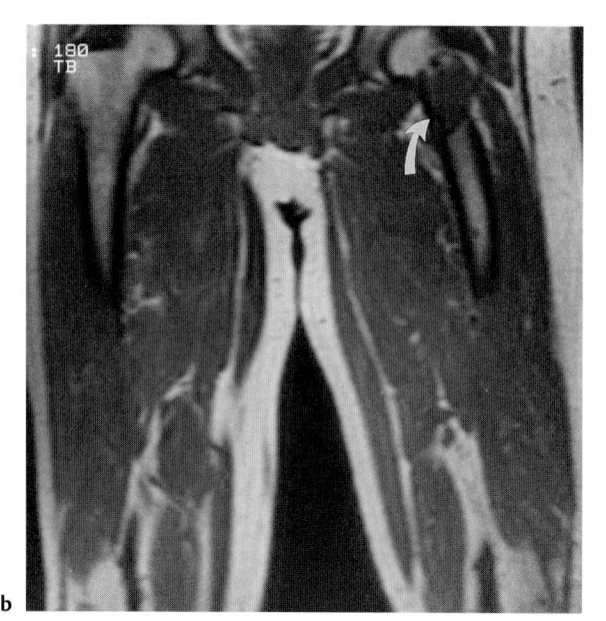

Abb. 12.**1a – c** Osteogenes Sarkom mit ossären Tochtermetastasen (skip-lesion). **a** T_1-gewichtete MRT. Signalarme Primärläsion im distalen Femur. **b** T_1-gewichtete MRT. Metastase (Pfeil) im proximalen Femur ist signalarm zu sehen. **c** T_1-gewichtete MRT. Signalreiche Metastase (Pfeil) im proximalen Femur.

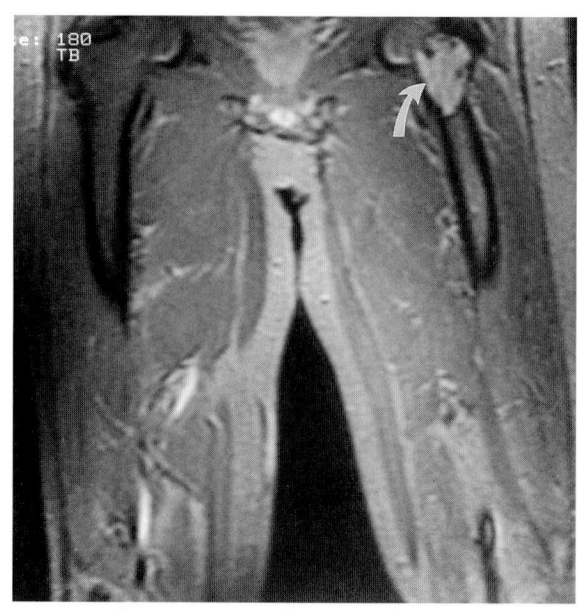

geben kann. Die Spezifität ist jedoch nicht ausreichend, so daß meist eine Gewebsdiagnose erforderlich ist.

T_1- und T_2-Relaxationszeiten zeigen eine deutliche Überlappung zwischen benignen und malignen Läsionen und haben sich klinisch als nicht geeignet erwiesen, um die Dignität eines Tumors zu bestimmen (73, 108).

Erlemann u. Mitarb. (26) berichteten, daß die dynamische MRT mit schneller, sequentieller Bildakquisition nach i.v. Bolusgabe von Gd-DTPA von Nutzen sein kann, um benigne von malignen Skelettumoren zu unterscheiden (Abb. 12.**2**). In dieser Studie hatten 84,1% der malignen Tumoren eine Kurvensteilheit der Kontrastmittelanreicherungszeitkurve (SI pro Zeiteinheit) von 30% und mehr pro Minute; 72% der gutartigen Tumoren hatten Kurvensteilheiten, die geringer waren als 30% (26). Wenngleich diese Resultate eine Verbesserung gegenüber der nativen MRT darstellen, besteht jedoch nach wie vor eine deutliche Überlappung der Werte von gutartigen und bösartigen Tumoren (26). Klinisch ist daher noch immer eine Biopsie zur definitiven Abklärung erforderlich.

Verstraete u. Mitarb. (103) untersuchten ebenfalls die Kurvensteilheit der Kontrastmittelanreicherungszeitkurve und berechneten die maximale Kontrastmittelanreicherungsrate während der ersten Minute nach der Injektion unter Verwendung eines linearen Kurvenfit-Algorithmus. Die Kurvensteilheit wurde Pixel für Pixel berechnet und als Grauwert in einem computergenerierten First-pass-Bild dargestellt. In diesem computergenerierten Bild entsprachen signalreiche Pixel den Regionen des Tumors, die am schnellsten eine Kontrastmittelanreicherung zeigten, während signalärmere Bereiche dementsprechend eine langsame Signalintensitätszunahme nach Gabe von Gd-DTPA aufwiesen. Diese computergenerierten Bilder korrelierten gut mit dem Vaskularisationsgrad und der Perfusion des Gewebes. Jedoch fand sich auch hier eine deutliche Überschneidung zwischen malignen und stark vaskularisierten benignen Tumoren, wie z.B. einem eosinophilen Granulom, einem Riesenzelltumor oder einem Osteoidosteom. Die computergenerierten Bilder waren jedoch von Nutzen, um vitales Tumorgewebe insbesondere nach Chemotherapie nachzuweisen und von einer Tumornekrose und angrenzenden entzündlichen Veränderungen zu differenzieren.

■ Charakteristische Signalintensitätsbefunde

Einige der Gewebe, die sich histologisch bei Tumoren des muskuloskelettalen Systems zeigen, können anhand ihres Signalintensitätsverhaltens identifiziert werden. Fett innerhalb eines Tumors, wie z.B. in einem Lipom (Abb. 12.**3**), einem Liposarkom oder auch einem vertebralen Hämangiom, zeigt hohe Signalintensität bei T_1-Gewichtung und mittlere bis hohe Signalintensität bei T_2-Gewichtung (Tab. 12.**2**). Fibrotisches Gewebe ist durch niedrige Signalintensität auf allen Sequenzen gekennzeichnet (Tab. 12.**2**) (75). Ebenso hat sklerotischer Knochen, wie er häufig z.B. bei Osteosarkomen gefunden wird, niedrige Signalintensität auf allen Sequenzen. Zystische, flüssigkeitsgefüllte Tumoranteile zeigen im allgemeinen niedrige Signalintensität bei T_1-Gewichtung, haben hohe Signalintensität in der T_2-gewichteten Aufnahme und demonstrieren keine signifikante Kontrastmittelanreicherung nach Gabe von paramagnetischen Kontrastmitteln (75). Die Signalintensität einer Zyste kann jedoch bei T_1-Gewichtung hoch sein, falls sie proteinreiches Material oder Methämoglobin nach einer Einblutung enthält. Tumoren, die präferentiell durch eine kurze T_1-Relaxationszeit, d.h. hohe Signalintensität bei T_1-Gewichtung, gekennzeichnet sind, sind in Tab. 12.**3** aufgelistet (Abb. 12.**3** u. 12.**4**). Diese Signalintensitätscharakteristika helfen oftmals, die Differentialdiagnose einzugrenzen. Darüber hinaus kann das Vorhandensein eines Flüssigkeitsspiegels helfen, die Differentialdiagnose einzuengen (Tab. 12.**4**).

Abb. 12.**2** Osteosarkom. Repräsentatives Beispiel einer dynamischen MRT. Die Bilder wurden alle 3,5 s generiert. Die Bilder vor der Bolusapplikation (0 s), 35 s nach und 4 min nach Bolusapplikation sind dargestellt. Vitaler Tumor nimmt das Kontrastmittel sehr schnell auf, was typisch ist für die meisten malignen Läsionen.

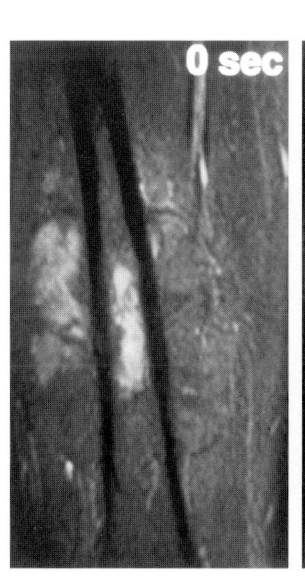

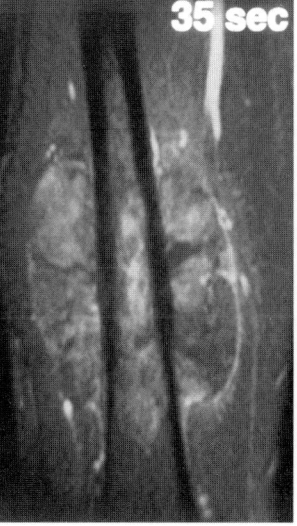

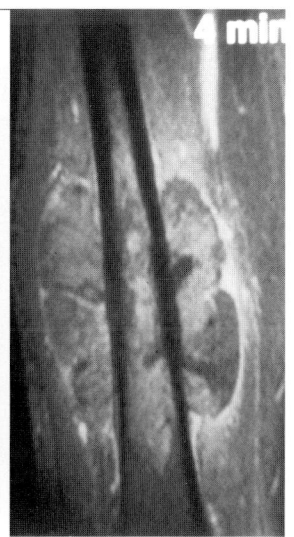

Tabelle 12.2 Signalintensitäten normaler and neoplastischer Gewebe bei verschiedenen Sequenzen

	SE T_1	SE T_2	FSE T_2	GRE „T_1"	GRE T_2^*
Normales Gewebe:					
• gelbes Knochenmark	hoch	mittel bis hoch	hoch	hoch	niedrig bis mittel[1]
• kortikaler Knochen	niedrig	niedrig	niedrig	niedrig	niedrig
• Muskel	niedrig	niedrig bis mittel	niedrig bis mittel	niedrig	mittel
• Ligamente	niedrig	niedrig	niedrig	niedrig	niedrig
• Sehnen	niedrig	niedrig	niedrig	niedrig	niedrig
• Gefäße	niedrig	niedrig	niedrig oder hoch[2]	niedrig, mittel, hoch[2]	niedrig, mittel, hoch[2]
• Nerven	niedrig	niedrig bis mittel	niedrig bis mittel	niedrig	mittel
• subkutanes Fett	hoch	mittel bis hoch	mittel bis hoch	hoch	mittel
Pathologisches Gewebe:					
• intraossärer Tumor	niedrig, mittel	hoch, mittel	hoch, mittel	niedrig, mittel	hoch[5]
• extraossärer Tumor	niedrig, mittel	hoch, mittel	hoch, mittel	niedrig, mittel	hoch[5]
• fetthaltiger Tumor	hoch	mittel bis hoch	mittel bis hoch	hoch	mittel
• Tumorsklerose	niedrig	niedrig	niedrig	niedrig	niedrig[3]
• Tumorzyste	niedrig	hoch	hoch	niedrig	hoch
• Elnblutung – frisch (Deoxyhämoglobin)	niedrig	hoch	hoch	niedrig	hoch
• Einblutung – 4 Wochen alt (Methämoglobin)	hoch	hoch	hoch	hoch	hoch
• Einblutung – alt (Hämosiderin)	niedrig	niedrig	niedrig	niedrig[3]	niedrig[3]
• peritumoröses Ödem	niedrig	hoch	hoch	niedrig	hoch

[1] Durch inhomogene magnetische Suszeptibilität am Trabekel – Knochenmark – Interface (s. Text)
[2] Abhängig von der Flußrichtung, -geschwindigkeit, Phasenkodierrichtung und Distanz von der Eintrittsschicht
[3] In vielen Fällen mit unregelmäßiger, manchmal blumenkohlartiger Erscheinung durch eine inhomogene magnetische Suszeptibilität mit daraus resulierendem Artefarkt
[4] In manchen Fällen mit peripherer Kontrastmittelanreicherung entsprechend vitalem Tumor oder Gefäßen am Zystenrand
[5] Mit Ausnahme von Tumoren, die primär fibrös oder sklerotisch sind

FSE Fast-Spin-Echo SE Spin-Echo
GRE Gradienten-Echo STIR Short-tau-inversion-recovery

Tabelle 12.3 Tumoren mit kurzer T_1-Relaxationszeit

Fetthaltige Tumoren:
• Lipom
• Liposarkom
• Hämangiom
Tumoren mit Methämoglobin:
• telangiektatisches Osteosarkom
• hämorrhagische Metastasen
• maligne Tumoren nach Chemo- oder Strahlentherapie
• Pseudotumor bei Hämophilie
• Lymphangiom
• arteriovenöse Malformation
• Melanotische Metastasen des malignen Melanoms

Charakteristische Signalintensitätsbefunde

Tabelle 12.2 (Fortsetzung)

STIR	SE „T₁" Postkontrast	GRE „T₁" Postkontrast
niedrig	hoch	hoch
niedrig	niedrig	niedrig
niedrig bis mittel	niedrig bis mittel	niedrig bis mittel
niedrig	niedrig	niedrig
niedrig	niedrig	niedrig
niedrig oder hoch	niedrig	niedrig
niedrig	niedrig	niedrig
niedrig	hoch	hoch
hoch⁵⁾	hoch	hoch
hoch⁵⁾	hoch	hoch
niedrig	hoch	hoch
niedrig	niedrig	niedrig
hoch	niedrig⁴⁾	niedrig⁴⁾
hoch	niedrig	niedrig
hoch	hoch	hoch
niedrig	niedrig	niedrig³⁾
hoch	hoch	hoch

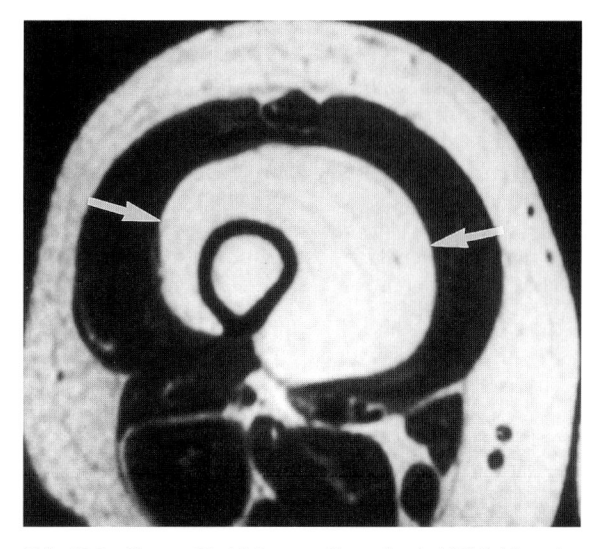

Abb. 12.3 Lipom. Die Läsion am Oberschenkel (Pfeile) hat eine hohe Signalintensität bei T_1-Gewichtung entsprechend dem Fettsignal.

Tabelle 12.4 Tumoren mit Flüssigkeitsspiegeln

- Aneurysmatische Knochenzyste
- Chondroblastom
- Osteoblastom
- Riesenzelltumor
- Osteogenes Sarkom
- Metastasen
- Maligne Tumoren nach Chemotherapie oder Strahlentherapie
- Abszeß

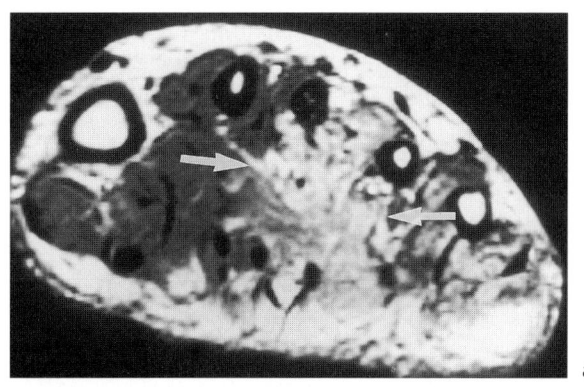

Abb. 12.4a u. b Hämangiom. a T_1-gewichtete MRT. Bei T_1-Gewichtung ist eine signalreiche Läsion im Vorfuß zu sehen (Pfeile). Diese spiegelt wahrscheinlich Blutprodukte und eingeschlossenes Fett wider. b T_2-gewichtete MRT. Die Läsion hat ebenfalls hohe Signalintensität bei T_2-Gewichtung. Dilatierte vaskuläre Strukturen sind sichtbar (gebogene Pfeile).

■ Stadieneinteilung

Die Wahl zwischen einer extremitätenerhaltenden Operation und einer Amputation hängt von der Dignität des Tumors und seinem Ausmaß ab (5, 33, 71, 86). Zur Beurteilung eines primären Knochen- oder Weichteiltumors, insbesondere bzgl. der Prognose, Therapie und Rezidivhäufigkeit, hat sich die Stadieneinteilung nach Enneking bewährt (23). Diese teilt die Tumoren in verschiedene Stadien ein, basierend auf:

- dem histologischen Malignitätsgrad G (G_0 = gutartig, G_1 = niedrig maligne und G_2 = hoch maligne),
- der lokalen Ausbreitung T (T_0 = intrakapsulär, T_1 = extrakapsulär ohne Überschreitung des Kompartiments und T_2 = extrakapsulär mit Überschreiten des Kompartiments),
- dem Vorkommen von Metastasen (M_0 = keine Metastasen und M_1 = nachweisbare Metastasen) (Abb. 12.5).

Das Staging nach Enneking bezieht sich nicht auf die Stadieneinteilung von Leukämien, Lymphomen, Myelomen, Ewing-Sarkomen und Metastasen. Die Stadieneinteilung von Knochen- und Weichteiltumoren ist von der Beurteilung der Wachstumsgeschwindigkeit von Knochentumoren anhand des röntgenologischen Destruktionsmusters nach Lodwick zu trennen. Die Bedeutung der MRT zum exakten Staging liegt in der Beurteilung der Kompartimentgrenzen und der Lagebeziehung zum Gefäß- und Nerven-Bündel.

Als operative Therapieverfahren stehen extremitätenerhaltende Maßnahmen (Resektion) und Amputationen von 4 unterschiedlichen Radikalitäten zur Verfügung (Tab. 12.5). Die Therapieentscheidung richtet sich nach dem Tumorstadium und basiert u. a. auf der Erkenntnis unterschiedlicher Rezidivhäufigkeiten in Abhängigkeit von der Radikalität des Eingriffs (Tab. 12.6).

Intramedulläre Ausdehnung

Die MRT ist der CT bei der Bestimmung der intramedullären Ausdehnung eines Tumors deutlich überlegen (1, 11 bis 13, 34, 41, 57, 58, 70, 73, 91–95, 108). Gillespy und Mitarb. (34) verglichen die CT und die MRT in der Beurteilung der intramedullären Ausdehnung von Knochentumoren. Die Ergebnisse der schnittbildgebenden Verfahren wurden mit histologischen Makroschnitten verglichen. Die mittlere Abweichung zwischen CT und Makroschnitten betrug 16,5 mm ± 10,7 mm. Die mittlere Abweichung zwischen MRT und Makroschnitten betrug 4,9 mm ± 4,3 mm. Ein Großteil der Abweichungen zwischen MRT und histologischem Schnitt beruhte wahrscheinlich darauf, daß die MR-Tomographien nicht in derselben Schnittebene lagen wie die histologischen Präparate. Bei einer Untergruppe von Patienten, bei denen MRT und Histologie dieselbe Orientierung hatten, betrug der Unterschied im Durchschnitt nur 1,8 mm ± 1,6 mm (34).

Bloem u. Mitarb. (1988) korrelierten ebenfalls die intraossäre Tumorausdehnung mit Messungen in der CT und MRT. Die MRT hatte eine nahezu perfekte Korrelation mit dem histopathologischen Präparat ($r = 0,99$), während die CT weniger gut korrelierte ($r = 0,86$). Am

Tabelle 12.5 Operative Therapiestrategien bei Tumoren des Stütz- und Bewegungsapparats je nach Stadium

Stadium nach Enneking	Resektion	Amputation
Benigne:		
• 1 (inaktiv)	intrakapsuläre Resektion	subtotale Amputation
• 2 (aktiv)	extrakapsuläre Resektion (En-bloc-Entfernung innerhalb der reaktiven Zone)	marginale Amputation
• 3 (aggressiv)	weite Resektion (Mitnahme eines Sicherheitsrands gesunden Gewebes)	weite Amputation
Maligne:		
• I (niedrigmaligne)	weite Resektion	weite Amputation
• II (hochmaligne)	radikale Resektion (vollständige Entfernung der befallenen Kompartimente, meist also gelenküberschreitend)	radikale Amputation

Tabelle 12.6 Rezidivrate in % nach Radikalität und Enneking-Stadium operierter Knochen- und Weichteiltumoren (nicht näher aufgeschlüsselt) (aus Netter, F. H.: Farbatlanten der Medizin. Band 8: Bewegungsapparat II. Thieme, Stuttgart 1995 [S. 149])

Radikalität	Stadium						
	gutartig			bösartig			
	1	2	3	IA	IB	IIA	IIB
Intrakapsuläre Enukleation	0	30	70	90	90	100	100
Exzision entlang der Tumorbegrenzung	0	0	50	70	70	90	90
Exzision im Gesunden	0	0	10	10	30	30	50
Radikale Resektion	0	0	0	0	0	10	20

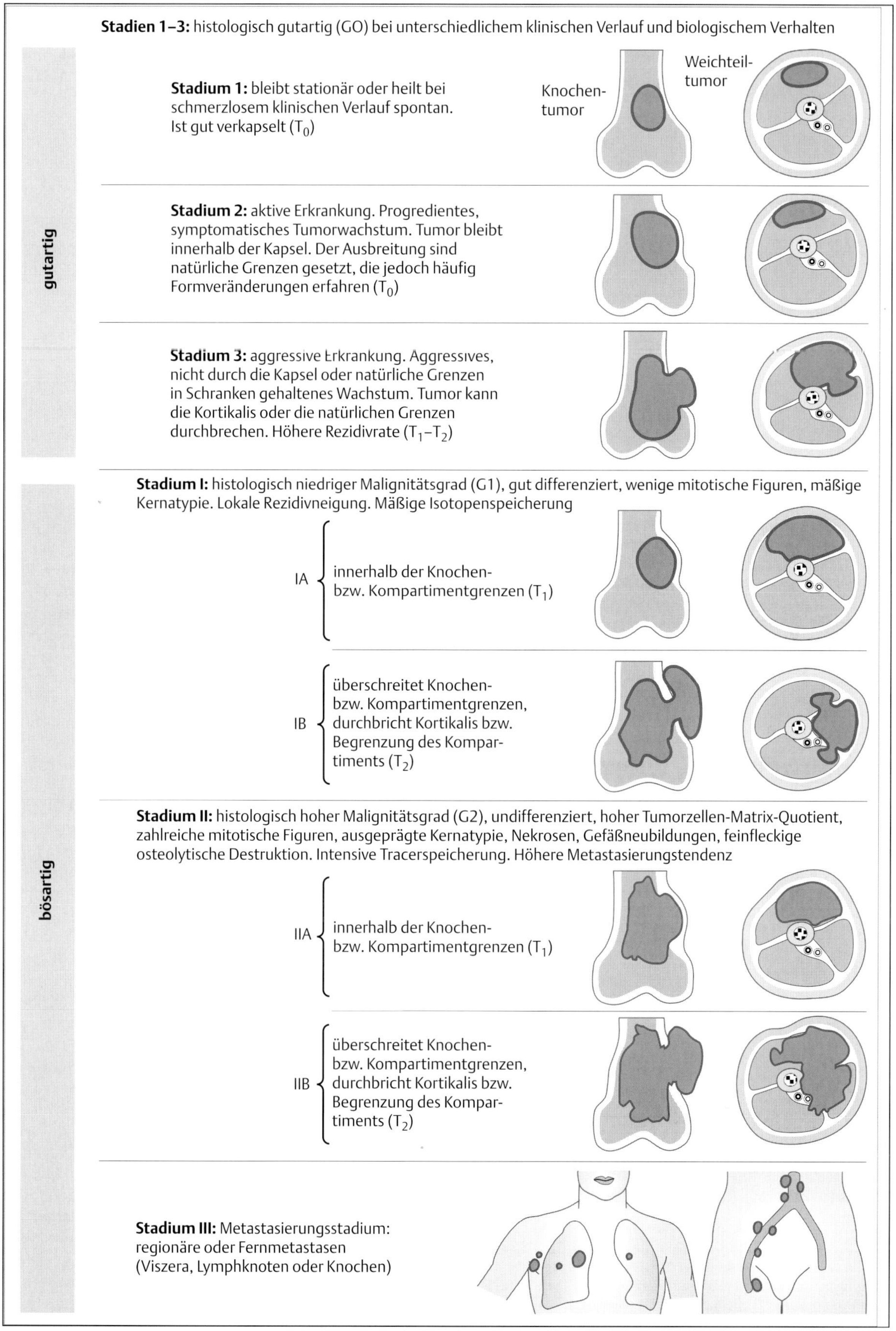

Stadieneinteilung

Stadien 1–3: histologisch gutartig (G0) bei unterschiedlichem klinischen Verlauf und biologischem Verhalten

gutartig

Stadium 1: bleibt stationär oder heilt bei schmerzlosem klinischen Verlauf spontan. Ist gut verkapselt (T_0)

Knochentumor — Weichteiltumor

Stadium 2: aktive Erkrankung. Progredientes, symptomatisches Tumorwachstum. Tumor bleibt innerhalb der Kapsel. Der Ausbreitung sind natürliche Grenzen gesetzt, die jedoch häufig Formveränderungen erfahren (T_0)

Stadium 3: aggressive Erkrankung. Aggressives, nicht durch die Kapsel oder natürliche Grenzen in Schranken gehaltenes Wachstum. Tumor kann die Kortikalis oder die natürlichen Grenzen durchbrechen. Höhere Rezidivrate (T_1–T_2)

bösartig

Stadium I: histologisch niedriger Malignitätsgrad (G1), gut differenziert, wenige mitotische Figuren, mäßige Kernatypie. Lokale Rezidivneigung. Mäßige Isotopenspeicherung

IA { innerhalb der Knochen- bzw. Kompartimentgrenzen (T_1)

IB { überschreitet Knochen- bzw. Kompartimentgrenzen, durchbricht Kortikalis bzw. Begrenzung des Kompartiments (T_2)

Stadium II: histologisch hoher Malignitätsgrad (G2), undifferenziert, hoher Tumorzellen-Matrix-Quotient, zahlreiche mitotische Figuren, ausgeprägte Kernatypie, Nekrosen, Gefäßneubildungen, feinfleckige osteolytische Destruktion. Intensive Tracerspeicherung. Höhere Metastasierungstendenz

IIA { innerhalb der Knochen- bzw. Kompartimentgrenzen (T_1)

IIB { überschreitet Knochen- bzw. Kompartimentgrenzen, durchbricht Kortikalis bzw. Begrenzung des Kompartiments (T_2)

Stadium III: Metastasierungsstadium: regionäre oder Fernmetastasen (Viszera, Lymphknoten oder Knochen)

Abb. 12.**5** Stadieneinteilung der Tumoren des Stütz- und Bewegungsapparats nach Enneking (nach Netter).

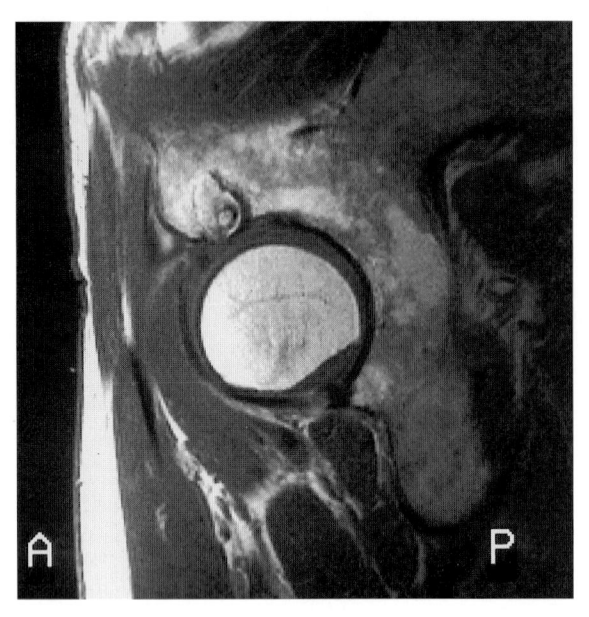

Abb. 12.6 Schräg-sagittale hochauflösende kontrastverstärkte SE-Aufnahme bei nach intraartikulär reichendem Acetabulumtumor des Beckens. Der kraniale Knorpel ist infiltriert. Der eigentliche Gelenkspalt und der femurale Knorpel noch nicht. Aufgrund der hochauflösenden multiplanaren Schnittführung läßt sich hier der Gelenkeinbruch sicher nachweisen. Der Tumor ist inhomogen signalreich nach Kontrastmittelaufnahme. Im gesamten Acetabulum rekonvertiertes Knochenmark als Normalbefund bei 65jährigem Patienten (s. Kap. 11).

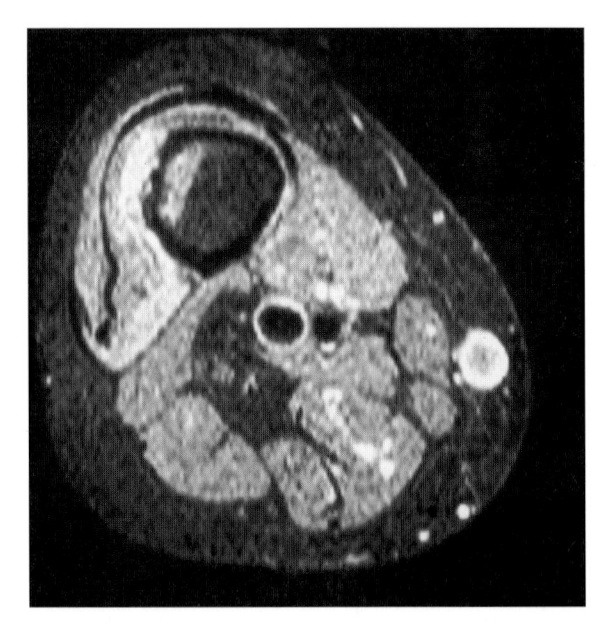

Abb. 12.7 Metastase im Femur. Axiales fettunterdrücktes STIR-Bild. Residuales Fettmark signalarm, intraossäre Tumorkomponente signalreich, destruierte Kortikalis, extraossäre signalreiche Tumorkomponente. Die Kortikalisdestruktion ist trotz relativ geringer örtlicher Auflösung gut zu erkennen.

schlechtesten schnitt die Knochenszintigraphie mit ^{99m}Tc-MDP ab (r = 0,56). Die MRT ist demzufolge der CT deutlich darin überlegen, die intraossäre Ausdehnung des Tumors aufzuzeigen. Da die meisten Chirurgen jedoch mit einem Sicherheitsabstand von 5–6 cm resezieren, sind aus klinischer Sicht sowohl die MRT als auch die CT für die operative Planung ausreichend (75, 81).

Epiphysäre Ausdehnung

Die MRT ist für den Nachweis einer Ausdehnung des Tumors in die Epiphyse besser geeignet, als die konventionelle Röntgenuntersuchung (69). Norton u. Mitarb. (1991) zeigten bei 15 Patienten mit osteogenem Sarkom, daß die Epiphyse im histologischen Schnitt in 12 Fällen mitinvolviert war. Dies wurde in der konventionellen Röntgenuntersuchung bei nur 9 Fällen diagnostiziert, während die MRT alle 12 Fälle korrekt identifizierte.

Intraartikuläre Ausdehnung

Es steht nicht fest, ob die MRT genauer ist als die CT, um eine intraartikuläre Ausdehnung aufzuzeigen. Bloem u. Mitarb. (11) berichteten ähnliche Resultate für beide Modalitäten mit einer Sensitivität und Spezifität im 90-%-Bereich (11). Aisen u. Mitarb. (1) und Zimmer u. Mitarb. (108) fanden jedoch heraus, daß die MRT bei einem kleinen Anteil der Patienten genauer ist als die CT, wenngleich beide Methoden bei der Mehrzahl der Patienten vergleichbare Ergebnisse zeigten (Abb. 12.6).

Kortikale Destruktion, Periostreaktion

Mehrere Studien berichteten, daß die konventionelle Röntgenuntersuchung und die CT der MRT überlegen sind, um eine kortikale Destruktion, eine Tumorkalzifikation und eine Ossifikation sowie eine periostale oder endostale Reaktion nachzuweisen (7, 75, 89, 90, 91, 108). Die hohe Knochendichte im Bereich einer periostalen Reaktion oder in osteoblastisch veränderten Regionen führt zu einer niedrigen Konzentration an resonierenden Protonen, daraus resultiert eine niedrige Signalintensität in der MRT. Diese niedrige Signalintensität ist für die erschwerte Darstellung dieser Veränderungen in der MRT verantwortlich. Die Mehrzahl der Studien, die über die Überlegenheit der CT gegenüber der MRT in diesem Aspekt berichteten, sind jedoch schon mehrere Jahre alt und wurden mit niedriger Feldstärke und veralteter Spulentechnologie durchgeführt.

Zimmer u. Mitarb. (108) zeigten, daß sowohl eine kortikale Destruktion wie auch eine peri- und endostale Knochenneubildung mit der MRT identifiziert werden können (Abb. 12.7). Die Empfindlichkeit der MRT beim Nachweis diskreter Sklerosezonen kann durch Verwendung von GRE-Sequenzen erhöht werden (Abb. 12.8). Fokale Sklerosezonen zeigen eine lokale Inhomogenität in magnetischer Suszeptibilität mit daraus resultierendem Signalverlust, da im Gegensatz zu SE-Aufnahmen keine Spin-Rephasierung durchgeführt wird. Dieser Signalverlust kann genutzt werden, um eine fokale Sklerosierung oder eine periostale Reaktion besser aufzuzeigen.

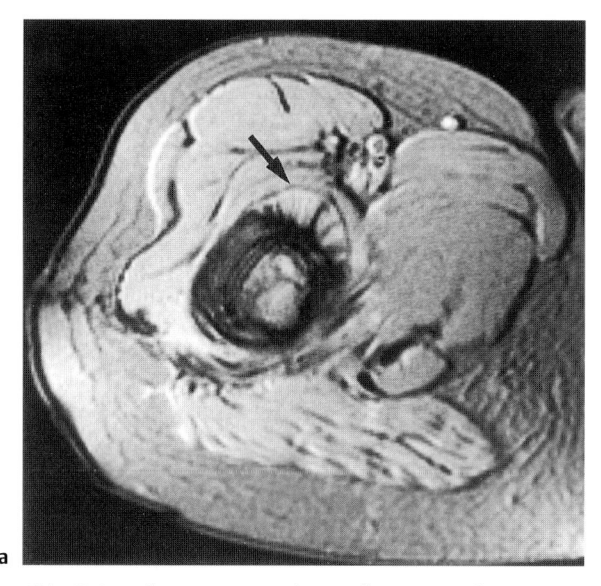

Abb. 12.**8** a u. **b** Periostosen bei malignen Knochentumoren im GRE-Bild. Axiale Schnittführung. **a** Osteosarkom des Femurs mit sog. „Sun-burst-Verkalkungen" in der Periostreaktion (Pfeil). **b** Ewing-Sarkom des Femurs. Mehr lammeläre Verkalkung der Periostreaktion im Bereich der extraossären Tumorkomponente (Pfeil). Durch eine kurze Echozeit (TE = 9 ms) lassen sich die Verkalkungen trotz erhöhter Suszeptibilitätsempfindlichkeit der Meßsequenz scharf abgrenzen.

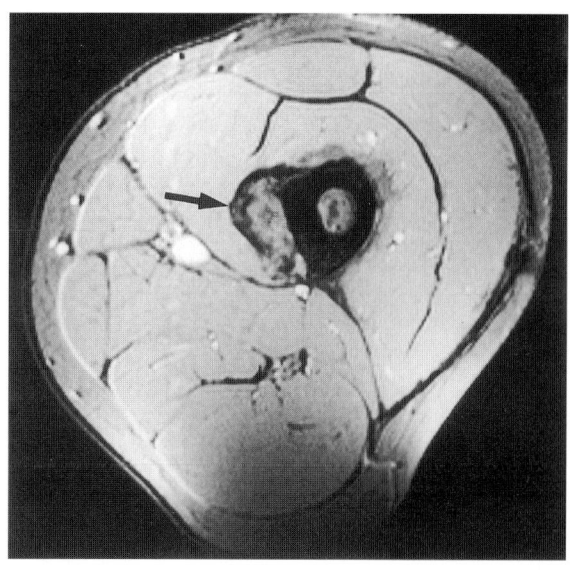

Weichteilausdehnung

Sowohl die CT als auch die MRT eignen sich dazu, die Weichteilausdehnung primärer Weichteil- und Knochentumoren aufzuzeigen. In der CT helfen insbesondere indirekte Zeichen bei der Bestimmung der Weichteilausdehnung. So sind z. B. die Fettschichten zwischen einzelnen Muskelgruppen und dem Tumor obliteriert oder die an die Läsion angrenzenden Strukturen sind global verdrängt. Häufig haben jedoch die gesunden Weichteilgewebe und die Weichteilkomponente des Tumors eine ähnliche Dichte in der nativen CT, so daß eine exakte Differenzierung nicht möglich ist. Die Gabe eines i. v. Kontrastmittels erlaubt erst die Unterscheidung (59, 82, 96). Jedoch selbst unter Anwendung i. v. Kontrastmittel ist die CT deutlich weniger exakt als die MRT, um das Ausmaß von Weichteilläsionen zu bestimmen (73).

Insgesamt ist die MRT der nativen und der kontrastmittelunterstützten CT beim Nachweis der Weichteilausdehnung primärer Knochen- und Weichteiltumoren deutlich überlegen. Der Hauptgrund hierfür ist der wesentlich höhere Kontrast zwischen Tumor und angrenzendem gesunden Gewebe (1, 108).

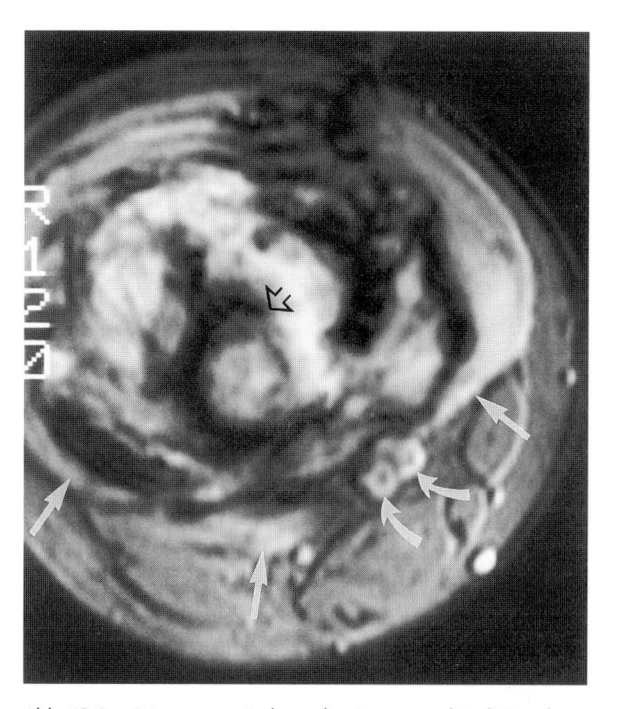

Befall von Gefäß-Nerven-Strängen

Die MRT ist auch beim Nachweis einer Involvierung der Gefäß-Nerven-Stränge besser als die CT (Abb. 12.**9**) (1, 11, 73, 75, 108). Bloem u. Mitarb. (11) fanden eine Sensitivität, Spezifität, und Genauigkeit von 33 %, 93 % und 82 % für die CT, während die MRT eine Sensitivität von 100 %, eine Spezifität von 98 % und eine Genauigkeit von 98 % hatte.

Die Differenzierung zwischen Tumor und angrenzendem Fett ist nach Gabe von Gd-DTPA häufig erschwert (82). In der Präkontrastaufnahme ist der Tumor typischerweise signalarm und klar vom angrenzenden

Abb. 12.**9** Osteogenes Sarkom des Femurs auf Gefäßstrukturen zuwachsend. T_2^*-gewichtete GRE-Aufnahme zeigt, daß der Tumor (gerade Pfeile) auf die A. u. V. poplitea (gebogene Pfeile) drückt, diese jedoch noch nicht umschließt. Der Tumor verursacht eine ausgeprägte kortikale Destruktion (offener Pfeil).

signalreichen Fett zu unterscheiden. In der Postkontrastaufnahme hat der Tumor jedoch oft hohe Signalintensität, wodurch die Unterscheidung schwierig wird (26, 82).

Die MRA ist insbesondere dazu geeignet, die Verdrängung (Abb. 12.**10**) oder Kompression und Umschließung (Abb. 12.**11**) von Gefäßen durch den Tumor aufzuzeigen (52).

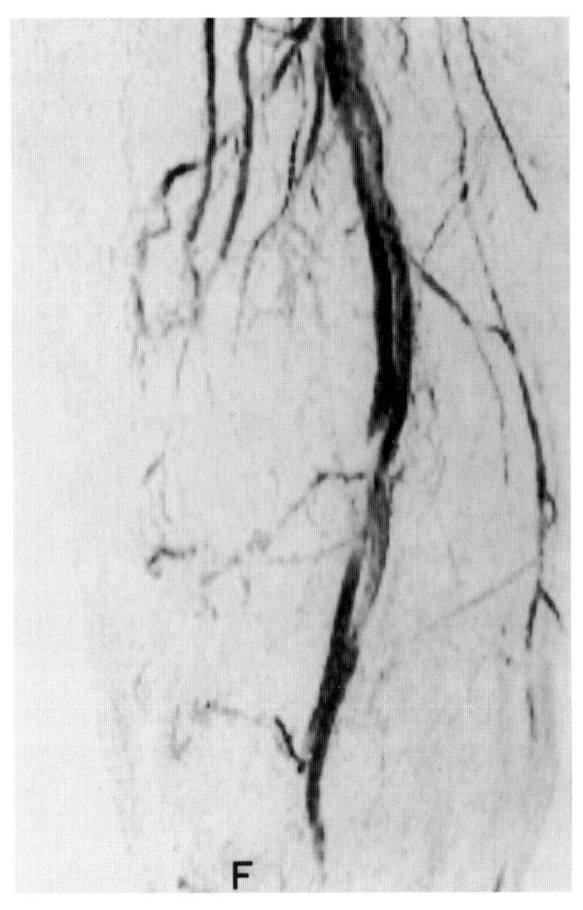

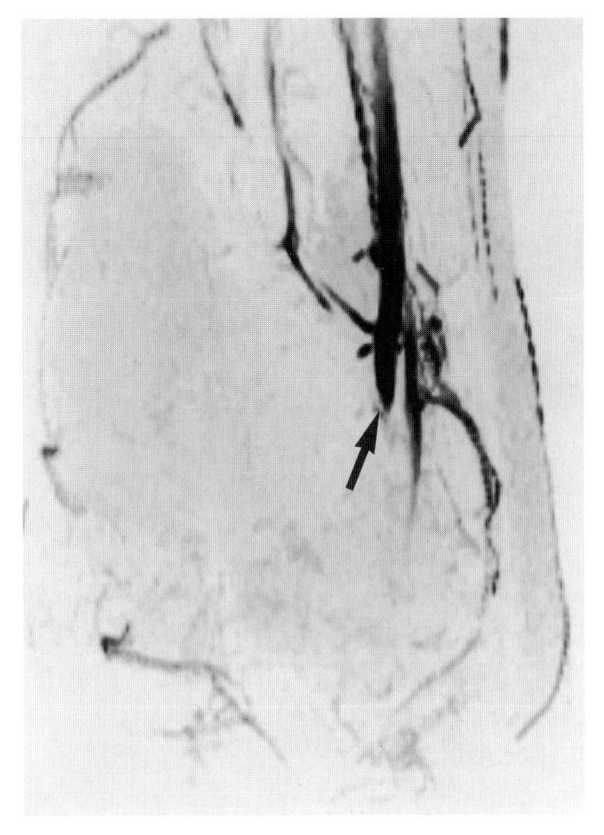

Abb. 12.10 MRA. Ein osteogenes Sarkom (nicht sichtbar in der maximum intensity projection) verdrängt die A. u. V. poplitea nach medial. Die Gefäße sind jedoch noch offen und nicht vom Tumor umschlossen.

Abb. 12.11 MRA. Anderer Patient mit osteogenem Sarkom, das die Gefäße umschließt und komprimiert. In Folge dessen kommen die Gefäße distal nicht mehr zur Darstellung (Pfeil).

Differenzierung zwischen perineoplastischem Ödem und extraossärem Tumor

Vitaler Tumor und perineoplastisches Ödem zeigen beide hohe Signalintensität auf T_1-gewichteten Postkontrastaufnahmen. Petterson u. Mitarb. (76) untersuchten 5 Patienten mit Weichteiltumoren mit konventionellen T_1-gewichteten Postkontrastaufnahmen nach Gabe von Gd-DTPA. Sowohl das Tumorgewebe wie auch das angrenzende perineoplastische Ödem wiesen eine deutliche Kontrastmittelanreicherung auf. Hanna u. Mitarb. (38) beobachteten in ähnlicher Weise eine hohe Signalintensität von vitalem Tumor, Granulationsgewebe und peritumorösem Ödem.

Die dynamische MRT nach Bolusapplikation von Gd-DTPA scheint die vielversprechendste Methode zu sein, um zwischen Tumor und extraossärem Ödem zu differenzieren. Lang u. Mitarb. (53) führten dynamische Untersuchungen mit einer zeitlichen Auflösung von 3,5 s pro Bild durch (Abb. 12.**12**). Die Bilder wurden sequentiell nach Bolusapplikation des Kontrastmittels generiert. Ein Algorithmus mit einer Exponentialfunktion wurde verwendet, um die Steilheit der Kontrastmittelanreicherungskurve unmittelbar zu Beginn zu bestimmen. Die Kurvensteilheit wurde Pixel für Pixel berechnet und in Form eines neu skalierten Grauwerts ausgedrückt; auf diese Weise wurde ein computergeneriertes Bild der Kurvensteilheit für jedes einzelne Bildelement generiert (Abb. 12.**13**). Die hohe zeitliche Auflösung der Sequenz und der exponentielle Algorithmus ermöglichen es, im Kurvensteilheitsbild zwischen vitalem Tumor und extraossärem Ödem zu unterscheiden. Vitaler Tumor und vom Tumor infiltriertes Muskelgewebe zeigten Kurvensteilheitswerte, die 20% und höher waren als die des perineoplastischen Ödems (53). Die computergenerierten Kurvensteilheitsbilder scheinen insbesondere für die Planung von gelenkerhaltenden Eingriffen von potentiellem Nutzen zu sein, da der Rand des Tumors besser definiert ist. Diese Technik eignet sich potentiell auch dafür, das Ansprechen auf eine Chemotherapie zu untersuchen.

Differenzierung zwischen vitalem und nekrotischem Tumor

Die MRT nach i. v. Gabe von Gd-DTPA eignet sich zur Differenzierung des vitalen vom nekrotischen Tumor. Der vitale Tumor zeigt eine deutliche Kontrastmittelanreicherung mit Ausnahme von hypovaskularisierten Läsio-

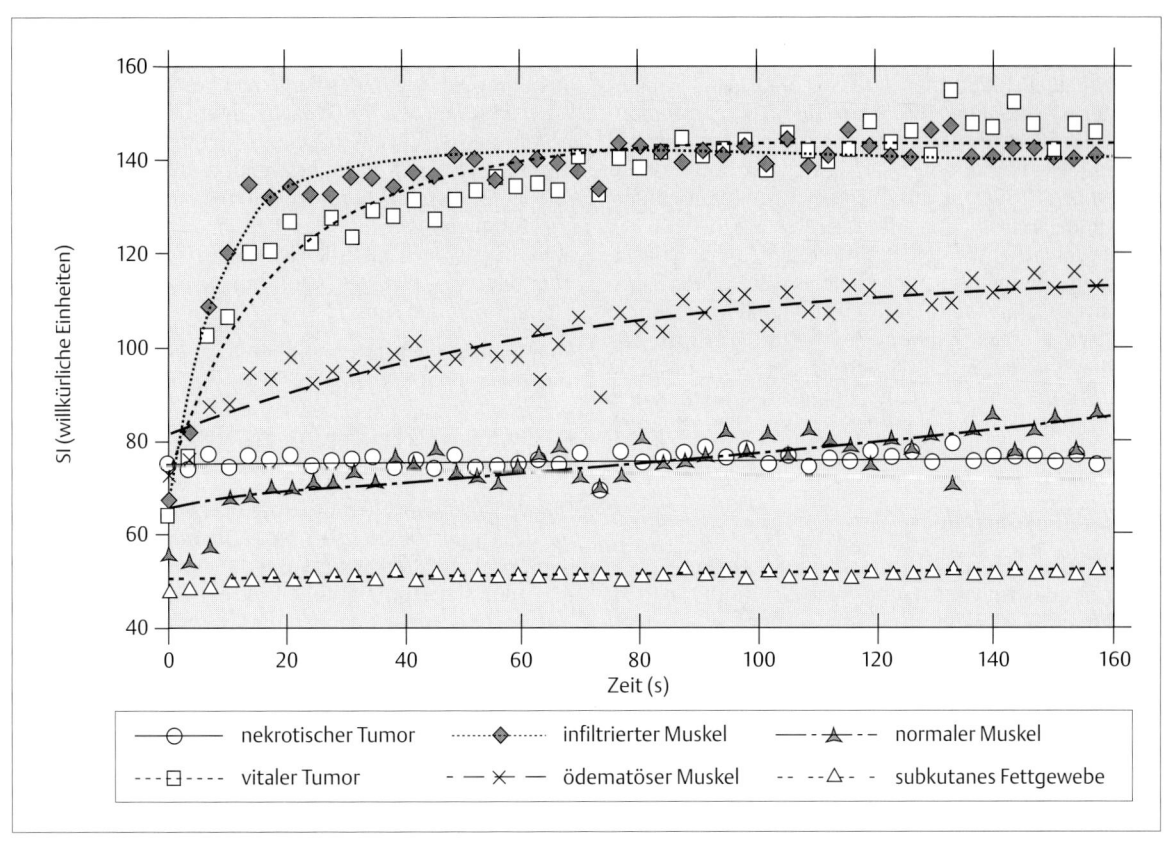

Abb. **12.12** Kontrastmittelanreicherungskurve. Mit der dynamischen MRT lassen sich vitaler Tumor und von Tumor infiltrierter Muskel von ödematösem Muskel/perineoplastischem Ödem unterscheiden. Die Steilheit der Kontrastmittelanreicherungskurve ist für die neoplastischen Gewebe wesentlich höher als für die nichtneoplastischen Gewebe (nach 53).

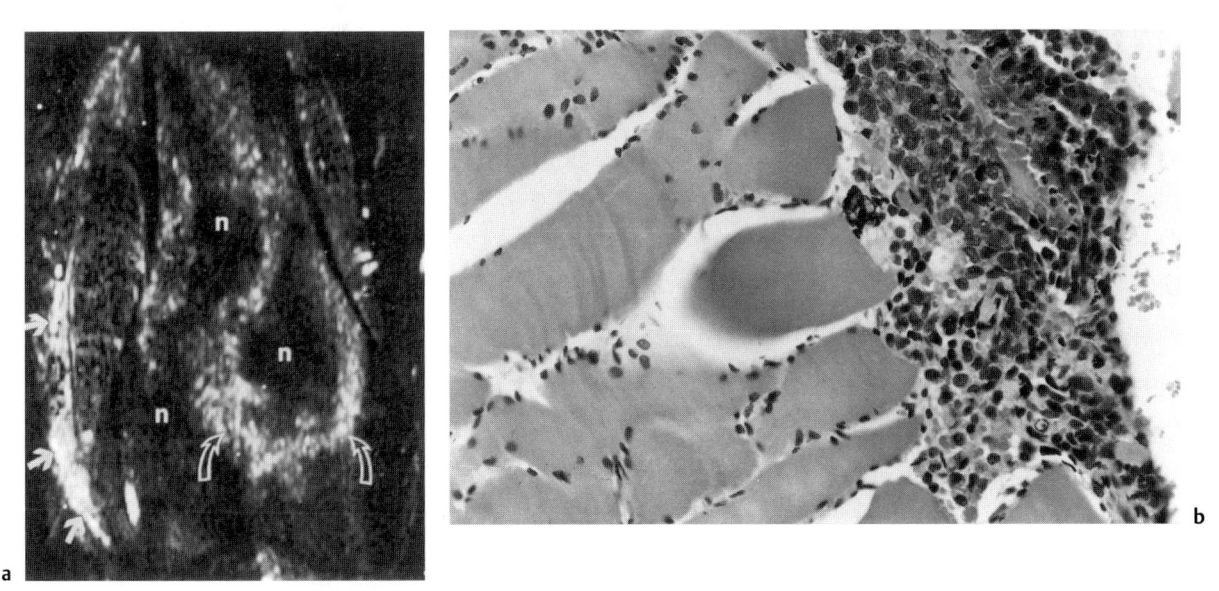

Abb. 12.**13 a** u. **b** Computergeneriertes Kurvensteilheitsbild. **a** Die Grauwerte spiegeln die Steilheit der Kontrastmittelanreicherungskurve wider. Helle Areale entsprechen vitalem Tumor (gebogene Pfeile) oder infiltriertem Muskel. Graue Areale reichern weniger schnell an, wie z.B. beim perineoplastischen Ödem (Abb. 12.**12**). In den medialen Muskelanteilen findet sich eine helle Zone, die den Verdacht auf eine Muskelinfiltration nahelegt (Pfeile). **b** Histologischer Schnitt bestätigt eine Muskelinfiltration (nach 53).
n Nekrose

nen. Der nekrotische Tumor hingegen hat im allgemeinen keine wesentliche Kontrastmittelaufnahme und behält eine niedrige bis mittlere Signalintensität in der Postkontrastaufnahme (26, 51) (Abb. 12.**14**). Einschränkend ist jedoch zu sagen, daß die klinisch verfügbaren Gd-Komplexe niedermolekular sind und so aufgrund ihrer geringen Größe und ihrer Verteilung im Interzellularraum in die Nekrosezone diffundieren können.

Gegenwärtig werden Biopsiestellen anhand klinischer Befunde, wie z.B. einer lokalen Weichteilschwellung, ausgewählt. Wenn das Gewebe jedoch aus einem nekrotischen Areal entnommen wird, ist die Biopsie oftmals diagnostisch nicht verwertbar. Die MRT nach i.v. Kontrastmittelgabe kann daher unter Umständen helfen, vitale Tumoranteile zu identifizieren und eine geeignete Stelle zur Biopsie auszuwählen (26, 51).

■ **Therapiekontrolle**

Anhand der klinischen Untersuchung alleine ist es schwierig, das Ansprechen auf eine Chemotherapie zu bestimmen. Es ist dennoch wünschenswert, schon in einem frühen Therapiestadium zu wissen, ob der Tumor auf die Medikamente reagiert oder ob die Chemotherapeutika gewechselt werden sollten. Klinische Parameter, wie eine lokale Weichteilschwellung oder lokale Gewebeerwärmung, korrelieren schlecht mit dem histologischen Befund (45, 105). Sowohl die konventionelle Röntgenuntersuchung, die Angiographie, die CT und auch die Szintigraphie sind in der Vergangenheit genutzt worden, um die therapeutische Effizienz einer Chemotherapie zu bestimmen. Die Spezifität dieser Methoden, Therapieerfolg von -versagen zu unterscheiden, ist jedoch schlecht und lag in verschiedenen Studien bei 50% (15, 84).

Durch die MRT hingegen kann man sowohl morphologische als auch quantitative Informationen über den Therapieerfolg erhalten. Morphologische Zeichen eines Therapieerfolges sind:

- Abnahme des Tumorvolumens,
- verbesserte Darstellung der Muskel- und Fettschichten,
- Entwicklung zystischer Veränderungen im Tumorgewebe (44, 71).

Das Versagen der Chemotherapie geht mit einer Zunahme des Tumorvolumens einher (Abb. 12.**15**). Eine progrediente Kalzifikation in der Tumorperipherie, aber auch in den zentralen Tumoranteilen ist ein Zeichen für gutes Ansprechen auf die Therapie bei Osteosarkomen (17, 64). Das perineoplastische Ödem nimmt mit gutem Ansprechen auf die Therapie meist ab (44, 71). Maligne Tumoren sind häufig von einer signalarmen Randzone umgeben, die aus Kollagenfasern besteht und mit dem Periost in Verbindung stehen. Diese Randzone kann sich verdicken,

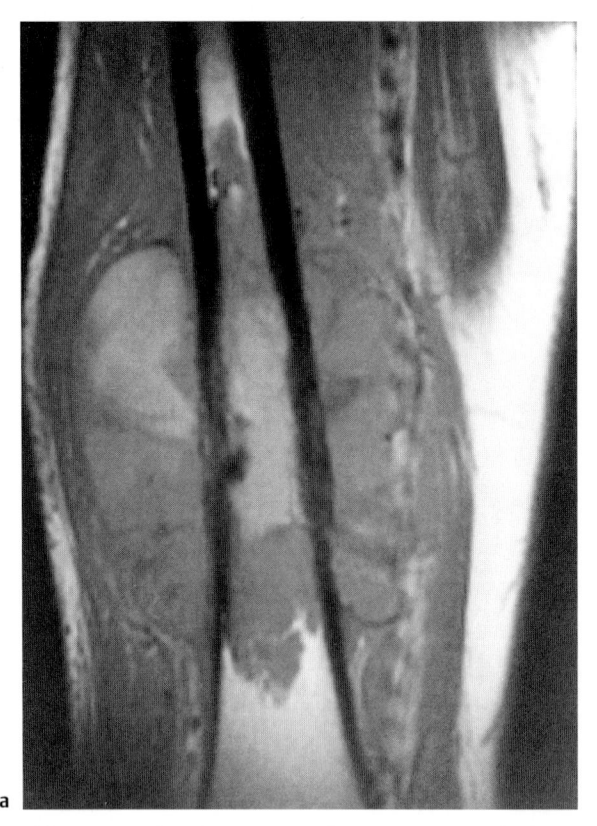

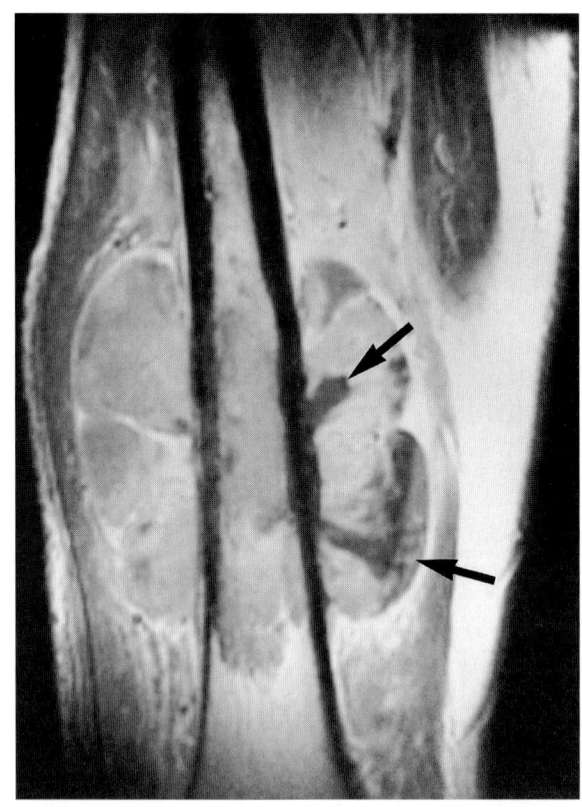

Abb. 12.**14a** u. **b** Osteogenes Sarkom mit vitalen und nekrotischen Anteilen. **a** T_1-gewichtete Präkontrast-MRT. Der Tumor im distalen Femur hat weitgehend homogene, niedrige Signalintensität. **b** T_1-gewichtete Postkontrast-MRT. Der Großteil des Tumors zeigt eine deutliche Kontrastmittelanreicherung entsprechend vitalem Gewebe. Nekrotische Areale reichern das Kontrastmittel jedoch nicht an und bleiben signalarm (Pfeile).

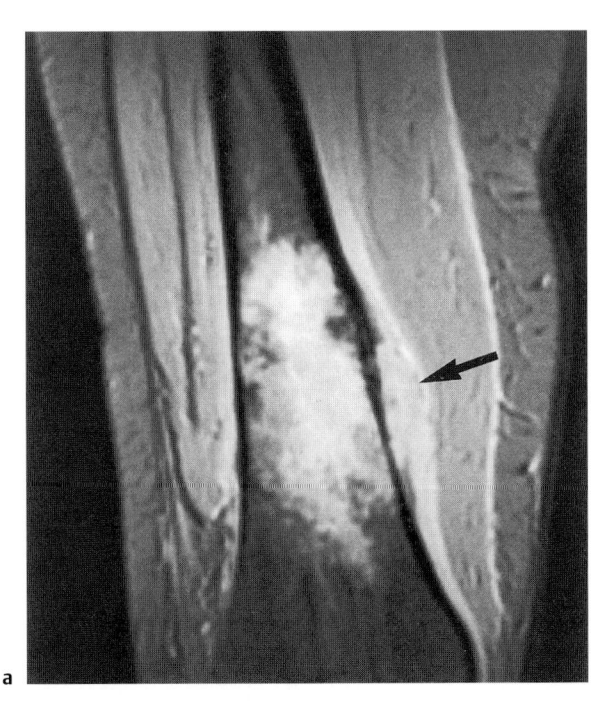

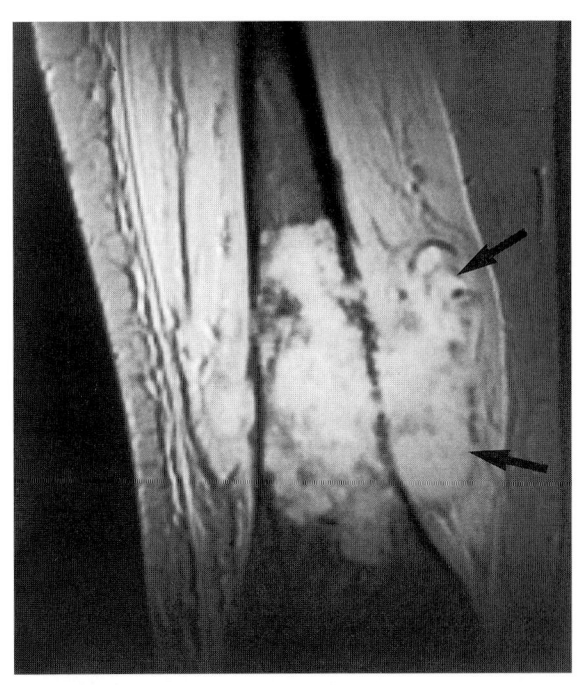

Abb. 12.**15 a** u. **b** Osteogenes Sarkom vor und nach Chemotherapie. **a** T_2^*-gewichtete GRE-MRT. Der Tumor ist signalreich. Nur eine kleine extraossäre Komponente existiert vor der Chemotherapie (Pfeil). **b** T_2^*-gewichtete GRE-MRT. Die extraossäre Komponente hat an Größe zugenommen (Pfeile). Auch der intramedulläre Tumoranteil ist größer. Diese Befunde signalisieren ein Versagen der Chemotherapie.

wenn der Tumor auf die Therapie reagiert und dadurch das perineoplastische Ödem abnimmt (71).

Pan u. Mitarb. (71) beschrieben 4 verschiedene Bildbefunde: Ein „signalarmer" Befund war durch weitgehend dunkle Areale bei T_1- und T_2-Gewichtung gekennzeichnet. Dieser Befund reflektierte das gute Ansprechen auf die Therapie mit der geringsten Menge residualen vitalen Tumorgewebes. Ein fleckförmiger Befund, d.h. Zonen mit mittlerer Signalintensität bei T_1-Gewichtung und hoher Signalintensität bei T_2-Gewichtung mit dazwischengelagerten Bereichen mit niedriger Signalintensität bei T_2-Gewichtung, korrelierte ebenfalls im histologischen Befund mit größtenteils avitalem Tumor mit nur einem geringen Anteil vitaler Tumorzellen (71). Wenn Zonen mit mittlerer Signalintensität auf den T_1-gewichteten Aufnahmen und homogen hoher Signalintensität bei T_2-Gewichtung dominierten, war histologisch mehr vitaler Tumor zu finden. Zystische Veränderungen hatten eine niedrige Signalintensität im T_1-gewichteten Bild und eine hohe Signalintensität im T_2-gewichteten Bild. Typischerweise fanden sich multiple, runde, oftmals blasenförmige Zysten. Dieser Befund war ebenfalls durch einen hohen Anteil vitalen Tumors gekennzeichnet, da der Randbereich der Zysten zumeist von vitalen Tumorzellen gesäumt war.

Holscher u. Mitarb. (44) zeigten eine signifikante Korrelation zwischen Therapieversagen und zunehmender, hoher Signalintensität der extraossären Tumorkomponente in T_2-gewichteten Verlaufsaufnahmen ($r = 0,57$, $p = 0,02$). Eine Zunahme der Signalintensität kann aber auch bei Tumornekrose und Liquefaktion des Gewebes festgestellt werden (60).

Eine Abnahme der Signalintensität der extraossären Tumorkomponente in T_2-gewichteten Verlaufsaufnahmen korreliert gut mit einem Therapieerfolg (44). Zonen mit niedriger Signalintensität bei T_2-Gewichtung können laut Mac Vicar u. Mitarb. (60) aber auch vitale Tumorzellen enthalten, so daß diese Kriterien bestenfalls einen Anhaltspunkt für den Therapieerfolg liefern, jedoch keineswegs ausreichend spezifisch sind.

Erlemann u. Mitarb. (27) zeigten, daß die dynamische MRT unter Verwendung schneller GRE-Sequenzen nach Bolusapplikation von Gd-DTPA dazu genutzt werden kann, das Ansprechen auf eine Chemotherapie zu quantifizieren. Bei einem Therapieerfolg fand sich im Vergleich zur Basisuntersuchung vor der Chemotherapie eine Reduktion der Kurvensteilheit der Kontrastmittelanreicherungskurve um 60% und mehr. Bei Therapieversagen war die Reduktion im allgemeinen geringer als 60% (27). Ähnliche Ergebnisse wurden von Fletcher u. Mitarb. und Hanna u. Mitarb. berichtet (28, 29, 39, 40, 77).

Van der Woude u. Mitarb. (100) berichteten vor kurzem, daß ein residualer, vitaler Tumor oft in der Peripherie des Tumors oder im subperiostalen Bereich zu finden ist. Ein residualer vitaler Tumor ist durch eine frühe und schnelle Kontrastmittelanreicherung gekennzeichnet (100).

Die MRA kann unter Umständen zusätzliche Informationen über das Ansprechen auf eine Chemotherapie liefern. Bei einem Therapieerfolg findet sich typischerweise eine Abnahme der feinen Tumorgefäße, während diese bei Therapieversagen persistieren oder sogar weiter zunehmen (52, 54).

Tumorrezidiv oder postoperative Fibrose/Ödem

Die Unterscheidung zwischen einem Tumorrezidiv und operativen oder durch eine Chemo- oder Bestrahlungstherapie induzierte Veränderungen ist schwierig. Der Verdacht auf ein Rezidiv besteht, wenn eine knotenförmige Läsion mit niedriger Signalintensität bei T_1- und hoher Signalintensität bei T_2-Gewichtung festgestellt wird (16, 35, 78, 101). Ein Verdrängungseffekt auf das angrenzende Gewebe legt ebenfalls die Diagnose eines Tumorrezidivs nahe, ebenso eine Infiltration des Weichteilgewebes oder eine Destruktion des Knochens. Bei Patienten, die mit einer Strahlentherapie behandelt wurden, können Läsionen mit hoher Signalintensität bei T_2-Gewichtung aber sowohl ein Tumorrezidiv als auch strahlungsinduzierte Veränderungen widerspiegeln (101). Weitere Ursachen für eine T_2-Prolongation sind in Tab. 12.7 aufgeführt.

Zonen mit homogen niedriger Signalintensität bei T_1-Gewichtung, die keine wesentliche Signalintensitätszunahme im T_2-gewichteten Bild und keine fokalen, knotenförmigen Veränderungen zeigen, spiegeln im allgemeinen chronische postoperative oder chemotherapie- oder strahleninduzierte Veränderungen wider. Maligne fibröse Histiozytome können jedoch in seltenen Fällen eine ähnliche Erscheinung haben, wenn die fibroblastische Komponente des Tumors überwiegt, so daß keine definitive Unterscheidung möglich ist (78).

Reuther u. Mitarb. (78) verglichen die CT und MRT bei der Diagnose von Tumorrezidiven. Für die CT betrug die Sensitivität 57,5 % und die Spezifität 96,3 %. Für die MRT fand sich eine Sensitivität von 82,5 % und eine Spezifität von 96,3 % (78). Die MRT ist demzufolge wesentlich empfindlicher als die MRT, um ein Tumorrezidiv nachzuweisen (78). Postoperative Narben zeigen in der Regel bis 6 Monate nach der Operation noch ödemäquivalente Signalintensitäten. In einigen Fällen kann aber auch sehr viel länger noch ein Ödem mit entsprechend hoher Signalintensität auf T_2-Bildern im Operationsgebiet vorhanden sein. In solchen Fällen ist es nicht sicher möglich ein frühes Rezidiv ohne entsprechenden raumfordernden Effekt zu diagnostizieren. Nach eigenen Erfahrungen kann in solchen Fällen eine Differenzierung mittels MTC möglich sein. Narbengewebe zeigt nämlich im Gegensatz zu malignen und den meisten benignen Tumoren (unter 25 %) einen sehr hohen MTC-Effekt (bis über 50 %) (s. Kap. 1) (Abb. 12.**16**) (99).

Spezieller Teil

Je nach Ursprungsgewebe werden zahlreiche gut- und bösartige Knochen- und Weichteiltumoren unterschieden (Tab. 12.**8**, S. 328). Mittels bildgebender Verfahren allein ist eine sichere Differenzierung bzw. histologische Zuordnung oft nicht möglich. Der hohe Stellenwert des konventionellen Röntgenbilds diesbezüglich basiert auf langjähriger Erfahrung mit der Methode. Aber auch die MRT vermag ihren Beitrag nicht nur im Staging, sondern auch bei der präoperativen Artdiagnostik zu leisten und

Tabelle 12.**7** Ursachen für ein hohes T_2-Signal in Verlaufsuntersuchungen bei Patienten mit Tumoren des Bewegungs- und Stützapparats (nach 72)

- Tumorrezidiv
- Residuales perineoplastisches Ödem
- Operativ induzierte Veränderungen: Ödem, Granulationsgewebe (bis 6 Monate nach Operation)
- Strahlungsinduziertes Ödem
- Postoperatives Serom
- Hämatom
- Fettnekrose
- Muskeldenervierung (z. B. durch intraoperatives Trauma)
- Interponierter Knochenspan

im folgenden soll der heutige Kenntnisstand der MRT-Darstellung einzelner Tumorentitäten sowie kurz deren sonstigen Besonderheiten beschrieben werden.

Maligne Knochentumoren

Osteosarkom

20 % aller primären malignen Knochentumoren sind Osteosarkome. Das Osteosarkom tritt im allgemeinen im Alter von 10–15 Jahren auf. Osteosarkome sind meist in den Metaphysen der langen Röhrenknochen zu beobachten. Am häufigsten betroffen sind: distaler Femur, proximale Tibia, Humerus.

Die MRT ist klinisch insbesondere von Nutzen, um intramedulläre Tochtermetastasen (sog. skip-lesions) in bis zu 25 % der Fälle nachzuweisen (Abb. 12.**1**) sowie das Ausmaß der intramedullären und der Weichteilausdehnung zu beurteilen (13, 94, 108). Dichte, sklerotische Tumoranteile zeigen niedrige Signalintensität bei T_1- und T_2-Gewichtung. Eine kortikale Destruktion und ein ausgeprägtes perineoplastisches Ödem sind häufige Befunde (85) (Abb. 12.**9**).

Der Tumor ist häufig von einem Rand mit niedriger Signalintensität bei T_1- und T_2-Gewichtung umgeben, der die periostale Reaktion widerspiegelt. Zystische und nekrotische Veränderungen sowie Flüssigkeitsspiegel sind nach einer Chemotherapie oft zu finden (43).

Präoperativ werden die Patienten mit einer adjuvanten Chemotherapie behandelt, die es erlaubt, Mikrometastasen zu kontrollieren und oftmals eine Größenreduktion der Tumormasse sowie eine Abnahme des perineoplastischen Ödems zu bewirken. Operativ werden heutzutage meist gelenkerhaltende Eingriffe durchgeführt, wenngleich Amputationen nach wie vor erforderlich sein können. Die MRT ist insbesondere auch postoperativ von Nutzen, um den Therapieerfolg der Chemotherapie zu untersuchen. Bei Therapieversagen können die Chemotherapeutika gewechselt werden, um die Prognose des Patienten zu verbessern und die Chancen einer Mikrometastasierung zu reduzieren. Darüber hinaus eignet sich die MRT dazu, Tumorrezidive zu erkennen.

Osteosarkome kommen meist in der klassischen medullären Form vor. Davon sind folgende Formen histologisch, röntgenologisch und prognostisch zu trennen:

Abb. 12.**16a–h a–d** Nachsorge nach operativer Entfernung eines malignen fibrösen Histiozytoms am Unterschenkel, axiale Schnittführung.
a GRE-Sequenz. **b** MTC-Bild.
c T_1-gewichtete SE-Sequenz.
d Fettunterdrückende STIR-Sequenz.
Narbenbildung im Hautniveau mit deutlicher Signalreduktion nach Applikation des MTC-Pulses. Signalarme Darstellung auf dem T_1-gewichteten Bild, signalreiche Darstellung auf der fettunterdrückten STIR-Aufnahme.
Damit weist die Narbe ein Signalverhalten auf dem T_1-Bild und auf dem Bild mit Fettunterdrückung auf, wie es auch bei Tumoren angetroffen wird. Der starke MT-Effekt spricht aber für die Narbe.
e–h Nachsorge nach operativer Entfernung eines Leiomyosarkoms des Unterschenkels, axiale Schnittführung.
e GRE-Sequenz, **f** MTC-Bild.
g MTC-Subtraktionsbild.
h Fettunterdrückende STIR-Sequenz.
Die Narbenbildung im Hautniveau zeigt eine deutliche Signalreduktion auf dem MTC-Bild. Die Signalreduktion ist fast so stark ausgeprägt wie bei Muskulatur. Das MTC-Subtraktionsbild verdeutlicht diesen Effekt mit einer hellen Abbildung der Narbe und Muskulatur. Auf der fettunterdrückenden STIR-Aufnahme sieht man eine signalreiche Darstellung der Narbe. Damit weist sie eine uncharakteristische Signalintensität auf, wie sie auch bei Tumorgewebe mit dieser Sequenz angetroffen würde.

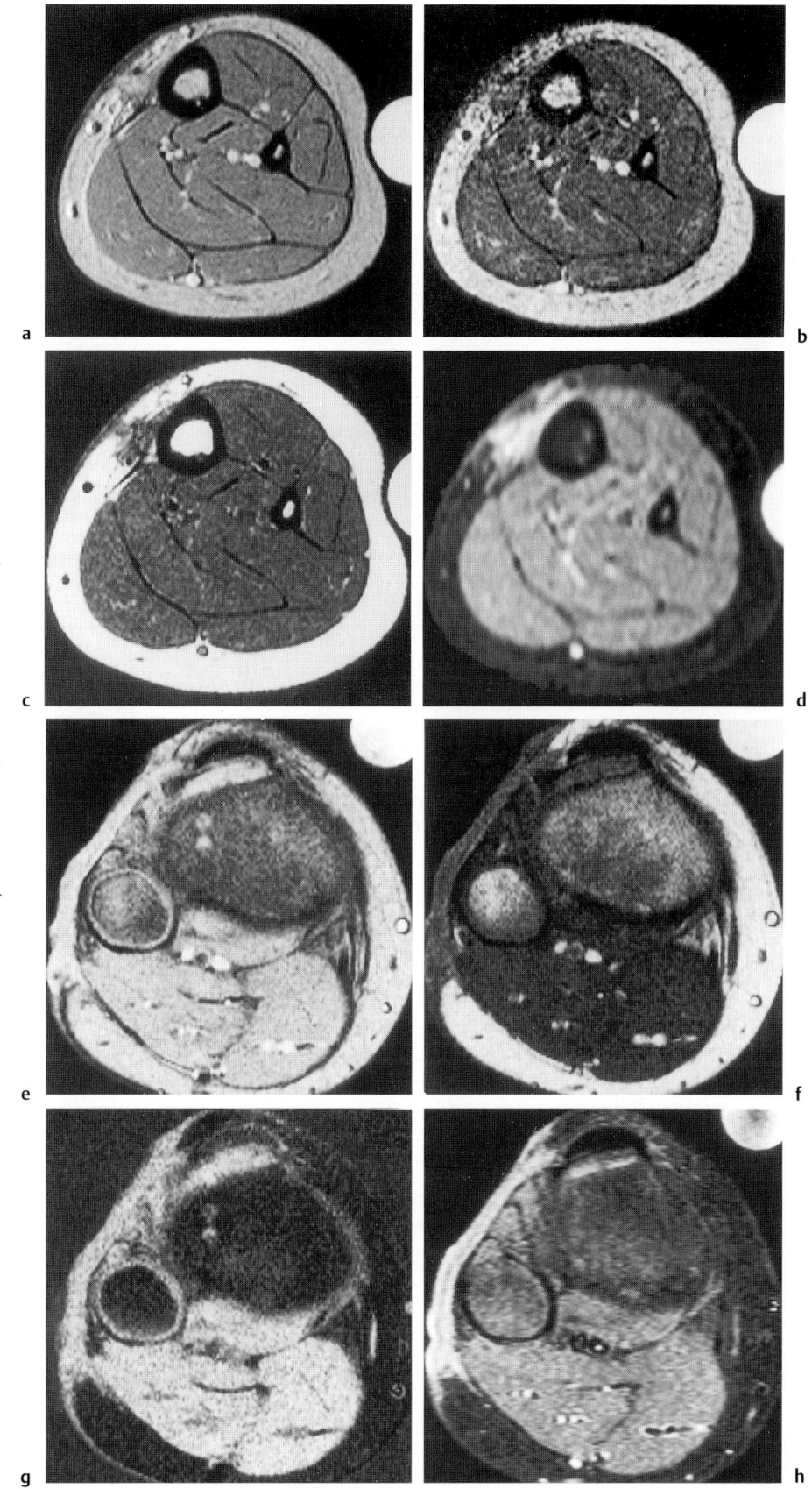

Tabelle 12.8 Primäre Tumoren des Stütz- und Bewegungsapparats (übliches Manifestationsstadium nach Enneking in Klammern) (modif. nach Netter, F. H.: Farbatlanten der Medizin, Band 8: Bewegungsapparat II. Thieme, Stuttgart 1995 [S. 118])

Stammgewebe	Gutartige Tumoren	Bösartige Tumoren
Knochentumoren:		
• Knochengewebe	Osteoidosteom (2)	klassisches Osteosarkom (IIB)
	Osteoblastom (2–3)	parostales Osteosarkom (IA)
	Osteom (1)	periostales Osteosarkom (IIA)
• Knorpelgewebe	Enchondrom (2)	primäres Chondrosarkom (IIB)
	Exostosen (2) (Ekchondom)	sekundäres Chondrosarkom (IA)
	periostales Chondrom (2)	
	Chondroblastom (2–3)	
	Chondromyxoidfibrom (2–3)	
• Bindegewebe	nichtossifizierendes Knochenfibrom (1–2)	Knochenfibrosarkom (IIB)
	desmoplastisches Knochenfibrom (2–3)	malignes fibröses Histiozytom (IIB)
	fibröse Dysplasie (NZ)	
	ossifizierendes Knochenfibrom (2–3)	
• retikuloendotheliales Gewebe	eosinophiles Granulom (NZ)	Ewing-Sarkom (IIB)
	Hand-Schüller-Christian-Krankheit (NZ)	Retikulumzellsarkom (IIB)
	Abt-Letterer-Siwe-Krankheit (NZ)	Myelom (III)
• Gefäße	aneurysmatische Knochenzyste (2)	Angiosarkom (IIB)
	Knochenhämangiom (2)	– Hämangioendotheliom (IA)
		– Hämangioperizytom (IA)
• Unbekannt	solitäre Knochenzyste (NZ)	Riesenzellsarkom (IIB)
	Riesenzelltumoren des Knochens (2–3)	Chordom (IB)
		Adamantinom (IA)
Weichteiltumoren:		
• Knochengewebe	Myositis ossificans (NZ)	extraossäres Osteosarkom (IIB)
• Knorpelgewebe	Chondrom (2)	extraossäres Chondrosarkom (IB)
	synoviale Chondromatose	
• Bindegewebe	Fibrom (1–2)	Fibrosarkom (I–IIB)
	Fibromatose (3)	malignes fibröses Histiozytom (IIB)
• Synovialis	pigmentierte villonoduläre Synovitis (2)	Synovialsarkom (IIB)
	synoviale Knochenzyste (intraossäres Ganglion [1])	
• Gefäße	Hämangiom (2–3)	Angiosarkom (IIB)
		– Hämangioendotheliom (IB)
		– Hämangioperizytom (IB)
• Fettgewebe	Lipom (1)	Liposarkom (IA)
	Angiolipom (3)	
• Nervengewebe	Neurinom (2)	Neurosarkom (IIB)
	Neurofibrom (2–3)	Neurofibrosarkom (IIB)
• Muskelgewebe	Leiomyom (2)	Leiomyosarkom (IIB)
	Rhabdomyom (2–3)	Rhabdomyosarkom (IIB)
• Unbekannt	Riesenzelltumor der Sehnenscheide (2)	Epitheloidsarkom (IB)
		Clear-cell-Sarkom (IB)
		Mesenchymom (IIB)
		undifferenziertes Sarkom (IIB)

NZ = nach Enneking nicht zu klassifizieren

- parostales (juxtakortikales) Osteosarkom mit geringerem Malignitätsgrad, primär zwischen Kortex und Muskulatur wachsend, erst spät in die Markhöhle infiltrierend,
- periostales Osteosarkom mit kraterförmiger Kortikalisarrosion, an der Knochenaußenfläche wachsend, makroskopisch überwiegend knorpelig imponierend, ebenfalls mit Periostreaktionen einhergehend,
- teleangiektatisches Osteosarkom als überwiegend osteolytischer sehr blutreicher pseudozytisch imponierender Tumor, der aneurysmatischen Knochenzyste ähnelnd.

Je nach Dominanz der histologischen Differenzierung wird noch zwischen osteoblastischem (ca. 50% der Fälle), chondroblastischem (ca. 25% der Fälle) und fibroblastischem (ca. 25% der Fälle) Typ unterschieden. Nach dem röntgenologischen Bild kann man desweiteren noch einen gemischten Typ, einen osteolytischen und einen osteoskerotischen Typ unterscheiden (30). Eine Besonderheit stellt das Osteosarkom auf dem Boden eines Morbus Paget dar.

Ewing-Sarkom

Das Ewing-Sarkom ist ein hochmaligner Tumor, der primär bei Kindern auftritt und vom retikulaendothelialen System des Knochenmarks ausgeht. Das Ewing-Sarkom ist für 10% aller primären Knochentumoren verantwortlich. Ungefähr 90% der Patienten sind in der Altersgruppe zwischen 5 und 30 Jahren; die Inzidenz ist im Alter von 5 – 15 Jahren am höchsten. Das Ewing-Sarkom befällt primär die unteren Anteile des Skeletts. Das Becken, das Sakrum und die unteren Extremitäten enthalten ca. $^2/_3$ der Tumoren. Die klinische Beschwerdesymptomatik kann einer Osteomyelitis mit Fieber und Überwärmung ähneln.

Das Ewing-Sarkom ist häufiger metadiaphyseal als diaphyseal in seiner Lokalisation. Im Gegensatz zum Neuroblastom ist ein Weichteiltumor nahezu immer vorhanden. Sklerotische Anteile können im intramedullären Bereich zu sehen sein, aber typischerweise nicht im Weichteilbereich. Die Primärläsion wird mit einer Radiatio und Chemotherapie behandelt. In einigen Behandlungsschemata erfolgt dann eine Resektion der Läsion. Die Hauptrolle für die MRT liegt im Staging und in der Therapiekontrolle der Chemotherapie (31). In einigen Fällen läßt sich in der MRT eine signalarme Verdickung und Lamellierung des Periosts entsprechend dem konventionell röntgenologischen „Zwiebelschalenphänomen" nachweisen (Abb. 12.**17**).

Chondrosarkom

Das Chondrosarkom ist der dritthäufigste primäre maligne Knochentumor. Es ist für ca. 20% aller malignen Knochentumoren verantwortlich. Es tritt meist nach dem 45. Lebensjahr auf. Sekundäre Chondrosarkome entwickeln sich auf der Basis präexistierender gutartiger Knorpeltumoren, wie z.B. einem Osteochondrom oder einem Enchondrom. In 45% der Fälle ist der Tumor in den langen Röhrenknochen lokalisiert. Das Becken ist ebenfalls häufig betroffen (Abb. 12.**18**). Signalarme Knorpelmatrixkalzifikationen sind oft vorhanden (Abb. 12.**19**). Die Tumoren zeigen häufig eine feine Mikrolobulation in der T_2-gewichteten Aufnahme. In den T_1-gewichteten Postkontrastbildern ist unter Umständen eine feine septale, ringförmige Kontrastmittelanreicherung zu sehen (32). Der Befund eines Tumors mit Mikrolobulationen bei T_2-Gewichtung kombiniert mit einer septalen, ringförmigen Kontrastmittelanreicherung ist hochspezifisch für gering entdifferenzierte Chondrosarkome (19).

Je nach Zellbild und Lokalisation unterscheidet man neben dem klassischen, zentral oder exzentrisch wachsenden Chondrosarkom folgende Varianten:

- entdifferenziertes High-grade-Chondrosarkom; bei dieser Form ist aufgrund des geringen Differenzierungsgrads die Knorpelstruktur oft kaum mehr erkennbar; der Tumor ist besonders aggressiv; wenig Verkalkungen,
- Klarzellchondrosarkom (Chordochondrosarkom) mit eingestreuten wasserklaren Zellen, niedrigmaligne, wenig Verkalkungen, ähnlich dem Chondroblastom,
- juxtakortikales Low-grade-Chondrosarkom; geht von der äußeren Knochenoberfläche aus mit gut differenziertem Knorpel und ist gelegentlich schwer als maligner Tumor zu erkennen; neigt erst spät zu Metastasierung; es kommen gehäuft Verkalkungen vor.

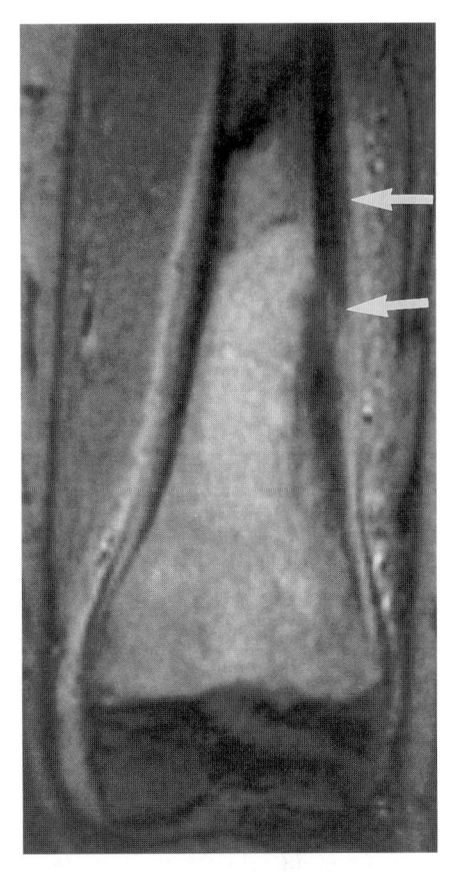

Abb. 12.**17** Ewing-Sarkom. Die T_2-gewichtete MRT zeigt die intramedullären Anteile der Läsion mit mittlerer Signalintensität. Der Kortex und das Periost erscheinen verdickt und zum Teil lamelliert (Pfeile) entsprechend dem Zwiebelschalenphänomen im konventionellen Röntgenbild.

Fibrosarkom und malignes fibröses Histiozytom

Diese malignen Tumoren haben eine gleichförmige Altersverteilung zwischen der zweiten und der siebten Dekade. Der Tumor befällt meist die Enden der langen Röhrenknochen (Abb. 12.**20**). Die MRT-Erscheinung dieser Tumoren ist nicht spezifisch. Die MRT liefert jedoch klinisch wichtige Information über das Ausmaß der Weichteil- wie auch der intraossären Komponente und kann genutzt werden, um das Ansprechen auf die Chemotherapie zu untersuchen (91).

Angiosarkom

Mehrere aggressive vaskuläre Tumoren, wie das Angiosarkom, das Hämangioendotheliom und das Hämangioperizytom, haben eine ähnliche Form in der MRT (68). Der Befund ist in der MRT häufig unspezifisch. Die Anwesenheit gefäßförmiger Strukturen kann jedoch bei der Diagnose helfen. Die MRT unterstützt sowohl bei der Diagnose wie auch beim Staging und der Therapiekontrolle.

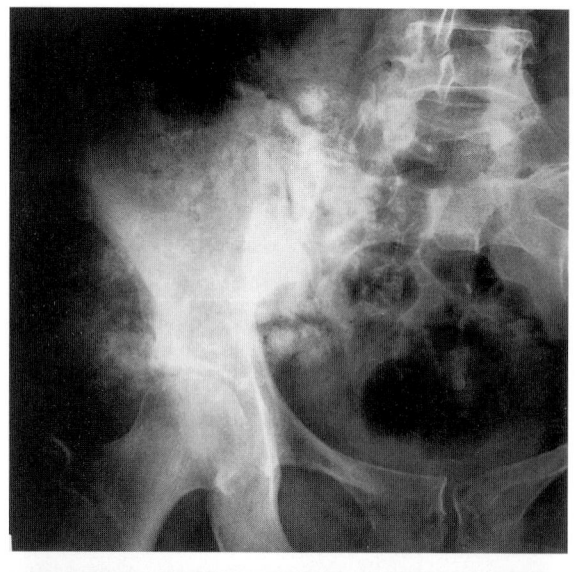

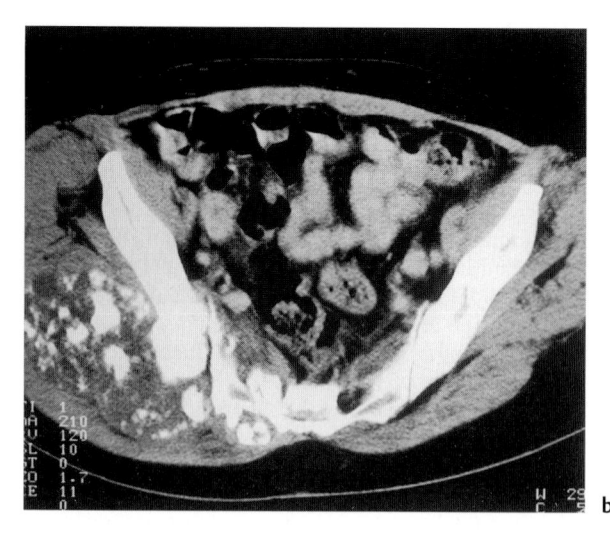

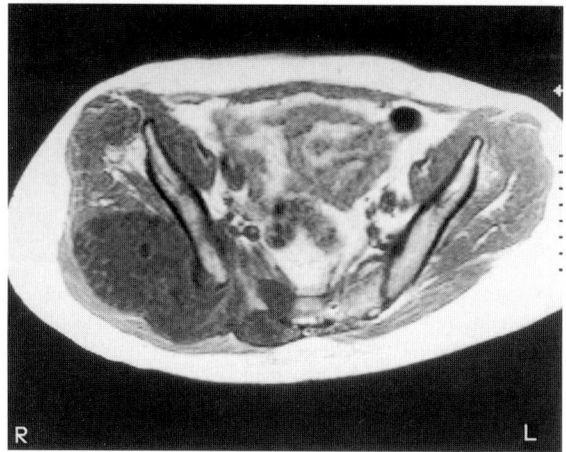

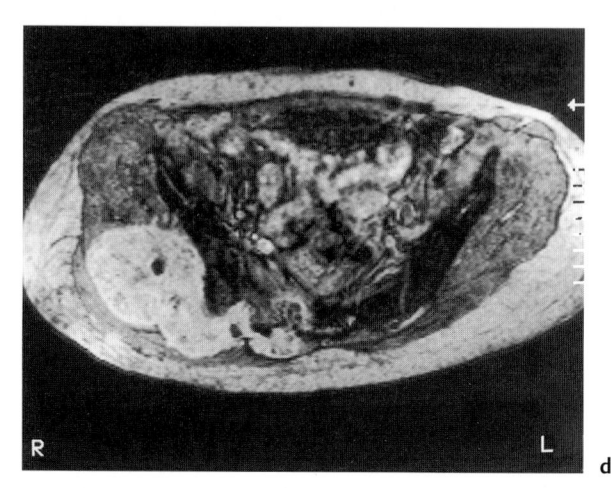

Abb. 12.**18a–d** Chondrosarkom des Beckens. **a** Röntgenbild mit unscharfer Osteodestruktion und Weichteilverkalkungen in Projektion auf die rechte Beckenschaufel. **b** CT. Osteodestruktion und ausgeprägte Tumormatrixverkalkungen der großen Weichteilkomponente. **c** Axiales T_1-gewichtetes SE-Bild mit hypointensem Tumor mit multifokalen Signalauslöschungen durch die Verkalkungen. **d** T_2^*-gewichtetes GRE-Bild. Der Tumor ist signalreich mit multifokalen Signalauslöschungen. Die Infiltration in das Os ilium und Os sacrum ist gut abgrenzbar.

Primäres Knochenlymphom

Das primäre Knochenlymphom ist ein seltener Tumor. Er ist meist in den Meta- und Epiphysen der Extremitäten lokalisiert. Das primäre Knochenlymphom hat eine meist inhomogene Signalintensität bei T_2-Gewichtung. Zonen mit niedriger Signalintensität bei T_2-Gewichtung sind unter Umständen auf fibröse Tumoranteile zurückzuführen (87).

■ Benigne Knochentumoren

Riesenzelltumor

Riesenzelltumoren (Osteoklastom) treten in den langen Röhrenknochen, meist im distalen Femur oder der proximalen Tibia, aber auch im Os sacrum auf. Der Tumor ist epiphysär lokalisiert und kann sich in die Metaphyse erstrecken. Die Diagnose erfolgt im allgemeinen anhand des konventionellen Röntgenbilds. Die MRT wird dazu verwendet, das Ausmaß der Läsion zu charakterisieren. Das Wachstum kann aggressiv anmuten. In seltenen Fällen (< 5%) kann es sogar zu Lungenabsiedlungen kommen. Bevorzugt sind Männer im Alter zwischen 20 und 40 Jahren betroffen. Der Tumor kann in benachbarte Gebiete einbrechen. Im Kniegelenk wächst er über die Ursprungsstellen der Kreuzbänder in das Gelenk. Es werden persistierende Schmerzen geklagt, und bei Gelenkeinbruch kommt es zum Erguß. Der Tumor ist in der MRT scharf umgrenzt und in der T_1-gewichteten Aufnahme meist signalarm (Abb. 12.**21**). Bei T_2-Gewichtung kann der Riesenzelltumor inhomogen sein mit signalarmen und -reichen Zonen (95). Hämosiderin ist oft vorhanden und mit niedriger Signalintensität sowohl bei T_1- wie auch bei T_2-Gewichtung zu sehen (2). Tumorrezidive sind häufig. Eine der Hauptanwendungen für die MRT ist der

Benigne Knochentumoren **331**

Abb. 12.**19 a** u. **b** Chondrosarkom. **a** T_1-gewichtete MRT zeigt die Läsion im distalen Femur. Vereinzelte, signalarme Knorpelmatrixkalzifikationen sind sichtbar (Pfeil). **b** Makroskopischer Schnitt durch den Tumor.

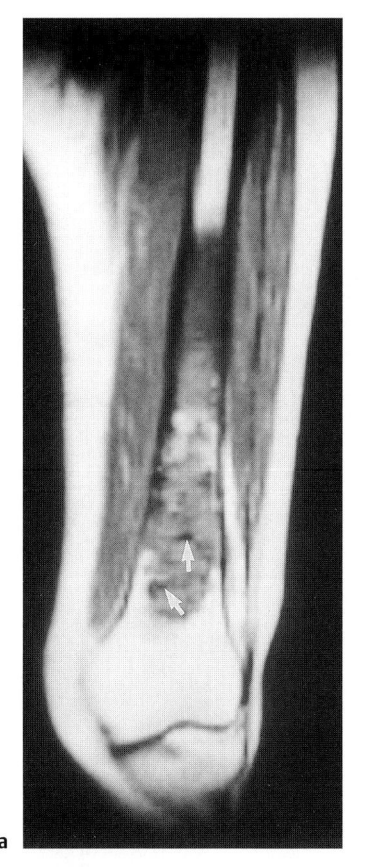

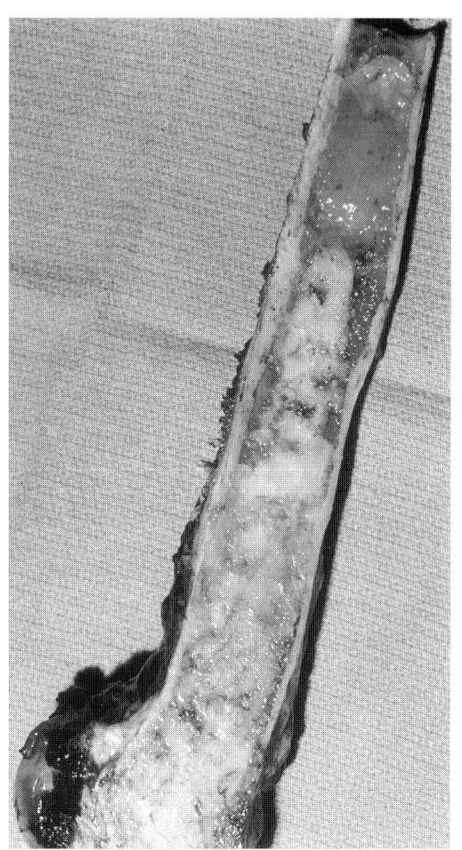

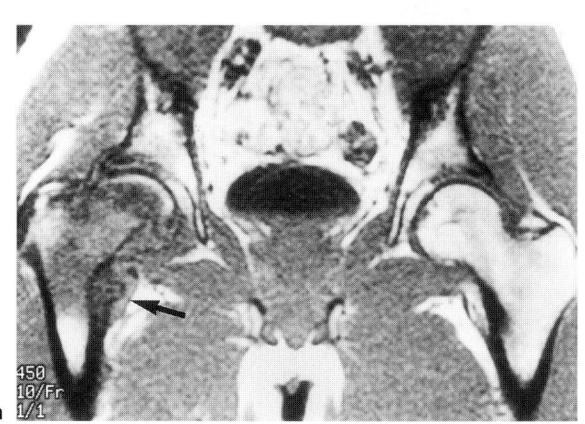

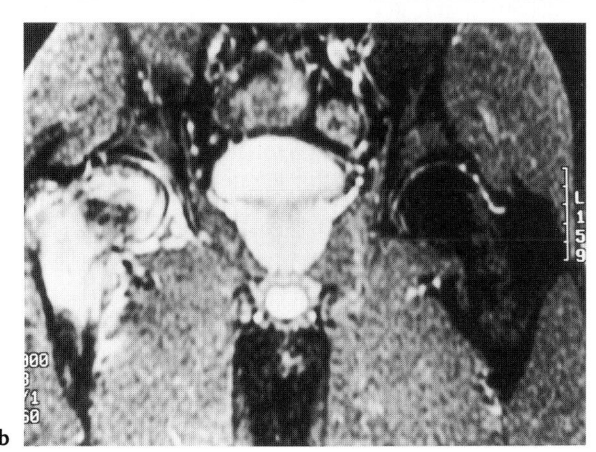

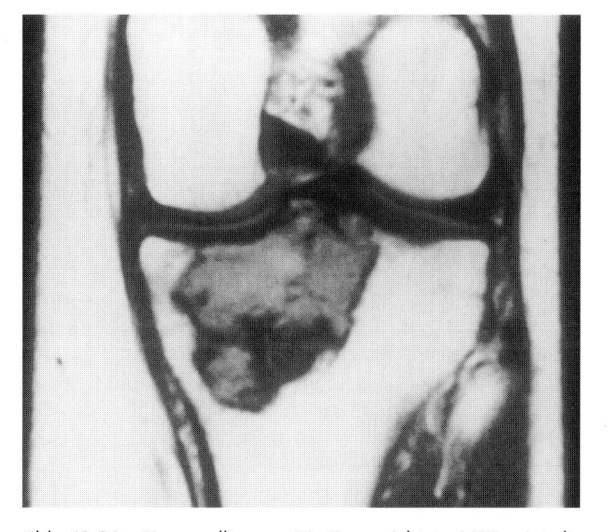

Abb. 12.**21** Riesenzelltumor. Die T_1-gewichtete MRT zeigt die signalarme Läsion in der Epiphyse, die typischerweise an den Gelenkspalt angrenzt und sich in diesem Fall in die Metaphyse erstreckt. Signalfreie Tumoranteile durch Hämosiderinablagerungen.

◀ Abb. 12.**20 a** u. **b** Malignes fibröses Histiozytom. **a** T_1-gewichtete MRT. Der Tumor im proximalen Femur ist signalarm. Sowohl die intramedulläre wie auch die extraossäre (Pfeil) Komponente werden dargestellt. **b** T_2-gewichtete MRT. Die Läsion ist signalreich. Gelenkeinbruch mit Erguß.

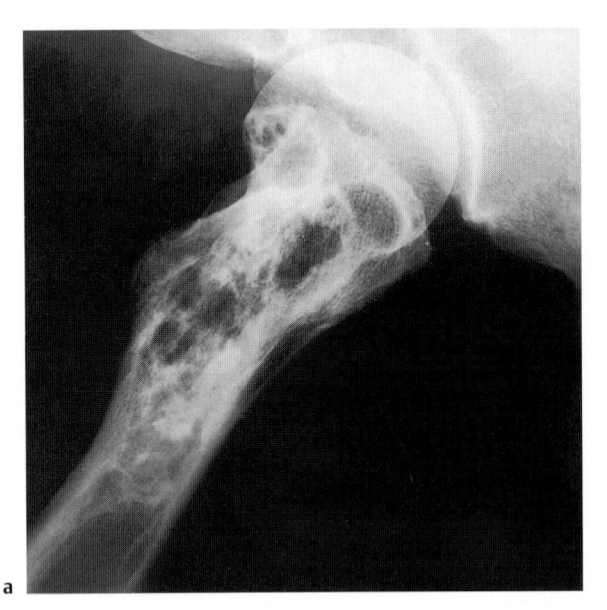

Abb. 12.22 a u. b Monostotische fibröse Dysplasie im metadiaphysären Übergang des Femurs. a Röntgenbild mit konfluierenden Osteolysen, Sklerosesäumen und Trabekulierungen. b Koronares $T_2{}^*$-gewichtetes GRE-Bild. Der Prozeß ist überwiegend homogen signalreich, unterbrochen von signalfreien Sklerosesäumen und Trabekulierungen.

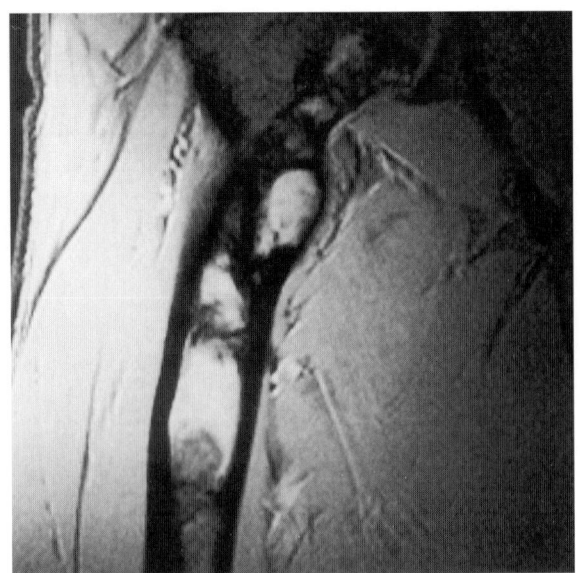

Nachweis eines Rezidivs. Hauptzeichen eines Rezidivs sind:

- Resorption eines Knochentransplantats, die allerdings auch bei einer Infektion zu beobachten ist,
- progressive Osteolyse.

Bindegewebige Knochentumoren

Fibröse Dysplasie

Diese Erkrankung basiert auf einer Fehldifferenzierung des Knochens mit Bildung unreifen Bindegewebes und wird zu den tumorähnlichen Läsionen gerechnet. Es kommt zu einer raumfordernden Verdrängung des normalen Knochens. Betroffen sind Jugendliche und junge Erwachsene. Die Erkrankung kann monostotisch und polyostotisch auch in Form bestimmter Syndrome (z.B.: Albright-Syndrom, junge Mädchen mit polyostotischer fibröser Dysplasie, Café-au-lait-Flecken, Pubertas praecox) vorkommen. Bei monostotischer Ausprägung werden vor allem der proximale Femur, die proximale Tibia, der Unterkiefer und die Rippen betroffen. Die Läsionen liegen besonders in den Meta- und Diaphysen. Bei polyostotischem Befall kann eine ganze Körperhälfte, oder die Röhrenknochen, die Hände und Füße sowie das Becken betroffen sein.

Durch verminderte Stabilität und pathologische Frakturen kommt es zu mitunter starken Verformungen besonders der Röhrenknochen.

Im Röntgenbild sieht man milchglasartig getrübte Osteolysen, einen sklerotischen Randsaum, Verformungen sowie Trabekulierungen durch remodellierte Knochenbälkchen.

In der MRT weist die Matrix eine homogene niedrige Signalintensität im T_1-Bild und in der Mehrzahl der Fälle eine homogene signalreiche Darstellung im T_2-Bild auf (Abb. 12.22). In etwa $1/3$ der Fälle kann die Signalintensität im T_2-Kontrast auch relativ niedriger bis muskelisointens sein. Sklerosesaum und Trabekulierungen sind in allen Sequenzen signalfrei. Durch Frakturen oder Bildung sekundärer aneurysmaler Knochenzysten wird das Bild sehr viel inhomogener.

Nichtossifizierendes Fibrom
(fibröser Kortikalisdefekt, Fibroxanthom)

Bei dieser Fehlentwicklung der periostal gebildeten Kortikalis kommt es zu einer bindegewebigen Läsion mit eingestreuten Fibroblasten, Riesenzellen und xanthomatösen Zellen meist in der Metaphyse des distalen Femurs oder der distalen Tibia.

Der Defekt entsteht im Kindes- und Jugendalter und heilt nach Abschluß des Knochenwachstums durch Verknöcherung aus. Röntgenologisch sieht man den typischen exzentrischen intra- oder juxtakortikalen Defekt mit Trabekulierung und feiner Randsklerose. Das Röntgenbild ist diagnostisch. Nach Ausheilung kann ein umschriebener Skleroseherd übrigbleiben.

Magnetresonanztomographisch findet sich je nach Alter der Läsion eine variable Darstellung. Im Frühstadium kann der Defekt an typischer Stelle im T_1-Bild leicht signalangehoben (hoher Gehalt an fettspeichernden Xanthomzellen) und im T_2-Bild signalreduziert (Hämosiderin, fibröses Bindegewebe) zur Abbildung kommen. Nach Abheilung sind Skleroseareale auf allen Sequenzen signalarm bis -frei. Eine Resorption der Sklerose führt zu einer identischen Signalintensität wie das umliegende normale gelbe Knochenmark. Die Signalintensitätsverteilung kann mitunter sehr inhomogen sein (65).

Desmoplastisches Fibrom (Desmoid)

Das Desmoid des Knochens befällt überwiegend Röhrenknochen junger Erwachsener. Der Tumor mutet aggressiv an (meist Enneking 3). Röntgenologisch imponiert eine metaphysäre mitunter sehr große, unscharf begrenzte, trabekulierte Osteolyse oft mit Kortikalisarrosion und Infiltration der Weichteile.

Magnetresonanztomographisch ist die Signalintensität unspezifisch mit Signalarmut im T_1-Bild und signalreicher Darstellung im T_2-Kontrast (65).

Intraossäres Lipom

Die MR-Charakteristika dieser seltenen, gutartigen Läsion sind ähnlich zu denen des Weichteillipoms. 2 Lokalisationen sind typisch: Kalkaneus und Femurhals. Der Tumor hat hohe Signalintensität bei T_1- und mittlere bis hohe Signalintensität bei T_2-Gewichtung. Kalzifikationen und zystische Veränderungen durch Fettnekrosen oder zystische Degeneration können vorkommen (10, 66) (Abb. 12.23).

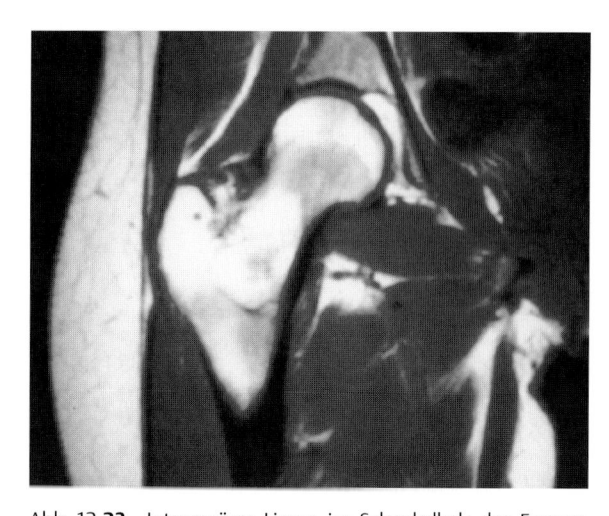

Abb. 12.23 Intraossäres Lipom im Schenkelhals des Femurs. Koronares T_1-gewichtetes SE-Bild. Signalreiche Raumforderung mit signalarmer zystischer zentraler Komponente. Der Tumor läßt sich vom umgebenden residualen signalärmeren hämatopoetischen Knochenmark abgrenzen. Im Trochanter major, der proximalen Femurepiphyse und der knapp angeschnittenen Diaphyse ist isotenses Fettmark zu sehen.

Eosinophiles Granulom

Diese tumorartige Läsion ist durch eine histiozytäre Infiltration des Knochenmarks gekennzeichnet. Hand-Schüller-Christian- und Letter-Siwe-Krankheit sind weitere Formen einer Histiocytosis X. Das eosinophile Granulom befällt meist Kinder, Adoleszenten und junge Erwachsene. Es ist bei Männern häufiger als bei Frauen. Solitäre Läsionen sind häufiger als multiple Befunde. Das eosinophile Granulom findet sich im Schädel, der Mandibula, der Wirbelsäule, den Rippen und den langen Röhrenknochen. Seltener findet es sich in Klavikula, Becken und Scapula. In Hand- und Fußknochen ist es praktisch nicht anzutreffen. Klinisch imponiert ein geringer Schmerz, eine Schwellung, subfebrile Temperaturen, eine BSG-Beschleunigung und anfangs eine periphere Eosinophilie. Eine Kürretage führt in den meisten Fällen zur Ausheilung. Das eosinophile Granulom macht eine phasenhafte Entwicklung mit 4 histopathologisch zu differenzierenden Phasen (20) durch. Die Abbildung mittels bildgebender Verfahren ist daher sehr variabel. Im Röntgenbild können alle nach Lodwick beschriebenen Destruktionsmuster vorkommen. Entsprechend variabel kommt es auch in der MRT zur Darstellung. Deskriptiv unterscheidet man eine Initial-, Intermediär- und Spätphase (8). In der Initialphase überwiegt eine diffuse Infiltration des Knochens mit unscharfen Begrenzungen, ausgedehntem begleitendem Knochenmarködem und einer Periostreaktion sowie Kortikalisdestruktion. Im Übergang zur Spätphase geht das begleitende Ödem zurück und die Läsion wirkt weniger aggressiv. In der Spätphase findet sich ein gut abgegrenzter Tumor mit nur noch wenig oder keinem umgebenden Ödem oder Weichteilkomponente.

Das Signalverhalten ist unspezifisch und ist hypo- bis leicht hyperintens auf T_1-gewichteten und hyper- bis sehr hyperintens auf T_2-gewichteten Aufnahmen. Es zeigt sich eine starke Kontrastmittelaufnahme.

Besonderheiten in einzelnen Regionen ist die Ausbildung von Flachwirbeln (Vertebrae planae) bei Wirbelsäulenbefall, Trichterform von Schädelkalottenläsionen durch unterschiedlich weit fortgeschrittenen Befall von Tabula ex- und interna, die Ausbildung von zentralen in allen Sequenzen signalfreien Sequestern in der späten Phase sowie ein Weichteilbefall besonders in der Initialphase (Abb. 12.24).

Bei Nachweis von Sequestern kommen differentialdiagnostisch folgende Entitäten in Betracht:

- Osteomyelitis,
- Fibrosarkom,
- Osteoidosteom,
- intraossäres Lipom.

In der Frühphase ist differentialdiagnostisch besonders an die Osteomyelitis und das Ewing-Sarkom zu denken.

Knorpelbildende Knochentumoren

Chondrom (Enchondrom)

Das Enchondrom ist ein sehr häufiger, in allen Lebensabschnitten anzutreffender gutartiger Knochentumor, meist ohne Beschwerden. Er liegt meist metaphysär und man nimmt an, daß er auf der Basis versprengter epiphysärer Knorpelzellen entsteht. Die Tumormatrix besteht aus reifem hyalinen Knorpel mit der typischen kleinblasigen, teils rundlichen Anordnung. Prädilektionsorte sind die Röhrenknochen, insbesondere die kurzen Röhrenknochen der Hand und des Fußes sowie seltener das Becken, vermutlich hier mit einer höheren Entartungstendenz, und die Skapula. Die Tumoren treten meist solitär auf, können aber im Rahmen hereditärer Syndrome multipel vorkommen (Enchondromatose, Morbus Ollier) mit dann ebenfalls erhöhter Tendenz zur malignen Entartung. Neu aufgetretene Schmerzhaftigkeit, plötzliche starke Steigerung der Aktivitätsbelegung im Knochen-

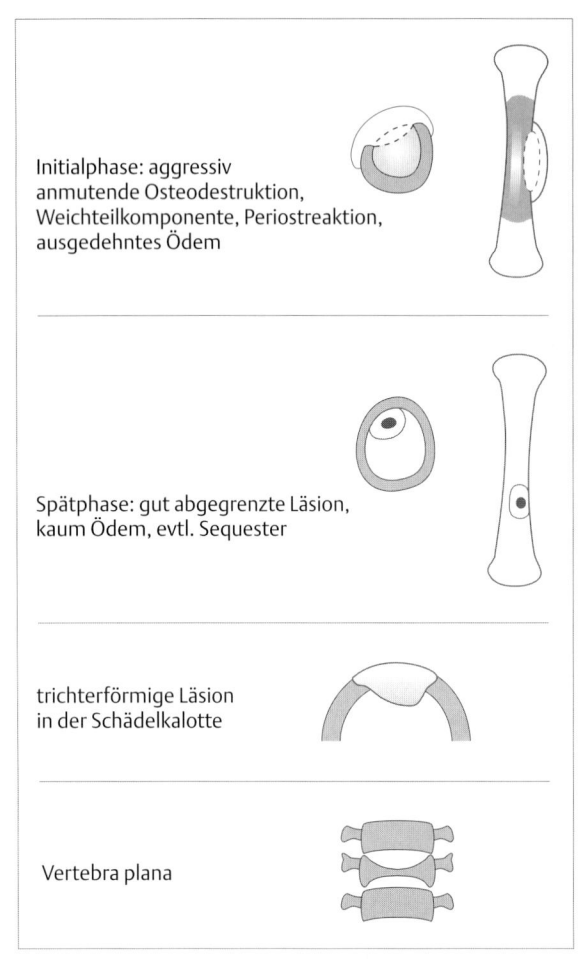

Abb. 12.**24** Einige diagnostische Besonderheiten des eosinophilen Granuloms je nach Aktivitätsphase und Lokalisation.

- Initialphase: aggressiv anmutende Osteodestruktion, Weichteilkomponente, Periostreaktion, ausgedehntes Ödem
- Spätphase: gut abgegrenzte Läsion, kaum Ödem, evtl. Sequester
- trichterförmige Läsion in der Schädelkalotte
- Vertebra plana

szintigramm, zunehmende Unschärfe und Inhomogenität der Läsion im Röntgenbild, Kortikalisarrosion und Periostreaktion sowie die sog. intrakortikale Leistenbildung durch atypische Verknöcherungen sprechen für eine bösartige Entartung des Tumors.

Im aktiven Frühstadium sieht man röntgenologisch eine glatt begrenzte Osteolyse, evtl. mit einer Pelottierung der Kortikalis („Skalopping"). Die Knochenkontur kann deutlich überschritten werden mit blasiger Auftreibung (Enchondroma protuberans). In den späteren Entwicklungsstadien (latentes oder inaktives Stadium) überwiegt das Bild der Matrixverkalkungen, typischerweise in punktförmiger, teils ringförmiger Anordnung. Ein Knocheninfarkt ist differentialdiagnostisch anhand seiner dichteren girlandenartigen Verkalkungen abzugrenzen. Die szintigraphische Aktivitätsbelegung im latenten Stadium ist deutlich höher als im aktiven Stadium.

In der MRT kommt es aufgrund der Läppchenkonfiguration der Knorpelmatrix zu einem typischen Bild (Abb. 12.25):

- im T_1-gewichteten Bild sieht man einen überwiegend signalarmen, inhomogenen gelappten Tumor, mit ring- und bogenförmigen, teils linearen Signalanhebungen durch residuales Fettmark, dadurch entsteht ein kleinblasiges Muster,
- im T_2-Bild ist der Tumor überwiegend inhomogen signalreich mit gelappter Kontur,
- nach Kontrastmittelgabe kommt es zu einem teils ringteils bogenförmigen Enhancment des fibrovaskulären Bindegewebes zwischen der lobulierten Knorpelgrundsubstanz, die selbst kein Kontrastmittel aufnimmt (3),
- in allen Wichtungen sieht man eingestreute signalfreie Punkte oder Ringe durch die Matrixverkalkungen.

Eine Sonderform des Chondroms stellt das sog. *periostale oder juxtakortikale Chondrom* dar. Bei dieser Knorpelwucherung im Bereich des Perichondriums langer Röhrenknochen Jugendlicher und junger Erwachsener kommt es zu einer schmerzhaften Geschwulst an der Oberfläche des Knochens mit sklerotischem Randsaum und schlüsselförmiger Eindellung des peripheren Knochenkortex. Verkalkungen sind selten. Eine typische Stelle ist die Deltoideusinsertion am Humerus (Abb. 12.**26**). In der MRT findet man das typische Bild einer chondrogenen Matrix mit Verdrängung der angrenzenden Weichteile.

Chondroblastom

90% aller Chondroblastome treten zwischen dem 5. und 25. Lebensjahr auf. Der seltene epiphysäre Tumor befällt meist das Femur, den Humerus und die Tibia und ist meist schmerzhaft. 10% der Fälle treten im Fußbereich auf und hier typischerweise im Talus oder Kalkaneus. Der morphologische Befund ist oft klassisch mit scharf umgrenzten, rundlichen und lobulierten Arealen nicht größer als 5–6 cm. Der Tumor kann sich in die Metaphyse erstrecken. Das angrenzende Gelenk ist jedoch nur selten mitinvolviert. Die Signalintensität ist niedrig bei T_1- und inhomogen bei T_2-Gewichtung. Die Inhomogenität mit signalarmen Zonen bei T_2-Gewichtung ist entsprechend dem typischen Bild der Knorpelmatrix auf ein fibröses Stroma und Kalzifikationen zurückzuführen. Ein perineoplastisches Knochenmarködem, eine begleitende periostale Verdickung sowie ein begleitendes Weichteilödem können auf eine höhere Aggressivität (Enneking 3) des Tumors hinweisen (Abb. 12.**27**).

Chondromyxoidfibrom

Dieser seltene asymptomatische Tumor des Jugendlichen ist exzentrisch in der Metaphyse langer Röhrenknochen lokalisiert. Die Matrix besteht aus verschiedenen Komponenten. Verkalkungen sind meist nicht vorhanden. In der MRT bietet sich daher nicht das Bild der typischen chondrogenen Matrix, sondern ein unspezifisches Bild mit Signalarmut im T_1- und signalreicher Darstellung im T_2-Bild (Abb. 12.**28**).

Osteochondrom

Das Osteochondrom (auch Ekchondrom oder kartilaginäre Exostose) ist ein häufiger, gutartiger Tumor, der entweder spontan oder nach einem Trauma oder einer Bestrahlung auftritt. Osteochondrome können solitär oder multipel vorkommen. 70–80% der Osteochondrome

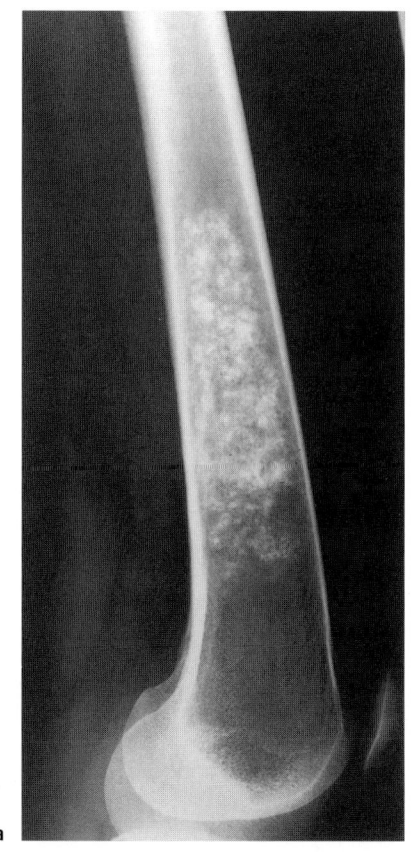

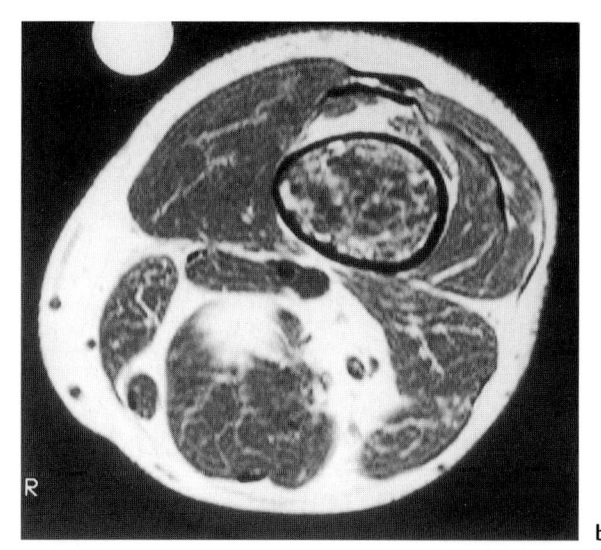

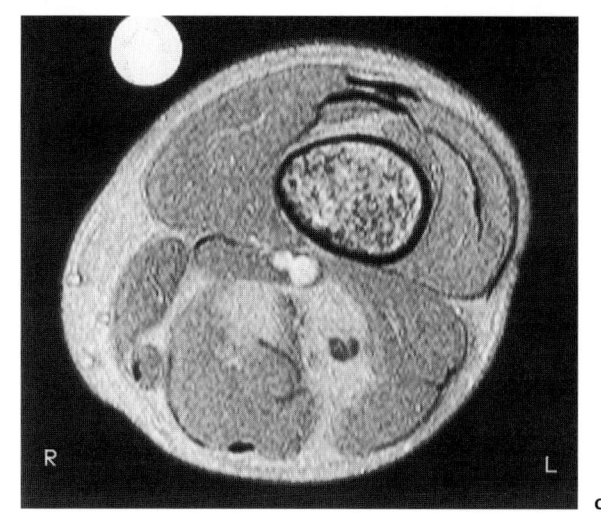

Abb. 12.**25 a–c** Enchondrom des Femurs in der latenten Phase bei einem asymptomatischen 50jährigen Patienten. **a** Röntgenbild mit diskreter Aufhellung, Kortikalispelottierung und ausgedehnter punkt- und wolkenförmiger Matrixverkalkung. **b** T_1-gewichtetes axiales SE-Bild. Der Tumor ist überwiegend signalarm mit signalfreien Verkalkungen, signalreichem residualem Fettmark mit ring- und bogenförmiger, teils linearer Anordnung. Geringe Kortikalispelottierung. **c** T_2^*-gewichtetes GRE-Bild. Inhomogener Tumor mit signalreicher Matrix und punktförmigen signalfreien Verkalkungen.

werden vor dem 20. Lebensjahr diagnostiziert. Eine metaphysäre Lokalisation an den langen Röhrenknochen ist häufig. Becken und Schulterblatt können auch befallen sein. Wichtigstes MRT-Merkmal eines Osteochondroms ist, daß der Knochenmarkraum des normalen Knochens in direktem Kontakt mit dem der Läsion steht (Abb. 12.**29**). Auch der Kortex ist kontinuierlich vom normalen Knochen zum Osteochondrom. Die Läsion hat eine Knorpelkappe (46) (Abb. 12.**30**). Wenn die Knorpelkappe dicker ist als 1–3 cm, besteht laut mehreren Autoren der Verdacht auf eine maligne Entartung (56).

Auch bei multiplem Vorkommen der Tumoren besteht eine höhere Gefahr der Entartung. Weitere Zeichen einer malignen Entartung sind das Auftreten von Schmerzen und eine plötzliche Wachstumsbeschleunigung. Gutartige Ekchondrome werden selten durch Druck auf benachbarte Organe, beispielsweise Schleimbeutel mit nachfolgender Bursitis, symptomatisch. Meist sind sie als schmerzfreie knochenharte gelenknahe Geschwulst zu tasten. Mit Abschluß der Skelettreife werden die Tumoren inaktiv. Das Wachstum erfolgt in Richtung auf die Diaphyse in einer mehr breitbasigen Form (sessiles oder breitbasiges Osteochondrom) oder als gestielte Geschwulst. Zur Diagnosestellung wird das konventionelle Röntgenbild herangezogen. Zur Beurteilung der Knorpelkappe ist die MRT vorteilhaft. Multiples Vorkommen wird im Rahmen hereditärer Syndrome beobachtet (multiple kartilaginäre Exostosen, diaphysäre Aklasie). Prädilektionsorte sind die Knieregion (Abb. 12.**31**) und das Becken. Es sind erhebliche Deformierungen möglich.

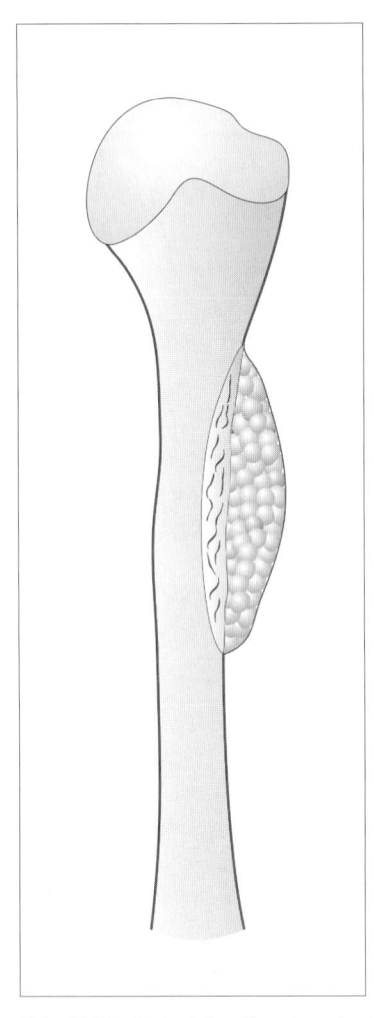

Abb. 12.26 Periostales Chondrom im Bereich der Deltoideusinsertion am Humerus, koronare Schemazeichnung. Tumor an der Humerusoberfläche mit Kortikalisimpression und -arrosion sowie Knorpelmatrix.

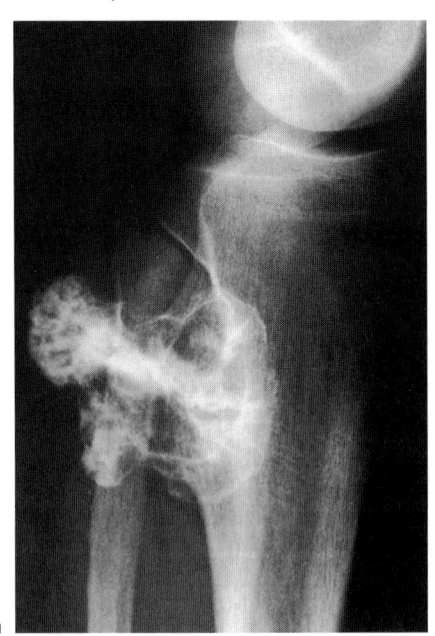

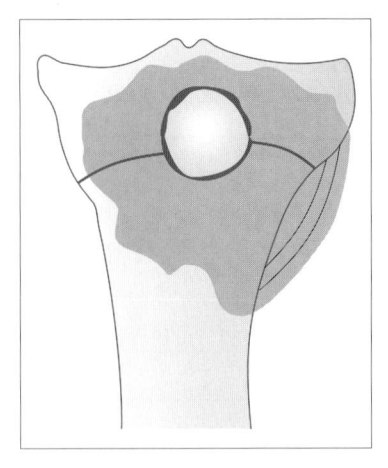

Abb. 12.27 Chondroblastom hoher Aggressivität (Stadium 3 nach Enneking) in der Tibiaepiphyse. Koronare Schemazeichnung. Einbruch nach metaphysär, Knochenmarködem, Periostreaktion, Weichteilödem.

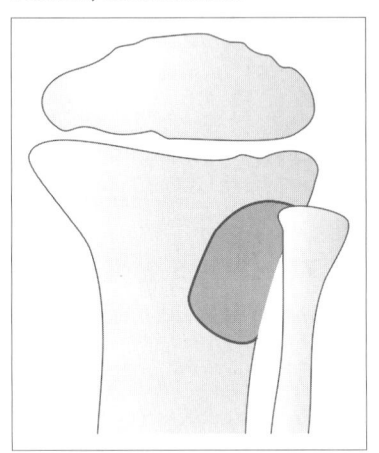

Abb. 12.28 Chondromyxoidfibrom bei einem Kind. Koronare Schemazeichnung. Glatt begrenzter Tumor ohne Knochenmark- oder Weichteilödem in der Tibiametaphyse.

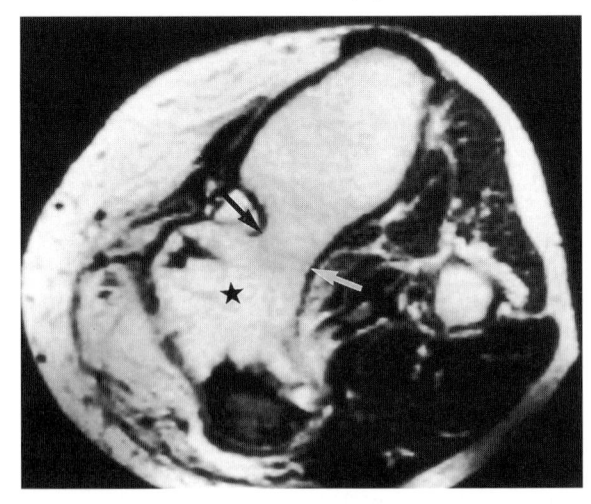

Abb. 12.29 a u. b Osteochondrom (Ekchondrom). **a** Die konventionelle Röntgenaufnahme zeigt die zum Teil sklerotische Läsion, die stielförmig von der proximalen Tibia entspringt. **b** T_1-gewichtete MRT. Die Läsion (*) ist in den posteromedialen Weichteilen zu sehen. Wichtigstes Charakteristikum ist, daß der Knochenmarkraum der Tibia mit der Läsion frei kommuniziert (Pfeile).

Abb. 12.**30** Ekchondrom des Humerus. Axiales T_2-gewichtetes ▶ TSE-Bild. Der Stiel wird im kortikalen Teil geschnitten, kommt daher signalarm zur Darstellung. Er enthielt zentral auch fettreiches Knochenmark. Eine große Knorpelkappe kommt signalreich zur Abbildung (Pfeil).

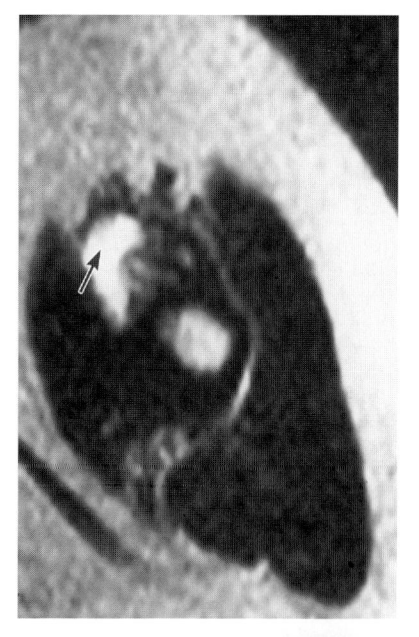

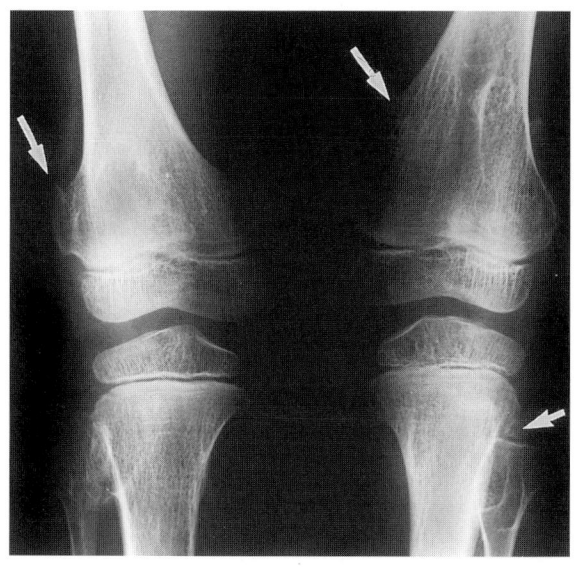

Abb. 12.**31 a** u. **b** Multiple kartilaginäre Exostosen (Ekchondrome). **a** Konventionelle Röntgenaufnahme beider Kniegelenke mit Nachweis multipler Ekchondrome (Pfeile). **b** Koronares T_2^*-gewichtetes GRE-Bild des Kniegelenks. Die Basis der Tumoren weist die gleiche Signalintensität wie das Knochenmark des Femurs auf. Die schmalen Knorpelkappen zeigen gleiche Signalintensität wie der Gelenkknorpel auf (Pfeile).

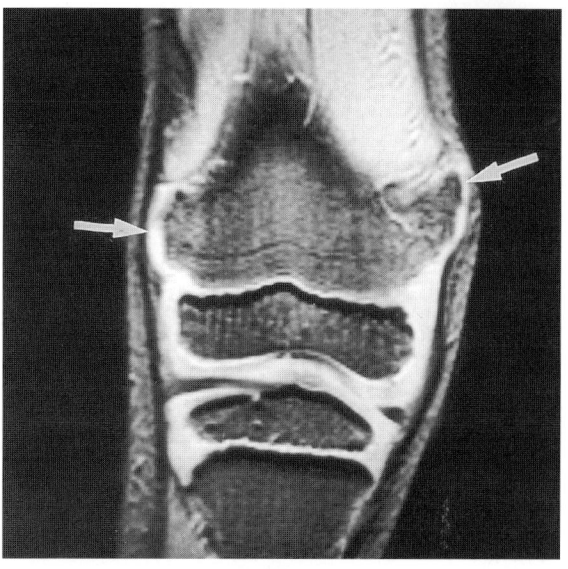

Aneurysmatische Knochenzyste

Dieser Tumor ist in 80% der Fälle vor dem 20. Lebensjahr zu beobachten. Die Prädilektionsstellen sind die Metaphysen der langen Röhrenknochen und die posterioren Elemente der Wirbelkörper, seltener auch das Becken. Histologisch enthält der Tumor blutgefüllte Räume, die von Granulationsgewebe, Osteoid und multinukleären Riesenzellen gesäumt sind. Verkalkungen kommen vor. Intraossäre Läsionen expandieren den Kortex. Extraossäre Läsionen erodieren den Kortex des angrenzenden Knochens. Die Entstehungsgeschichte aneurysmatischer Knochenzysten ist nicht genau bekannt. Eine Theorie postuliert sekundäre Einblutungen und die Proliferation von vaskulärem Gewebe in primären Tumoren wie Riesenzelltumoren, Chondroblastomen, Osteoblastomen, nichtossifizierenden Fibromen, Chondromyxoidfibromen, aber auch einkammerige Knochenzysten, fibröse Dysplasie, fibröse Histiozytome, eosinophile Granulome und bösartige Tumoren. Die originäre Läsion kann sich vollständig zurückbilden oder noch in Resten nachweisbar sein. Die Patienten beklagen üblicherweise eine Schwellung sowie mäßige Schmerzen. Kürretage mit plastischem Wiederaufbau reicht als initiale Therapie aus. Bei Rezidiven kommen auch radikalere Operationstechniken in Betracht.

In der MRT zeigt die aneurysmatische Knochenzyste oft einen dünnen, scharf begrenzten Rand. Zentrale Zonen mit hoher Signalintensität bei T_1- und T_2-Gewichtung spiegeln Methämoglobin wider. Bei T_2-Gewichtung ist der Tumor meist signalreich, aber häufig inhomogen, möglicherweise durch unterschiedlich alte Blutbestandteile, und septiert (6, 108) (Abb. 12.**32**). Nach Kontrastmittelgabe reichert die aneurysmatische Knochenzyste meist deutlich an. Flüssigkeitsspiegel treten vermutlich durch Sedimentation verschiedener Blutbestandteile innerhalb eines Zeitraums von mindestens 10 Minuten häufig auf T_1-Bildern auf.

Juvenile (einkammerige) Knochenzyste

Bei der einkammerigen Knochenzyste kommt es zu einem mit gelber, klarer Flüssigkeit ausgefüllten, von einer Membran ausgekleideten Hohlraum, typischerweise in den Metaphysen der Röhrenknochen bei 3- bis 14jährigen Kindern. Der Pathomechanismus ist nicht genau bekannt. Beschwerden treten nur bei Frakturen auf. Sie entstehen in Epiphysennähe und wandern mit zunehmendem Wachstum des Röhrenknochens und dann verminderter Wachstumstendenz der Zyste in Richtung Diaphyse. Sie werden dann bei Jugendlichen über 14 Jahren als gut abgegrenzte Läsion geringerer Aggressivität und Größe (sog. latente Zyste) beschrieben. Die Läsionen können multipel auftreten. Differentialdiagnosen sind die fibröse Dysplasie und die aneurysmale Knochenzyste. Behandelt wird durch Kürretage und Auffüllung oder Kortisoninjektionen. Die Rezidivhäufigkeit der sog. latenten Zyste ist deutlich geringer als die einer Zyste im Initialstadium.

In der MRT sieht man die Zeichen einer Zyste mit hypointenser Abbildung im T_1-Bild und sehr signalreicher Darstellung im T_2-Kontrast bei glatter signalarmer bis -freier Berandung. Eine Kontrastmittelaufnahme ist meist nicht zu beobachten. In der Zyste kann sich Gas ansammeln mit Nachweis eines entsprechenden Gas-Flüssigkeits-Spiegels. Die MRT ist zur Abklärung in der Regel nicht erforderlich.

Hämangiom

Das Hämangiom ist ein gutartiger, vaskulärer Tumor, der oft nur zufällig bei Patienten im mittleren Alter diagnostiziert wird. Hämangiome bevorzugen die Wirbelkörper (s. auch Kap. 2), den Schädel und die Gesichtsknochen. Der MRT-Befund ist oft spezifisch: Der Tumor hat hohe Signalintensität bei T_1- wie auch bei T_2-Gewichtung, da er Fett und Blutprodukte (Methämoglobin) enthält (80). Postkontrastaufnahmen zeigen eine Kontrastmittelanreicherung.

Im Fall eines vertebralen Hämangioms ist die MRT insbesondere geeignet, um eine Obliteration des Subarachnoidalraums und eine Kompression des Marks aufzuzeigen (42, 55).

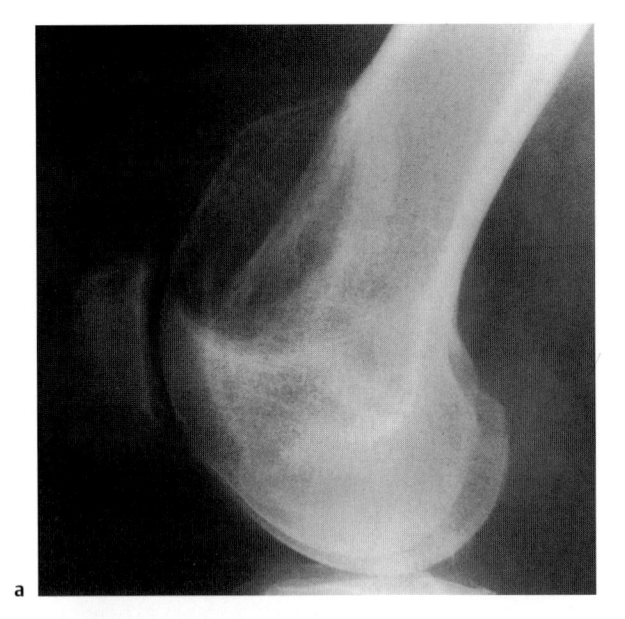

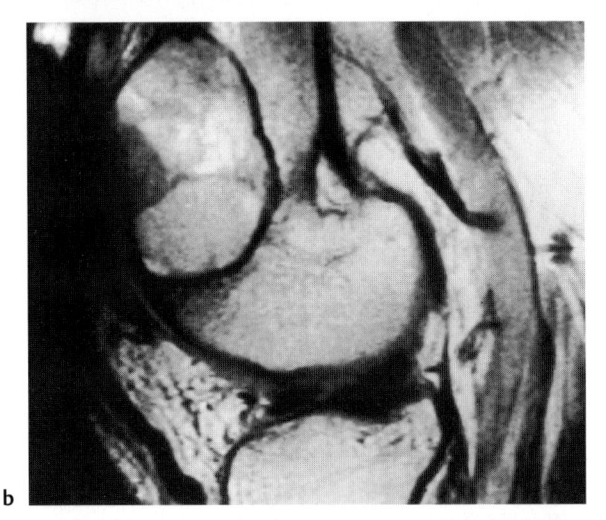

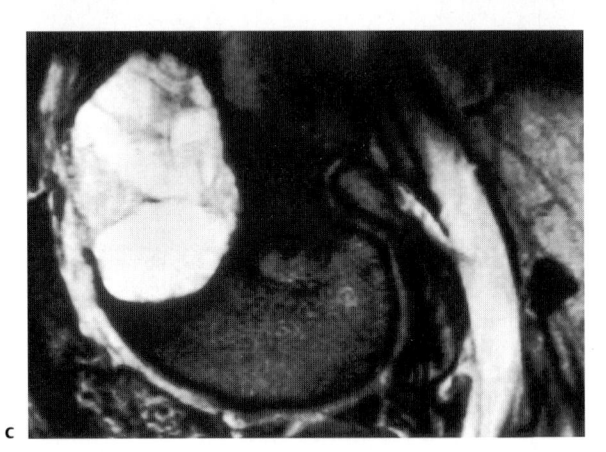

Abb. 12.**32 a–c** Aneurysmatische Knochenzyste. **a** Das konventionelle Röntgenbild zeigt eine lytische Läsion im distalen Femur. **b** Die Läsion ist inhomogen in der T_1-gewichteten MRT mit signalreichen und signalarmen Anteilen. **c** T_2-gewichtete MRT zeigt multiple, feine Septen in der ansonsten signalreichen Läsion.

Knochenbildende Knochentumoren

Osteoidosteom

Das Osteoidosteom ist eine osteoidproduzierende Neubildung, die meist nicht größer als 1,5 cm wird (daher auch umschriebenes oder kleines Osteoblastom genannt). Prädilektionsstellen sind die langen Röhrenknochen insbesondere der unteren Extremität und etwas weniger häufig werden Fuß- und Handskelett sowie die posterioren Anteile der Wirbelkörper befallen. Prinzipiell können aber alle Skelettregionen betroffen sein. Das Prädilektionsalter ist 10–35 Jahre. Die Patienten haben typischerweise (bis 75%) einen lokalisierten nachts betonten Schmerz, der sich unter Aspirin oder anderen Salizylaten rasch bessert. Bei Lokalisation in einem Wirbelkörper kann eine deutliche schmerzreaktive Skoliose resultieren.

Der Tumor macht eine phasenhafte Entwicklung mit unterschiedlicher Aktivität durch und man unterscheidet eine Frühphase („Hohlraumbildung"), eine mittlere Phase („Füllungsphase") und eine Spätphase mit Wachstumsstillstand und der Möglichkeit einer spontanen Ausheilung.

Die Darstellung mit bildgebenden Verfahren hängt von der Aktivitätsphase sowie der Lokalisation ab. Lokalisatorisch kann man 4 Typen mit unterschiedlicher Darstellung in den bildgebenden Verfahren differenzieren:

Kortikaler Typ. Dieser ist mit etwa 80–90% der häufigste Typ. Der Tumor (Nidus) liegt in der Kortikalis und ist als umschriebene Aufhellung kleiner als 1,5 cm und je nach Verkalkung mit linearer, punkt- oder fleckförmiger Verdichtung röntgenologisch sichtbar. Der Nidusnachweis gelingt oft nur mittels Tomographieverfahren, ist aber für die Therapie entscheidend, da nur bei einer vollständigen Nidusresektion kein Rezidiv zu erwarten ist. Selten finden sich 2 separate Nidus. Der nichtverkalkte Nidus ist magnetresonanztomographisch signalarm im T_1- und signalreich im T_2-Bild. Verkalkungen sind signalfrei. Der Nidus ist typischerweise von einer ausgedehnten reaktiven Zone umgeben, die mit zunehmender Reifung zu einer dichten Sklerosezone wird. Im Röntgenbild imponiert diese Sklerose als auffälligste Veränderung. Sie kann mehr exzentrisch einen Teil einer Röhrenknochenzirkumferenz betreffen oder aber auch die gesamte Zirkumferenz mit deutlicher Verdickung des gesamten Knochen ausmachen (Abb. 12.**33a**). Bei vollständiger Verkalkung des Nidus ist dieser von der Sklerosezone nicht zu unterscheiden. In der MRT ist die reaktive Sklerose signalfrei. In den aktiveren Stadien findet sich in der MRT ein oft begleitendes Knochenmark- und auch geringes Weichteilödem, welches auch Kontrastmittel aufnimmt (4, 36, 37, 106) (Abb. 12.**34**). Die reaktive Sklerose kann in den Frühstadien durch noch nicht vollständig mineralisiertes Osteoid deutlich signalreicher als voll mineralisiertes Osteoid zur Abbildung kommen.

Medullärer (spongiöser) Typ. Dieser ist deutlich seltener zu beobachten. Der Nidus liegt im spongiösen Knochen (oft Schenkelhals, Hand- und Fußskelett) und ist von einer nur mäßiggradigen, asymmetrischen Sklerosezone umgeben. Der Nidus ist oft zentral ausgeprägt verkalkt wodurch es zu einem schießscheibenartigen Bild (Targetform) kommt. Im Röntgenbild sieht man eine recht große rundliche Verkalkung umgeben von einem schmalen Aufhellungssaum bis 2 cm. Magnetresonanztomographisch ist die zentrale Verkalkung signalfrei umgeben von einem schmalen Saum – signalarm im T_1- und signalreich im T_2-Bild. In der Umgebung findet sich ein ausgeprägtes Knochenmarködem und bei gelenknaher Lage Zeichen einer reaktiven Synovialitis mit Erguß und Synovialisproliferation.

Subperiostaler Typ. Hierbei handelt es sich um eine sehr seltene Form. Der Nidus liegt subperiostal. Bei dieser Lokalisation kommt es fast zu keiner reaktiven Sklerose. Der Nidus ist auf der Weichteilseite von einer periostalen Verknöcherung begrenzt und kann eine reaktive ödematöse Weichteilschwellung mit entsprechendem Signalverhalten in der MRT verursachen.

Intraartikulärer Typ. Liegt ein Osteoidosteom in einem intraartikulären Knochenabschnitt (oder in einem gelenknahen Abschnitt), so kann es zu einer ausgeprägten synovialitischen Gelenkreaktion mit den röntgenologischen und MRT-Zeichen einer Gelenkinfektion kommen. In der Nähe von Epiphysenfugen beobachtet man Wachstumsstörungen.

Nach Nidusresektion oder spontaner Ausheilung bildet sich die reaktive Sklerose langsam zurück. Die MRT kann durch Nachweis neu aufgetretener ödematöser Reaktionen im Knochen und den Weichteilen zur Rezidivdiagnostik sinnvoll eingesetzt werden (Abb. 12.**33**).

Osteoblastom

Das Osteoblastom ist eine dem Osteoidosteom ähnliche osteoidproduzierende Neubildung, die meist größer als 1,5 cm ist (auch Riesenosteoidosteom genannt). Prädilektionsstelle sind die Wirbelkörper, und etwas weniger häufig werden die langen Röhrenknochen befallen. Prinzipiell können aber alle Skelettregionen betroffen sein. Prädilektionsalter ist, wie beim Osteoidosteom, 10–30 Jahre. Der Tumor hat die gleichen röntgenologischen wie MRT-Eigenschaften, obwohl er meist aggressiver anmutet. Ein Osteoblastom vom Stadium 3 wird auch pseudomalignes Osteoblastom genannt. Die reaktive Sklerose ist bedeutend kleiner ausgeprägt als beim Osteoidosteom und der Prozeß ist meist asymptomatisch. Sind doch Schmerzen vorhanden, so sprechen diese nur schlecht auf Salizylate an. Der Tumor kann ebenfalls komplett verkalken und/oder von einem ausgeprägten Weichteil- und Knochenmarködem mit den entsprechenden MRT-Zeichen begleitet sein.

Osteom

Bei dieser Entität kommt es zu einer Ansammlung kompakten Knochengewebes im Bereich des Schädels (besonders Nasennebenhöhlen), der Spongiosa allgemein (Kompaktainsel, Enostom) oder im juxtakortikalen parossalen Bereich mit expansivem Wachstum in die Weichteile. Der Prozeß zeichnet sich durch seine hohe Röntgendichte aus und ist signalfrei in allen MRT-Sequenzen.

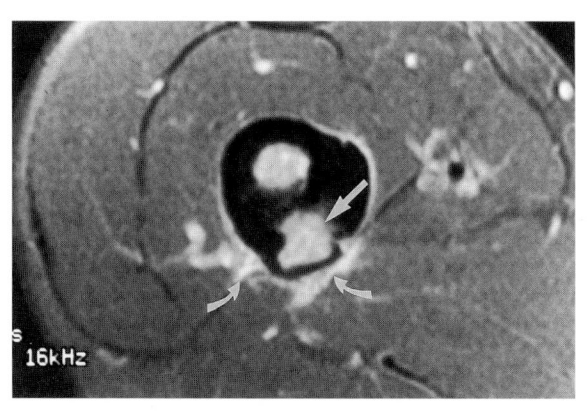

340 12 Knochen- und Weichteiltumoren

Abb. 12.**34** Osteoidosteom. T_2-gewichtete MRT. Der intrakortikale Nidus ist signalreich (Pfeil). Ein diskretes, signalreiches Ödem ist in den angrenzenden Weichteilgeweben zu sehen (gebogene Pfeile).

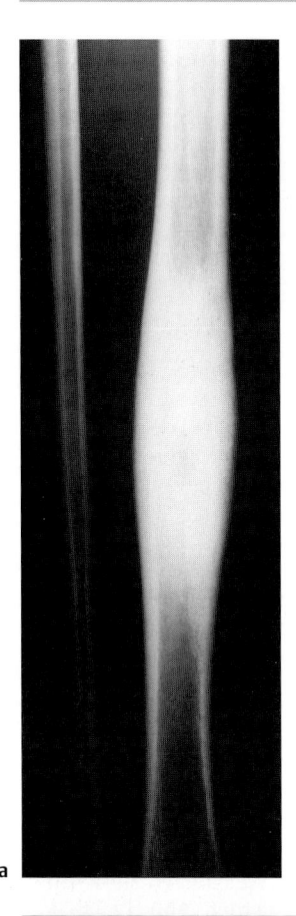

Abb. 12.**33 a–c** Kortikales Osteoidosteom. Zustand nach Nidusresektion. **a** Röntgenbild. Starke residuale, die gesamte Zirkumferenz der Tibia betreffende Sklerose. Zentraler Operationsdefekt. **b** Axiales T_2^*-gewichtetes GRE-Bild. Die Sklerose ist signalfrei. Kein Nachweis von Weichteil- oder Knochenmarködem bei postoperativer Inaktivität des Prozesses. **c** Koronares STIR-Bild. Signalfreie Sklerosezone. Signalreicher glatt begrenzter Operationsdefekt. Keine ödematösen Veränderungen. Insgesamt kein Rezidivhinweis.

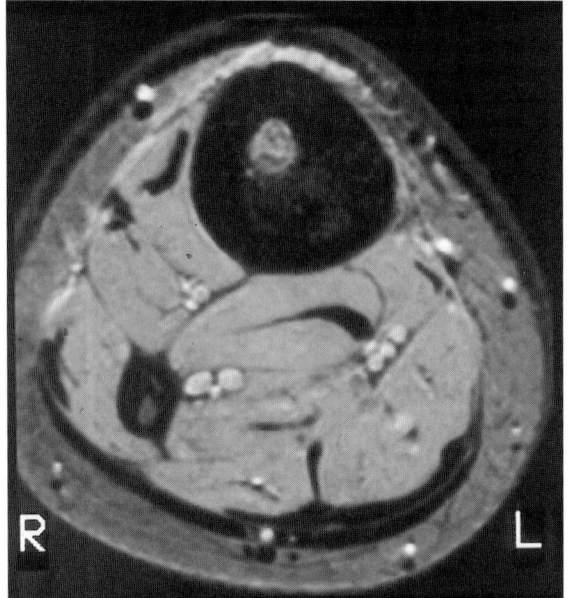

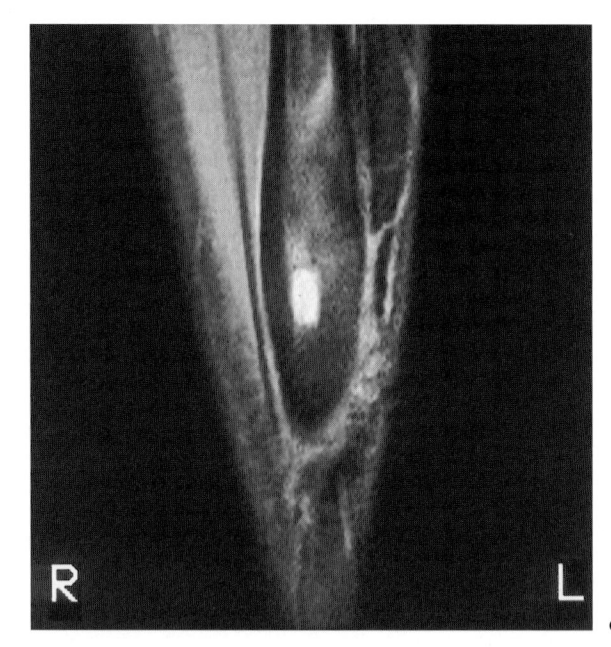

■ Maligne Weichteiltumoren

Die meisten malignen Weichteiltumoren sind unscharf begrenzt und infiltrieren oftmals das angrenzende Gewebe (73). In der Mehrzahl der Fälle haben maligne Weichteiltumoren deutlich inhomogene Signalintensität bei T_2-Gewichtung (73). Eine Destruktion des angrenzenden Knochens und eine Umwucherung und Infiltration der Gefäß-Nerven-Bündel weisen auf den malignen Charakter der Läsion hin. Allerdings kann man dies manchmal auch bei gutartigen Läsionen sehen (49, 62, 63, 73). Die meisten malignen Tumoren haben höhere Signalintensität als normaler Skelettmuskel bei T_2-Gewichtung (73). Das maligne fibröse Histiozytom kann jedoch signalarm im T_2-gewichteten Bild sein.

Malignes fibröses Histiozytom

Das maligne fibröse Histiozytom ist ein Tumor, der sowohl im Weichteilgewebe wie auch im Knochen entstehen kann. Er ist der häufigste maligne Weichteiltumor des Erwachsenen. Das Durchschnittsalter der Patienten beträgt 50 Jahre (22). Die Rezidivrate nach Resektion ist hoch (bis 45 %). Multiple histologische Subtypen sind bekannt; die wichtigsten haben eine vorwiegend histiozytäre, fibromatöse, oder xanthomatöse Morphologie (22). Das maligne fibröse Histiozytom hat im allgemeinen eine niedrige bis mittlere Signalintensität bei T_1-Gewichtung und eine hohe inhomogene Signalintensität bei T_2-Gewichtung (61, 62) (Abb. 12.**35**). Die Signalintensität ist unspezifisch. Wenn die fibromatöse Komponente überwiegt, kann das maligne fibröse Histiozytom signalarm sein bei T_2-Gewichtung (91, 93). Der Tumor nimmt relativ kräftig, oft inhomogen Kontrastmittel auf. Nekrosen kommen häufig vor.

Liposarkom

Das Liposarkom ist ein häufiger bösartiger Weichteiltumor des Erwachsenen. Das Prädilektionsalter liegt zwischen 40 und 60 Jahren. Es kommt gehäuft im Bereich der Extremitäten sowie des Retroperitoneums vor, wo es gewaltige Ausmaße annehmen kann. Es werden 4 Subtypen unterschieden, wobei sich der Malignitätsgrad umgekehrt proportional zum intrazytoplasmatischen Fettgehalt und proportional zur Zellpolymorphie verhält (97):

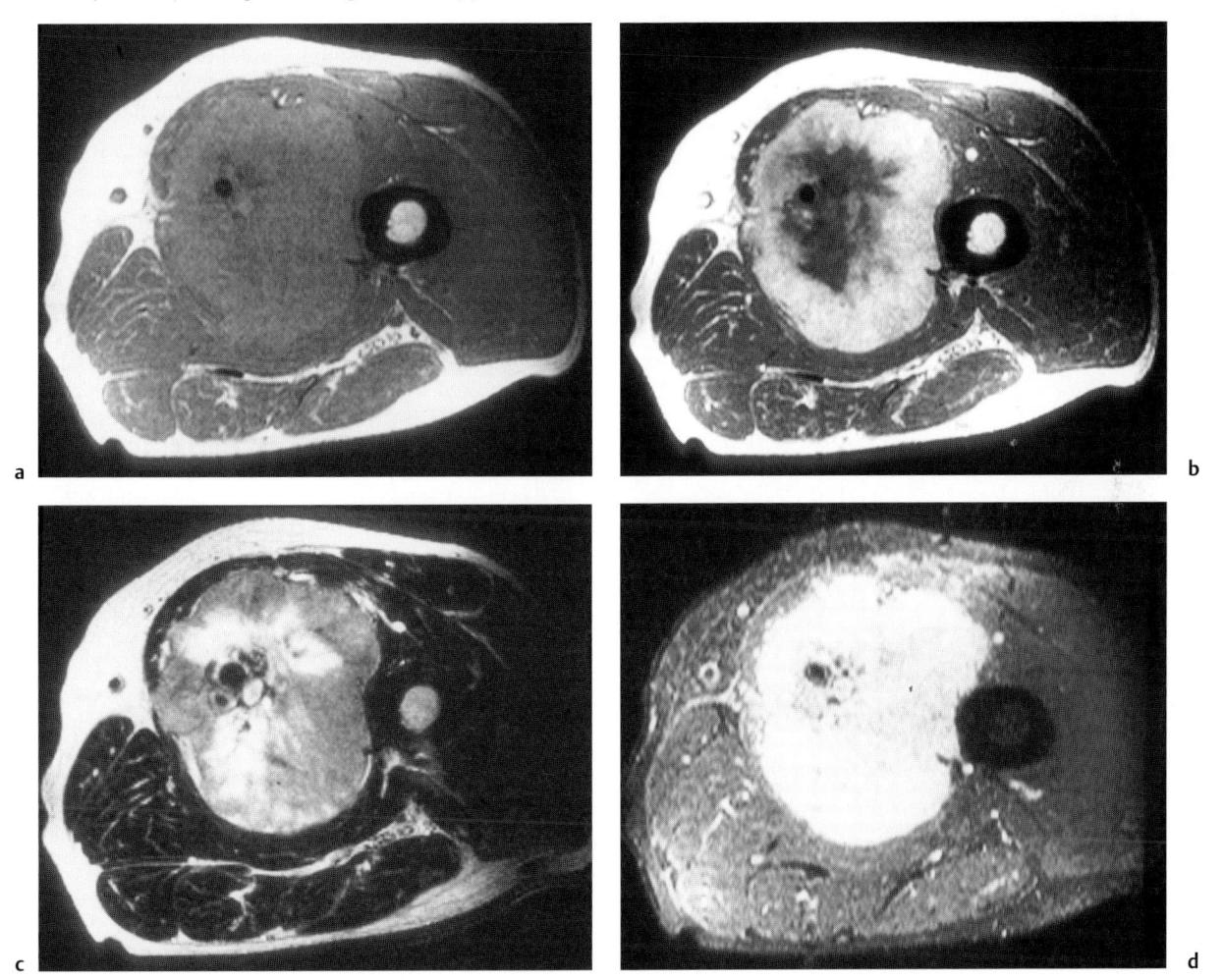

Abb. 12.**35a–d** Malignes fibröses Histiozytom am Oberschenkel. Axiale Schnittführung. **a** T_1-gewichtetes SE-Bild mit signalarmen zur Muskulatur leicht hyperintensem Tumor. **b** Inhomogene Kontrastmittelaufnahme. **c** T_2-gewichtete TSE-Aufnahme. Inhomogener signalreicher Tumor. **d** Fettunterdrücktes STIR-Bild. Ein zentrales Gefäß wird vom Tumor ummauert.

- *hochdifferenziertes Liposarkom* mit niedrigem Malignitätsgrad, Dominanz atypischer Adipozyten, einem Lipom ähnlich, von Septen durchzogen,
- *myxoides Liposarkom* (Abb. 12.36) als häufigster Subtyp (40–50% aller Liposarkome) mit niedrigem Malignitätsgrad, Dominanz verschieden reifer Lipoblasten, myxoidemer Stromaanteil,
- *rundzelliges Liposarkom* mit hohem Malignitätsgrad und hohem Zellreichtum,
- *pleomorphes Liposarkom* mit hohem Malignitätsgrad und bizarren pleomorphen Zellen.

Bei hohem Zellgehalt und Malignitätsgrad kann normales Fettgewebe völlig fehlen. Der Tumor läßt sich in solchen Fällen magnetresonanztomographisch nicht von anderen Weichteilsarkomen unterscheiden. Hochdifferenzierte Liposarkome zeigen keine oder eine geringe Kontrastmittelaufnahme. Das hochdifferenzierte Liposarkom zeigt darüber hinaus eine glatte Begrenzung und ist von einem benignen Lipom nicht sicher zu unterscheiden (48, 50). Die anderen Liposarkomtypen sind oft unscharf begrenzt. Die entdifferenzierten hochmalignen Liposarkome zeigen eine starke Kontrastmittelaufnahme. Das Muster der Kontrastmittelaufnahme ist inhomogen-fleckig bis ringförmig (97). Im Verlauf spricht das Auftreten von Nekrosearealen für die Entdifferenzierung des Tumors. Myxoide Tumoranteile und Nekrosen weisen eine sehr hohe Signalintensität im T_2-gewichteten Bild auf.

Die Rezidivrate der Liposarkome ist sehr hoch.

Synovialsarkom

Dieser bösartige Tumor geht vom Weichteilgewebe aus und immitiert in seinem histologischen Bild Synovialisgewebe. Er geht nicht primär von gelenkeigener Synovialis aus. Nur 10% dieser Tumoren befinden sich intraartikulär. Betroffen sind junge Erwachsene. Die Wachstumsgeschwindigkeit ist gering und meist ist die untere Extremität betroffen. Häufig kommt es zu Metastasen und postoperativ zu Lokalrezidiven. In $1/3$ der Fälle findet man starke Verkalkungen, typischerweise in der Tumorperipherie.

Das Signalverhalten in der MRT ist unspezifisch mit Signalarmut im T_1- und Signalanhebung im T_2-Bild. Morphologisch findet man einen lobulierten, glatt begrenzten Tumor mit Septierungen und Flüssigkeitsspiegeln durch Einblutungen.

Angiosarkom

Angiosarkome sind sehr selten und entstehen gehäuft im Rahmen eines chronischen Lymphödems (s. Anhang „Differentialdiagnostik der geschwollenen Extremität", S. 381) als sog. Stewart-Treves-Syndrom z.B. nach Mastektomie. Spezifische MRT-Kriterien sind bisher nicht bekannt.

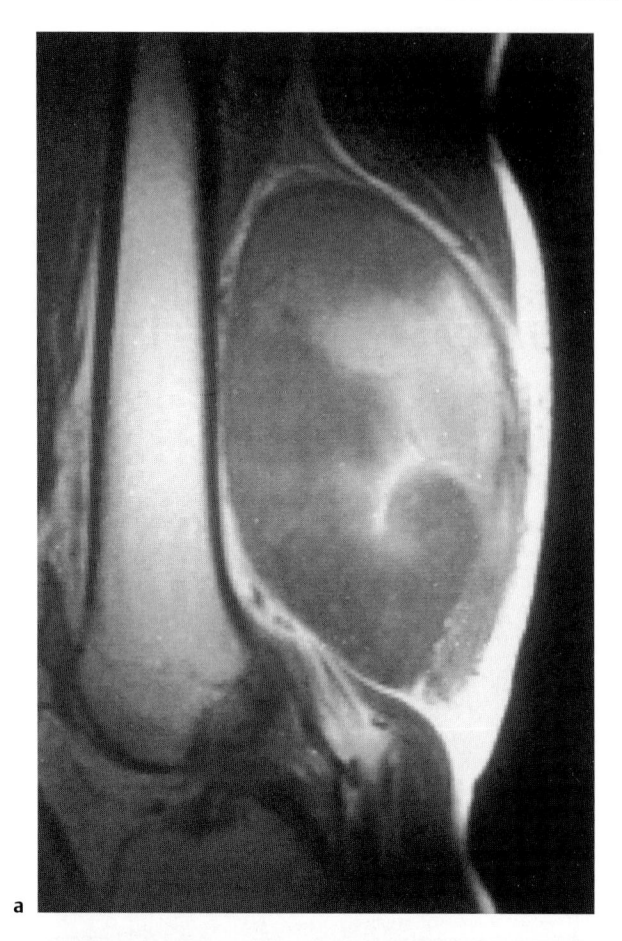

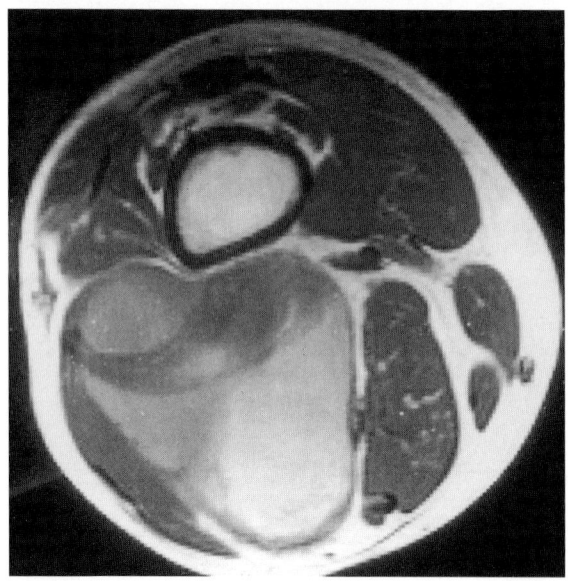

Abb. 12.**36a** u. **b** Myxoides Liposarkom. **a** T_1-gewichtete sagittale MRT. Der Tumor hat in den posterioren Anteilen hohe Signalintensität Fettsignal entsprechend. Anterior ist der Tumor jedoch signalarm. Diese ausgeprägte Inhomogenität legt die Diagnose eines myxoiden Liposarkoms nahe. **b** T_1-gewichtete axiale MRT zeigt erneut fetthaltige, signalreiche Tumoranteile sowie inhomogene, signalarme Zonen.

Benigne Weichteiltumoren

Lipom

Lipome sind gutartige Weichteiltumoren. Sie haben typischerweise eine hohe Signalintensität bei T_1- (Abb. 12.**37**) und mittlere bis hohe Signalintensität bei T_2-Gewichtung entsprechend dem Signalverhalten fetthaltigen Gewebes (75) (Abb. 12.**3**). Der Tumor ist generell homogen auf beiden Sequenzen. Die Läsion ist scharf umgrenzt, aber sie kann fibröse Septen enthalten. Verdacht auf ein Liposarkom besteht, wenn der Tumor inhomogene Signalintensität hat oder wenn der Tumorrand unscharf begrenzt ist.

Lipome liegen meist im subkutanen Fettgewebe (oberflächliche Lipome), können aber auch in tiefen Gewebsschichten (tiefe Lipome), Muskulatur (intra- und intermuskuläre Lipome), Knochen (intraossäre Lipome), am Periost (periostales oder paraossäres Lipom) und in Verbindung mit einer Bindegewebs- (Fibrolipom) oder Gefäßproliferation (Angiolipom) entstehen. Eine diffuse neoplastische oder beispielsweise medikamentös (Kortison) induzierte reaktive Fettgewebsvermehrung mit raumforderndem Effekt wird Lipomatose genannt und kann sich in zahlreichen Organen und Regionen wie dem Mediastinum, Abdomen, Becken oder dem spinalen Epiduralraum (epidurale Lipomatose) mit der Möglichkeit von Lähmungserscheinungen (Abb. 12.**38**) (98) manifestieren. Epidurale Lipomatosen werden in thorakale und lumbale Lipomatosen eingeteilt. Lipomatosen weisen im Gegensatz zu den Lipomen keine Kapsel auf.

Intramuskuläres Myxom

Das intramuskuläre Myxom ist eine gutartige mesenchymale Läsion (24), die meist im Alter von 50–70 Jahren auftritt. Pathologisch veränderte Fibroblasten produzieren eine überschießende Menge an Mukopolysacchariden und sind nicht in der Lage, normales Kollagen herzustellen. Die meisten intramuskulären Myxome finden sich im Oberschenkel, wenngleich sie auch in anderen Lokalisationen anzutreffen sind wie Schulter, Oberarm oder Gesäß (24). Es besteht eine Assoziation zwischen multiplen intramuskulären Myxomen und der fibrösen Dysplasie (24). Das intramuskuläre Myxom ist scharf begrenzt (47, 74, 96) und hat eine niedrigere Signalintensität als normaler Muskel in der T_1-gewichteten MRT. Bei T_2-Gewichtung ist die Läsion deutlich hyperintens (47, 74, 96). Das Signalverhalten entspricht somit dem einer Zyste. Nach Kontrastmittelgabe findet sich im Gegensatz zur Zyste eine inhomogene Kontrastmittelanreicherung in der Läsion (74). Myxomotoides Gewebe kann auch von anderen Tumoren wie myxoides Liposarkom, myxoides Chondrosarkom, myxoides malignes fibröses Histiozytom, aber auch von Ganglien produziert werden. Das unterstreicht die Problematik des Nachweises von Myxoid durch eine Probebiopsie. Differentialdiagnostisch kommt zum MRT-Bild des Myxoms ein Neurinom in Frage.

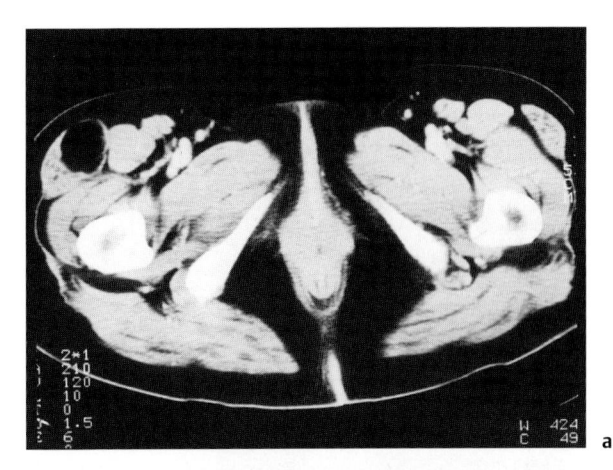

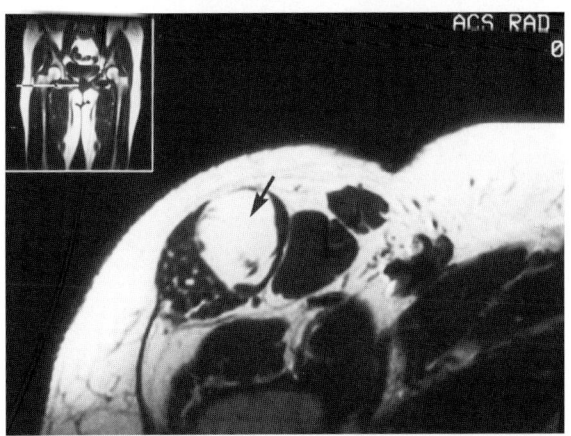

Abb. 12.**37 a** u. **b** Intramuskuläres Lipom des M. tensor fasciae latae. **a** CT mit hypodenser Raumforderung im Muskel mit Auftreibung des Gesamtdurchmessers. **b** Axiales T_1-gewichtetes SE-Bild mit signalreicher Raumforderung im Muskel (Pfeil).

Desmoidtumor (extraabdominales Desmoid, aggressive Fibromatose)

Extraabdominale Desmoidtumoren sind seltene Weichteiltumoren vom Bindegewebe der Muskeln, Faszien oder Aponeurosen ausgehend. Das Alter der Patienten liegt im allgemeinen zwischen 15 und 40 Jahren (79). Desmoidtumoren sind meist in den Oberschenkeln, Oberarmen und der Glutäalregion lokalisiert. Der Tumor wächst häufig aggressiv mit Infiltration in benachbarte Gewebe und hat eine irreguläre Begrenzung. Es kommt jedoch nicht zu einer Metastasierung. Multifokales Wachstum kommt vor. Die Läsion ist oft zellarm mit zahlreichen fibrösen Faserelementen (79, 92). Rezidive nach lokaler Resektion sind sehr häufig (zwischen 25 und 68 %) (79). Die Hauptaufgabe der MRT ist, das Ausmaß des Tumors und seine räumliche Beziehung zu Gefäß-Nerven-Bündeln aufzuzeigen. Darüber hinaus eignet sich die MRT dazu, Rezidive frühzeitig zu erkennen.

Die zellreicheren Anteile des Tumors sind im T_1-Bild homogen signalarm etwa iso- bis hypointens zum Muskel, können bei einem höheren Anteil myxomatoider und fetthaltiger Anteile auch hyperintens zum Muskel sein. Im T_2-Bild kommen die zellreichen Anteile homogen signalreich zur Darstellung. Die bindegewebigen Tumoranteile kommen in sehr variabler Menge meist in Bündeln und Septen angeordnet als lineare oder knotige signalfreie Bezirke im T_1- und T_2-Kontrast zur Abbildung. Die MRT-Darstellung ist aufgrund dieser Gegebenheiten uneinheitlich und nicht spezifisch. Bei starker Ausprägung der bindegewebigen bebündelten Anteile kann die Verdachtsdiagnose allerdings gestellt werden (Abb. 12.**39**) (102).

Zu den sog. tiefen Fibromatosen rechnet man neben der aggressiven Fibromatose (extraabdominale Fibromatose) noch die sog. abdominale und die intraabdominale Fibromatose. Zu den oberflächlichen Fibromatosen faßt man folgende Erkrankungen zusammen:

- palmare Fibromatose (Dupuytren-Kontraktur),
- plantare Fibromatose (Morbus Ledderhose),
- penile Fibromatose (Induratio penis plastica, Morbus Peyronie).

Vaskuläre Tumoren: Hämangiom, Angiomatose, Hämangioendotheliom, Lymphangiom, Angiolipom

Hämangiome finden sich im allgemeinen in der Haut und im subkutanen Fettgewebe (25) aber auch in den tiefen Gewebeschichten. Bei Kindern ist die Skelettmuskulatur oft mitbefallen (18, 25), was in einer Muskelatrophie resultieren kann (14, 107). Hämangiome sind überwiegend in den Extremitäten lokalisiert. Wenngleich der Tumor meist scharf umgrenzt ist, kann in Einzelfällen eine ganze Extremität involviert sein (Angiomatose). Man unterscheidet u.a. kapillare und kavernöse Subtypen (25). In der T_1-gewichteten Aufnahme ist das Hämangiom isointens oder geringfügig hyperintens verglichen mit der Muskulatur (107). Falls Fett in der Läsion vorliegt, kann auch eine hohe Signalintensität bei T_1-Gewichtung beobachtet werden (Abb. 12.**4a**). Bei T_2-Gewichtung ist die Läsion deutlich hyperintens abgrenzbar (Abb. 12.**4b**). Dilatierte vaskuläre Strukturen sind typischerweise als girlandenartige signalreiche Strukturen zu sehen (Abb. 12.**40**). Mit GRE-Aufnahmen kann in der Läsion fließendes Blut teilweise, je nach Flußrichtung, mit hoher Signalintensität dargestellt werden (21). Bei T_1- und T_2-Gewichtung können signalarme Fibrosezonen ebenfalls vorliegen.

Typisch für Hämangiome sind phlebolithartige Verkalkungen (Abb. 12.**41**), die wahrscheinlich durch Verkalkungen von Thrombosen im tumerösen Gefäßgeflecht entstehen und auf allen MRT-Sequenzen signalfrei sind.

Hämangiome nehmen mäßiggradig bis stark Kontrastmittel auf.

Als Hämangioendotheliom wird ein semimaligner Subtyp der Hämangiome bezeichnet, der eine hohe Tendenz zur malignen Entartung aufweist (Abb. 12.**41**). Lymphangiome zeigen ähnliche Eigenschaften mittels bildgebender Diagnostik und sind daher nicht sicher von den Hämangiomen zu unterscheiden.

Das Angiolipom zeigt eine heterogene Signalintensität mit signalarmen und -reichen Anteilen sowohl bei der T_1- wie auch bei T_2-Gewichtung (75) (Abb. 12.**42**). Auf

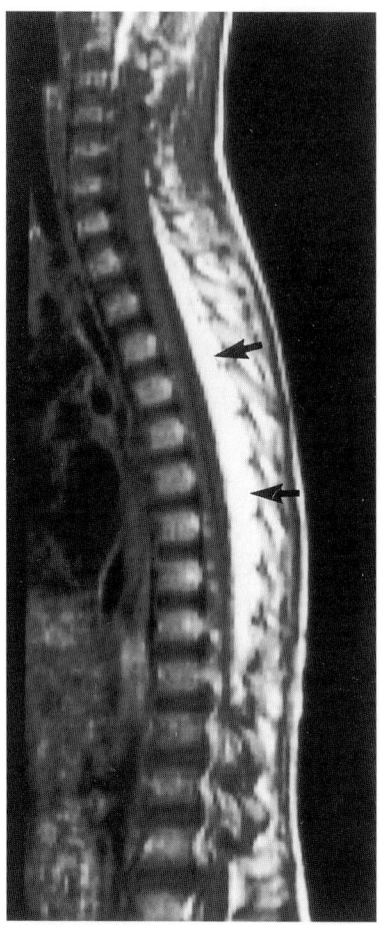

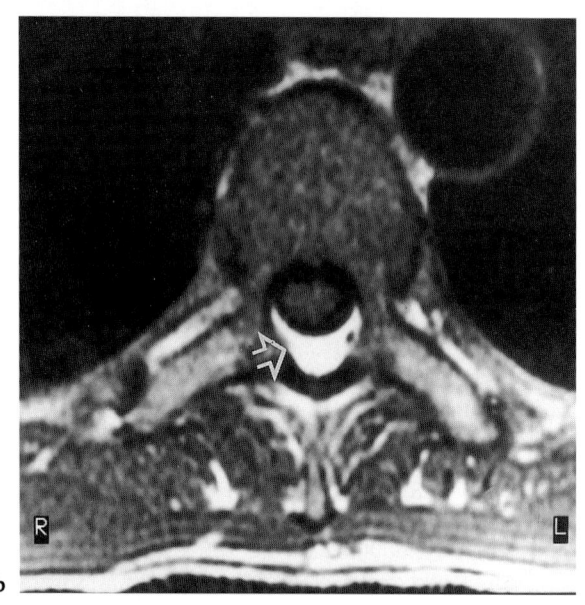

Abb. 12.**38a** u. **b** Thorakale epidurale Lipomatose. **a** Sagittales T_1-gewichtetes SE-Bild bei einem Jugendlichen. Man sieht die signalreiche Fettansammlung mit raumforderndem Effekt im Epiduralraum des dorsalen Spinalkanals (Pfeile). Der Patient hatte bereits Lähmungserscheinungen. **b** Axiales T_1-gewichtetes SE-Bild bei einem Erwachsenen. Halbmondförmig konfigurierte Fettgewebsvermehrung (Pfeil) mit Pelottierung des Duralsacks.

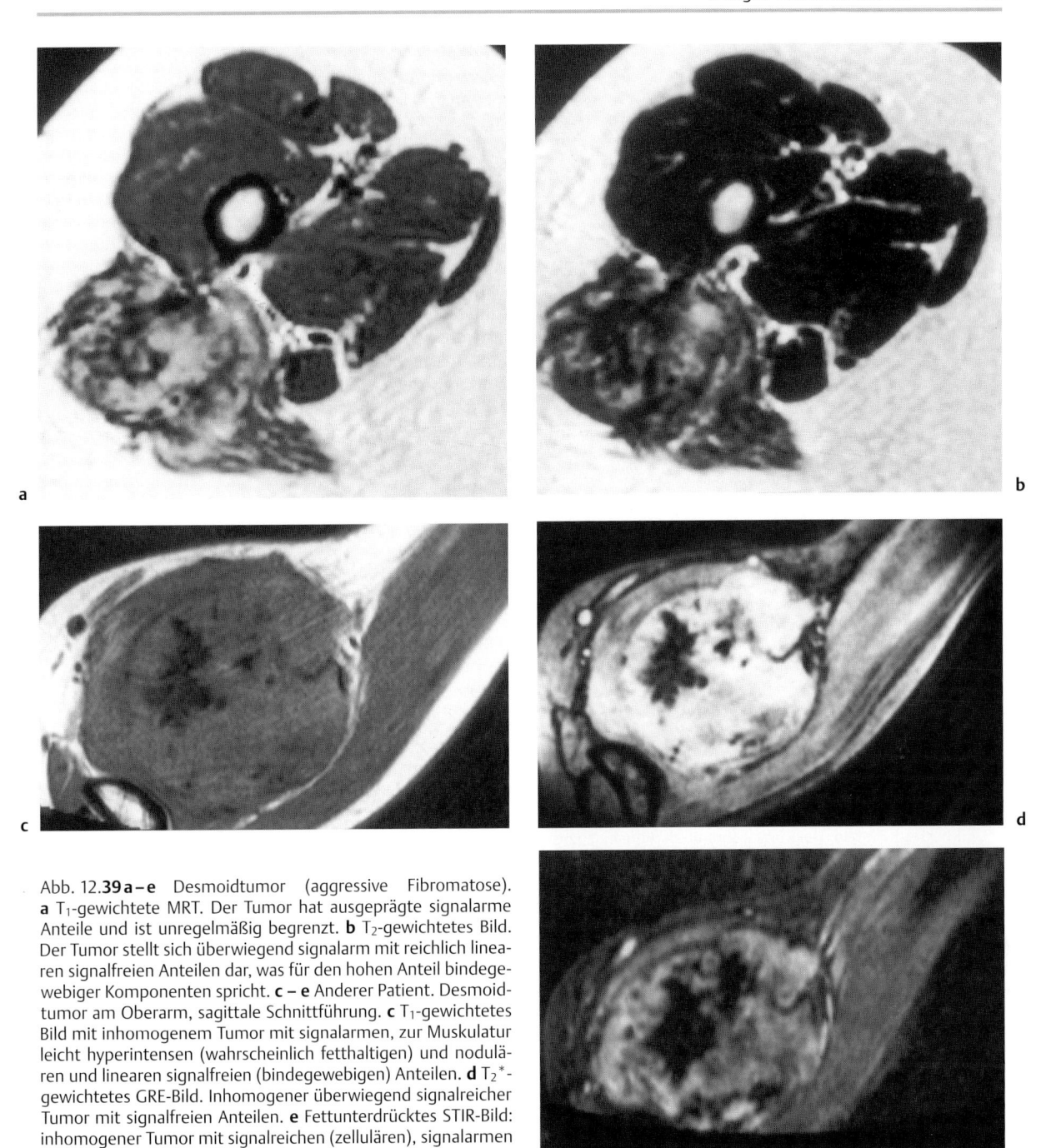

Abb. 12.**39 a–e** Desmoidtumor (aggressive Fibromatose). **a** T_1-gewichtete MRT. Der Tumor hat ausgeprägte signalarme Anteile und ist unregelmäßig begrenzt. **b** T_2-gewichtetes Bild. Der Tumor stellt sich überwiegend signalarm mit reichlich linearen signalfreien Anteilen dar, was für den hohen Anteil bindegewebiger Komponenten spricht. **c – e** Anderer Patient. Desmoidtumor am Oberarm, sagittale Schnittführung. **c** T_1-gewichtetes Bild mit inhomogenem Tumor mit signalarmen, zur Muskulatur leicht hyperintensen (wahrscheinlich fetthaltigen) und nodulären und linearen signalfreien (bindegewebigen) Anteilen. **d** T_2^*-gewichtetes GRE-Bild. Inhomogener überwiegend signalreicher Tumor mit signalfreien Anteilen. **e** Fettunterdrücktes STIR-Bild: inhomogener Tumor mit signalreichen (zellulären), signalarmen (fetthaltigen) und signalfreien (bindegewebigen) Anteilen.

beiden Sequenzen entsprechen signalreiche Areale Blutprodukten. Gefäßähnliche Strukturen werden häufig dargestellt.

Schwannom (Neurinom, Neurilemom) und Neurofibrom

Schwannome und Neurofibrome treten in allen Altersgruppen auf, am häufigsten sind sie jedoch im Alter von 20–50 Jahren zu sehen (25). Schwannome sind meist solitär, Neurofibrome kommen solitär oder multipel, insbesondere bei Patienten mit peripherem Morbus Recklinghausen vor. Eine Sonderform des Neurofibroms bei Patienten mit peripherem Morbus Recklinghausen stellt das Riesenneurofibrom dar (auch plexiformes Neurofibrom, Elephantiasis neuromatosa), welches durch seine Größe auffällt. Wenn Schwannome in der oberen Extremität auftreten, involvieren sie meist die Flexorenregion im Bereich der großen Nervenbündel. Ihr Wachstum ist langsam und sie sind gut verschieblich, außer in der

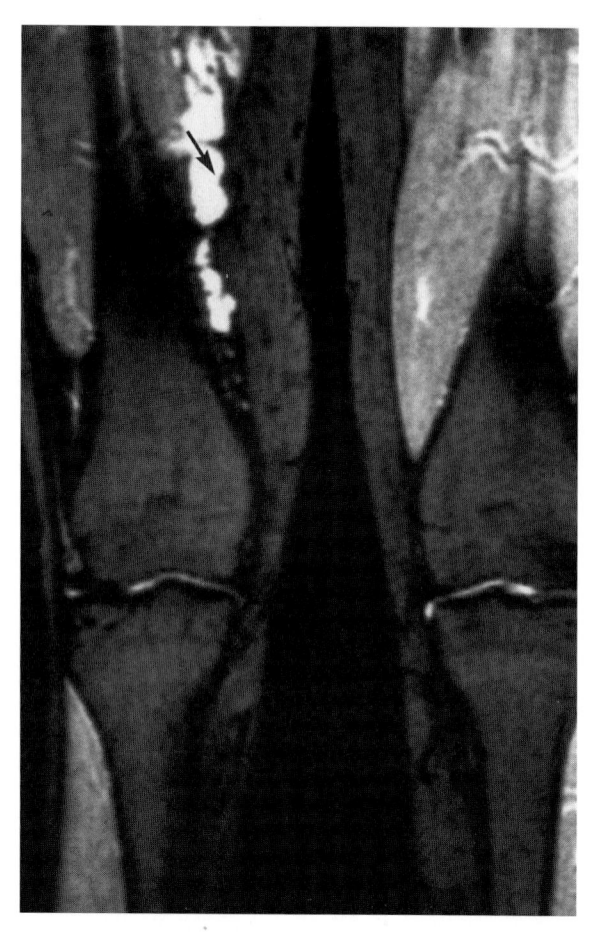

Längsachse des entsprechenden Nervs. Die meisten Schwannome und Neurofibrome sind geringfügig inhomogen im T_1-gewichteten Bild mit mittlerer Signalintensität. Bei T_2-Gewichtung wird typischerweise eine sehr hohe Signalintensität, gelegentlich auch wieder mit deutlichen Inhomogenitäten, gesehen (88). Die Inhomogenitäten sind wahrscheinlich durch hypo- und hyperzelluläre Bereiche wie auch Nekrosezonen und Bindegewebekomponenten zu erklären (88). Schwannome sind von einer magnetresonanztomographisch meist signalarmen Kapsel umgeben. Ihre Form ist typischerweise rund oder elliptisch (Abb. 12.**43**). Sie liegen meist subkutan mit resultierender Pelottierung der angrenzenden Muskulatur oder im Verlauf größerer Nerven. Maligne Tumoren der Nervenscheiden sind magnetresonanztomographisch nicht sicher von benignen Läsionen zu unterscheiden (88). Maligne Nervenscheidentumoren können primär oder sekundär durch Entartung eines Neurofibroms entstehen. Eine plötzliche Größenprogredienz eines Neurofibroms ist suspekt auf Entartung.

Die Terminologie ist uneinheitlich und umfaßt Begriffe wie malignes Schwannom, malignes Neurilemom, Nervenscheidenfibrosarkom, neurogenes Sarkom, Neurofibrosarkom. Malignitätskriterien sind Größe, Randunschärfe, Infiltration der Umgebung und starke Inhomogenität. Die Kombination einer peripheren Denervation und Muskelatrophie und einer Weichteilmasse in der Nähe eines peripheren Nervs legt die Diagnose eines Nervenscheidentumors nahe.

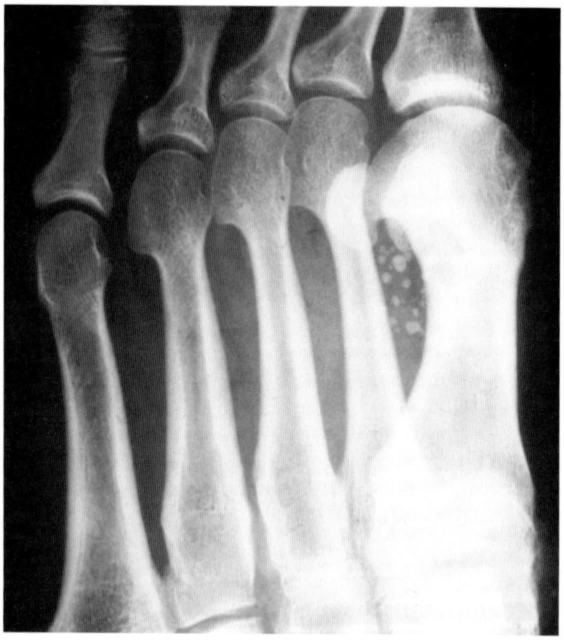

Abb. 12.**40** Hämangiom rechter Oberschenkel. Koronares fettunterdrücktes STIR-Bild. Der Tumor kommt als signalreiche girlandenartige Raumforderung zwischen Subkutis und Muskulatur zur Darstellung (Pfeil).

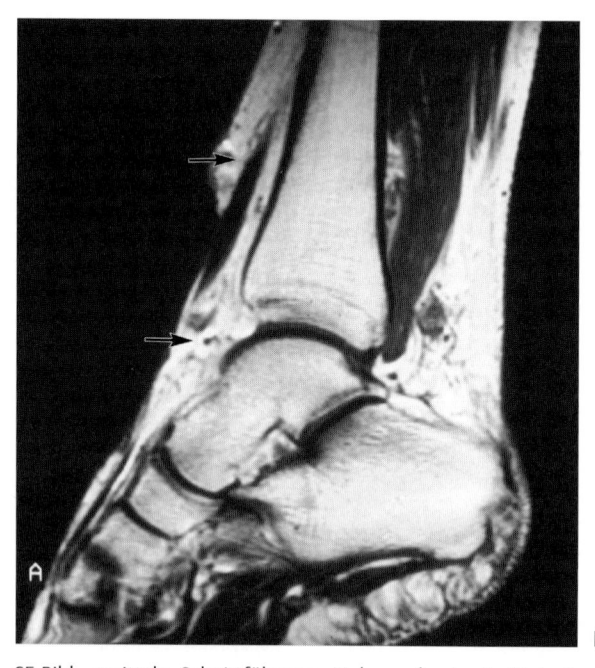

Abb. 12.**41 a** u. **b** Hämangioendotheliom des Unterschenkels und Fußes. **a** Röntgenbild des Vorfußes mit phlebolithartigen Verkalkungen zwischen 1. und 2. Zehe. **b** Kontrastverstärktes SE-Bild, sagittale Schnittführung. Mehrere kontrastmittelaufnehmende knotige Tumoranteile (Pfeile).

Benigne Weichteiltumoren **347**

Abb. 12.**42** Angiolipom. Die T$_2$-gewichtete MRT zeigt den Tumor mit hoher Signalintensität. Gefäßähnliche Strukturen sind signalreich dargestellt (Pfeile).

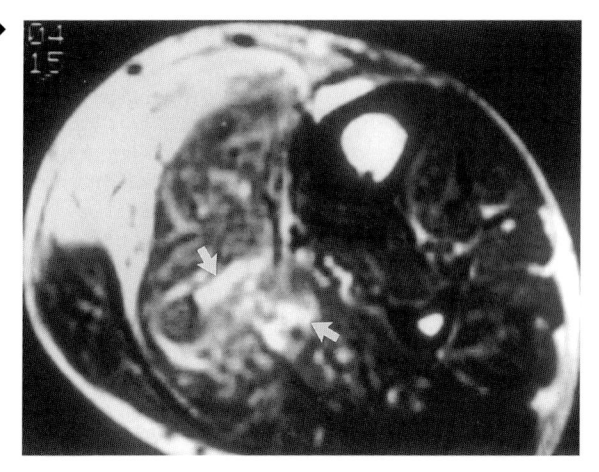

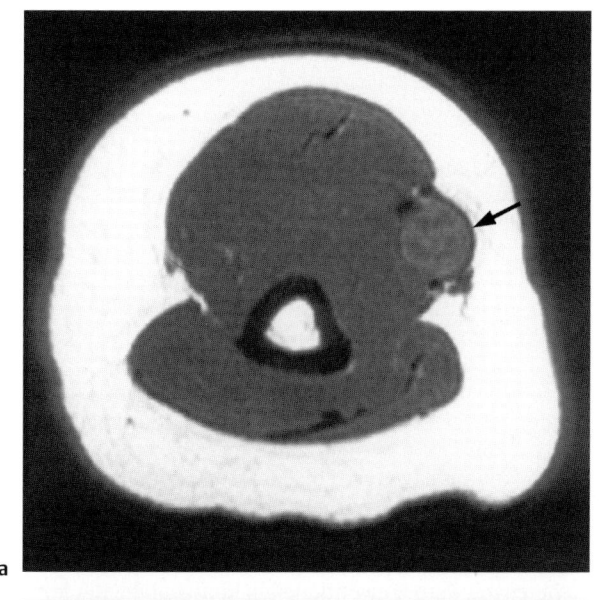

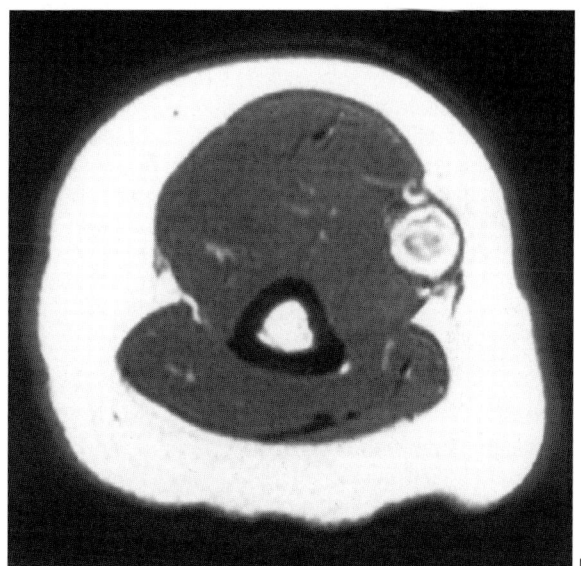

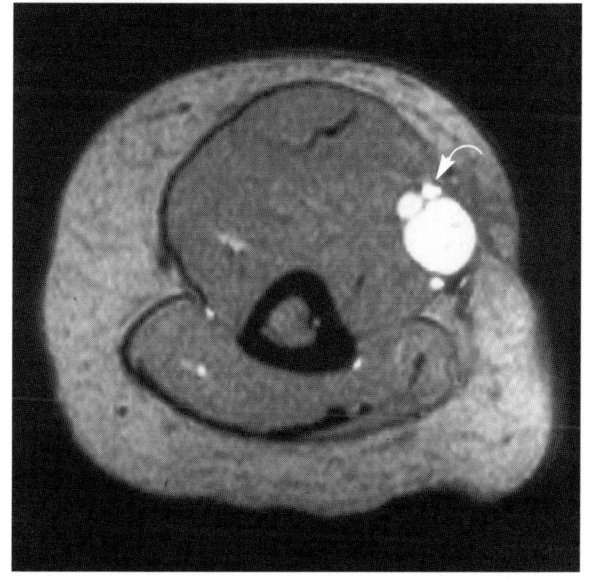

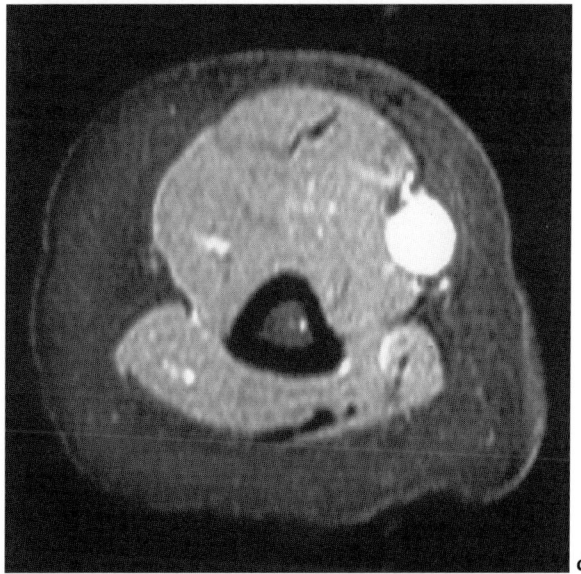

Abb. 12.**43 a–d** Schwannom des Oberarms. Der Tumor liegt peripher zwischen Subkutis und Muskulatur neben Gefäßen, ist rund und von einer Kapsel umgeben (Pfeil). Axiale Schnittführung. **a** T$_1$-gewichtetes SE-Bild. Der Tumor ist signalarm mit einzelnen Inhomogenitäten. **b** Kontrastverstärktes Bild. Deutliche Kontrastmittelaufnahme mit zentralen Inhomogenitäten. **c** T$_2$*-gewichtetes GRE-Bild. **d** Fettunterdrücktes STIR-Bild. Sehr signalreiche Darstellung mit geringen Inhomogenitäten. Angrenzende Gefäße werden verdrängt (gebogener Pfeil in **c**).

Riesenzelltumor der Sehnenscheide

Riesenzelltumoren der Sehnenscheide bestehen histologisch aus fibrösem Gewebe, Hämosiderinablagerungen, Histiozyten, Makrophagen und Riesenzellen (25) und entsprechen einer nodulären chronischen Entzündung der synovialen Sehnenscheidenanteile. Die Tumoren sind meist an der volaren Seite der Finger lokalisiert. Der Befund ist wenig schmerzhaft mit Schmerzzunahme bei Belastung. Nach Resektion liegt die Rezidivquote bei 9–20%. Es kann zur malignen Entartung kommen. Bei T_1-Gewichtung präsentiert sich die Läsion signalarm entlang der Sehnenscheide. Bei T_2-Gewichtung ist die Läsion inhomogen (83); signalarme Bereiche spiegeln Fibrosezonen und Hämosiderin wider, während signalreiche Anteile entzündetes Synovialgewebe reflektieren (83).

Pigmentierte villonoduläre Synovitis

Diese Erkrankung dürfte einem chronisch entzündlichen Pseudotumor entsprechen. Meist ist das Knie betroffen, aber auch andere größere Gelenke können befallen sein. Der Patient beklagt intermittierende Schmerzen und Schwellungszustände. Röntgenologisch findet sich ein weichteildichter Tumor evtl. mit Knochenarrosion. In der MRT ist der Tumor im T_1-Bild inhomogen von intermediärer Signalintensität oder hypointens relativ zum Skelettmuskel. Im T_2-Bild findet man einen inhomogenen überwiegend aufgrund von Hämosiderineinlagerungen hypointensen Befund.

Myogene Tumoren

Muskeltumoren werden nach ihrer Herkunft von quergestreifter (Skelettmuskel) oder glatter Muskulatur eingeteilt (Tab. 12.9). Die Signalintensitäten in der MRT sind unspezifisch mit Signalarmut im T_1- und Signalanhebung im T_2-gewichteten Bild. Malignitätskriterien wie bei anderen Weichteilsarkomen sind unscharfe Begrenzung, Signalinhomogenität, Wachstumsgeschwindigkeit und auch die Größe.

Tabelle 12.9 Übersicht über myogene Tumoren

Glatte Muskulatur
Benigne:
- Leiomyom (kutanes und tiefes)
- Angiomyom (vaskuläres Leiomyom)
- epitheloides Leiomyom (benignes Leiomyoblastom)
- i. v. Leiomyomatose
- disseminierte peritoneale Leiomyomatose

Maligne:
- Leiomyosarkom
- epitheloides Leiomyosarkom (malignes Leiomyoblastom)

Quergestreifte Muskulatur
Benigne:
- adultes Rhabdomyom
- genitales Rhabdomyom
- fetales Rhabdomyom

Maligne:
- Rhabdomyosarkom (embryonal, alveolär, pleomorph, gemischt)
- Ektomesenchymom

■ Metastasen

Sekundäre Knochen- und Weichteilgeschwulste machen die überwiegende Mehrzahl von Geschwulsten in der täglichen Routinediagnostik aus. Davon wiederum findet man in der Regel Knochenmetastasen und selten Haut- und sonstige Weichteilmetastasen. Hier sollen keine epidemiologischen Gegebenheiten erläutert werden, sondern es soll auf magnetresonanztomographische Besonderheiten und differentialdiagnostische Aspekte eingegangen werden.

Knochenmetastasen weisen eine niedrige *Signalintensität* im T_1- und eine hohe Signalintensiät im T_2-gewichteten MRT-Bild auf. Sie zeigen eine Kontrastmittelaufnahme. Sensitive Sequenzen zum Nachweis von Metastasen sind die fettunterdrückende STIR-Sequenz, kontrastverstärkte Sequenz (besonders in Form der Substraktionstechnik, wobei dann auf dem resultierenden Bild nur kontrastmittelaufnehmende Veränderungen ein angehobenes Signal aufweisen) sowie für Metastasen in hämatopoetisch inaktivem fettreichen Knochenmark auch die T_1-gewichtete SE-Sequenz.

Abweichend davon findet sich bei Einblutungen und melanotischen Metastasen des malignen Melanoms ein angehobenes Signal im T_1-Bild. Häufiger sind amelanotische Metastasen des malignen Melanoms mit einer uncharakteristischen Signalgebung. Bei stark osteoblastischen Metastasen zeigt sich ein niedriges Signal in beiden Wichtungen. Nekrosen weisen flüssigkeitsäquivalente Signalintensitäten auf und nehmen kein Kontrastmittel auf.

Morphologisch imponieren Metastasen anfangs als runde, relativ scharf begrenzte Raumforderungen. Im Verlauf kann es zu einem zunehmenden umgebenden Ödem kommen, wodurch die Metastase zunehmend unscharf imponiert. Bei Wirbelkörpermetastasen sieht man dann oft eine pathologische Signalveränderung des gesamten Wirbelkörpers. Pathologische Frakturen sind oft sicherer mit dem konventionellen Röntgenbild, der konventionellen Röntgentomographie oder der CT zu erkennen. In der MRT lassen sich ebenfalls die Deformierung, Kortikalisunterbrechung usw. erkennen. Mehr diffuse Signalveränderungen der betroffenen Region oder des betroffenen Wirbelkörpers finden sich bei nichtfokalen Absiedlungen wie Karzinosen oder beispielsweise der diffusen Form des Plasmozytoms (s. Kap. 2). Bei knochenüberschreitendem Wachstum mit Infiltration der umgebenden Weichteile kann die MRT sehr vorteilhaft eingesetzt werden, weil die exakte Ausdehnung dieser Weichteilkomponente und die nachbarschaftliche Beziehung zu angrenzenden Geweben sehr genau studiert werden kann. Beispielsweise kann man bei Wirbelkörpermetastasen und plötzlich aufgetretenen neurologischen Symptomen die Infiltration des Spinalkanals und der Neuroforamina genau darstellen.

Zur Beruteilung der Stabilität eines metastatisch befallenen Knochens ist die MRT nicht geeignet. Das Ausmaß der Zerstörung der mineralisierten Grundsubstanz inklusive der für die Stabilität verantwortlichen Druck- und Zugtrajektorien ist nur mit Röntgentechniken möglich. Besonders durch das begleitende Ödem mit Signalveränderungen, die vom eigentlichen Metastasengewebe nicht sicher zu unterscheiden sind, wird die Stabilitätsbeurteilung mittels MRT erschwert.

Für *differentialdiagnostische Erwägungen* gilt zu berücksichtigen, daß folgende Faktoren für das Vorliegen von Metastasen sprechen:

- höheres Alter des Patienten,
- Multiplizität der Knochenläsionen,
- bekanntes malignes Grundleiden,
- größen- und zahlenmäßige Progredienz im kurzfristigen Verlauf,
- bevorzugte Lokalisation in Arealen mit hämatopoetisch aktivem, rotem Knochenmark (stärker durchblutet).

Schmorl'sche Knötchen der Wirbelkörper sind anhand ihrer endplattennahen Lokalisation, einer umgebenden Sklerose, einer fehlenden oder nur geringen Kontrastmittelaufnahme sowie dem Nachweis auf Voraufnahmen (daher immer Vergleich mit aktuellen und, falls vorhanden, älteren Röntgenaufnahmen) von Wirbelkörpermetastasen im Frühstadium abzugrenzen. Hämangiome der Wirbelkörper sind aufgrund des hohen Fettgehalts auf T_1- und T_2-Bildern meist signalreich und stellen daher höchstens ein differentialdiagnostisches Problem gegenüber melanotischen Metastasen des malignen Melanoms dar. Knochenzysten sind im T_2-Bild heller als Metastasen und nehmen kein Kontrastmittel auf.

Wertung: Die MRT stellt im Nachweis von Metastasen ein hochsensitives Verfahren dar und sollte immer dann zum Einsatz kommen, wenn nach der Durchführung röntgenologischer und szintigraphischer Verfahren eine Metastasenverdacht persistiert oder diskrepante Befunde vorliegen. Rein osteolytische Metastasen im frühen Stadium beispielsweise können sowohl dem röntgenologischen als auch dem szintigraphischen Nachweis entgehen. Bei Patienten mit einem malignen Grundleiden mit Schmerzen oder erhöhter alkalischer Phosphatase sollte daher die MRT zu Einsatz kommen.

Haut- und sonstige Weichteilmetastasen kommen insgesamt selten vor und stellen meist keine Indikation für eine MRT dar. Bei entsprechender Tumorananmnese und dem palpatorischen, inspektorischen, sonographischen und/oder CT-Nachweis einer in der Nachsorge neu aufgetretenen Raumforderung der entsprechenden Weichteile ist die Diagnose ohnehin als sehr wahrscheinlich anzusehen oder bedarf einer histologischen Abklärung. Eine MRT-Untersuchung ist in solchen Fällen in aller Regel nicht spezifischer.

Literatur

1 Aisen, A. M., W. Martel, E. M. Braunstein, K. I. McMillin, W. A. Phillips, T. F. Kling: MRI and CT evaluation of primary bone and soft-tissue tumors. Amer. J. Roentgenol. 146 (1986) 749–756
2 Aoki, J., K. Moriya, K. Yamashita et al.: Giant cell tumors of bone containing large amounts of hemosiderin: MR-pathologic correlation. J. Comput. assist. Tomogr. 15 (1991) 1024–1027
3 Aoki, J., S. Sone, F. Fujioka, K. Terayama, K. Ishii, O. Karakida, S. Imai, F. Sakai, Y. Imai: MR of enchondroma and chondrosarcoma: rings and arcs of Gd-DTPA enhancement. J. Comput. assist. Tomogr. 15 (1991) 1011–1016
4 Assoun, J., G. Richardi, J. J. Railhac et al.: Osteoid osteoma: MR Imaging versus CT. Radiology 191 (1994) 217–223
5 Baker, H. W.: The surgical treatment of cancer. Cancer 43 (1979) 787–789
6 Beltran, J., D. C. Simon, M. Levy, L. Herman, L. Weis, C. F. Mueller: Aneurysmal bone cysts: MR Imaging at 1.5 T. Radiology 158 (1986) 689–675
7 Beltran, J., A. M. Noto, D. W. Chakeres, A. J. Christoforidis: Tumors of the osseous spine: staging with MR Imaging versus CT. Radiology 162 (1987) 565–569
8 Beltran, J., F. Aparisi, L. M. Bonmati, Z. S. Rosenberg, D. Present, G. C. Steiner: Eosinophilic granuloma: MRI manifestations. Skelet. Radiol. 22 (1993) 157–161
9 Berquist, T. H.: Magnetic Resonance Imaging of musculoskeletal neoplasms. Clin. Orthop. 244 (1989) 101–118
10 Blacksin, M. F., N. Ende, J. Benevenia: Magnetic Resonance Imaging of intraosseous lipomas: a radiologic-pathologic correlation. Skelet. Radiol. 24 (1995) 37–41
11 Bloem, J. L., A. H. Taminiau, F. Eulderink, J. Hermans, E. K. Pauwels: Radiologic staging of primary bone sarcoma: MR imaging, scintigraphy, angiography, and CT correlated with pathologic examination. Radiology 169 (1988) 805–810
12 Bohndorf, K., M. Reiser, B. Lochner, W. Féaux de Lacroix, W. Steinbrich: Magnetic Resonance Imaging of primary tumors and tumor-like lesions of bone. Skelet. Radiol. 15 (1986) 511–517
13 Boyko, O. B., D. A. Cory, M. D. Cohen, A. Provisor, D. Mirkin, G. Paul DeRosa: MR Imaging of osteogenic and Ewing's sarcoma. Amer. J. Roentgenol. 148 (1987) 317–322
14 Buetow, P. C., M. J. Kransdorf, R. P. Moser, J. S. Jelinek, B. H. Berrey: Radiologic appearance of intramuscular hemangioma with emphasis on MR Imaging. Amer. J. Roentgenol. 154 (1990) 563–567
15 Carrasco, C. H., C. Charnsangavej, K. Raymond et al.: Osteosarcoma: angiographic assessment of response to preoperative chemotherapy. Radiology 170 (1989) 839–842
16 Choi, H., D. G. K. Varma, B. D. Fornage, E. E. Kim, D. A. Johnston: Soft-tissue sarcoma: MR Imaging vs sonography for detection of local recurrence after surgery. Amer. J. Roentgenol. 157 (1991) 353–358
17 Chuang, V. P., R. Benjamin, N. Jaffe et al.: Radiographic and angiographic changes in osteosarcoma after intraarterial chemotherapy. Amer. J. Roentgenol. 139 (1982) 1065–1069
18 Cohen, E. K., H. Y. Kressel, T. Perosio et al.: MR Imaging of soft-tissue hemangiomas: correlation with pathologic findings. Amer. J. Roentgenol. 15 (1988) 1079–1081
19 De Beuckeleer, L., A. De Schepper, F. Ramon, J. Somville: Magnetic Resonance Imaging of cartilaginous tumors: a retrospective study of 79 patients. Europ. J. Radiol. 21 (1995) 34–40
20 DeSchepper, A. M. A., F. Ramon, E. VanMarck: MR Imaging of eosinophilic granuloma: report of 11 cases. Skelet. Radiol. 22 (1993) 163–166
21 Dumoulin, C. L.: Flow imaging. In Budinger, T. F., A. R. Margulis: Medical Magnetic Resonance. A Primer-1988. Society of Magnetic Resonance in Medicine, Berkeley 1988 (pp. 85–108)
22 Edeiken, J., M. Dalinka, D. Karasick: Bone tumors and tumor-like conditions. In Edeiken, J., M. Dalinka, D. Karasick: Roentgen Diagnosis of Diseases of Bone, Vol. 1. Williams & Wilkins, Baltimore 1990 (pp. 33–574)
23 Enneking, W. F.: Staging of musculoskeletal neoplasms. Skelet. Radiol. 13 (1985) 183–194
24 Enzinger, F. M.: Intramuscular myxoma: a review and follow-up study of 34 cases. Amer. J. clin. Pathol. 43 (1985) 104–110
25 Enzinger, F. M., S. W. Weiss: Soft Tissue Tumors. Mosby, St. Louis 1988 (pp. 719–728)

26 Erlemann, R., M. F. Reiser, P. E. Peters et al.: Musculoskeletal neoplasms: static and dynamic Gd-DTPA-enhanced MR Imaging. Radiology 171 (1989) 767–773
27 Erlemann, R., J. Sciuk, A. Bosse et al.: Response of osteosarcoma and Ewing sarcoma to preoperative chemotherapy: assessment with dynamic and static MR Imaging and skeletal scintigraphy. Radiology 175 (1990) 791–796
28 Fletcher, B. D.: Response of osteosarcoma and Ewing sarcoma to chemotherapy: imaging evaluation. Amer. J. Roentgenol. 157 (1991) 825–833
29 Fletcher, B. D., S. L. Hanna, D. L. Fairclough, S. A. Gronemeyer: Pediatric musculoskeletal tumors: use of dynamic, contrast-enhanced MR Imaging to monitor response to chemotherapy. Radiology 184 (1992) 243–248
30 Freyschmidt, J., H. Ostertag: Knochentumoren. Springer, Berlin 1988
31 Frouge, C., D. Vanel, C. Coffre, D. Couanet, G. Contesso, D. Sarrazin: The role of Magnetic Resonance Imaging in the evaluation of Ewing sarcoma. A report of 27 cases. Skelet. Radiol. 17 (1988) 387–392
32 Geirnaerdt, M. J., J. L. Bloem, F. Eulderink, P. C. Hogendoorn, A. H. Taminiau: Cartilaginous tumors: correlation of gadolinium-enhanced MR Imaging and histopathologic findings. Radiology 186 (1993) 813–817
33 Gilbert, H. A., A. R. Kagan, J. Winkley: Management of soft-tissue sarcoma of the extremities. Surg. Gynecol. Obstet. 139 (1974) 914–918
34 Gillespy, T. D., M. Manfrini, P. Ruggieri, S. S. Spanier, H. Pettersson, D. S. Springfield: Staging of intraosseous extent of osteosarcoma: correlation of preoperative CT and MR Imaging with pathologic macroslides. Radiology 167 (1988) 765 to 767
35 Glazer, H. S., J. K. T. Lee, R. G. Levitt et al.: Radiation fibrosis: differentiation from recurrent tumor by MR Imaging. Radiology 156 (1985) 721–727
36 Goldman, A. B., R. Schneider, H. Pavlov: Osteoid osteomas of the femoral neck: report of four cases evaluated with isotopic bone scanning, CT, and MR Imaging [see comments]. Radiology 186 (1993) 227–232
37 Greenspan, A.: Benign bone-forming lesions: osteoma, osteoid osteoma, and osteoblastoma. Clinical, imaging, pathologic, and differential considerations. Skelet. Radiol. 22 (1993) 485–500
38 Hanna, L. S., H. L. Magill, D. M. Parham, L. C. Bowman, B. D. Fletcher: Childhood chondrosarcoma: MR Imaging with Gd-DTPA. Magn. Res. Imag. 8 (1990) 669–672
39 Hanna, S. L., D. M. Parham, D. L. Fairclough, W. H. Meyer, A. H. Le, B. D. Fletcher: Assessment of osteosarcoma response to preoperative chemotherapy using dynamic FLASH gadolinium-DTPA-enhanced Magnetic Resonance mapping. Invest. Radiol. 27 (1992) 367–373
40 Hanna, S. L., W. E. Reddick, D. M. Parham, S. Gronemeyer, J. S. Taylor, B. D. Fletcher: Automated pixel-by-pixel mapping of dynamic contrast enhanced MR Images for evaluation of osteosarcoma response to chemotherapy: preliminary results. JMRI 3 (1993) 849–853
41 Harle, A., M. Reiser, R. Erlemann, P. Wuisman: The value of Nuclear Magnetic Resonance Tomography in staging of bone and soft tissue sarcomas. Orthopäde 18 (1989) 34–40
42 Heredia, C., J. M. Mercader, F. Graus et al.: Hemangioma of the vertebrae: contribution of Magnetic Resonance to its study. Neurologia 4 (1989) 336–339
43 Holscher, H. C., J. L. Bloem, M. A. Nooy, A. H. Taminiau, F. Eulderink, J. Hermans: The value of MR Imaging in monitoring the effect of chemotherapy on bone sarcomas. Amer. J. Roentgenol. 154 (1990) 763–769
44 Holscher, H. C., J. L. Bloem, M. A. Nooy, A. H. Taminiau, F. Eulderink, J. Hermans: The value of MR Imaging in monitoring the effect of chemotherapy on bone sarcomas. Amer. J. Roentgenol. 154 (1990) 763–769
45 Jurgens, H., U. Exner, H. Gadner et al.: Multidisciplinary treatment of Ewing's sarcoma of bone. Cancer 61 (1988) 23–32
46 Keigley, B. A., A. M. Haggar, A. Gaba, B. I. Ellis, J. W. Froelich, K. K. Wu: Primary tumors of the foot: MR Imaging. Radiology 171 (1989) 755–759
47 Kilcoyne, R. F., M. L. Richardson, B. A. Porter et al.: Magnetic Resonance Imaging of soft-tissue masses. Clin. Orthop. 228 (1988) 13–22
48 Kransdorf, M. J.: Malignant soft-tissue tumors in a large referral population: distribution of diagnoses by age, sex, and location. Amer. J. Roentgenol. 164 (1995) 129–134
49 Kransdorf, M. J., J. S. Jelinek, R. J. Moser et al.: Soft-tissue masses: diagnosis using MR Imaging. Amer. J. Roentgenol. 153 (1989) 541–547
50 Kransdorf, M. J., J. M. Meis, J. S. Jelinek: Dedifferentiated liposarcoma of the extremities: imaging findings in four patients. Amer. J. Roentgenol. 161 (1993) 127–130
51 Lang, P., C. A. Gooding, J. J. Johnston, G. Honda, W. Rosenau, H. K. Genant: What is the preferable imaging sequence for bone tumors in children (YOUNG INVESTIGATOR'S AWARD, SOC. PED. RADIOL.). The Society for Pediatric Radiology, Seattle, Washington, 12. – 15. 5. 1993. SPR.
52 Lang, P., S. Grampp, M. Vahlensieck et al.: Primary bone tumors: value of MR angiography for preoperative planning and monitoring response to chemotherapy. Amer. J. Roentgenol. 165 (1995) 135–142
53 Lang, P., G. Honda, T. Roberts et al.: Musculoskeletal neoplasm: perineoplastic edema versus tumor on poscontrast MR Images with spatial mapping of instantaneous enhancement rates. Radiology 197 (1995) 831–839
54 Lang, P., M. Vahlensieck, K. Matthay et al.: Monitoring neovascularity and response to chemotherapy in osteogenic and Ewing sarcoma using magnetic resonance angiography. Med. Pediat. Oncol. 26 (1996) 329–333
55 Laredo, J. D., E. Assouline, F. Gelbert, M. Wybier, J. J. Merland, J. M. Tubiana: Vertebral hemangiomas: fat content as a sign of aggressiveness. Radiology 177 (1990) 467–472
56 Lee, J. K., L. Yao, C. R. Wirth: MR Imaging of solitary osteochondroma: report of eight cases. Amer. J. Roentgenol. 149 (1987) 557–560
57 Lee, Y. Y., T. P. Van: Craniofacial chondrosarcomas: imaging findings in 15 untreated cases. Amer. J. Neuroradiol. 10 (1989) 165–170
58 Lee, Y. Y., T. P. Van, C. Nauert, A. K. Raymond, J. Edeiken: Craniofacial osteosarcomas: plain film, CT, and MR findings in 46 cases. Amer. J. Roentgenol. 150 (1988) 1397–1402
59 Lukens, J. A., R. A. McLeod, F. H. Sim: Computed Tomographic evaluation of primary osseous malignant neoplasm. Amer. J. Roentgenol. 139 (1982) 45–48
60 MacVicar, A. D., J. F. Olliff, J. Pringle, C. R. Pinkerton, J. E. Husband: Ewing sarcoma: MR Imaging of chemotherapy-induced changes with histologic correlation. Radiology 184 (1992) 859–864
61 Mahajan, H., E. E. Kim, Y. Y. Lee, H. Goepfert: Malignant fibrous histiocytoma of the tongue demonstrated by magnetic resonance imaging. Otolaryngol. Head Neck Surg. 101 (1989) 704–706
62 Mahajan, H., E. E. Kim, S. Wallace, R. Abello, R. Benjamin, H. L. Evans: Magnetic Resonance Imaging of malignant fibrous histiocytoma. Magn. Reson. Imag. 7 (1989) 283–288.
63 Mahajan, H., J. G. Lorigan, A. Shirkhoda: Synovial sarcoma: MR Imaging. Magn. Reson. Imag. 7 (1989) 211–216
64 Mail, J. T., M. D. Cohen, L. D. Mirkin, A. J. Provisor: Response of osteosarcoma to preoperative intravenous high-dose methotrexate chemotherapy: CT evaluation. Amer. J. Roentgenol. 144 (1985) 89–93
65 Mandell, G. A., H. T. Harcke, S. K. Kumar: Fibrous lesions of the extremities. Topics Magn. Reson. Imag. 4 (1991) 45–55
66 Milgram, J. A.: Intraosseous lipomas. Clin. Orthop. 231 (1988) 277–302
67 Morton, D. L., F. R. Eilber, C. M. Townsend, T. T. Grant, J. Mirra, T. H. Weisenburger: Limbsalvage from multidisciplinary treatment approach for skeletal and soft-tissue sarcoma of the extremity. Ann. Surg. 184 (1976) 268–278

68 Murphey, M. D., K. J. Fairbairn, L. M. Parman, K. G. Baxter, M. B. Parsa, W. S. Smith: From the archives of the AFIP. Musculoskeletal angiomatous lesions: radiologic-pathologic correlation. Radiographics 15 (1995) 893–917
69 Norton, K. I., G. Hermann, I. F. Abdelwahab, M. J. Klein, L. F. Granowetter, J. G. Rabinowitz: Epiphyseal involvement in osteosarcoma. Radiology 180 (1991) 813–816
70 O'Flanagan, S. J., J. P. Stack, H. M. McGee, P. Dervan, B. Hurson: Imaging of intramedullary tumour spread in osteosarcoma. A comparison of techniques. J. Bone Jt Surg. 73 (1991) 998–1001
71 Pan, G., A. K. Raymond, C. H. Carrasco et al.: Osteosarcoma: MR Imaging after preoperative chemotherapy. Radiology 174 (1990) 517–526
72 Panicek, D. M., L. H. Schwartz, R. T. Heelan, J. F. Caravelli: Nonneoplastic causes of high signal intensity at T2-weighted MR Imaging after treatment of musculoskeletal neoplasm. Skelet. Radiol. 24 (1995) 185–190
73 Petasnick, J. P., D. A. Turner, J. R. Charters, S. Gitelis, C. E. Zacharias: Soft-tissue masses of the locomotor system: comparison of MR Imaging with CT. Radiology 160 (1986) 125–133
74 Peterson, K. K., D. Renfrew, R. M. Feddersen, J. A. Buckwalter, G. Y. El-Khoury: Magnetic Resonance Imaging of myxoid containing tumors. Skelet. Radiol. 20 (1991) 245–250
75 Pettersson, H., T. Gillespy, D. J. Hamlin et al.: Primary musculoskeletal tumors: examination with MR Imaging compared to conventional modalities. Radiology 164 (1987) 237–241
76 Pettersson, H., J. Eliasson, N. Egund et al.: Gadolinium-DTPA enhancement of soft-tissue tumors in Magnetic Resonance Imaging – preliminary clinical experience in 5 patients. Skelet. Radiol. 17 (1988) 319–323
77 Reddick, W. E., R. Bhargava, J. S. Taylor, W. H. Meyer, B. D. Fletcher: Dynamic contrast-enhanced MR Imaging evaluation of osteosarcoma response to neoadjuvant chemotherapy. JMRI 5 (1995) 689–694
78 Reuther, G., W. Mutschler: Detection of local recurrent disease in musculoskeletal tumors: Magnetic Resonance Imaging versus Computed Tomography. Skelet. Radiol. 19 (1990) 85–90
79 Rock, M. G., D. J. Pritchard, H. M. Reiman, R. A. McLeod: Extraabdominal demoid tumor. Mayo Clin. Tumor Rounds 7 (1984) 141–147
80 Ross, J. S., T. J. Masaryk, M. T. Modic, J. R. Carter, T. Mapstone: Vertebral hemangiomas: MR Imaging. Radiology 165 (1987) 165–169
81 Seeger, L. L., J. J. Eckardt, L. W. Bassett: Cross-sectional imaging in the evaluation of osteogenic sarcoma: MRI and CT. Semin. Roentgenol. 24 (1989) 174–184
82 Seeger, L. L., B. E. Widoff, L. W. Bassett, G. Rosen, J. J. Eckardt: Preoperative evaluation of osteosarcoma: value of gadopentetate dimeglumine-enhanced MR Imaging. Amer. J. Roentgenol. 157 (1991) 347–351
83 Sherry, C. S., S. E. Harms: MR evaluation of giant cell tumors of the tendon sheath. Magn. Reson. Imag. 7 (1989) 195–201
84 Shirkoda, A., N. Jaffe, S. Wallace et al.: Computed Tomography of osteosarcoma after intraarterial chemotherapy. Amer. J. Roentgenol. 144 (1985) 95–99
85 Shuman, W. P., R. M. Patten, R. L. Baron, R. M. Liddell, E. U. Conrad, M. L. Richardson: Comparison of STIR and spin-echo MR Imaging at 1.5 T in 45 suspected extremity tumors: lesion conspicuity and extent. Radiology 179 (1991) 247–252
86 Simon, M. A., W. F. Enneking: The management of soft-tissue sarcomas of the extremities. J. Bone Jt Surg. 58 A (1976) 317–327
87 Stiglbauer, R., I. Augustin, J. Kramer, H. Schurawitzki, H. Imhof, T. Radaszkiewicz: MRI in the diagnosis of primary lymphoma of bone: correlation with histopathology. J. Comput. assist. Tomogr. 16 (1992) 248–253
88 Stull, M. A., R. P. Moser, M. J. Kransdorf, G. P. Bogumill, M. C. Nelson: Magnetic Resonance appearance of peripheral nerve sheath tumors. Skelet. Radiol. 20 (1991) 9–14
89 Sundaram, M.: Radiographic and Magnetic Resonance Imaging of bone and soft-tissue tumors and myeloproliferative disorders. Curr. Opin. Radiol. 3 (1991) 746–751
90 Sundaram, M., D. J. McDonald: The solitary tumor or tumorlike lesion of bone. Topics Magn. Reson. Imag. 1 (1989) 17–29
91 Sundaram, M., R. A. McLeod: MR Imaging of tumor and tumorlike lesions of bone and soft tissue. Amer. J. Roentgenol. 155 (1990) 817–824
92 Sundaram, M., M. H. McGuire, Z. F. Schajowic: Soft-tissue masses: histologic bases for decreased signal (short T2) on T2-weighted images. Amer. J. Roentgenol. 148 (1987) 1247–1251
93 Sundaram, M., M. H. McGuire, F. Schajowicz: Soft-tissue masses: histologic basis for decreased signal (short T2) on T2-weighted MR images. Amer. J. Roentgenol. 148 (1987) 1247–1250
94 Tehranzadeh, J., W. Mnaymneh, C. Ghavam, G. Morillo, B. J. Murphy: Comparison of CT and MR Imaging in musculoskeletal neoplasms. J. Comput. assist. Tomogr. 13 (1989) 466–472
95 Tehranzadeh, J., B. J. Murphy, W. Mnaymneh: Giant cell tumor of the proximal tibia: MR and CT appearance. J. Comput. assist. Tomogr. 13 (1989) 282–286
96 Totty, W. G., W. A. Murphy, J. K. T. Lee: Soft-tissue tumors: MR Imaging. Radiology 160 (1986) 135–141
97 Uhl, M., T. Roeren, B. Schneider, G. W. Kauffmann: MRT der Liposarkome. Fortschr. Röntgenstr. 165 (1996) 144–147
98 Vahlensieck, M., L. Solymosi, G. Reinheimer, C. Buchbender, M. Reiser: Ätiologie, Symptomatik, Diagnostik und Therapie der spinalen epiduralen Lipomatose. Akt. Neurol. 20 (1993) 1–4
99 Vahlensieck, M., F. Träber, R. deBoer, U. Schlippert, H. Schild: Magnetization-Transfer-Contrast (MTC): Vergleich maligner und benigner Erkrankungen des Stütz- und Bewegungsapparates. Radiologe 35 (1995) 100 (abstract)
100 van der Woude, H. J., J. L. Bloem, K. L. Verstraete, A. H. M. Taminiau, M. A. Nooy, P. C. W. Hogendoorn: Osteosarcoma and Ewing sarcoma after neoadjuvant chemotherapy: value of dynamic MR Imaging in detecting viable tumor before surgery. Amer. J. Roentgenol. 165 (1995) 593–598
101 Vanel, D., M. J. Lacombe, D. Couanet, C. Kalifa, M. Spielmann, J. Genin: Musculoskeletal tumors: follow-up with MR Imaging after treatment with surgery and radiation therapy. Radiology 164 (1987) 243–245
102 VanKints, M. J., T. A. Tham, D. Vroegindeweij, A. J. Erp: MRI findings in aggressive fibromatosis. Europ. J. Radiol. 16 (1993) 230–232
103 Verstraete, K. L., Y. De Deene, H. Roels, A. Dierick, D. Uyttendaele, M. Kunnen: Benign and malignant musculoskeletal lesions: dynamic contrast-enhanced MR Imaging – parametric „first-pass" images depict tissue vascularization and perfusion. Radiology 192 (1994) 835–843
104 Weatherall, P. T., G. E. Maale, D. B. Mendelsohn, C. S. Sherry, W. E. Erdman, H. R. Pascoe: Chondroblastoma: classic and confusing appearance at MR Imaging. Radiology 190 (1994) 467–474
105 Winkler, K., G. Beron, G. Delling et al.: Neoadjuvant chemotherapy of osteosarcoma: result of a randomized cooperative trial (COSS-82) with salvage chemotherapy based on histological tumor response. J. clin. Oncol. 6 (1988) 329–337
106 Woods, E. R., W. Martel, S. H. Mandell, J. P. Crabbe: Reactive soft-tissue mass associated with osteoid osteoma: correlation of MR Imaging features with pathologic findings. Radiology 186 (1993) 221–225
107 Yuh, W. T. C., M. H. Kathol, M. A. Sein, E. Ehara, L. Chiu: Hemangiomas of skeletal muscle: MR findings in five patients. Amer. J. Roentgenol. 149 (1987) 765–768
108 Zimmer, W. D., T. H. Berquist, R. A. McLeod et al.: Bone tumors: Magnetic Resonance Imaging versus Computed Tomography. Radiology 155 (1985) 709–718

13 Osteoporose

S. Grampp, M. Vahlensieck, P. Lang und H. K. Genant

Einleitung

Zahlreiche Techniken sind gegenwärtig für die Diagnose der Osteoporose, für die Frakturdiagnose und zur Bestimmung der Knochenmasse und des Frakturrisikos klinisch verfügbar (19). Die meisten Methoden beruhen auf dem Einsatz ionisierender Strahlung, wobei das Ausmaß der Strahlenabsorption von der Knochenmineraldichte (KMD) abhängt. In den letzten Jahren wurde auch zunehmend die MRT in der Diagnostik der Osteoporose eingesetzt. Dies gilt inbesondere für die *Bildgebung* osteoporotischer Verformungen und Frakturen. Mittels *hochauflösender Techniken* wurde auch versucht, die Knochenstruktur direkt sichtbar zu machen, um über deren Störung bei der Osteoporose Aussagen treffen zu können. Durch Quantifizierung der Relaxationszeiten *(Relaxometrie)* versucht man heute, die Osteoporose zuverlässig zu diagnostizieren und im Verlauf beurteilen zu können (36a, 42a, 46a, 49a). Dafür wird in der Regel die effektive T_2-Zeit (T_2^*) bestimmt und gelegentlich auch als Reziprok ($1/T_2^*$) ausgedrückt. Die erforderlichen niedrigen Reproduzierbarkeitswerte von unter 2%, wie sie von anderen quantitativen Osteoporosemeßverfahren erreicht werden, kann die MRT allerdings noch nicht liefern. Das folgende Kapitel ist entsprechend dem hier Gesagten in Bildgebung und Relaxometrie eingeteilt.

MR-Bildgebung bei Osteoporose

■ Osteoporotische Frakturen

Die MRT kann zur Diagnose radiologisch nicht nachweisbarer Frakturen herangezogen werden. Solche *okkulten Frakturen* treten bei älteren osteoporotischen Patienten relativ häufig auf. Am proximalen Femur wurde die Eignung der MRT für die Erfassung okkulter Frakturen in verschiedenen Studien belegt (12, 33, 38, 40, 52). Im Fall einer Fraktur zeigt die MRT den Frakturspalt typischerweise mit stark erniedrigter Signalintensität. In der Umgebung findet sich ein Knochenmarködem. Diese Signalveränderungen werden durch fokale Hyperämie und Ödem, durch Verdichtung der Knochentrabekel sowie durch Reparationsprozesse hervorgerufen. Im Vergleich zur Szintigraphie zeigt die MRT für die Diagnose osteoporotischer Insuffizienzfrakturen des Beckens, des Kreuzbeins, der Hüften oder der langen Röhrenknochen eine zumindest vergleichbare, in manchen Studien sogar bessere Sensitivität (4, 5, 34). Das gilt vor allem in den ersten Tagen nach dem Trauma (Abb. 13.**1**). Während dieser Zeit erlauben nuklearmedizinische Untersuchungsverfahren oftmals noch keine Diagnose.

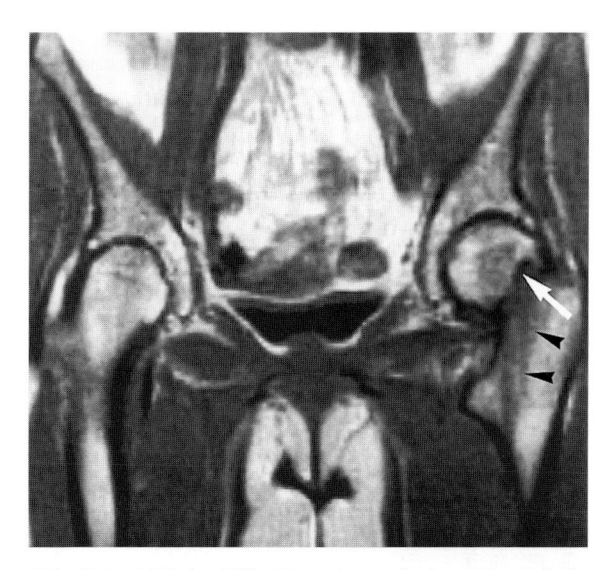

Abb. 13.**1** MRT der Hüfte 8 Stunden nach einer Schenkelhalsfraktur, bei einem 67jährigen Patienten. Die koronare GRE-Aufnahme zeigt eine subkapitale Frakturlinie von niedriger Signalintensität (weißer Pfeil) mit angrenzenden Arealen von mittlerer bis niedriger Signalintensität (schwarze Pfeilspitzen), die einem Ödem bzw. einer Einblutung entsprechen.

Von klinischer Relevanz ist darüber hinaus die Möglichkeit mittels MRT, osteoporotische von pathologischen, tumorbedingten Wirbelkörperfrakturen zu unterscheiden (1, 2, 42, 50, 53). *Pathologische, tumorbedingte Frakturen* gehen meist mit einer Änderung des Signalverhaltens im gesamten Mark eines betroffenen Wirbelkörpers einher (18, 35, 37) und bedingen oft eine konvexe Verformung der Vorder- und Hinterkanten. Die benachbarten Wirbelkörper sind oft ebenfalls von Metastasen betroffen und zeigen dann entsprechende Herde mit erniedrigter Signalintensität auf T_1-gewichteten und erhöhter Signalintensität auf T_2-gewichteten Aufnahmen. *Osteoporotische Frakturen* dagegen zeigen häufig bandförmige Signalveränderungen, die parallel und nahe zu den Endplatten verlaufen. In den nichtdeformierten Teilen der Wirbelkörper zeigt das Knochenmark ein normales Signalverhalten (Abb. 13.**2**). Angrenzende nichtfrakturierte Wirbelkörper haben in der Regel eine normale Signalintensität im Markraum. Für die Unterscheidung von osteoporotischen und pathologischen Wirbelkörperfrakturen hat die MRT eine höhere Sensitivität als die Knochenszintigraphie und eine höhere Spezifität als die CT (1, 2, 50).

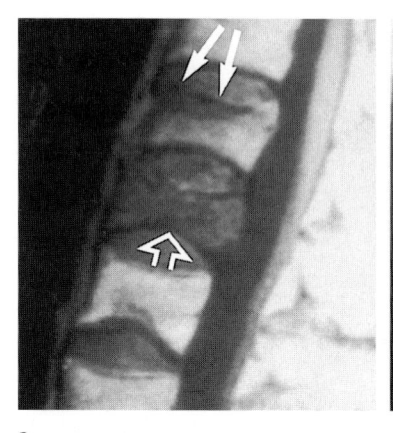

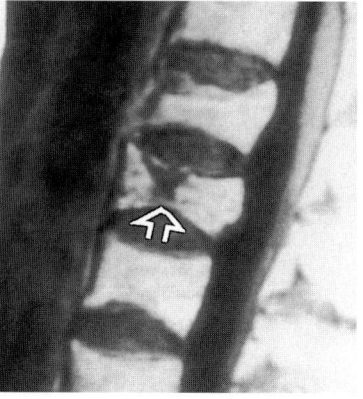

Abb. 13.**2a u. b** Osteoporotische Wirbelkörperkompressionsfrakturen. **a** Sagittale T_1-gewichtete SE-Aufnahme wenige Tage nach dem Frakturereignis. Der 1. LWK zeigt eine fischwirbelartige Deformierung (offener Pfeil) und niedrige Signalintensität im Markbereich. Die kraniale Endplatte des 12. BWK ist ebenfalls deformiert und zeigt eine niedrige Signalintensität (Pfeile). **b** Sagittale T_1-gewichtete SE-Aufnahme einige Monate nach dem Frakturereignis. Der 12. BWK zeigt eine Normalisierung des Signalverhaltens. Ein kleines Areal mit erniedrigter Signalintensität in LWK 1 (offener Pfeil) entspricht einer fokalen Sklerose.

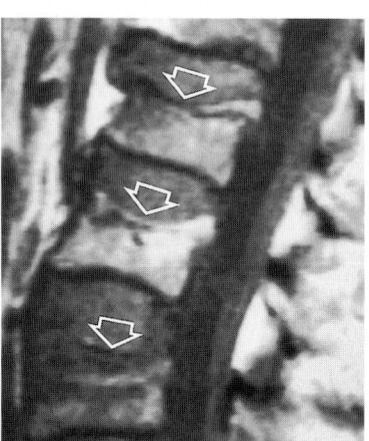

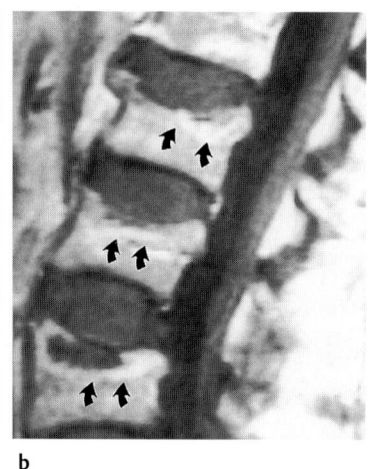

Abb. 13.**3a u. b** Osteoporotische Wirbelkörperkompressionsfraktur vor und nach Kontrastmittelgabe. **a** Die sagittale T_1-gewichtete SE-Aufnahme zeigt vor der Gabe von Kontrastmittel mehrere Kompressionsfrakturen (offene Pfeile) am 2., 3. und 4. lumbalen Wirbelkörper. **b** Nach Kontrastmittelgabe zeigt sich eine lineare Kontastmittelanreicherung (gebogene Pfeile), die parallel zu den Frakturlinien in den betroffenen Wirbelkörpern verläuft. Dieses Verhalten ist typisch für osteoporotische Frakturen.

Einige Studien zeigen, daß durch die i.v. Gabe von Kontrastmittel eine zusätzliche diagnostische Sicherheit zur Unterscheidung von osteoporotischen und tumorbedingten Wirbelkörperfrakturen erreicht werden kann (9,22). Bei osteoporotischen Frakturen ist die Kontrastmittelaufnahme nämlich linear konfiguriert und parallel zur Frakturlinie (Abb. 13.3). Bei malignen Wirbelkörperfrakturen ist die Kontrastmittelaufnahme dagegen gewöhnlich fleckförmig konfiguriert.

Bei der Unterscheidung zwischen *akuter traumatischer* und *osteoporotischer Insuffizienzfraktur* ist die Wertigkeit der MRT begrenzt. Beide Ereignisse zeigen, durch Blutung und Reparaturvorgänge, lokale begrenzte Signalveränderungen. Eine starke Deformierung des Knochens zusammen mit einer ausgeprägten Dislozierung der Fragmente mag eher nach einem adäquaten akuten Trauma vorkommen, während chronische Deformierungen an benachbarten Wirbelkörpern mit normalem Signalverhalten des Knochenmarks eher bei einer Osteoporose auftreten.

Das veränderte Signalverhalten des Knochenmarks nach einer nichtneoplastischen Fraktur normalisiert sich gewöhnlich nach einigen Monaten und es bleibt lediglich eine Verformung des Wirbelkörpers bestehen.

■ Hochauflösende Darstellung der Morphologie des Trabekelgeflechts

Neben der Messung von trabekulärer Dichte und Struktur bietet die MRT auch die Möglichkeit zur Erzeugung hochauflösender Bilder des Trabekelgeflechts. Mit Standard-MR-Systemen und modifizierten Computerprogrammen können Bilder mit einer Auflösung von bis zu $78 \times 78 \times 300$ µm an den Fingerphalangen (24) und $78 \times 78 \times 700$ µm am distalen Radius (Abb. 13.**4**) und Kalkaneus (32) erzeugt werden.

Diese Bilder können mittels an CT-Daten entwickelten computerunterstützten Bildanalysetechniken nachverarbeitet werden (7,8,13,24,25,36,51). Größen wie der Anteil des Knochens an der 2dimensionalen Gesamtfläche einer Schicht, die mittlere Trabekeldicke, die Anzahl trabekulärer Verzweigungen oder die bevorzugte Trabekelrichtung können dann quantifiziert werden. Bei Interpretation dieser Berechnungen muß jedoch eine Vielzahl von potentiellen Fehlerquellen berücksichtigt werden. Diese entstehen durch Fehler in der Trennung von Knochen- und Markkomponenten, durch Fehler in der relativ begrenzten Ortsauflösung und durch Teilvolumeneffekte. Neben den erwähnten Optionen kommen

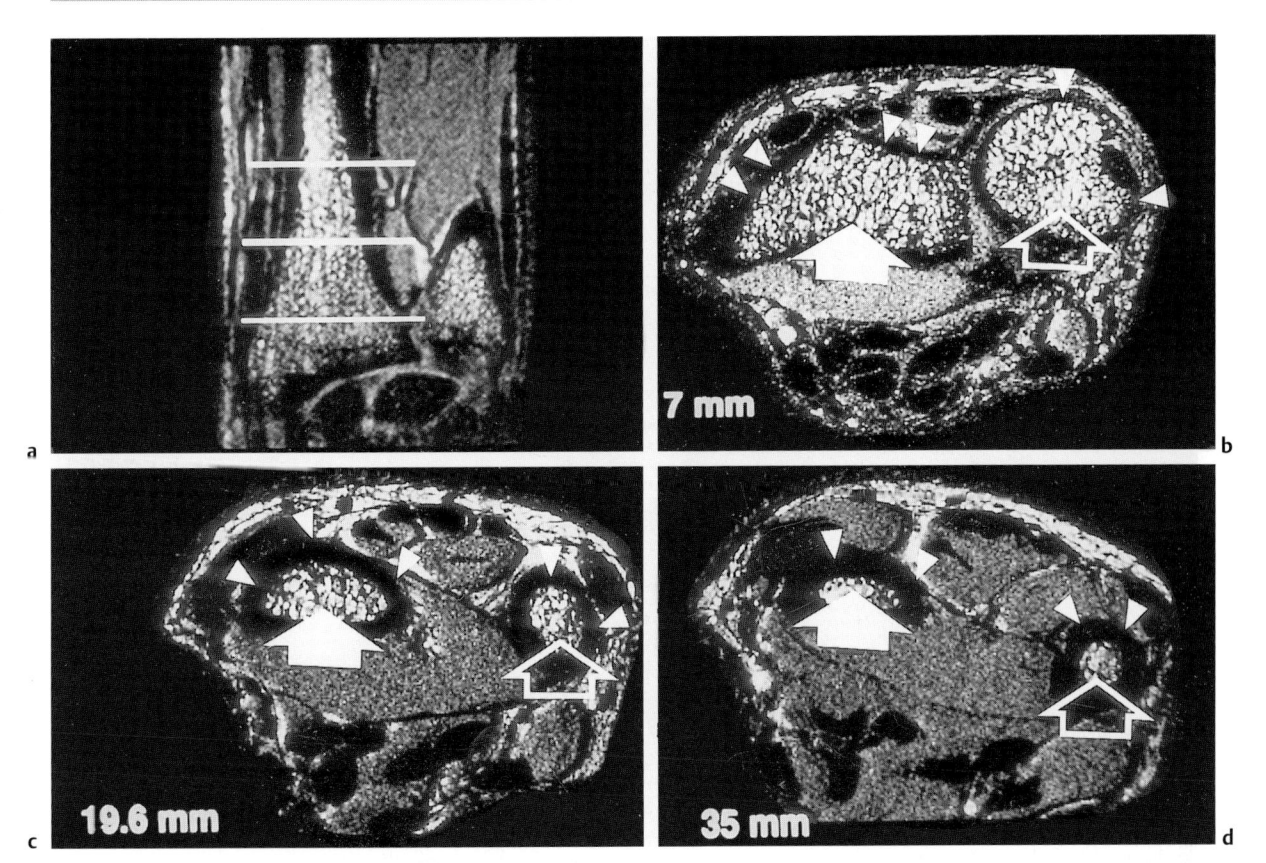

Abb. 13.**4 a–d** Darstellung des distalen Radius mit einem 1,5-T-Signa-Scanner (General Electric, Milwaukee, USA). Hochauflösende Bildgebung mit einer T_2-gewichteten wasservorgesättigten GRASS-Sequenz mit einer Schichtdicke von 700 µm und einer Flächenauflösung von 156 µm. **a** Koronare Schicht durch den distalen Unterarm und das Handgelenk. Die Lokalisationen der axialen Schnittebenen sind in der koronaren Abbildung durch weiße Linien markiert. **b** Axiale Schicht ca. 7 mm distal der kortikalen Endplatte des Radius (durchschnittliche T_2^*-Relaxationszeit bei 12 gesunden Probanden = 18.02 ms [20]). **c** Axiale Schicht ca. 20 mm distal der kortikalen Endplatte des Radius ($T_2^* = 21{,}20$ ms). **d** Axiale Schicht ca. 35 mm distal der kortikalen Endplatte des Radius ($T_2^* = 32{,}50$ ms).
Trabekulärer Knochen im Radius (geschlossene Pfeile), Ulna (offene Pfeile) und Kortikalis an beiden Knochen (Pfeilspitzen).

weitere Bild- und Strukturanalysetechniken zur Anwendung, auf die hier nicht näher eingegangen werden kann, da sie größtenteils noch experimentell sind. Dazu behören: morphometrische Granulometrie (6), Berechnung fraktaler Elemente (32) und Wavelet-Transformation (46). Durch die quantitative Analyse morphologischer Faktoren des Knochens erhofft man sich in Zukunft eine bessere Frakturvorhersage treffen zu können als allein mit den Meßverfahren zur Knochendichtemessung.

Relaxationszeitmessungen

Aufgrund der geringen Anzahl frei beweglicher Protonen, liefert *kortikaler Knochen* kein registrierbares MR-Signal. Die Relaxationszeiten sind nicht meßbar bzw. sehr kurz.

Anders verhält es sich in *trabekulärem Knochen*. Trabekulärer Knochen beinhaltet neben einem Netzwerk von Knochentrabekeln zahlreiche zelluläre Bestandteile und Fett in Form des Knochenmarks. Das aus Knochenmark registrierbare MR-Signal wird überwiegend durch die Zusammensetzung der zellulären und fetthaltigen Komponenten bestimmt und ist in inaktivem, gelbem Knochenmark aufgrund des hohen Fettgehalts höher als in hämatopoetisch aktivem, rotem Mark. Die Frage, die für eine etwaige Tauglichkeit der MRT zur quantitativen Osteoporosediagnostik von Wichtigkeit ist, lautet, ob die Anzahl, Dicke und Entfernung der Knochentrabekel *(Knochendichte)* einen Einfluß auf das meßbare Knochenmarksignal hat bzw. ob die Relaxationszeiten dadurch beeinflußt werden. Eine weitere Frage lautet, ob bei geänderter Festigkeit bzw. Elastizität des Knochens (ausgedrückt in Form des sog. *Elastizitätskoeffizienten*, engl. „Young's modulus of elasticity", als Wert für eine mögliche Frakturgefährdung) die Relaxationszeiten verändert sind.

Zur Klärung dieser Fragen wurden zahlreiche Experimente durchgeführt. Dabei hat sich gezeigt, daß die T_1- und T_2-*Relaxationszeiten* von Knochenmark durch die Knochendichte nicht signifikant beeinflußt werden (31). Der Elastizitätskoeffizient hat möglicherweise nur einen geringen Einfluß auf die T_2-Relaxationszeit (46a).

Anders verhält es sich mit dem Einfluß der Knochendichte und des Elastizitätskoeffizienten auf die *effektive T_2-(T_2^*-)Zeit*. Diese wird von beiden Faktoren deutlich beeinflußt. Dies liegt an der Empfindlichkeit von T_2^* gegen-

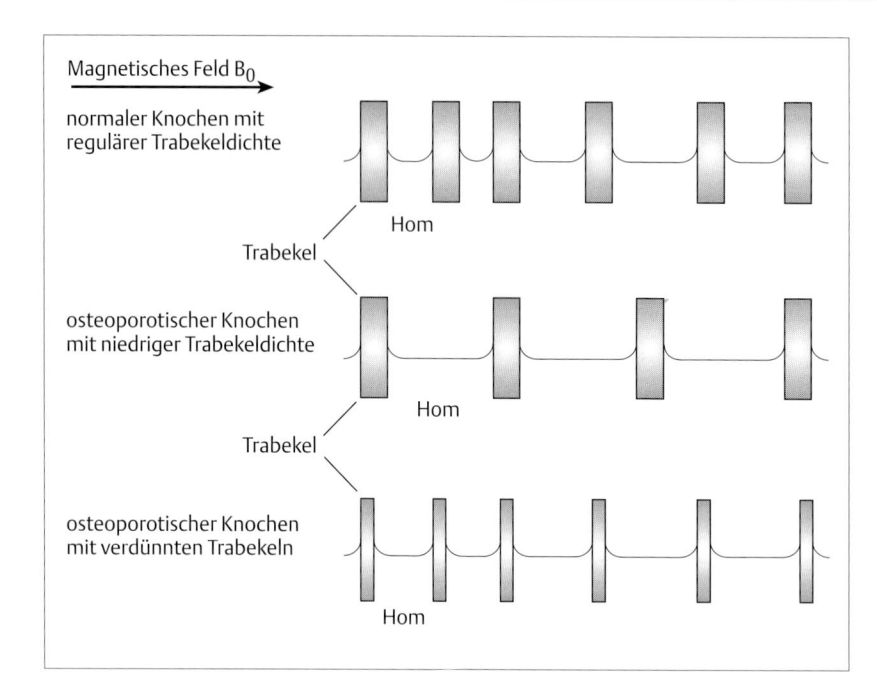

Abb. 13.5 Vergrößerung magnetisch homogener Zonen (Hom) trabekulären Knochens durch erniedrigte Trabekeldichte und -dicke bei Osteoporose. Dadurch kommt es zu einer Verlängerung der T_2^*-Zeit.

über Inhomogenitäten des lokalen magnetischen Felds durch Suszeptibilitätssprünge an Grenzflächen wie beispielsweise der Grenzfläche Trabekel/Markraum. Da solche Grenzflächen im trabekulären Knochen vorherrschen, kann man sich leicht vorstellen, wie Änderungen sowohl in der Entfernung zwischen einzelnen Trabekeln als auch Veränderungen in der Dicke zu Veränderungen des lokalen Magnetfelds führen und damit zu Veränderungen der T_2^*-Zeit (Abb. 13.5).

Eine erhöhte Trabekeldichte führt dabei zu einer beschleunigten Relaxation mit kürzeren T_2^*-Zeiten und eine verringerte Dichte, wie bei Osteoporose oder Alterungsprozessen, zu einer verlangsamten Relaxation mit längeren T_2^*-Zeiten. Die Messung der T_2^*-Zeit scheint momentan der vielversprechendste Ansatz zur quantitativen Osteoporosediagnostik mittels MRT zu sein. Es ließ sich für diesen Parameter, wie zu erwarten, eine Altersabhängigkeit feststellen. Dabei fand sich eine Verlängerung der T_2^*-Zeit lumbaler Wirbelkörper mit zunehmendem Alter mit einer Rate von ca. 0,3 ms/Jahr bei prämenopausalen Frauen und bis zu 0,9 ms/Jahr bei postmenopausalen Frauen. Weiterhin ließ sich ein signifikanter Unterschied in der T_2^*-Zeit lumbaler Wirbelkörper zwischen gesunden (15,8 + 2,5 ms) und osteoporotischen Individuen (18,8 + 2,8 ms) nachweisen (46a, 49a). Dies wurde auch durch andere Studien an der LWS bestätigt (Gesunde: 13,4 + 1,9 ms, osteoporotische Patientinnen: 19,9 + 3,8 ms) (16).

Ein wichtiges Problem in der Messung von T_2^* stellt heutzutage die noch schlechte *Reproduzierbarkeit* dar, die sowohl für die Kurzzeit- als auch die Langzeitreproduzierbarkeit nicht unter 7% liegt (29,20). Das liegt an verschiedenen Faktoren. Die T_2^*-Zeit wird üblicherweise mittels GRE-Sequenzen bestimmt. Dabei werden mehrere Messungen mit unterschiedlichen Echozeiten durchgeführt und anhand der in bestimmten Meßregionen registrierten Signalintensitäten anhand der Formel

$$I(TE) = I_0 \times \exp(-TE/T_2^*)$$

die T_2^*-Zeit berechnet. GRE-Sequenzen sind aber aufgrund eines fehlenden Rephasierungspulses nicht nur für Änderungen der T_2^*-Zeit empfindlich, sondern auch für Phasierungsphänomene die durch die unterschiedlichen Bestandteile des Knochenmarks entstehen (s. Kap. 11). Echozeit und Feldstärke beeinflussen diese Phasierungsphänomene entscheidend (36a). Somit wird die T_2^*-Zeit nicht nur durch die Knochendichte, sondern auch durch die Zusammensetzung des Knochenmarks bestimmt, ein Faktor der erheblichen individuellen Schwankungen unterworfen ist. Andere Probleme ergeben sich aufgrund nichtstandardisierter Meßregionen (20) und der allgemeinen MRT-Artefakte. Verschiedene mögliche Ansätze zur Lösung dieser Probleme sind vorgeschlagen worden und sind zur Zeit wichtige Aufgabenstellung der Forschung. Dazu gehören zur Minimierung der Phasierungseffekte die Beschränkung auf sog. periphere Meßorte mit rein fetthaltigem Knochenmark wie Kalkaneus oder Radius. In einigen Studien konnte eine signifikante Korrelation zwischen der mittels peripherer quantitativer CT ermittelten Knochendichte und T_2^*-Zeit nachgewiesen werden (21). Auf die Vor- und Nachteile von peripheren Meßorten zur Osteoporosediagnostik soll hier nicht weiter eingegangen werden. Andere Lösungen sind die Verwendung von Fettunterdrückung oder sog. Wasserbilder zur Berechnung der T_2^*-Zeit, ein Ansatz der vielversprechend, wenn auch etwas zeitaufwendiger ist. Die T_2^*-Zeit läßt sich darüber hinaus auch mittels Spektroskopie bestimmen. Andere in der Entwicklung begriffene Methoden wie die Interferrometrie und MAGSUS (Messung von Magnetfeld und Suszeptibilität) sollen hier nur der Vollständigkeit halber erwähnt werden (42a).

Wertigkeit der Methode

Die konventionelle MRT kann in der Differentialdiagnostik osteoporotischer Frakturen ausgezeichnete Dienste leisten und hat ihren etablierten Stellenwert. Die hochauflösenden Verfahren zum Studium der Feinmorphologie des Knochens sind noch experimentell und bedürfen weiterer Entwicklungsarbeiten, um insbesondere gegen die einer rasanten Entwicklung unterworfenen CT-Verfahren bestehen zu können. Die Quantifizierung der T_2^*-Zeit hat vielversprechende Ergebnisse sowohl bei In-vivo- als auch In-vitro-Studien erbracht. Weitere Entwicklungen der Hard- und Software dürften in Kürze zu einer Verbesserung der Reproduzierbarkeit führen und der Methode einen festen Platz in der Osteoporosediagnostik verschaffen. Dies gilt insbesondere unter der Überlegung, daß mit der MRT dann sowohl wertvolle morphologische (z. B. Ödem) als auch quantitative Informationen gewonnen werden könnten.

Literatur

1. Allgayer, B., E. Flierdt, A. Heuck, M. Matzner, Pl. Lukas, G. Luttke: NMR Tomography compared to skeletal scintigraphy after traumatic vertebral body fractures. Fortschr. Rontgenstr. 152 (1990) 677–681
2. Baker, L. L., S. B. Goodman, I. Perkash, B. Lane, D. R. Enzmann: Benign versus pathologic compression fractures of vertebral bodies: assessment with conventional spin-echo, chemical-shift, and STIR MR Imaging. Radiology 174 (1990) 495–502
3. Black, D., S. R. Cummings, H. K. Genant, M. C. Nevitt, L. Palermo, W. Browner: Axial and appendicular bone density predict fractures in older women. J. Bone Mineral Res. 8 (1992) 633–638
4. Blomlie, V., H. H. Lien, T. Iversen, M. Winderen, K. Tvera: Radiation-induced insufficiency fractures of the sacrum: evaluation with MR Imaging. Radiology 188 (1993) 241–244
5. Brahme, S. K., V. Cervilla, V. Vint, K. Cooper, K. Kortman, D. Resnick: Magnetic Resonance appearance of sacral insufficiency fractures. Skelet. Radiol. 19 (1990) 489–93
6. Chen, Y., E. R. Dougherty, S. M. Totterman, J. P. Hornak: Classification of trabecular structure in Magnetic Resonance Images based on morphological granulometries. Magn. Reson. Med. 29 (1993) 358–370
7. Chevalier, F., A. M. Laval-Jeantet, M. Laval-Jeantet, C. Bergot: CT image analysis of the vertebral trabecular network in vivo. Calcif. Tiss. int. 51 (1992) 8–13
8. Chung, H., F. W. Wehrli, J. L. Williams, S. D. Kugelmass: Relationship between NMR transverse relaxation, trabecular bone architecture, and strength. Proc. nat. Acad. Sci. 90 (1993) 10250–10254
9. Cuenold, C., J. Laredo, V. Chicheportiche: Vertebral collapses: distinction between porotic and malignant causes on MR Image before and after Gd-DTPA enhancement. Radiology 177 (P) (1990) 240
10. Cummings, S. R., J. L. Kelsey, M. C. Nevitt, K. J. O'Dowd: Epidemiology of osteoporosis and osteoporotic fractures. Epidemiol. Rev. 7 (1985) 178–208
11. Davis, C. A., H. K. Genant, J. S. Dunham: The effects of bone on proton NMR relaxation times of surrounding liquids. Invest. Radiol. 21 (1986) 472–477
12. Deutsch, A. L., J. H. Mink, A. D. Waxman: Occult fractures of the proximal femur: MR Imaging. Radiology 170 (1989) 113–116
13. Durand, E. P., P. Rüegsegger: Cancellous bone structure: analysis of high-resolution CT Images with the run-length method. J. Comput. assist. Tomogr. 15 (1991) 133–139
14. Ford, J. C., F. W. Wehrli: In vivo quantitative characterization of trabecular bone by NMR interferometry and localized proton spectroscopy. Magn. Reson. Med. 17 (1991) 543–551
15. Ford, J. C., F. W. Wehrli, H. Chung: Magnetic field distribution in models of trabecular bone. Magn. Reson. Med. 30 (1993) 373–379
16. Funke, M., H. Bruhn, R. Vosshenrich, O. Rudolph, E. Grabbe: Bestimmung der T_2^*-Relaxationszeit zur Charakterisierung des trabekulären Knochens. Fortschr. Röntgenstr. 161 (1994) 58–63
17. Glazel, J. A., K. H. Lee: On the interpretation of water Nuclear Magnetic Resonance relaxation times in heterogeneous systems. J. Amer. chem. Soc. 96 (1974) 970–978
18. Godersky, C., R. K. Smoker, R. Knutzon: Use of Magnetic Resonance Imaging in the evaluation of metastatic spinal disease. Neurosurgery 21 (1987) 676–680
19. Grampp, S., M. Jergas, C. C. Glüer, P. Lang, P. Brastow, H. K. Genant: Radiological diagnosis of osteoporosis: current methods and perspectives. Radiol. Clin. N. Amer. 31 (1993 a) 1133–1145
20. Grampp, S., S. Majumdar, M. Jergas, Y. Huang, H. K. Genant: In vivo precision of bone marrow MR relaxation time. Europ. Radiol. 3 (1993) 108 (abstract)
21. Grampp, S., S. Majumdar, M. Jergas, P. Lang, H. K. Genant: In vivo estimation of bone mineral density in the radius using Magnetic Resonance and Peripheral Quantitative Computed Tomography. Radiology 189 (P) (1993 c) 283
22. Hosten, N., K. Neumann, C. Zwicker, P. Schubeus, A. Kirsch, D. Huhn, R. Felix: Diffuse Demineralisation der Lendenwirbelsäule. Fortschr. Röntgenstr. 159 (1993) 264–268
23. Ito, M., K. Hayashi, M. Uetani, Y. Kawahara, M. Ohki, M. Yamada, H. Kitamori, M. Noguchi, M. Ito: Bone mineral and other bone components in vertebrae evaluated by QCT and MRI. Skelet. Radiol. 22 (1993) 109–113
24. Jara, H., F. W. Wehrli, H. Chung, F. C. Ford: High-resolution variable flip angle 3D MR Imaging of trabecular microstructure in vivo. Magn. Reson. Med. 29 (1993) 528–539
25. Jensen, K. S., L. Mosekilde, L. Mosekilde: A model of vertebral trabecular bone architecture and its mechanical properties. Bone 11 (1990) 417–423
26. Lang, P., R. Fritz, S. Majumdar, M. Vahlensieck, C. Peterfy, H. K. Genant: Hematopoietic bone marrow in the adult knee: spin-echo and opposed-phase gradient-echo MR Imaging. Skelet. Radiol. 22 (1993) 95–103
27. Lang, P., H. K. Genant, S. Majumdar: Bone marrow disorders. In: Chan Genant, L.: MRI of the Musculoskeletal System. Saunders, Philadelphia 1994
28. Majumdar, S.: Quantitative study of the susceptibility differences between trabecular bone and bone marrow: computer simulations. Magn. Reson. Med. 22 (1991) 101–110
29. Majumdar, S., H. K. Genant: In vivo relationship between marrow T_2^* and trabecular bone density determined with a chemical shift-selective asymmetric spin-echo sequence. J. Magn. Reson. Imag. 2 (1992) 209–219
30. Majumdar, S., D. Thomasson, A. Shimakawa, H. K. Genant: Appearance of bone marrow in the presence of trabecular bone: quantitation of the susceptibility effects and correlation with bone density. Radiology 177 (P) (1990) 128–129
31. Majumdar, S., D. Thomasson, A. Shimakawa, H. K. Genant: Quantitation of the susceptibility difference between trabecular bone and bone marrow: experimental studies. Magn. Reson. Med. 22 (1991) 111–127
32. Majumdar, S., A. Gies, M. Jergas, S. Grampp, H. Genant: Quantitative measurement of trabecular bone structure using high resolution gradient echo imaging of the distal radius. Proc. Soc. Magn. Reson. Med. 12 (1993) 455
33. Matin, P.: The appearance of bone scans following fractures, including immediate and long term studies. J. nucl. Med. 20 (1979) 1227
34. Meyers, S. P., S. N. Wiener: Magnetic Resonance Imaging features of fractures using the short tau inversion recovery (STIR) sequence: correlation with radiographic findings. Skelet. Radiol. 20 (1991) 499–507

35 Modic, M. T., T. J. Masaryk, D. Paushter: Magnetic Resonance Imaging of the spine. Radiol. Clin. N. Amer. 24 (1986) 229–245
36 Mosekilde, L.: Age-related changes in vertebral trabecular bone architecture-assessed by a new method. Bone 9 (1988) 247–250
36a Parizel, P. M., B. van Riet, B. van Husselt, S. van Geothem, L. Hauwe: Influence of magnetic field strength on T_2^* decay and phase effects in gradient echo MRI of vertebral Bone marrow. JCAT 19 (1995) 465–471
37 Porter, B. A., A. F. Shields, D. O. Olson: Magnetic Resonance Imaging of bone disorders. Radiol. Clin. N. Amer. 24 (1986) 269–289
38 Quinn, S. F., J. L. McCarthy: Prospective evaluation of patients with suspected hip fracture and indeterminate radiographs: use of T_1-weighted MR Images. Radiology 187 (1993) 469–471
39 Ricci, C., M. Cova, Y. S. Kang, A. Yang: Normal age-related patterns of cellular and fatty bone marrow distribution in the axial skeleton: MR Imaging study. Radiology 177 (1990) 83
40 Rizzo, P. F., E. S. Gould, J. P. Lyden, S. E. Asnis: Diagnosis of occult fractures about the hip. Magnetic Resonance Imaging compared with bone-scanning. J. Bone Jt. Surg. 75-A (1993) 395–401
41 Rosenthal, H., K. R. Thulborn, D. I. Rosenthal, B. R. Rosen: Magnetic susceptibility effects of trabecular bone on Magnetic Resonance bone marrow imaging. Invest. Radiol. 25 (1990) 173–178
42 Sartoris, D., P. Clopton, A. Nemcek, C. Dowd, D. Resnick: Vertebral-body collapse in focal and diffuse disease: patterns of pathologic processes. Radiology 160 (1986) 479–483
42a Schick, F., D. Seitz, S. Machmann, O. Lutz, C. D. Claussen: Magnetic resonance bone densitometry: comparison of different methode based on susceptibility. Invest. Radiol. 30 (1995) 254–265
43 Sebag, G. H., S. G. Moore: Effect of trabecular bone on the appearance of marrow in gradient-echo imaging of the appendicular skeleton. Radiology 174 (1990) 855–859
44 Sugimoto, H., T. Kimura, T. Ohsawa: Susceptibility effects of bone trabeculae. Quantification in vivo using an asymmetric spin-echo technique. Invest. Radiol. 28 (1993) 208–213
45 Tanaka, Y., T. Inoue: Fatty marrow in the vertebrae. A parameter for hematopoietic activity in the aged. J. Gerontol. 31 (1976) 527–532
46 Tasciyan, T., M. Schweitzer: Bone density MR Images via wavelet processing. Proc. Soc. Magn. Reson. Med. (1993) 417
46a Wehrli, F. W.: Osteoporosis. Proc. Soc. Magn. Reson. Med. 12 (1992) 115
47 Wherli, F. J., J. C. Ford, J. G. Haddard, M. Attie, F. S. Kaplan: Can quantitative MR Imaging help diagnose osteoporosis? J. Magn. Reson. Imag. 3 (1993) 175
48 Wehrli, F. W., T. G. Perkins, A. Shimakawa: Chemical shift induced amplitude modulations in images obtained with gradient refocussing. Magn. Reson. Imag. 5 (1987) 157–158
49 Wehrli, F. W., J. C. Ford, M. Attie, H. Y. Kressel, F. S. Kaplan: Trabecular structure: preliminary application of MR interferometry. Radiology 179 (1991) 615–621
49a Wehrli, F. W., S. C. Ford, S. G. Haddad: Osteoporosis: clinical assessment with quantitative MR imaging in diagnosis. Radiology 196 (1995) 631–641
50 Wiener, S. N., D. R. Neumann, M. S. Rzeszotarski: Comparison of magnetic resonance imaging and radionuclide bone imaging of vertebral fractures. Clin. nucl. Med. 14 (1989) 666–670
51 Wu, Z., H. Chung, F. Wehrli: Sub-voxel tissue classification in NMR microscopic images of trabecular bone. Proc. Soc. Magn. Reson. Med. (1993) 451
52 Yao, L., J. K. Lee: Occult intraosseous fracture: detection with MR imaging. Radiology 167 (1988) 749–751
53 Yuh, W. T., C. K. Zachar, T. J. Barloon, Y. Sato, W. J. Sickels, D. R. Hawes: Vertebral compression fractures: distinction between benign and malignant causes with MR Imaging. Radiology 172 (1989) 215–218

14 Sakroiliakalgelenk

M. Bollow und J. Braun

Einleitung

Pathologische Veränderungen an den Sakroiliakalgelenken werden bis heute zuerst mit Hilfe konventioneller Röntgenübersichtsaufnahmen untersucht (24, 28, 40). Da es jedoch große Inter- und Intraobservervariationen bei der Interpretation gibt (41, 54, 103), werden Zusatzuntersuchungen notwendig, die bis heute unter Berücksichtigung örtlicher apparativer Gelegenheiten mittels Skelettszintigraphie, konventioneller Tomographie oder CT durchgeführt werden. Die Szintigraphie zeichnet sich durch eine hohe Sensitivität aus (36, 77, 84), konnte aber die anfangs großen Erwartungen aufgrund relativ geringer Spezifität nicht erfüllen (26, 37, 45, 53). Demgegenüber weisen die konventionelle Tomographie (27, 74, 105) und die CT (13, 16, 32, 38, 99, 102) sowohl eine hohe Sensitivität als auch eine hohe Spezifität auf. Da Szintigraphie, Tomographie und CT mit einer Strahlenexposition – letztere insbesondere mit hoher Gonadendosis bei weiblichen Patienten – verbunden sind, müssen diese als diagnostische Verfahren bei Kindern wie auch bei Verlaufskontrollen junger Patienten mit entzündlich-rheumatischen Erkrankungen der Sakroiliakalgelenke kritisch eingesetzt werden.

In diesem Kapitel fassen wir unsere Erfahrungen mit der MRT der Sakroiliakalgelenke zusammen, die als Schnittbildverfahren ohne ionisierende Strahlung die Diagnostik entzündlicher, degenerativer, septischer, traumatischer und tumoröser Veränderungen an den Sakroiliakalgelenken ermöglicht.

Untersuchungstechnik

Optimal bei 1,5 T Feldstärke werden die Patienten mittels Body-array-Spule oder Bodyspule in Rückenlage bei hochgelagerten Beinen untersucht: Zunächst erfolgt eine Übersichtsmessung in sagittaler Schichtorientierung (TR = 200 ms/TE = 15 ms, Matrix [MA] = 128 × 128, FOV = 400 mm, Schichtanzahl [No] = 5, Schichtdicke [SL] = 8 mm, Bildmittelungen = Akquisition [Ac] = 1). Gemäß dem parallelen Verlauf der Gelenkflächen zu dem sich kraniokaudal verjüngenden Sakrum wird eine um 30–40 Grad gegenüber der Körperachse angulierte paraxiale Schichtorientierung gewählt (Abb. 14.1). Mit dieser Schichtorientierung erfolgt eine native T_1-gewichtete SE-Sequenz (TR = 500 ms/TE = 15 ms, Ma = 256 × 256, FOV = 220–300 mm, No = 12, SL = 5 mm, Ac = 2, Dauer ca. 4 Minuten) und eine native T_2^*-gewichtete Opposed-phase-GRE-Sequenz (TR = 125 ms/TE = 12 ms, Flip-Winkel = 30 Grad, Ma = 256 × 256, FOV = 220–300 mm, No = 12, SL =

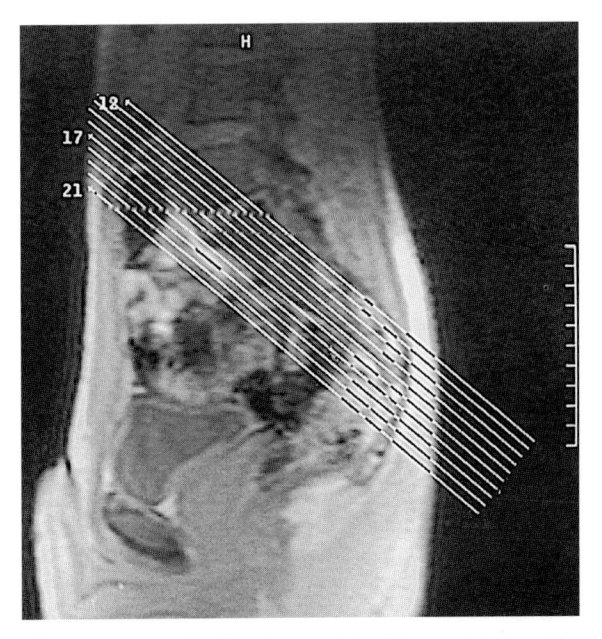

Abb. 14.**1** Sagittale Übersicht mit Markierung 10 paraxialer Schichten parallel zur langen Achse des Os sacrum, die nahezu parallel zu den Gelenkflächen der Sakroiliakalgelenke verlaufen (Abb. 14.**3**).

5 mm Ac = 4, Dauer ca. 4 Minuten). Zur Verminderung von Artefakten wird eine Links-rechts-Präparation der Phasenkodierung zugrunde gelegt.

Nach Auswahl einer repräsentativen Schicht in der Gelenkmitte kann eine dynamische Untersuchung in Einzelschichttechnik unter Verwendung einer T_1-gewichteten Opposed-phase-GRE-Sequenz (TR = 50 ms/TE = 12 ms, Flip-Winkel = 70 Grad, Ma = 256 × 256, FOV = 220–300 mm, No = 1, SL = 5 mm, Ac = 4) durchgeführt werden. Bei 4 Bildmittelungen beträgt die Meßzeit dieser Sequenz 50 s; mit einem Intervall von 52 s (Verzögerungszeit 2 s) werden 8 Repetitionen mit einer Gesamtmeßzeit der dynamischen Untersuchung von 7 Minuten durchgeführt. Zwischen 1. und 2. Messung werden 0,1 mMol Gadolinium-DTPA/kg Körpergewicht bolusartig über einen vor Untersuchungsbeginn eingelegten und mit einer Verlängerung versehenen venösen Zugang appliziert und anschließend mit NaCL 0,9% gespült.

Quantitative Auswertung. Zur quantitativen Auswertung der dynamischen Meßfolge werden die Signalintensitäten des Gelenkknorpels, der Gelenkkapseln und des periartikulären Knochenmarks mit zirkulären (1–10 mm²) oder frei eingezeichneten ROI ausgewertet. Um die Areale des maximalen Enhancements und damit die Auswahl der ROI visuell besser darzustellen, wird zuerst eine Subtraktion des Bilds vor Kontrastmittelgabe vom letzten Bild der dynamischen Kontrastmitteluntersuchung angefertigt. Die maximalen prozentualen Anstiege der Signalintensitäten im Gelenkbinnenraum jeder Seite, den Gelenkkapseln und dem subchondralen sakral- und iliakalseitigen Knochenmark werden wie folgt ermittelt: Aus den sich ergebenden Signal-Zeit-Kurven werden sowohl der prozentuelle Signalanstieg, der sog. *Enhancementfaktor* F_{enh} als auch die Steilheit des Signalanstiegs, der sog. *Enhancementslope* S_{enh} ermittelt:

> F_{enh} (%) = $(SI_{max} - SI_{prä}) \times 100 / SI_{prä}$,
> S_{enh} (%/min) = $(SI_{max} - SI_{prä}) \times 100 / (SI_{prä} \times T_{max})$.

$SI_{prä}$ entspricht der Präkontrastsignalintensität und SI_{max} der Postkontrastsignalintensität des höchsten Kurvenpunkts vor Erreichen eines Plateaus. T_{max} ist das Zeitintervall in Minuten von der Kontrastmittelinjektion bis SI_{max}.

Anatomie

Allgemeine Anatomie

Die Sakroiliakalgelenke werden aufgrund ihrer straffen Artikulation mit folglich nur geringer Beweglichkeit den Amphiarthrosen zugerechnet. Die sich entlang der Facies auriculares des Os ileum und Os sacrum erstreckenden Gelenke (Abb. 14.2) weisen einen iliakalen und sakralen Gelenkknorpel, einen Gelenkspalt und eine Gelenkkapsel mit zottenarmem synovialen und straffen fibrösen Anteil auf (6, 28, 86, 95). Der rein hyaline sakrale Gelenkknorpel hat eine Stärke von ca. 3 mm, der sowohl aus Hyalin- als auch aus Faserknorpel zusammengesetzte iliakale Gelenkknorpel ist dagegen nur ca. 1 mm breit. Die Gelenkkapsel wird ventral durch die Ligg. sacroiliaca ventralia und dorsal sowohl durch die im fett- und bindegewebsreichen Spatium retroarticulare ausgespannten Ligg. sacroiliaca interossea als auch durch die Ligg. sacroiliaca dorsalia, das Lig. sacrospinale und das Lig. sacrotuberale verstärkt. Die Innervation des Sakroiliakalgelenks (28, 47) erfolgt aus den Rr. dorsales der Spinalnerven S1 und S2. Der dorsale Bandapparat wird zusätzlich von den Rr. dorsales S3 und S4 innerviert. Die Rr. dorsales der Spinalnerven S1–S4 verlaufen nach ihrem Austritt durch die Foramina sacralia dorsalia unter Durchsetzung des dorsalen Bandapparats unter Abgabe feiner Ästchen durch den sakralen Ursprung des M. glutaeus maximus und ziehen weiter als Nn. clunium medii zur Haut. Die arterielle Versorgung der Sakroiliakalgelenke erfolgt über Äste der A. iliolumbalis, der Aa. sacrales laterales und der Aa. glutaeae superior et inferior (28).

Spezielle MR-Anatomie

Magnetresonanztomographisch (1, 8, 9, 10, 42, 75) findet sich im dorsokranial lokalisierten Spatium retroarticulare ein von signalarmen punktförmigen Arealen durchzogenes signalreiches Gewebe (Abb. 14.3), welches dem von Ligg. sacroiliaca interossea durchzogenen fetthaltigen Bindegewebe entspricht. Das ventrokaudal lokalisierte synoviale Kompartiment der Sakroiliakalgelenke zeigt eine charakteristische MR-Morphologie: Der ileum- und sakrumseitig von signalfreien Kortikalissäumen umgebende und glatt abgrenzbare Gelenkknorpel läßt sich in T_1-gewichteten Sequenzen mit einer homogen intermediären Signalintensität darstellen. Die periartikulären Knochenmarkareale weisen entsprechend ihres Fettgehalt (34) eine intermediäre bis hyperintense Signalintensität auf. In T_2^*-gewichteten GRE-Sequenzen ist der Gelenkknorpel als relativ glatt abgrenzbare, homogen hyperintense Zone erkennbar, die sich in Opposed-phase-Technik durch einen hohen Kontrast gegenüber den subchondralen und juxtaartikulären Regionen hervorhebt. Der Gelenkspalt kann partiell (Abb. 14.4) zwischen dem ca. 3 mm dicken sakralen Gelenkknorpel und dem ca. 1 mm dicken iliakalen Gelenkknorpel zur Darstellung kommen.

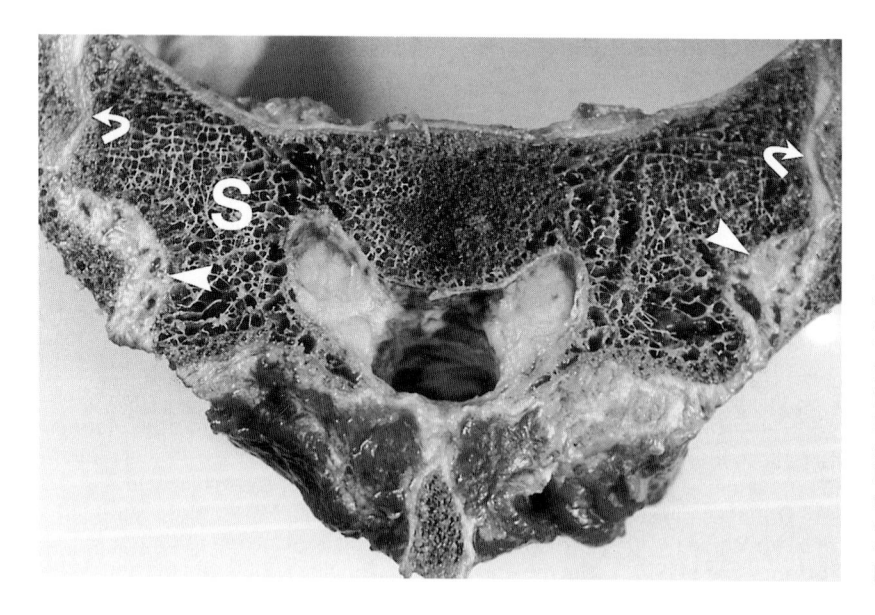

Abb. 14.2 Makromorphologisches transversales Schnittpräparat durch das Becken auf Höhe des 1. Sakralwirbels: Die Sakroiliakalgelenke werden von der Massa lateralis sacralis (S) und dem Os ileum beidseits begrenzt. Das Gelenk setzt sich aus dem ventrokaudal lokalisierten synovialen Kompartiment (gebogene Pfeile) und dem dorsokranial lokalisierten, bindegewebshaltigen Spatium retroarticulare (Pfeilspitzen) zusammen.

Anatomie **361**

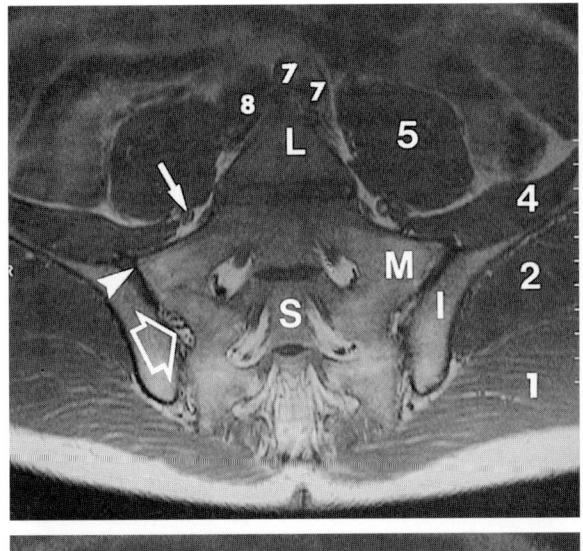

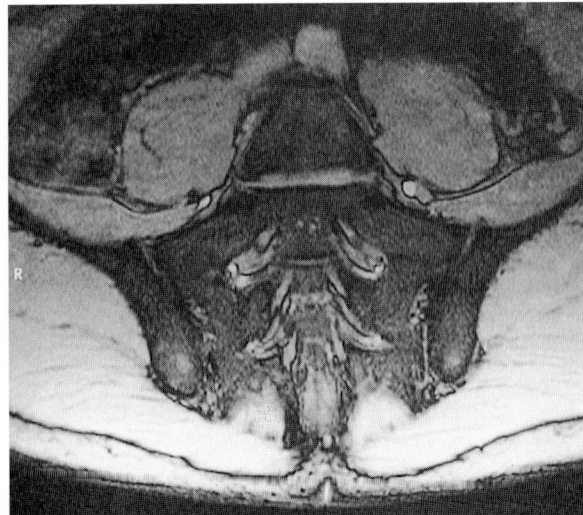

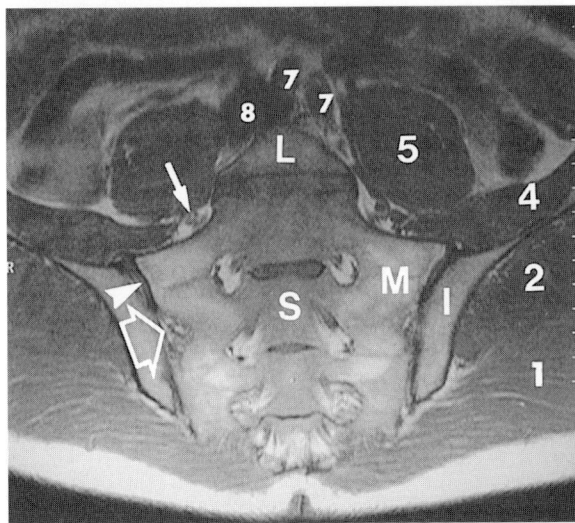

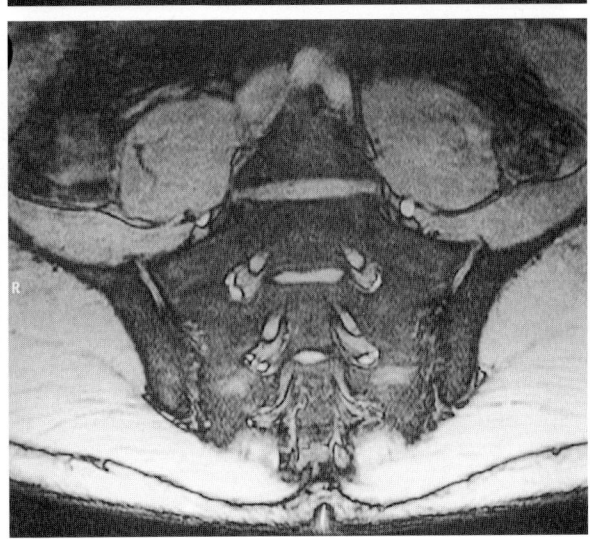

Abb. 14.**3a–f** Die MR-Anatomie eines 34jährigen männlichen Probanden in T$_1$-Gewichtung (links) und schichtäquivalent in T$_2$*-Gewichtung (rechts) von kranial (Schichtposition 14 in Abb. 14.**1**) nach kaudal (bis Schichtposition 19 in Abb. 14.**1**) in lückenlosen 5-mm-Schichten.

1 = M. glutaeus maximus
2 = M. glutaeus medius
3 = M. glutaeus minimus
4 = M. iliacus
5 = M. psoas
6 = M. piriformis
7 = A. iliaca communis
8 = V. iliaca communis
9 = A. et V. glutaea inferior
C = Os coccygis
I = Os ileum
L = 5. Lumbalwirbelkörper
M = Massa lateralis sacralis
S = Os sacrum mit 4 Sakralwirbelkörpern und jeweils 4 Neuroforamina, in welchen die Nervenwurzeln S1–S4 erkennbar sind
Sterne = Plexus sacralis: die sakralen Äste S1–S3 treten aus den Foramina sacralia pelvina des Kreuzbeins aus und bilden zusammen mit dem Truncus lumbosacralis (Teil des 4. Lumbalasts und der 5. Lumbalast) den Plexus sacralis, von dem als Hauptnerv der N. ischiadicus abgeht

Pfeile = N. femoralis
Geschwungene Pfeile = A. sacralis mediana
Gebogene Pfeile = unterer Sulcus paraglenoidalis (synonym: Sulcus juxtaauricularis): Insertionsstelle der fibrösen vorderen Gelenkkapsel an Os ileum und Os sacrum; seltener ist auch ein oberer Sulcus nachweisbar
Offene Pfeile = fibröses Kompartiment der Sakroiliakalgelenke: fettreiches Spatium retroarticulare, durch welches die signalarmen Ligg. interossea ziehen
Pfeilspitzen = synoviales, knorpeliges Kompartiment der Sakroiliakalgelenke, das in T$_1$-gewichteten Bildern eine intermediäre und in T$_2$-gewichteten eine hyperintense Signalcharakteristik aufweist; in den kaudalen Schichten sind signalarme Aussparungen erkennbar, die dem Gelenkspalt entsprechen

Abb. 14.**3a–f** ▶

362 14 Sakroiliakalgelenk

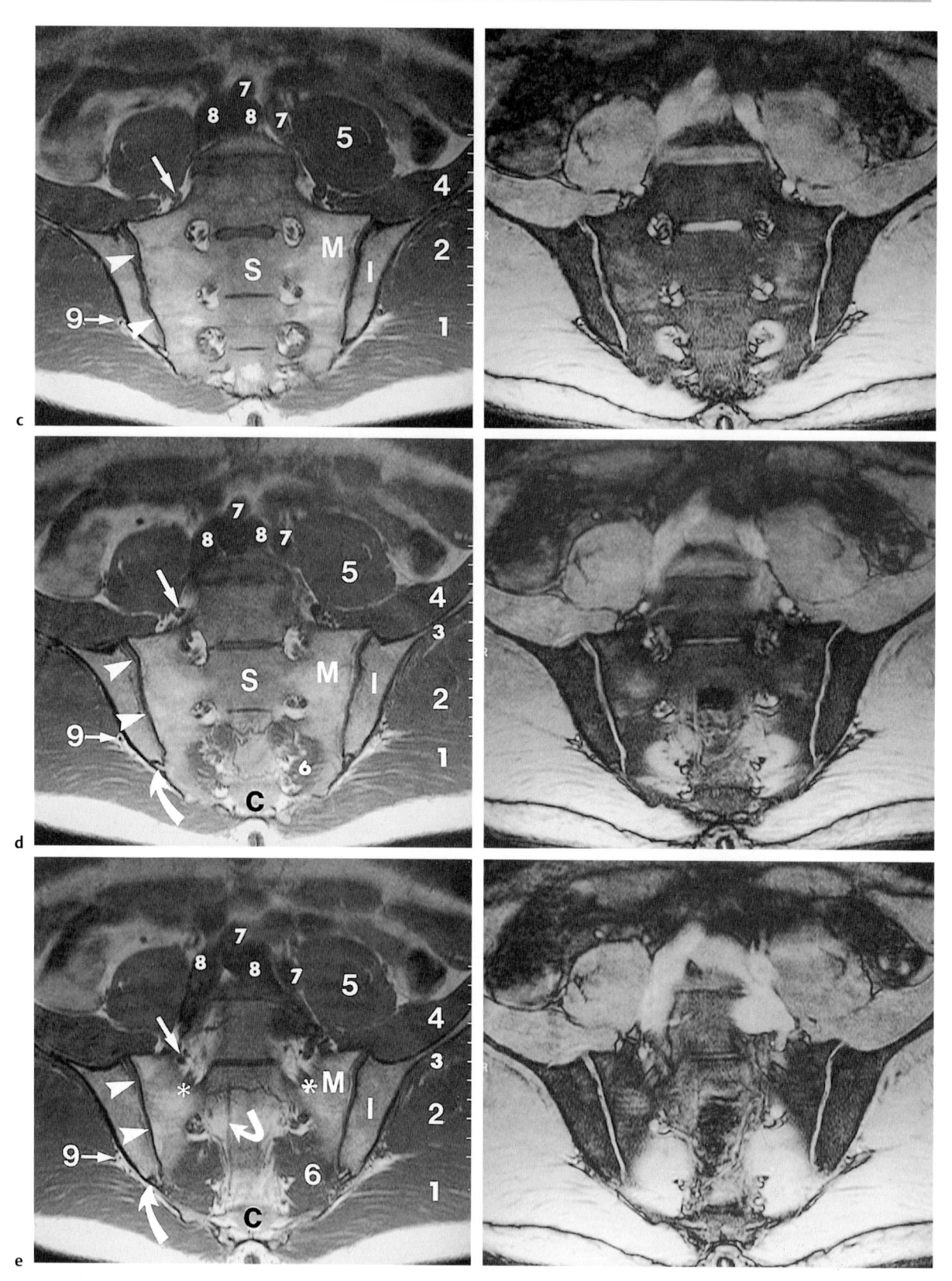

Abb. 14.3 c–e

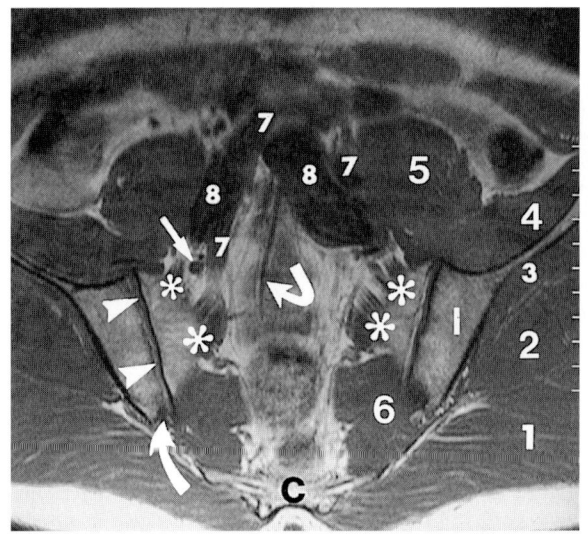

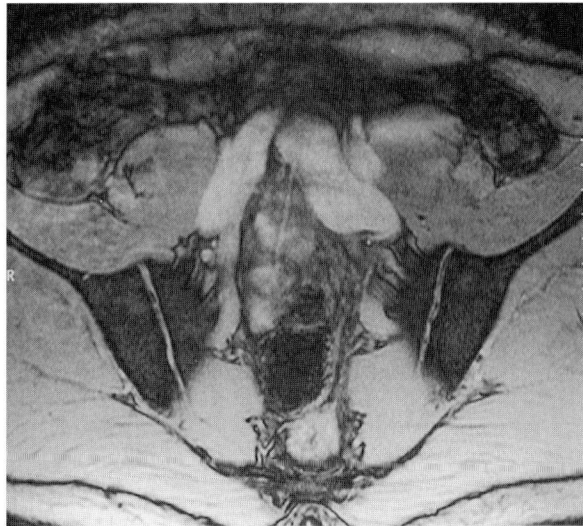

Abb. 14.3f

Bei kleinen, dreieckförmigen, signallosen Ileumbezirken in Nachbarschaft der ventralen Gelenkkapsel (Abb. 14.4) handelt es sich um physiologische Hyperostosezonen des Os ileum, welche als Adaptationen an die hier lokalisierten Druckzentren der Sakroiliakalgelenke beim Zweibeinstand zu verstehen sind.

Im Gegensatz zur MR-Morphologie adulter Sakroiliakalgelenke stellen sich bei Kindern (Abb. 14.5) unter 16 Jahren knorpelige Verbindungen zwischen den Sakroiliakalgelenken und den Neuroforamina der Kreuzbeinflügel auf Höhe der sakralen Bandscheiben dar. Diese Verbindungen entsprechen Apophysen zwischen den aus den Rippenkernen der Sakralsegmente S1–S3 hervorgehenden Kreuzbeinflügelsegmente (28, 63). Die Kostariuskerne von S1–S3 bilden auf jeder Seite die Facies auriculares und durch Verschmelzung mit den zugehörigen Anlagen der Processus transversus die Partes laterales sacrales. Dieser Ossifikationsprozeß der Kreuzbeinflügelsegmentapophysen kommt erst im späten Jugendalter zum Abschluß.

Der Gelenkknorpel normaler Sakroiliakalgelenke, welcher gefäßfrei ist und über Diffusion versorgt wird, weist in der dynamischen Untersuchung in Opposedphase-Technik kein signifikantes Kontrastmittelenhancement auf (8, 9, 10). Die Signalintensitätszeitverläufe des normalen sakralen und iliakalen Knochenmarks Erwachsener lassen phasenbedingt nach Kontrastmittelgabe sogar einen initialen Signalintensitätsverlust von ca. 20% mit erst allmählichem Rückgang auf die Ausgangswerte erkennen (12). Die in nativen Bildern durch isointense Umgebungsstrukturen maskierte Gelenkkapsel kommt bei Kindern nach Kontrastmittelgabe als zarte, lineare Struktur zur Darstellung (Abb. 14.6); bei Erwachsenen zeigt die Kapsel in der Regel kein Enhancement.

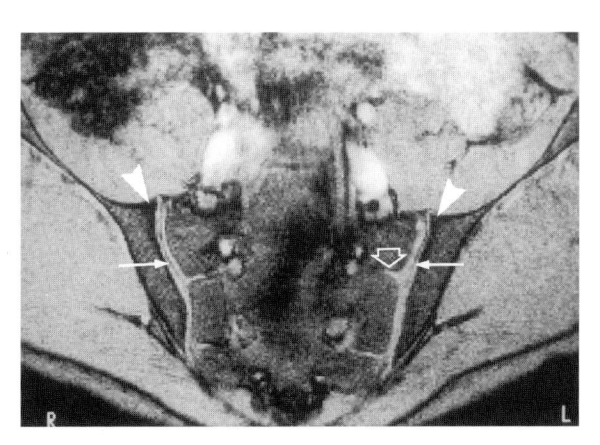

Abb. 14.4 Normale MR-Anatomie der Sakroiliakalgelenke eines 14jährigen Jungen (native T$_2$*-gewichtete GRE-Sequenz TR = 125 ms, TE = 12 ms, Flip-Winkel = 30 Grad): Beiderseits kommt der Gelenkspalt als signalarme Linie zur Darstellung (Pfeile). Physiologische Dreieckhyperostosezonen des Os ileum beidseits (Pfeilspitzen). Die Segmentapophysen der Kreuzbeinflügel (offener Pfeil) weisen eine partielle, medialseitige Ossifikation auf.

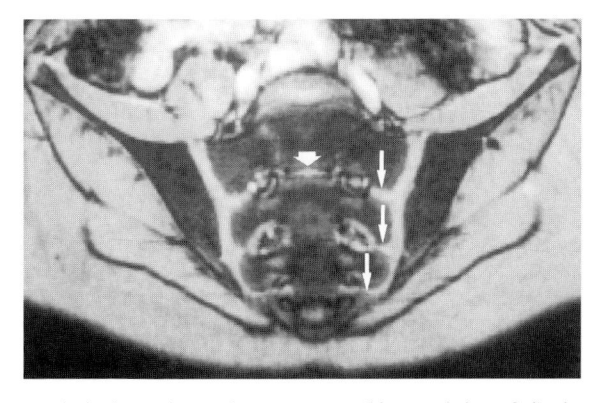

Abb. 14.5 Normale MR-Anatomie der Sakroiliakalgelenke eines 10jährigen Jungen (native T$_2$*-gewichtete GRE-Sequenz TR = 125 ms, TE = 12 ms, Flip-Winkel = 30 Grad): Es imponieren weite knorpelige Verbindungen (Pfeile) der Gelenke zu den Bandscheibenanlagen des Os sacrum (kleiner, dicker Pfeil), die den Segmentapophysen der aus den Rippenkernen der Sakralsegmente S1–S3 hervorgehenden Kreuzbeinflügel entsprechen.

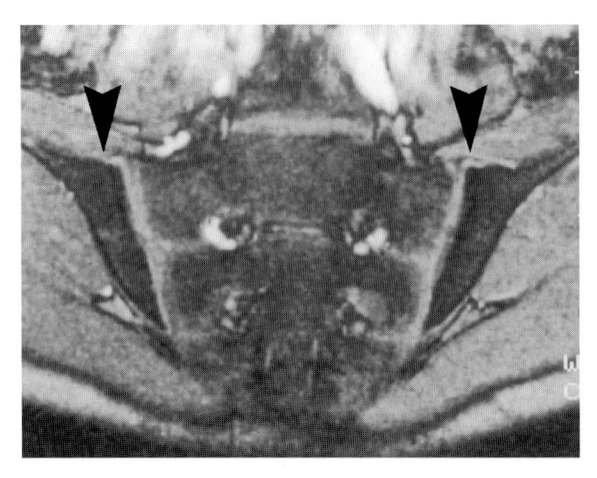

Abb. 14.6 Normale MR-Anatomie eines 12jährigen Jungen (Postkontrast-T_1-gewichtete GRE-Sequenz TR = 50 ms, TE = 12 ms, Flip-Winkel = 70 Grad): Nach Kontrastmittelgabe läßt sich die Gelenkkapsel als zarte, anreichernde Linie abgrenzen (Pfeilspitzen). Die ventrale Kapsel kann sich über mehrere Zentimeter entlang des iliakalen Periosts erstrecken.

Entzündlich-rheumatische Erkrankungen

■ Einteilung und Klinik

Spondylarthropathie. Patienten mit bekannter seronegativer Spondylarthropathie bzw. dem Verdacht auf das Vorliegen einer Spondylarthropathie stellen mit über 95% aller MR-Untersuchungen der Sakroiliakalgelenke die häufigste Gruppe dar. Die seronegative und HLA-B27-assoziierte Spondylarthropathie (Abb. 14.7) bildet eine heterogene klinische Entität bislang ungeklärter Ätiologie (33, 64, 107). Diese umfaßt gut definierte Subkategorien wie die ankylosierende Spondylitis (23, 69, 70), die Psoriasis arthropathica (62, 101), Arthritiden im Rahmen chronisch entzündlicher Darmerkrankungen (88), reaktive Arthritiden wie den Morbus Reiter sowie die undifferenzierte Spondylarthropathie (33, 107). Die *ankylosierende Spondylitis* ist die häufigste Form der Spondylarthropathien und ihr typischer Repräsentant (23, 28, 69, 70). Diese chronisch entzündliche Systemerkrankung zeigt ein Nebeneinander von destruierenden und proliferativen Veränderungen am Achsenskelett, welche schließlich in eine vollständige Ankylose münden können. Bei ca. 99% der Patienten mit ankylosierender Spondylitis treten die ersten pathologischen Röntgenbefunde an den Sakroiliakalgelenken auf (28). Zur Diagnosesicherung einer Sakroiliitis bei ankylosierender Spondylitis wird nach den modifizierten New York Kriterien (69) mindestens eines der 3 klinischen Kriterien (entzündlicher Rückenschmerz, eingeschränkte Beweglichkeit der LWS, eingeschränkte Atemexkursion) und der eindeutige röntgenologische Nachweis ≥ Grad 2 bilateral oder Grad 3–4 unilateral gefordert. Bei der ankylosierenden Spondylitis zeigt sich regelhaft ein bilateral symmetrisches Befallsmuster der Sakroiliitis, bei der *Psoriasis arthropathica* kommt eine meist bilateral asymmetrische Sakroiliitis zur Darstellung. Die *reaktiven Arthritiden* weisen dagegen fast ausnahmslos ein unilaterales Entzündungsmuster auf. In seltenen Fällen können sich entzündliche Veränderungen an den Sakroiliakalgelenken auch bei rheumatoider Arthritis (22, 28), dem Morbus Behçet (80), der Lyme-Arthritis (97) sowie bei den klassischen Kollagenosen (28) wie dem Lupus erythematosus disseminatus, der Polyarteriitis nodosa, der Poly- und Dermatomyositis sowie der progressiven Sklerodermie manifestieren. Erosionen, subchondrale Sklerosierungen und Gelenkverschmälerungen bis hin zu Ankylose der Sakroiliakalgelenke lassen sich häufig als sog. neurogene Paraosteoarthropathien (28) im Rahmen von Hemi-, Para- und Tetraplegien sowie selten auch bei folgenden Stoffwechselerkrankungen beobachten: Gicht, Chondrocalcinosis articularis (Pseudogicht), Polychondritis, Ochronose, Morbus Gaucher, multizentrische Retikulohistiozytose (Lipoiddermatoarthritis), primärer und sekundärer Hyperparathyreoidismus und Morbus Cushing (28).

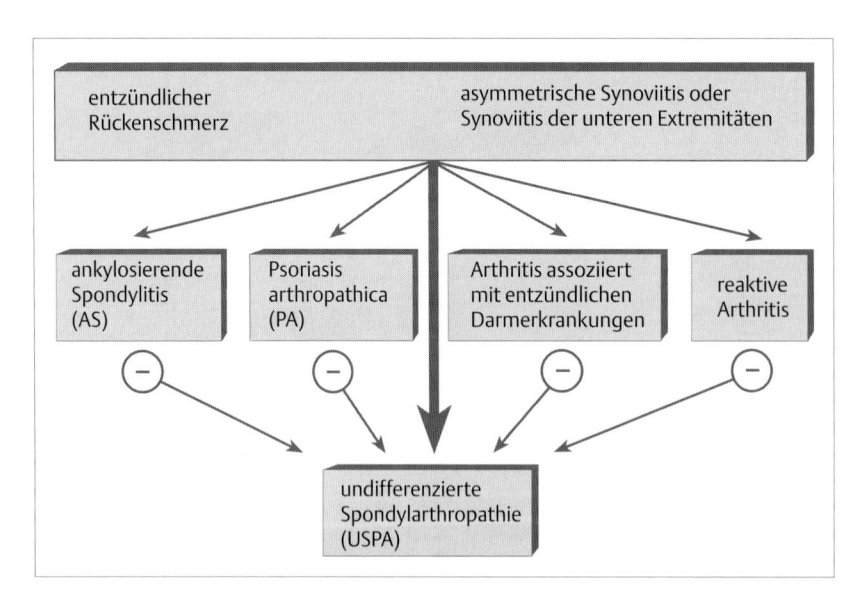

Abb. 14.7 Seronegative Spondylarthropathien: Symptome und Subkategorien.

Juvenile Spondarthropathien. Sie bilden nach neueren Befunden nach der juvenilen rheumatoiden Arthritis die zweithäufigste chronisch entzündliche Gelenkerkrankung im Kindes- und Jugendalter (17, 49, 57, 59, 60, 98). Charakteristisch ist die Entzündung der lumbalen Wirbelsäule und der Sakroiliakalgelenke, die am häufigsten unilateral auftritt. Wie bei den Erwachsenen zählt man zu dieser Entität die juvenile ankylosierende Spondylitis (15), die reaktiven Arthritiden (58), die Psoriasis arthropathica (62, 101), Arthritiden im Rahmen chronisch entzündlicher Darmerkrankungen (71) sowie die undifferenzierte Spondylarthropathie (56).

Senile ankylosierende Spondylitis (3, 29, 30). Diese kann als eine Sonderform der Spondylarthropathien (Abb. 14.8) angesehen werden. Die Reaktionsweise des Organismus, die zu der für die ankylosierende Spondylitis typischen röntgenologischen Simultantrias des sog. „bunten Bildes" (28, 30) aus Erosionen, subchondralen Sklerosierungen und intraartikulären Ankyloseknospen führt, erlischt ab der 2. Lebenshälfte. „Die Ossifikation der sakroiliakalen Gelenkkapsel und der Ligg. sacroiliaca ventralia steht dann im Vordergrund" (30).

Typische Klinik der Spondylarthropathien. Sie ist durch asymmetrische Synoviitiden vor allem der unteren Extremitäten und durch sog. „entzündliche Rückenschmerzen" charakterisiert (Abb. 14.7), die vorwiegend in Ruhe auftreten und sich unter Bewegung bessern.

■ MRT-Befunde

Subchondrale Sklerosierungen (Abb. 14.9 u. 14.10). Sie kommen als signalarme bis signalfreie Säume in allen Sequenzen zur Darstellung. Sie weisen nach Kontrastmittelgabe keine Signalzunahme auf. Die Sklerosierungen sind in früheren Stadien hauptsächlich iliakalseitig und erst in späteren Stadien auch sakralseitig lokalisiert. Mit fortschreitender Sklerosierung imponiert eine zunehmende Tendenz zur Maskierung des Gelenks. Fortschreitende Sklerosierungsprozesse führen zu irregulären Gelenkverschmälerungen und schließlich zur Ankylosierung. Histomorphologisch entstehen diese Sklerosierungen als Folge einer Knochenneubildung (14).

Periartikuläre Fettakkumulationen (Abb. 14.9 u. 14.10). Im periartikulären Knochenmark kommen umschriebene bis generalisierte Verfettungen zur Darstellung, die einem Ersatz des hämatopoetisch aktiven Knochenmarks durch Fettmark entsprechen. Diese sakralseitig ausgeprägter als iliakalseitig lokalisierten periartikulären Fettakkumulationen sind in der Regel eng mit dem Chronizitätsgrad assoziiert. Sie weisen eine hyperintense Signalcharakteristik in T_1-gewichteten Bildern und eine intermediäre Signalcharakteristik in T_2^*-gewichteten Bildern auf. Mit zunehmender Chronifizierung zeigt sich eine Tendenz zur Generalisation der Verfettungen, welche im Stadium der Ankylose auch den ehemaligen Gelenkspalt einbeziehen können.

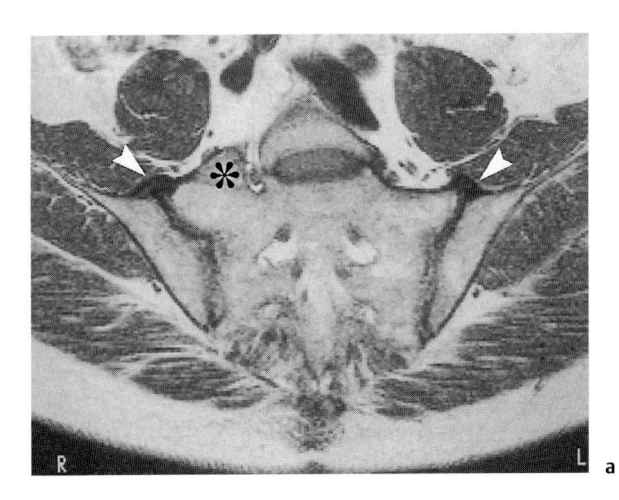

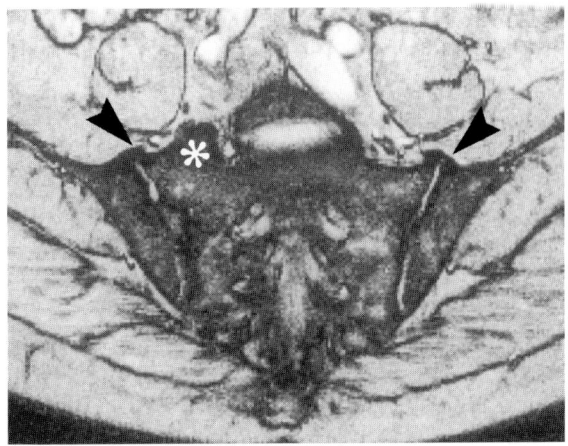

Abb. 14.8 a u. b a T_1-gewichtetes Bild (TR = 500 ms, TE = 15 ms, Flip-Winkel = 90 Grad) und **b** T_2^*-gewichtetes Bild (TR = 125 ms, TE = 12 ms, Flip-Winkel = 30 Grad) eines 57jährigen Mannes, der eine 5jährige Anamnese entzündlicher Rückenschmerzen aufwies. Die Schnittebene der MR-Bilder ist auf Höhe des Übergangs des Spatium retroarticulare zum bereits ventral und dorsal angeschnittenen synovialen Gelenkkompartiment (s. Anatomie Abb. 14.3) lokalisiert. Nachweis einer bilateralen Ossifikation der ventralen Gelenkkapsel und der Lig. sacroiliaca ventralia (Pfeilspitzen). Kein Nachweis eines signifikanten Kontrastmittelenhancements der Gelenke und Gelenkkapseln. Nebenbefundlich Nachweis einer Hemisakralisation von L5 rechts (Stern). Neben der hier vorliegenden senilen Spondylarthropathie muß differentialdiagnostisch auch die Spondylosis hyperostotica erwogen werden.

Erosionen (Abb. 14.10–14.12). Sie sind kontrastmittelaufnehmende Areale, welche sich vor der Kontrastmittelinjektion hypointens im T_1-gewichteten Bild und hyperintens im T_2^*-gewichteten Bild darstellen. Sie führen zu einer Kontinuitätsunterbrechung der juxtaartikulären Kortikalis und stehen damit kontinuierlich mit dem Gelenkbinnenraum in Verbindung. Große (> 2 mm) bzw. konfluierende Erosionen imponieren als sog. Pseudodilatationen des Gelenks. Das histomorphologische Korrelat dieser Erosionen entspricht nach immunhistologischen Studien einem entzündlich destruktiven Pannus (14).

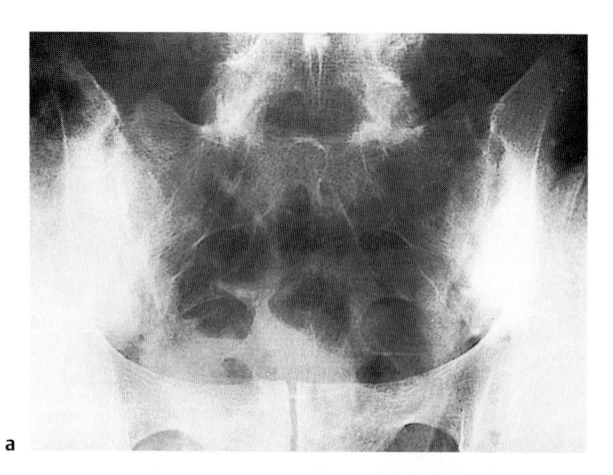

Abb. 14.9 a–c **a** Röntgenübersicht eines 27jährigen Patienten mit seit 10 Jahren bekannter ankylosierender Spondylitis. Die Sakroiliakalgelenke sind beidseits ankylosiert. **b** Im T_1-gewichteten Bild (TR = 500 ms, TE = 15 ms, Flip-Winkel = 90 Grad) zeigen sich bizarre hypointense Formationen im Bereich der ehemaligen Gelenklogen (Pfeilspitzen), die als Ersatz des originären Gelenkknorpels durch Sklerosen bedingt sind. Es imponieren generalisierte periartikuläre Fettakkumulationen (Sterne), die großflächig auf den ehemaligen Gelenkspalt übergreifen. **c** Natives T_2^*-gewichtetes Bild (TR = 125 ms, TE = 12 ms, Flip-Winkel = 30 Grad) der gleichen Schicht wie in Abb. **a**: Ein knorpeläquivalentes Gewebe des originären Gelenks ist nicht mehr nachweisbar. Das sklerotische Substitutionsgewebe (Pfeile) kommt signalarm bis signallos zur Darstellung. Die generalisierten periartikulären Fettakkumulationen (Sterne) weisen eine intermediäre Signalintensität auf.

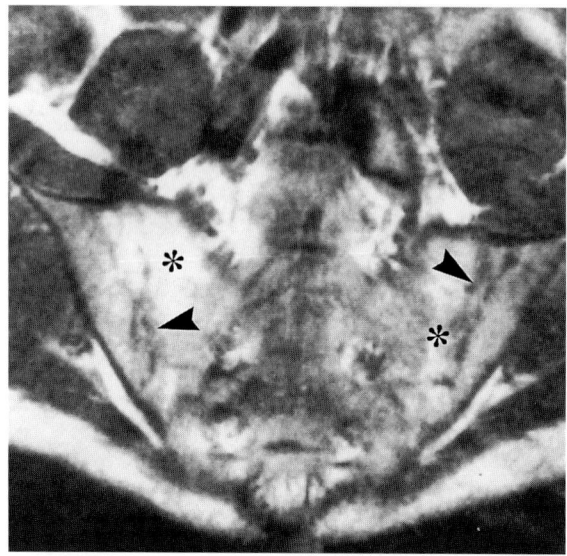

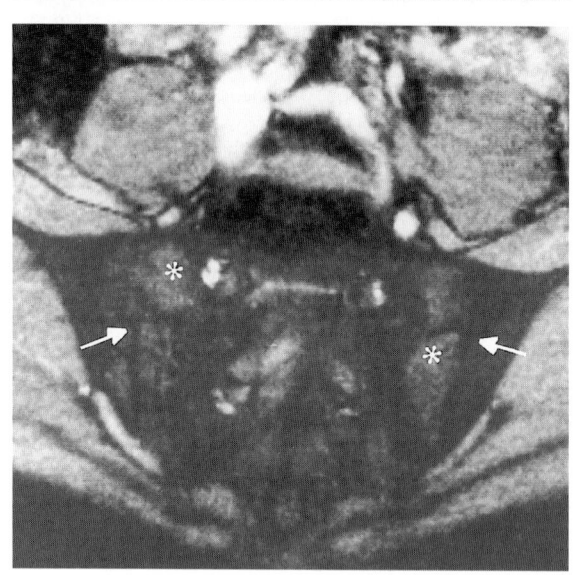

Abb. 14.10 a–f **a** CT (5 mm Schichtdicke) einer 22jährigen Patientin mit starken entzündlichen Rückenschmerzen bei seit 2 Jahren bekannter ankylosierender Spondylitis: Nachweis bilateral symmetrischer, subchondraler Sklerosierungen mittleren Grades (Sterne) sowie vereinzelter Erosionen (Pfeile). **b** T_1-gewichtete SE-Sequenz (TR = 500 ms, TE = 15 ms, Flip-Winkel = 90 Grad): Nachweis signalfreier subchondraler Zonen (Sterne) beiderseits der Sakroiliakalgelenke sowie gelenkmaskierender hypointenser juxtaartikulärer Formationen im oberen Gelenkdrittel links (Pfeilspitzen). Daneben finden sich signalreiche Zonen, die periartikulären Fettakkumulationen (f) entsprechen. **c** T_1-gewichtetes Bild der dynamischen GRE-Sequenz in Singlesection-Technik (TR = 50 ms, TE = 12 ms, Flip-Winkel = 70 Grad) vor Kontrastmittelinjektion: Die subchondralen Sklerosierungen (Sterne) sind signalfrei, die periartikulären Fettakkumulationen (f) weisen eine hyperintense bis intermediäre Signalcharakteristik auf. **d** Postkontrastbild der dynamischen GRE-Sequenz (TR = 50 ms, TE = 12 ms, Flip-Winkel = 70 Grad): Kontrastmittelenhancement beider Gelenkbinnenräume, erosiver Läsionen (Pfeile), der linken Gelenkkapsel (offener schwarzer Pfeil) sowie juxtaartikulärer und periartikulärer Areale (Pfeilspitzen). Diese Areale sind aufgrund ihres hohen und steilen Enhancements als Osteitis zu interpretieren. **e** Aus einer Signalintensitätszeitkurve einer ROI im mittleren Drittel des linken Gelenks lassen sich ein Enhancementfaktor von 158 % (129 nativ, 333 postkontrast) und eine Enhancementslope von 38 %/Minute (Kontrastmittelgabe bei Punkt 24, Signalintensitätsmaximum bei Punkt 29, T_{max} = 4,17 Minuten) ermitteln. **f** Aus einer Signalintensitätszeitkurve

Entzündlich-rheumatische Erkrankungen **367**

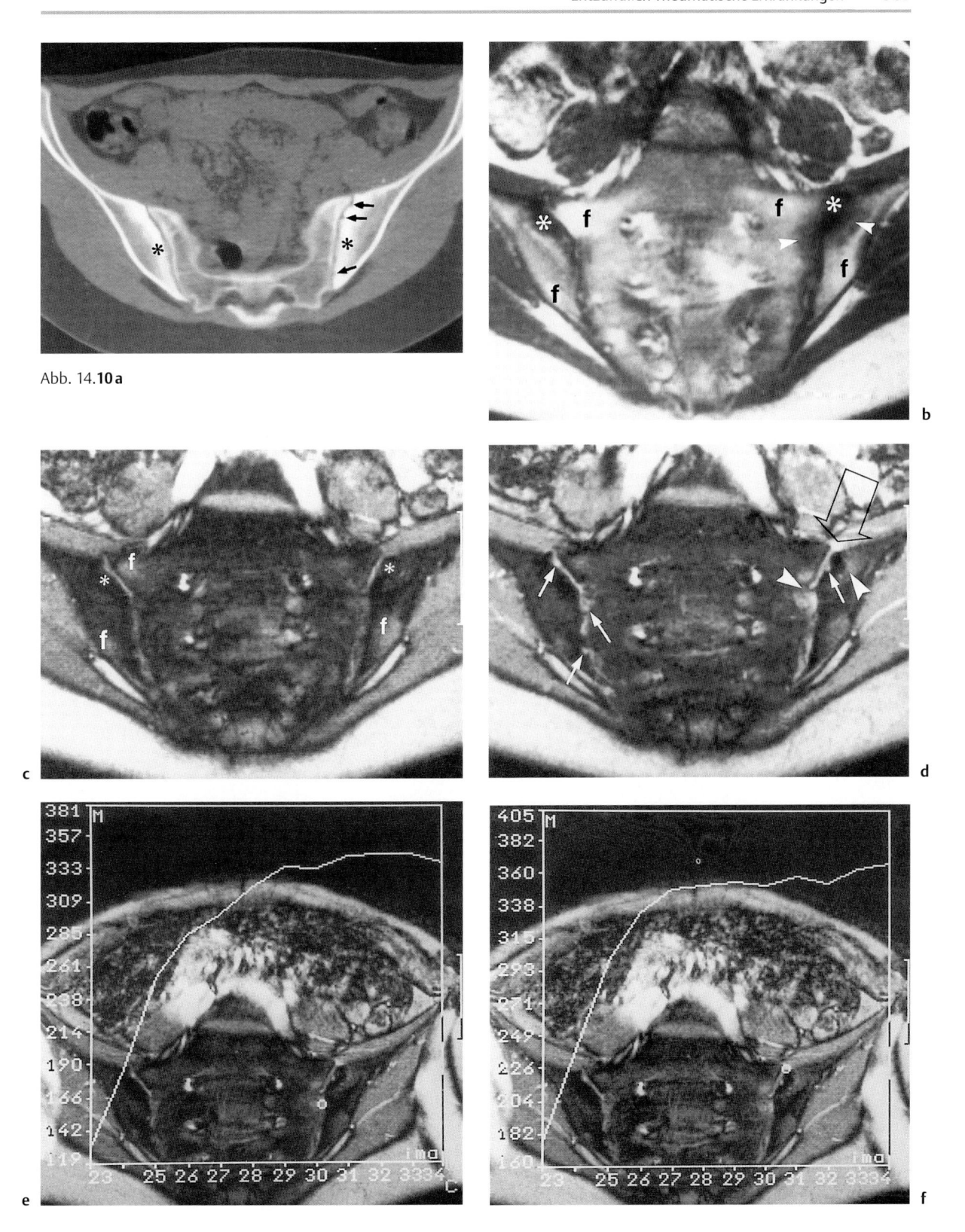

Abb. 14.**10a**

einer ROI in der linken Gelenkkapsel lassen sich ein Enhancementfaktor von 100% (176 nativ, 352 nach Kontrastmittelinjektion) und ein Enhancementslope von 40%/Minute (Kontrastmittelgabe bei Punkt 24, Signalintensitätsmaximum bei Punkt 27, T_{max} = 2,5 Minuten) ermitteln.

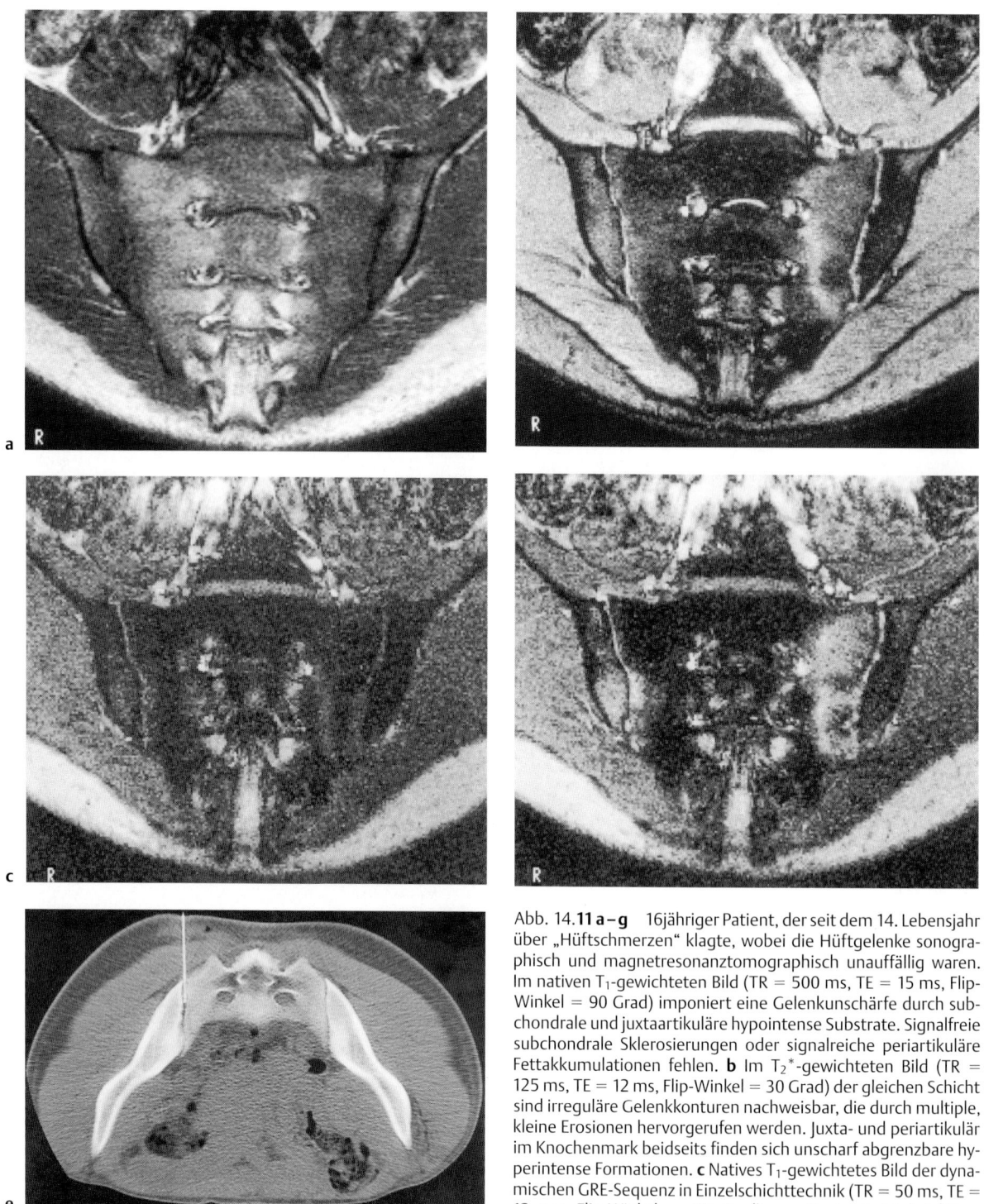

Abb. 14.11 a–g 16jähriger Patient, der seit dem 14. Lebensjahr über „Hüftschmerzen" klagte, wobei die Hüftgelenke sonographisch und magnetresonanztomographisch unauffällig waren. Im nativen T_1-gewichteten Bild (TR = 500 ms, TE = 15 ms, Flip-Winkel = 90 Grad) imponiert eine Gelenkunschärfe durch subchondrale und juxtaartikuläre hypointense Substrate. Signalfreie subchondrale Sklerosierungen oder signalreiche periartikuläre Fettakkumulationen fehlen. **b** Im T_2^*-gewichteten Bild (TR = 125 ms, TE = 12 ms, Flip-Winkel = 30 Grad) der gleichen Schicht sind irreguläre Gelenkkonturen nachweisbar, die durch multiple, kleine Erosionen hervorgerufen werden. Juxta- und periartikulär im Knochenmark beidseits finden sich unscharf abgrenzbare hyperintense Formationen. **c** Natives T_1-gewichtetes Bild der dynamischen GRE-Sequenz in Einzelschichttechnik (TR = 50 ms, TE = 12 ms, Flip-Winkel = 70 Grad) vor Kontrastmittelinjektion. **d** Postkontrastbild der dynamischen GRE-Sequenz (TR = 50 ms, TE = 12 ms, Flip-Winkel = 70 Grad): Beide Gelenkbinnenräume einschließlich der Erosionen, die Gelenkkapseln sowie die juxtaartikulären und periartikulären Knochenmarkräume zeigen nach Kontrastmittelgabe eine Signalzunahme um durchschnittlich 200%. **e** CT-gesteuerte Punktion zum Zweck der Kortikosteroidinjektion. Mit der jeweils gleichen Punktionsnadel wurde im Anschluß an die Medikamentengabe auf beiden Seiten (nur links gezeigt) ein Gewebezylinder zur histologischen Begutachtung entnommen.

Abb. 14.**11**

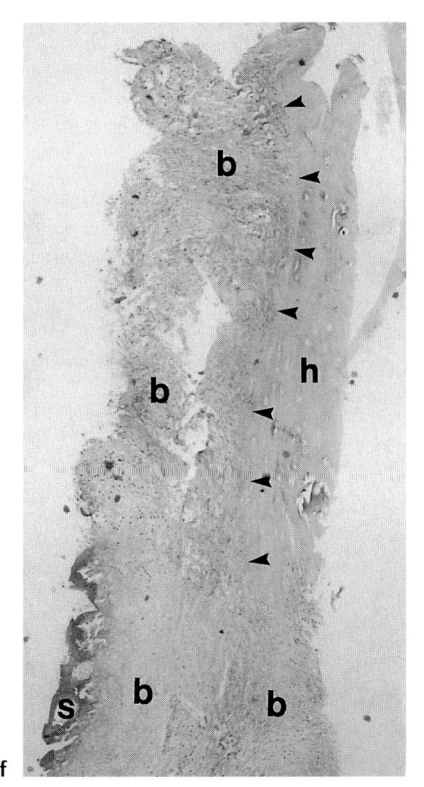

f Vergrößerung × 40, Goldner-Färbung und **g** Vergrößerung × 100, Goldner-Färbung: Der durch Punktion gewonnene Gewebezylinder repräsentiert die Knorpel-Knochen-Grenze des linken Sakroiliakalgelenks. Zwischen den Spongiosabälkchen (s) und dem hyalinen Gelenkknorpel (h) zeigt sich im Markraum des Knochens ein zelldichtes kollagenes Bindegewebe (b), welches sich im wesentlichen aus aktivierten ortsständigen Bindegewebszellen rekrutiert. Man erkennt zahlreiche Gefäße (Sterne) innerhalb dieses kollagenen Bindegewebes. An der unscharfen Übergangszone zwischen Bindegewebe und hyalinem Knorpelgewebe (Pfeilspitzen) zeigt sich der destruktive Charakter dieses Pannusgewebes, der zur Ausbildung von Lakunen (l) im Knorpelgewebe führt. Es sind aktivierte Chondrozyten mit vergrößerten Höfen im hyalinen Knorpel erkennbar. Die knöcherne Grenzlamelle und die Säulenknorpelschicht sind von dem subchondral einwachsenden, destruierenden Pannusgewebe aufgebraucht.

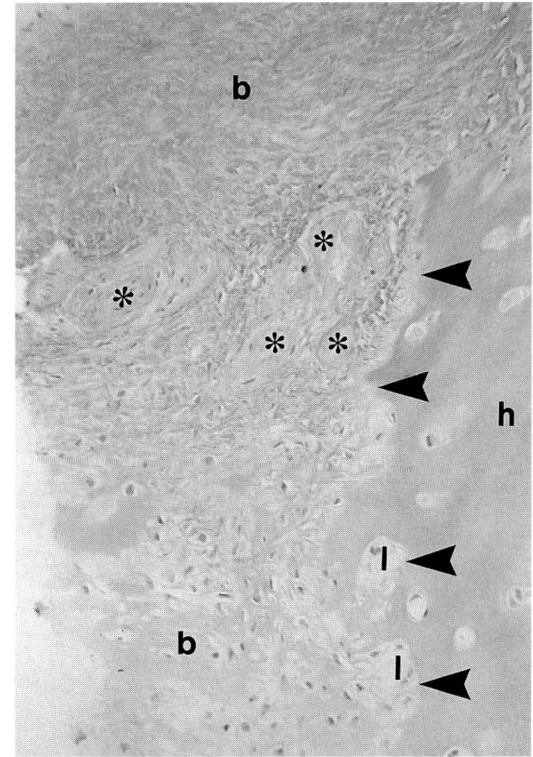

Juxtaartikuläre Osteititiden (Abb. 14.**10** – 14.**12**). So werden gelenkbenachbarte Knochenmarkareale mit hohem und steilem Enhancement bezeichnet, die sich vor Kontrastmittelinjektion hypointens im T_1-gewichteten und intermediär bis hyperintens im T_2^*-gewichteten Bild darstellen. Im Gegensatz zur Osteitis verläuft bei dem differentialdiagnostisch zu berücksichtigenden Knochenmarködem die Signalintensitätszeitkurve nach Kontrastmittelgabe sehr viel flacher (geringerer Enhancementslope). Im Gegensatz zu Erosionen führen die Osteitisareale magnetresonanztomographisch nicht zu einer Kontinuitätsunterbrechung der juxtaartikulären Kortikalissäume. Auch bei Ahlström u. Mitarb. (1) sind vergleichbare Signalveränderungen beschrieben und als „frühe inflammatorische Prozesse der Sakroiliakalgelenke in den subchondralen Arealen" interpretiert worden. Diese Interpretation steht im Einklang mit eigenen magnetresonanztomographischen und histomorphologisch gestützten Untersuchungen an Patienten mit Sakroiliitisfrühstadien (Abb. 14.**11**). Auch die histopathologischen Studien einer japanischen Gruppe (90), welche mittels offener Biopsie an Patienten mit früher ankylosierender Spondylitis „subchondrale inflammatorische Granulationsgewebe mit kartilaginärer und ossärer Metaplasie"

aufzeigten sowie Beschreibungen von Dihlmann (31), die von einer „subchondralen chondroiden aggressiv proliferierenden Metaplasie" berichten, untermauern unsere Befunde. Das hohe Kontrastmittelenhancement ist durch eingesproßte bzw. neugebildete Gefäße im Pannusgewebe (Abb. 14.**11** f – g) zu erklären.

Pathologisches Kapselenhancement (Abb. 14.**10** bis 14.**12**). Dieses geht im Gegensatz zum physiologischen Enhancement mit einem hohen Enhancementfaktor, einem hohen Enhancementslope und mit einer Kapselverdickung einher. Die perikapsulären Weichteile sind dabei ausgespart oder weisen ein allenfalls geringes Begleitödem auf. Die Signalanreicherung der Kapsel setzt sich kontinuierlich in den Gelenkspalt fort. Diese Signalcharakteristik könnte durch die von Dihlmann u. Mitarb. (31) beschriebene kapselansatznahe Entzündung der Synovialmembran bedingt sein.

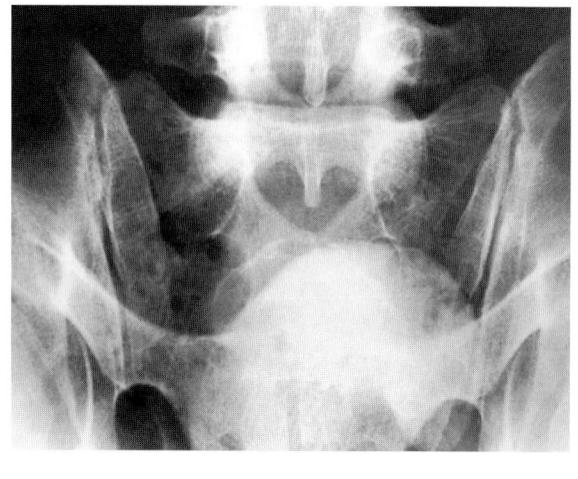

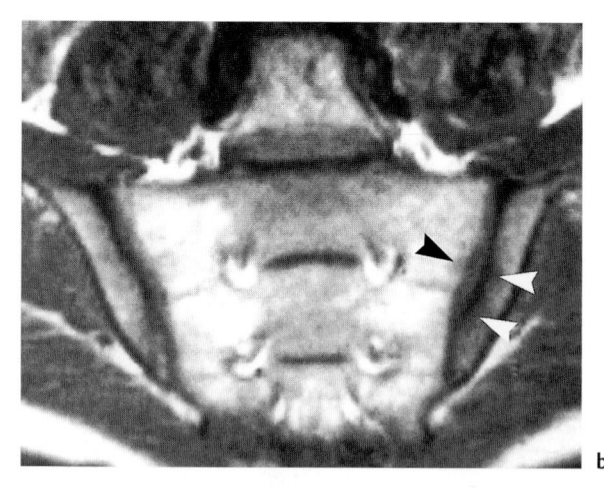

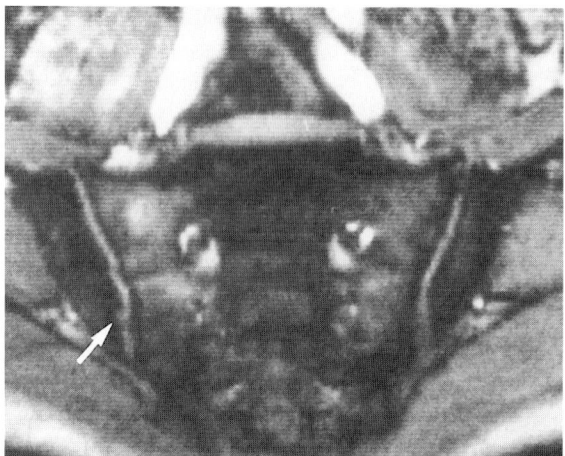

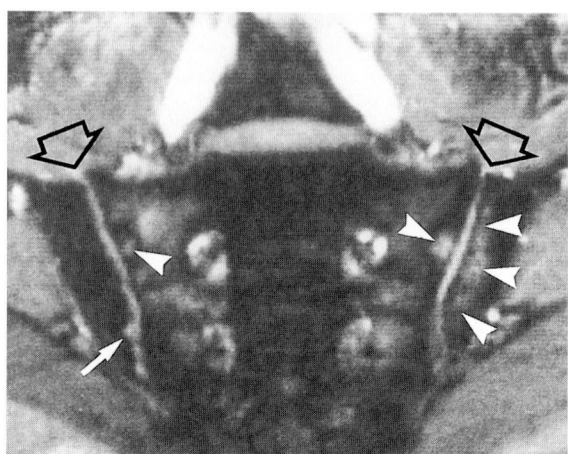

Abb. 14.12 a–d **a** Unauffällige Röntgenübersicht eines 40jährigen Patienten, der seit ½ Jahr über starke entzündliche Rückenschmerzen klagt. **b** Magnetresonanztomographisch zeigt sich im gleichen Untersuchungszeitraum im T₁-gewichteten Bild (TR = 500 ms, TE = 15 ms, Flip-Winkel = 90 Grad) eine juxtaartikuläre Signalverminderung links (Pfeilspitzen). **c** Präkontrastbild der dynamischen GRE-Sequenz in Einzelschichttechnik (TR = 50 ms, TE = 12 ms, Flip-Winkel = 70 Grad): Die Gelenke imponieren mit glatten Konturen und normaler Weite. Im unteren Gelenkdrittel rechts iliakal kommt jedoch eine Erosion (Pfeil) zur Darstellung.

Das sakrale Knochenmark weist altersentsprechende Verfettungen auf. **d** Postkontrastbild der dynamischen GRE-Sequenz (TR = 50 ms, TE = 12 ms, Flip-Winkel = 70 Grad): Signalzunahmen beider Gelenkbinnenräume, der Erosion rechts (Pfeil), beider ventraler Gelenkkapseln (offene Pfeile) sowie einer umschriebenen juxtaartikulären Region rechts und des juxta- und periartikulären Knochenmarks links (Pfeilspitzen). Aufgrund des meßbar steilen und hohen Enhancements sind die Veränderungen des Knochenmarks als subchondrale Osteitis zu deuten.

■ Chronizitäts- und Aktivitätsindex

MRT-Chronizitätsindex. In Anlehnung an die Ergebnisse einer prospektiven Studie an 125 Patienten (10) sowie einer prospektiven Therapieverlaufskontrollstudie an 66 Patienten (11) wurde auf der Basis nativer Sequenzen ein MRT-Chronizitätsindex der Sakroiliitis definiert:

- *Grad 0:* Keine chronisch entzündlichen Veränderungen (Abb. 14.**12**).
- *Grad 1:* Geringe subchondrale Sklerosierungen ohne sklerosebedingte Gelenkunschärfe mit oder ohne periartikuläre Fettakkumulationen und/oder ≤ 2 Erosionen.
- *Grad 2:* Mäßige subchondrale Sklerosierungen mit sklerosebedingter Unschärfe von < ⅓ des Gelenks mit oder ohne periartikuläre Fettakkumulationen und/ oder > 2 Erosionen, welche separat angeordnet sind und nicht konfluieren (Abb. 14.**11**).
- *Grad 3:* Starke subchondrale Sklerosierungen mit Maskierung von ≥ ⅓ des Gelenks mit oder ohne periartikuläre Fettakkumulationen und/oder Pseudodilatationen des Gelenks (normale Gelenkspaltweite 4 ± 0,5 mm) durch konfluierende Erosionen und/oder umschriebene „Ankyloseknospen" von < ¼ des Gelenks (Abb. 14.**10**).
- *Grad 4:* Definitive Ankylose von ≥ ¼ des Gelenkspalts (Abb. 14.**9**).

MRT-Aktivitätsindex. Auf der Basis des Kontrastmittelenhancements wurde ein MRT-Aktivitätsindex der Sakroiliitis definiert (10, 11):

- *Grad X:*
  $F_{enh} \leq 25\%$: keine Entzündungsaktivität,
- *Grad A:*
  $F_{enh} > 25 \leq 70\%$: moderate Entzündungsaktivität (latente Sakroiliitis),
- *Grad B:*
  $F_{enh} > 70\%$: starke Entzündungsaktivität (floride Sakroiliitis).

Es konnte gezeigt werden, daß zwischen dem subjektiven Beschwerdegrad erwachsener Patienten und dem Enhancementfaktor eine lineare Korrelation besteht (11). Floride Sakroiliitisstadien gehen häufig mit juxtaartikulären Osteitiden und/oder Kapsulitiden einher. Bei sehr frühen Sakroiliitisstadien lassen sich solche Veränderungen auch bei noch MR-tomographisch unauffälligen Gelenkkonturen nachweisen (10, 11). In solchen Fällen wird der Aktivitätsgrad einer Sakroiliitis allein aus dem Enhancement der juxtaartikulären Osteitis und/oder der Kapsulitis ermittelt. Eine entzündlich rheumatische Sakroiliitis kann per definitionem diagnostiziert werden, wenn mindestens ein Aktivitätsgrad A oder B und/oder ein Chronizitätsgrad ≥ 2 ermittelt wurde. Ein alleiniger Chronizitätsindex 1 kann auch bei Arthrosis deformans der Sakroiliakalgelenke insbesondere in den kapselnahen ventralen und dorsalen Partien nachweisbar sein.

Degenerative Erkrankungen

Degenerative Erkrankungen (28) wie die sakroiliakale Spondylosis deformans (Abb. 14.**13**) und die im Rahmen einer diffusen idiopathischen Skeletthyperostose (*DISH*) mögliche sakroiliakale Spondylosis hyperostotica (28, 29) stellen primär keine Indikationen zur MRT der Sakroiliakalgelenke dar. Es gibt jedoch Überschneidungen mit der senilen Spondylarthropathie. Bei der Differenzierung kann die richtige Diagnose nur unter Zuhilfenahme des klinischen Befunds gestellt werden.

Hyperostosis triangularis ilii/ Osteitis condensans ilii

Differentialdiagnostische Probleme können sich bei der röntgenologischen Differenzierung zwischen einer entzündlich rheumatischen Sakroiliitis und einer uni- und/ oder bilateralen Hyperostosis triangularis ilii (synonym: Osteitis condensans ilii) ergeben. Die Hyperostosis triangularis ilii stellt eine Entität bislang unklarer Ätiologie dar, welche röntgenologisch durch oväläre oder dreieckförmige iliakale Osteosklerosezonen charakterisiert ist (Abb. 14.**14**). Sie wird neuerdings als „Streßadaptation" des Os ileum auf die durch den Zweibeinstand bedingte gravitationsbedingte Mehrbelastung des Os ileum angesehen (30). Die iliakalen Osteosklerosen reichen bis an das Sakroiliakalgelenk heran, ohne den Gelenkspalt selbst zu alterieren. Die Hyperostosis triangularis ilii ist im Gegensatz zu den Spondylarthropathien nicht HLA-B27-assoziiert (94). Auch mit Hilfe der CT ist eine sichere Differenzierung zwischen einer entzündlich-rheumatischen Sakroiliitis und einer das Sakroiliakalgelenk aussparenden Hyperostosis triangularis ilii (79) möglich. Magnetresonanztomographisch kommen neben der ordnungsgemäßen Abbildung der Sakroiliakalgelenke die Osteosklerosezonen sowohl in T_1- als auch in T_2-Gewichtung signalarm zur Darstellung. Mit Hilfe der dynamischen MRT konnte ein erhöhtes Enhancement der iliakalen Sklerosezonen nachgewiesen werden.

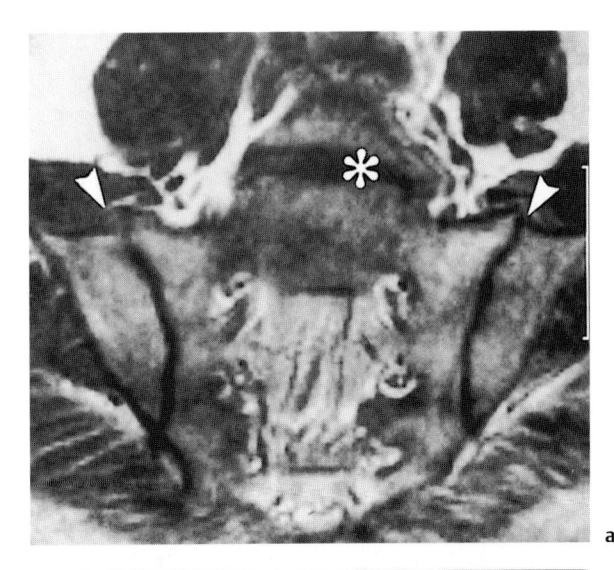

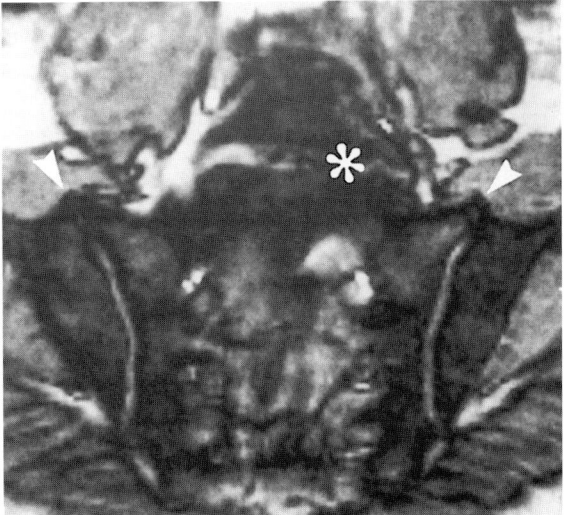

Abb. 14.**13a** u. **b** **a** T_1-gewichtetes Bild (TR = 500 ms, TE = 15 ms, Flip-Winkel = 90 Grad) und **b** $T_2{}^*$-gewichtetes Bild (TR = 125 ms, TE = 12 ms, Flip-Winkel = 30 Grad): 56jährige Frau mit pseudoradikulären Beschwerden seit 8 Jahren. Neben einer Spondyloosteochondrosis intervertebralis L5/S1 (Stern) zeigen sich spondylophytäre Randkantenausziehungen ventral am Sakroiliakalgelenk beidseits (Pfeilspitzen), in denen im T_1-gewichteten Bild knochenmarkähnliche Signale imponieren. Die Sakroiliakalgelenke selbst sind bei normaler Weite glatt begrenzt darstellbar. Nach Kontrastmittelgabe ist keine Signalzunahme im Bereich der Gelenke und der Kapsel erkennbar.

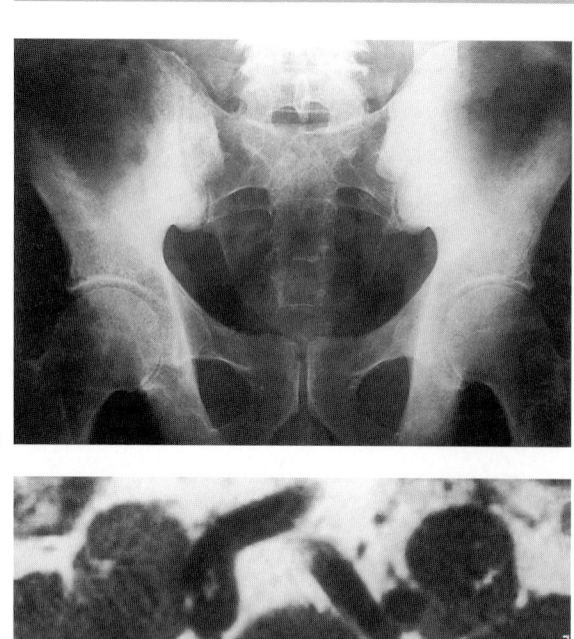

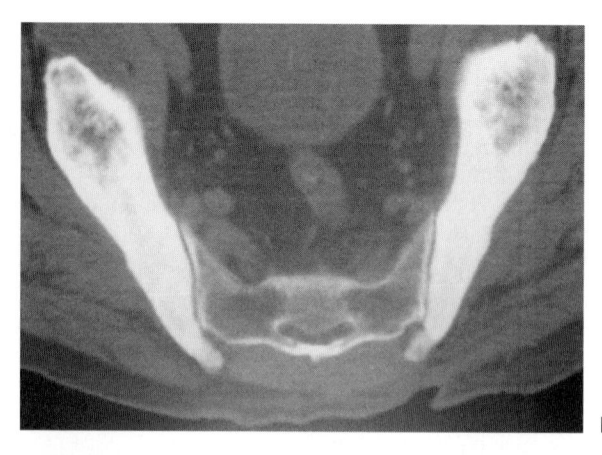

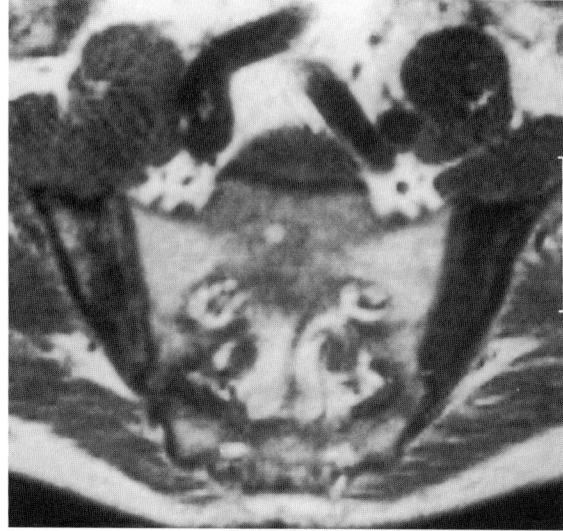

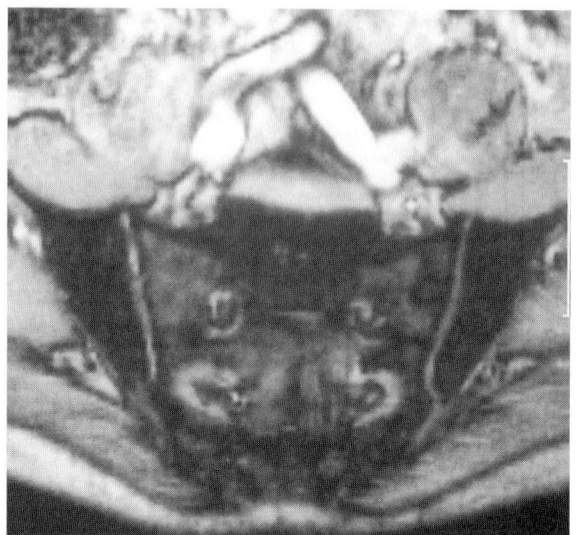

Abb. 14.**14a–d** **a** 64jähriger Mann mit mäßigen pseudoradikulären Beschwerden. In einer Röntgenübersicht Nachweis ausgeprägter bilateraler Sklerosierungen in Projektion auf die Sakroiliakalgelenke. **b** Computertomographisch lassen sich die Sklerosierungen eindeutig dem Os ileum beiderseits zuordnen, während das Os sacrum und die Sakroiliakalgelenke unauffällig zur Darstellung kommen. **c** T_1-gewichtetes Bild (TR = 500 ms, TE = 15 ms, Flip-Winkel = 90 Grad) und **d** T_2^*-gewichtetes Bild (TR = 125 ms, TE = 12 ms, Flip-Winkel = 30 Grad): Magnetresonanztomographisch kommen die iliakalen Sklerosierungen in T_1- und T_2-gewichteten Sequenzen hypointens zur Darstellung. Die Sakroiliakalgelenke lassen sich insbesondere T_2^*-gewichtet als normal weite und glatt begrenzte Säume erkennen.

Septische Sakroiliitis

Die in der Regel unilateralen, in ca. 50% der Fälle akuten und in ca. 50% der Fälle subakuten bis chronischen septischen Sakroiliitiden (2, 4, 7, 19, 21, 25, 35, 39, 55, 68, 76, 89, 96) führen *klinisch* zu schwer lokalisierbaren, häufig progredient immobilisierenden pseudoradikulären Symptomen, Rücken-, Glutäal-, Hüft- oder sogar abdominellen Schmerzen. Als prädisponierende Faktoren und Eintrittspforten der in der Regel hämatogen fortgeleiteten, septischen Sakroiliitiden werden Hautinfektionen, Traumen und Schwangerschaften angesehen.

Dieses bis in die 70er Jahre eher selten beschriebene Krankheitsbild wies in jüngster Zeit einen deutlichen Zuwachs durch parenteralen Drogenabusus auf (43, 46, 48, 81), wobei als häufigste *Erreger* Pseudomonas aeruginosa, Staphylococcus aureus und Streptokokken verantwortlich waren. Bei der akuten, mit hohen Temperaturen einhergehenden Verlaufsform der septischen Sakroiliitis stehen vorwiegend Staphylococcus aureus, Streptokokken bzw. Enterobakterien im Vordergrund. Bei der subakuten und chronischen, häufig symptomarmen Sakroiliits sind die häufigsten Erreger Mykobakterien und Brucellae (48, 67). Die Latenz von Beginn der Symptomatik bis zur Diagnosestellung schwankt durchschnittlich zwischen 7 Tagen bei akuten Verlaufsformen bis zu über 6 Wochen bei subakuten Verlaufsformen. Ein positiver Erregernachweis in der Blutkultur gelingt nur selten. Konventionelle Röntgenübersichten bleiben sehr häufig in den ersten 2–4 Wochen unauffällig (21, 25, 35, 46, 48, 67, 72, 89). Das *Skelettszintigramm* wird als diagnostisch entscheidende Maßnahme proklamiert, ist jedoch in durchschnittlich 23% der Fälle in der ersten Woche negativ. *CT-Befunde* (5, 18, 20, 73, 82, 83) bei der septischen Sakroiliitis (Abb. 14.**15**) sind Unschärfen oder Auslöschungen der

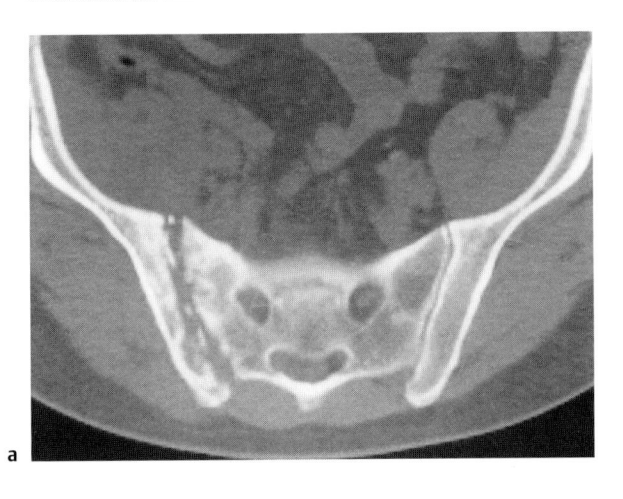

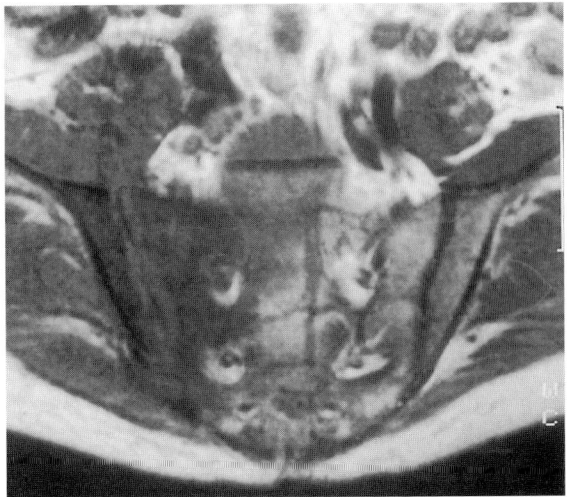

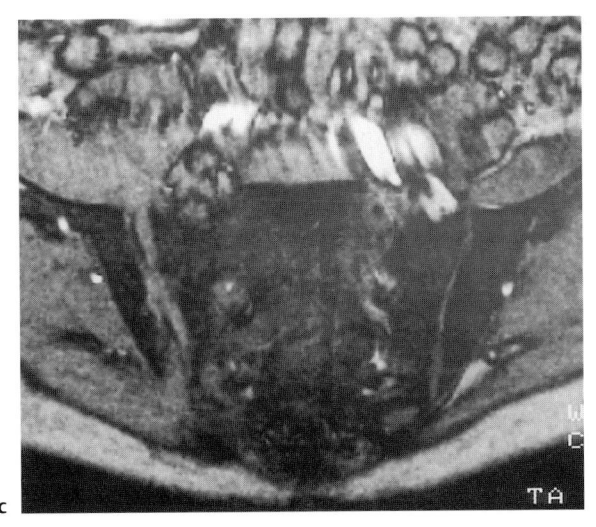

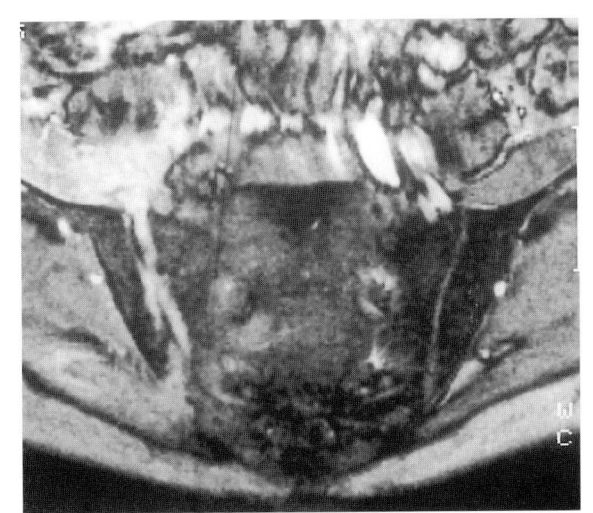

Abb. 14.**15a–d** **a** 58jähriger Patient, der infolge eines Panaritiums über hämatogene Streuung von Staphylokokken eine septische Sakroiliitis rechts erlitt. Computertomographisch sind Auslöschungen der subchondralen Kortikalis, eine destruierende Gelenkspalterweiterung mit intraartikulären Sequestrierungen sowie ventrale und dorsale Weichteilverdickungen der Iliopsoas- und der Glutäalmuskulatur erkennbar. Das linke Sakroiliakalgelenk kommt unauffällig zur Darstellung. **b** T$_1$-gewichtete SE-Sequenz (TR = 500 ms, TE = 15 ms, Flip-Winkel = 90 Grad), **c** natives Bild der dynamischen T$_1$-gewichteten GRE-Sequenz (TR = 50 ms, TE = 12 ms, Flip-Winkel = 70 Grad) und **d** Postkontrastbild der dynamischen T$_1$-gewichteten GRE-Sequenz (TR = 50 ms, TE = 12 ms, Flip-Winkel = 70 Grad): Das rechte Sakroiliakalgelenk kommt T$_1$-gewichtet mit intermediärer Signalintensität zur Darstellung. Periartikuläre Signalverminderungen breiten sich diffus nach ventral auf die Iliopsoasmuskulatur, nach dorsal auf die Glutäalmuskulatur sowie auf das sakrale und iliakale Knochenmark aus. Nach Kontrastmittelgabe zeigt sich ein deutliches Enhancement des erweiterten Gelenks und der Umgebungsinfiltrationen. Nach Kontrastmittelinjektion lassen sich zuverlässig intraartikuläre Sequester nachweisen.

subchondralen Grenze, Dichteminderungen der subchondralen Knochenmatrix, subchondrale Sklerosierungen, Erosionen, Gelenkerweiterungen, Gelenkverschmälerungen, Sequestrierungen und Gasbildungen sowie ventrale – selten auch dorsale – Weichteilabszesse. Die Weichteilödeme und -abszesse führen zu Verdickungen des Periosts und der gelenkbenachbarten Muskeln. Der frühe CT-morphologische Sakroiliitisnachweis bei noch negativem Szintigramm wurde durch das bereits nach 36 Stunden erkennbare konsekutive regionale Muskelödem begründet.

Magnetresonanztomographisch (18, 51, 65, 67, 85, 104) können folgende Befunde erhoben werden (Abb. 14.**15**): Das Gelenk kommt im T$_1$-gewichteten Bild hypointens und in T$_2$-gewichteten und STIR-Sequenzen hyperintens zur Darstellung. Diese Signalveränderungen setzen sich diffus nach ventral auf die Iliopsoasmuskulatur sowie auf das sakrale und iliakale Knochenmark fort. Eine scharfe Abgrenzung zur Umgebung wird dabei vermißt. Die septische Sakroiliitis geht mit gelenkerweiternden Gelenkergüssen und gelenküberschreitenden ossären, periostalen und muskulären Ödem- und Abszeßbildungen einher, in welchen ein hohes Gadolinium-DTPA-Enhancement nachgewiesen werden kann. Nach Kontrastmittelgabe finden sich zusätzlich intraartikuläre, nichtanreichernde Fragmente, die Sequestern ent-

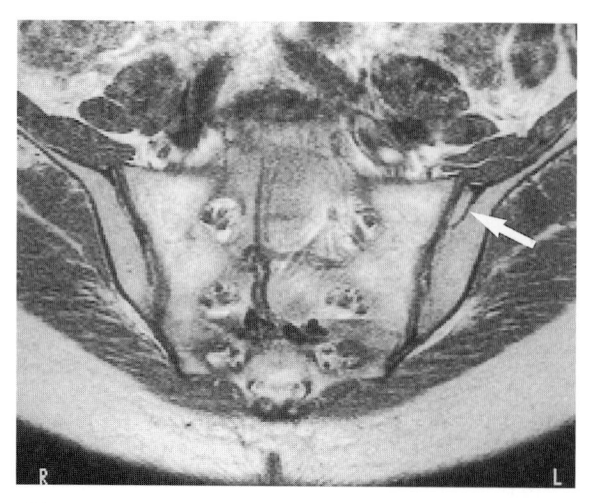

Abb. 14.16 Durchbauter Frakturspalt im Os ileum, der bis an das Sakroiliakalgelenk heranzieht (Pfeil). Diese okkulte, nichtdislozierte Fraktur war auf einer anläßlich eines Sturzes angefertigen Beckenübersicht 2 Jahre zuvor nicht darstellbar.

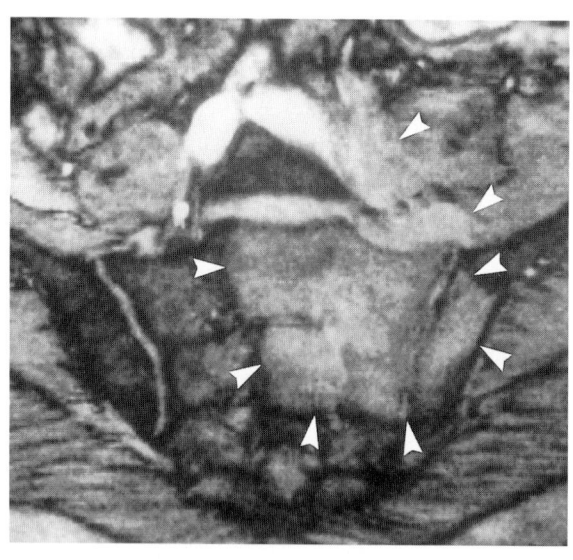

Abb. 14.17 58jähriger Patient mit bekanntem Bronchialkarzinom, der seit 8 Wochen über ausgeprägte und therapieresistente Kreuzschmerzen klagte. In einer angefertigten Röntgenübersicht des Kreuzbeins kein Nachweis ossär destruktiver Läsionen. Im nativen T_2^*-gewichteten Bild (TR = 125 ms, TE = 12 ms, Flip-Winkel = 30 Grad) Nachweis einer signalreichen Raumforderung des 1. und 2. Sakralwirbels, der linken Massa lateralis sacralis, des linken Sakroiliakalgelenks, des linken Os ileum sowie einer kortikalisüberschreitenden Infiltration in den linken M. iliopsoas (Pfeilspitzen). Der linke Plexus sacralis und der linke N. femoralis werden von den Metastasen infiltriert.

sprechen. Diese Sequesterbildung ist nativtechnisch nicht sicher eruierbar. Bei der *differentialdiagnostisch* in Frage kommenden entzündlich-rheumatischen Sakroiliitis kommt es weder zu einer Sequesterbildung noch zu einer gelenkkapselüberschreitenden Muskelaffektion.

Traumatische Veränderungen

Die Diagnostik von Traumafolgen am Beckenskelett mit Einbeziehung der Sakroiliakalgelenke ist die Domäne der konventionellen Röntgendiagnostik und der CT. Mit der MRT lassen sich aber okkulte Frakturen und Streßfrakturen gut nachweisen (Abb. 14.16).

Gelenkaffektionen durch Tumoren/ tumorähnliche Läsionen

Die Rolle der MRT in der Artdiagnostik von Alterationen der Sakroiliakalgelenke und ihrer nahen Umgebung durch neoplastische und tumorähnliche Läsionen ist noch unbestimmt (93). Da Tumoren mit Sakroiliakalgelenkbeteiligung das Symptom des „entzündlichen Rückenschmerzes" imitieren können, sollten zur Verifizierung von Tumoraffektionen der Gelenke einerseits sowie zur Differenzierung von entzündlich-rheumatischen Veränderungen andererseits CT- oder MRT-Untersuchungen zum Einsatz kommen. Mit Hilfe der MRT lassen sich Tumorinfiltrationen der sakralen Nervenwurzeln, des N. femoralis und des N. ischiadicus gut erkennen (Abb. 14.17 u. 14.18). Auch eine entzündliche Mitbeteiligung der Sakroiliakalgelenke beispielsweise beim Morbus Paget (50) läßt sich magnetresonanztomographisch nachweisen (Abb. 14.19).

Fehlermöglichkeiten in der Bildinterpretation

Die genaue Kenntnis der normalen MR-Anatomie der Sakroiliakalgelenke ist besonders im Fall einer Beckenasymmetrie bzw. asymmetrisch angeordneter Sakroiliakalgelenke zur Vermeidung von Fehldiagnosen notwendig. Als häufigste Normvariante findet man eine in das Sakrum eingesenkte doppel- oder einseitige „Ileumwulst" (Abb. 14.20), welche sehr ausgeprägte Formen annehmen kann. Weitere, in ca. 10% der Fälle vorkommende Normvarianten (87) sind Übergangswirbel (Lumbalisationen oder Hemilumbalisationen von S1, Sakralisationen oder Hemisakralisationen von L5), die vollständig (Abb. 14.21) oder partiell (Abb. 14.22 u. 14.23) ausgebildet sein können. Diese Anomalien können Sklerosierungen vortäuschen. Akzessorische Gelenkfacetten (Abb. 14.24) können zwischen der Spina iliaca posterior superior und der Crista sacralis oder zwischen der Tuberositas iliaca und der Tuberositas sacralis ein- oder doppelseitig vorkommen.

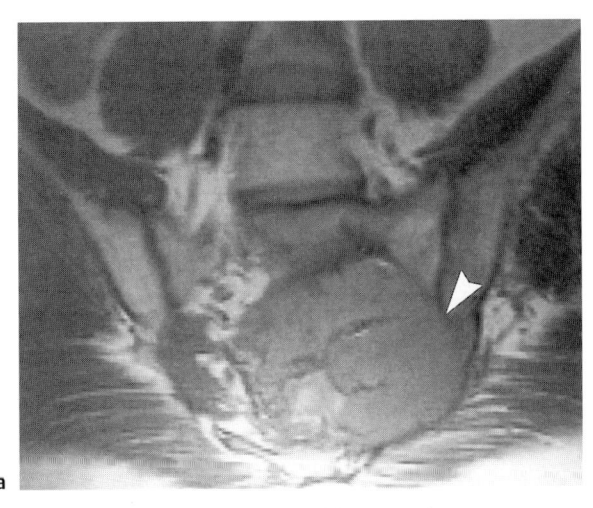

Abb. 14.**18 a** u. **b a** Präkontrastbild (T$_1$-gewichtete SE-Sequenz (TR = 500 ms, TE = 15 ms, Flip-Winkel = 90 Grad). **b** Postkontrastbild (T$_1$-gewichtete SE-Sequenz TR = 500 ms, TE = 15 ms, Flip-Winkel = 90 Grad) eines 30jährigen Patienten mit histologisch gesichertem mesenchymalen Chondrosarkom des Os sacrum. Tumorinfiltration des linken Sakroiliakalgelenks (Pfeilspitze), des linken Plexus sacralis, des linken M. piriformis und des linken M. glutaeus maximus. Nach Kontrastmittelgabe zeigt sich eine deutliche Signalzunahme des hochvaskularisierten Tumors.

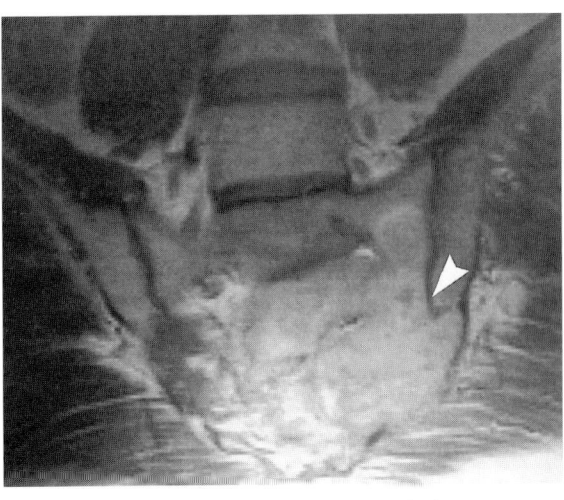

Abb. 14.**19 a–c a** 57jähriger Patient mit histologisch gesichertem Morbus Paget. Computertomographisch finden sich Osteosklerosen (Stern) und ventrale Kompaktaunregelmäßigkeiten (Pfeilspitze) bei allgemeiner Auftreibung des linken Os ileum. Der M. iliopsoas links ist verdickt. Das linke Sakroiliakalgelenk weist unscharfe Konturen und eine Verschmälerung auf. **b** T$_1$-gewichtete SE-Sequenz (TR = 500 ms, TE = 15 ms, Flip-Winkel = 90 Grad) und **c** T$_2$*-gewichtete GRE-Sequenz (TR = 125 ms, TE = 12 ms, Flip-Winkel = 30 Grad): Die Sklerosierungen des Os ileum (Stern) weisen in beiden Sequenzen eine signalarme Charakteristik auf. Das mittlere Drittel des linken Sakroiliakalgelenks ist deutlich verschmälert (Pfeil) und weist subchondrale Sklerosierungen auf. Im periartikulären sakralen Knochenmark zeigen sich Fettakkumulationen (f). Diese Befunde ähneln denen der chronischen entzündlich-rheumatischen Sakroiliitis, welches die These einer entzündlichen Genese der Ostitis deformans Paget stützt.

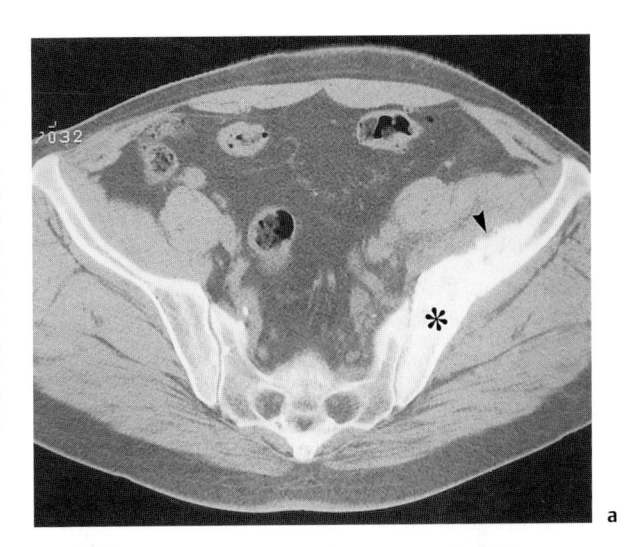

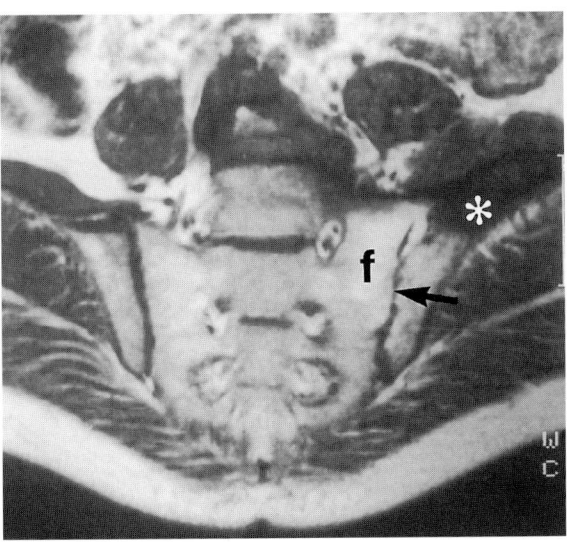

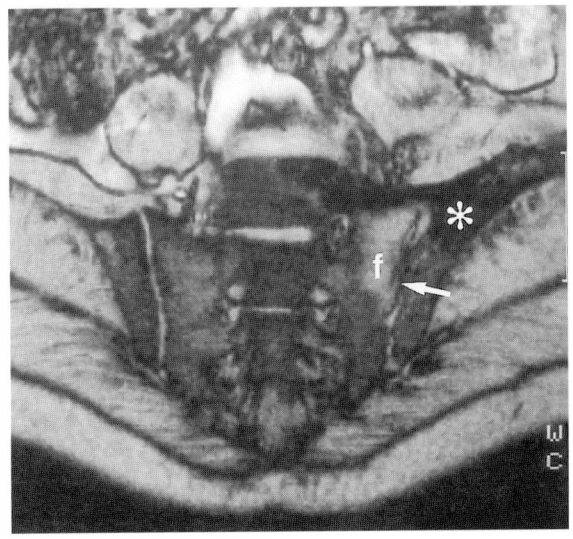

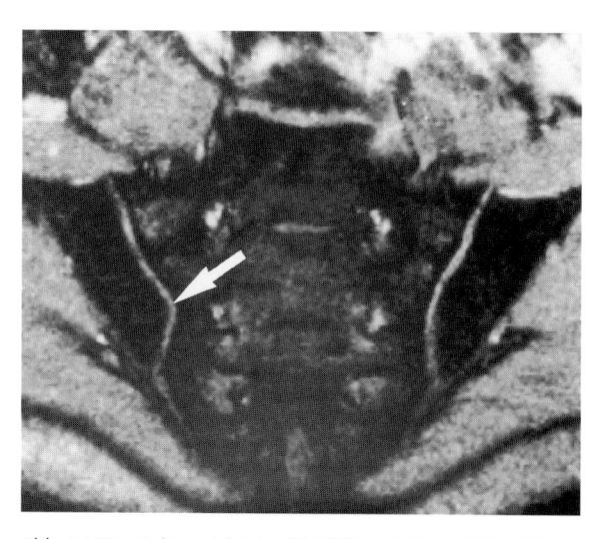

Abb. 14.20 T$_2$*-gewichtetes Bild (TR = 125 ms, TE = 12 ms, Flip-Winkel = 30 Grad) eines 38jährigen, gesunden Probanden. Rechtsseitige Ileumwulst als Normvariante (Pfeil). Die Sakroiliakalgelenke sind glatt abgrenzbar und normal weit.

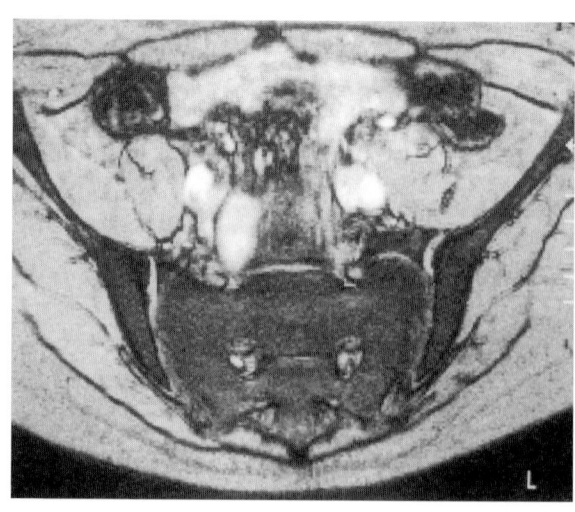

Abb. 14.21 T$_2$*-gewichtetes Bild (TR = 125 ms, TE = 12 ms, Flip-Winkel = 30 Grad) eines 15jährigen Mädchens: Vollständiges Fehlen der Seitenapophyse von Sakralwirbel I rechts im Sinne einer Hemilumbalisation. Während die kaudalen Kreuzbeinapophysen bereits knöchern durchbaut sind, weist die Seitenapophyse von S1 links noch Knorpelgewebe auf.

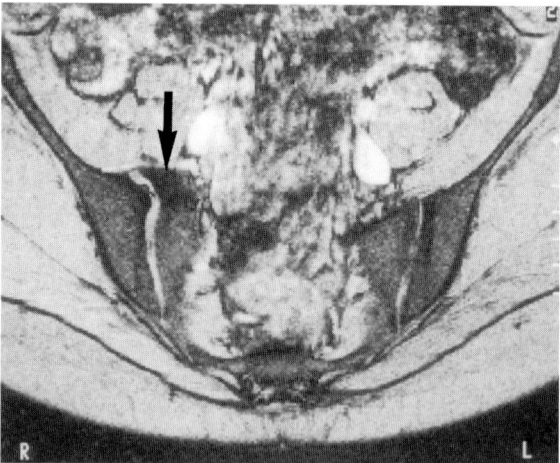

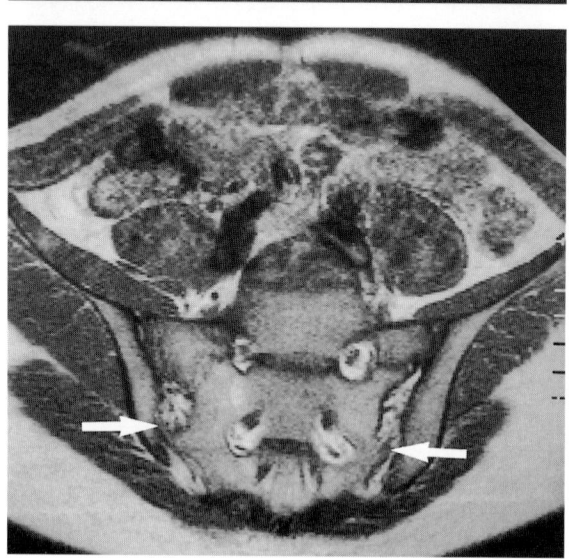

Abb. 14.22 T$_2$*-gewichtetes Bild (TR = 125 ms, TE = 12 ms, Flip-Winkel = 30 Grad) eines 15jährigen Mädchens mit einer partiellen Hemisakralisation von Lumbalwirbel 5 rechts. Diese Normvariante kann pathologische Sklerosierungen vortäuschen (Pfeil). Die aus der Übergangsanomalie resultierende Beckenasymmetrie führt zu einer scheinbaren Verschmälerung des linken Sakroiliakalgelenks.

Abb. 14.23 T$_2$*-gewichtetes Bild (TR = 125 ms, TE = 12 ms, Flip-Winkel = 30 Grad) eines 14jährigen Mädchens mit einer partiellen Sakralisation des 5. Lumbalwirbels beidseits, die zu einer scheinbaren Sklerosierung in Nachbarschaft der ventralen Gelenkpartien geführt hat.

Abb. 14.24 T$_1$-gewichtetes Bild (TR = 500 ms, TE = 15 ms, Flip-Winkel = 90 Grad) eines 13jährigen Mädchens mit bilateralen akzessorischen Gelenkfacetten zwischen der Tuberositas iliaca und der Tuberositas sacralis (Pfeile).

Literatur

1. Ahlström, H., N. Feltelius, R. Nyman, R. Hällgren: Magnetic Resonance Imaging of sacroiliac joint inflammation. Arthr. u. Rheuma. 33 (1990) 1763–1769
2. Ailsby, R. L., L. T. Staheli: Pyogneic infections of the sacroiliac joint in children. Clin. Orthop. 100 (1974) 96–100
3. Aufdermaur, M.: Die pathologische Anatomie der Spondylitis ankylopoetica. Docum. rheumatol. 2 (1953)
4. Avila, L.: Primary pyognic infection of the sacro-iliac articulation. A new approach to the joint. J. Bone Jt Surg. 23 (1941) 922–928
5. Bankoff, M. S., R. C. Sarno, B. L. Barter: CT scanning in septic sacroiliac arthritis or periarticular osteomyelitis. Comput. Radiol. 8 (1984) 165–170
6. Bellamy, N., W. Park, P. J. Rooney: What do we know about the sacroiliac joint? Semin. Arthr. Rheum. 12 (1983) 282–313
7. Biedermann, K., K. T. M. Schneider, B. Kleinert, A. Huch: Pyogene Sakroiliitis. Kasuistik und Review einer seltenen Komplikation im Wochenbett. Gynäkol. Rdsch. 24 (1984) 145–152
8. Bollow, M., H. König, C. Hoffmann, A. Schilling, K. J. Wolf: Erste Erfahrungen mit der dynamischen Kernspintomographie in der Diagnostik entzündlicher Erkrankungen der Sakroiliakalgelenke. Fortschr. Röntgenstr. 159 (1993) 315–324
9. Bollow, M., J. Braun, H. König, A. Schilling, F. Wacker, V. F. Seyrekbasan, U. Eggens, K. J. Wolf: Dynamische Magnetresonanztomographie der Sakroiliakalgelenke: Erkennung von Frühstadien einer Sakroiliitis. Röntgenpraxis 47 (1994) 70–77
10. Bollow, M., J. Braun, B. Hamm, U. Eggens, A. Schilling, H. König, K. J. Wolf: Early sacroiliitis in patients with spondyloarthropathy: evaluation with dynamic gadolinium-enhanced MR Imaging. Radiology 194 (1995) 529–536
11. Bollow, M., J. Braun, M. Taupitz, J. Häberle, B. H. Reißhauer, S. Paris, S. Mutze, V. F. Seyrekbasan, K. J. Wolf, B. Hamm: Intraarticular corticosteroid injection into the sacroiliac joints using CT guidance in patients with spondyloarthropathy: indication and follow-up with contrast-enhanced MR Imaging. J. Comput. assist. Tomogr. 20 (1996) 512–521
12. Bollow, M., W. Knauf, A. Korfel, M. Taupitz, K. J. Wolf, B. Hamm: Initial experience with dynamic Magnetic Resonance Imaging in evaluation of normal bone marrow versus malignant bone marrow infiltrations in human. Magn. Reson. Imag. (1997) in press
13. Borlaza, G. S., R. Seigel, L. R. Kuhns, A. E. Good, R. Rupp, W. Martel: Computed tomography in the evaluation of sacroiliac arthritis. Radiology 139 (1981) 437–440
14. Braun, J., M. Bollow, L. Neure, E. Seipelt, F. Seyrekbasan, H. Herbst, U. Eggens, A. Distler, J. Sieper: Use of immunohistologic and in situ hybridization techniques in the examination of sacroiliac joint biopsy specimens from patients with ankylosing spondylitits. Arthr. a. Rheum. 38 (1995) 499–505
15. Burgos-Vargas, R., J. Vazquez-Mellado: The early clinical recognition of juvenile-onset ankylosing spondylitis and its differentiation from juvenile rheumatoid arthritis. Arthr. and Rheum. 38 (1995) 835–844
16. Carrera, G. F., W. D. Foley, F. Kozin, L. Ryan, T. L. Lawson: CT of sacroiliitis. Amer. J. Roentgenol. 136 (1981) 41–46
17. Cassidy, J. T., J. E. Levinson, J. C. Bass, J. Baum, E. J. Brewer, C. W. Fink, V. Hanson, J. C. Jacobs, A. T. Masi, J. G. Schaller, J. F. Fries, D. McShane, D. Young: A study of classification criteria for a diagnosis of juvenile rheumatoid arthritis. Arthr. a. Rheum. 29 (1986) 274–281
18. Chevalley, P., J. Garcia: Imagerie des sacro-iliites infectieuses. J. Radiol. 72 (1991) 1–10
19. Cohn, S. M., D. J. Schoetz: Pyogenic sacroiliitis. Another imitator of the acute abdomen Surgery 100 (1986) 95–98
20. Coppola, J., N. M. Muller, G. D. Connel: Computed tomography of musculoskeletal tuberculosis. J. Canad. Ass. Radiol. 8 (1987) 199–203
21. Coy, J. T., C. R. Wolf, T. D. Brower, W. G. Winter: Pyogenic arthritis of the sacro-iliac joint: long-term follow-up. J. Bone Jt Surg. 58 (1976) 845–849
22. Dahlqvist, S. R., L. G. Nordmark, A. Bjelle: HLA-B27 and involvement of sacroiliac joints in rheumatoid arthritis. J. Rheumatol. 11 (1984) 27–32
23. Dale, K.: Radiograph grading of sacroilits in Bechterew's syndrome and allied disorders. Scand. J. Rheumatol. 100, Suppl 32 (1980) 692–697
24. Dale, K., O. Vinje: Radiography of the spine and sacroiliac joints in ankylosing spondylitis and psoriasis. Acta radiol., Diagn. 26 (1985) 145–159
25. Delbarre, F., J. Rondier, F. Delrieu: Pyogenic infection of the sacro-iliac joint. J. Bone Jt Surg. 57 (1975) 818–825
26. Deqeker, J., T. Goddeeris, M. Walravens, M. DeRoo: Evaluation of sacroiliitis: comparison of radiological and radionuclide techniques. Radiology 128 (1978) 687–689
27. De Smet, A. A., J. D. Gardner, H. B. Lindley, J. E. Goin, S. L. Fritz: Tomography for evaluation of sacroiliitis. Amer. J. Roentgenol. 139 (1982) 577–581
28. Dihlmann, W.: Röntgendiagnostik der Sakroiliakalgelenke und ihrer nahen Umgebung. Thieme, Stuttgart 1978
29. Dihlmann, W.: Röntgendiagnostik bei der Spondylosis hyperostotica. In Ott, V. R.: Spondylosis hyperostotica. Enke, Stuttgart 1982
30. Dihlmann, W., J. Bandick: Die Gelenksilhouette. Springer, Berlin 1995
31. Dihlmann, W., R. Lindenfelser, W. Selberg: Sakroiliakale Histomorphologie der ankylosierenden Spondylitis als Beitrag zur Therapie. Dtsch. med. Wschr. 102 (1977) 129–132
32. Dihlmann, W., K. F. Gürtler, M. Heller: Sakroiliakale Computertertomographie. Fortschr. Röntgenstr. 130 (1979) 659–665
33. Dougados, M., S. von der Linden, R. Juhlin et al.: The European Spondyloarthropathy Study Group preliminary criteria for the classification of spondyloarthropathy. Arthr. a. Rheum. 34 (1991) 1218–1227
34. Duda, S. H., M. Laniado, F. Schick, M. Strayle, C. D. Claussen: Normal bone marrow in the sacrum of young adults: differences between the sexes seen on chemical-chift MR Imaging. Amer. J. Roentgenol. 164 (1995) 935–940
35. Dunn, E. J., D. M. Bryan, J. T. Nugent, R. A. Robinson: Pyogenic infections of the sacroiliac joint. Clin. Orthop. 118 (1976) 113–117
36. Dunn, N. A., B. H. Mahida, M. V. Merrick, G. Nuki: Quantitative sacroiliac scintiscanning: a sensitive and objective method for assessing efficacy of nonsteroidal, anti-inflammatory drugs in patiens with sacroiliitis. Ann. rheum. Dis. 43 (1984) 157–159
37. Esdaile, J. M., L. Rosenthall, R. Terkeltaub, R. Kloiber: Prospective evaluation of sacroiliac scintigraphy in chronic inflammatory back pain. Arthr. a. Rheum. 23 (1980) 998–1003
38. Fam, A. G., J. D. Rubenstein, H. Chin-Sang, F. Y. K. Leung: Computed tomography in the diagnosis of early ankylosing spondylitis. Arthr. a. Rheum. 28 (1985) 930–937
39. Feldmann, J. L., C. J. Menkés, B. Weill, F. Delrieu, F. Delbarre: Les sacro-iliites infectieuses. Etude mulicentrique sur 214 observations. Rev. Rhum. 48 (1981) 83–91
40. Forrester, D. M.: Imaging of sacroiliac joints. Radiol. Clin. N. Amer. 28 (1990) 1055–1072
41. D. M. Forrester, P. N. Hollingsworth, R. L. Dawkin: Difficulties in the radiographic diagnosis of sacroiliitis. Clin. rheum. Dis. 9 (1983) 323–332
42. Friedburg, H., S. Meske, J. Hennig, P. Billmann, H. H. Peter, W. Wenz: Die Kernspintomographie des Sakroiliakalgelenkes. Radiologe 27 (1987) 130–134
43. Gifford, D. B., M. Patzakis, D. Ivler: Septic arthritis due to pseudomonas in heroin addicts. J. Bone Jt Surg. 57 (1975) 631–635
44. Gillespie, H. W., G. Lloyd-Roberts: Osteitis condensans. Brit. J. Radiol. 26 (1953) 16–21
45. Goldberg, R. P., R. K. Genant, R. Shimshak, D. Shames: Applications and limitations of quantitative sacroiliac joint scintigraphy. Radiology 128 (1978) 683–686
46. Gordon, G., S. A. Kabins: Pogenic sacroiliitis. Amer. J. Med. 69 (1980) 50–56

47 Grob, K. R., W. L. Neuhuber, R. O. Kissling: Die Innervation des Sacroiliacalgelenkes beim Menschen. Z. Rheumatol. 54 (1995) 117–122

48 Guyot, D. R., A. Manoli, G. A. Kling: Pyogenic sacroiliitis in IV drug abusers. Amer. J. Roentgenol. 149 (1987) 1209–1211

49 Häfner, R.: Die juvenile Spondarthritis. Retrospektive Untersuchung an 71 Patienten. Mschr. Kinderheilk. 135 (1987) 41–46

50 Hadjipavlou, A., P. Lander, H. Srolovitz: Pagetic arthritis. Pathophysiology and management. Clin. Orthop. 208 (1986) 15–19

51 Haliloglu, M., M. B. Kleinmann, A. R. Siddiqui, M. D. Cohen: Osteomyelitis and pyogenic infection of the sacroiliac joint. MR findings and review. Pediat. Radiol. 24 (1994) 333–335

52 Hare, H. F., G. E. Haggart: Oteitis condensans ilii. J. Amer. med. Ass. 128 (1945) 723–727

53 Ho, G., N. Sadovnikoff, C. M. Malhotra, B. C. Claunch: Quantitative sacroiliac joint scintigraphy: a critical assessment. Arthr. a. Rheum. 22 (1979) 827–844

54 Hollingsworth, P. N., P. S. Cheak, R. L. Dawkons, E. T. Owen, A. Calin, P. H. N. Wood: Observer variation in grading sacroiliac radiographs in HLA B27 positive individuals. J. Rheumatol. 10 (1983) 247–254

55 Hudson, O. C.: Acute suppurative arthritis of the sacroiliac joint. Med. Tms 63 (1935) 342–345

56 Huppertz, H. I.: Die undifferenzierte juvenile Spondylarthropathie. Kinderarzt 25 (1994) 455–465

57 Huppertz, H. I., H. J. Suschke: Chronisch entzündliche Gelenkerkrankungen im Kindes- und Jugendalter. Mschr. Kinderheilk. 142 (1994) 367–382

58 Hussein, A.: Das Spektrum der postenteritischen reaktiven Arthritiden im Kindesalter. Mschr. Kinderheilk. 135 (1987 a) 93–98

59 Hussein, A.: Die HLA-B27-assoziierten Spondyloarthritiden im Kindesalter. Mschr. Kinderheilk. 135 (1987 b) 185–194

60 Hussein, A., H. Abdul-Khaliq, H. von der Hardt: Atypical spondyloarthritis in children: proposed diagnostic criteria. Europ. J. Pediat. 148 (1989) 513–517

61 Hutton, C. F.: Osteitis condensans ilii. Brit. J. Radiol. 26 (1953) 490–493

61a Segal, G., D. S. Kellogg: Osteitis condensans ilii. Amer. J. Roentgenol. 71 (1954) 643–649

62 Jelk, W.: Wie lautet Ihre Diagnose? Arthritis psoriatica. Schweiz. Rdsch. Med. Prax. 83 (1994) 319–321

63 Kaufmann, H. J.: Röntgenbefunde am kindlichen Becken bei angeborenen Skelettaffektionen und chromosomalen Aberrationen. Thieme, Stuttgart 1964

64 Khan, M. A.: An overview of clinical spectrum and heterogeneity of spondyloarthropathies. In Khan, M. A.: Spondyloarthropathies. Rheum. Dis. Clin. N. Amer. 18 (1992) 1–10

65 Klein, M. A., C. S. Winalski, M. R. Wax, D. R. Piwnica-Worms: Mr imaging of septic sacroiliitis. J. Comput. assist. Tomogr. 15 (1991) 126–132

66 Knutsson, F.: Changes in the sacroiliac joints in morbus Bechterew and osteitis condensans. Acta radiol. 33 (1950) 557–569

67 Le Breton, C., I. Frey, M. F. Carette, J. Rischaud, A. Kujas, J. Korzee, J. M. Bigot: Infectious sacroiliitis: value of computed tomography and magnetic resonance imaging. Europ. J. Radiol. 2 (1992) 233–239

68 L'Episcopo, J. B.: Suppurative arthritis of the sacroiliac joint. Ann. Surg. 104 (1936) 289–303

69 van der Linden, S., H. A. Valkenburg, A. Cats: Evaluation of diagnostic criteria for ankylosing spondylitis. Arthr. a. Rheum. 27 (1984) 361–368

70 Mau, W., H. Zeidler, R. Mau, A. Majewski, J. Freyschmidt, H. Deicher: Clinical features and prognosis of patients with possible ankylosing spondylitis: results of a 10-year follow up. J. Rheumatol. 15 (1988) 1109–1114

71 Mielants, H., E. M. Veys, R. Joos, C. Cuvelier, M. De Vos, F. Proot: Late onset pauciarticular juvenile chronic arthritis: relation to gut inflammation. J. Rheumatol. 14 (1987) 459–465

72 Miller, J. H., G. F. Gates: Scintigraphy of sacroiliac pyarthrosis in children. J. Amer. med. Ass. 238 (1977) 2701–2704

73 Morgan, J. C., J. G. Schlegelmilch, P. K. Spiegel: Early diagnosis of septic arthritis of the sacro-iliac joint by use of computed tomography. J. Rheumatol. 8 (1981) 979–982

74 Moritz, J. D., H. Ganter, C. Winter: Vergleich von konventioneller Tomographie und Computertomographie bei Erkrankungen der Sakroiliakalgelenke. Röntgen-Bl. 43 (1990) 439–443

75 Murphey, M. D., L. H. Wetzel, J. M. Bramble, E. Levine, K. M. Simpson, H. B. Lindsley: Sacroiliitis: MR Imaging findings. Radiology 180 (1991) 239–244

76 Murphy, M. E.: Primary pyogenic infection of sacroiliac joint. N. Y. St. J. Med. 77 (1977) 1309–1311

77 Namey, T. C., J. McIntyre, M. Buse, E. C. LeRoy: Nucleographic studies of axial sponarthritides. I. Quantitative sacroiliac scintigraphy in early HLA-B27-associated sacroiliitis. Arthr. a. Rheum. 20 (1977) 1058–1064

78 Numaguchi, Y.: Osteitis condensans ilii, including its resolution. Radiology 98 (1971) 1–8

79 Olivieri, I., G. Gemignani, E. Camerini: Differential diagnosis between osteitis condensans ilii and sacroiliitis. J. Rheumatol. 17 (1990) 1504–1512

80 Olivieri, I., G. Gemignani, E. Cemerini, R. Semeria, G. Pasero: Computed tomography of the sacroiliac joints in four patients with Behçet's syndrome – confirmation of sacroiliitis. Brit. J. Rheum. 29 (1990) 264–267

81 Pollack, M., A. Gurman, J. G. Salis: Pyogenic infection of the sacro-iliac joint. Orthop. Grand Rounds 3 (1986) 2–9

82 Raffi, M., H. Firooznia, C. Golimbu: Computed tomography of septic joints. Comput. Tomogr. 9 (1985) 51–60

83 Rosenberg, D., A. M. Baskies, P. J. Deckers, B. E. Leiter, J. I. Ordia, I. G. Yablon: Pyogenic sacroiliitis. An absolute indication for computed tomographic scanning. Clin. Orthop. 184 (1984) 128–132

84 Russell, A. S., B. C. Lentle, J. S. Percy: Investigation of sacroiliac disease: comparative evaluation of radiological and radionuclide techniques. J. Rheumatol. 2 (1975) 45–51

85 Sandrasegaran, K., A. Saifuddin, A. Coral, W. P. Butt: Magnetic Resonance Imaging of septic sacroiliitis. Skelet. Radiol. 23 (1994) 289–292

86 Sashin, D.: A critical analysis of the anatomy and the pathologic changes of the sacro-iliac joints. J. Bone Jt Surg. 12 (1930) 891–910

87 Schmorl, G., H. Junghanns: Die gesunde und die kranke Wirbelsäule in Röntgenbild und Klinik. Thieme, Stuttgart 1968

88 Scott, W. W., E. K. Fishman, J. E. Kuhlman, C. I. Caskey, J. J. O'Brien, G. S. Walia, T. M. Bayless: Computed tomography evaluation of the sacroiliac joints in Crohn disease. Radiologic/clinical correlation. Scelet. Radiol. 19 (1990) 207–210

89 Shannahan, M. D. G., C. E. Ackroyd: Pyogenic infection of the sacro-iliac joint. a report of 11 cases. J. Bone Jt Surg. 67 (1985) 605–608

90 Shichikawa, K., M. Tsujimoto, J. Nishioka, Y. Nishibayashi, K. Matsumoto: Histopathology of early sacroiliitis and enthesis in ankylosing spondylitis. In Ziff, M., S. B. Cohen: Advances in Inflammation Research. Vol. 9. The Spondylarthropathies. Raven, New York 1985 (pp. 15–24)

91 Shipp, F. L., G. E. Haggart: Further experience in the management of osteitis condensanns ilii. J. Bone Jt Surg. 32 (1950) 841–847

92 Sicard, J. A., L. Gally, J. Haguenau: Ostéitis condensantes, a étiologie inconnue. J. Radiol. Électrol. 10 (1926) 503–507

93 Silberstein, M., O. Hennessy, L. Lau: Neoplastic involvement of the sacroiliac joint: MR and CT features. Austr. Radiol. 36 (1992) 334–338

94 Singal, D. P., P. de Bosset, D. A. Gordon, H. A. Smythe, M. B. Urowitz, B. E. Koehler: HLA antigens in osteitis condensans ilii and ankylosing spondylitis. J. Rheumatol. 4 Suppl. 3 (1977) 105–108

95 Solonen, K. A.: The sacroiliac joint in the light of anatomical, roentgenological and clinical studies. Acta orthop. scand. 28, Suppl. (1957) 1–127

96 Spoendlin, M., W. Zimmerli: Pyogene Sakroiliitis. Schweiz med. Wschr. 118 (1988) 799–805
97 Steere, A. C., S. E. Mlawista, D. R. Snydman: Lyme arthritis: an epidemic of oligoarticular arthritis in children and adults in three Connecticut communities. Arthr. a. Rheum. 20 (1977) 7–17
98 Ström, H., N. Lindvall, B. Hellstrom, L. Rosenthal: Clinical, HLA, and roentgenological follow up study of patients with juvenile arthritis: comparison between the long term outcome of transient and persistent arthritis in children. Ann. rheum. Dis. 48 (1989) 918–923
99 Taggart, A. J., S. M. Desai, J. M. Iveson, P. W. Verow: Computerized tomography of the sacro-iliac joints in the diagnosis of sacro-iliitis. Brit. J. Rheum. 23 (1984) 258–266
100 Thompson, M.: Osteitis condensans ilii and its differentiation from ankylosing spondylitis. Amer. rheum. Dis. 13 (1954) 147–156
101 Truckenbrodt, H., R. Hafner: Die Psoriasisarthritis im Kindesalter. Ein Vergleich mit den Subgruppen der juvenilen chronischen Arthritis. Z. Rheumatol. 49 (1990) 88–94
102 Vogler, J. B., W. H. Brown, C. A. Helms, H. K. Genant: The normal sacroiliac joint: a CT study of asymptomatic patients. Radiology 151 (1984) 433–437
103 Yazici, H., M. Turunc, H. Özdogan, S. Yurdakul, A. Akinci, C. G. Barnes: Observer variation in grading sacroiliac radiographs might be a cause of sacroiliitis in certain disease states. Ann. rheum. Dis. 46 (1987) 139–145
104 Wilbur, A. C., B. G. Langer, D. G. Spigos: Diagnosis of sacroiliac joint infection in pregnancy by Magnetic Resonance Imaging – case report. Magn. Reson. Imag. 6 (1988) 341–343
105 Wilkinson, M., J. A. Meikle: Tomography of the sacroiliac joints. Ann. rheum. Dis. 25 (1966) 433–440
106 Withrington, R. H., R. A. Sturge, N. Mitchell: Osteitis condensans ilii or sacro-iliitis? Scand. J. Rheumatol. 14 (1985) 163–166
107 Zeidler, H., W. Mau, M. A. Khan: Undifferentiated spondyloarthropathies. Rheum. Dis. Clin. N. Amer. 18 (1992) 187–202

15 Anhang

M. Vahlensieck

15.1 Differentialdiagnose der geschwollenen Extremität mittels MRT

Eine diffuse Schwellung einer oder mehrerer Extremitäten kann mitunter differentialdiagnostische Probleme bereiten. Neben der klinischen Untersuchung spielen invasive diagnostische Methoden, wie die Phlebographie, eine wichtige Rolle in der weiteren Abklärung. Mittels MRT kann eine nichtinvasive Diagnostik erfolgen (4).

Phlebödem. Es wird durch eine venöse Stase bei Thrombosen, chronisch venöser Insuffizienz, Herzinsuffizienz usw. verursacht. Je nach zugrunde liegender Ursache ist es ein- oder beidseits. Die resultierende teigige Schwellung ist komprimierbar und betrifft auch jeweils Hand- oder Fußrücken. Bei chronischen Verläufen kommt es zur Induration. In der MRT zeigt sich ein:
- diffuses Muskelödem mit erhöhter Signalintensität auf T_2-gewichteten Aufnahmen,
- Signalerhöhung auch in den subkutanen Gewebsschichten,
- nach Kontrastmittelapplikation zeigt sich im Muskelkompartiment ein Enhancement,
- die Muskelloge ist im Querschnitt vergrößert.

Lymphödem. Hier zeigt sich eine indurierte, nichtkomprimierbare meist einseitige Schwellung mit Beteiligung von Hand- bzw. Fußrücken. Man unterscheidet primäre von sekundären Formen mit unterschiedlichen Stadien (reversible Schwellung, irreversible Schwellung, Elephantiasis). In der MRT sieht man auf T_2-Aufnahmen:
- deutliche Signalerhöhung in der Subkutis mit Akzentuierung der subkutanen fibrösen Bindegewebszüge (Honigwabenmuster) (Abb. 15.1),
- die Muskulatur ist in ihrer Signalintensität regelrecht,
- die Subkutis ist deutlich verdickt, bei weitgehend normalem Querschnitt der Muskelloge,
- nach Kontrastmittelapplikation zeigt sich ein subkutanes Enhancement.

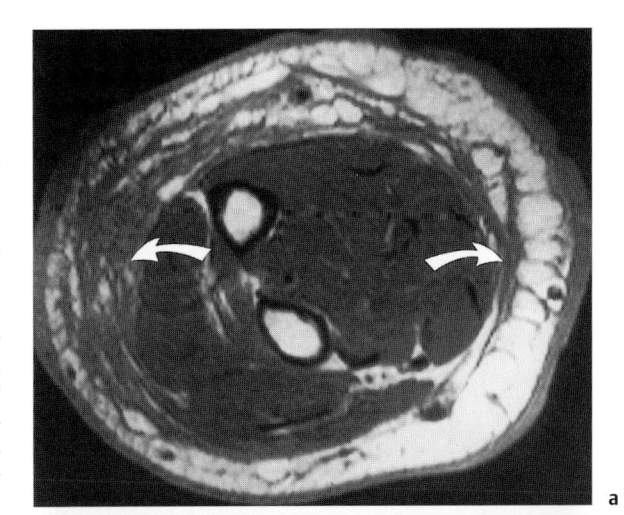

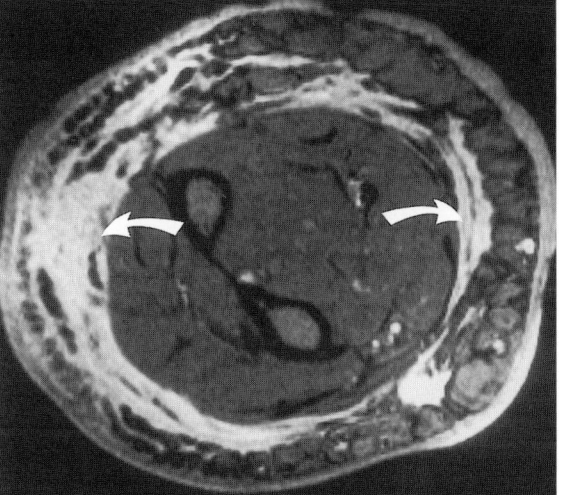

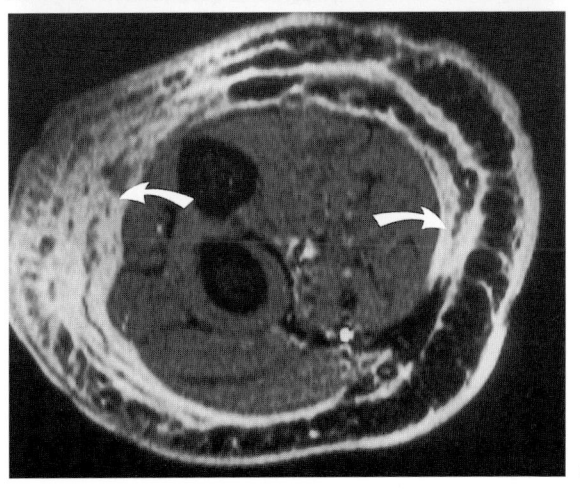

Abb. 15.1a–c Patientin mit Mammakarzinom und massivem Lymphödem des linken Unterarms. Axiale MRT. **a** T_1-gewichtete SE-, **b** T_2^*-gewichtete GRE-, **c** fettunterdrückte STIR-Sequenz. Deutliche Auftreibung von Kutis und Subkutis durch Flüssigkeitseinlagerung (Pfeile, Honigwabenmuster) (signalarm auf T_1-gewichtetem Bild, signalreich auf T_2^*- und fettunterdrücktem Bild). Keine abnorme Flüssigkeitseinlagerung in der Muskulatur.

Lipödem. Es führt zu einer nichtkomprimierbaren beidseitigen Schwellung unter Aussparung von Hand- und Fußrücken. Es handelt sich um eine lipomatöse Hypertrophie, meist bei adipösen Frauen über 20 Jahren. In der MRT sieht man:
- eine massive Vermehrung subkutanen Fetts bei regelrechter Darstellung des Muskelkompartiments,
- die Signalintensitäten sind normal.

Mischformen kommen häufig vor und zeigen unterschiedliche Ausprägungen mit den oben beschriebenen Mustern. Andere Ursachen für eine Schwellung einer Extremität, wie beispielsweise Angiome oder Morbus Sudeck, können meist mittels Anamnese, klinischer und morphologischer Kriterien ausgeschlossen werden.

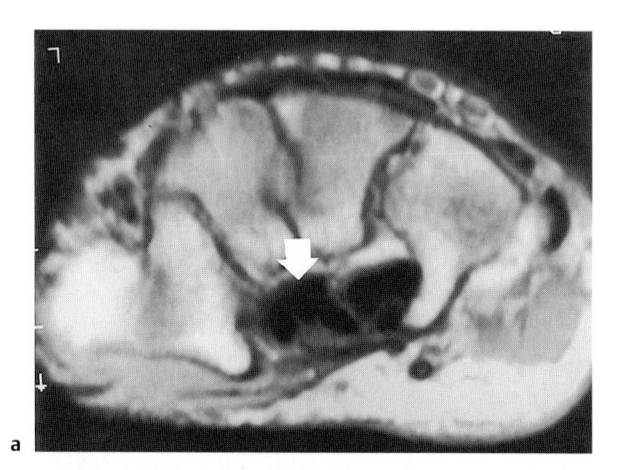

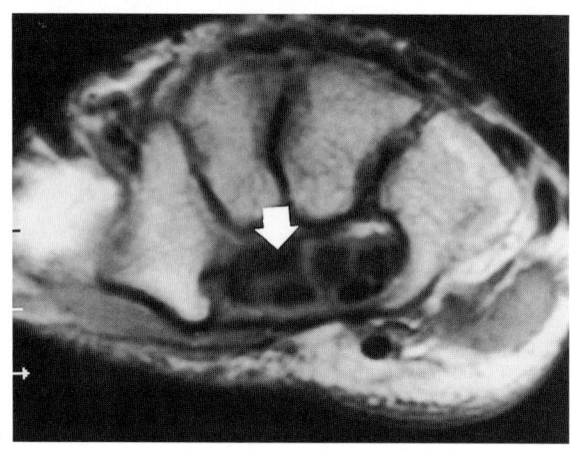

Abb. 15.**2 a** u. **b** Magic-angle-Phänomen. Handgelenk, axiale Schnittführung. Identische Parameter (protonendichtegewichtete SE-Technik, TR = 1800 ms, TE = 20 ms), identische Fensterung, vergleichbare Schnittführung durch den Karpaltunnel. **a** Die Hand liegt ausgestreckt, parallel zum Hauptmagnetfeld (Gerätelängsachse). **b** Der Arm wurde im Ellenbogengelenk gebeugt, so daß der Unterarm einen Winkel von 40–50 Grad, relativ zum Verlauf des Hauptmagnetfelds, einnimmt. In gebeugtem Zustand sieht man eine signalreichere Darstellung der Beugesehnen aufgrund des Magic-angle-Phänomens (Pfeile).

15.2 Magic-angle-Phänomen

Bestimmte Gewebe wie Knorpel und Sehnen weisen ein uneinheitliches (anisotropes) Signalverhalten bei Veränderung ihrer Ausrichtung relativ zur Ausrichtung des Hauptmagnetfelds auf. Dies hängt mit einer Veränderung der T_2-Relaxationszeit in Abhängigkeit von der räumlichen Orientierung des Gewebes zusammen (1, 2, 6). Durch die besondere räumliche Anordnung von Kollagenfasern in Sehnen und Knorpel wird die Spin-Spin-Koppelung der Protonen durch die Ausrichtung des Magnetfelds über Dipolinteraktionen beeinträchtigt und durch die Gleichung:

$$3\cos^2\theta - 1$$

charakterisiert, wobei θ dem Winkel zwischen dem Hauptmagnetfeld (B_0) und einem Vektor benachbarter Protonen entspricht. Durch Reduktion der Spin-Spin-Koppelung verlängert sich die T_2-Relaxationszeit. Die Spin-Spin-Koppelung ist minimal wenn $(3\cos^2\theta - 1) = 0$ ist. Dies ist bei $\theta = 55$ Grad und 125 Grad der Fall. Diese Winkel werden auch als Magic angle bezeichnet. Die Orientierung der Kollagenfibrillen hat keinen Einfluß auf die T_1- und T_2^* (effektive T_2-)Relaxationszeiten. Der Effekt auf die T_2-Zeit ist bei höherer Feldstärke deutlicher ausgeprägt.

Die Verlängerung der T_2-Relaxationszeit von Sehnen kann relativ stark ausgeprägt sein. Bei Längsausrichtung der Sehnen ($\theta = 0$ Grad) findet man T_2-Zeiten um 250 µs. Bei einer Positionierung von 55 Grad relativ zum Hauptmagnetfeld findet man T_2-Zeiten bis zu 22 ms (6). Dieser Effekt bewirkt, daß Sehnen, die einen Winkel von 55 Grad mit dem Hauptmagnetfeld einnehmen, auf Sequenzen mit relativ kurzer Echozeit eine artefizielle Signalerhöhung aufweisen (5). Am stärksten zeigt sich der Effekt auf protonendichtegewichteten Aufnahmen. Auf Sequenzen mit Echozeiten deutlich über 22 ms findet sich dieser Effekt kaum, und die Sehnen kommen hier unabhängig von ihrer Orientierung signalarm zur Darstellung.

Die klinische Bedeutung dieses Zusammenhangs ist groß, da Signalerhöhungen innerhalb von Sehnen durch Entzündungen, Einblutungen oder Teilrupturen verursacht werden können. Die artefizielle Signalerhöhung durch das Magic-angle-Phänomen sollte in Zweifelsfällen durch eine zusätzliche stark T_2-gewichtete Sequenz oder durch Applikation eines MTC-Pulses ausgeschlossen werden. Durch die Applikation eines MTC-Pulses kann der Anisotropieeffekt nämlich unterdrückt werden. Bisher bekannte Problemregionen dieses Phänomens sind die Insertion der Rotatorenmanschette an der Schulter, Beugesehnen am Sprunggelenk sowie Handgelenksehnen (Abb. 15.2) (5). Auch im hyalinen Gelenkknorpel werden diese orientierungsabhängigen Signalvariationen beobachtet (11), spielen aber für die klinische Diagnostik keine wesentliche Rolle. In bestimmten Orientierungen wird allenfalls die sonst übliche Schichtung des Knorpels nicht mehr sichtbar. Andere Gewebe wie Nieren, Muskel oder weiße Substanz zeigen keine Anisotropie der Relaxationszeiten bei verschiedenen Orientierungen im Magnetfeld auf.

15.3 Einsatz von Teilkörpersystemen (dedizierte Systeme)

Als Teilkörper-MRT-Systeme werden MR-Geräte bezeichnet, die aufgrund einer kompakten Bauweise den menschlichen Körper nicht gänzlich aufnehmen können. Diese Geräte „widmen" (dedizieren, engl. to dedicate) sich nur Teilen des menschlichen Körpers und werden auch dedizierte Systeme (engl. decicated systems) genannt. Sie basieren auf permanenten oder resistiven Magneten mit relativ niedrigen Feldstärken (ca. 0,02–0,3 T). Speziell für die Diagnostik der Extremitäten wurde kürzlich ein Gerät mit einem 1000 kg schweren Permanentmagneten und 0,18 T magnetischer Flußdichte entwickelt (ARTOSCAN, Esaote Biomedica, Genua, in Deutschland: Lunar Deutschland). Ein weiteres Gerät wird von der Fa. Magna-LAB unter der Bezeichnung Magna-SL angeboten. Es liefert 0,3 T und ist aufgrund seiner offenen Bauweise für Bewegungsstudien gut geeignet. Die Vorteile von Teilkörpersystemen liegen in den niedrigen Herstellungs- und Betriebskosten sowie dem geringeren Platzbedarf im Vergleich zu den auf der teuren Supraleitung basierenden Hochfeldgeräten. Nachteile stellen das niedrigere Signal-Rausch-Verhältnis und die fehlende Möglichkeit den gesamten Körper zu untersuchen dar (12). Insbesondere lassen sich mit dem ARTOSCAN beispielsweise das Schulter- und Hüftgelenk aufgrund der Konstruktion nicht untersuchen. Zum Ausgleich des geringeren Signal-Rausch-Verhältnisses wird auf den resultierenden Bildern entweder eine geringere räumliche Auflösung, ein stärkeres Rauschen oder aber eine längere Akquisitionszeit zur Bilderzeugung (= geringerer Patientendurchsatz) in Kauf genommen.

Erste Erfahrungen mit dem ARTOSCAN im Bereich der Gelenke weisen darauf hin, daß etwa 90% der Routinediagnostik im Bereich des Kniegelenks befriedigend absolviert werden können (3,8). Es liegen auch erste positive Erfahrungen mit der Handgelenkdiagnostik (9) und im Bereich der Sprung-, Ellenbogengelenke und peripheren Röhrenknochen (7) vor.

In jüngster Zeit wurden aufgrund der Entwicklung von Teilkörpersystemen zunehmend berufspolitische Probleme für den diagnostisch tätigen Arzt diskutiert (3,10).

Aufgrund der oben erwähnten Nachteile dürfte aber die Zukunft weiterhin in der Entwicklung und Nutzung von Ganzkörpersystemen, mit denen auch häufig angeforderte orthopädische Untersuchungen bzgl. der Wirbelsäule sowie der Schulter und des Hüftgelenks durchgeführt werden können, liegen. Durch die Entwicklung von Leitermaterialien, die bei höheren Temperaturen Supraleitung aufweisen, könnte die kostenintensive und umständliche Kühlung der Supraleiter durch flüssiges Helium entfallen und die Anschaffungs- und Betriebskosten dieser Hochfeldgeräte bedeutend gesenkt werden.

15.4 Untersuchungsprotokolle (tabellarisch)

Die hier aufgelisteten Untersuchungsprotokolle für 0,5 und 1,5 T basieren auf den Erfahrungen der Autoren dieses Buchs und den in den jeweiligen Kapiteln beschriebenen Details der Untersuchungstechnik. Die Werte sind als Empfehlungen zu verstehen, um eine Gelenkregion möglichst umfassend abzuklären. Abweichungen können sich aus speziellen Fragestellungen ergeben. Die Tabellenform soll den Vergleich zwischen verschiedenen Regionen sowie das rasche Auffinden bestimmter Parameter beim Planen einer Sequenz erleichtern. Werden Untersuchungen an einer anderen Feldstärke durchgeführt, so kann durch Extrapolieren der Werte von 0,5 und 1,5 T auf die Werte für die dritte Feldstärke rückgeschlossen werden.

• Temporomandibulargelenk

A. 0,5 T:

Schicht	Sequenz	TR	TE	TI	Flip	FOV	Matrix	Schicht	SiMi	Phase	Bemerkung
TRA	SE	kurz	20			100	256 × 128	5/1,0	2	cc	Scout, Körperspule
S-SAG	SE	425	30			100	256 × 192	4/0,3	4	cc	Mund geschlossen
S-SAG	SE	425	30			100	256 × 192	4/0,3	4	cc	Mund geöffnet
S-COR	SE	425	30			100	256 × 192	4/0,3	4	cc	

B. 1,5 T:

Schicht	Sequenz	TR	TE	TI	Flip	FOV	Matrix	Schicht	SiMi	Phase	Bemerkung
TRA	SE	kurz	20			100	256 × 128	5/1,0	2	cc	Scout, Körperspule
S-SAG	SE	600	20			100	256 × 256	3/0,1	4	cc	Mund geschlossen
S-SAG	SE	600	20			100	256 × 256	3/0,1	4	cc	Mund geöffnet
S-COR	SE	600	20			100	256 × 256	3/0,1	4	cc	
Option	SS-GRE	300	10		40	100	256 × 256	4/0,1	1	cc	

• Schulter

A. 0,5 T:

Schicht	Sequenz	TR	TE	TI	Flip	FOV	Matrix	Schicht	SiMi	Phase	Bemerkung
COR	SE	kurz	20			400	256 × 128	5/1,0	2	cc	Scout, Körperspule
TRA	SS-GRE	600	14/34		25	180	256 × 192	4/0,4	4	a.-p.	Ringspule
S-COR	SE	600	20			180	256 × 192	4/0,4	4	cc	Ringspule
S-COR	SS-GRE	600	14/34		25	180	256 × 192	4/0,4	4	cc	Ringspule
S-SAG	SS-GRE	600	14/34		25	180	256 × 192	4/0,4	4	cc	Ringspule
Option	Fast-STIR	1000	20	100		200	256 × 128	4/0,8	2	op	Ringspule

B. 1,5 T:

Schicht	Sequenz	TR	TE	TI	Flip	FOV	Matrix	Schicht	SiMi	Phase	Bemerkung
COR	SE	kurz	20			400	256 × 128	5/1,0	2	cc	Scout, Körperspule
TRA	SS-GRE	600	9/28		30	160	256 × 192	4/0,4	4	a.-p.	Ringspule
S-COR	SE	600	20			160	256 × 192	4/0,4	2	cc	Ringspule
S-COR	SS-GRE	600	9/28		30	160	256 × 192	4/0,4	4	cc	Ringspule
S-SAG	SS-GRE	600	9/28		30	160	256 × 192	4/0,4	4	cc	Ringspule
Option	Fast-STIR	1200	20	140		200	256 × 128	4/0,8	2	op	Ringspule

• Oberes Sprunggelenk

A. 0,5 T:

Schicht	Sequenz	TR	TE	TI	Flip	FOV	Matrix	Schicht	SiMi	Phase	Bemerkung
TRA	SE	kurz	15			400	256 × 128	5/1,0	1	a.-p.	Scout, Körperspule
COR	SE	600	15			160	256 × 192	4/0,4	4	cc	Kopfspule
COR	SE	2000	100			160	256 × 192	4/0,4	1	rl	Kopfspule
SAG	SS-GRE	600	14/34		25	160	256 × 192	4/0,4	4	cc	Kopfspule
TRA	SE	2000	100			160	256 × 192	4/0,4	1	a.-p.	Kopfspule
Option	Fast-STIR	1000	20	100		200	256 × 128	4/0,8	2	op	Kopfspule

B. 1,5 T:

Schicht	Sequenz	TR	TE	TI	Flip	FOV	Matrix	Schicht	SiMi	Phase	Bemerkung
TRA	SE	kurz	15			400	256 × 128	5/1,0	2	a.-p.	Scout, Körperspule
COR	SE	600	15			140	256 × 192	4/0,4	2	cc	Kopfspule
COR	SE	2000	100			140	256 × 192	4/0,4	1	rl	Kopfspule
SAG	SS-GRE	600	9/28		30	140	256 × 192	4/0,4	2	cc	Kopfspule
TRA	SE	2000	100			140	256 × 192	4/0,4	1	a.-p.	Kopfspule
Option	Fast-STIR	1200	20	140		200	256 × 128	4/0,8	2	op	Kopfspule

• Knie

A. 0,5 T:

Schicht	Sequenz	TR	TE	TI	Flip	FOV	Matrix	Schicht	SiMi	Phase	Bemerkung
TRA	SE	kurz	15			400	256 × 128	5/1,0	1	a.-p.	Scout, Körperspule
COR	SE	600	15			160	256 × 192	4/0,4	4	cc	Kniespule
COR	SE	2000	100			160	256 × 192	4/0,4	1	rl	Kniespule
SAG	SS-GRE	600	14/34		25	160	256 × 192	4/0,4	4	cc	Kniespule
TRA	SE	2000	100			160	256 × 192	4/0,4	1	a.-p.	Kniespule
Option	Fast-STIR	1000	20	100		160	256 × 128	4/0,8	2	op	Kniespule

B. 1,5 T:

Schicht	Sequenz	TR	TE	TI	Flip	FOV	Matrix	Schicht	SiMi	Phase	Bemerkung
TRA	SE	kurz	15			400	256 × 128	5/1,0	2	a.-p.	Scout, Körperspule
COR	SE	600	15			160	256 × 192	4/0,4	2	cc	Kniespule
COR	SE	2000	100			160	256 × 192	4/0,4	1	rl	Kniespule
SAG	SS-GRE	600	9/28		30	160	256 × 192	4/0,4	2	cc	Kniespule
TRA	SE	2000	100			160	256 × 192	4/0,4	1	a.-p.	Kniespule
Option	Fast-STIR	1200	20	140		160	256 × 128	4/0,8	2	op	Kniespule
TRA	SS-GRE-3-D	30	8		45	160	256 × 192	0,6	1	a.-p.	Meniskus-diagnostik

• Hüfte

A. 0,5 T:

Schicht	Sequenz	TR	TE	TI	Flip	FOV	Matrix	Schicht	SiMi	Phase	Bemerkung
TRA	SE	kurz	15			400	256 × 128	5/1,0	1	a.-p.	Scout, Körperspule
COR	SE	600	15			375	256 × 192	4/0,4	2	cc	Körperspule
S-COR	SS-GRE	600	14/34		25	180	256 × 192	4/0,4	4	cc	Ringspule
TRA	SS-GRE	600	14/34		25	180	256 × 192	4/0,4	4	a.-p.	Ringspule
Option	Fast-STIR	1000	20	100		200	256 × 128	4/0,8	2	op	Ringspule
S-SAG	SS-GRE	600	14/34		25	180	256 × 192	4/0,4	4	cc	Ringspule

B. 1,5 T:

Schicht	Sequenz	TR	TE	TI	Flip	FOV	Matrix	Schicht	SiMi	Phase	Bemerkung
TRA	SE	kurz	15			400	256 × 128	5/1,0	1	a.-p.	Scout, Körperspule
COR	SE	600	15			375	256 × 192	4/0,4	2	cc	Körperspule
S-COR	SS-GRE	600	9/28		30	180	256 × 192	4/0,4	2	cc	Ringspule
TRA	SS-GRE	600	9/28		30	180	256 × 192	4/0,4	2	a.-p.	Ringspule
Option	Fast-STIR	1200	20	140		200	256 × 128	4/0,8	2	op	Ringspule
S-SAG	SS-GRE	600	9/28		30	180	256 × 192	4/0,4	2	cc	Ringspule

- **Handgelenk**

A. 0,5 T:

Schicht	Sequenz	TR	TE	TI	Flip	FOV	Matrix	Schicht	SiMi	Phase	Bemerkung
TRA	SE	kurz	15			400	256 × 128	5/1,0	1	a.-p.	Scout, Körperspule
COR	SE	600	15			140	256 × 192	4/0,4	4	cc	kleine Ringspule
COR	SE	2000	100			140	256 × 192	4/0,4	1	rl	kleine Ringspule
SAG	SS-GRE	600	14/34		25	140	256 × 192	4/0,4	4	cc	kleine Ringspule
TRA	SE	2000	100			140	256 × 192	4/0,4	1	a.-p.	kleine Ringspule
Option	Fast-STIR	1000	20	100		160	256 × 128	4/0,8	2	op	kleine Ringspule

B. 1,5 T:

Schicht	Sequenz	TR	TE	TI	Flip	FOV	Matrix	Schicht	SiMi	Phase	Bemerkung
TRA	SE	kurz	15			400	256 × 128	5/1,0	2	a.-p.	Scout, Körperspule
COR	SE	600	15			120	256 × 192	3/0,4	2	cc	kleine Ringspule
COR	SE	2000	100			120	256 × 192	3/0,4	1	rl	kleine Ringspule
SAG	SS-GRE	600	9/28		30	120	256 × 192	3/0,4	2	cc	kleine Ringspule
TRA	SE	2000	100			120	256 × 192	3/0,4	1	a.-p.	kleine Ringspule
Option	Fast-STIR	1200	20	140		140	256 × 128	4/0,8	2	op	kleine Ringspule

- **Ellenbogen**

A. 0,5 T:

Schicht	Sequenz	TR	TE	TI	Flip	FOV	Matrix	Schicht	SiMi	Phase	Bemerkung
TRA	SE	kurz	15			400	256 × 128	5/1,0	1	a.-p.	Scout, Körperspule
SAG	SE	600	15			160	256 × 192	4/0,4	4	cc	Ringspule/Rechteckspule
SAG	SE	2000	100			160	256 × 192	4/0,4	1	a.-p.	Ringspule/Rechteckspule
COR	SS-GRE	600	14/34		25	160	256 × 192	4/0,4	4	cc	Ringspule/Rechteckspule
TRA	SE	2000	100			160	256 × 192	4/0,4	1	a.-p.	Ringspule/Rechteckspule
Option	Fast-STIR	1000	20	100		180	256 × 128	4/0,8	2	op	Ringspule/Rechteckspule

B. 1,5 T:

Schicht	Sequenz	TR	TE	TI	Flip	FOV	Matrix	Schicht	SiMi	Phase	Bemerkung
TRA	SE	kurz	15			400	256 × 128	5/1,0	2	a.-p.	Scout, Körperspule
SAG	SE	600	15			140	256 × 192	4/0,4	2	cc	Ringspule/Rechteckspule
SAG	SE	2000	100			140	256 × 192	4/0,4	1	a.-p.	Ringspule/Rechteckspule
COR	SS-GRE	600	9/28		30	140	256 × 192	4/0,4	2	cc	Ringspule/Rechteckspule
TRA	SE	2000	100			140	256 × 192	4/0,4	1	a.-p.	Ringspule/Rechteckspule
Option	Fast-STIR	1200	20	140		160	256 × 128	4/0,8	2	op	Ringspule/Rechteckspule

Abkürzungen:

a.-p.	= anterior-posterior
COR	= koronar
cc	= kraniokaudal
Fast-STIR	= Fast-Short-tau-inversion-recovery
Flip	= Anregewinkel
FOV	= Field of view
GRE	= Gradienten-Echo
Matrix	= Meßpunkte
op	= wahlweise (optional)
Phase	= Phasenkodierrichtung
rl	= rechts – links
SAG	= sagittal
S-COR	= schräg-koronar
Schicht	= Schichtdicke und Abstand
SE	= Spin-Echo
SiMi	= Signalmittelungen
S-SAG	= schräg-sagittal
SS-GRE	= Steady-state-Gradienten-Echo
TE	= Echozeit
TI	= Inversionszeit
TR	= Repetitionszeit
TRA	= transversal

Literatur

1 Berendsen, H. J. C.: Nuclear Magnetic Resonance study of collagen hydration. J. chem. Phys. 36 (1962) 3297–3305
2 Berendsen, H. J. C., C. Migchelsen: Hydration structure of fibrous macromolecules. Ann. N. Y. Acad. Sci. 125 (1965) 365–379
3 Brennpunkt: 76. Deutscher Röntgenkongreß – bleibt die MRT in der Radiologie. Fortschr. Röntgenstr. 163 (1995) IX–X
4 Duewell, S., K. D. Hagspiel, J. Zuber, G. K. von Schulthess, A. Bollinger, W. A. Fuchs: Swollen lower extremity: role of MR Imaging. Radiology 184 (1992) 227–231
5 Erickson, S. J., I. H. Cox, J. S. Hyde, G. F. Carrera, J. A. Strandt, L. D. Estkowski: Effect of tendon orientation on MR Imaging signal intensity: a manifestation of the „magic angle" phenomenon. Radiology 181 (1991) 389–392
6 Fullerton, G. D., I. L. Cameron, V. A. Ord: Orientation of tendons in the magnetic field and its effect on T_2 relaxation times. Radiology 155 (1985) 433–435
7 Gehardt, P., W. Golder, B. Kersting-Sommerhoff, N. Hof: MR-Tomographie der Extremitäten mit dem Teilkörpersystem ARTOSCAN. Röntgenpraxis 47 (1994) 4–13
8 Kersting-Sommerhoff, B., P. Gerhardt, W. Golder, N. Hof, K. A. Riel, H. Helmberger, M. Lenz, K. Lehner: MRT des Kniegelenkes: Erste Ergebnisse eines Vergleichs von 0,2-T-Spezialsystem mit 1,5-T-Hochfeldmagnet. Fortschr. Röntgenstr. 162 (1995 a) 390–395
9 Kersting-Sommerhoff, B., N. Hof, W. Golder, K. Becker, K. D. Werber: MRT des Handgelenks: „Granulomatöse Tendovaginitis vom Sarkoidosetyp" – eine seltene Ursache des Karpaltunnelsyndroms. Röntgenpraxis 48 (1995 b) 206–208
10 Podiumsdiskussion: Dedizierte Systeme in der Magnetresonanztomographie. BVDRN – Info 6–7 (1995) 6–7
11 Rubenstein, J. D., J. K. Kim, I. Morava-Protzner, P. L. Stanchev, R. M. Henkelman: Effects of collagen orientation on MR Imaging characteristics of bovine articular cartilage. Radiology 188 (1993) 219–226
12 Young, S. W.: Economic views on technical devices. Europ. J. Radiol. 3 (1993) 190–195

Sachverzeichnis

A

Abrißfraktur, okkulte 309
Abszeß, Glutäalregion 164
– intraspinaler, epiduraler 37
Acetabulumfraktur 155
– Hüftkopfnekrose, aseptische 146
Acetabulumtumor, intraartikuläre Ausbreitung 320
Achillessehne 225, 233
– STIR-Sequenz 234
Achillessehnendegeneration 234
Achillessehnenentzündung 234 f
Achillessehnenruptur 233 ff
Achillessehnenteilruptur 234 f
Ahlbäck-Krankheit 201
Akquisition, radiale 54
Akromioklavikulargelenk 54, 56 ff, 62
– Arthrose 64
– Erguß 64
– Kapsel, prominente 63 f
– Osteophyt 63 f
Akromion 57 f, 62
– Anstiegswinkel, flacher 63
– Hakenform 63
– Lagevarianten 62
Akromiondefekt, postoperativer 76
Akromioplastie 76 f
– Befund, postoperativer 77
Aktivitätsindex, Sakroiliitis 370 f
Alloarthroplastik bei Lunatummalazie 121
Allograft, Wirbelfusionsoperation 47
Ameloblastom 258 f
Amphiarthrose 112, 360
Amyloidose, Knochenmarkbeteiligung 300 f
Anämie, aplastische 298 ff
Angiolipom 343 f, 347
Angiomatose 344
Angiosarkom 329, 342
Ankylosierung, sakroiliakale 365
Anulus fibrosus 25, 27
– – Rißbildung 34
Aponeurosis plantaris 239 f
Arachnoideahernierung 48 f
Arachnoiditis 49
Artefakt, Kniegelenk-MRT 213
Arteria brachialis 84 f, 92 f
– poplitea, Pulsationsartefakt 213
– radialis 84 f
– ulnaris 84 f
Arthritis bei entzündlicher Darmerkrankung 364 f
– Kiefergelenk 256 f
– reaktive 364 f
– rheumatoide, Handgelenk 139
– – Hüftgelenk 162
– – juvenile, Ellenbogengelenk 95
Arthritisdiagnostik 74
Arthrographie, Ellenbogengelenk 108

– Handgelenk 130 f
– Kiefergelenk 259
Arthropathie, hämophile, Ellenbogengelenk 96
– – Kniegelenk 194 f, 197, 203
Arthrose, aktivierte 160, 162
Arthrosestadium 161
Arthrosis deformans, Kiefergelenk 258
Arthroskopie, Ellenbogengelenk 108
– Kniegelenk 178, 185, 214
– Knochenmarködem, entzündliches, nichtinfektiöses 307
Atlas 27 f
Atmungskettendefekt, MR-Spektroskopie 265
Außenband, Kniegelenk 171
Außenmeniskus 170 f
Außenmeniskushinterhorn, Dorsalverlagerung 181, 183
Autograft, Wirbelfusionsoperation 47
Axis 27 f
Axonotmesis 275

B

Baker-Zyste 207, 210 f
Band, Signalintensität 316
– skapholunares 113
– – Insuffizienz 120
Bandapparat, lateraler, Sprunggelenk 220
Bandläsion, skapholunäre 131
Bandscheibe 25, 27
– Alterungsprozeß 33 f
– Sequestrierung 35 f
Bandscheibendegeneration 30 ff
Bandscheibenprolaps 34 f, 40
– Differenzierung von postoperativem Narbengewebe 47
– Lagebeziehungen 37
– medianer 37
– mediolateraler 35
– Rezidiv 47
– sequestrierter 35 f
– subligamentärer 34 f
– thorakaler 36 f
– transligamentärer 35
– Vorzugslokalisationen 36
– Zeichen, indirekte 36
– zervikaler 36 f
Bandscheibenprotrusion 34 f
Bandscheibenrestprolaps 47
Bandscheibenveränderung, entzündliche 31
Bandscheibenvorfall s. Bandscheibenprolaps
Bandverletzung, Ellenbogen 100
Bankart-Läsion 72
– knöcherne 72
Becken 143 ff

– Anatomie 144 f
– Patientenlagerung 143
– Pulssequenz, T_2-gewichtete, spektralfettgesättigte 143
– SE-Sequenz 143 ff
– Spulenwahl 143
– STIR-Sequenz 143
– Untersuchungstechnik 143 f
Beckenermüdungsfraktur 157
Beckenfraktur, okkulte 156 f
Beckenknochen, Knochenmarkverteilungsmuster 292
Beckentumor, Strahlentherapie, Insuffizienzfraktur 157
Becker-Muskeldystrophie 276
Bestrahlung, Knochenmarkveränderung 303 f
– Muskelveränderung 280
Beugesehnenscheiden der Hand, Varianten 141
Bewegungstriggerung 21
Bilddarstellung, 3dimensionale 54
Bindegewebe, fibröses, MT-Quotient 11
Bizepskopf 55, 60
Bizepssehne 55 ff, 60
Bizepssehnendislokation 68
Bizepssehnenruptur 68, 74, 100
Bizepssehnenscheide, Flüssigkeitsansammlung 68
Blount-Krankheit 203
Blutergelenk 108
Body-array-Spule, Sakroiliakalgelenkuntersuchung 359
Bogen, korakoakromialer 54, 62
Bohrkanäle 154
Brodie-Abszeß 306
Brucella melitensis, Spondylodiszitis 41
B_0-Technik 19
B_1-Technik 18
Buntes Bild, röntgenologisches, sakroiliakales 371
Bursa (-ae), Ellenbogen 85
– gastrocnemio-semimembranosa 209 f
– Hüftregion 166
– iliopsoas 164 ff
– – entzündete 164 f
– Kniegelenk 210 f
– subacromialis-subdeltoidea 55 ff
– – Doppelfettstreifen 71 f
– – Erguß 64 f, 68, 71, 74
– – Erkrankung 71 f
– – Fettstreifen 57, 61, 71
– – – Lateralverlagerung 71
– – – Obliteration 71
– – – Tränenkonfiguration 71, 74
– – partiell resezierte 76
– – Peribursitis 71
– subcutanea calcanea, Entzündung 242
– – infrapatellaris 209
– – – Bursitis, chronische 212
– – malleoli lateralis, Entzündung 242

Bursa(-ae) subcutanea malleoli medialis, Entzündung 242
– tendinis calcanei, Entzündung 242
Bursitis, chronische 242
– Ellenbogen 97
– Fuß 242
– Hüftregion 164 f
– Kniegelenk 210 f
– olecrani 97
– subacromialis-subdeltoidea 71

C

Caffey-Krankheit 203
Capitulum humeri, Osteochondrose, avaskuläre 103, 105
– – Osteochondrosis dissecans 103
Caput mandibulae 249
Caudafasern, anatomische Varianten 49
Chemical shift imaging 17
– Knochenmark 289
Chemical-shift-Artefakt 140
Chemisch selektive Sättigung 7 f
Chemotherapie, Knochenmarkveränderungen 300
– lokale, Muskelveränderung 280
– Verlaufskontrolle 325
CHESS (chemisch selektive Sättigung) 7 f
Chondroblastom 334, 336
Chondrom 333 ff
– juxtakortikales 334
– periostales 334, 336
Chondromalacia patellae 192 f
Chondromatose, synoviale, Kiefergelenk 258
– – Schultergelenk 74
Chondromyxoidfibrom 334, 336
Chondrosarkom 329 ff
– myxoides 343
– sekundäres 329
Chopper-Dixon-Methode 7
Chordochondrosarkom 329
Chronizitätsindex, Sakroiliitis 370
Cine mode 20
Coalitio(nes) calcaneonavicularis 231 f
– talocalcanea 231 f
– tarsi 231 f
Computertomographie, Ellenbogen 107 f
Contrast-enhanced-GRE 4 ff
– in-phase 4 f
– opposed-phase 4 f
– out-of-phase 4 f
– Phasenlage 4
Cross relaxation 9
^{13}C-Spektroskopie s. Kohlenstoffspektroskopie
CT-Arthrographie, Ellenbogengelenk 108
– Schultergelenk 73
Cushing-Krankheit, Myopathie 285

D

Datensatz, anisotroper 14
– isotroper 14
Daumensattelgelenk 112 f
Deckplattenvorderkanten, lumbale, Brucella-melitensis-Infektion 41
Deltoideusfettstreifen 61
Denervierung, periphere, Nervenscheidentumor 346

Dens axis 27 f
Densfraktur 43
Dermatomyositis 278
Desmoidtumor 105, 333, 343 ff
– extraabdominaler 343 f
2-D-FLASH-Sequenz, Kniegelenkuntersuchung 178
3-D-FLASH-Sequenz, Kniegelenkuntersuchung 170
3-D-GRE-Sequenz, fettgesättigte, Hüftgelenkuntersuchung 144
– Handgelenkuntersuchung 112
– Hüftgelenkuntersuchung 160
– Kniegelenkuntersuchung 169
Diabetischer Fuß 242
Diastase, skapholunäre 131 f
Discus articularis, Kiefergelenk 247 ff
– intervertebralis s. Bandscheibe
– triangularis ulnae 112 f, 133 ff
– – degenerative Veränderung 117, 133
– – Reizzustand, chronischer 133
– – Ruptur 133
– – degenerativ bedingte 133, 135
– – – traumatische 133 ff
– – Signalintensität 133
– – variable Darstellung 117
Diskektomie 47
Diskusadhäsion 256 f
Diskusverlagerung 253 ff
Dissekat 200 f
Dissoziation, skapholunäre 131 f
Doppel-Echo-GRE 7
Doppel-Echo-Steady-state-GRE-Sequenz, Schultergelenkuntersuchung 53
Doppellinienzeichen 75
Dorsal intercalated segmental instability 132
Double-line sign 147 f
3-D-Rekonstruktion 13 f
3-D-Rendering 54
DRESS-Technik 19
Duchenne-Muskeldystrophie 276 f
Duralsackverziehung, narbenbedingte 47
Durasackkompression 36
Duraverletzung, intraoperative 48
Dysplasie, fibröse s. Knochendysplasie, fibröse
Dystrophia myotonica 276

E

Echodistanz 2
Echozahl 2 f
Echozeit, effektive 2
Eden-Hybinette-Operation 76 f
– Befund, postoperativer 77 f
Einblutung in Knochenmetastase 348
Eisenablagerung im Knochenmark 300
Ekchondrom 334, 336 f
Elastizitätskoeffizient 355
Elephantiasis neuromatosa 345
Ellenbogen 83 ff
– Anatomie 84 ff
– Bandverletzung 100
– Befund, posttherapeutischer 107
– Bildinterpretation, Fehlermöglichkeiten 107
– Bursitis 97
– Computertomographie 107 f
– CT-Arthrographie 108

– Diagnostikverfahren, bildgebende, klinische Wertigkeit 107 f
– Fettunterdrückung 84
– GRASS-Sequenz 84
– GRE-Sequenz 84
– Insertionstendopathie 98 f
– Knochennekrose, avaskuläre 103
– Muskelkompartimente 84
– Muskelverletzung 105 f
– Nervenkompressionssyndrom 100, 102
– Positionierung 83
– Röntgenaufnahme 107 f
– Schleimbeutel 85
– Schnittführung 94
– – koronare 84, 86 ff
– – sagittale 84, 89 ff
– – transversale 84, 92 f
– Sehnenruptur 98 ff
– Sequenzfolge 84
– Sequenzparameter 84
– SE-Sequenz 84, 86 ff
– Signalintensitäten 85, 94
– Sonographie 107 f
– Spulenwahl 83
– STIR-Sequenz 84
– Tumor 105 f
– Untersuchungsprotokoll 386
– Valgusstreß 100
– Verletzung, epiphysäre 105
– – köcherne 105
– – Weichteilverletzung 105 f
Ellenbogenarthritis 95 f
Ellenbogengelenk, Arthrographie 108
– Arthroskopie, diagnostische 108
– Erguß 95
– Hämophilie-bedingte Veränderungen 96
– Osteochondrosis dissecans 103
– Pannus 95 f
– Plicae 95
– Synovialitis 95 f
Ellenbogengelenkkapsel 85
Enchondrom 333 ff
Endplatte, neuromuskuläre 276
Energiebereitstellung, Muskulatur 264
Enhancementfaktor, Sakroiliitisaktivität 371
Enhancementslope 360
Enneking-Tumorstadieneinteilung 319
Enostom 339
Enthesiopathie, Rotatorenmanschette 66, 70
Entzündlich-rheumatische Erkrankung, Sakroiliakalgelenk 364 ff
Epicondylitis humeri lateralis 84, 98 f, 283
– – – SE-Sequenz 98 f
– – – STIR-Sequenz 98
– – medialis 98
Epiphysenverletzung, Ellenbogen 105
Erb-Muskeldystrophie 276
Ermüdungsbruch 309 f
– Becken 157
– Femur, proximales 155
Ewing-Sarkom 329
Exostose, kartilaginäre 334
Exostosen, kartilaginäre, multiple 335, 337
Extensorengruppe, lagterale, Unterschenkel 220
– vordere, Unterschenkel 220

Extensorensehnen, Unterschenkel 236
Extremität, geschwollene 381 ff
Extremitätenspule, Sprunggelenkuntersuchung 219
– Tumordiagnostik 313

F

Failed back surgery syndrome (FBSS) 47
Fasciitis plantaris 239 f
Faserkomplex, ulnarer 133 ff
– – Ruptur, degenerativ bedingte 133, 135
– – – traumatische 133 ff
Fast twitch fibers 264
FBSS (failed back surgery syndrome) 47
Femoropatellargelenk, Dyskinesie 191 f
Femur, Knochenmarkverteilungsmuster 294
– proximales, Fraktur, okkulte 155, 353
Femurfraktur 309, 353
Femurkondylus, Impressionsfraktur 181
– – osteochondrale 194
– Kontusionsherd 198
– – subchondraler 181
– Osteochondrosis dissecans 200 f
– Osteonekrose, kortikoidinduzierte 202
– – spontane 201
Femurkopf s. Hüftkopf
Femurmetaphyse, distale, Knochenmarkverteilungsmuster 293 f
Femurmetastase 314
– Fast-STIR-Sequenz 8
Femursarkom, osteogenes, Gefäßbeteiligung 321
Fersensporn 240
Fett, epidurales 26
– – Maskierung 36
– Signalintensität, GRE-Technik 5
– subkutanes, MT-Quotient 11
– – Signalintensität 316
Fettakkumulation, periartikuläre, Sakroiliakalgelenk 365 f
Fettinterponat 47
Fettmark, MT-Quotient 11
Fett-Muskel-Grenzfläche, Signalintensität, GRE-Technik 5
Fettsäureoxidation 264
Fettunterdrückung 7 f
– Achillessehnendarstellung 234
– Beckenuntersuchung 143
– Ellenbogenuntersuchung 84
– Histiozytom, fibröses, malignes 341
– Hüftgelenkuntersuchung 143
– Kniegelenk 169
– Knochenmark 305 f
– Knochenmarkuntersuchung 289
– Längsmagnetisierung 8
– Muskeluntersuchung 263
– Osteomyelitis 97
– Schulteruntersuchung 54
– Spoiled-GRE 7
– Sprunggelenkuntersuchung 219
– Tumordiagnostik 320
– Wirbelsäulenuntersuchung 30
Fettzellen, Anoxieempfindlichkeit 147
Fibrolipom 343
Fibrom, desmoplastisches 333
– nichtossifizierendes 332
Fibromatose, aggressive 343 ff
– oberflächliche 344

– tiefe 344
Fibrosarkom 329
Fibrose, postoperative, Differenzierung vom Tumorrezidiv 326
– Signalintensität 315
Fibröse Dysplasie s. Knochendysplasie, fibröse
Fibroxanthom 332
Fibula, distale, Streßfraktur 230
Ficat-Klassifikation, Hüftkopfnekrose, aseptische 146
Fingerbeugemuskulatur, T_2-Relaxationszeiten 273
Flachwirbel 333 f
Flexorenloge, oberflächliche, Unterschenkel 220
– tiefe, Unterschenkel 220
Flexorensehnen, tiefe, Unterschenkel 235 ff
Flipped-Meniskus-Zeichen 174, 176
Flip-Winkel 4
Flüssigkeit, intraartikuläre 243
– peritendinöse 243
Flüssigkeitsspiegel, Tumor 317
Foramen intervertebrale, eingeengtes 36
– sublabrales 59
Fossa cubiti 84
– supraspinata 59
– – Ganglion 69 f
– – Raumforderung 69
Fossa-acetabuli-Fettkörper 144
Fovea capitis femoris 144
Fraktur 309
– okkulte 308 f, 353
– – Femur, proximales 155, 353
– – Skelettszintigraphie 155 f
– osteoporotische 353
– tumorbedingte 353
Frakturödem 140
Funktionsuntersuchung, kinematische 20 ff
Fuß 219 ff
– Anatomie 219 ff
– Bildinterpretation, Fehlermöglichkeiten 243
– Bursitis 242
– diabetischer 242
– Dorsalseite 220
– Osteonekrose, spontane 230
– Schnittführung, axiale 222
– – koronare 225 f
– – sagittale 222 ff
– Sehnenerkrankung 233 ff
Fußhautulzeration, Diabetes mellitus 242
Fußknochen, akzessorische 243
Fußknochenosteomyelitis 242
Fußmuskeln, akzessorische 243 f
Fußosteomyelitis, chronische 305
Fußsohle, Gewebeschicht, oberflächliche 221
– Parästhesien 241
Fußuntersuchung, beidseitige 219
Fußwurzelknochensynostose 231 f

G

Gadolinium-DTPA-Injektion, intraartikuläre 64
Gadoliniumlösung 8
Ganglion, Fossa cubitalis anterior 106

– – supraspinata 69 f
– intraossäres, Os lunatum 136, 138
– Kniegelenk 211 f
– Kreuzband 211 f
– MT-Quotient 12
– Signalintensität 136
Gated-flow-Verfahren 12
Gaucher-Krankheit, Knochenmarkbeteiligung 300
Gd-DTPA, Ödem-Tumor-Differenzierung 322
– Tumortherapiekontrolle 325
Gefäße, Signalintensität 316
Gefäß-Nerven-Strang, Tumorbefall 321 f
Gelenk, intermetakarpales 112
Gelenkflüssigkeit s. Synovia
Gelenkkapsel, tibiofibulare, Ganglion 211
Gelenkkapsellipomatose 203
Gelenkknorpel, koxaler, Darstellung 143 f
– sakraler 360, 363
– Signalintensität 173
Gelenkkörper, freier, Ellenbogengelenk 103
– – Hüftgelenk 163
– – Kniegelenk 200 f
Gelenkreaktion, synovialitische, Osteoidosteom-bedingte 339
Gewebe, myxomatoides 343
Gicht, Bursitis olecrani 97
Glukose, ^{13}C-markierte 19
Glukozerebrosidablagerung im Knochenmark 300
Glutäalabszeß 164
Glykogenose, MR-Spektroskopie 265
– Myopathie 285
Glykolyse 264
Gonarthrose 177, 194 f
Gradienten-Echo-Sequenz s. GRE-Sequenz
Granulom, eosinophiles 333 f
– – Phasen 333 f
GRASS-Sequenz, Kniegelenk 170
– Kniegelenkuntersuchung 170
– Trabekelgewebedarstellung 355
– wasservorgesättigte, T_2-gesättigte 355
GRE-Sequenz 2 ff
– gegenphasierte, Knochenmarkuntersuchung 289
– Kiefergelenk 248
– Kniegelenk 294
– Knochentumor 320 f
– schnelle, Handgelenkuntersuchung 112
– – Wirbelsäulen-Funktionsdiagnostik 44 f
– T_1-gewichtete 4
– T_2^*-Zeit-Bestimmung 356
Guyon-Loge 116, 119, 136
– Nervus-ulnaris-Kompressionssyndrom 136

H

Haglund-Exostose 242
Halswirbelkörperfraktur 42
Halswirbelsäule, Funktionstomogramm 44
– Kinematographie 21
– SE-Sequenz, T_1-gewichtete 26, 28
– TSE-Sequenz, T_2-gewichtete 25

Halswirbelsäulenveränderung, degenerative 37
Halteapparat bei kinematographischer Untersuchung 20f
Hämangioendotheliom 344, 346
Hämangiom 105, 317, 338
– vertebrales 33f, 338
– – Signalintensität 315
– im Weichteilgewebe 344, 346
Hämatom, intramuskuläres 282
– intraspinales, epidurales 37, 45
– – postoperatives 50
Hämatomyelie 45
Hämatopoese 290
Hämophilie, Ellenbogengelenkbefund 96
– Kniegelenkveränderungen 194f, 197, 203
Hämosiderinablagerung 74
– extrazelluläre, bei HIV-Infektion 300
Hämosiderose, Knochenmarkbeteiligung 300
Hamstring muscles 283
Hand, Beugesehnenscheiden, Varianten 141
Handgelenk 111ff
– Arthrographie 130
– Arthrose 120
– Bildinterpretation, Fehlerquellen 140
– 3-D-GRE-Sequenz 112
– Ganglion 136, 138f
– GRE-Sequenz, schnelle 112
– Instabilitäten 132
– kinematographische Untersuchung 22, 112
– knöcherne Varianten 140
– Kontrastmittelinjektion 111
– Ligamente 112f
– – extrinsische 112f
– – intrinsische 112
– – Ruptur 130f
– Luxationen 132
– MR-Arthrographie 112
– Nervenkompressionssyndrom 134ff
– Osteonekrose, spontane 120ff
– Patientenlagerung 111
– Positionierungsfehler 140
– Schnittführung, koronare 116f
– – sagittale 117f
– – transversale 119
– Sehnenerkrankung 139f
– Sequenzfolge 111
– Sequenzparameter 111
– Spulenwahl 111
– Synovialitis 139
– Untersuchungsprotokoll 386
Handgelenkspule, Ellenbogenuntersuchung 83
Handgelenkzyste 137
Hand-Schüller-Christian-Krankheit 333
Handsehnen 114f
Handsehnenscheiden 114f
Handwurzel, Ganglionursprung 136
– Kompartimentierung 113
Handwurzelknochen 112, 116
– Fraktur, okkulte 125f
– Knochenkernverschmelzung, fehlende 140
– Knochenmarködem, posttraumatisches 125ff
– Kontusion 125
– Läsion, traumatische 125f
– Nutritialkanäle 140f

Hautfistel 305
Hautmetastase 349
Hemilamninektomie 46
Herbert-Schraube, Skaphoidosteosynthese 129f
HF-Pulse, adiabatische 19
High-grade-Chondrosarkom, entdifferenziertes 329
Hill-Sach-Läsion 75
– umgekehrte 75
Histiocytosis X 333
Histiozytom, fibröses, malignes 329, 331
– – – myxoides 343
– – – Rezidivrate 341
– – – Signalintensität 331, 341
– – – im Weichteilgewebe 341
HIV-Infektion, Hämosiderinablagerung, extrazelluläre 300
Hodgkin-Krankheit, Knochenmarkinfiltration 298
Hoffa-Fettkörper 172, 208
¹H-Spektroskopie s. Wasserstoffspektroskopie
Hüftdysplasie 158f
– Frühdiagnostik 158
Hüftgelenk 143ff
– Anatomie 144f
– Bildinterpretation, Fehlermöglichkeiten 164
– 3-D-GRE-Sequenz 160
– – fettgesättigte 144
– Knochendestruktion 162
– Osteochondromatose, synoviale 163
– Pulssequenz, T₂-gewichtete, spektralfettgesättigte 143
– Schicht, koronare 143
– – schräg-koronare 143
– – schräg-sagittale 143
– SE-Sequenz 143ff
– Spulenwahl 143
– STIR-Sequenz 143
– Synovialmembranverbreiterung 153
– Synovitis, villonoduläre, pigmentierte 162
– Untersuchungsprotokoll 385
Hüftgelenkerguß 159f, 162f
Hüftgelenkkapsel 145
Hüftgelenkknorpel, Darstellung 143f, 159
– Verdickung 153
Hüftgelenkkörper, freier 163
Hüftgelenkluxation 158f
– Hüftkopfnekrose, aseptische 146
– Sekundärarthrose 161
Hüftgelenkspalt, Verschmälerung 159
Hüftgelenkveränderung, degenerative 159ff
– rheumatische 159, 162
Hüftkopf 145
– Gefäßversorgung 146
Hüftkopfentkalkung 148
Hüftkopfepiphyse, Signalintensitätsminderung 153f
Hüftkopffraktur, subchondrale 146f
Hüftkopfkalottenfraktur 155
Hüftkopfnekrose 149, 151
– aseptische 146ff
– – Ficat-Klassifikation 146
– – Fraktur, subchondrale 146f
– – idiopathische 146
– – MRT-Indikation 148
– – Operationsplanung 148

– – posttraumatische 146
– – – Risiko 157
– – – Skelettszintigraphie 147
– – idiopathische 146, 153
– – Signalmuster 147
Hüftkopfosteoidosteom, intrakapsuläres 162
Hüftkopfreposition 158
Hüftosteoporose, transiente 303
Humeroglenoidalgelenk 54
Humeroradialgelenk 84f
Humeroulnargelenk 84f
– Osteochondrosis dissecans 103
Humeruskopf, Impressionsfraktur 75
– Knochennekrose, aseptische 74f
– Resorptionen, zystoide 66, 70
– Sehnenfixation, Befund, postoperativer 77
Humeruskopffraktur 310
Humerusmetaphyse, proximale, Knochenmark, hämatopoetisches 77
– – Knochenmarkverteilungsmuster 292f
Hybridtechnik 14
Hyperostosis triangularis ilii 371f
Hyperpressionssyndrom, laterales, femoropatellares 191
Hyperthyreose, Myopathie 285
Hypothyreose, Myopathie 285

I

Ileumwulst 374, 376
Impingement, Rotatorenmanschette 63, 66
Implantat, künstliches, Wirbelfusionsoperation 47
Impressionsfraktur, Femurkondylus 181, 194
– Humeruskopf 75
Infraspinatussehnenruptur 66, 68
Innenband, Kniegelenk 171f
Innenmeniskus 170f
Innenmeniskushinterhorn, Ruptur 176f
Innenmeniskusruptur 177f
Insertionstendopathie, Ellenbogenregion 98f
Instabilität, ligamentäre, der Wirbelsäule 44f
Insuffizienzfraktur 157
– osteoporotische 354
– nach Strahlentherapie 157
– traumatische 354
Interkuspidationsstellung 247
– habituelle 250
Inversion-recovery-Sequenz mit kurzer Inversionszeit s. STIR-Sequenz
ISIS-Verfahren 19

K

Kalkaneus, Streßfraktur 230
Kalkaneusknochenmarködem 240
Karpaltunnel 116, 119
– Raumforderung 134f
Karpaltunnelsyndrom 134f
Karpometakarpalgelenk 112
Karpometakarpalgelenk I 112f
Karpuslängsachse 118
Karzinom, Kiefergelenkregion 259

Kern-Overhauser-Effekt 18
Kiefergelenk 247 ff
– Anatomie 249 ff
– Arthritis 256 f
– Arthrographie, klinische Wertigkeit 259
– Arthrosis deformans 258
– Chondromatose, synoviale 258
– Diagnostikverfahren, bildgebende, klinische Wertigkeit 259
– Discus articularis 250
– – – Erkrankung 252 ff
– – – Formveränderung 252
– – – Signalintensität, angehobene 252 f
– – – – verminderte 252
– – – Strukturveränderung 252
– Diskusadhäsion 256 f
– Diskusperforation 256
– Diskusposition 247
– – physiologische 251
– Diskusreposition 253, 255
– Diskusverlagerung, anteriore 252 f
– – komplette 253
– – Nomenklatur 255
– – partielle 253
– – posteriore 255
– – transversale 255 f
– dynamische Studie 249
– Flüssigkeitsansammlung 258
– Führungsmuskel 250
– GRE-Sequenz 248
– Infektion 256
– Internal derangement 258
– – – Stadieneinteilung 252
– Karzinominfiltration 259
– Kompartimente 249
– Kondylusfehlstellung 256 f
– Kontrastmittelinjektion 248
– Patientenlagerung 247
– posttherapeutischer Befund 259
– Remodelling, kondyläres 258
– Schnittführung, axiale 247 f
– – parasagittale 247
– – schräg-koronare 250 f, 255
– – schräg-sagittale 247 ff
– – semikoronare 248
– – transversale 247 f
– Sequenzfolge 247 f
– SE-Sequenz, T_1-gewichtete 248
– – T_2-gewichtete 248
– Spulenwahl 247
– Stufendiagnostik 260
– Untersuchung, kinematographische 21 f, 249
– – bei Mundöffnung 25, 248
– Untersuchungsprotokoll 383
Kiefergelenkfunktion 250
Kiefergelenkkapsel 249 f
Kiefergelenkknacken 252
Kiefergelenkkopf 249
Kiefergelenkregion, Tumor 258 f
Kienböck-Krankheit s. Lunatummalazie
Kinematographie 20 ff
– Bewegungstriggerung 21
– Halteapparat 20 f
– Handgelenk 112
– Kiefergelenk 21 f, 249
– Schultergelenk 21, 54
– Sprunggelenk 22
Klarzellchondrosarkom 329

Klavikula, Knochenmarkverteilungsmuster 292
Klavikulaosteolyse, traumatische 74
Kniegelenk 169 ff
– Abduktionstrauma 185
– Adduktionstrauma 185
– Anatomie 170 ff
– Artefakt 213
– Arthropathie, hämophile 194 f, 197, 203
– Arthroskopie 178, 185, 214
– Bildinterpretation, Fehlermöglichkeiten 172, 213
– Bursae 210 f
– Bursitis 210 f
– 2-D-FLASH-Sequenz 178
– 3-D-FLASH-Sequenz 170
– 3-D-GRE-Sequenz 169
– 3-D-GRE-Technik 169
– Diagnostikverfahren, bildgebende, klinische Wertigkeit 213 f
– Ganglion 211 f
– GRASS-Sequenz 170
– GRE-Sequenz 294
– Hyperextension 185
– Innenbandverletzung 188 ff
– Knochenmarködem 196 ff
– Knorpelläsion 192 f
– Kompartimente, infrapatellare 208
– Kontrastmittelapplikation 178
– Magnetization-transfer-Subtraktionstechnik 173
– Magnetization-transfer-Technik 173
– meniskokapsuläre Separation 188, 190
– MR-Arthrographie 213
– – direkte 8
– – indirekte 9
– MTC-Subtraktionsbild 11
– Patientenlagerung 169
– Plicae synoviales 208 f
– Rekonstruktion, 3dimensionale 178
– Röntgenübersichtsaufnahme 213
– Schmerzpunktmarkierung 169
– Schnittführung, radiale 15
– – sagittale 170, 172
– Seitenbandverletzung 188 ff
– Sequenzfolge 169
– Sequenzparameter 169
– Sesambein, dorsales, akzessorisches 213
– SE-Sequenz 7, 169 f, 175 ff
– – schnelle 169
– Spulenwahl 169
– STIR-Sequenz 169
– Synovialmembranveränderung 203 ff
– TSE-Sequenz 3, 182
– – T_2-gewichtete 173
– Untersuchungsprotokoll 385
– Verletzung, chondrale 194
– – osteochondrale 194
Kniegelenkbeugerverletzung 283
Kniegelenkerguß 203
– Patellarsehnenverlauf 192
Kniegelenkerkrankung, degenerative 194 f
– rheumatische 195, 203 ff
Kniegelenkflüssigkeit 173
– zwischen Meniskus und Gelenkkapsel 176
Kniegelenkknorpel 173
– Signalintensität 173
Kniegelenkkörper, freier 200

Kniegelenktrauma 199
Kniegelenkveränderung, degenerative 173 ff, 194 f
– postoperative 178 f
Knochen, kortikaler, Signalintensität 316
– sklerotischer, Signalintensität 315
– trabekulärer, Darstellung, hochauflösende 354 f
– – Relaxometrie 355 f
Knochenabszeß 163
Knochendestruktion, hüftgelenknahe 162
Knochendichte 355
Knochendysplasie, fibröse 332, 343
– – Kiefergelenkregion 259
Knochenelastizität 355
Knochenfragment, Wirbelfusionsoperation 47
Knocheninfarkt 302 f
– Differenzierung vom Chondrom 334
– Frühstadium 302
– Spätstadium 302
Knochenkontusion 181, 196 ff, 308
Knochenlymphom, primäres 330
Knochenmark 289 ff
– Amyloidablagerung 300 f
– Anatomie 290 ff
– Bestrahlungsfolgen 303 f
– Chemotherapiefolgen 300
– Diagnostikverfahren, bildgebende, klinische Wertigkeit 311
– Eisenablagerung 300
– fettreiches 290 f
– – Verteilungsmuster 291 f
– Glukozerebrosidablagerung 300
– GRE-Sequenz, gegenphasierte 289
– hämatopoetisches 290 f
– – Humerusmetaphyse, proximale 77
– – Protonenspektroskopie 291
– – Verteilungsmuster 291 f
– Hauptkomponenten 291
– Kontrastmittelanwendung 289
– Relaxometrie 289
– SE-Phasenkontrastmethode 289
– SE-Sequenz, T_1-gewichtete 289
– – T_2-gewichtete 289
– Signalintensität 291
– STIR-Sequenz 289, 305 f
– Substanzablagerungen 300
– Traumafolgen 308 ff
– Zellinfiltration 295 ff
– – maligne 297 f
Knochenmarkdegeneration, fettige 30, 32
Knochenmarkfibrose 300
Knochenmarkhyperplasie 295
Knochenmarkhypoplasie 298 ff
Knochenmarkinfiltration, histiozytäre 333
– neoplastische, vertebrale 27 f, 42
Knochenmarkischämie 302
Knochenmarködem 8, 32, 40 f, 302
– Entlastungsbohrung 149
– entzündliches, nichtinfektiöses 307
– Femur, proximales 149
– Hüftkopfnekrose, aseptische 147, 149
– Kniegelenk 196 ff
– Os lunatum 123
– Osteomyelitis 163
– posttraumatisches, Handwurzelknochen 125 ff

Knochenmarkreaktion, degenerative 30 ff
Knochenmarkrekonvertierung 295 f
– Ausprägung 295 f
– Ursache 295
Knochenmarktransplantationsfolgen 301
Knochenmarkverfettung 298 ff
Knochenmarkzellen, Anoxieempfindlichkeit 147
Knochenmetastase 348
– Differentialdiagnose 349
– Einblutung 348
– melanotische 348
– osteoblastische 348
– Signalintensität 348 f
Knochennekrose 302
– aseptische, Humeruskopf 74 f
– avaskuläre, Ellenbogen 103
– Handgelenk 120 ff
– postttraumatische, Os scaphoideum 128 f
– spontane, Femurkondylus 201
– – Fußskelett 230
Knochentumor 313 ff
– Ausbreitung, lokale 318
– Ausdehnung, epiphysäre 320
– – intraartikuläre 320
– benigner 330 ff
– bindegewebiger 332 f
– Dignitätsbestimmung 318
– Gefäß-Nerven-Strang-Befall 321 f
– Handbereich 137
– Handgelenkbereich 137
– intramedulläre Ausdehnung 318 ff
– knochenbildender 339 f
– knorpelbildender 333 ff
– Kortikalisdestruktion 320
– maligner 326 ff
– Malignitätsgrad, histologischer 318
– Metastasierung 318
– Periostreaktion 320 f
– Rezidivrate 318
– Röntgendiagnostik 313
– Sequenzprotokoll 313
– Signalintensität 315 ff
– Spulenwahl 313
– Therapiekontrolle 324 f
– Therapiestrategie 318
– Therapieversagen 325
– Weichteilausdehnung 321
Knochenzyste, aneurysmatische 337 f
– einkammerige 338
– juvenile 338
– latente 338
– MT-Quotient 12
Knorpel, MT-Quotient 11
Knorpeldarstellung, Spoiled-GRE 7
Kohlenstoffspektroskopie 19
Köhler-Krankheit 203
Kollaps, karpaler 120
Kollateralband, radiales 98
– ulnares 98, 105
– – Ruptur 107
Kollateralbandverletzung, Kniegelenk 188 ff
– laterale, Sprunggelenk, oberes 237
Kompaktainsel 339
3-Kompartment-Arthrographie, Handgelenk 130
Kompartmentsyndrom 284
Kontrastdynamik 8
Kontrastmittel 8

– gadoliniumhaltiges, Applikation, intravenöse 9
– Ödem-Tumor-Differenzierung 322
Kopfspule, Fußuntersuchung, beidseitige 219
Korbhenkelriß 174 f
Körperspule, Beckenuntersuchung 143
– Hüftgelenkuntersuchung 143
– Tumordiagnostik 313
Kortikalisdefekt, fibröser 332
Koxarthrose 159 ff
– aktivierte 160, 162
Koxitis, rheumatische 162
– unspezifische 163
– – Behandlungsplanung 164
Kreatinasereaktion 263
Kreuzband, Ganglion 211 f
– hinteres 170 ff
– – Angulation, vermehrte 181, 183
– – knöcherner Ausriß 187
– vorderes 170 ff
– – Verletzung 180 ff
Kreuzbandruptur, hintere 185 f
– – Arthroskopie 185
– – Verletzungsmechanismus 185
– vordere 180 f
– – direkte Zeichen 180 f
– – indirekte Zeichen 181, 184
– – – Sensitivität 184
– – partielle 182, 185
Kreuzbandveränderung, postoperative 188
Kreuzbandverletzung 180 ff
Kreuzdarmbeingelenk s. Sakroiliakalgelenk
Kugelgelenk 145

L

Labrum acetabulare 144
– – Darstellung 159
– – Einriß 159
– – glenoidale 55 ff, 72 ff
– – Dislokation 72
– – Formvarianten 59, 77
– – hinteres 59
– – oberes vorders, Normvarianten 60
– – Ruptur 72
– – superiores, Verletzung 73
– – Teilruptur 72
– – unteres 61
– – Verletzung, MR-Arthrographie, direkte 8 f
– – – Untersuchung, kinematographische 21
– – vorderes 59
Labrumaplasie, partielle 59
Labrumzyste 74
Lambert-Eaton-Syndrom 276
Laminektomie 46 f
Laminotomie 46
Längsmagnetisierung 1
Lateralsklerose, amyotrophe 276
Lendenwirbelsäule, Anatomie 39
– SE-Sequenz, T_1-gewichtete 26 f
– Spinalkanaldurchmesser, anteriorposteriorer 37, 40
– Spinalkanalebene 29
– TSE-Sequenz, T_2-gewichtete 29
– Wirbelkörperebene 29
Letterer-Siwe-Krankheit 333

Leukämie, akute, lymphatische 298
– chronische, myeloische 298
– Knochenmarkinfiltration 297 f
Leyden-Muskeldystrophie 276
Ligamentum(-a) anulare radii 85
– Beurteilung 237
– capitis femoris 144
– cervicale 220
– coraco-acromiale 56, 58, 62
– – Ansatzvarianten 62
– – Inzision 76
– coracohumerale 62 f
– deltoideum 237
– – Fetteinlagerung 243
– fibulocalcaneare 238
– fibulotalare anterius 238
– – posterius, Fetteinlagerung 243
– flavum 27
– – Hypertrophie 38, 40
– glenohumeralia 54 ff, 59 f
– iliofemorale 144
– ischiofemorale 145
– meniscofemorale anterius 172
– – posterius 172
– plantare longum 221
– pubofemorale 145
– sacroiliaca 146
– talocalcaneum interosseum 220, 225
– teres capitis femoris 145, 159
– tibiofibulare anterius, Ruptur 239
– – posterius, Fetteinlagerung 243
– transversum genus 171 f
Lipödem 382
Lipom 343
– Ellenbogen 105
– intraossäres 333
– Signalintensität 315
– Wasserstoffspektroskopie 15 f
Lipoma arborescens 203
Lipomatose 343
– epidurale 343 f
Liposarkom 341 f
– hochdifferenziertes 342
– myxoides 342 f
– pleomorphes 342
– rundzelliges 342
– Signalintensität 315
Low-grade-Chondrosarkom, juxtakortikales 329
Lunatumluxation 132
Lunatummalazie 120 ff
– chronische 122
– Einbruch, initialer 120
– MRT-Befund, stadiumabhängiger 122 ff
– Röntgenbefund 120
– Stadieneinteilung 120
– Symptome 120
– Therapie 120 ff
– Ursache 120
Luxation, mittkarpale 132
– perilunäre 132
Lymphangiom 344
Lymphödem 381
– chronisches 342
Lymphom, malignes, Knochenmarkinfiltration 298

M

Magic-angle-Phänomen 11, 61, 117, 140, 382
– Meniskus 171, 178
Magnetization-transfer-contrast 9 ff
– resonanzfrequenzferne Methode 10
– resonanzfrequenzzentrierte Methode 10
Magnetization-transfer-Subtraktionstechnik 11
– Kniegelenkuntersuchung 173
Magnetization-transfer-Technik, Kniegelenkuntersuchung 173
Magnetresonanzspektroskopie 15 ff
– Muskeluntersuchung 263 ff
Maps 13
Markraumsklerose, vertebrale 31
Marschfraktur 309
Matti-Russe-Spongiosaplastik bei Skaphoidpseudarthrose 129
Mausbett 200 f
McArdle-Krankheit, Muskel-MR-Spektroskopie 265
– Myopathie 285
Mediokarpalarthrose 120
Mediokarpalgelenk 112
– Funktion 114
Melanom, malignes, Knochenmetastase 348
MEMS-Technik 2
Meniscus ulnocarpalis 117
Meniskektomie, postoperativer Befund 179
Meniskus, Magic-Angle-Phänomen 171, 178
– Signalerhöhung 173 f
Meniskusganglion 179
Meniskusrand, Signalerhöhung 213
Meniskusriß 173 ff
– Diagnosekriterien 177
– übernähter 178
Meniskusteilresektion, postoperativer Befund 179
Meniskuszyste, mediane 180
Metastase 348 f
Metatarsalia, Streßfraktur 230, 232
Mikrofrakturen, trabekuläre 196
Morbus Ahlbäck 201
– Blount 203
– Caffey 203
– Gaucher, Knochenmarkbeteiligung 300
– Hodgkin, Knochenmarkinfiltration 298
– Kienböck s. Lunatummalazie
– Köhler 203
– Osgood-Schlatter 192, 203
– Paget, Sakroiliakalgelenkbeteiligung 375
– Panner 103, 105
– Perthes 153 f
– – Stadien 153
– Preiser 123
– Recklinghausen 345
– Sinding-Larsen 203
– Sudeck 307
– Waldenström, Knochenmarkinfiltration 298
Morton-Neuralgie 241
Motoneuronerkrankung 276
MR-Angiographie 12 f
– Gated-flow-Verfahren 12
– Time-of-flight-Methode 12
MR-Arthrographie, direkte 8
– Handgelenk 112
– indirekte 9
– – Schultergelenk 73
– – Signalintensität 9
– Kniegelenk 213
– Schultergelenk 54, 73
MR-Belastungsspektroskopie 264
MR-Durchleuchtung 21
MRS s. Magnetresonanzspektroskopie
MR-Technik, schnelle 7
– – Kinematographie 21
MTC s. Magnetization-transfer-contrast
MT-Quotient 10 ff
Mundöffnungsbewegung 249
Musculus(-i) biceps brachii, Aponeurose 84
– – – Ellenbogen 84, 86 f
– – – Erkrankung 68
– – – Tendinitis 68
– brachialis 84, 86 f
– brachioradialis 84, 86
– extensor carpi radialis, Sehnenriß 101
– – digitorum, Sehnenriß 101
– flexor digitorum accessorius 243 f
– – – longus, Sehnenruptur 236
– infraspinatus 55 ff
– – Atrophie 69
– – Ruptur 66
– lumbricales, Varianten 140
– peronaeus quartus 243 f
– plantaris, Verletzung 283 f
– pronator teres 84 ff
– pterygoideus lateralis 249 f, 253
– rectus femoris, Teilruptur 280 f
– sternocleidomastoideus, Fibrose 284
– subscapularis, Ruptur 66 f
– supraspinatus 55 ff, 60 f
– – Atrophie 69 f
– – – nach Sehnenruptur 66
– – Impression bei flachem Akromionanstiegswinkel 64
– – – osteophytbedingte 64
– – Ruptur 66 f
– – Sehne s. Supraspinatussehne
– tibialis anterior, Tenditis 236
– – – Tendovaginitis 236
– – posterior, Sehnenruptur 235 f
– triceps brachii 84, 86 ff
Musculus-tibialis-anterior-Kompartmentsyndrom 284 f
Muskel(n), akzessorische, Fuß 243 f
– MT-Quotient 11
Muskelaktivität, physiologische 273
Muskelatrophie 273 f
– denvervierungsbedingte 275
– entzündungsbedingte 277
– fettige 66 f, 69 f
– Schulter 69 f
– spinale 276
Muskelbelastung 264
– Phosphorspektroskopie, dynamische 19, 21
Muskelbiopsieplanung 278, 287
Muskeldenervierung 275
– akute 275
– chronische 275
– subakute 275
Muskeldystrophie, MR-Spektroskopie 265
– progressive, hereditäre 276
Muskelenergiestoffwechsel 263
– Störung 265 f
Muskelfasern 264
– dunkle 273
– helle 273
– mitochondrienreiche 272
– Typ I 264 f, 272 f
– Typ II 264, 272
Muskelfibrose 273 ff, 284
Muskelhypertrophie 273 f
Muskelhypotrophie 273 ff
Muskelkater 281
Muskelläsion 273 ff
Muskelnekrose 273 f
Muskelödem 273 f
Muskelphysiologie 263
Muskelpseudohypertrophie 273 f
Muskelregeneration nach Denervierung 275
Muskelruptur 282
– partielle 280, 282
Muskeltumor 287, 348
Muskelüberlastung, chronische 282 ff
Muskelveränderung, chemotherapiebedingte 280
– strahlenbedingte 280
Muskelverletzung, Ellenbogen 105 f
Muskelzerrung 281
Muskulatur 263 ff
– Anatomie 266 ff
– Bildinterpretation, Fehlermöglichkeiten 287
– Diagnostikverfahren, bildgebende, klinische Wertigkeit 287
– Energiebereitstellung 264
– MR-Spektroskopie 263 ff
– Schnittführung, axiale 263
– Signalintensität 316
– – GRE-Technik 5
– STIR-Sequenz 263
– Untersuchungstechnik 263
Myasthenia gravis 276
Myelo-CT 45
Myelondekompression 46
Myelondurchtrennung 45
Myelonkolliquationsherd 45
Myelonkompression 45
– Bandscheibenprolaps 36
Myelonkontusion 45
Myelonverletzung 45
Myelopathie, zervikale 37
– – haltungsabhängige 44
Myopathie 263
– dystrophische s. Muskeldystrophie
– entzündliche s. Myositis
– mitochondriale, MR-Spektroskopie 265
– symptomatische 285 f
– traumatische 280 ff
Myositis, bakterielle 278 f
– Biopsieplanung 278
– MR-Spektroskopie 265 f
– ossificans traumatica 283 f
– virale 278
Myotendinitis 282
Myotonia congenita 276
Myotonie 276
Myxoid 343
Myxom, intramuskuläres 343

N

NADH-CoQ-Reduktase-Mangel 265
Narbengewebe, Differenzierung vom Bandscheibenprolaps 47
– MTC-Effekt 11
– MT-Quotient 12
– Signalverhalten 47
Nekrose 305
Nerven, Signalintensität 316
Nervenkompression, tumorbedingte 275
Nervenkompressionssyndrom, Ellenbogenregion 100, 102
– Handgelenk 134 ff
Nervenscheidenfibrosarkom 346
Nervenwurzel 37, 39
Nervenwurzelausriß 45
Nervenwurzeln, lumbale, Verteilung 49
Nervenwurzelverlagerung 36
Nervus medianus 119
– – Ellenbogen 84 f
– – Signalanhebung 135
– radialis, Ellenbogen 84, 92
– tibialis posterior, Kompressionsneuropathie 241
– ulnaris 119
– – Ellenbogen 84
– – Engpaßsyndrom 84
Nervus-medianus-Kompressionssyndrom 134 f
Nervus-radialis-Kompressionssyndrom 100
Nervus-ulnaris-Kompressionssyndrom, Handgelenk 136
– Ellenbogen 84, 100 ff
Neurilemom 345 ff
– malignes 346
Neurinom 345 ff
Neurofibrom 345 ff
– maligne Entartung 346
– plexiformes 345
– Signalintensität 346
Neurofibrosarkom 346
Neuropathie 275 f
Neuropraxie 275
Neurotmesis 275
Nidus 339
Nierentransplantation, Hüftkopfnekrose, aseptische 147
Non-Hodgkin-Lymphom, Knochenmarkinfiltration 298
Nucleus pulposus 26 f
– – Dehydration 34
Nutritialkanäle, Karpalia 140 f

O

Oberflächendarstellung 13
Oberflächenringspule, Wirbelsäulenuntersuchung 28
Oberflächenspule, Ellenbogenuntersuchung 83
– Kiefergelenkuntersuchung 247
– Kniegelenkuntersuchung 169
– Muskeluntersuchung 263
– Tumordiagnostik 313
– Zehendarstellung 219
Ödem 8
– intramedulläres 45
– peritumoröses, Differenzierung vom extraossären Tumor 322

– – Signalintensität 316
– postoperatives, Differenzierung vom Tumorrezidiv 326
Omarthritis 74
– Bursaerguß 71
Operationsnarbe, epidurale, hypertrophe 47
Opposed-phase-GRE-Sequenz, Sakroiliakalgelenkuntersuchung 359
Orbitopathie, endokrine 285
Os capitatum 112 f, 116, 118 f
– – Proximalwanderung 120
– hamatum 112, 116, 118 f
– ilium, Hyperostosezone, physiologische 363
– – Streßfraktur 310
– lunatum 112, 116, 118 f
– – Ganglion, intraossäres 136, 138
– – Knochenmarködem 123
– – Osteonekrose s. Lunatummalazie
– – Ulnakompressionssyndrom 125
– naviculare, Streßfraktur 230
– scaphoideum 112, 114, 116, 118 f
– – Befund, postoperativer 129
– – Läsion, traumatische 127 f
– – Osteonekrose, posttraumatische 128 f
– – Rotationssubluxation 120, 131 f
– trapezium 112 f, 116, 119
– trapezoideum 112, 116, 119
– triquetrum 112 f, 116, 118
Os-capitatum-Fraktur, okkulte 126
Osgood-Schlatter-Krankheit 192, 203
Os-pisiforme-Transpositonsarthroplastik bei Lunatummalazie 121
Os-sacrum-Chondrosarkom, Sakroiliakalgelenkinfiltration 375
Os-scaphoideum-Osteonekrose, spontane 123
Osteitis condensans ilii 371 f
– juxtaartikuläre 366, 369
Osteoblasten, Anoxieempfindlichkeit 147
Osteoblastom 339
– kleines 339
Osteochondrom 334 ff
– maligne Entartung 335
– multiples Vorkommen 335
– sessiles 335
Osteochondromatose, synoviale, Hüftgelenk 163
Osteochondrose 30
– avaskuläre, Capitulum humeri 103, 105
Osteochondrosis dissecans 200 f
– – Aufbohrung 202
– – Ellenbogengelenk 103
– – Radiusköpfchen 100
– – Stadieneinteilung 200
– – Talus 227 ff
Osteoidosteom 339 f
– intraartikuläres 339
– intrakapsuläres 162
– kortikales 339 f
– medulläres 339
– subperiostales 339
Osteoklasten, Anoxieempfindlichkeit 147
Osteoklastom 330
Osteom 339
Osteomyelitis 304 ff
– akute 305
– chronische 305 f
– – abszedierende 306

– diabetischer Fuß 242
– Ellenbogenregion 97 f
– Hüftregion 163
Osteomyelosklerose 300 f
Osteonekrose s. Knochennekrose
Osteophyt 30, 159
– Akromioklavikulargelenk 63 f
– Ellenbogengelenk 104
– Processus styloideus 125
Osteoporose 353 ff
– MR-Bildgebung 353 f
– Relaxometrie 353, 355 f
– Trabekel, verdünnte 356
– Trabekeldichte, niedrige 356
– transiente 148 ff, 302 f
Osteosarkom 315, 326, 328
– chondroblastisches 328
– fibroblastisches 328
– Kiefergelenkregion 259
– osteoblastisches 328
– parostales 328
– periostales 328
– Periostreaktion 321
– Signalintensität 326
– teleangiektatisches 328
Osteosynthese bei Skaphoidpseudarthrose 129 f
β-Oxidation 264

P

Paget-Krankheit, Sakroiliakalgelenkbeteiligung 375
Panmyelopathie 298 ff
Panner-Krankheit 103, 105
Pannus 74
– Ellenbogengelenk 95 f
– Handgelenk 139
– Sakroiliakalgelenk 369
– Signalintensität 139
Patella, Hyperpressionssyndrom, laterales 191
– Subluxationssyndrom, laterales 191
– – mediales 191
Patellafragmentierung 213
Patellaluxation 191
Patellarsehne 171, 173
– Normalbefund 192
– Signalerhöhung, fokale 173
Patellarsehnenentzündung 192
Patellarsehnenläsion 191 f
Patellarsehnenruptur 192
Patellasubluxation, lateral-mediale 191
Peribursitis, Bursa subacromialis-subdeltoidea 71
Periostose 320 f
Peritendinitis 139 f
Peronäalsehne 225, 234 f
Peronäalsehnenluxation 235
Peronäalsehnenruptur 234 f
Peronäalsehnentendovaginitis 235
Perthes-Krankheit 153 f
– Stadien 153
Phased-array-Spule, Beckenuntersuchung 143
– Hüftgelenkuntersuchung 143
– Wirbelsäulenuntersuchung 28
Phased-array-Wirbelsäulenspule 313
Phasenkontrastangiographie 13
Phasenverschiebung 4
^{31}P-^{1}H-Doppelresonanzanregung 18

Phlebödem 381
Phosphofruktokinasemangel, MR-Spektroskopie 265
Phosphokreatinin 263 f
Phosphorspektroskopie 18 f
– DRESS-Technik 19
– dynamische, unter Muskelbelastung 19, 21
– HF-Pulse, adiabatische 19
– ISIS-Verfahren 19
Plantaraponeurose 239 f
Plantarfasziitis 239 f
Plantarfibromatose 240
Plasmazellosteomyelitis 306 f
Plasmozytom, Knochenmarkinfiltration 298 f
Plattfuß 235
Plica infrapatellaris, synoviale 208
– mediopatellaris, synoviale 208
– suprapatellaris, synoviale 208 f
Plicae alares 208
– synoviales, Kniegelenk 208 f
Plicasyndrom 209
Poliomyelitis, Muskelatrophie 276
Polyarthritis, asymmetrische 364 f
– chronische, Bursitis olecrani 97
– – Ellenbogengelenkbeteiligung 96 f
Polycythaemia vera, Knochenmarkinfiltration 295, 297
Polymyositis 278
Popliteussehnenscheide 172
Preiser-Krankheit 123
PRESS-Methode 17 f
Protonendichtekontrast 1
Pseudarthrose, Os scaphoideum 127
– nach Wirbelfusionsoperation 48
Pseudomeningozele 45, 48
Psoriasis arthropathica 364 f
^{31}P-Spektroskopie s. Phosphorspektroskopie
Pulsationsartefakt, Arteria poplitea 213
Pulssequenz, T_2-gewichtete, spektralfettgesättigte, Beckenuntersuchung 143
– – – Hüftgelenkuntersuchung 143
Pyomyositis 278 f
Pyruvat 264

Q

Quermagnetisierung 1, 4
deQuervain-Peritendinitis 139 f

R

Radiokarpalarthrose 120
Radiokarpalgelenk 112 f
– Funktion 114
– Inkongruenz 120
– Stufenbildung 125
Radioulnargelenk, Darstellung 119
– distales 112 f
– – Erguß 133 f
– proximales 84 f
Radiuseckpunktlinie, dorsale 119
– palmare 119
Radiuskompressionsfraktur, nichtreponierte 125
Radiusköpfchen, Osteochondrosis dissecans 100, 103

Radiusköpfchenfraktur 105 f
Radiuskrypte 139
Radius-Os-capitatum-Band 116, 118
– palmares 112
Radius-Os-triquetrum-Band 116, 118
– dorsales 113
– palmares 112 f
Radiusschaftosteomyelitis 98
RARE-Technik 2
Recessus subcoracoideus, Erguß 77
Rechteckspule, flexible, Kniegelenkuntersuchung 169
– Wirbelsäulenuntersuchung 28
Recklinghausen-Krankheit 345
Reformatierung, multiplanare 7, 14
– – Schulteruntersuchung 54
Rekonstruktion, 3dimensionale, Kniegelenk 178
Relaxationszeit 1
Relaxationszeitkarte 13
Relaxometrie 13
– Knochenmark 289
– Leukämietherapiekontrolle 298
– Osteoporosediagnostik 353, 355 f
Remodelling, kondyläres 258
Repetitionszeit 1
Repetitionszeitintervall 2 f
Retinaculum flexorum, Vorwölbung 135
Retinakulum 119
Rewinder-Gradient 4
Rhabdomyolyse 284 f
Rheumatische Erkrankung, Hüftgelenk 162
– – Kniegelenk 203 ff
– – Sakroiliakalgelenk 364 ff
Riesenneurofibrom 345
Riesenosteoidosteom 339
Riesenzelltumor 330 f
– Rezidivzeichen 332
– der Sehnenscheide 348
Ringmeniskus 179
Ringspule, Kniegelenkuntersuchung 169
Rotating-frame-Technik 18
Rotatorenmanschette 54, 56, 63 ff
– Befund, postoperativer 76
– Degeneration 64
– Enthesiopathie 66, 70
– Impingement 63, 66
– Mikroblutungen 64
– Ruptur 74, 310
– – ältere 64, 66
– – frische 64
– – partielle 64 f
– – Ursache 66
– – Veränderung des peribursalen Fettstreifens 71
– – vollständige 64, 66 f
– Tendinitis 64 f
Rotatorenmanschettenläsion, MR-Arthrographie, direkte 8
Rückenschmerzen, entzündliche 364 f
Russe-Spongiosaplastik bei Skaphoidpseudarthrose 129

S

Sakroiliakalgelenk 144 ff, 359 ff
– Anatomie 360 ff
– Ankylosierung 365
– Bildinterpretation, Fehlermöglichkeiten 374, 376

– buntes Bild, röntgenologisches 365
– degenerative Erkrankung 371
– entzündlich-rheumatische Erkrankung 364 ff
– Erosion 365 ff
– Fettakkumulation, periartikuläre 365 f
– Infektion, bakterielle 163
– Kind 363
– Kompartiment, fibröses 361
– – synoviales, knorpeliges 361
– Opposed-phase-GRE-Sequenz 359
– Osteitis, juxtaartikuläre 366, 369
– Röntgenübersichtsaufnahme 359
– Schnittführung, sagittale 359
– SE-Sequenz, T_1-gewichtete 359
– Sklerosierung, subchondrale 365 f
– Szintigraphie 359
– Tomographie, konventionelle 359
– traumatische Veränderung 374
– Tumorinfiltration 374 f
– Untersuchung, dynamische 359
– – – quantitative Auswertung 359 f
Sakroiliakalgelenkfacetten, akzessorische 374, 376
Sakroiliakalgelenkkapsel 360
– Enhancement, pathologisches 369
Sakroiliakalgelenkknorpel 360, 363
Sakroiliitis 364 ff
– Aktivitätsindex 370 f
– Chronizitätsindex 370
– New-York-Kriterien 364
– septische 372 f
Sakruminsuffizienzfraktur 157 f
Sarkoidose, Muskelbefall 278
– Synovialisbeteiligung 203
Sarkom, neurogenes 346
– osteogenes 314
– – nekrotische Anteile 324
– – Therapiekontrolle 325
Scapula, Ansatzvarianten der Schultergelenkkapsel 59, 61
– Knochenmarkverteilungsmuster 294
Schädelkalotte, Knochenmarkverteilungsmuster 292
Schädelkalottenläsion, trichterförmige 333 f
Scheibenmeniskus 179
Schenkelhals 145
Schenkelhalsentkalkung 148
Schenkelhalsfraktur 155 f
– Hüftkopfnekrose, aseptische 146
– Hüftkopfnekroserisiko 157
– okkulte 155 f
– – Skelettszintigraphie 155 f
Schenkelhalsosteoidosteom, intrakapsuläres 162
Schiefhals, angeborener 284
Schilddrüsenerkrankung, Myopathie 285
Schmorl-Knötchen 36 f, 349
Schnappphänomen bei Ulnarstreß 131
Schnittführung, radiale 14
Schreibmaschinenhandgelenk 283
Schulter 53 ff
– Anatomie 54 ff
– Befund, postoperativer 76
– Beschwerden, postoperativ persistierende 76
– Bildinterpretation, Fehlermöglichkeiten 77
– Datensatz, 3dimensionaler, Akquisition 54

Schulter, Doppel-Echo-Steady-state-GRE-Sequenz 53
– Fettunterdrückung 54
– GRE-Sequenz 55 ff
– Kinematographie 21, 54
– Meßfeld 53
– Patientenlagerung 53
– Reformatierung, multiplanare 54
– Schnittführung, schräg-koronare 53 f, 57, 60 f
– – schräg-sagittale 53 f, 58, 62
– – transversale 53, 55 f, 59 ff
– Sequenzfolge 53 f
– Sequenzparameter 53 f
– Spulenwahl 53
– STIR-Sequenz 54
– – schnelle 54
– Übersicht, koronare 53
– Untersuchungsprotokoll 384
Schultergelenk 53 ff
– Befund, posttherapeutischer 75 f
– CT-Arthrographie 73
– Gradienten-Echo-Sequenz 6
– GRE-Sequenz 11
– – schnelle 54
– klinische Wertigkeit bildgebender Verfahren 80
– MR-Arthrographie 54
– – indirekte 9, 73
– MTC-Sequenz 11
– Spin-Echo-Sequenz 6
– Untersuchung, kinematische 21, 54
Schultergelenkerguß 74
Schultergelenkkapsel 55, 59, 72 ff
– Ansatzvarianten an der Scapula 59, 61
Schultergürteldystrophie 69
Schulterluxation, habituelle 73
Schultermuskelatrophie 69 f
Schulterspule, Ellenbogenuntersuchung 83
Schwannom 345 ff
– malignes 346
– Signalintensität 346
Sehne, Signalintensität 243, 316
Sehnenansatzveränderung, degenerative 98
Sehnenfixation am Humeruskopf, Befund, postoperativer 77
Sehneninterpositionsarthroplastik bei Lunatummalazie 121
Sehnennaht, Befund, postoperativer 77
Sehnenruptur, Ellenbogenbereich 98 ff
– Handgelenk 139 f
Sehnenscheide, Riesenzelltumor 348
Sehnenscheidenentzündung 139 f, 237
Seitenband, mediales, Sprunggelenk 220
Separation, meniskokapsuläre 174, 176, 188, 190
SE-Phasenkontrastmethode, Knochenmark 289
Sequester, Differentialdiagnose 333
Sesambein 243
– dorsales, akzessorisches, Kniegelenk 213
SE-Sequenz s. Spin-Echo-Sequenz
Shimmen 15
Siegelringzeichen 131
Sinding-Larsen-Krankheit 203
Sinus tarsi 220, 224 f
– – Ligamente 220
Sinus-tarsi-Syndrom 237, 239 f
Skalopping 334

Skaphoidachse 118
Skaphoidfraktur 127
– Durchbauung, partielle 128
– Überbauung, fibröse 127 f
Skaphoidpseudarthrose 127 ff
– Opertionsverfahren 129
Skaphoidrotationssubluxation 120, 131 f
Skelettszintigraphie, Fraktur, okkulte 155 f
– Hüftkopfnekrose, aseptische 147
– Streßfraktur 158
Sklerosierung, subchondrale, Sakroiliakalgelenk 365 f
Slow-twitch-Fasern 264
Soleusmuskeln, akzessorische 243
Sonographie, Ellenbogengelenk 107 f
– Hüftdysplasie-Frühdiagnostik 158
Spectral presaturation by inversion recovery (SPIR) 7
Spectroscopic imaging 17
Spinalganglion 37, 39
Spinalkanaldurchmesser, anterior-posteriorer 37, 40
Spinalkanalstenose 37 f, 40
– degenerative 37 f, 40
– knöcherne, FBBS 48
– – zervikale 44
Spinalnerv 37, 39
Spin-Echo-Sequenz 1
– T_1-gewichtete 1
– T_2-gewichtete 1
SPIR (spectral presaturation by inversion recovery) 7
Spoiled-GRE 4
– Fettunterdrückung 7
– Knorpeldarstellung 7
Spoiler-Gradient 4
Spondylarthropathie 364 f
– HLA-B27-assoziierte 364
– juvenile 365
– Klinik 365
– seronegative 364
– undifferenzierte 365
Spondylitis 40 ff
– ankylosierende 364, 366 f
– – senile 365
Spondylodiszitis 31, 33, 40 ff
– Bruzellose 41
– Erreger 40
– Infektionsweg 40
– tuberkulöse 40
Spondylolisthese, traumatische, Myelondurchtrennung 45
Spondylophyt 30
Spondylosis deformans 30
Spongiosaplastik bei Skaphoidpseudarthrose 129
Sportverletzung 280
Sprintermuskel 281
Sprunggelenk 219 ff
– Anatomie 219 ff
– Arthrodese, sekundäre 232 f
– Bandapparat, lateraler 220
– Bildinterpretation, Fehlermöglichkeiten 243
– Meßfeld 219
– MR-Arthrographie, indirekte 9
– oberes 219 f
– – Bandkomplexe 237
– – Bandverletzung 237
– – Gelenkkapsel 219

– – Kollateralbandverletzung, laterale 237
– – Untersuchungsprotokoll 384
– Osteochondrosis dissecans 227
– Patientenlagerung 219
– Schnittführung, koronare 225 f
– – sagittale 222 ff
– – transversale 221 ff
– Seitenband, mediales 220
– Spulenwahl 219
– STIR-Technik 219
– unteres 220 f
– – Kammern 220 f
– Untersuchung, kinematographische 22
– Verletzung, osteochondrale 227 ff
Steady-state-GRE-Technik 2 ff
– Reformatierung, multiplanare 7
STEAM-Technik 17
Sternum, Knochenmarkverteilungsmuster 292
Steroidtherapie, Hüftkopfnekrose, aseptische 146 f
Stewart-Treves-Syndrom 342
STIR-Sequenz 8
– Achillessehnendarstellung 234
– Beckenuntersuchung 143
– Ellenbogenuntersuchung 84
– Histiozytom, fibröses, malignes 341
– Hüftgelenkuntersuchung 143
– Kniegelenk 169
– Knochenmark 305 f
– Knochenmarkuntersuchung 289
– Längsmagnetisierung 8
– Muskeluntersuchung 263
– Osteomyelitis 97
– Schulteruntersuchung 54
– Sprunggelenkuntersuchung 219
– Tumordiagnostik 320
– Wirbelsäulenuntersuchung 30
Streßfraktur 157, 310
– Femur, proximales 155
– Fuß 230
– Skelettszintigraphie 158
Styloidarthrose 120
Subluxationssyndrom, laterales, femoropatellares 191
– mediales, femoropatellares 191
Subskapularissehnenruptur 66 f
Sudeck-Syndrom 307
Sulcus bicipitalis, leerer 68, 70
– calcanei 237
– paraglenoidalis 361
– tali 237
Sun-burst-Verkalkungen 321
Supraspinatusenthesiopathie 66, 70
Supraspinatussehne 57 f
– kritische Zone 57, 61
Supraspinatussehnenansatz, Signalverhalten 69
Supraspinatussehnenruptur 66 f
Syndesmosis tibiofibularis 219, 237
– – Verletzung 237
Synovia, Kniegelenk 173
Synoviaherniation, transkortikale 164 f
Synovialitis, Handgelenk 139
Synovialmembran, Kontrastmittelenhancement 203, 206
Synovialmembranveränderung, Kniegelenk 203 ff
Synovialmembranverdickung 203
Synovialsarkom 342
Synovialzyste 37 f, 40, 74

Synovitis, villonoduläre 74
– – pigmentierte 348
– – – Hüftgelenk 162
– – – Kniegelenk 203, 207

T

Tabatiére-Druckschmerz 123
Talus, Osteochondrosis dissecans 227 ff
Talusnekrose 227 ff
Talusverletzung, osteochondrale 227 ff
Tarsaltunnel 220, 241
Tarsaltunnelsyndrom 241
Teilkörpersystemeinsatz 383
Temporomandibulargelenk s. Kiefergelenk
Tendinitis, Achillessehne 234 f
– akute 64
– calcarea 64 f
– chronisch degenerative 64
– Handgelenk 139 f
– Musculus biceps 68
– Rotatorenmanschette 64
Tennisbein 284
Tennisellenbogen 84, 98 f, 283
Terry-Thomas sign 131
Thenarmuskelatrophie 134 f
Tibia, distale, Streßfraktur 230 f
Tibiadorsalverlagerung, proximale, traumatische 185
Tibiakopf, dorsolateraler, Kontusionsherd, subchondraler 181
– Ventralverlagerung 181, 183
Tibiametaphyse, proximale, Knochenmark, hämatopoetisches 294
Tibiaplateau, vorderes, Kontusionsherd 185
Time-of-flight-Methode 12
T_1-Kontrast 1
T_2-Kontrast 1
Topical-magnetic-resonance-Technik 19
Torso-phased-array-Spule, Tumordiagnostik 313
T_2-Prolongation nach Tumoroperation 326
Trabekel, verdünnte 356
Trabekeldichte, niedrige 356
Trabekelgeflecht, Darstellung, hochauflösende 354 f
– Relaxometrie 355 f
Tracer-Experiment 19
Trauma, Knochenmarkveränderungen 308 f
T_1-Relaxationszeit 1, 4
– kurze, Tumor 315 f
T_2-Relaxationszeit 1
Trizepssehne, Signalintensitätssteigerung, örtliche 100
Trizepssehnenruptur 100
Trizepssehnenveränderung, degenerative 100
TSE-Sequenz s. Turbo-Spin-Echo-Sequenz
TSE-STIR 8
T_2-/T_1-Relaxationszeit-Verhältnis 4
Tuberculum majus, Umbau, zystischer 66, 70
Tuberositas radii 119
Tuberositas-tibiae-Apophyse, Nekrose, aseptische 192, 203
Tumor 8, 75

– Ausbreitung, lokale 318
– benigner, MT-Quotient 12
– – Signalintensität 105
– bösartiger 314 f, 319
– chondroidproduzierender, MT-Quotient 12
– Dignitätsbestimmung 318
– Ellenbogen 105 f
– Enneking-Stadieneinteilung 319
– fetthaltiger, Signalintensität 315 f
– Flüssigkeitsspiegel 317
– Gefäß-Nerven-Strang-Befall 321 f
– gutartiger 314 f, 319
– intraspinaler, extraduraler 37
– Kiefergelenkregion 258 f
– knorpelbildender, MTC-Sensitivität 11
– Kontrastmittelanreicherungskurve 323
– maligner, MT-Quotient 12
– Malignitätsgrad, histologischer 318
– Malignitätszeichen 314
– Metastasierung 318
– myogener 348
– nekrotischer 322 ff
– Rezidivrate 318
– Sakroiliakalgelenkbeteiligung 374 f
– Signalintensität 315 ff
– T_1-Relaxationszeit, kurze 315 f
– T_2-Prolongation, postoperative 326
– Therapiekontrolle 324 f
– Therapiestrategie 318
– Therapieversagen 325
– vaskulärer, gutartiger 344
– vitaler 322 ff
Tumoreinblutung, Signalintensität 316
Tumorgewebe, zystische Veränderung 324
Tumorrezidiv, Diagnose 326
– Differenzierung von postoperativer Veränderung 326
Tumorsklerose, Signalintensität 316
Tumorvolumenabnahme 324
Tumorzyste, Signalintensität 315 f
Turbo-Spin-Echo-Sequenz 2
– Kniegelenk 3, 173, 182
– T_2-gewichtete 173
– – Wirbelsäulenuntersuchung 25, 29 f, 173
Türstopperzeichen 77
Typ-I-Muskelfasern 264 f, 272 f
Typ-II-Muskelfasern 264, 272 f
T_2-Zeit, effektive 1, 355 f
– – Reproduzierbarkeit 356

U

Übergangswirbel 374, 376
Ulnafehlstellung 119
Ulnakompressionssyndrom des Os lunatum 125
Ulnaluxation 132
Ulnaminusvariante 120, 122 f
Ulnaplusvariante 120, 125
Ulnarstreß, Schnappphänomen 131
Ulnasubluxation 132
Ulnaverlängerungsosteotomie bei Lunatummalazie 121
Unterschenkel, Extensorengruppe, laterale 220
– – vordere 220
– – Extensorensehnen 236

– Flexorenloge, oberflächliche 220
– – tiefe 220
– Flexorensehnen, tiefe 235 ff
– – – Tendovaginitis 237
Unterschenkelarterien, MR-Angiographie 13
Untersuchungsprotokoll 383 ff

V

Vakuumphänomen 34, 41
– Kniegelenk 178
Valgusgonarthrose 177
Verletzung, chondrale, Kniegelenk 194
– osteochondrale, Kniegelenk 194
– – Talus 227 ff
Vertebra plana 333 f
Volar intercalated segmental instability 132
Volumendarstellung 14
Volumenspule, hochauflösende, Kniegelenkuntersuchung 169
Vorderhornzellenschädigung 276
Vorfuß 219

W

Waldenström-Krankheit, Knochenmarkinfiltration 298
Wasser, MT-Quotient 11
Wasserresonanz, Suppression 17
Wasserstoffspektroskopie 15 ff
– Spulentechnik 17
– Suppressionstechnik 17
– Volumensektion 17
– – PRESS-Methode 17 f
– – STEAM-Technik 17
Weichteilentzündung 8
– bei Osteomyelitis 305
Weichteilmetastase 349
Weichteilödem, peritumoröses 339 f
Weichteiltumor 313 ff
– Ausbreitung, lokale 318
– benigner 343
– Dignitätsbestimmung 318
– Gefäß-Nerven-Strang-Befall 321 f
– maligner 341
– Malignitätsgrad, histologischer 318
– Metastasierung 318
– Rezidivrate 318
– Sequenzprotokoll 313
– Signalintensität 315 ff
– Spulenwahl 313
– Therapiekontrolle 324 f
– Therapiestrategie 318
– Therapieversagen 325
– Weichteilausdehnung 321
Weichteilverletzung, Ellenbogen 105 f
Welander-Muskeldystrophie 276
Wirbelbogen, postoperativ fehlender 46
Wirbelfraktur 41 ff
– osteoporotische 41 f
– Stabilität 42
Wirbelfusion, Stabilitätsbeurteilung 47
Wirbelfusionsoperation 47 f
Wirbelgelenke, kleine, Arthrose 38, 40
– – – postoperative 47
Wirbelkörper, Knochenmarkverteilungsmuster 292
– – bandförmiges 292, 301

Wirbelkörperfraktur 353 f
- Kontrastmittelanwendung 354
Wirbelkörperhämangiom 338
Wirbelkörperkompression, traumatische 43
Wirbelkörperkompressionsfraktur, osteoporotische 353 f
Wirbelkörperveränderung, degenerative 30 ff
- entzündliche 31
Wirbelkörperverletzung 43 f
Wirbelmetastase, Spulenwahl 313
Wirbelsäule 25 ff
- Anatomie 39
- Bandapparat 27
- Bewegungsartefakt 28
- GRE-Sequenz, gegenphasierte 30
- - T_2-gewichtete 30
- Instabilität, ligamentäre 44 f
- Kontrastverstärkung, intravenöse 30
- Koronarschnitt 28 f
- maligne Infiltration 27 f
- Parasagittalschnitt 27
- Sagittalschnitt 25 f, 28
- Schichtdicke 28
- Sequenz, fettunterdrückende 30
- Sequenzwahl 30
- SE-Sequenz, T_1-gewichtete 30
- TSE-Sequenz, T_2-gewichtete 30
- Untersuchungsfeld 28
- Untersuchungsprotokoll 27 ff
Wirbelsäulenerkrankung, degenerative 30 ff
Wirbelsäulenveränderung, postoperative 46 ff
- posttraumatische 42 ff

Z

Zehendarstellung 219
Zeichen des doppelten hinteren Kreuzbandes 174 ff
Zellen, hämatopoetische, Anoxieempfindlichkeit 147
Zwiebelschalenphänomen 329
Zwischenwirbelscheibe s. Bandscheibe
Zyste, Handgelenk 137
- intraossäre 137
- odontogene 258
- parameniskale 179
- popliteale, synoviale 210
- Signalintensität 315 f